U0228295

血液净化相关并发症

主编 李宓

科学出版社

北京

内 容 简 介

血液透析发展至今已有 100 多年的历史，目前已成为终末期肾衰竭患者的主要治疗方法之一。随着透析技术的不断改进和完善，患者生存年限和质量也不断提高，透析相关并发症的防治已成为肾内科医生及卫生管理部门重视的问题。

本书共分为三篇三十六章。第一篇：介绍血液透析设备、技术及用药引起的并发症；第二篇：介绍血液透析所引起的各器官系统的并发症；第三篇：介绍血液净化中一些应该特殊注意的问题，如老年、小儿、妇女、男科的透析问题及 CRRT 的一些常见并发症，以及新近出现的一些透析方式相关并发症和一些容易被忽视的透析并发症，并介绍了全球的透析现状、透析对环境的影响及透析中心的标准化管理原则等。由于未来透析可能走向家庭，因此，本书对家庭透析、每日透析及夜间透析现状进行了介绍。

本书总结了作者多年从事血液净化工作所积累的经验，同时从浩瀚的研究文献中总结了最新和最实用的内容编入本书中，供肾内科和从事血液净化的医生、护士及工程技术人员参考。

图书在版编目（CIP）数据

血液净化相关并发症/李宓主编. —北京：科学出版社，2016.3
ISBN 978-7-03-047586-2

Ⅰ. 血⋯　Ⅱ. 李⋯　Ⅲ. 血液透析–并发症–诊疗　Ⅳ. R459.5

中国版本图书馆 CIP 数据核字（2016）第 046593 号

责任编辑：戚东桂 / 责任校对：杜子昂
责任印制：赵　博 / 封面设计：陈　敬

科学出版社 出版
北京东黄城根北街 16 号
邮政编码：100717
http://www.sciencep.com
北京建宏印刷有限公司印刷
科学出版社发行　各地新华书店经销
*
2016 年 3 月第　一　版　开本：787 × 1092　1/16
2024 年 7 月第八次印刷　印张：34 1/2
字数：802 000

定价：148.00 元
（如有印装质量问题，我社负责调换）

《血液净化相关并发症》
编写人员

主　　编　李　宓

副 主 编　谢艳玲

编　　者　（按姓氏笔画排序）

刘　岩　　刘新宇　　刘德慧　　许文华

杜　艺　　李　宓　　肖　笑　　邹和群

陈家湄　　林茂仁　　罗杏英　　柯剑婷

贺艳军　　梁家成　　谢艳玲　　魏玉婷

编写秘书　符思远　　陈斌焕　　林茂仁

前　言

　　目前终末期肾衰竭患者不断增加，我国的发病率为每百万人口 100～200 人，全球终末期肾衰竭患者接受登记的约有 301 万人，其中 210.6 万人接受血液透析治疗，并且以 7%～8% 的速度递增。血液透析发展至今已有 100 多年的历史，目前已成为终末期肾衰竭患者的主要治疗方法之一。随着透析技术的不断改进和完善，患者生存年限和质量也不断提高。

　　虽然透析总体水平有所改善，但透析并发症并没有减少，且有增多的趋势，其原因主要是随着透析患者生存期的不断延长，一些由原发病及透析所引起的并发症突显出来。另外，在一些发展中国家，由于经济、工业不发达，还存在着透析设备陈旧，透析膜的生物相容性差，透析经费不足，质量控制及透析用水达不到标准，透析充分性不足，透析患者得不到正规的营养、运动指导等诸多问题。因此，血液透析并发症的防治已成为肾内科医生及卫生管理部门重视的问题。

　　本书总结了作者多年从事血液净化工作所积累的临床经验，结合文献复习，针对血管通路，生物相容性，抗凝剂问题，以及心血管系统，血液系统，水、电解质和酸碱平衡，感染，免疫功能紊乱，营养，内分泌，呼吸，糖、蛋白质代谢，微量元素变化，神经系统，消化系统，眼，耳，皮肤，精神心理等血液透析相关并发症及其防治进行了详尽系统的介绍。另外，对于透析中存在的特殊问题，如老年及小儿透析、透析患者的妇产科及男科问题、手术麻醉问题也进行了探讨。书中还介绍了长期透析患者容易被忽视的一些并发症，如淀粉样变、高同型半胱氨酸血症、微炎症状态、获得性肾囊肿、恶性肿瘤及血清酶学变化。本书还对新近出现的一些血液净化方法所引起的并发症及防治手段进行了介绍，为了让广大从事透析工作的医护人员及卫生管理人员了解目前的透析状况，本书对全球透析现状及透析对环境的影响进行了介绍。要严格地控制透析并发症的发生，不能忽视透析中心的管理，规范细致的管理是减少透析患者并发症及死亡率的关键，本书将中山大学附属第五医院血液净化中心的管理细则及国内外一些著名透析中心的管理经验进行了介绍，希望对国内同仁有所帮助。

　　由于书中的许多问题目前尚存争议，仍须探讨，加之编者经验不足，本书一定存在疏漏和不妥之处，尚祈同仁们不吝指教。

　　由衷地希望本书能成为肾内科医生及从事透析工作的医护人员临床工作的助手，并造福广大透析患者。

李　宓

2015 年 11 月 18 日

于中山大学附属第五医院

目　录

第一篇　血液透析技术及药物相关并发症

第一章　血液透析通路相关并发症

血液透析（hemodialysis，HD）的前提条件是要有一个可靠的血管通路，而且血管通路的质量，直接影响到患者的透析和生存质量。国外的研究已经表明，因为血管通路的原因住院，已经成为维持性透析患者住院的第一位原因，并且是造成医疗花费的主要因素。国外在十几年前就意识到了这个问题的重要性，近年来陆续发布了一系列血管通路的共识和指南。我国的血液透析工作人员，必须要了解必要的血管通路知识，从选择、建立到维护和处理并发症，并培训患者学会对通路的保护、监测和维护。

1943 年，Kolff 等采用玻璃或金属管道分别插入动静脉，首次建立血液透析通路，用于终末期肾病（end stage renal disease，ESRD）患者的治疗。但每次透析后均需结扎所用的血管，导致血管破坏严重。1960 年，Quinton-Scribner 等建立动静脉外瘘，使血液透析治疗得到迅速发展，但动静脉外瘘存在血栓形成、感染、潜在的致命性出血及护理复杂等缺点，应用受到一定的限制。1966 年，Berscia 和 Cimino 建立了可以重复使用的动静脉内瘘，使血液透析变得安全且简单易行。

透析预后与实践模式研究 4（the dialysis outcomes practice patterns study 4，DOPPS 4）血管通路研究发现，各国血管通路使用情况有较大差异（图 1-1、图 1-2）。

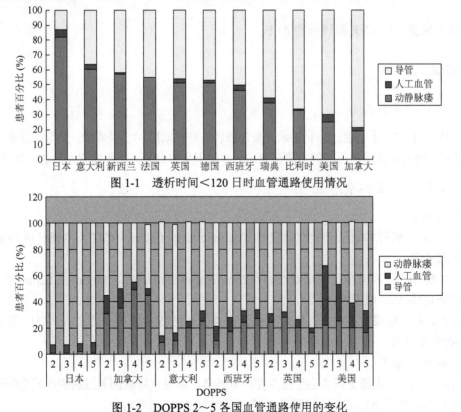

图 1-1　透析时间＜120 日时血管通路使用情况

图 1-2　DOPPS 2～5 各国血管通路使用的变化

　　1996～2011 年内瘘的使用在所有参与国已增加了 2～3 倍，数据显示，与其他通路相比，使用内瘘的透析患者死亡率和并发症都较少发生，在过去的 12 年中，一些国家（美国、英国、澳大利亚、新西兰）内瘘使用量不断增加，同时导管使用量减少，与之相反的是西班牙、意大利和加拿大，在 DOPPS 参与国中 30%～70% 新的血液透析患者（看过 4 次以上肾内科医生的）没有建立内瘘，尚需改进。

　　我国血管通路专家共识推荐，应该首选自体动静脉内瘘（native arteriovenous fistulae，AVF）。当自体 AVF 无法建立的时候，次选应该为移植物内瘘（arteriovenous graft，AVG）。中心静脉导管（centralvein catheter，CVC）应作为最后的选择。目前我国多数地区的一些统计显示，自体 AVF 是我国维持性血液透析患者的主要血管通路类型，但 CVC 已经成为第二位的通路类型，AVG 所占比例最低。以下数据为专家组对我国未来血管通路提出的设想：①维持性血液透析患者血管通路与自体 AVF 的比例＞80%；移植物 AVF＞10%；带隧道带涤纶套导管＜10%。②在以下部位或构型时初始通路失败率：前臂直型移植物＜15%；前臂襻型移植物＜10%；上臂移植物＜5%。自体 AVF 并发症和通畅性：①内瘘血栓形成＜0.25 次/患者年；②内瘘感染＜1%；③内瘘寿命，至少 3 年。AVG 并发症及通畅性：①移植物血栓＜0.5 次/患者年；②移植物感染发生率不超过 10%；③移植物寿命，至少 2 年；④移植物经皮腔内血管成形术（percutaneous transluminal angioplasty，PTA）术后寿命，至少 4 个月。

第一节　　AVF 相关并发症

AVF 包括自体 AVF 和移植物 AVF。

一、自体 AVF

（一）定义及概述

　　自体 AVF 成形术是通过外科手术，吻合患者的外周动脉和浅表静脉，使得动脉血液流至浅表静脉，达到血液透析所需的血流量要求，并便于血管穿刺，从而建立血液透析体外循环。

（二）适应证和禁忌证

1. 适应证

　　自体 AVF 成形术适用于慢性肾衰竭（chronic renal failure，CRF）需要长时间血液透析治疗的患者。

　　（1）慢性肾衰竭患者肾小球滤过率＜25ml/min 或血清肌酐＞4mg/dl（352μmol/L），应考虑实施自体 AVF 成形术。

　　（2）老年、糖尿病、系统性红斑狼疮及合并其他脏器功能不全的患者，更应尽早实施自体 AVF 成形术。

2. 绝对禁忌证

　　（1）四肢近端大静脉或中心静脉存在严重狭窄、明显血栓或因邻近病变影响静脉回流。

　　（2）患者前臂 ALLEN 试验阳性，禁止行前臂 AVF 端端吻合。

3. 禁忌证

（1）预期患者存活时间短于 3 个月。

（2）心血管状态不稳，心力衰竭未控制或低血压患者。

（3）手术部位存在感染。

（4）同侧锁骨下静脉安装心脏起搏器导管。

（三）术者资质和手术环境

（1）术者资质：经过相关专科培训，达到熟练操作的医生才可独立实施手术。

（2）手术环境：手术需在符合卫生管理部门要求的手术室中进行。

（四）术前评估

1. 血管条件

预期选择的静脉直径≥2.5mm，且该侧肢体近心端深静脉和（或）中心静脉无明显狭窄、明显血栓或邻近组织病变；预期选择的动脉直径≥2.0mm，选择上肢部位时，应避免同侧存在心脏起搏器，选择前臂端端吻合术式，患者同侧肢体的掌动脉弓应完整。

2. 手术部位

（1）原则：先上肢，后下肢；先非惯用侧，后惯用侧；先远心端，后近心端。

（2）可选用的血管：前臂腕部桡动脉-头静脉内瘘最常用；其次为腕部尺动脉-贵要静脉内瘘、前臂静脉转位内瘘（主要是贵要静脉-桡动脉）、肘部内瘘（头静脉、贵要静脉或肘正中静脉-肱动脉或其分支的桡动脉或尺动脉）、下肢内瘘（大隐静脉-足背动脉、大隐静脉-胫前或胫后动脉）、鼻咽窝内瘘等。

3. 血管吻合方式

血管吻合方式主要包括三种：动静脉端端吻合、端侧吻合和侧侧吻合，首选动静脉端侧吻合。

4. 全身状态和凝血功能

术前应对患者心、肺、肝等重要脏器功能和循环血流动力学状态进行充分评估，检测血常规、凝血指标，评估患者的凝血功能。

（五）术后处置

（1）抗凝药使用：如患者存在高凝状态或血压较低，且术后无渗血，可给予全身抗凝，如口服肠溶阿司匹林片、氯吡格雷等，也可皮下注射低分子肝素，但要注意个体化。

（2）术后渗血：如渗血较少可轻压止血，压迫时注意保持血管震颤的存在；如有较多渗血，需要打开伤口寻找出血点并结扎止血。

（3）功能检查：术后静脉能触及震颤，听到血管杂音。术后早期应多次检查，以便早期发现血栓形成，及时处理。

（4）适当抬高内瘘手术侧肢体，可减轻肢体水肿。

（5）每 3 日换药 1 次，10～14 日拆线，注意包扎敷料时不加压力。

（6）注意身体姿势及袖口松紧，避免内瘘侧肢体受压。

（7）术后避免在内瘘侧肢体输液、输血及抽血化验。

（8）手术侧禁止测量血压，术后2周内手术侧上肢禁止缠止血带。

（9）术后24小时术侧手部可适当做握拳及腕关节运动，以促进血液循环，防止血栓形成。

（六）内瘘的成熟与使用

（1）促使内瘘尽快"成熟"：在术后1周且伤口无感染、无渗血、愈合良好的情况下，每日用术侧手捏握皮球或橡皮圈数次，每次3～5分钟；术后2周可在上臂捆扎止血带或血压表袖套，术侧手做握拳或握球锻炼，每次1～2分钟，每日可重复10～20次。

（2）内瘘成熟：至少需要4周，最好等待8～12周后再开始穿刺。若术后8周静脉还没有充分扩张，血流量<600ml/min，透析血流量不足（除外穿刺技术因素），则为内瘘成熟不良或发育不全。术后3个月尚未成熟，则认为内瘘手术失败，需考虑制作新的内瘘。

（3）穿刺血管的选择：动静脉内瘘初次穿刺时，首先要观察内瘘血管走向，以触摸来感受所穿刺血管管壁的厚薄、弹性、深浅及瘘管是否通畅。通畅的内瘘触诊时有较明显的震颤及搏动，听诊时能听到动脉分流产生的粗糙吹风样血管杂音。

（4）穿刺顺序与方法：内瘘的使用要有计划，一般从内瘘远心端到近心端进行阶梯式或纽扣式穿刺，然后再回到远心端，如此反复。不要轻易在吻合口附近穿刺和定点穿刺。

（5）穿刺针选择：在动静脉内瘘使用的最初阶段，建议使用小号（17G或16G）针，并采用较低的血流量（200～250ml/min），以降低对内瘘的刺激与损伤。使用3～5次后，再选用较粗的穿刺针（16G或15G），并在患者耐受的情况下，尽量提高血流量（250～350ml/min）。可通过表1-1来评估内瘘血流量。

表1-1 内瘘血流量评估手段

双功能多普勒	经皮Crit-lineⅢ监护仪
磁共振血流成像	糖泵灌注技术
变速流多普勒超声	尿素稀释法
超声稀释法	电导度稀释法
Crit-lineⅢ监护仪	在线透析度

注：摘自2006年NKF-K/DOQI指南。

（七）并发症与处理

1. 血栓

（1）病因：常与内瘘使用不当有关，多发生在血管狭窄处。高凝状态、低血压、压迫时间过长、低温等是常见诱因。

（2）预防与处理：血栓形成24小时内，可采用局部血管内注射尿激酶等进行药物溶栓，也可在X线引导下将导管插入血栓部位灌注溶栓剂。此外，瘘管血栓形成后也可采用取栓术治疗，成功率可达 90% 以上；虽然血栓形成 1 周后瘘管血流仍可以重建，但还是提倡尽可能在血栓尚未机化前行取栓术。目前常用的取栓术方法包括 Fogarty 导管取栓术及手术切开取栓术。

2. 感染

（1）病因：瘘管附近部位皮肤等感染，以及长期透析患者伴有的免疫功能缺陷。

（2）预防及处理：①感染部位应禁止穿刺，手臂制动。②在病原微生物监测的基础上使用抗生素，初始经验治疗推荐采用广谱的万古霉素联合应用一种头孢类或青霉素类药物，并根据药敏结果调整抗生素的应用；初次自体内瘘感染治疗时间至少 6 周。③极少数情况下瘘管感染需要立即进行外科手术，切除瘘管可以用自体静脉移植吻合，也可以在缺损部位的近端进行再次吻合。

3. 血管狭窄

任何物理检查、血流量测定或是静态静脉压有持续异常时需尽快做影像学检查，包括颈动脉多普勒超声（CDU）、CT 血管成像（CT angiography，CTA）及血管造影（DSA）等，其中 DSA 是诊断金标准。

（1）病因：血管狭窄易发生在瘘口，与手术操作不当或局部增生有关。

（2）干预标准：狭窄超过周围正常血管管径 50% 伴以下情况，如内瘘自然血流量 < 500ml/min；不能满足透析处方所需血流量；透析静脉压升高，穿刺困难；透析充分性下降（表 1-2）。

表 1-2　干预标准

狭窄程度	移植物内瘘		自体内瘘	
	动脉端比值	静脉端比值	动脉端比值	静脉端比值
小于 50 内径	0.35～0.74	0.15～0.49	0.13～0.41	0.08～0.34
大于 50 内径				
静脉出口	>0.75	>0.5	>0.43	>0.35
通路内狭窄	≥0.65 并且	<0.5	>0.43 并且	≤0.35
动脉入口	<0.3	临床	<0.13 结合临床	临床

注：摘自 2006 年 NKF-K/DOQI 指南。

（3）干预方法：包括 PTA 及外科手术。发生在动静脉吻合口或近吻合口静脉侧者可选择外科手术或经皮血管成形术；发生在穿刺部位优选 PTA。

4. 急性血栓形成

（1）好发部位：吻合口、内瘘流出道。

（2）干预措施：一旦发现血栓应尽早干预。措施包括手法按摩、药物溶栓、Fogarty 导管取栓、手术切开取栓、内瘘重建等。

5. 静脉高压症

如内瘘术后 2 周仍有肢端水肿，或内瘘使用过程中出现内瘘侧肢体水肿、胸壁静脉曲张等，应行影像学检查评价中心静脉是否通畅。可选择 CTA、磁共振血管成像（MR angiography，MRA）、DSA 等，其中，DSA 是金标准。中心静脉狭窄首选的治疗是 PTA，在以下情况时可以考虑支架植入：①血管成形术后弹性回缩（狭窄超过 50%）；②3 个月以内狭窄复发。PTA 失败可结扎内瘘以缓解静脉高压症状。

通路静态静脉压测量方案如下（表 1-3）。

表 1-3　通路静态静脉压测量方案

（1）当通路成熟并且于第 1 次使用后短时间内建立基础数据，以后的序列测定结果比单次测定的结果更有参考意义

（2）确认透析压力传感器系统已经调零，并且误差控制在 ±5mmHg 之内

（3）测量没有通路侧肢体的平均动脉压

（4）调出透析机压力显示画面，如果使用面板量表，可从面板量表读出压力

（5）停止血泵，在静脉小壶前夹闭静脉线（这样在短时间内就不用停止超滤），在动脉端不用使用血管夹，因为血泵阻止了血液的流动

（6）等待 30 秒，直到静脉压稳定，接着测定动脉和静脉压力，只有当动脉端有动脉小壶并且透析机的动脉压测定装置能测量 40mmHg 以上的压力时才能获得动脉压

（7）打开静脉小壶上端的血管夹，调整血泵到先前的速度

（8）如果不知道压力传感器的零值，可以进行如下操作：夹闭小壶和压力传感器之间的管路，把传感器线路从监测接口拔出，读出压力值，这个值一般接近 0，但可能在 ±10mmHg 内。重新接通压力监测，打开血管夹

（9）测量压力偏移量，可以直接测量或用公式计算。压力偏移量指从小壶到透析床上肢体通路穿刺点之间的高度

　　1）直接测量：测量穿刺点到静脉或动脉小壶中血液顶点的高度，偏移量等于高度（cm）乘以 0.76。从实用的角度考虑，如果动脉小壶和静脉小壶在同一高度，只要进行一次测量就够了

　　2）使用公式：血压偏移量=3.6+0.35×高度。如果两个小壶的高度相同，可以仅进行一次测量；如果两个小壶的高度不同，应当分别测量压力偏差。对一个特定的患者只需记定一次压力偏差，但当血管通路改变时，需要对压力偏差重新估计

（10）计算标准化的静脉端和动脉端压力比值，公式如下

　　标准化动脉端通路内压力比值=（动脉端通路内压力+动脉压力偏移量−动脉传感器 0 值）/平均动脉压

　　标准化静脉端通路内压力比值=（静脉端通路内压力+静脉压力偏移量−静脉传感器 0 值）/平均动脉压

注：摘自 2006 年 NKF-K/DOQI 指南。

6. 血管瘤、静脉瘤样扩张或假性动脉瘤

（1）定义：自体内瘘静脉在内瘘手术后数月或数年发生扩张，伴有搏动，瘤壁含血管壁全层。定义为超过相邻正常血管内径 3 倍以上，且内径＞2cm。

（2）病因：血管比较表浅、穿刺方法不当或内瘘血流量较大。

（3）预防及处理

1）禁止在任何类型的动脉瘤上穿刺，其表面较薄弱易于发生破溃及感染。

2）静脉流出道的动脉瘤可采取血管成形术。

3）切除血管瘤，重新吻合血管，重建内瘘。

4）用 PTFE 血管做旁路搭桥手术。

7. 高输出量心力衰竭

吻合口径大或近心部位的高流量内瘘，在合并贫血、高血压及其他器质性心脏病或慢性心功能不全等基础疾病时，容易发生心力衰竭。

（1）高流量内瘘定义：临床可利用内瘘自然血流量（Qa）与心排血量（cardiac output，CO）比值评估内瘘相关的心血管风险：当 Qa≥1500ml/min，Qa/CO≥20%为高流量内瘘。

（2）透析通路相关高输出量心力衰竭的处理方法：减少内瘘流量的方法包括缩窄内瘘流出道（环阻法、折叠缩窄法和插入较细移植物血管）和建立旁路减流、结扎内瘘等。

（3）对于 Qa≥1500ml/min，Qa/CO≥20%暂无心脏负荷过大相关症状患者应常规每 3个月做一次胸部 X 线、心脏彩超评估左心室参数（如左心室收缩与舒张末期内径、左心室体积和射血分数），如果患者心胸比例、左心室容积、心排血量进行性增加，应采取干预措施。

（4）预防和干预：一般上臂动静脉内瘘吻合口直径应限制在 7mm 以下，同时应积极治疗基础疾病。前臂内瘘发生心力衰竭比较少见，一旦发生，可采用内瘘包扎压迫，必要时采取外科手术缩小瘘口。反复心力衰竭者必须闭合内瘘，改用长期留置导管或腹透的方式治疗。

8. 肿胀手综合征

肿胀手综合征是由于回流静脉被阻断或者动脉血流压力的影响，造成肢体远端静脉回流障碍所致。如果血管吻合后静脉流出道梗阻，动脉血流通过侧支循环流经手部静脉或尺侧静脉（贵要静脉）或深静脉，严重影响手部静脉的回流，可出现较严重的肿胀手。早期可以通过抬高术侧肢体、握拳增加回流，减轻水肿；较长时间或严重的肿胀必须结扎内瘘，更换部位重新制作内瘘。

9. 通路相关性缺血综合征

自体动静脉内瘘（AVF）患者应常规进行肢端缺血的评估。

（1）通路相关性缺血综合征（dialysis access induced ischemic syndrome，DAIIS）定义：是指 AVF 建立后，局部血流动力学发生变化，造成远端肢体供血减少，出现缺血性改变的一组临床症状综合征，主要表现有肢体发凉、苍白、麻木、疼痛等症状，严重者可出现坏死。

（2）临床分级：依据临床缺血程度将 DAIIS 分为 4 级。0 级：无缺血症状；1 级：轻度，手指末端发凉，几乎不伴有其他临床症状；2 级：中度，透析或运动时出现肢体缺血性疼痛；3 级：重度，静息状态下出现疼痛或组织出现溃疡、坏疽等症状。

（3）治疗

1）保守治疗：适用于症状较轻、临床分级为 1 级者。保守治疗包括手部保暖、功能锻炼及改善血液循环的药物治疗。

2）手术治疗：缺血症状严重、临床分级为 2～3 级者需手术治疗。可采用如下方法：①吻合口远端桡动脉结扎术（适于存在窃血现象者）；②PTA，应用于内瘘动脉存在狭窄者；③内瘘限流术，适用于内瘘流量过高者，包括环阻法、折叠缩窄法、MILLER 法等；④流入动脉重塑术，包括吻合口远心端与近心端动脉旁路术（DRIL）、内瘘静脉与吻合口远心端动脉旁路术（RUDI）、内瘘静脉与吻合口近心端动脉旁路术（PAI）等术式；⑤结扎内瘘。

二、移植物血管内瘘相关并发症

（一）血管狭窄

1. 不伴血栓形成的狭窄的处理

（1）处理指征：狭窄超过内瘘内径的 50%并且出现以下异常如体格检查异常：①移植物内瘘血流量减少（<600ml/min）；②移植物内瘘静脉压升高等。

（2）处理方法：PTA 或外科手术（移植物补片血管成形、移植物搭桥）。狭窄经 PTA 或外科手术处理后，应监测治疗效果。合理的目标：①PTA，治疗后残存狭窄应低于 30%，用来监测狭窄的临床参数回到可接受的范围内；6 个月时 50%的通路可以继续使用。②外科手术，治疗后用来监测狭窄的临床参数回到可接受的范围内；1 年 50%的通路可以继续使用。③如果 3 个月内需要 2 次以上 PTA，在病情允许的情况下建议行外科手术处理。如果 PTA 失败，以下情况可使用支架：手术无法到达的病变；有手术禁忌证；PTA 所致血管破裂。

2. 伴血栓形成的狭窄的处理

应尽快处理，推荐术中结合影像学评价内瘘，可采用经皮介入技术取栓，并行血管成形术，或外科手术取栓并纠正血管狭窄。

（二）感染

感染较 AVF 常见，单纯抗感染治疗效果欠佳。最初抗生素选择应覆盖革兰阴性和革兰阳性菌，其后根据药敏结果选择抗生素。切开引流可能会有益。动静脉移植物广泛感染时，应切除感染的移植物并选择合适的抗生素。

（三）假性动脉瘤

（1）定义：移植物内瘘（AVG）由于穿刺出血，在血管周围形成血肿，与内瘘血管相通，伴有搏动称为假性动脉瘤，其瘤壁是血肿机化后形成的纤维壁。

（2）处理指征：直径大于正常移植物 2 倍，或不断增大有破裂风险、穿刺范围受限、威胁被覆皮肤存活、临床症状明显（如疼痛或强搏动感）、继发感染等。

（3）处理方法：①保守治疗，如避免穿刺，佩戴护腕；②外科处理，如切除受累段并间插入工血管、放置覆膜支架等。

（四）血清肿

（1）定义：无菌性血清样液体聚集在人造血管周围，液体外周由无分泌性纤维软组织假包膜包裹。

（2）处理：保守治疗（局部持续加压包扎等），不建议单纯穿刺放液、包膜切除。保守治疗无效者，需同时处理发生血清肿段人工血管，方法可采用生物蛋白胶或医用胶局部涂抹、跨越血清肿段人工血管搭桥。

第二节　中心静脉导管相关并发症

血液透析 CVC 分为无隧道无涤纶套导管［也叫非隧道导管（non-tunneled catheter，NTC），或无涤纶套导管（non-cuffed catheter，NCC），或称临时导管］和带隧道带涤纶套导管［（tunneled cuffed catheter，TCC）或称长期导管］，临床上必须根据患者病情、医生的水平合理选择导管。

一、中心静脉插管的适应证和注意事项

中心静脉插管建立血液通路具有简便快捷的特点，主要适应证有：急性肾衰竭、慢性肾衰竭内瘘成熟前、急性电解质紊乱、食物和药物中毒等的血液透析治疗，以及腹膜透析感染时的血液透析过渡治疗。带 Cuff 的双腔导管除上述适应证外，还可用于不能建立永久性血液通路的维持性血液透析患者或者进行血液透析等待肾移植的患者。

中心静脉插管前，应该评估中心静脉的条件，排除静脉血栓、过度狭窄和穿刺部位皮肤感染及肿块等，医生需要认真查看患者了解病情；是否有心力衰竭、严重心律失常、休克、呼吸困难等危重情况；能否平卧或 Trendlenburg 体位配合中心静脉穿刺；既往是否有 CVC 史，穿刺部位，置管次数和有无感染史，以往手术是否顺利等。了解患者有无严重出血倾向，防止置管后或置管造成严重出血，有高危出血风险应注意提前处理并制定应急预案。原则上建议采用超声波定位或超声波引导穿刺插管。特别是颈部有肿物，或者颈部手术后，因局部解剖关系发生变化，静脉定位不准确，容易误伤血管、神经和胸膜顶，不宜盲目行颈内静脉穿刺置管。颈部静脉无隧道无涤纶套导管使用原则上不得超过 4 周，如果预计需要留置 4 周以上，应当采用带隧道带涤纶套导管；股静脉无隧道无涤纶套导管原则上不超过 1 周，长期卧床患者可以延长至 2~4 周。无隧道无涤纶套导管尽量选择顶端柔软的，右颈内静脉常规选择长度 12~15cm 的导管，左颈内静脉选择 15~19cm 长的导管，股静脉导管需要选择长度 19cm 以上的。带隧道带涤纶套导管右侧颈部置管通常选择 36~40cm（导管全长，下同），左侧选择 40~45cm，股静脉置管应当选择 45cm 以上的导管。儿童患者可能需要基础麻醉或镇静方法；儿童需要长度和直径相匹配的导管。虽然无隧道无涤纶套导管穿刺通常可在床边施行，但如果病情和条件允许，仍建议中心静脉穿刺在相对独立的手术间实行，建议配置心电监护仪、除颤仪和心肺复苏等抢救药物和设备。

二、中心静脉导管插管部位的选择

中心静脉导管常用的插管部位有锁骨下静脉、颈内静脉及股静脉。

锁骨下静脉插管手术难度大、并发症多，应尽量避免。颈内静脉插管手术较易，并发症少，且能提供较高的血流量，应作为首选的插管途径。由于左侧颈内静脉走行弯曲，手术难度相对大，一般应选择右侧颈内静脉。股静脉插管手术最简单，严重并发症少，但透析血流量相对不足，重复循环率高，由此可导致透析不充分，而且插管后影响了患者的活

动，留置期间感染率高。因此，股静脉插管只适于卧床患者的短期透析，或者颈部无法建立临时性血液通路的患者。

三、中心静脉导管相关并发症及处理

中心静脉导管相关并发症主要包括两大部分：插管手术相关并发症及导管远期并发症。

（一）插管手术相关并发症

透析导管插管手术相关并发症常见的有：心律失常、气胸、血胸、穿刺部位出血、血肿、相邻动脉损伤、空气栓塞、纵隔积血、喉返神经麻痹、心房穿孔等。手术相关并发症的发生率除与术者的熟练程度有关外，还与是否使用影像系统引导有关。在没有该系统协助时即使由非常熟练的外科医生操作，并发症的发生率仍高达 5.9%。Lameris、Mameris、Caridi 及 Lau 等证实，采用超声引导，插管相关并发症发生率大大降低。引起上述结果的原因主要是患者中心静脉的先天变异或后天异常。

（1）穿刺部位出血：是较常见的并发症，多由于反复穿刺造成静脉损伤较重或损伤了穿刺路径上的血管造成。局部应用云南白药或凝血酶，静脉注射血凝酶（立止血）1 kU 并于局部加压包扎，常可使出血停止。如在透析过程中出血，可适当减少肝素用量、采用体外肝素化或无肝素透析；如透析结束后仍出血不止，可经静脉注射适量鱼精蛋白以中和肝素的作用。但是局部压迫止血仍是最简便、最有效的办法。

（2）局部血肿形成：也是较常见的并发症，多由于穿刺时静脉严重损伤、损伤相邻动脉或误入动脉造成。一旦血肿形成，尤其是出血量较多时，应拔管，同时用力压迫穿刺部位 30 分钟以上，直至出血停止，之后局部加压包扎。并需严密观察血肿是否继续增大，避免血肿压迫局部重要器官造成其他严重后果。

为避免手术相关并发症的出现，在插管时要做到选好穿刺点，进针时要掌握好方向和深度，动作要轻柔，遇有阻力时不可用力推进，边进针边观察，当有回血时要仔细观察血液的颜色、回血压力及有无波动，观察患者的生命体征有无变化。如为颈内静脉或锁骨下静脉插管，术后应观察患者是否有胸闷、憋气、胸痛等症状，听诊局部是否有血管杂音、胸部是否饱满、叩诊呈鼓音、呼吸音消失等，必要时做 X 线检查。一旦出现并发症，应及时请相关专业医师会诊协助处理。

（二）导管远期并发症

导管使用中的远期并发症也很重要，可直接影响到透析的顺利进行及患者的生活质量，主要包括静脉狭窄、血栓形成、感染等。

1. 静脉狭窄

静脉狭窄常见于锁骨下静脉插管。据报道由锁骨下静脉插管引起的锁骨下静脉狭窄率高达 40%～50%。静脉狭窄可引起相关肢体的静脉回流障碍，程度轻者可无症状，严重者可表现为肢体肿胀甚至继发感染。锁骨下静脉狭窄的另一个严重后果是给以后永久性内瘘的建立带来了困难。因此，NKF-DOQI 建议应尽量避免使用锁骨下静脉插管。

2. 血栓形成

一般情况下，插管后早期出现的血流量不足通常是由于导管尖端位置或血管壁与导管侧孔相贴造成的，而后期多是由于血栓形成引起的。血栓形成是普通导管与带 Cuff 的导管共同存在的常见问题，也是导管废用的原因之一。与导管相关的血栓形成可分为导管内血栓及导管外血栓（表 1-4）。

表 1-4　导管血栓分类

内部血栓	外部血栓
管腔内血栓	静脉内血栓
导管尖部血栓	附壁血栓
	纤维蛋白鞘
	心房血栓

（1）管腔内血栓：多是由于透析间期导管内注入肝素不足，肝素流失或血液反流入导管腔内所致。对管腔内血栓，用尿激酶溶栓可取得满意疗效。方法是：先用空针用力抽尽管腔内残留的肝素盐水后，接装有与管腔容积等量的尿激酶溶液的针管（5000U/ml），用力抽吸，缓慢放手，如有阻力不可向管腔内推注，如此反复 10～20 次，使尿激酶缓慢进入管腔，保留 15～30 分钟，可将管腔内血栓溶解，然后用纯肝素封管。如溶栓失败应拔管或更换插管。

如血栓形成时间比较长，则不易溶栓治疗，应考虑拔管或更换插管。采用纯肝素封管，通常可保留 24～48 小时，既可显著减少乃至避免管腔内血栓形成，又可减少对导管的操作频率，减少感染的机会。

（2）导管尖部血栓：是由于透析间期用肝素封管时，肝素从导管侧孔流失而不能保留在尖部，因此常导致尖部微小血栓形成。尿激酶溶栓治疗经常能解决此问题，为防止该类血栓的形成，在每次透析开始及结束时，用生理盐水用力向导管内推注，以冲洗导管尖端的微小血栓。

（3）静脉内血栓：静脉内长时间留置导管可导致静脉内血栓形成，其发生率各家报道不一。Agraharkar 观察了 101 例插管患者的发生率只有 2%，而 Karnik 等的报道则高达 63.5%。我们观察了 90 例插管患者，有 2 例股静脉插管者出现下肢肿胀，经超声检查证实为静脉内血栓形成。对静脉内血栓，尿激酶溶栓的疗效肯定。方法是：于血栓形成部位远端的静脉建立输液通路后，以每小时 20 000U 的速度滴入或微量泵泵入尿激酶，持续 4～6 小时，重复应用 3～5 日，并配合以皮下注射低分子肝素或口服抗凝药物治疗。如经一周溶栓治疗后症状仍无好转，应拔管，并继续抗凝治疗。溶栓治疗适用于新鲜血栓，如果血栓形成时间比较长，则不宜采用溶栓治疗。

（4）附壁血栓：是指与血管壁或心房壁紧密粘连的血栓，是由于导管尖端对血管壁或心房壁的反复损伤造成的。这种血栓开始时可能不会引起血流量的变化，因此不易被发现。当导管血流量不足而行血管造影检查时，经常会发现附壁血栓形成，这种情况下应拔除导管并给予 3 个月的抗凝治疗。有些较大的附壁血栓在拔除导管时易脱落引起血栓栓塞，应引起高度重视。目前尚无很好的预防措施，一旦出现，应立即给予溶栓治疗。

（5）纤维蛋白鞘：导管作为一种异物留置在血管内，在血液流过时，纤维蛋白必然逐渐沉积在导管周围，从而形成一层包裹在导管周围的袖套样纤维蛋白鞘。这种并发症的发生率极高，Hoshal 等通过尸体解剖发现，55 例插管患者的纤维蛋白鞘发生率为 100%。由此引起的导管废用发生率为 13%～57%。主要原因是，该纤维蛋白鞘充当了阀门作用，在血泵抽吸作用下，被吸附于动脉孔处而影响了血液的引出。如何预防此并发症的出现尚不可知，华法林对此有无益处尚在观察中。对纤维蛋白鞘的治疗也较为困难，尿激酶封管效果不理想，因为该种给药方式的溶栓作用只局限于导管腔内。Duke 大学采用 20 000U 尿激酶通过导管持续滴入 30 分钟的方法，取得了 70% 的疗效。最近，Twardouski 报道了大剂量尿激酶（125 000～250 000U）的方法，此方法正在观察中。如果尿激酶治疗失败，应进行影像学检查，并在此基础上采取介入套取的方法（fibrin sheath stripping）。用一根罗网取栓导管（snare catheter）经股静脉插入到透析导管水平，将纤维蛋白鞘取出，其成功率据报道可达 92%～98%。但也有报道认为该方法成功率仅为 31%。若取栓失败，则可以通过导丝更换新导管。

3. 感染

根据导管感染部位不同可将其大致分为三类：①导管出口处感染；②皮下隧道感染；③菌血症或败血症。导管留置引起的局部或全身感染是导管使用中最重要、最严重的并发症，是导管废用的主要原因之一。导管感染的影响因素有许多：导管保留时间、导管操作频率、导管血栓形成、糖尿病、皮肤或鼻腔带菌、铁负荷过大、免疫缺陷、插管部位等。许多研究发现，股静脉插管感染率明显高于颈内静脉或锁骨下静脉插管。带 Cuff 的导管比普通导管菌血症的发生率低。

预防导管感染的措施主要有三方面：①插管时严格无菌操作；②坚持每日护理导管；③透析时正确操作。具体做法是：①插管、封管及血液透析过程中严格无菌操作，透析间期不用来做静脉输液通路；②插管时皮肤切口尽量小；③每日换药一次，尽可能不用一次性贴膜（透气性差），换药时切口及缝线处严格消毒；④清除鼻腔葡萄球菌等的携带状态；⑤避免导管用于非血液净化用途，如取血/输液等；⑥当没有使用导管适应证时，应尽快拔管；⑦根据管腔容积采用纯肝素封管，保留时间长，可减少封管次数，减少感染的机会；⑧尽可能选用颈内静脉，少用股静脉。

感染的治疗：①出口感染，导管距离出口 2cm 以内的感染。一般无发热等全身症状，可以采用出口局部消毒，或口服抗生素治疗。②隧道感染，导管皮下隧道内距离出口 2cm 以上的感染。导管出口部位的日常维护很重要。涤纶套以上近心端感染的导管，积极抗感染后 72 小时仍不能控制者，必须拔管。隧道感染一般不在原位更换导管，除非排除静脉入口部位无感染，此时可以使用相同的静脉入口点，重新做隧道可以更换新的隧道式导管。同时使用有效抗生素治疗 1～2 周。③导管相关血流感染（catheter related blood stream infection，CRBSI），血液透析开始数分钟至数十分钟，患者出现畏寒、寒战、发热等全身症状，这是血流感染的典型表现。少数患者可以出现延迟发热，即血液透析结束后低热，这与感染的细菌数量和毒力有关。导管感染或高度怀疑导管感染时：①立即采血培养，通常导管动、静脉腔内和外周血各采血标本进行培养并比较细菌生长时间，一般认为导管内血液细菌生长时间早于外周血细菌生长时间 2 小时以上，可考虑为导管相关感染；②血常规检查，但有些细菌感染并不一定导致白细胞升高；③留取血培养后立即静脉使用抗生素治疗，初始经验性使用抗生素，后根据培养结果调整抗生素。外周静脉使用抗生素必须同时采用抗生素封管。处理流程如下（图 1-3）。

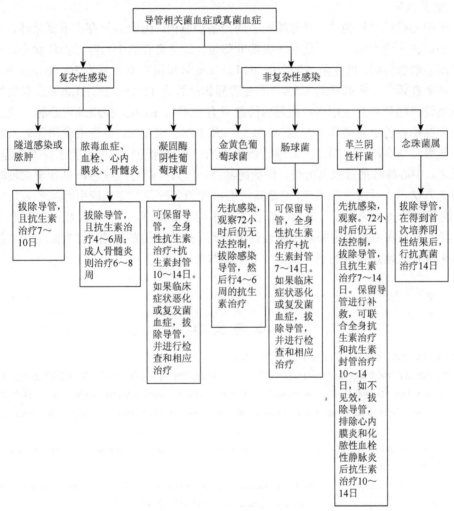

图 1-3　导管感染的处理流程

注：第一版血管通路专家共识

（三）其他并发症

其他并发症包括插管脱出、血液透析时的重复循环等。

1. 插管脱出

由于患者的活动多，固定导管的缝线断裂是插管脱出的主要原因。为防止插管脱出，患者应适当限制活动，每日换药、封管，以及透析时要注意观察缝线是否断裂，插管位置是否正常，一旦缝线断裂应及时重新缝合固定好插管。采用双线或四线缝合，可减少固定线断裂的机会。当发生脱管时，首先判断插管是否还在血管内，如果插管前端仍在血管内，插管脱出不多，插管口处又无局部感染的情况，可于严格消毒后重新固定，尽快过渡到永久通路。如果插管前端已完全脱出血管外，应拔管并压迫穿刺点，以防止出血及局部血肿形成。

2. 重复循环

由于中心静脉导管的动、静脉端处于同一条静脉内，因此必然存在重复循环。重复循环的大小取决于两个因素：一是导管尖端的部位；二是患者的中心静脉循环状态。当导管处于较细的静脉内时，重复循环则会增加。Leblanc 等报道在血流量为 300ml/min 时，BUN 重复循环率在锁骨下静脉插管＜5%，而在股静脉插管为 12%～22%。Little 的观察结果是股静脉插管再循环率为 13.1%，而颈内静脉只有 0.4%。Kelber 报道颈内静脉、锁骨下静脉及股静脉插管的重复循环率分别为 4%、5%及 10%。很显然，导管尖端越靠近心脏大血管，重复循环率会越小。因此，血液透析患者的中心静脉插管应尽可能选择颈内静脉。

总之，中心静脉插管以其方便、快捷的特点，作为一种为血液透析患者建立临时性血液通路的方法已广泛应用于临床，但是其可能出现的各种并发症也应引起医务人员的高度重视。随着科学技术的不断发展和医疗技术水平的不断提高，各种并发症的发生率会越来越小。我们期待在不久的将来能出现设计更合理、操作更简单方便、并发症更少，甚至能作为永久性血液通路使用的新一代的中心静脉导管。

（李　宓）

参 考 文 献

陈香梅. 2010. 血液净化标准操作规程. 北京：人民军医出版社.

中国医院协会血液净化中心管理分会血液净化通路学组. 2014. 中国血液透析用血管通路专家共识. 中国血液净化，（13）：8.

Ayus A C，Sheikh-Hamad D. 1988. Silent infection in clotted hemodialysis access grafts. J Am Soc Nephrol，9：1314-1317.

Beathard G A. 1995. Mechanical versus pharmacomechanical thrombolysis for the treatment of thrombosis. Kidney Int，47：1364-1373.

Bruno S，Remuzzi G. 2006. Vascular access-related thrombotic complications：research hypotheses and therapeutic strategies. J Nephrol，19（3）：280-285.

Wijnen E，Essers S，van Meijel G，et al. 2006. Comparison between two on-line reversed line position hemodialysis vascular access flow measurement techniques：saline dilution and thermodilution. ASAIO J，52（4）：410-415.

第二章　透析膜生物相容性相关并发症

透析膜的生物相容性是指血液与透析膜之间发生的特殊反应的总和,是涉及许多方面的相互关联、相互影响的复杂概念。临床上常用补体,中性粒细胞,血小板的活化,凝血及纤溶系统影响,细胞因子及一氧化氮的合成、释放,β_2-微球蛋白的清除等指标评价。合成膜比纤维素膜生物相容性好,不良反应的发生率及死亡率较低。

一、透析膜材料

(一)纤维素膜

纤维素膜由棉花加工而得,有各种名称,如再生纤维素膜、铜仿膜、铜铵膜、皂化纤维素酯膜等。这些膜的生物相容性不及其他类型的膜,超滤系数小,但价格便宜,是目前常用的透析膜。

(二)替代纤维素膜

替代纤维素膜,亦称乙酸纤维素膜,此类膜纤维素多聚体表面含大量游离羟基,这些基团与乙酸根结合,便成为乙酸纤维膜、双乙酸纤维膜和三乙酸纤维膜。结合了乙酸根的纤维素膜生物相容性有所提高。

(三)合成纤维素膜

在膜的制作过程中,向液化的纤维素中加入一种合成的 3 位氨基化合物,改变了膜表面,提高了生物相容性,这种膜的商品名为血仿膜(hemophan),生物相容性好,但超滤系数不及合成膜。

(四)合成膜

合成膜为非纤维素膜,包括聚丙烯腈膜(polyacrylonitrile,PAN)、聚砜膜(polysulfone)、聚甲基丙烯酸甲酯(polymethyl methacrylate,PMMA)、聚碳酸酯膜(polycarbonate)和聚胺膜(polyamide)。其生物相容性好,转运系数和超滤系数均较大,不仅可制成透析膜,还可制成血滤膜。

(五)其他

透析膜结合维生素 E 或结合类肝素,用于抗氧化及无肝素透析以防止出血。另有透析膜具有吸附中分子物质等功能,均由前述四种膜改良而来。

二、生物相容性定义

生物相容性的定义为"应用一种材料、设备、过程或系统而不产生临床上显著的宿主反应"。透析膜的生物相容性是指血液与透析膜之间发生的特殊反应的总和。

三、透析膜相关并发症

（一）免疫系统并发症

1. 补体活化

使用铜仿膜透析时通过旁路途径激活补体系统的现象首先由 Craddock（1997）报道，由于铜仿膜具有与细菌酯多糖相类似的多糖和羟基结构，血中少量自发产生的 C3b 极易沉积于该膜的表面，这样 C3b 就容易和 B 因子的裂解产物 Bb 相结合，形成旁路激活的 C3 转化酶（C3bBb），同时，血中的 D 因子促进 B 因子的分解，加速 C3bBb 的形成，而对 C3bBb 形成有抑制作用的 H 因子、I 因子与 Bb 的结合力减弱，进一步加速了补体的激活，最终形成膜攻击复和物（MAC）、C3a、C5a。而使用相容性较好的合成膜透析时，因其超滤系数大，吸附蛋白能力强，可大量吸附补体的活化产物，并阻止 B 因子的吸附，从而限制了补体的放大激活。补体激活后的作用表现在两个方面：①C3a、C5a 作为过敏毒素可以弥散到周围介质中并与某些细胞表面特异性受体结合，从而激活这些细胞。例如，它们可使肥大细胞激活，释放组胺、白三烯，导致平滑肌收缩，增加血管通透性，严重者可以导致过敏性休克。研究还发现，C3a、C5a 降解产生 C3a（des Arg）、C5a（des Arg）也可以促进炎性介质的释放。C3a、C5a 可以激活中性粒细胞，促进其脱颗粒并释放颗粒细胞酶，产生反应性氧族（ROS），促进花生四烯二酸代谢，产生血小板活化因子（PAF）。C3a、C5a 还可以激活单核-巨噬细胞，使白细胞介素-1（interleukin-1，IL-1）、肿瘤坏死因子（tumor necrosis factor，TNF）的转录增加。Schindler 等研究表明，用铜仿膜透析 5 分钟后，患者血中单核细胞对 IL-1βmRNA 表达增加，这种结果可被 C5a 的拮抗剂阻断，而用生物相容性较好的聚丙烯腈膜（PAN）无上述变化，两者有显著性差异（$P<0.05$），从分子生物学水平证明了膜的生物相容性对补体激活的影响。②MAC 作为补体激活的终末产物，可致细胞膜穿孔，大量 Ca^{2+} 内流，激活磷酸激酶途径（PKC 途径）及钙依赖性磷脂酶，引起花生四烯酸代谢产生（PGI_2、PGE_2、$PGF_{2\alpha}$）增加，反应性氧族产生增加，与上述因素共同作用，引起低血压、低氧血症、呼吸困难等症状。近来 Schois 的实验发现，用铜仿膜或 PMMA 膜透析产生的细胞因子与可溶性 MAC（SC5b-9）的量呈正相关，血浆中 SC5b-9 与 C3a、C5a 的量相一致。另一用铜仿膜孵育单核细胞，分别加入含 C8 或不含 C8 的正常人血清，结果发现两组的 TNF-α 产量具有显著性差异（$P<0.05$），以上实验均表明，SC5b-9 同样具有介导其他细胞活化的作用。

2. 中性粒细胞黏附、聚集活化及功能异常

Kapbw 和 Coffinet（1968）首先报道了体外循环血中粒细胞减少，Craddock 后来发现，用铜仿膜透析白细胞减少，透析后 15～20 分钟时达到最低点，至 60 分钟时基本恢复到透前水平，作者认为这种现象与补体的旁路激活有关。现已明确，用生物相容性差的膜进行透析时，可使粒细胞活化，表现为 ROS 大量生成、颗粒酶释放、黏附分子（CD11b/CD18、CD11c/CD18）过度表达，同时抑制对致病原的反应，如趋化、吞噬、氧化反应能力的减低。目前普遍认为，由于 C5a 引起的粒细胞表面 β2 整合素表达增加，导致粒细胞在肺毛

细血管床发生聚集、附壁反应，继而出现透析开始后的粒细胞减少，随之出现的粒细胞数恢复被认为与 C5a 受体的脱敏作用（desensitizition）相关，但也有作者得出与此相反的结论，即未发现粒细胞表面受体数目的变化。多数学者认为 ROS 的产生和膜相容性差引起补体激活相关，而使用相容性好的膜时 ROS 量不增加。目前对脱颗粒反应机制的研究尚有争论，传统观点认为，由 C5a 介导的粒细胞活化导致脱颗粒反应，但近来研究发现，通过对血中弹性蛋白酶-α_1 抗胰蛋白酶复合物的测定，发现粒细胞脱颗粒反应的程度在铜仿膜组和 PMMA 膜组间无显著性差异（$P>0.05$）。Cheung 报道，体外用细胞膜表面含有或不含有 CD18 的粒细胞与铜仿膜进行孵育，结果发现，不含 CD18 的粒细胞脱颗粒反应显著减少（$P<0.05$）。作者认为，粒细胞表面 CD18 的量决定其与透析膜的黏附程度。作者还认为，粒细胞黏附在透析膜上并发生无效吞噬作用（frustrate phagocytosis），可能是脱颗反应的原因。近来对粒细胞趋化性、氧爆炸能力的报道也存在分歧，Ward 认为可能与实验设计、病例选择，以及患者的营养因素、年龄、铁储备、EPO 用量、甲状旁腺激素水平有关。Vanholder 等通过一项长期的前瞻性研究认为，在使用生物相容性差的膜透析时，补体的激活至少会造成短暂的粒细胞功能的减退。Horl 报道，透析过程中有一种 28kDa 的蛋白可以抑制粒细胞的趋化性、氧爆炸能力。目前，透析过程中的特殊蛋白对粒细胞功能所起的作用开始受到人们的重视。

3. 自然杀伤（NK）细胞功能下降

NK 细胞是一类异质性、多功能的细胞群体，其功能为：①不依赖抗体、不受组织相容性复合体（major histocom patibility complex，MHC）的限制，直接发挥杀伤作用，达到抗肿瘤、抗感染的作用；②通过释放细胞因子对淋巴细胞功能进行调解。对血液透析患者 NK 细胞报道不一致，多数学者认为 NK 细胞功能降低，并且使血液透析患者病毒感染率、肿瘤发生率增高。Zaoui 通过对表达在 95% 以上 NK 细胞表面的 CD56 的测量来观察 NK 细胞数目的变化，结果发现，用铜仿膜透析 2 周后的患者 NK 细胞数明显增多，而溶解 K562 细胞的能力却减低。作者还发现，患者血中出现表面标记 β_2-微球蛋白（β_2-MG）和人类白细胞抗原（human leukocyte antigen，HLA）标记减少的细胞群，而正常情况下 NK 细胞对它们有钉伤作用，从而反映了 NK 细胞功能的降低，而使用聚丙烯腈膜（PAN）的患者未出现上述变化。

4. B 淋巴细胞功能下降

对血液透析患者 B 淋巴细胞功能改变的报道存在分歧，Simon 对用铜仿膜透析 6 个月，患者血中 IgG、IgM 含量的测定表明，透析后比透析前显著减少（$P<0.05$）。体外用美洲商陆刺激患者 B 细胞，IgG 产生减少，作者认为与 B 细胞功能减低有关。近来的研究表明，长期血液透析患者 B 细胞表面 CD23 的表达量增加，提示 B 细胞处于一种活化状态，当用铜仿膜和 PAN 膜进行血液透析 2 个月后，发现血中 IgG、IgM、IgA 均增加，但与透析前没有显著性差异（$P>0.05$），提示 B 细胞产生抗体的功能减低。

5. 单核细胞吞噬、超化、杀菌功能下降

血液透析中单核细胞（MC）被活化的同时伴有吞噬、超化、杀菌功能下降，其激活因素有：①MC 与透析膜直接接触；②补体活化产物 C3a、C5a、MAC 作用于 MC；③细胞内毒素及其片段通过膜进入血液循环，作用于 MC。MC 被激活后发生以下变化：①吞噬功能减退。研究发现，长期应用铜仿膜透析的患者，周围血单个核细胞（peripheral blood mononuclear cell，PBMC）表面 C5a 受体数目减少，而且对 C5a 的敏感性降低。另据报道，生物相容性较差的膜能使 PBMC 的 Fc 受体功能损伤。目前对血液透析患者 PBMC 趋化性及氧爆炸能力的报道尚不一致，估计与实验方法、患者的基础疾病有关。②PBMC 表达的黏附分子增加。用铜仿膜透析 15 分钟后，PBMC 表达的 CD11b/CD18、CD11c/CD18 量增加，L-选择素减少。随着透析时间的延长，CD11c/CD18 的量逐渐减少，而 CD11b/CD18 量趋于不变，这为进一步阐明透析开始后白细胞数量减少提供了依据。③细胞因子表达增加。这方面的研究较多，现已明确，MC 对细胞因子的表达分为转录和翻译两个过程。Mahiout 研究表明，用铜仿膜透析的患者，PBMC 对 IL-1、IL-6、IL-8、TNF-α 的 mRNA 表达均增加，明显高于用聚苯乙烯膜（PS）透析的患者（$P<0.05$），但只发现 IL-1 和 TNF-α 的量较透前增加，作者认为生物不相容性膜引起补体的激活，只影响 PBMC 对细胞因子的转录过程，而对其翻译过程的启动是由于透析液中内毒素进入血液而引发的。Schindler 报道，当使用常规透析液和超净化透析液用铜仿膜给患者透析时，前者产生的 IL-1 受体（IL-1Ra）（同 IL-1 的产生呈正相关）明显高于后者（$P<0.05$）。但也有作者持相反观点，认为内毒素不能通过透析膜，翻译过程的机制有待进一步研究。④Carracedo 报道，分别用铜仿膜和聚丙烯腈膜（AN69）对终末期肾病患者进行透析，发现用铜仿膜组 MC 凋亡数明显高于 AN69 膜组（$P<0.01$）。用 PMA（佛波醇）刺激后，上述结果更明显，若加入磷酸激酶反应（PKC）的抑制剂，两组的凋亡细胞数均减少（$P<0.05$）。有学者认为，生物相容性差的膜会引起细胞凋亡，而且这种作用是通过 PKC 途径介导的。

6. T 淋巴细胞功能障碍

血液透析患者 T 淋巴细胞既具有活化状态又存在反应缺损现象，前者表现在 T 细胞表达 IL-2R（CD25）增多，且血中可溶性 IL-2R（sIL-2R）也增多；后者表现在对丝裂原反应缺损和 IL-2 生成下降。实验显示，当用铜仿膜和 PMMA 膜对两组患者进行透析 2 个月后，发现 T 细胞总数下降，并伴 T4/T8 比值下降，与透析前比较两者均无差异（$P>0.05$）。Zaoui 用铜仿膜给患者透析 2 周后（Ⅰ 期），再用 PMMA 膜透析 2 周（Ⅱ 期），结果发现 Ⅰ 期时血中 sIL-2R 量明显增加，与透析前比较，$P<0.05$。Ⅰ 期 IL-2 的含量减少，但 Ⅱ 期血中 IL-2 水平较 Ⅰ 期增多（$P<0.05$），从而证明了不同膜生物相容性对 T 细胞功能的影响也不同。

7. 细胞因子的变化

长期血液透析患者血中 MC 在多种因素的刺激下，通过翻译、转录两个步骤产生多种细胞因子，如 IL-1、IL-6、TNF-α 等，目前认为，血液透析中产生的多种细胞因子可以引发患者各种并发症，如发热反应；前列腺素（PGI_2、PGE_2）和 NO 可引起低血压；$β_2$-微球蛋白可引起淀粉样变；组织蛋白分解增加、骨骼肌氨基酸释放引起营养不良等。

（1）白细胞介素-1（IL-1）：IL-1α、IL-1β 刺激 T、B 淋巴细胞增殖分化，促进炎性介质的产生和黏附分子的表达。IL-1Ra 则通过与 IL-1 受体结合而达到阻止 IL-1α、IL-1β 的效应。关于膜生物相容性对细胞因子影响的报道尚不一致，Herelin 报道，终末期肾病的患者血中 IL-1 透前不增加，用铜仿膜透析后，IL-1 量明显增加（$P<0.05$），而用 PS 膜透析的患者则无明显增加。Lonnemann 把血液透析患者的 PBMC 培养 24 小时，无外源性刺激的情况下，IL-1 也增加，当加入内毒素（LPS）时，IL-1 的量是原来的 5 倍。作者认为，内毒素及其片段在 IL-1 的翻译过程中是十分重要的。但也有作者报道，用铜仿膜或 PMMA

膜透析的患者无论透前还是透后，血中 IL-1 量均无明显增加。此外，Frith 用铜仿膜或三乙酸纤维膜（CTA）对患者进行透析后，发现 IL-1α、IL-1β 在两组中都没有显著变化，但透析开始 15 分钟后，CTA 组的 IL-1Ra 的量明显高于铜仿膜组（$P<0.05$）。作者认为，IL-1Ra 更能代表透析中机体对细胞因子的反应情况。Momoi 用患者透前和透析开始后 15 分钟的血液分别和正常人 PBMC 培养后发现，铜仿膜组 IL-1βmRNA 的量明显高于 PMMA 膜组，作者认为，除铜仿膜激活补体产生 C3a、C5a 中引起 MC 活化以外，由于 PMMA 膜孔径较大，故可以使刺激 MC 转录 IL-1βmRNA 的中、小分子蛋白被较多地清除，从而使本组 IL-1βmRNA 的量少于铜仿膜组。

（2）肿瘤坏死因子（TNF）：关于膜生物相容性对 TNF 影响的报道尚不一致。Canivet 报道，首次使用铜仿膜和 AN69 膜给终末期肾病患者透析，取透析后 5 分钟的血液检验，发现 IL-1β、TNF-α 的 mRNA 表达明显高于透前水平（$P<0.05$）。作者认为，生物相容性差的膜通过补体激活及直接与 MC 细胞作用，促进 IL-1β、TNF-α mRNAR 的表达。另一实验表明，体外用铜仿膜和 AN69 与 MC 细胞培养，铜仿膜组 TNF-α 的量亦明显高于 PMMA 组（$P<0.05$）。Herberlin 研究发现，终末期肾病患者在透析前血中 TNF 即有升高，但经过长期透析后，TNF 的量明显增加，作者认为这可能与透析过程中分泌型 TNF 增加有关。而 Schaefer 研究发现，用铜仿膜、PMMA 膜透析无论透前或透后 TNF 和 IL-6 都减少并低于正常对照组。作者分析，不同的结论有多方面原因：一方面受实验方法、测定时间及是否存在内毒素污染等因素的影响；另一方面，透析过程 MC 细胞被激活、细胞本身发生肿胀，密度减低，使其不易用常规方法与多形核粒细胞（PMN）分离，而 PMN 产生细胞因子的能力只有 MC 细胞的 1%，故此影响了结果的准确性。另外，透析时间不同，MC 细胞的黏附能力不同，故不同时间取血，血液中 MC 细胞的数量和成熟程度不同，也是导致结果不一致的原因。

（3）白细胞介素-6（IL-6）：血液透析对 IL-6 影响的报道逐渐增多。Hakim 报道，IL-6 在透析患者中的出现迟于 IL-1，两者最高水平具有相关性。Poignet 报道，使用铜仿膜、血仿膜、AN69 膜给终末期肾病患者透析，结果发现，IL-6 在三组中均增高，铜仿膜组与 AN69 膜组有显著性差异。而 Schaefer 研究发现，用铜仿膜、PMMA 膜透析无论透前或透后 IL-6 都减少，并低于正常对照组。结论不同的原因与 TNF 的解释相似，尚需进行深入研究。

（4）白细胞介素-8（IL-8）及其他细胞因子：近来研究认为，IL-8 可产生抗 IL-1β、TNF-α、LPS 及促进 L-选择素脱落的作用，它还可抑制白细胞与内皮细胞的黏附。Mahiout 研究表明，同铜仿膜透析的患者，PBMC 对 IL-8 的 mRNA 表达均增加，明显高于用 PS 膜透析的患者（$P<0.05$）。此外，还有作者发现，血液透析患者有转化生长因子（TGF-β）、粒-巨噬细胞集落刺激因子（GM-CSF）中度增加，血液透析中细胞因子变化的检测方法有待进一步提高。

（5）CD23/sCD23：血液透析不仅不能改善患者的免疫功能，而且一些相关因素如透析膜生物不相容性等也可介导免疫功能障碍，并导致一系列急、慢性炎症反应。目前研究发现，CD23/sCD23 在免疫系统中起重要的调控作用，是多功能受体分子。sCD23 是 CD23 的水解片段，通过对尿毒症患者及血液透析患者的 sCD23 水平检测，可以了解患者的免疫功能状态。国内相关研究发现，尿毒症患者存在 B 细胞的激活；维持性血液透析患者血清 sCD23 水平显著高于尿毒症非透析患者；且不同透析膜对血清 sCD23 水平的影响不同。

（6）C 反应蛋白（C-reactive protein，CRP）：是人类急性时相蛋白的主要成分，其通常在机体处于创伤、感染、肿瘤、免疫损伤等多种病理状态时即迅速升高，24 小时内可达正常值的 1000 倍。CRP 作为一种急性时相反应蛋白，在临床实践中常作为急性时相反应的一个灵敏指标，是全身炎症反应的标志蛋白。最近的研究表明，CRP 不仅是急性时相反应指标，而且也是透析患者慢性炎症状态的一个重要标志物。慢性肾衰竭患者的 CRP 水平明显高于正常人，而且在进行血液透析的慢性肾衰竭患者中更为明显。由于血液透析本身并不会导致透析中或透析后即刻 CRP 水平的变化，因此，患者透析后出现的 CRP 水平升高可能与透析膜材料生物不相容性有着密切的关系。透析过程可诱发 CRP 产生，且不同透析膜对患者血清 CRP 水平的影响存在差异。

8. 黏附分子（AM）的变化

AM 是一类来自不同基因的配合-受体分子，是介导细胞与细胞、细胞与细胞外基质（ECM）相互作用的一类膜表面糖蛋白，根据其结构又分：①整合素；②选择素；③免疫球蛋白超家族；④钙依赖黏附素；⑤其他黏附分子。目前认为与透析膜生物相容性有关的 AM 有整合素亚家族、L-选择素、免疫球蛋白超家族中的细胞间黏附分子（ICAM-1）、血管细胞间黏附分子（VCAM-1）。

（1）整合素：目前发现与透析相关的整合素主要是 $\beta2$ 亚家族，包括：LFA-1（CD11a/CD18），MAC-1（CD11b/CD18），P150、95（CD11c/CD18）三种，它们分布在粒细胞、单核-巨噬细胞和 NK 细胞的表面上，介导上述细胞的趋化、黏附和吞噬反应。Amaout（1985）首先报道了纤维素膜血液透析而引发的中性粒细胞表面 MAC-1 表达的快速上调。Thylen 用铜仿膜和 PS 膜透析 15 分钟后发现，两组 MAC-1，P150、95 均升高，但铜仿膜组中性粒细胞表达的 MAC-1，P150、95 明显高于 PS 膜组（$P<0.05$），而 60 分钟时，P150、95 的量在两组中均减少，与透前无显著差别，整个过程中未发现 LFA-1 的明显变化。单核细胞表面整合素的变化稍晚于粒细胞，但与粒细胞基本一致，Von-Appenk 也得出与上述相似的结论。作者还发现上述变化与粒细胞减少、补体激活产物 C3a（des Arg）、C5a（des Arg）的升高过程相一致，作者认为生物相容性差的膜通过补体活化和细胞因子共同使用，诱发了上述变化。

（2）选择素：是一组单链的膜表面糖蛋白，它表达在粒细胞、单核-巨噬细胞的表面上，参与这些细胞与内皮细胞初始阶段的黏附反应。研究表明，生物相容性差的膜激活 L-选择素表达明显高于生物相容性好的膜，而且 L-选择素的增加是在 $\beta2$ 整合素升高之前，随着变化 $\beta2$ 整合素表达的增加，L-选择素的表达迅速下调。

（3）ICAM-1、VCAM-1：都是大分子糖蛋白，分布在白细胞表面上。Hamid 发现，用铜仿膜和 PMMA 膜透析后，铜仿膜组血中可溶性 ICAM-1、VCAM-1 浓度与白细胞减少相一致，作者分析原因可能有两点：①ICAM-1、VCAM-1 与白细胞表面的 MAC-1 结合，使可溶性 ICAM-1、VCAM-1 减少；②可溶性 ICAM-1、VCAM-1 吸附于透析膜或被透析清除，而 PMMA 膜组未见上述变化。

（4）其他黏附分子：新近研究表明，生物相容性差的膜还可以引起 CD45、CD54 的变化,从而使白细胞对炎症趋化能力降低,中性粒细胞表面活化标志(MoF$_{11}$Ag)与 MAC-1 的变化相一致,同时发现白细胞脱颗粒、氧爆炸能力、趋化能力减低,从而进一步影响机体的免疫功能。可见,透析过程中黏附分子的变化为观察膜生物相容性及机体免疫功能在分子生物学水平上提供了证据。

（二）对凝血的影响

1. 凝血纤溶活性改变

血液透析中血栓形成可导致患者血液丢失和透析膜面积丧失而影响透析效率,故它是有关生物相容性研究较早的一个领域。早期的观察只是血小板计数和透析器超微结构的改变,随着实验室检查手段的发展,可进行更复杂的分子及细胞学检查。许多临床实验研究了不同透析膜对凝血、纤溶系统的影响,但结果并不相同,可能与检测指标不同有关。另外,抗凝剂的使用、静脉穿刺技术、透析中血流动力学改变对其也有影响。

当血液进行体外循环时,血液与透析膜接触可启动凝血级联反应,同时引起抗凝系统相应变化。膜表面诱导的凝血接触阶段活化起始于膜吸附 Hegeman（因子Ⅻ）及循环中高分子激肽原（HMMK）、激肽释放酶原复合物。因子Ⅻ带正电荷,此过程有负电荷表面更易发生。在透析过程中须应用肝素,但它不能阻止这些蛋白质因子吸附于膜表面,不能防止凝血系统激活,只作用于凝血级联反应的较晚期阶段。

Wahiaka 等发现血液透析患者透前血栓调节素、凝血酶-抗凝血酶复合物（TAT）均较对照组升高,蛋白 C、蛋白 S、纤溶酶-α2 纤溶酶抑制复合物（PIC）无变化,说明它们处于高凝及轻度纤溶活性亢进状态。用再生纤维素膜（CA）、PMMA 膜透后 TAT、血栓调节素、PIC 均升高,而用乙烯-乙烯醇共聚物（EVAL）、聚砜（PSU）膜时无变化。CA、PMMA 膜等生物相容性较差的膜可导致补体激活、血小板活化、内皮细胞损伤,凝血及纤溶系统进一步活化。

纤溶系统激活不仅与尿毒症毒素的影响、纤溶抑制因子的消除有关,而且与组织型纤溶酶原激活物（t-PA）从血管内皮释放有关,也可能是对不同透析膜引起的高纤状态及血小板聚集的代偿反应。不同透析膜材料对纤溶系统的影响程度不同:铜仿膜透析时 t-PA 及 t-PA 抗原水平显著升高,而 PAN 膜透析时无显著变化。

临床上常用来评价透析膜生物相容性的有关凝血、纤溶活性的指标主要有:

（1）凝血时间:最常用活化部分凝血活酶时间（APTT）和活化的凝血时间（ACT）,但结果受抗凝剂及表面作用的影响,且常过高估计材料间的微小差别,故更常用于监测肝素用量。

（2）凝血酶及其活性:纤维蛋白肽 A（FPA）是在凝血酶作用下,纤维蛋白原在形成纤维蛋白的过程中脱去的多肽,是血管内凝血酶生成的标志。可以用放射免疫分析（radioimmunoassay, RIA）或酶联免疫吸附试验（enzyme-linked immuno sorbent assay, ELISA）法测定。但在分析检测结果时存在以下问题:①静脉穿刺技术不好可造成升高;②检测前需去除标志中的纤维蛋白原;③不同透析膜对此多肽的清除率不同;④用 RIA 方法检测时所需孵育时间长。

凝血酶-抗凝血酶复合物（TAT 复合物）是血液中凝血酶生成的标志,它的出现是血栓形成的有利指标。其优点是:①在静脉穿刺时不升高;②相对分子质量大,不易通过透析膜丢失；③不需要血浆加工。

（3）因子XIIa：可反映内源性凝血途径激活，但在方法学及实践上有很多困难。

（4）抗凝血酶：蛋白C、蛋白S活性等。

（5）纤溶活性：纤维蛋白降解产物（FDP）、D-二聚体及t-PA活性、t-PA抗原、纤溶酶-α2纤溶酶抑制复合物（PIC）、纤溶酶原激活物抑制剂（PAI）等。

2. 血小板

当血小板与透析膜发生反应时，表现为血小板在膜上黏附及滞留，并产生血小板因子4、β-血栓球蛋白、血栓素及白三烯类物质。用铜仿膜（CUP膜）透析时，补体活化产物C56（des Arg）与单核细胞表面相应受体结合，而用高通透性AmmA膜时，细菌内毒素中的LPS和细胞壁多肽通过膜与单核细胞表面相应受体结合，导致细胞活化，释放TNF，后者进一步使胸膜中磷脂酶A_2活化，产生PAF。中性粒细胞活化和血液透析中使用的肝素也可产生PAF，不仅能使血小板活化和凝集，且可引起平滑肌收缩，并可增加中性粒细胞和单核细胞的趋化性，增加血管通透性。此外，PAF在白细胞聚集中也起重要作用。

（三）β_2-微球蛋白及透析相关淀粉样变

淀粉样变相关性骨病是长期血液透析患者常见的并发症，其发病率与应用不同类型透析膜有关。在60岁开始透析的患者中，使用纤维素膜者发展为淀粉样骨病的相对危险性比使用合成膜者高5倍。透析相关淀粉样变（DRA）的发生机制尚不清楚，可能与β_2-MG潴留及某些促进其转化为淀粉样纤维的因素有关。

β_2-微球蛋白（β_2-MG）由肾脏排泄（150～200mg/d），正常时血浆水平稳定于1～2mg/L，而在没有残余肾功能时可达近50mg/L。长期透析患者血清及淀粉样沉积物中存在被晚期糖基化终末产物（AGEs）修饰的β_2-MG，即β_2-MG-AGE，在ARD发生中具有重要作用。

血液透析中可通过直接接触或补体激活产物、细胞因子（IL-1、IL-2、TNF、IL-6等）产生导致β_2-MG mRNA转录及释放增加。中性粒细胞活化产物：活性氧片段、蛋白酶的出现有利于β_2-MG-AGE形成，聚集成为淀粉样纤维。AGEs可能是糖基化和氧化过程的共同产物，增加的氧化应激反应可使一些正常情况下不能生成AGEs的前体物质发生氧化而生成AGEs。因此，生物相容性不好的膜引起β_2-MG升高及DRA增加是其合成增加、清除差及利于聚集的结果。

高通透性膜可通过吸附或对流方式清除β_2-MG，减缓淀粉样变的发生速度。故应用不同透析膜时β_2-MG血浆水平不同可能有两个原因：生物相容性不同，激活细胞的能力不同；清除能力不同。

（四）一氧化氮产生

一氧化氮（NO）是一种内皮源性血管舒张因子，许多学者研究了尿毒症患者血中NO合成酶（NOS）的底物L-精氨酸浓度，但结论并不一致：有的升高，有的降低，其在尿毒症症状及并发症中的作用还有争论。

血液透析过程对NOS活性及NO产生也有影响，Amore等将健康志愿者用铜仿膜及PMMA膜透析中留取的血标本与鼠内皮细胞培养，并检测NOS活性及其mRNA。结果发现，用铜仿膜透析者两者增强，而用 PMMA 膜者无显著变化，且其与 IL-β、TNF-α 升高程度平行。Roccatello 等用旋转捕获电磁共振方法检测用不同透析膜（铜仿膜、三乙酸纤维素膜、PMMA 膜、聚砜膜）时血中亚硝酰基血红蛋白水平来代表 NO 水平，观察到血液透析 15 分钟其水平显著高于透析前，且用三乙酸纤维素时 t_{15-0} 显著高于其他膜，约 60 分钟开始下降，180 分钟时多降至透前水平。只有两例其水平持续不降，其中一例发生了低血压。可见，血液透析中 NO 产生增加与透析相关性低血压的发生有关。

正常情况下，内皮细胞持续释放少量 NO，单核细胞在静息状态下不产生 NOS。在炎症刺激下，细胞因子可诱导内皮细胞及单核-巨噬细胞产生大量 NO，故透析过程中血-膜接触产生、释放细胞因子增加可能是 NO 升高的原因。另外，补体激活、刺激中性粒细胞及血小板，氧自由基释放也与 NO 产生及代谢异常有关，NO 的产生与释放也反映了透析膜的生物相容性。

四、临床表现

（一）急性生物不相容反应

急性生物不相容反应主要是指在透析过程发生的生物不相容反应。最常见的是透析器首次使用综合征（FUS），发生率为 3%~5%，可分为两型：A 型常于透析开始 20~30 分钟内（一般 5 分钟内）出现呼吸困难，全身或回血血管部位的烧灼感或发热感，血管神经性水肿、荨麻疹、瘙痒、鼻出血、流泪等特异性过敏反应症状；B 型表现为透析开始 1 小时内出现胸痛和背痛，缺乏特异性过敏反应的症状。两型中低血压最常见，临床上以 B 型多见。

（二）慢性生物不相容反应

1. 感染

有报道 6 年以上血液透析患者，感染是最主要的死亡原因。尽管血液透析患者存在营养不良、动静脉瘘穿刺等易感因素，但透析膜的生物相容性也起着主要作用。长期使用 CUP 膜的血液透析患者，由于淋巴细胞数减少，特别是 T 淋巴细胞，细胞免疫功能低下，加之中性粒细胞的免疫黏附、趋化作用及吞噬作用下降，使患者易继发各种感染，如结核和乙肝等。临床上，血液透析患者的免疫功能状态可通过检测血中 IL-6 和 TNF 来判断。

2. 淀粉样变

长期血液透析患者常发生淀粉样变。淀粉样物质沉积于关节及其周围的包囊或滑膜囊及椎间盘等部位。临床观察表明，透析 5 年患者淀粉样变所致的腕管综合征发生率为 25%，且在应用 CUP 膜中较普遍，而应用 PAN 膜则很少发生。其发病机制包括：①纤维素膜激活单核细胞生成 IL-1，抑制 β_2-MG 分解酶的活性，使 β_2-MG 合成增加；②纤维素膜激活中性粒细胞后释放蛋白酶和 ROS，促使 β_2-MG 聚合成淀粉样物质；③低流量纤维素膜不能吸附和清除循环中 β_2-MG，β_2-MG 增加可抑制血液透析患者的细胞免疫功能。

3. 营养不良

透析膜的生物相容性决定了 K_t/V（尿素），影响尿素清除。尿素的生成和清除使尿素池保持平衡，维持血中一定的尿素浓度。而尿素浓度能反馈调节蛋白质摄入，影响蛋白代谢率。长期使用 CUP 膜血液透析，K_t/V 应＞1（或 1.4～1.6）。K_t/V 过小，提示尿素清除低，血尿素浓度高，反馈抑制蛋白质摄入，导致营养不良，且对血液透析并发症发生率和死亡率均有影响。

4. 肾衰竭

Schulman 等分别用 CUP 膜和 PS 膜对急性肾衰竭（ARF）鼠进行透析，发现 CUP 膜使 ARF 恢复所需时间长，肾活检示肾内有大量白细胞浸润，说明膜的生物相容性起主要作用。进一步研究证实，活化中性粒细胞释放的 ROS 能延迟 ARF 的恢复。血液透析患者较持续性非卧床腹膜透析（CAPD）患者的残余肾单位丧失更快，且用 CUP 膜的肾小球滤过率比 PAN 膜为低。

五、提高透析膜的生物相容性

（一）表面亲水性的提高

表面亲水性及自由能与血液成分的吸附、变性等有密切联系。提高材料表面亲水性，使表面自由能降低到接近血管内膜的表面自由能值可取得良好的抗血栓性能。聚合物的表面亲水性可通过多种方法得以提高，其中在表面接枝聚环氧乙烷（PEO）侧链已证明是一种具有广泛用途的方法。Mori 等利用 N，N-二乙基二硫代氨基甲酸将二硫代氮甲酰基引入聚氯乙烯（PVC）表面，然后通过光引发接枝反应将甲氧基（聚乙二醇）n-m-甲基丙烯酸酯固定在活化 PVC 表面。长链 PEO 抑制血液成分吸附的机制，是容积限制和渗透排斥效应的结果。

将多聚体与其他物质混合，提高亲水性的例子是聚砜透析膜。聚砜是疏水性的物质，只有具有亲水性时才能作为透析膜。可通过将聚砜与聚乙烯吡咯烷酮（PVP）混合来实现。PVP 常常作为血浆扩溶剂，通过增加亲水性改变了聚砜膜的生物相容性，补体活化很大程度上依赖于聚砜中 PVP 的浓度。

（二）表面微观不均匀性的调节

通过材料表面不均匀性（或微多相）的调节也可以比较有效地提高材料的抗凝血性，而且也有可能使高分子生物材料同时具备优异的机械强度和凝血性。高分子材料微多相结构可以通过不同的高分子链段间的嵌段和接枝，以及不同高分子间的共混或互穿聚合网络（IPN）等途径来获得，而且受溶剂、温度等的影响。材料的表面微多相结构还与表面形成时的气相的种类有关。研究比较多的是通过嵌段共聚的手段。

Cobe（SMART™）在聚合过程中把共聚物分配到合成材料中，由于它的电荷特性，当它冷却时就移到基础材料的表面，因此形成一种新的表面。表面交互的亲水和憎水区域的显微结构带有网状的中性电荷，因而降低了血小板和白细胞沉积作用。Tsai 和其他人证明了该表面降低了凝血活性，并显著降低了接触相和补体活性。

另外，用聚乙二醇替换一部分羟基制成的聚碳酸酯膜（PC 膜），能够阻止膜表面的有形成分附着。出于同样考虑的是 PAN-PEO 膜，此膜表面加有聚乙二醇，适用于无抗凝连续动静脉过滤（CAVH）。如果能降低膜的厚度，可用于透析。

血液透析膜也将应用目前临床上还没有应用的技术。通过不同的高分子混合、凝固形成高分子合金，可自由控制膜的孔径，通过聚合物的混合改变透析膜的生物相容性，可以说合金化合物是今后高分子膜的一个方向。

（三）表面伪饰

由于血液与正常动静脉内表面不发生相互作用，血管内皮细胞被认为是一种完美的血液相容性表面，因此许多学者尝试在外源材料覆盖内皮细胞膜的物质来改善生物相容性。

在材料表面覆盖一层白蛋白，称为白蛋白钝化法。有研究表明，表面用白蛋白预处理以后，可显著降低血小板的附集。Hyum 等分别用戊二醛将白蛋白固定于硫化硅橡胶、聚酯和聚丙烯表面。

Dennis Chapman 发展了一种方法，他利用天然细胞膜中的磷脂作为伪饰物质。他成功地把 2-甲基丙烯酰基-磷酸胆碱和月桂基-甲基丙烯酸酯的共聚物偶合连接到金属和合成物表面。体外实验和动物试验显示了磷酸胆碱化人工聚合物具有良好的抗血栓形成作用，并只显示了血浆蛋白质和血小板的最小黏附。尽管这种技术不久将适合透析器的需要，但到现在为止，它仅仅用于隐形眼镜。

（四）材料表面引入生物活性物质

在外源性材料表面固化某些干扰血液与表面相互作用的物质可改善其血液相容性。虽然许多生物活性物质已被应用，但大多数工作集中在抗凝剂肝素的固化方法。肝素是分子质量为 5000～35 000Da，不同多糖链的混合物。在早期许多研究支持下面的假设，即肝素化表面减少血栓的形成是由于催化对抗凝血酶III的影响和凝血酶复合体的并发的形成。肝素化的优点在于使血浆蛋白质的吸附减少、可选择性和黏附，这一方面导致与血液紧贴的次级表面膜的快速形成，另一方面阻止了黏附蛋白质和血细胞进一步的变性从而也阻止了其活性。

在 20 世纪 80 年代初，瑞典公司 Carmeda 的 OlleLarm 和他的同事发现了一种肝素化方法。通过一种共价偶合机制得到的所谓的终点附着法，使大部分活性肝素序列可在血流中起有效的作用。这个性质一方面减少了表面血栓的形成，另一方面减少了吸附血浆蛋白质的变性。许多研究都显示了这种肝素化的优越性：减少了体液和细胞的激活，尤其降低了补体活性。

Baxter（Duraflo II^R）肝素化的关键是离子键合肝素-苯甲烃铵-氯化物复合物，它能与外部表面有一个相对坚固（对离子结合）的结合，也有利于血小板保护，降低补体活性。

BioLine Coating^R 是由德国公司 Jostra 提出的，它把高相对分子质量的肝素涂到固定多肽的基层，肝素和固定肽之间产生的共价键和离子作用能实现它们的稳定结合。肝素分子与多肽之间这种特殊的关系保护了肝素的活性链。BioLine-Coating^R 的研究证明它可以延迟接触激活，减少白细胞变化，降低凝血活性和改善血小板保护。

3M 公司最新发展的肝素化过程是把肝素共价结合到高聚物和金属表面上的技术。这种方法与 Carmeda 肝素化有几处相似：水溶性聚乙烯胺是待涂层的表面，接下来是葡聚糖硫酸盐层，然后是聚乙烯胺层，最后通过加入蓝色氢硼化物把氧化肝素共价结合到此层。

所有的合成材料包括聚硅酮都可以用这种方法处理。虽然目前这个过程本身还处于临床前的评价，但在不久的将来，就会得到临床推广。

Avecor（TriliumBio-passiveSurface=TBS[R]）技术也是通过固定在两表层之间的水溶性合成高聚物进行作用的。第一层高聚物用作引子，它本身也紧密连接到人工材料上。第二层包括磺酸盐基、氧化聚乙烯链和肝素，被共价连接到引子并形成不可溶解的表面涂层。在接触血液期间这个表面轮流抑制了血细胞和血浆蛋白质的黏附。

综上所述，透析膜的生物相容性是涉及许多方面的相互关联、相互影响的复杂概念，用以上几方面指标可较全面地进行评价。合成膜的生物相容性较纤维素膜好，有利于患者的健康和长期存活率，应在临床上广泛应用，并可根据其对以上指标的影响不断予以改进。

（李　宓）

参 考 文 献

丁峰，顾勇. 1991. 透析膜和内毒素对尿毒症患者单个核细胞白细胞介素-1β 产生的影响. 肾脏病与透析肾移植杂志，8（3）：219-222.

董侠. 2000. 血液相容性材料的合成原理和方法. 青岛大学学报，4：32.

侯健全，郭震华. 1999. 血液透析对血小板 α 颗粒膜蛋白的影响. 肾脏病与透析肾移植杂志，8（1）：36-37.

李清刚. 2001. 生物人工肾的研究新进展. 生物医学工程与临床，（1）：39.

李延斌，逢天秋. 2003. 人工肾的最新进展及临床应用. 中国医疗器械信息，9（1）：13.

刘毅，李学旺. 2001. 不同种类透析膜对血浆补体终末复合物浓度的影响. 中华肾脏病杂志，17（3）：174-177.

内藤秀宗. 1993. 人工脏器. 肾ょ透析（日），34（6）：15-20.

王文，王汉民，李振江. 2003. 不同透析膜对维持性血液透析患者血 sCD23 的影响. 肾脏病与透析肾移植杂志，12（1）：59-60.

余志远，钱家麒. 1997. 血透膜对白介素-1β、肿瘤坏死因子-α、白介素-6 基因表达及血浆水平的影响. 肾脏病与透析肾移植杂志，6：439-443.

张利箐. 2001. 透析机及一种最佳透析方法. 中国医疗器械杂志，25（5）：294.

Chapman D，Lee D C. 1987. Dynamics and structure of biomembranes. Biochem Soc Trans：47S-54S.

Cheung A K，Parker C J，Wilcox L，et al. 1989. Activation of the alternative pathway of complement by cellulosic hemodialysis membranes. Kidney Int，36（2）：257-265.

Deppisch R，Schmitt V，Bommer J，et al. 1990. Fluid phase generation of terminal complement complex as a novel index of bioincompatibility. Kidney Int，137：696-706.

Grossi E A，Kallenbach K，Chau S，et al. 2000. Impact of heparin bonding on pediatric cardiopulmonary bypass：a prospective randomized study. Ann Thorac Surg，70（1）：191-196.

Holmes C. 1993. Hemodialyzer performance：biological indices. Artificial Orans，19：1126-1130.

Humes H D. 2000. Bioartificial kidney for full renal replacement therapy. Semin Nephrel，20（1）：71-82.

Jadoul M，Ueda Y. 1999. Influence of hemodialysis membrane type on pentosidine plasma level，a marker of "carbonyl stress". Kidney Int，55：2487-2492.

Johnson R J. 1994. Complement activation during extracorporeal therapy：biochemistry，cell biology and clinical relevance. Nephrol Dial Transplant，9：36-45.

Kanda H，Kubo K，Hamasaki K，et al. 2001. Influence of various hemodialysis membranes on the plasma（1→3）-β-D-glucan level. Kidney Int，60（1）：319-323.

Kito H，Matsuda T. 1996. Biocompatible coatings for luminal and outer surfaces of small-caliber artificial grafts. Biomed Mater Res，30（3）：321-330.

Lhotta K，Wurzner R，Kronenberg F，et al. 1998. Rapid activation of the complement system by cuprophane depends on complement component C4. Kidney Int，53（4）：1044-1051.

Linnenweber S，Lonnemann G. 2001. Effects of dialyzer membrane on interleukin-1β（IL-1β）and IL-1β-converting enzyme in mononuclear cell. Kidney Int Suppl，78：S282-285.

Locatelli F，Marcelli D. 1999. Comparison of mortality in ESRD patients on convective and diffusive extracorporeal treatments. The Registro Lombardo Dialisi E Trapianto. Kidney Int，55：286-293.

Lonnemann G，Barndt I. 1995. Impaired endotoxin-induced interleukin-1β secretion，not total production，of mononuclear cells from ESRD patients. Kidney Int，47：1158-1167.

Memoli B，Postiglione L，Cianciaruso B，et al. 2000. Role of different dialysis membranes in the release of interleukin- 6-soluble receptor in uremic patients. Kidney Int，58（1）：417-424.

Miyata T，Kadoul M. 1998. β-2 microglobulin in renal disease. J Am Soc Nephrol，9：1723-1735.

Miyata T，Ueda Y. 1994. Involvement of β2-microglobulin modified with advanced glycation and products in the pathogenesis of hemodialysis-associated amyloidosis. J Clin Invest，93：521-528.

Moen O，Hogasen K，Fosse E，et al. 1997. Attenuation of changes in leukocyte surface markers and complement activation with heparin-coated cardiopulmonary bypass. Ann Thorac Surg，63（1）：105-111.

Mowery K A，Schoenfisch M H，Saavedra J E. 2000. Preparation and characterization of hydrophobic polymeric films that are thromboresistant via nitric oxide release. Biomaterials，21（1）：9-21.

Pereira B J，Shapiro L，King A J，et al. 1994. Plasma levels of 1L-1β，TNF-α and their specific inhibitors in undialyzed chronic renal failure，CAPD and hemodialysis patients. Kidney Int，45（3）：890-896.

Remuzzi A，Boccardo P. 1991. In vitro platelet adhesion to dialysis membrane. Nephrol Dial Transpl：18.

Schindler R，Lonnemann G，Shaldon S，et al. 1990. Transcription，not synthesis，of interleukin-1 and tumor necrosis factor by complement. Kidney Int，37：85.

Szczepanek D，Czochra M，Zderkiewicz E，et a1. 1997. Biological and clinical significance of acute phase proteins with particular emphasis on the role of C-reactive protein.Wiad Lek，50（4-61）：112-116.

Tkebuchava T，von Segesser L K，Leskosek B，et al. 1996. Thrombosis-resistant heparin-coated diffusion membrane oxygenators：an experimental study. Swiss Surg Suppl：36-40.

Tsai C C，Deppisch R M，Forrestal L J. 1994. Surface modifying additives for improved device-blood compatibility. ASAIO J，40（3）：M619-624.

Vroman L. 1988. The life of an artificial device in contact with blood：initial events and their effect on its final state. Bull NY Acad Med，64（4）：352-357.

第三章 透析液相关并发症

常规血液透析时患者血液每周与300～400L透析液接触，溶解在透析液中的小分子物质可弥散通过透析膜进入患者血流。高通量透析时，大量液体滤过进入患者血液，因此，水的纯化处理非常重要，任何原因的透析用水污染，都会引起各种并发症。为了保证透析患者的安全，都要对水进行处理。水处理设备就是根据去除水中有害物质成分而组成的一个系统，在这个系统中，每个部分之间相互联系并且相互提供保护。透析用水近年的进展可分为四个阶段：①从20世纪60年代开始，血液透析的目的只是维持尿毒症患者的存活。水处理的目的是去除胶体、钙、镁、活性氯等有害物质，防止产生"硬水综合征"。同时认为，透析液中的细菌污染是对透析患者的潜在威胁。②20世纪70年代，发现加入到自来水中用来降低水浑浊的硫酸铝和杀灭水中细菌的活性氯能引发一些透析并发症，如"透析痴呆"和溶血。因此，水处理系统被改进，加入了活性炭过滤器，用来去除活性氯和氯胺。反渗透装置和离子交换装置也作为常规部分使用，去除各种离子。③20世纪80年代以后，血液透析技术被改进。采用碳酸透析、高通量透析膜和容量控制超滤，对水的纯度要求更高。透析用水中的微生物污染引起了人们的重视。④20世纪90年代以来，要求在透析中使用超纯水和超净透析液，防止内毒素的产生和由此引发的急性和慢性并发症。对水的要求是要达到注射用水的标准，建议水处理系统使用双级反渗，反渗水循环流动，管道没有死角。

第一节 透析用水的标准

透析用水标准要求清除所有对人体有害的物质，影响透析液电解质浓度的物质和对透析机造成损坏的物质。许多国家卫生管理部门都设立透析用水化学和微生物污染物的上限。美国先进医疗设备协会(the Association for the Advancement of Medical Instrumentation，AAMI) 2008年提出了最新美国透析用水标准，欧洲药典1997年设立了欧洲标准，这两种标准总结如下（表3-1）。

表3-1 （2008年）美国AAMI和欧洲药典规定的透析用水标准

污染物	最大允许浓度（mg/L=ppm）	
	AAMI	欧洲药典
透析液中含有的物质		
钙	2（0.05mmol/L）	2
镁	4（0.15mmol/L）	2
钾	8（0.1mmol/L）	2
钠	70（1.5mmol/L）	50
安全用水条例监测的毒物		
砷	0.005	—

续表

污染物	最大允许浓度（mg/L=ppm）	
	AAMI	欧洲药典
钡	0.1	—
镉	0.001	—
铬	0.014	—
铅	0.005	—
汞	0.0002	0.001
硒	0.09	—
银	0.005	—
其他毒物		
铝	0.01	0.01
氨	—	0.2
氯胺	0.10	—
游离氯	0.5	0.1
氯		50
铜	0.1	—
氟	0.2	0.2
硝酸盐	2.0	2.0
硫酸盐	100	50
锌	0.1	0.1
锑	0.006	
铍	0.0004	
铊	0.002	
重金属	—	0.1

我国国家食品药品监督管理总局于 2015 年颁布了中华人民共和国《血液透析及相关治疗用水》行业标准（YY0572—2015），对有毒化学物、电解质和微量元素提出了新的标准（表3-2～表3-4），同时对透析用水提出以下要求：纯水 pH 维持在 5～7 的正常范围，细菌培养每月 1 次，要求菌落计数<100CFU/ml；采样部位为反渗水输水管路的末端。内毒素检测至少每 3 个月 1 次，要求内毒素<0.25EU/ml，采样部位同上。每台透析机每年至少检测内毒素 2 次，软水硬度及游离氯检测至少每周 1 次，化学污染物检测至少每年 1 次。

表3-2　透析用水中有毒化学物和透析溶液电解质的最大允许量

污染物	最高允许浓度（mg/L*）
血液透析中已证明毒性的污染物	
铝	0.01
总氯	0.1

续表

污染物	最高允许浓度（mg/L*）
铜	0.1
氯化物	0.2
铅	0.005
硝酸盐（氯）	2
硫酸盐	100
锌	0.1
透析溶液中的电解质	
钙	2（0.05mmol/L）
镁	4（0.15mmol/L）
钾	8（0.2mmol/L）
钠	70（3.0mmol/L）

注：* 除非有其他注明。

表 3-3　透析用水中微量元素的最大允许值

污染物	最高允许浓度（mg/L）
锑	0.006
砷	0.005
钡	0.1
铍	0.0004
镉	0.001
铬	0.014
汞	0.0002
硒	0.09
银	0.005
铊	0.002

表 3-4　化学污染物的分析方法

污染物	分析方法
铝	原子吸收（电热法）
锑	原子吸收（平台法）
砷	原子吸收（气态氯化物法）
钡	原子吸收（电热法）
铍	原子吸收（平台法）
镉	原子吸收（电热法）
钙	EDTA 滴定法或原子吸收（火焰法）*或特定离子电离法或电感耦合等离子体质谱（火焰法）
总氯	DPD 硫酸铁滴定法或 DPD 比色法

续表

污染物	
铬	原子吸收（电热法）
铜	原子吸收（火焰法）*或新亚铜试剂法
氯化物	离子选择电极法或2-（4-磺基苯偶氮）变色酸（SPADNS）法
铅	原子吸收（电热法）
镁	原子吸收（火焰法）*或电感耦合等离子体质谱（火焰法）
汞	冷原子吸收法
硝酸盐	镉还原法
钾	原子吸收（火焰法）*或火焰光度法或特定离子电极法或电感耦合等离子体质谱（火焰法）
硒	原子吸收（气态氯化物法）*或原子吸收法
银	原子吸收（电热法）
钠	原子吸收（火焰法）*或火焰光度法或特定离子电极法或电感耦合等离子体质谱（火焰法）
硫酸盐	浊度测定法
铊	原子吸收（平台法）
重金属总含量	比色法
锌	原子吸收（火焰法）*或双流腙法

注：* 为仲裁方法。

第二节　水污染对人体的毒性作用

水中污染物质的种类包括微生物、无机盐和不溶性颗粒（表3-5）。

表3-5　水的污染物

微生物	溶于水的物质	颗粒
杆菌属	铝	黏土
微球菌	钙	沙
棒状杆菌属	镁	硅
葡萄球菌属	氯胺	铁
链球菌属	铜	
大肠杆菌属	氟	
假单胞杆菌属	硝酸盐	
黄杆菌属	硫酸盐	
气杆菌属	锌	
黄单胞杆菌属	微生物致热原	
克雷伯杆菌	内毒素	
肠球菌		
分枝杆菌		
梭状芽胞杆菌		

一、微生物

水中的微生物主要是细菌及其释放和降解产物（内毒素），偶尔也有真菌、病毒和酵母等。

（一）细菌

在水和透析液中常见的细菌是革兰阴性菌和非结核性分枝杆菌，它们特别适应水中的生存。由于这类细菌能形成一种叫生物膜（biofilm）的物质，因此，它能够附着在物体的表面，很难被清除。特别是反渗水箱、透析液原液桶和送液管道等地方，同时生物膜能够保护细菌对抗消毒剂的杀灭作用。革兰阴性菌在透析用水和透析液中存在，当有合适的pH、营养和温度时，它们能很快地繁殖。如果透析膜出现破坏，细菌就可以进入患者的血液中，引起败血症。如果透析膜不破，细菌的产物和细胞膜的成分也可以通过透析器膜孔进入血液，引起患者的致热反应，使患者出现发热、寒战、低血压、恶心等症状，严重者导致患者死亡。细菌可以被很多种方法杀死，包括加热和化学杀菌，也可以被水处理的一些系统过滤掉。

（二）内毒素

内毒素是细菌细胞壁的成分，称为脂多糖，另外还有多肽聚糖、膜蛋白、外毒素等。当细菌分解，内毒素便被释放出来。因为内毒素能引起透析患者的发热反应，所以它们又被称为致热原，由此而引起患者的反应称为热原反应。具体的表现为患者在透析开始前没有发热和感染现象，透析开始 1 小时左右体温升高，同时伴有发冷、寒战、肌肉痛、血压下降、呕吐等症状。透析患者长期与含有内毒素的水接触可引发慢性并发症，如免疫功能下降、淀粉样病变、动脉粥样硬化、血管疾病、分解代谢亢进等，同时也引起透析患者机体对促红细胞生成素的抵抗。

内毒素的碎片可以通过弥散作用通过透析膜进入血中，特别是使用高流量透析器和有反超滤发生时。在复用过程中通过水直接进入透析膜内是引起热原反应的主要原因之一。

因为内毒素不是一种活体，不可能被杀死，也很难被清除。所以通常情况下保持水中细菌的低浓度，可以避免内毒素的积累。同时保证水和透析液系统处于流动状态。在水处理系统中去除内毒素的单元是反渗膜和超滤膜、内毒素过滤器。

（三）病毒

像细菌一样，病毒体积较大，不能通过完整的透析膜。但如果透析膜破损，将增加病毒进入血液的机会。病毒可被很多化学消毒剂杀灭。

二、化学物质

（一）残余氯

残余氯是指水中化合氯与游离氯的总和，化合氯是指氯胺化合物，如一氯胺（NH_2Cl）、二氯胺（$NHCl_2$）等，它是氯与存在于水中的氨通过化合反应而生成的。以上氯与氨的反应主要受水中 pH 和氯与氨质量比的控制。游离氯是指水溶性分子氯、次氯酸或次氯酸根或它们的混合物，它们的相对比例取决于水中 pH 和温度。

有效氯指氯化剂所含的氯中可起氧化作用的比例。Cl_2 含有两个氯原子，在氧化时夺取的电子数为 2e，其有效系数可以等于 2e/Cl=1。无论测定水氯浓度、NaCl 浓度、有效氯、水中残余氯含量，实际都是测定溶液中起氧化作用的氯含量。有效氯被用来进行饮用水的消毒，杀死水中的细菌和病毒、真菌。活性氯和氨反应生成活性氯胺，它具有氧化性（与氧发生反应破坏细胞壁），如果患者与高浓度活性氯胺接触，可发生溶血性贫血（红细胞破裂）或溶血。

氯胺能够弥散通过透析膜，所以要求透析用水中活性氯胺不能超过 0.1mg/L，游离活性氯不能超过 0.5mg/L，活性氯胺的测定方法比较复杂，可通过测定游离活性氯含量来间接监测活性氯胺的水平。

（二）可溶性无机盐

可溶性无机盐包含在透析液中的离子和微量元素。

1. 透析液中的离子

透析液中的离子包括钠、钾、钙、镁。如果水中钙镁离子浓度过高，可引发"硬水综合征"。典型的症状有恶心、呕吐、发热感、血压高、头痛、神经错乱、癫痫、记忆丧失和记忆障碍。

2. 微量元素

微量元素包括铝、铜、锌、镉、砷、汞、铅、银、铁、硒、铬、硅和钡等。

（1）铝

1）铝中毒的发病机制和病理：透析液中部分可扩散铝逆着浓度通过透析膜进入血液，透析用水的铝含量与血铝含量关系最为显著，有研究者测定了不同水处理法透析 2 个月后患者血铝值，发现使用反渗水（含铝 185nmol/L）透析者血铝值明显低于用软化水（含铝 1665mmol/L）透析者的血铝值，前者（2.694±494）nmol/L，后者（92.54±858）nmol/L。还有研究发现，尿毒症血液透析患者血清铝及骨铝均明显高于未透析者，并证实骨铝含量与透析时间呈正相关。

20 世纪 60 年代国外开始普及血液透析，当时使用未经严格处理的透析用水，加之含铝的磷结合剂普遍应用，导致铝中毒患者较多，后经采用一系列防治措施后铝中毒患者明显减少。美国大学医学中心报道，1985 年尿毒症透析患者血铝为（2738±1110）nmol/L 逐渐下降至 1991 年的（444±25）nmol/L，骨活检病例染色阳性率从 1985 年的 87.2%逐渐下降至 1990 年的 35.8%。

铝中毒主要影响的器官是骨骼、神经和血液系统，近来发现对甲状旁腺激素产生影响，参与转移性组织钙化。

a. 对骨骼的影响：有学者认为，任何量的骨铝都会对骨代谢有不良影响。铝中毒骨病的诊断依据为骨组织病理，铝染色后于矿化骨与骨样组织交界面出现铝的沉积。骨组织形态多表现为低运转型骨病，以骨软化症多见。骨中铝沉积与骨吸收指标（破骨细胞数）、骨形成指数（成骨细胞数）、矿化率、骨形成率存在负相关系。铝沉积于成骨细胞线粒体内，对细胞增殖、胶原蛋白的合成有直接抑制作用，使未成熟成骨细胞死亡和已成熟细胞失活，进而阻止新骨基形成。铝可抑制 α 羟化酶活性，使 $1,25(OH)_2D_3$ 减少，铝也可使 PTH 下降，还对羟磷灰石结晶的形成和生长也有抑制作用。因此，铝可直接干扰骨的矿化和骨样组织的成熟。另外，糖尿病患者因为肠道对铝的吸收增加和铝沉积于骨的速度加快，发生率更高。

b. 对甲状旁腺激素的影响：有学者通过动物实验证实甲状旁腺组织铝水平与铝摄入量呈线性相关。PTH 分泌量与血铝浓度呈反比，并证实了铝并不影响甲状旁腺组织细胞中蛋白质合成或 PTH 前体向 PTH 转化，而是通过抑制 Ca^{2+} 向甲状旁腺组织细胞中转运而减少 PTH 分泌。还有一项研究发现，血清 iPTH（全段 PTH）、铝水平在骨转化率低于正常者与骨转化率正常或高于正常者之间有显著差异。另一研究发现，骨铝与血钙浓度呈线性相关，推测铝在骨中的积聚阻碍了钙在骨中的沉积，使钙返回血循环中维持一个高血钙水平，从而抑制甲状旁腺组织释放 PTH。

c. 神经系统病变：铝中毒引起的神经系统病变主要表现为脑病，其与脑组织铝浓度密切相关，机制可能是铝干扰了脑内一系列酶的生物过程而引起脑组织代谢异常，导致脑功能障碍。有研究发现，在去铁胺治疗时也可引起类似铝中毒脑病症状，可能与铝在脑组织重新分布有关。

d. 铝中毒对血液系统的影响：主要表现在红细胞系统铝中毒者 20%～25%出现非缺铁性小细胞低色素贫血。表现为平均红细胞体积及平均红细胞血红蛋白浓度显著低下，血清铁蛋白含量正常，血清铝升高，铁剂、叶酸治疗无效。有研究发现，铝可使红系造血细胞表面转铁蛋白受体增多并促进铁的摄取。患者红细胞内铝含量高，大量铝可与转铁蛋白结合，占据铁的结合位点，使转铁蛋白中铁的结合量降低，造成总铁结合力和未饱和铁结合力降低。因此，一方面促进铁的摄取，另一方面使血红蛋白的合成减少，干扰铁的利用，两者共同作用结果出现非缺铁性小细胞低色素贫血。

e. 铝中毒者可有内脏转移性钙化：可能的机制是铝在血浆内形成胶体，吸附钙磷等，导致在体内脏器（脑、心、肾等）沉积。另外，铝中毒骨病患者应用维生素 D 治疗时，高水平血钙也可引起钙的转移性沉积。

2）铝中毒的临床表现：铝易在组织内聚积，主要表现为铝中毒相关的骨病、脑病、贫血及内脏转移性钙化等综合征。

a. 铝中毒骨病：主要表现为自发性骨痛、近端肌肉痛、关节不适、功能障碍、病理骨折，骨折常发生于肋骨，儿童可有佝偻病样改变。维生素 D 治疗无效，甲状旁腺切除后常出现骨病加重。X 线表现无特异性。

b. 铝中毒脑病：铝中毒神经系统综合征主要是脑功能障碍的表现，又称透析性铝中毒脑病，多于透析 14～36 个月亚急性起病，进行性发展。早期表现为间歇性语言障碍，智力下降，反应迟钝，运动性共济失调。晚期可有精神失常，人格改变，持续性言语障碍，痴呆，帕金森病表现。脑电图呈现出多灶性慢波和丛发性棘波，伴有广泛节律变慢。CT 一般无异常发现（脑转移性钙化可有钙化灶影）。

c. 铝中毒贫血：为非缺铁性小细胞低色素贫血。贫血症状和体征无特异性，其对促红素治疗反应差。

d. 其他表现：转移性钙化沉积在不同脏器组织中可有不同的症状和体征，X 线可发现软组织及血管壁透光度下降。

3）铝中毒的诊断：诊断铝中毒应结合临床，但不能单凭临床。组织内铝含量数值（如骨骼铝定量）及骨铝染色最有诊断价值。近年来采用血清铝测定、去铁胺（DFO）实验及血 iPTH 水平作综合分析有助于诊断铝中毒。

a. 血清铝：是体内铝水平的暴露指标。血铝测定采用原子吸收光谱法，有研究认为正常值为（395.16±223.85）nmol/L，另一研究认为正常值为（415.14±39.96）nmol/L。有学者用荧光分光光度法取代前法，简便经济，正常值为（9.99±5.18）nmol/L。有研究发现血铝与骨铝无相关性，一次血铝值不能完全反映体内铝的实际负荷。当血铝＞3700nmol/L 可诊断高铝血症，可引起铝在体内（骨、脑等）沉积；当血铝＞7400nmol/L 可诊断铝中毒，不需进行去铁胺实验。

b. 甲状旁腺激素（PTH）：在尿毒症患者中皆升高，其值与骨组织代谢密切相关，目前研究发现，PTH 在铝性骨病患者中相对未发生铝性骨病者水平低。

c. DFO 实验：DFO 是金属元素螯合剂，它可以与体内骨骼或其他组织中的铝螯合而释放至血液中，对体内的金属元素尤其是铁、铝无论是结合或游离状态均有强大的结合力，形成复合物铝胺。药动学证明，铝中毒骨病患者静脉注射去铁胺后铝胺浓度逐渐上升，至 48 小时最高。因此，与静脉注射前比较的血铝差值可代表组织内铝的释放，反映组织中铝的实际负荷。方法是：DFO 50mg/kg 稀释于生理盐水或 5%葡萄糖溶液 150ml 中于透析结束时静脉滴注，分别测定使用前及 48 小时后血铝值。计算血铝差值，当＞1850nmol/L 为阳性，也有研究认为＞3700nmol/L 为阳性。另一研究在透析结束前 30 分钟静脉滴注 DFO（40mg/kg 加入 5%葡萄糖溶液 250ml），计算 48 小时的血铝值，如果差值＞5550nmol/L 为阳性。有作者提倡小剂量 DFO 实验（并发症少），即 DFO 5mg/kg 静脉滴注，当差值＞1850nmol/L 为阳性。

联合 iPTH 水平可分别预测：①铝中毒骨病。铝差值＞1852nmol/L，iPTH＞150ng/ml（特异性 87%，敏感性 97%）。②增加的铝中毒危险。铝差值＞27 750nmol/L，iPTH＜650ng/ml（特异性 92%，敏感性 86%）。③铝过负荷。铝差值＞1850nmol/L，iPTH＜150ng/ml（特异性 91%，敏感性 95%）。

d. 骨活检：是诊断铝中毒的金标准，铝染色后于矿化骨与骨样组织交界面呈线条状沉积为阳性。一般认为骨活检铝染色阳性表面≥25%时可诊断铝中毒骨病。

e. 有人提出诊断标准是：①尿毒症患者有铝增高的背景，如透析用水处理不良、口服含铝制剂等。②多次血铝值＞7400nmol/L 或 DFO 实验阳性。③骨铝含量明显升高大于正常 10 倍以上或骨活检铝染色阳性。④临床有铝中毒相关的脑病、贫血与骨病的证候。

其中，①项是基础，若再有②或③项即可诊断；④项特异性不强，阳性率不高，不能肯定或排除诊断，但可作为参考指标。

4）铝中毒的预防和治疗

a. 预防：铝中毒的主要措施是透析用水检测，用反渗水透析，定期检测透析液中铝含量。国际药典委员会规定血液透析用水铝含量＜370nmol/L。减少或不使用含铝的磷结合剂，可用碳酸钙或乙酸钙代替，尽量避免长期应用含铝静脉制剂，如白蛋白、高营养液。

b. 应用 DFO 治疗：国内常采用 DFO 20～40 mg/kg，每周 2 次，6 个月为一疗程。国外有报道用小剂量（10μg/kg）静脉滴注，2～3 个月后也可获得满意疗效。结合使用高通量透析器血滤、透析滤过或血液灌流治疗，可增加其清除率，提高疗效。DFO 治疗有一定副作用。有报道曾有低血压，眼、耳神经毒性，继发感染等，尤以低血压常见。有少数患者发生低血压、恶心、头痛，减慢滴速后症状均消失。因铝中毒骨病常伴有相对低水平的 PTH。有关报道补充 PTH 可使骨铝染色下降并保持成骨细胞在较高水平。

（2）铜：是组成血红蛋白的基本微量元素，也是与造血有关酶的组成成分，参与氧化磷酸酶化作用、单胺的降解、黑色素合成、维生素 C 代谢。铜中毒是由于透析水经过的管道中有铜离子的释放或在自来水中加入硫酸铜用于去除藻类。当浓度为 400～500 μg/L 时，红细胞与游离铜接触可发生急性溶血，引起发热、严重贫血、死亡率增加。

（3）锌：是将近 70 种酶的基本成分，在透析患者的血浆中，含量为 630～1020 μg/L，引起透析用水锌污染与电镀的水箱和水管中锌的释放有关。如果血浆中锌含量＞7000μg/L，可引起发热、恶心、呕吐和严重贫血。现代水处理设备由于应用离子交换和反渗透设备，保证患者的正常锌含量在 800～1200 μg/kg。发生低血浆锌的现象是由于透析引起锌的丢失或是口服硫酸亚铁影响肠道对锌的吸收。锌缺乏的主要症状有智力障碍、精神抑郁症、视觉障碍、伤口不能愈合、嗅觉减退、畏食、血浆睾酮水平低、性功能缺乏。

（4）镉：一种由于环境污染而普遍存在于人体内的微量元素。严重镉中毒可导致透析患者慢性镉积累，可引起顽固性贫血。

（5）砷：慢性砷中毒可引起皮肤色素沉着、肝脏问题和神经系统的危害。一般情况下，在透析液中的砷浓度低于最低值。由于它与血清蛋白结合，所以容易蓄积。

（6）汞：慢性汞中毒可以产生神经、肾脏损伤和口腔炎等问题，以及震颤、失眠和语言障碍等并发症。

（7）铅：铅中毒有皮肤和胃肠的表现（急性腹痛、顽固性便秘），也有神经系统的表现（纹状肌麻痹）和红细胞的损伤，其典型表现是红细胞膜上的嗜酸性斑点。铅对透析用水的污染根据城市所处的地理位置不同而异。由于铅和蛋白结合，血液滤过透析不能去除铅。

（8）银：对透析用水的污染与整体的微量元素有关，没有临床报道。

（9）铁：高浓度的铁可以在许多地下水中以碳酸盐的形式存在。铁在透析用水中不能引起急性的并发症。但是，如果长时间与高浓度铁接触可引起含铁血黄素沉积症、贫血和骨病。

（10）硒：是基本的微量元素，存在于谷胱甘肽过氧化酶内。这种酶能防止蛋白质、糖类及脂类被氧化应激。硒缺乏时可发生充血性心肌病、贫血、免疫功能改变、骨骼肌病变和增加心血管系统的发病率。在透析患者中发现，低硒的情况下硒的水平和蛋白分解代谢速度呈正比。因为硒与蛋白结合，透析不能去掉硒。

（11）铬：是人体需要的基本微量元素，但当它以六价形式存在时有特殊毒性，可以使皮肤、鼻溃烂。

（12）硅：是地球表面普遍存在的第二大元素，是位于线粒体中的基本微量元素。在透析患者血浆内可发现高浓度硅，可引起肾脏、骨骼和乳腺的疾病及贫血。

（13）钡：钡污染透析用水常常伴有其他微量元素的增加，没有临床反应报道。

3.硝酸盐、亚硝酸盐、亚硝胺、硫酸盐、氟化物、气体

（1）硝酸盐、亚硝酸盐、亚硝胺：因为有机肥料的大量使用，污染了地下水。高浓度的硝酸盐可诱发正铁血红蛋白血症，引起发绀和血压下降。正铁血红蛋白的产生决定于大肠的微生物将硝酸盐转化为亚硝酸盐，亚硝酸盐被吸收引起血红蛋白直接氧化为正铁血红蛋白。它的另一个潜在危害：此类化合物是一种致癌物质。

（2）硫酸盐：可诱发恶心、呕吐和代谢性酸中毒。

（3）氟化物：氟的相对原子质量只有19，可以很容易由透析液进入血液。透析患者的氟中毒与自来水中氟浓度过高有关。因为氟具有氧化性，可以直接干扰多种细胞的代谢过程。也可以与有机物结合产生特殊的毒性。因为它是带电荷离子，可以与阳离子有很强的结合力，降低钙镁在血清中的含量。高氟的临床并发症开始是恶心、呕吐和心脏兴奋增强，随后发生迟缓性心律失常和手足抽搐。如果氟与钙结合可以干扰血液凝固，有出血点和使受伤部位增加出血危险性，如果不及时处理可能引起死亡。长期低水平的氟中毒可造成骨软化和骨质疏松。

（4）气体：包括氧气、氨、硫化氢、氮和氯。

（三）不溶性颗粒和纤维

水中有大量的不溶性颗粒纤维和胶体，像沙子和泥土等。在水处理过程中要通过过滤器去除，防止损坏设备和反渗膜。

三、透析用水中的污染物质和相应的临床症状

透析用水中的污染物质和相应的临床症状如下所示（表3-6）。

表3-6　透析用水中的污染物质和相应的临床症状

污染物	急性中毒反应	慢性中毒反应
铝	神经方面症状	透析痴呆、骨软化、骨发育不全、心肌功能失常、贫血
芳香烃		致癌
砷		皮肤色素沉着、肝脏和神经系统损害
镉		贫血
钙	硬水综合征：恶心、血压高、头痛、发热感、神经错乱、癫痫、记忆丧失、定位障碍	虚弱、进行性嗜睡、出汗
氯胺	溶血、正铁血红蛋白血症	呕吐、血压下降、死亡
活性氯	氧化应激、形成氯胺	致癌、同氯胺
铜	溶血、发热	胃肠不适、顽固性血压下降、肝脏损害
氟化物	头痛、心律不齐、手足抽搐、出血点、换气困难、心脏兴奋、高血钾、高血钙、酸中毒	骨软化、骨质疏松

续表

污染物	急性中毒反应	慢性中毒反应
甲醛溶液	溶血	
过氧化氢	溶血	
次氯酸盐	溶血	
铅	急性腹痛、顽固性便秘、呕吐、神经系统紊乱	神经系统紊乱、贫血
镁	硬水综合征、心律失常	皮肤烧灼感
硝酸盐	溶血、正铁血红蛋白血症	
亚硝酸盐		致癌
过氧化乙酸	同过氧化氢	
钾	高血钾：缓慢性心律失常；低血钾：快速性心律失常	
硅		骨和乳腺疾病、贫血
钠	高钠：口渴、高血压、细胞内脱水（恶心呕吐、定向力消失、昏迷）；低钠：血压下降、细胞水肿（脑水肿、溶血）	高血压
硫酸盐	恶心、呕吐	
锌	溶血	贫血、精神抑郁、智力障碍、畏食、性功能减退

第三节　超纯水透析的研究进展

按照美国医疗器械促进协会（the Association for the Advancement of Medical Instrumentation，AAMI）规定，血液透析液通常定义为两种：常规血液透析液（conventional dialysate，CD）和超纯血液透析液（ultra-pure dialysis fluid，UD）（表 3-7）。

表 3-7　常规血液透析液与超纯血液透析液的比较（AAMI）

血液透析液 (CFU/ml)	透析用水		透析液	
	细菌菌落计数 (EU/ml)	内毒素 (CFU/ml)	细菌菌落计数 (EU/ml)	内毒素 (CFU/ml)
常规血液透析液	<200	<2	<200	<2
超纯血液透析液	无	无	0.1	0.03

（一）微炎症

尿毒症患者普遍存在慢性炎性反应，表现为以单核巨噬细胞系统激活，IL-1、IL-6、TNF-α 等促炎性因子释放为中心的慢性炎症过程，这种炎症有别于病原微生物感染，也不同于全身炎性反应综合征，这种持续性炎症是心血管病变重要的危险因素，有学者称其为尿毒症的"微炎症状态"。CRP 作为炎性反应蛋白，是慢性炎症状态下细胞因子产生的标志。Omega 等研究认为，肾脏病患者透析前 CRP 就高于正常，CRP 升高提示持续的炎症状态。而炎性因子 IL-6 的升高，也与血液透析患者心血管病变密切相关，CRP 和 IL-6 是血液透析患者病死率最重要的危险因素。近年来，Lamas、Arizono、Rahmati、Hsu、Schiffl 等的临床研究发现，采用超纯透析液治疗的维持性血液透析患者 CRP 及 IL-6 的水平较常规透析液组显著下降。这说明超纯透析液可以改善维持性血液透析患者的炎性反应。

（二）营养不良

营养不良是尿毒症常见的并发症之一，也是影响维持性血液透析患者生存率的重要独立危险因素。Bergstrom 等提出，尿毒症患者可能存在两种类型的营养不良：Ⅰ型为单纯营养不良，主要与尿毒症本身（毒素潴留）或相关因素（如饮食限制、透析不充分、缺少活动、社会因素等）有关，表现为血清清蛋白水平中度降低，但促炎性细胞因子水平并不升高；Ⅱ型营养不良可能与炎症有关，常伴有明显的低清蛋白血症，而 CRP 和促炎性细胞因子升高，可能是营养不良患者的机体防御功能下降，对感染具有易感性，同时，各炎性因子会增加肌肉蛋白质的代谢，使机体体质量下降，血清清蛋白合成减少。Ⅰ型营养不良可以通过充分的透析和营养物质的补充来纠正；而Ⅱ型营养不良，如果炎症状态不能得到充分有效的控制，营养不良往往很难纠正。三头肌皮褶厚度、上臂围、上臂肌围、透析后干体质量、血红蛋白、清蛋白、前清蛋白等常作为评判营养不良的常用参考指标。薛骏等观察了 96 例维持性血液透析患者经使用超纯透析液透析后对营养、炎症、氧化应激的影响。结果显示，患者干体质量、上臂肌围、血红蛋白、清蛋白、前清蛋白水平明显升高。Schiffl 等研究维持性血液透析患者（48 例）在使用超纯透析液透析后对炎症和营养不良的影响，结果显示，超纯透析液组较常规透析液组，透析后干体质量、上臂肌围、血红蛋白等显著上升，同时炎性因子 CRP、IL-6 明显下降。因此认为，超纯透析液可以改善维持性血液透析患者的营养不良状况。

（三）血脂异常

血脂异常是尿毒症的主要并发症之一，是维持性血液透析患者心血管并发症的一项独立危险因素。在透析患者中，血脂异常通常表现为总胆固醇（TC）、脂蛋白 a、低密度脂蛋白（low density lipoprotein，LDL）、三酰甘油（TG）、极低密度脂蛋白（VLDL）等的升高及高密度脂蛋白（high density lipoprotein，HDL）的降低。Schiffl 等观察了 40 例血液透析患者（常规透析液组 21 例，超纯透析液组 19 例）的 TC、TG、LDL、氧化修饰低密度脂蛋白（oxidized low density lipoprotein，ox-LDL）及 HDL 水平。研究发现，两组在基础值无明显差异的情况下，透析 24 个月后，常规透析液组与基础值相比 TC 升高了 5%，TG 升高了 21%，HDL 降低了 10%，ox-LDL 升高了 15%；而超纯透析液组 TC 降低了 4%，TG 降低了 7%，HDL 升高了 11%，ox-LDL 降低了 9%。由此说明，超纯透析液可以改善维持性血液透析患者的血脂异常并减轻氧化应激。

综上所述，血液透析液中存在细菌污染，小片段细菌 DNA 及内毒素等产物可以通过滤过膜反超入血液，从而激活单核细胞产生炎性因子引起炎性反应。维持性血液透析患者血脂代谢紊乱及营养不良常和炎性反应并存。CRP 和细胞炎性因子可以抑制肝脏对清蛋白 mRNA 的表达，减少血浆清蛋白的合成，加速蛋白质分解；炎性因子（如 TNF-α）可以抑制胃酸分泌，抑制肠蠕动；炎性因子还可以促进脂肪细胞合成瘦素，直接抑制下丘脑摄食中枢。营养不良使机体的免疫功能下降，淋巴细胞数量减少且功能下调，容易引起反复持续的感染，导致微炎症状态的慢性存在，并加重慢性炎症，使营养不良进一步恶化。营养不良又可引起脂代谢紊乱引起血脂异常。采用高纯度的血液透析液治疗可以改善患者的微炎症、营养不良、血脂异常、免疫功能等。

（李　宓）

参 考 文 献

陈香梅. 2010. 血液净化标准操作规程. 北京：人民军医出版社.

国家药品监督管理总局. 2015. 中华人民共和国《血液透析及相关治疗用水》行业标准（YY0572—2015）.

薛俊，丁峰，景秀蟒，等. 2003. 透析液微生物学质量提高对维持性血液透析患者营养和炎症状态的影响. 中华肾脏病杂志，19（6）：381-384.

Arizono K, Nomura K, Motoyama T, et al. 2004. Use of ultrapure dialysate in reduction of chronic inflammation during hemodialysis. Blood Purif, 22：26-29.

Bergstrom J, Lindhohn B. 1998. Malnutrition, cardiac: disease, and mortality: an integrated point of view. Am J Kidney Dis, 32（5）：834-841.

Drouinean O, Rivault O, Le Roy F, et al. 2006. Cutaneous infection due to Mycobacterium chelonae in a hemodialysed patient. Nephrol Ther, 2（3）：136-139.

Ducki S, Francini N, Blech M F. 2005. Water used for hemodialysis equipment: where is Pseudomonas aeruginosa? Nephrol Ther, 1（2）：126-130.

Hsu P Y, Lin C L, Yu C C, et al. 2004. Ultrapure dialysate improves iron utilization and erythropoietin response in chronic hemodialysis patients a prospective cross-over study. J Nephrol, 17（5）：693-700.

Jovanovic N, Lausevic M, Nesic V, et al. 2005. Effectiveness of peritoneal dialysis. Srp Arh Celok Lek, 133（11-12）：498-504.

Lamas J M, Alonso M, Sastre F, et al. 2006. Ultrapure dialysate and inflammatory response in haemodialysis evaluated by darbepoetin requirements a randomized study. Nephrol Dial Transplant, 21（10）：2851-2858.

Lee J A, Kim D H, Yoo S J, et al. 2006. Association between serum n-terminal pro-brain natriuretic peptide concentration and left ventricular dysfunction and extracellular water in continuous ambulatory peritoneal dialysis patients. Perit Dial Int, 26（3）：360-365.

Panichi V, Paoletti S, Consani C. 2008. Lnflammatory pattern in hemodiafiltration. Contrib Nephrol, 161：185-190.

Rahmati M A, Homel P, Hoenich N A, et al. 2004. The role of improved water quality on inflammatory markers in patients undergoing regular dialysis. lnt J Artif Organs, 27（8）：723-727.

Schiffl H, Lang S M. 2010. Effects of dialysis purity on uremic: dyslipidemia. Ther Apher Dial, 14（1）：5-11.

第四章 抗凝剂相关并发症

在血液透析中,抗血栓材料的研究有了很大的进展。但是,目前应用的生物材料还需要抗凝剂,虽然抗凝剂的使用也有了很大的进展,但仍有各种副作用发生,本章对抗凝剂的副作用及其防治进行讲述。

第一节 肝素的副作用及防治

肝素作为血液净化经典抗凝剂,已在临床广泛使用,但由于出血及其他副作用而逐渐被低分子肝素取代,本文就肝素的副作用及防治措施加以概述。

一、出血

出血是肝素的主要不良反应。据报道,不同剂型的肝素大出血的发生率在 1%～33%,致命性出血发生率约 4.64‰,常伴随创伤、术后、消化性溃疡或血小板功能障碍。临床表现为:皮肤瘀点、瘀斑、血肿、咯血、血尿及消化道出血。出血原因多系剂量偏大。老年妇女、血小板功能低下、间歇静脉注射给药和并用二酰水杨酸等情况时更易出血。出血严重时,应停药,并按最后一次肝素用量,以鱼精蛋白 1mg 中和肝素 100U 的比例静脉注射鱼精蛋白急救。

二、肝素-血小板减少-血栓形成综合征

使用肝素作为抗凝剂的患者,2.7%～10%可发生肝素治疗相关性血小板减少,其中10%～89%可并发静脉血栓。

(一)发病机制

多年来解释为用肝素数日后形成肝素相关性血小板抗体 IgG,联结血小板 Fc 受体激活血小板,释放出二磷腺苷等使血小板聚集而减少,但不能满意地解释肝素治疗相关的血栓形成。近年来发现已激活的血小板相关性抗体可能是 IgG 或 IgM,其对肝素无特异性,对肝素-血小板因子 4 复合物可特异结合,也与血小板因子 4 包被的血管内皮细胞起反应。肝素-血小板因子 4 复合物与其特异的抗体 IgG 形成免疫复合物,作用于循环中血小板 Fc 受体,激活血小板,使之释放血小板因子 4(血小板计数减少),所释放出的血小板因子 4,一方面使循环中肝素-血小板因子 4-IgG 复合物浓度增加;另一方面与血管壁内皮表面上肝素样分子结合,形成血小板因子 4-肝素样分子(血管壁内皮细胞表面)-IgG 复合物,致血管内皮细胞损伤,继而血栓形成或弥散性血管内凝血。

（二）临床表现和诊断

1. 肝素/血小板因子4复合物抗体的产生及检测

PF4是一种分子质量为31 200Da的带正电荷的大分子蛋白聚糖，属人趋化因子超家族的CXC亚族。由巨核细胞合成，以非共价四聚体的形式储存于α-颗粒中，由激活的血小板分泌。PF4在下调T细胞对外源性物质和自身抗原的反应性方面起重要作用，它对人类免疫应答的调节作用可以导致自身免疫性疾病、同种移植排异反应的发生。PF4与血小板活化引起的免疫性疾病如肝素-血小板减少-血栓形成综合征（HIT）也有关。

血小板活化后释放的PF4与带负电荷的肝素及其他葡萄糖胺聚糖有很高的亲和力，两者结合形成肝素/PF4复合物并使PF4分子构象发生改变，从而暴露部位作为抗原以T细胞依赖方式诱发自身抗体［即肝素/血小板因子4复合物抗体（AHPF4抗体，又称HIT抗体）］产生。AHPF4抗体80%为IgG，另外还有IgA和IgM。IgG是引起HIT患者血小板活化的主要抗体，出现时间较短，在HIT发生后数周即减弱或消失，IgM和IgA在HIT发病机制中的作用甚微。

目前AHPF4抗体相关的实验室检测方法包括功能性测定（检测抗体激活血小板能力）和免疫性测定（检测抗体的滴度）。功能性血小板试验包括血小板凝集试验（PAgT）、肝素诱导血小板聚集试验（HIPA）、14C血清释放试验（SRA）等。SRA是目前最敏感和特异的测AHPF4抗体的实验室方法，但它需要放射性同位素示踪剂，且需要新鲜正常的供体血小板，致使试验操作复杂、耗费时间长。免疫学检测主要包括酶联免疫吸附测定法（ELISA）、膜吸附酶联免疫滤过测定法（ELIFA）、粒胶凝集免疫测定法（PaGIA）和流式细胞仪测定等。目前市售的用于AHFP4抗体滴度检测的试剂盒多采用ELISA法。特异性IgG型AHPF4抗体的酶联免疫测定对诊断HIT有很高的特异性。

2. 血液透析中AHPF4抗体的发生情况

非血液透析患者使用肝素后AHPF4抗体的发生率为2.7%～34%。抗体产生的概率随使用肝素治疗持续时间的延长而逐渐上升。对于终末期肾衰竭维持性血液透析患者以往报道的使用ELISA法检测的抗体发生率在3%～12.9%，发生率存在这种差异的原因可能是使用不同的ELISA检测方法，与HIT相关的抗体仅仅是IgG抗体，如果使用特异性IgG PF4-H ELISA检测则测得的发生率就较低。另外一些研究中使用的是低分子肝素，也使AHPF4抗体的发生率较低。研究发现，肝素和PF4四聚体之间摩尔浓度比接近1∶1时能形成超大复合物（ultralarge complex，ULC）（>670kU），ULC性质稳定且抗原性强。对于免疫介导的AHPF4抗体形成、抗体引起的血小板活化及血栓形成等方面都有更强的促进作用。而低分子肝素由于很难与PF4结合形成ULC，所以引起AHPF4抗体及相应的HIT的概率均较低。各型肝素制剂在形成AHPF4抗体及发生HIT风险上的差别是：牛肺制备肝素>猪肠制备肝素>低分子肝素。由以上统计的数据看，长期使用肝素抗凝的维持性血液透析患者，其产生AHPF4抗体的概率并没有预期的那样高，可能与终末期肾衰竭患者存在的尿毒症相关的免疫应答迟缓（uremia-related obtundation of the immune response）有关。

3. AHPF4抗体引起HIT

HIT根据发生机制可分为两型。

（1）HIT Ⅰ型：患者在接受肝素治疗后的第 1～3 日会出现短暂轻度的血小板减少，但血小板计数很少低于 $100×10^9$/L，通常无临床症状，继续给予肝素治疗血小板恢复正常，这种良性的肝素导致的血小板减少症称为 HIT Ⅰ型。这是由于肝素有轻度的血小板聚集效应，并有增加血小板聚集诱导剂 ADP、免疫复合物和细菌及细菌产物的作用，可导致体内血小板轻度聚集，脾内血小板分裂增多或聚集的血小板被网状内皮系统清除增多所致。此类患者无须中止肝素治疗，但这种情况与 Ⅱ型 HIT 早期很难鉴别，需随访血小板计数每周 2～3 次，如有可疑则停用肝素。HIT Ⅰ型是由非免疫介导的肝素-血小板反应，与肝素导致的血栓形成不相关，在肝素使用者中的发生率为 10%～20%，表现为轻度或无症状的一过性血小板减少，血小板计数通常＞$100×10^9$/L，且出现早，在用药的最初 2 日发生，停药后迅速恢复正常。

（2）HIT Ⅱ型：通常发生在开始肝素治疗后的第 6～12 日（平均 7～8 日），为免疫介导型。即肝素依赖性抗体介导的血小板活化，导致血小板颗粒释放，生成血栓烷，引起强烈的血小板聚集，导致血小板减少和血栓形成。血小板计数通常低于（30～55）×10^9/L，或下降超过 50%，可致血栓栓塞性并发症，如下肢缺血、脑血栓形成或心肌梗死。此外，还有一些少见的临床表现，如皮下给药部位出现皮肤坏死、静脉给药后出现急性系统性反应、肝素抵抗、出血（与血小板减少的程度无关，然而一旦出血将会很严重）等。

若出现以上情况均应怀疑 HIT Ⅱ型，需重复血小板计数、血象检查排除血小板聚集致假性血小板减少症。在证实血小板计数低下后，根据下列标准，HIT Ⅱ型诊断可成立：①肝素给药期间出现血小板计数低于 $50×10^9$/L；②出现急性血栓形成或栓塞性并发症；③停用肝素治疗后血小板计数恢复正常；④实验室检查证实存在肝素依赖性血小板抗体；⑤排除其他原因引起的血小板减少，如感染、药物及自身免疫性血小板减少症。HIT Ⅱ型是由免疫介导的产生 AHPF4 抗体引起的血小板减少，出现血栓并发症的可能性很高，在普通肝素（UFH）使用者中的发生率为 1%～5%，在低分子肝素使用者中的发生率为 0～0.8%。所以 AHPF4 抗体与 HIT 并发症的关系密切。

AHPF4 抗体引起 HIT 的过程为：AHPH4 抗体的 Fab 段与活化血小板表面的肝素/PF4 复合物结合形成肝素/PF4/IgG 复合物，Fc 段则通过与 Fab 段结合的血小板或邻近血小板 FcγR Ⅱ a 受体交联结合，进一步触发自身或邻近的血小板活化，引起更多的血小板产生凝集，导致血栓形成、血小板减少和炎症反应，又进一步刺激血小板释放 PF4，如此重复。

但目前关于 AHPF4 抗体与 HIT 发病机制的关系仍不是十分明确，少数 HIT 患者体内并未发现 AHPF4 抗体的存在，表明抗 H-PF4 途径不是 HIT 发病的唯一途径，而在这部分患者中能检测出抗 IL-8 抗体和抗中性粒细胞激活肽 2（NAP2）抗体等，提示这些抗体可能参与了 HIT 的发病。还有研究显示，体外循环手术后约有 50%的患者体内可以发现AHPF4 抗体，但是仅仅只有少数患者表现为 HIT，确切的原因尚不清楚，可能与体内形成的免疫复合物的抗原性及体内抗体滴度有关。

4. AHPF4 抗体引起血栓形成

AHPF4 抗体引起的血栓形成除了与血小板凝集有关外还与以下多种机制参与有关。

AHPF4 抗体在 PF4 存在的前提下与血管腔内侧内皮细胞上的肝素样氨基葡聚糖结合

引起免疫复合物介导的内皮损伤,同时刺激内皮细胞释放组织因子,激活外源性凝血途径,促进血栓形成。

AHPF4 抗体在 PF4 存在的条件下可以与外周血单核细胞结合,激活单核细胞,促进合成和分泌组织因子及致炎细胞因子 IL-8,并引起细胞表面促凝活性增强,促进血栓形成。这可能是由于单核细胞表面也存在肝素样氨基葡聚糖。

活化血小板释放的 PF4,可以中和肝素的抗凝作用,从而出现临床上的"肝素抵抗",当维持正常的抗凝作用需要增加肝素的用量时,提示可能存在"肝素抵抗"。

血液透析患者血栓并发症和死亡的发生与 AHPF4 抗体的相关性正是目前研究的热点,但仍没有定论。有许多研究证明,AHPF4 抗体的生成与患者的血栓性并发症、死亡率相关。如 Lee 等学者检测以 91 例维持性血液透析的慢性肾衰竭患者为研究对象,结果表明,血液透析患者 AHPF4 抗体的阳性率比正常健康组显著增高,AHPF4 抗体阳性的血液透析患者血管通路阻塞的发生率显著高于抗体阴性组。Pena 等学者通过对 57 例慢性肾衰竭行维持性血液透析的患者为研究对象,经过 789 日的随访研究表明,抗体的滴度升高与死亡率的增加有关,并且主要的死亡原因是心血管事件。Leila 等对 1203 例慢性肾衰竭维持性血液透析患者的研究也证明,AHPF4 抗体与患者的死亡率相关,实验中采用的检测抗体的方法是肝素诱导血小板聚集试验(HIPA),测得的抗体发生率为 3.74%(45/1203)。

但 AHPF4 抗体与血栓栓塞的关系也有持不同意见者,Marc 等学者对 419 例维持性血液透析患者进行大样本研究,研究对象分为两组：发生过血管通路栓塞的患者组（107 例）和未发生过血管通路栓塞的患者组（312 例）。回顾性分析研究表明,AHPF4 抗体与血管通路栓塞无关。但他同时对这些研究对象的另一项前瞻性研究表明,AHPF4 抗体与维持性血液透析患者的死亡率有关,且 AHPF4 抗体是一个独立的死亡预测信号。

本病主要应与 I 型 HIT 相鉴别,后者是在肝素治疗的最初几日（一般为前 3 日）发生的,是无症状性血小板减少,在继续用药的情况下血小板计数可恢复正常,无血栓栓塞性并发症,无肝素依赖性血小板抗体存在。HIT II 型患者出现血小板减少,治疗原则是绝对停用肝素,尽量避免一切潜在的肝素来源。因出血并不常见,故不提倡输注血小板,且输注血小板后有血栓栓塞性并发症报道。一旦停用肝素,血小板计数在 24～48 小时内开始回升,4～5 日后恢复正常。

（三）HIT II 型的治疗

如果仅仅是 AHPF4 抗体阳性而没有出现 HIT 则继续肝素治疗并监测血小板计数,不需要更改抗凝治疗措施。

如果诊断或高度怀疑 HIT 则应立即停用各种类型的肝素,以免血栓形成产生严重并发症甚至死亡。应改为凝血酶直接抑制药或通过抑制 X a,从而减少凝血酶形成的药物。

（1）直接凝血酶抑制剂：此类药物与 AHPF4 抗体均无交叉反应。重组水蛭素（lepirudin）起效迅速,直接抑制凝血酶的活性,从而防止纤维蛋白的形成及因子 V、VII、XII 和蛋白 C（protein C）的活化,有效地防止新的血栓形成,降低死亡的发生率。阿加曲班（argatroban）对游离凝血酶和血凝块内凝血酶有相同的抑制活性,出血倾向小,半衰期短,可以迅速发挥抗凝效应和逆转,是目前治疗 HIT 的最适宜药物。Patrick 等的研究表明,三种阿加曲班给药方法［①先一次给予 250μg/kg，需要时再给予同样剂量；②先给予 250μg/kg，然后按 2μg/(kg·min)给予；③透析前 4 小时开始持续按 2μg/(kg·min)给予］对慢性肾衰竭血液透析患者均是安全、有效的抗凝方法，且阿加曲班通过高通量透析器的清除并不明显。

（2）达那肝素（danaparoid）：是一种低分子肝素的混合物，作用机制为抑制活化因子 X 从而抑制凝血酶形成，可以较安全地用于 HIT 患者，但有＜10%的患者出现与 AHPF4 抗体的交叉反应，使用过程中需要谨慎，少数患者使用后出现血小板持续下降并出现新的血栓栓塞。目前无达那肝素的解毒药。

（3）华法林：在 HIT 早期的作用是快速降解抗凝血因子和蛋白 C，从而引起微血管血栓形成和肢体坏死，使 HIT 患者的病情加重。所以在 HIT 早期，禁用华法林类抗凝剂。

（4）低分子肝素（LMWH）：与普通肝素（UFH）相比，低分子肝素很少引起 HIT 抗体的产生，HIT 的发生率低，并且很少在已有 AHPF4 抗体的患者中发生 HIT。但低分子肝素与肝素有高达 80%的交叉反应率。因此对于那些高度怀疑 HIT 的患者，不管是否并发血栓形成，都不主张使用低分子肝素。

阿加曲班、重组水蛭素、达那肝素等在维持性血液透析中应用的临床报道仍较少。停用肝素后，血小板计数多在 24～72 小时内开始回升，约 1 周恢复到正常。但对于血液透析中 HIT 消退后能否可以继续使用肝素进行抗凝的问题既往文献未做出明确回答。据报道，有 HIT 病史的患者在再次使用肝素后不一定会再发。患者可能因 AHPF4 抗体在体内短期内耗竭，而对肝素产生耐受。

三、肝素-高钾血症

每日肝素用量达 1 万～3 万 U 的患者 7%～8%可致高钾血症。

（一）发病机制

其发病机制是由于肝素抑制醛固酮生成所致（图 4-1）。肝素几乎不影响醛固酮的代

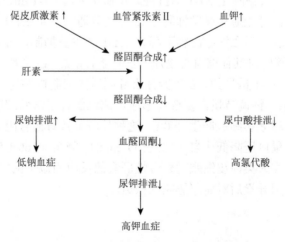

图 4-1　肝素抑制醛固酮生成所致高钾血症

谢、清除及其与白蛋白连接。肝素通过抑制肾上腺球状带对促皮质激素升高、血管紧张素Ⅱ升高及高钾血症对醛固酮合成的刺激作用，干扰醛固酮产生，最重要的机制是降低球状带对血管紧张素Ⅱ受体的数量及亲合力。长期用肝素可引起肾上腺球状带宽度变窄。

（二）临床表现

用肝素后 1～3 日即可出现尿钾减少，尿钠增多。高钾血症多在用药 14 日内发生。用肝素治疗是否发生高钾血症与年龄、性别无关。高钾血症时半数尿排钾＜25mmol/d，最高为 54mmol/d；血钠≤130mmol/L，血碳酸氢根＜23mmol/L。血醛固酮及尿醛固酮排泄低于正常水平，而血皮质醇、17-酮及 17-羟浓度无变化。用肝素治疗前血钾水平较高者，尤其是慢性肾衰竭，糖尿病，应用血管紧张素转换酶抑制剂、钾盐、保钾利尿剂及 TMP-SMZ 致血钾升高的患者，可出现显著的高钾血症（＞6mmol/L）。用肝素治疗者出现无原因解释的乏力、恶心、呕吐、食欲减退或心率变慢时，一定要想到本症的可能。急性严重高钾血症尤其伴糖皮质激素缺乏者，应注意肝素致肾上腺出血，应查肾上腺 CT，测血皮质醇对促皮质的反应以证实诊断。

（三）预防及治疗

用肝素治疗 3 日以上者应定期（有高血钾危险者每 4 日）监测血钾。治疗肝素-高钾血症最直接有效的方法是停用肝素或加用其他降钾措施，如停用致高钾血症的药物、减少钾的摄入、用呋塞米增加钾排泄等措施。

四、肝素-低血压

动物实验已证实，肝素对高血压鼠（SHR）有降压效应。注射肝素后，鼠内皮细胞中肝素浓度是血浆浓度的 100 倍。肝素的降夺效应是通过一系列第二信号系统所调节的，如内皮素-1（ET-1）、氧化氮、环磷酸鸟苷（cGMP）。细胞水平上肝素降压效应：①抑制 ET-1 产生，通过抑制凝血酶（该酶是 ET-1 拮抗剂）及独立下调 ET-1 mRNA；肝素刺激氧化氮和（或）cGMP 释放，可能随后通过抑制 cGMP 依赖通路产生 ET-1，这种作用被血细胞比容降低所增强（用肝素后血细胞比容下降），ET-1 产生受抑制，可降低血管平滑肌细胞的收缩性，并增加血管壁对其他缩血管物质（去甲肾上腺素、血管紧张素Ⅱ）的抵抗作用。②抑制平滑肌细胞对 ET-1 诱导的、血管紧张素Ⅱ刺激的细胞内钙动员，也显著地抑制 IP$_3$（钙第二信使），抑制钙-钙调节蛋白复合物形成，钝化血管平滑肌细胞对缩血管物质的反应。③肝素抑制肾小球系膜细胞产生 ET-1，这种反应可致肾血管阻力下降。肝素通过这些细胞效应使高血压鼠血压降低［自（185±3）mmHg 降至（160±5）mmHg］。

虽然体外实验证实人类内皮细胞对外源性肝素的反应相似于鼠主动脉内皮细胞，但尚未见到高血压患者应用肝素后对血压影响的报道。

五、骨质疏松

这种不良反应少见。一般发生于大剂量（每日至少 20 000U）用药 6 个月或以上。发生机制不明。有报道，在整个妊娠期间使用肝素的孕妇，17%出现骨质疏松的 X 线表现，绝大多数妇女在分娩后 1 年骨质恢复正常。极少数孕妇（2%～3%）可发生骨质疏松性脊椎骨折。此外，绝经妇女使用肝素时，应注意这种副作用。

六、血浆 AT-Ⅲ水平下降

无论静脉注射大剂量肝素还是小剂量肝素治疗都可使血浆 AT-Ⅲ水平下降。AT-Ⅲ水平下降的结果可导致肝素的抗凝作用逐渐失效，是否可参与血栓形成的机制尚不清楚。低分子肝素并不引起 AT-Ⅲ水平下降。

七、过敏反应

肝素是糖类，不是蛋白质，不具有抗原性。过敏反应的产生是由于肝素制剂不纯所导致的。极少数人可出现：荨麻疹，发热，寒战，哮喘，结膜炎，甚至过敏性休克。有过敏史者可先给小剂量肝素试用，并用纯化的制剂。

八、血脂异常

肝素激活脂蛋白脂酶，使血液 TG 浓度增加。HDL 且固醇水平降低也与肝素使用有关。当使用低分子肝素后脂质异常可有所改善。

九、其他不良反应

（1）阴茎异常勃起：原因不明，可能是血小板聚集产生血小板栓子，阻塞血管所致。

（2）反跳现象：发生在体外循环、血液透析等情况下，用鱼精蛋白中和肝素后不久，出现肝素引起的出血症状。这是由于鱼精蛋白在体内被降解，肝素从肝素鱼精的复合物中游离出来之故。

（3）脱发：长期使用肝素可引起暂时性脱发，这是由于肝素影响毛囊的黏多糖代谢所致。停药后可恢复。

（4）流产：有报道妊娠妇女使用肝素后有流产的发生，所以妊娠妇女应禁用肝素。

（5）瘙痒：肝素局部皮下注射时可导致瘙痒，据推测肝素可能是透析中瘙痒和其他变态反应的原因。

第二节　低分子肝素与肝素的比较

1976 年，Andersson 等偶然分离出了低分子肝素（分子质量 5000Da 以下），发现其不延长部分凝血活酶时间（APTT），并能抑制活化的 X 因子（Xa）的活性。分子质量<5000Da，只有抗Xa、抗Ⅻa 及抗激肽释放酶的作用，没有抗Ⅱa、抗Ⅸa、抗Ⅺa 的活性，因此与具有大量高分子的肝素相比，低分子肝素由于延长 APTT 的效果较弱，无助长出血的作用，同时具有抗血栓的作用。

　　依据基本构造寡糖链的数目不同，通过抗凝血酶Ⅲ的凝血因子的抑制作用可分为两类：具有 8～16（分子质量 4000Da）糖链者有抑制Ⅹa、激肽释放酶、Ⅻa 等作用，而 18个糖链以上（分子质量 5000Da 以上）的同时具有延长 APTT 与抑制Ⅱa、Ⅸa、Ⅺa 的作用。其反应的形式是肝素与凝血酶Ⅲ结合，抑制Ⅹa、Ⅲ、Ⅱa 三者之间的结合。

　　低分子肝素有精制法，主要使用酶法及化学解聚法，其化学构造、分子量分布、生物活性、药理活性（抗凝血酶Ⅲ的亲合性等）混合物所占比例（非 glycosaminoglycan）等有差异，制剂间有不均一性。

　　与肝素比较，低分子肝素有以下特点：

　　（1）低分子肝素的抗Ⅹa/APTT 活性比肝素高 4～5 倍，半衰期较同等效价的肝素长2～3 倍，抗Ⅱa 的活性明显低于抗Ⅹa 的活性，半衰期亦短。

　　（2）皮下给药时低分子肝素有 90%吸收入血，而肝素为 20%左右，活性持续时间也长，治疗深部静脉血栓，肝素每日须给药 2～3 次，而低分子肝素每日只需给药 1 次。

　　（3）低分子肝素在抗Ⅹa 活性充分发挥的情况下，不引起 APTT 及凝血酶时间延长，抗血栓效果的低分子肝素量与导致出血倾向的量之间的差达 4 倍以上。

　　（4）肝素长期使用可与血小板抗体产生凝集，使血小板减少，直接作用与导致的自然凝集、ADP 凝集亢进等有很重要的关系，而低分子肝素的这些作用较小。

　　（5）肝素与脂蛋白酯酶（LPL）的亲和性强，能将血管壁中存在的 LPL 游离到血液中，LPL 活性增强，中性脂肪被分解，血中游离脂肪酸上升，易诱发透析中的心律不齐，而低分子肝素与 LPL 的亲和性低，很少有使 LPL 及游离脂肪酸上升的报道。

　　（6）与抗 APTT、抗Ⅱa 活性相比，低分子肝素的抗Ⅹa 活性很难被鱼精蛋白中和，并且其中和作用制剂间也有差异。鱼精蛋白只能中和低分子肝素抗Ⅹa 活性的 40%～60%，能完全中和抗Ⅱa 的活性，能使凝血时间正常而没有安全性方面的问题。

　　（7）肝素首先分布于血管壁及网状内皮系统中，然后在肝内脱硫酸，主要经肾脏排泄。低分子肝素与血管壁结合较肝素弱，在肝脏与肾脏中的代谢较困难，可直接从肾脏排泄到尿中。

　　（8）高血脂患者长期应用肝素能进一步使血脂上升，低分子肝素则对血脂无显著影响。

第三节　局部枸橼酸抗凝的相关并发症及在血液净化中的应用

　　血液净化技术发展迅速，如今已成为急危重症抢救不可或缺的一种重要手段。为了防止血液净化治疗过程中的体外循环发生凝血，必须予以适当抗凝。尿毒症患者常有血小板功能不良，许多急危重症患者本身就伴有高危出血倾向。肝素作为最广泛应用的抗凝剂，由于其全身抗凝作用，致使高危出血患者在治疗过程中出血并发症的发生率高达 10%～30%，这些高危出血患者主要包括围手术期、有活动性出血或近期有过出血的患者。为了防止出血并发症的发生，人们进行了许多抗凝方法的探索和尝试，如鱼精蛋白中和肝素的局部肝素法、小剂量肝素法、无肝素法、低分子肝素、依前列醇（前列环素）、重组水蛭素等，但均有一定的局限性和并发症。如无肝素法需要高流量，使用盐水冲洗还会增加容量负荷，血流动力学不稳定的危重患者难以耐受；局部肝素法中和鱼精蛋白的精确可能发生反跳现象；低分子肝素不能完全避免对系统凝血功能的影响；依前列醇由于具有扩血管作用，可能引起严重的低血压；重组水蛭素来源有限，价格昂贵。

局部枸橼酸抗凝（regional citrate anticoagulation，RCA）1961 年由 Morita 首次应用于高危出血患者的血液透析，20 世纪 80 年代以来相关的研究和临床应用发展迅速，逐渐被应用于高危出血的血液净化患者，积累了较多的经验。其独特的优势在于：体外抗凝效果确切，系统凝血功能不受影响，能安全地应用于高危出血患者；尿毒症毒素清除效果与肝素抗凝无异，不良反应少；另外，RCA 的生物相容性也优于肝素抗凝，能够避免引起白细胞、血小板下降，抑制黏附因子的表达，Hofbauer 用电镜观察发现 RCA 时透析膜上的细胞黏附和血栓形成比普通肝素和低分子肝素抗凝明显减少。近期一项 Meta 分析评价枸橼酸钠与肝素对连续性血液净化（CBP）患者结局的影响，结果表明，CBP 中应用枸橼酸钠能够有效降低患者的感染率及出血率，说明枸橼酸钠对患者在 CBP 时具有良好的抗凝作用。但应用枸橼酸钠并不能降低 CBP 患者的病死率。

一、枸橼酸钠抗凝的机制

血清离子钙在机体凝血过程中是必不可少的，参与了瀑布反应过程中的多个步骤，枸橼酸钠通过络合作用，降低血清离子钙浓度，阻断其作用，进而阻断了血液凝固过程，而这种作用是可逆的，只要再加入足量的离子钙，凝血功能则能立即恢复正常。利用此特性，人们将其应用于血液净化治疗中，即在体外循环中加入枸橼酸钠，显著降低局部离子钙浓度，有效抑制凝血过程，但当血液回输至体内后，通过补充足够离子钙使机体凝血功能保持正常。这样既可起到体外循环抗凝作用，又不至于影响体内凝血功能。枸橼酸根进入体内后，主要在肝脏、肌肉组织及肾皮质参加三羧酸循环，很快被代谢为碳酸氢根（每分子枸橼酸根可代谢为三分子碳酸氢根），而无任何残留，同时它能释放所络合的离子钙。当停止输入枸橼酸根 30 分钟后，机体即能将之完全代谢，使体内离子钙及枸橼酸根浓度恢复正常。与肝素相比，枸橼酸钠除了局部抗凝的优势外，还具有生物相容性好，无肝素相关的白细胞、血小板降低；降低离子钙后，同时抑制了补体激活，改善了膜的生物相容性的特点，因此是一种非常理想的抗凝剂。

二、枸橼酸钠抗凝的方法

枸橼酸钠抗凝的使用方法较简单，一般在体外循环的动脉端（离心部分）输入适量的枸橼酸钠，同时在体外循环的静脉端（回心部分）或外周静脉输入适量的离子钙即可。钙剂一般多选用葡萄糖酸钙，因其刺激性小。将钙剂在体外循环的静脉端输入，可以完全避免钙盐刺激及沉积的并发症，同时较少出现体外循环静脉端凝血问题。

三、枸橼酸钠抗凝的并发症

枸橼酸钠抗凝的主要并发症包括低钙血症、枸橼酸中毒、代谢性酸碱紊乱及高钠血症。血清离子钙水平降低，可能是补钙量不足，或枸橼酸根在体内蓄积所致。临床症状包括感觉异常，如口周及颜面的麻木感，严重者可出现手足抽搐，同时心血管系统也受到明显影响，早期表现为心电图 QT 间期延长，严重时表现为低血压及心脏抑制。代谢性酸中毒是枸橼酸根蓄积的重要标志，代谢性碱中毒及高钠血症是由于置换液或透析液中碱基及钠浓度过高所致。由于枸橼酸根抗凝对系统凝血影响很小，几乎没有出血并发症的报道。

四、抗凝效果监测

抗凝效果主要监测全血凝血时间（WBCT）及全血活化凝血时间（WBACT）。WBCT操作简便，无须加入任何试剂。体外循环动脉端的 WBCT 在（11.4±3.0）分钟，静脉端则需延长至（24±11）分钟。但 WBCT 检测耗时长，结果波动性大。在血液中加入硅土或白陶土部分凝血活酶后，可大大缩短血液凝固时间，这就是 WBACT。体外循环动脉端的 WBACT 一般在 90～120 秒，而静脉端则需延长 1 倍以上才能达到抗凝效果。还有人报道，通过监测体外循环静脉端离子钙水平，也可反映抗凝效果，认为离子钙水平的理想范围为 0.25～0.35mmol/L，过高则抗凝效果不理想，需提高枸橼酸钠输入速度；过低则说明枸橼酸钠过多，需降低其输入速度。其他凝血检测方法，如活化的部分凝血活酶时间（APTT），也可反映抗凝效果，但文献报道很少。当然评价抗凝效果的最终指标是滤器使用寿命，一般可达（29.5±17.9）小时。

五、安全性监测

安全性监测是枸橼酸钠抗凝的关键。血清枸橼酸根浓度测定是最直接的方法，正常值为 0.07～0.14mmol/L，使用枸橼酸钠抗凝时安全浓度为 0.5～0.8mmol/L，一旦出现中毒，浓度显著升高，文献报道 1 例患者浓度高达 17～22mmol/L。由于枸橼酸根浓度测定并非临床常规，较难普及，临床最常用的方法是测定体内血清离子钙水平，正常为 1.0～1.2mmol/L。有研究认为，只要将血清离子钙水平保持在 0.9mmol/L 以上，一般没有明显症状。但是单纯监测离子钙水平，难以反映枸橼酸根的蓄积，因为临床通过增加补钙量可纠正枸橼酸根蓄积引起的离子钙降低。当然，增加补钙量，会升高血清总钙水平，因此有人提出，以血清总钙/离子钙水平的比值作为判断标准，认为＞2.5 即可能存在枸橼酸根的蓄积，这种判断方法还需与血清枸橼酸根浓度的监测进行对照。有学者提出，应将血气分析结果与血清离子钙水平的变化结合，来判断体内枸橼酸根的代谢情况。如果离子钙水平降低，而酸碱状况良好，说明补钙量不足，需要增加补钙量，如果离子钙水平的降低伴代谢性酸中毒的进行性加重，则说明枸橼酸根蓄积，需降低枸橼酸根的输入速度。

六、临床应用

（一）枸橼酸抗凝在间歇性血液透析（IHD）中的应用

RCA-HD 最初的方案是使用无钙透析液，需要从静脉端或外周静脉补充钙剂。发展至今大都使用含钙透析液，无须另外补充钙剂，方案大大简化。Pinnick 报道，体外血液枸橼酸钠浓度为 2.5～5.0mmol/L 即可达到充分的抗凝效果。有文献报道，枸橼酸中毒造成明显低钙血症的最低浓度为 2.5mmol/L。枸橼酸以 257.44mg/min（52.54mmol/h）的速度输入血路管动脉端，大多数尿毒症患者所能耐受枸橼酸血浓度的安全值是 42.27mg/dl（1.44mmol/L）。

Evenepoel 报道了 203 例 RCA-HD，并与肝素抗凝组进行了比较。RCA 组血流量为 300ml/min。高渗性枸橼酸钠（1.035mol/L）以 75ml/h 的起始速度注入动脉血路管部分，并根据血流量、抗凝效果及体内游离钙水平来调整。透析液中 Na^+ 135mmol/L，HCO_3^- 25mmol/L，Ca^{2+} 1.25～1.75mmol/L。结果：枸橼酸组动脉端活化的凝血时间（ACT）保持透析前水平，未发现对系统凝血功能的影响；枸橼酸组透析器前 ACT 水平达到基础值的 170%，静脉端 ACT 则接近基础值。体外循环中凝血现象的发生率为 8.87%，因严重凝血导致提前结束治疗者仅 1.48%；普通肝素抗凝组的发生率则更低，分别为 5% 和 0。体内游离钙浓度从开始透析便略有下降（0.9mmol/L），但一直稳定在较安全的范围内，均＞0.75mmol/L。血 Na^+ 轻度升高（134.2～136.6mmol/L），HCO_3^- 略有下降（25.7～24.6mmol/L）。两组肌酐和尿素氮的清除率无差别。枸橼酸的清除率为 205ml/min，平均被清除 69%。枸橼酸抗凝组的血压比肝素抗凝组略有下降（12/5mmHg）。

Flanigan 同时应用了高渗性枸橼酸钠和等渗性复方枸橼酸钠溶液（ACD-A）进行 RCA-HD，高渗性枸橼酸钠相对简便，而等渗性 ACD-A 对酸碱平衡的影响更小。故他建议将透析液碳酸氢根浓度设为 25～30mmol/L 以避免发生代谢性碱中毒。

（二）在连续性肾脏替代治疗（CRRT）中的应用

（1）CRRT 抗凝的特点：接受 CRRT 治疗的患者多数病情较重，可能伴有出血凝血功能异常而不能使用肝素，因 CRRT 治疗持续时间长，无肝素抗凝一般无法进行，因此如何抗凝比较棘手。在 CRRT 中采用枸橼酸钠抗凝远较 IHD 中困难，因为 IHD 持续时间短，而 CRRT 持续时间长，容易出现累积效应，导致枸橼酸中毒；另一方面，CRRT 治疗的患者，可能会存在一些并发症，降低机体的枸橼酸根代谢速度，容易出现枸橼酸中毒。

（2）枸橼酸钠及钙剂的补充速度：CRRT 中枸橼酸根输入速度即相当于最终进入患者体内的速度，因 CRRT 对枸橼酸根的清除量很小，可忽略不计。文献报道，枸橼酸输入速度为 17.5～25.8mmol/h 时，没有观察到明显的枸橼酸蓄积中毒，说明这一速度对于 CRRT 患者是安全的。如果要加大抗凝效果，不能通过加大枸橼酸根的输入速度，而是通过降低血流量，增加体外循环血液中枸橼酸根浓度来实现。假设枸橼酸钠输入速度为 25.8mmol/h，血流量为 200ml/min 时，体外循环血液中枸橼酸根浓度可达 2.15mmol/L；当血流量降至 150ml/min 时，枸橼酸根浓度可增至 2.87mmol/L；当血流量降至 100ml/min 时，枸橼酸根浓度可增至 4.3mmol/L。血液中枸橼酸根浓度越高，当然抗凝效果越好，因此血流量对抗凝效果的影响较大。

有研究发现，不同患者枸橼酸钠的代谢速度存在较大差异，这可能与患者体重、肌肉群、肝肾功能状况有关。目前有人提出，根据体重决定枸橼酸根输入速度[0.007mmol/（kg·min）]。Bunchman 等报道，儿童采用枸橼酸钠抗凝时输入速度应为 0.005mmol/（kg·min）。肝功能不全患者使用枸橼酸抗凝仍有争议，有人认为不宜使用。Nowak 和 Campbell 报道 1 例肝衰竭患者采用枸橼酸钠抗凝行 CRRT 治疗时，出现进行性酸中毒加重及离子钙降低、血清总钙升高，患者最终死亡。他报道的枸橼酸钠输入速度为29.5mmol/h，高于其他作者报道的速度。而对于低氧血症及外周循环较差的患者，使用枸橼酸钠抗凝则要非常谨慎，因为缺氧可能严重降低枸橼酸根的代谢。有研究结果证实，10例低氧血症患者采用枸橼酸钠抗凝时出现进行性加重低离子钙血症及酸中毒。

文献报道，CRRT治疗时的补钙速度一般在2.0～3.1mmol/h。钙剂的补充应包括两部分：一部分为了补充枸橼酸根络合的钙，为2.0～2.3mmol/h；另一部分则应补充CRRT清除的钙（因为采用无钙置换液）。后一部分的补充量受血流量特别是置换液流量的影响较大。以血流量150ml/min、置换液2000ml/h的前稀释型连续性血液滤过（CVVH）为例：CVVH清除钙速度为2mmol/h，加上枸橼酸根络合钙，因此总补钙速度约为4.3mmol/h。这种方法确定补钙速度，可使患者离子钙水平保持正常。去除置换液中的镁离子，可提高枸橼酸钠的抗凝效果。当然，如果采用无镁置换液，也应补充CRRT对镁的清除量，与钙相似。

（3）CRRT中抗凝的监测：安全性监测对CRRT患者尤为重要，监测的频度因人而异。临床情况稳定的患者，开始治疗4小时内必须监测一次，如果无明显异常，12小时后需再监测一次，此后每24小时监测一次即可；如果4小时时监测发现异常，并根据结果调整补钙量或枸橼酸钠输入速度，则需在调整后4小时内再进行一次监测，直至稳定为止。

（4）CRRT中枸橼酸钠的使用方法：目前CRRT中枸橼酸钠的使用方法有两种。一种是将枸橼酸钠与置换液分开输入，根据实际情况调整置换液成分。这种方法的弊端在于很难确定合适的置换液钠及碱基浓度，无法保证在输入枸橼酸钠后，血钠和碱基浓度保持在正常范围，因此较易出现电解质紊乱（高钠血症、碱中毒等）。第二种方法是Palsson及Gabutti报道的，将枸橼酸钠加入置换液中，使其成为置换液中的一种成分。这样可保证置换液中总的钠及碱基浓度在生理水平，从而长期使用不会出现电解质紊乱。此种方法的缺点是停止输入置换液后就没有抗凝作用，因此更换置换液袋时要及时迅速，避免因时间过长滤器凝血。Palsson报道的置换液配方可能只适用于置换液速度为2000ml/h时，如加大置换液速度，则枸橼酸根进入体内的速度也会增加，可能引起蓄积。据此，有研究者提出，将置换液分为A、B两部分。A液为电解质部分，B液为碱基部分。碱基包括枸橼酸根及碳酸氢根，根据置换液速度决定枸橼酸钠的加入量，保证最后进入体内的枸橼酸根速度在22mmol/h左右，同时加入适量碳酸氢钠，使最终置换液中钠及碱基的浓度在生理水平。这样的枸橼酸置换液可适用于不同置换液速度下的CRRT。

（5）与其他抗凝剂的合用：除单纯使用枸橼酸钠抗凝外，还有报道在CRRT患者中将小剂量低分子肝素与枸橼酸钠抗凝联合，可大大提高体外循环的抗凝效果，WBACT可延长至520.5秒，滤器使用寿命达55.3小时。由于低分子肝素使用剂量很小，对机体系统凝血功能的影响小，因此也较安全。

（6）枸橼酸钠抗凝的其他应用：枸橼酸钠抗凝还可用于其他血液净化治疗，如免疫吸附、血脂吸附（DALI）中。它还可用于临时性血管通路——中心静脉双腔导管的封管，特别是出现导管相关感染时，联合抗生素封管可抑制细菌的生长。

（7）枸橼酸抗凝处方：应用于CRRT的枸橼酸钠的常用剂型为袋装200ml 4%枸橼酸钠，以下是抗凝处方举例（表4-1）。

表 4-1　CRRT 治疗枸橼酸抗凝时的处方调整

置换液配方	南京军区总医院	北京协和医院	备注
0.9%生理盐水	3000ml	2000ml	
5%葡萄糖溶液	170ml	500ml	
灭菌注射用水	820ml	—	
25%MgSO$_4$	3.2ml	1ml	
10%KCl	5～12ml	5～12ml	根据患者血钾调整
5%NaHCO$_3$	250ml（枸橼酸抗凝建议 85ml）	125ml（枸橼酸抗凝建议 55ml）	根据枸橼酸钠抗凝剂的用量酌情减量

注：置换液不含钙，NaHCO$_3$ 可单独输注。

速度与剂量设定：①常规情况下选择前稀释方式，置换液流速为 2000～3000ml/h。②设定血流速度，建议 100～200ml/min（建议开始治疗时血流量可设置为 80～100ml/min，如患者生命体征稳定，可逐步增加血流量到 200～250ml/min）。③设定枸橼酸钠抗凝剂的初始剂量速度，CRRT 血流速度的 2%～2.5%（1.2～1.5 倍）。④设定补钙的剂量速度，10%Ca-GS，约为枸橼酸钠抗凝剂速度的 6.1%；10%CaCl$_2$，约为枸橼酸钠抗凝剂速度的 2%（表 4-2～表 4-4）。

表 4-2　血流、枸橼酸钠、钙剂的使用速度举例（初始剂量）

血液流速（ml/min）	枸橼酸钠抗凝剂速（泵速 ml/h）	10%Ca-GS（ml/h）	10%CaCl$_2$（ml/h）
100	120～150	7.3～9.2	2.4～3
120	144～180	8.8～11.0	2.9～3.6
150	180～225	11.0～13.7	3.6～4.5
180	216～270	13.1～16.5	4.3～5.4

离子钙浓度监测：①体外，静脉标本（滤器后补钙前）离子钙维持在 0.2～0.4mmol/L。②体内，动脉标本（外周血或动脉血）的离子钙维持在 1.0～1.2mmol/L。③保持"体外低，体内正常"的钙离子浓度。

表 4-3　枸橼酸钠抗凝剂输注速度调整

滤器后离子钙浓度	枸橼酸钠抗凝剂输注速度调整
<0.2mmol/L	↓5ml/h
0.20～0.40mmol/L	不变
0.41～0.50mmol/L	↑5ml/h
>0.50 mmol/L	↑10ml/h

注：↑表示增加，↓表示减少。

表 4-4　钙输注速度调整

外周离子钙浓度（体内）	CaCl$_2$速度调整	10%Ca-GS 速度调整
>1.45 mmol/L	↓2ml/h	↓6.1ml/h
1.21～1.45mmol/L	↓1ml/h	↓3.1ml/h
1.0～1.2mmol/L	不变	不变
0.9～1.0mmol/L	↑1ml/h	↑3.1ml/h
<0.9mmol/L	1mg/kg 推注或↑2ml/h	31mg/kg 推注或↑6.1ml/h

注：↑表示增加，↓表示减少。

第四节　阿加曲班应用及相关并发症

一、作用机制

阿加曲班是日本学者首先合成的精氨酸衍生物,该药物的作用机制是与凝血酶催化位点可逆性结合,灭活凝血酶,达到直接抑制凝血酶的作用。

二、临床应用

日本于 1986 年开始使用阿加曲班作为血液净化抗凝治疗,2000 年起美国、加拿大等国批准阿加曲班可以用于发生 HIT 或存在 HIT 危险的患者进行血液净化抗凝治疗,因该药半衰期短、抗凝出血并发症少等优点,渐被广泛用于血液净化的抗凝治疗。目前我国尚未广泛使用该药物作为血液净化抗凝治疗。以阿加曲班作为抗凝剂时,可采用 APTT(凝血活酶时间)进行监测,从血液净化管路静脉端采集样本的 APTT 维持于治疗前的 1.5～2.5 倍,而治疗过程中和结束后从血液净化管路动脉端采集的样本 APTT 应与治疗前无明显变化。推荐使用计量:首次剂量 250μg/kg,追加剂量 2μg/(kg·min),治疗结束前 30 分钟停用。因阿加曲班半衰期较肝素短,为 20～40 分钟,说明该药在血液透析抗凝治疗时能够达到体外充分抗凝效果,回输体内后经稀释和快速代谢,对体内凝血影响不大,透析后 APTT 能够迅速恢复正常水平,故出血风险较小。近期研究认为,阿加曲班与肝素抗凝效果相似,且不受年龄、性别和肾功能等因素影响,即使用量偏大也无明显出血风险。

三、主要副作用

(1)出血:可能发生脑出血、消化道出血。
(2)过敏性休克(荨麻疹、血压降低、呼吸困难等)。
所以要进行密切观察,一旦发现异常情况应终止给药,进行适当的处理。

四、禁忌证

(1)出血的患者:颅内出血、出血性脑梗死、血小板减少性紫癜、由于血管功能异常导致的出血倾向、血友病及其他凝血障碍、月经期间、手术期间、消化道出血、尿路出血、咯血、流产分娩后等伴生殖器官出血的孕产妇等。
(2)脑栓塞或有可能患脑栓塞的患者。
(3)伴有严重意识障碍的严重梗死患者。
(4)对本品成分过敏的患者。
(5)下列患者慎用
1)有出血可能的患者:消化道溃疡、内脏肿瘤、消化道憩室炎、大肠炎、亚急性感染性心内膜炎、近期有脑出血史的患者,血小板减少的患者,重症高血压和严重糖尿病患者。

2）正在使用抗凝剂、具有抑制血小板聚集作用的抑制剂、溶栓剂或有降低血纤维蛋白原作用的酶抑制剂的患者。

3）严重肝功能障碍患者。

五、重要注意事项

（1）应严格进行出凝血功能监测、CT 检查及充分的临床观察，有出血时，应立即终止给药。

（2）在必须与抗凝剂、血小板聚集抑制剂、溶栓剂等合用时，需十分谨慎，注意减少剂量，并进行严密的临床监测（出血症状）。

（李　宓）

参 考 文 献

龚德华，季大玺，徐斌，等. 2000. 在严重出血倾向危重患者应用枸橼酸抗凝进行连续性静脉-静脉血液滤过治疗. 肾脏病与透析肾移植杂志，11（6）：510.

季大玺，龚德华，谢红浪，等. 2002. 枸橼酸抗凝在连续性静脉-静脉血液滤过中的应用. 肾脏病与透析肾移植杂志，11（2）：101.

栾秀姝. 2003. 肝素诱导的血小板减少症. 中国体外循环杂志，1：119-121.

杨楠，彭民，步怀恩，等. 2013. 枸橼酸钠用于连续性血液净化抗凝治疗的 Meta 分析. 中华肾脏病杂志，6（29）：460.

Abramson S，Niles J L. 1999. Anticoagulation in continuous renal replacement therapy. Curr Opin Nephrol Hypertens，8：701.

Alappa R，Perazella M A，Buller G K. 1996. Hyperkalemia in hospitalized patients treated with trimethoprim sulfamethoxazole. Ann Intern Med，124（3）：316.

Amiral J，Marfaing-Koka A，Wolf M，et al. 1996. Presence of autoantibodies to interleukin-8 or neutrophil-activating peptide-2 in patients with heparin-associated thrombocytopenia. Blood，88：410-416.

Arepally G M，Mayer I M. 2001. Antibodies from patients with heparin-induced thrombocytopenia stimulate monocytic cells to express tissue factor and secrete interleukin-8. Blood，98：1252-1254.

Aster R H. 1995. Heparin-induced thrombocytopenia and thrombosis. N Engl J Med，332（20）：1374.

Azukizawa S，Wasaki L，Kigoshi T，et al. 1988. Effect of heparin treatments in vivo and in vitro on adrenal angiotensin Ⅱ receptors and angiotensin Ⅱ-induced aldosterone production in rats. Acta Endocrinol，119（3）：367.

Azukizawa S，Wasaki L，Kihoshi T，et al. 1998. Effect of heparin treatments in vivo and in vitro on adrenal angiotensin Ⅱ receptors and angiotensin Ⅱ-induced aldosterone production in rats. Acta Endocrinol，119（3）：367.

Bartholonew J R. 2005. Transition to an oral anticoagulant in patients with heparin-induced thrombocytopenia. Chest，127：S27-S34.

Blank M，Shoenfeld Y，Tavor S，et al. 2002. Anti-platelet factor4/heparin antibodies from patients with heparin-induced thrombocytopenia provoke direct activation of microvascular endothelial cells. Int Immunol，14：121-129.

Bunchman T E，Maxvold N J，Barnett J，et al. 2002. Pediatric hemofiltration：Normocarb dialysate solution with citrate anticoagulation. Pediatr Nephrol，17：150.

Burgess J K，Lindeman R，Chesterman C N，et al. 1995. Single amino acid mutation of Fc gamma receptor is associated with the development of heparin-induced thrombocytopenia. Br J Haematol，91：761.

Bush R L，Lin P H，Lumsden A B. 2002. Image of the month.Heparin-induced thrombocytopenia：stop all heparin therapy and treat with lepirudin. Arch Surg，137（2）：221.

Cabutti L，Marone C，Colucci G，et al. 2002. Citrate anticoagulation in continuous venovenous hemodiafiltration: a metabolic challenge. Intensive Care Med, 28: 1419.

Cancio L C, Cohen D J. 1998. Heparin-induced thrombocytopenia and thrombosis. J Am Coll Surg, 186 (1): 76-91.

Carrier M, Knoll G A, Fergusson D, et al. 2007. The prevalence of antibodies to the platelet factor 4-heparin complex and association with venous access thrombosis in patients on chronic hemodialysis. Thromb Res, 120: 215-220.

Carrier M, Rodger M A, Fergussson D, et al. 2008. Increased mortality in hemodialysis patients having specific antibodies to the platelet factoe 4-heparin complex. Kidney Int, 73: 213-219.

Cines D B, Rauova L, Arepally G, et al. 2007. Heparin-induced thrombocytopenia: an autoimmune disorder regulated through dynamic autoantigen assembly/disassembly. J Clin Apher, 22: 31-36.

Dager W E, White R H. 2002. Treatment of heparin-induced thrombocytopenia. Ann Pharmacother, 36 (3): 489.

de Valk H W, Banga J D, Wester J W, et al. 1995. Comparing subcutaneous danaparoid with intravenous unfractionated heparin for the treatment of venous thromboembolism. Ann Interm Med, 123 (1): 1-9.

Dhondt A, Vanholder R, Tielemans C, et al. 2000. Effect of regional citrate anticoagulation on leukopenia, complement activation, and expression of leukocyte surface molecules during hemodialysis with unmodified cellulose membranes. Nephron, 85: 334.

Dogra G K, Herson H, Hutchison B, et al. 2002. Prevention of tunneled hemodialysis cather-related infections using cather-restricted filling with Gentamicin and citrate: a randomized controlled study. J Am Soc Nephrol, 13: 2113.

Eika C, Codal H C, Lake K, et al. 1980. Low incidence of thrombocytopenia during treatment with hog mucosa and beef lung heparin. Scand Haematol, 25: 19-24.

Gong D H, Ji D X, Xie H L, et al. 2002. Trisodium citrate combined with low dosage of low molecular weight heparin anticoagulation in continuous venovenous hemofiltration. Blood Purif, 20: 313.

Gong D H, Ji D X, Xu B, et al. 2003. Regional citrate anticoagulation in critically ill patients during continuous blood purification. Chin Med J, 116 (3): 360.

Gonzaiez Martin G, Diaz molinas M S, Martinez A M, et al. 1991. Hepar-ininduced hyprerkalemia a prospective study. Int J Clin Pharmacol Ther Toxicol, 29: 446.

Imai T, Hirata Y, Emori T, et al. 1993. Heparin has an inhibitory effect on endothelin-1 synthesis and release by endothelial cells. Hypertension, 21 (3): 353.

Janssen M J, Huijgens P C, Bouman A A, et al. 1993. Citrate versus heparin anticoagulation in chronic hemodialysis patients. Nephrol Dial Transplant, 8: 1228.

Kelto J G, Smit J W, Warkentin T E, et al. 1994. Immunoglobulin from patients with heparin-induced thrombocytopenia binds to a complex of heparin and platelet factor 4. Blood, 83 (11): 3232.

Kelton J G. 2005. The pathophysiology of heparin-induced thrombocytopenia: biological basis for treatment. Chest, 127: S9-S20.

Kutsogiannis D J, Mayers I, Chin W D, et al. 2000. Regional citrate anticoagulation in continuous venovenous hemodiafiltration. Am J Kidney Dis, 35 (5): 802.

Lee E Y, Hwang K Y, Yang J O, et al. 2003. Anti-heparin-platelet factor 4 antibody is a risk factor for vascular access obstruction in patients undergoing hemodialysis. J Korean Med Sci, 18 (1): 69-72.

Liu C Y, Battaglia M, Lee S H, et al. 2005. Platelet factor 4 differentially modulates CD4$^+$CD25$^+$ (regulatory) versus CD4$^+$CD25$^-$ (nonregulatory) T cell. J Immuno, 174: 2680-2686.

Mandal A K, Lyden T W, Saklayen M G. 1995. Heparin lowers blood pressure: biological and clinical perspectives. Kidney Int, 47 (4): 1017.

Mehta R L, McDonald B R, Aguilar M M, et al. 1990. Regional citrate anticoagulation for continuous arteriovenous hemodialysis in critically ill patients. Kidney Int, 38: 976.

Meier-Kriesche H U, Gitomer J, Finkel K W, et al. 2001. Increased total to ionized calcium ration during continuous venovenous hemodialysis with regional citrate anticoagulation. Crit Care Med, 29 (4): 748.

Menajovsky L B. 2005. Heparin-induced thrombocytopenia: clinical manifestations and management strategies. Am J Med, 118:

S21-S30.

Moledina M, Chakir M, Gandhi P J. 2001. A synopsis of the clinical uses of argatroban. J Thromb Thrombolysis, 12 (2): 141.

Monreal M, Lafoz E, Salvador R, et al. 1989. Adverse effects of three different for ms of heparin therapy: thrombocytopenia, increased transaminases, and hyperkalemia. Eur J Clin Pharmacol, 37 (3): 415.

Mortita Y, Johnson R W, Dorn R E, et al. 1961. Regional anticoagulation during hemodialysis using citrate. Am J Med Sci, 242: 32.

Mureebe B, Richard M D, Coats D, et al. 2004. Heparin-associated antiplatelet antibodies increase morbidity and mortality in hemodialysis patients. Surgery, 136: 848-853.

Murray P T, Reddy B V, Grossman E J, et al. 2004. A prospective comparison of three argatroban treatment regimens during hemodialysis in end-stage renal disease. Kidney Int, 66 (6): 2446-2453.

Newman P M, Chong B H. 2000. Heparin-induced thrombocytopenia: new evidence for the dynamic binding of purified anti-PF4-heparin antibodies to platelets and the resultant platelet activation. Blood, 96: 182-187.

Nowak M A, Campbell T E. 1997. Profound hypercalcemia in continuous venovenous hemofiltration dialysis with trisodium citrate anticoagulation and hepatic failure. Clin Chem., 43 (2): 412.

Oster J R, Singer I, Fishman L M, et al. 1995. Heparin-induced aldosterone suppression and hyerkalemia. Am J Med, 98 (6): 575-586.

Palsson R, Niles J L. 1999. Regional citrate anticoagulation in continuous venovenous hemofiltration in critically ill patients with a high risk of bleeding. Kidney Int, 55: 1991.

Pena de la Vega L, Miller R S, Benda M M, et al. 2005. Association of hepain-dependent antibodies and adverse outcomes in hemodialysis patients: a population-based study. Mayo Clin Proc, 80: 995-1000.

Pinnick R V, Wiegmann T B, Diederich D A. 1983. Regional citrate anticoagulation for hemodialysis in the patient at high risk for bleeding. N Engl J Med, 308 (5): 258.

Poncz M. 2005. Mechanistic basis of heparin-induced thrombocytopenia. Semin Thorac Cardiovasc Surg, 17: 73-79.

Rauova L, Poncz M, McKenzie S E, et al. 2005. Ultralarge complexes of PF4 and heparin are central to the pathogenesis of heparin-induced thrombocytopenia. Blood, 105: 131-138.

Schenk S, El-Banayosy A, Morshuis M, et al. 2007. IgG classification of anti-PF4/heparin antibodies to identify patients with heparin-induced thrombocytopenia during mechanical circulatory support. J Thromb Haemost, 5: 235-241.

Sheridar D, Carter C, Kelton J G. 1986. A diagnostic test for heparin-induced thrombocytopenia. J Blood, 67: 27-30.

Sramek V, Novak I, Matejovic M. 1998. Continuous venovenous hemodiafiltration (CVVHDF) with citrate anticoagulation in the treatment of a patient with acute renal failure, hypercalcemia, and thrombocytopenia. Intensive Care Med, 24: 262.

Stefanutti C, Giacomo S D, Caro M D, et al. 2001. DALI low-density lipoprotein apheresis in homozygous and heterozygous familial by percholes-terolesterolemic patients using low-dose citrate anticoagulation. Ther Apher, 5 (5): 364.

Tolwani A J, Campbell R C, Schenk M B, et al. 2001. Simplified citrate anticoagulation for continuous renal replacement therapy. Kidney Int, 60: 370.

van der Meulen J, Janssen M J, Langendijk P N, et al. 1992. Citrate anticoagulation and dialysis with reduced buffer content in chronic hemodialysis. Clin Nephrol, 37 (1): 36-41.

Warkentin T E, Greinacher A. 2004. Heparin-induced thrombocytopenia: recognition, treatment, and prevention: the Seventh ACCP Conference on Antithrombotic and Thrombolytic Therapy. Chest, 126: S311-S337.

Warkentin T E, Levine N M, Hirsh J, et al. 1995. Heparin-induced thrombocytopenia in patients treated with low-molecular- weight heparin or unfractionated heparin. N Engl Med, 332 (20): 1330.

Warkentin T E. 2002. Platelet count monitoring and laboratory testing for heparin-induced thrombocytopenia. Arch Pathol Lab Med, 126: 1415-1423.

Warkentin T E. 2006. Think of HIT when thrombosis follows heparin. Chest, 130 (3): 631-632.

第二篇　血液透析患者器官系统并发症

第五章　血液透析心血管系统并发症

第一节　血液透析高血压

高血压在血液透析患者中具有很高的发病率（约 80%），美国肾脏资料系统在第一轮透析发病率与病死率调查中分析了 5369 例透析患者，其透析前平均血压是 149/79mmHg，63% 的患者患有高血压，其中 27%、25% 和 11% 的患者分别患有 1、2、3 期高血压。不同病因终末期肾病（ESRD）患者高血压发生率见表 5-1。慢性血液透析的患者高血压很普遍，而且不易控制。高血压与左室肥厚危险性增高、冠脉疾病、充血性心力衰竭、脑血管并发症和病死率有关，其中高血压是血液透析患者脑实质损害的早期原因，血液透析患者多发性脑萎缩的程度与透前血压值、高血压持续时间有显著相关性。现仅就血液透析患者高血压的发病机制、治疗问题综述如下。

表 5-1　不同病因终末期肾病患者高血压发生率

肾疾病类型	高血压发生率（%）
慢性肾小球疾病	
局灶性肾小球硬化	75～80
膜增生性肾炎	70～75
糖尿病肾病	70～80
膜性肾病	40～50
系膜增生性肾炎	35～40
IgA 肾病	
肾脏/系统性淀粉样变性	10
成人多发性肾囊肿	60～70
慢性间质性肾炎	25～30
肾血管疾病	85～90
高血压	100
肾硬化	90～100

一、发病机制

（一）容量负荷

长期接受血液透析治疗的患者，其高血压的发病机制是多因素的。其中高血容量仍被认为是起主要作用的因素。约 50% 的血液透析患者其高血压在一定程度上为容量依赖性，这些患者血浆肾素活性较低或正常。尿毒症患者由于少尿或无尿致体内钠水潴留，可交换钠增多，细胞外液容量扩张，心排血量增加，继而外周血管阻力升高，从而发生高血压。容量依赖性高血压更多见于透析间期体重增加显著的患者。Dionisio 等应用非创伤性生物电阻抗分析法测定血液透析患者体内总液体含量（TBW）（可较为精确地评价患者体内的水化状态），并与 24 小时血压变化相对照，发现两者间具有明显的相关性。但是，在透析过程中，约 34% 的患者血压并不下降，甚至有 16% 的患者血压较透析前有所升高，并且 15%～20% 的血液透析患者在达到"干体重"时，血压仍维持于较高水平。Savage 等亦发现透析间期体重增长与血压升高间无相关性。以上研究结果提示，在这些患者中，血容量增加不是其高血压发生的主要机制。另外，Luikt 等研究发现，在较多数患者（7/10）中透析间期液体负荷量增加 3L，不致引起血压进一步升高。对此，有学者认为，从血流动力学观点出发，仅在血管张力不能对增加的血容量进行相应调节时，容量负荷才会引起血压增高。

容量负荷使血管阻力增加有多种途径：①奎巴因样 Na^+-K^+-ATP 酶抑制剂释放，使细胞内钠和 Ca^{2+} 水平增高。②血管对内源性升压物质敏感性增强及自我调节作用。③贫血和动静脉内瘘的影响。④原有高血压对容量负荷的高敏感性。

（二）肾素-血管紧张素-醛固酮系统

少数患者随着透析脱水血压进一步升高，这些患者血浆肾素活性常处于高水平。一般认为是由于脱水引起肾动脉灌注压下降，刺激球旁细胞致肾素分泌增加。另外，正常情况下，水钠潴留可致肾素-血管紧张素-醛固酮系统（RAAS）活性下降，但在部分尿毒症患者（5%～10%）却存在着容量-肾素失衡，即 RAAS 活性不适当地增强，其中血管紧张素Ⅱ（AⅡ），通过直接收缩血管及对中枢和动脉交感神经的兴奋作用等机制，引起外周血管阻力增加，并通过直接作用及刺激醛固酮合成的间接作用，增加肾小管对钠的重吸收，从而产生钠潴留、容量扩张、心排血量增加致血压升高。

（三）交感神经活性增强

终末期肾病高血压患者交感神经（SNS）活性增高，血浆去甲肾上腺素（NE）水平升高。研究证实，SNS 传入信号可能来源于肾脏。肾组织中有许多化学感受器和压力感受器，而肾脏传入神经在中枢神经系统的直接或间接投射区正好位于血压调节区。证据显示，慢性肾衰竭交感神经高敏感性与高血压有关，病肾输入神经信号至中枢交感神经核，这样促进了高血压的发展与维持。病肾切除后这些冲动消失，因此可以解释血压同时降低的原因。

（四）内源性洋地黄类物质增加

内源性洋地黄类物质酷似喹巴因，可能与慢性肾衰竭患者钠敏感、低肾素性高血压有关。内源性洋地黄类物质可能产生于下丘脑或肾上腺皮质，能减少肾脏钠重吸收，Ca^{2+} 外流受抑制，平滑肌钙浓度增加，血管张力增高。

（五）血管活性物质

内皮细胞具有强大的内分泌活性，可释放多种血管活性物质，如 NO、内皮素（ET）、依前列醇和内皮衍生超极化因子（EDHF）等。NO 具有强大的扩张血管和抑制细胞增生、移行的作用，并能对抗动脉粥样硬化和血栓形成。抑制血液透析患者 NO 合成的一个原因是细胞基底缺乏，用尿毒症患者血液透析前的血清培养血管内皮细胞，经过 7 日孵化后，观察到由于基底缺乏导致 L-精氨酸转运受阻，内皮 NO 合成活动减少，故引起尿毒症患者的血压升高。抑制 NO 合成的另一个原因是尿毒症患者血浆非对称性二甲基精氨酸（ADMA）水平增高。实验证明，慢性肾衰竭患者对称性二甲基精氨酸（SDMA）浓度也显著升高，不仅是 ADMA，SDMA 也可能参与了高血压的发生，肾内 SDMA 和精氨酸的再吸收竞争，可以由甲基精氨酸/精氨酸变化看出，血液透析不利于甲基精氨酸的长期清除。

ET 则有血管收缩和促细胞增生活性。有研究证实，部分患者 ET-1 水平与高血压相关（但非全部患者）。肾脏是内皮素-1（ET-1）的主要代谢部位，肾功能损害时清除减少、半衰期延长，血浆水平增高，导致高血压。内髓集合管处的 ET-1 水平降低，抑制钠和水重吸收的作用被减弱，可能与受体数量或敏感性改变有关。血液透析时随着血液超滤量不断增加，高血压患者血浆 ET-1 增加，如果血液透析时血液不进行超滤，则 ET-1 也不变。血压正常的患者 ET-1 水平与血液超滤与否无关。高血压患者血液超滤时血容量减少与 ET-1 变化有关。高血压患者血液超滤时平均动脉压降低，继之行等容血液透析时血压有增高的趋势。血压正常的患者血液超滤时平均动脉压降低，而后行等容血液透析时保持较低的水平。患有高血压的血液透析患者血液透析时 ET-1 释放，可能为容量减少、刺激交感神经兴奋导致了血液透析患者高血压。

（六）促红细胞生成素

近年来，随着重组人促红细胞生成素（rHuEPO）在常规血液透析患者中的使用，其对血压的影响引起了广泛关注。接受 rHuEPO 治疗的血液透析患者，30%～70%发生高血压或原有高血压加重，并且夜间血压升高的幅度大于白天升高的幅度。其发生被认为与外周血管阻力升高有关。传统认为 rHuEPO 治疗后血细胞比容（Hct）扩张，引起血液黏稠度增加，并且消除了低氧血症致血管扩张的作用，故而外周血管阻力增加、血压升高。但是，由于贫血的纠正常伴有心率减慢，心排血量减低，有可能抵消血管阻力升高的作用。并且，一些临床研究表明，在不伴有 Hct 增高的情况下，rHuEPO 仍有升高血压的作用。Kaupke 等亦发现，rHuEPO 治疗中 Hct 自 30%升高到 33%并未引起血压的升高，故 Hct 的升高并非 rHuEPO 致高血压的主要因素。一些学者尚证明，rHuEPO 治疗前后血浆儿茶酚胺、肾素、AT II、心钠素水平无明显变化。近来一些研究提示，rHuEPO 治疗可引起血浆内皮源性血管收缩因子（如内皮素-1）水平增高，以及内皮-依赖性血管扩张作用减低，从而致外周血管阻力增加，血压升高。目前已克隆出内皮素（ET）受体，并制备出 ET 拮抗剂，为进一步研究 ET 致高血压的病理生理机制提供了条件。另外，Schiffl 等的研究发现，应用 rHuEPO 治疗 12 周后患者血小板内钙离子水平明显升高［由（120±8）mmol/L 升高到（179±15）mmol/L］，其升高水平与血压水平间存在正相关（$\gamma=0.9$，$P<0.001$），抗高血压治疗在降低血压的同时亦使血小板内 Ca^{2+} 水平降至正常［（128±6）mmol/L］。此研究提示，rHuEPO 治疗引起的高血压可能与细胞内 Ca^{2+} 的平均改变有关。

（七）铁负荷增加

非肾病患者血清铁降低与 LDL 氧化减少、血 HDL 增加有关，献血员发生心血管事件和动脉粥样硬化显著减少。铁缺乏患者对氧基介导损伤的抵抗增强，有血色素沉积症（hemochromatosis）的患者心肌功能异常者多见，提示铁过量可以增加一般人群中心血管疾病（CVD）的危险性。在终末期肾病中补铁是很常见的，特别在长期血液透析的患者，铁因可使 LDL 氧化和内皮功能受损从而增加了心血管疾病的危险性。Kalantar-Zadeh 认为，血清铁蛋白是血液透析患病率和死亡率增高的危险指标之一，铁蛋白＞500μg/L 引起住院和死亡的相对危险是 2.7。大剂量静脉补铁较口服补铁增加了住院和死亡的危险。尽管证据有限，铁负荷可能是增加终末期肾病中心血管疾病的危险因子之一。基于非终末期肾病患者的经验，考虑到铁负荷的免疫抑制作用，建议控制血清铁蛋白＜500μg/L。

（八）高同型半胱氨酸血症

在慢性肾衰竭，当 GFR＞70ml/min 时，高同型半胱氨酸（Hcy）即可出现，在终末期肾病中，80%～90%的患者有轻到中度的高同型半胱氨酸血症，可能机制为：肾排泄降低，肾脏对其代谢降低，尿毒症毒素抑制了与 Hcy 代谢有关的酶。Hcy 可以损伤内皮细胞和促进系膜细胞增生，促进血小板聚集，激活 V、X、XII 因子，引起蛋白酶 C 和血栓调节素活性下降，促进组织前纤维蛋白与内皮细胞受体 Annexin II 结合。Hcy 通过产生氧自由基如过氧化氢溶酶激活因子、超氧阴离子抑制 NO 合成或促进 NO 降解。Suliman 研究 117 例血液透析患者，高同型半胱氨酸血症是死亡率增加的独立预测指标，Bostom 发现高同型半胱氨酸血症是终末期肾病中动脉粥样硬化形成的独立危险因子。

超生理剂量的叶酸和维生素 B 治疗慢性肾衰竭中高 Hcy，可以降低 25%的水平，但超过 90%的患者 Hcy 仍＞12μmol/L。Perna 用 MTHF（5-methyltetrahydrofolate）治疗 14 例血液透析患者，Hcy 水平下降 70%，1/3 的患者 Hcy 水平降到正常。而 Bostom 对比 MTHF 和叶酸的疗效，认为两者无差别。肾移植后，随肾功能好转 Hcy 下降，但仍高于正常 2 倍，然而超生理剂量的叶酸和维生素 B 治疗要比在血液透析患者中的治疗有效。目前，在终末期肾病中无前瞻性研究表明，高 Hcy 是心血管疾病发生的独立危险因素，且无证据说明叶酸和维生素 B_{12} 对血液透析患者降低 Hcy 后可减少心脏事件的发生。

（九）甲状旁腺功能亢进

甲状旁腺功能亢（简称甲旁亢）进使细胞内 Ca^{2+} 水平增高而升高血压。研究发现，用维生素 D 控制甲旁亢，或切除甲状旁腺，均能使患者血压降低。有研究报道，活性 D_3 使 PTH、血小板内 Ca^{2+} 水平和平均动脉压下降，但研究样本较小。另一研究发现，甲状旁腺切除 9 个月后，平均血压和血钙水平下降之间具有相关性。Yokoyama 等发现低钙透析液促进了继发性甲旁亢（secondary hyperparathiyroidism，SHPT）的发展。

（十）肾血管病变

肾动脉狭窄可以导致高血压。另外，尿毒症相关大动脉结构变化（动脉内膜和其中层变厚、动脉钙化和不断加重的动脉硬化）引起动脉和颈动脉压力感受器反射功能的紊乱也参与了高血压的发生，常见的白天血压节律不正常可能与此种紊乱有关。

（十一）睡眠影响

进行血液透析治疗的 85%的尿毒症患者主诉有临床失眠或者亚临床睡眠失调。与下午血液透析的患者相比，上午血液透析的患者治疗后当天夜间睡眠显著减少，相对而言临床失眠的老年患者收缩压很难达到理想状态。

二、高血压的监测

必须准确测量血压，才能进行高血压诊断和治疗。尿毒症患者以其收缩压和脉压均升高为特征，由于这些患者存在的一些问题很独特，准确测量这些患者的血压十分困难。这些问题包括：透析间期体重增长、发生睡眠窒息伴发的夜间高血压及患者上肢有血管通路不能测量两侧上肢的血压。准确评价血压的问题还和缺乏标准的血压测量方法及 1/5 的患者发生"白大衣"现象有关。相关研究表明，各种血压测量方法的可重复性优劣依次为：家庭自测血压、动态血压监测和诊室血压。当家庭自测血压及动态血压监测难以实现时，透析治疗时测量的血压对这些患者的高血压预测具有十分重要的意义。

血液透析时评价患者血压的指标包括：透析前血压、透析后血压、透析中血压变化值、脉压及动态血压等。不同血压指标的意义有所不同，透析前、透析中、透析后高血压反映患者血容量过多；透析期间血压下降幅度大或频发低血压反映透析间期容量增加过多导致血液透析时超滤过快、心功能减退、自主神经功能紊乱等。一般情况下透析前血压最高，透析中血压逐渐下降，透析结束时血压最低。透析后随着体内容量潴留增加，血压逐渐升高，直至下次透析前达到最高。部分患者出现透析中血压升高，通常将血液透析后收缩压较透前升高 10mmHg 或以上定义为血液透析中高血压。研究发现，与血液透析期间收缩压下降＞10mmHg 的患者相比，血液透析期间收缩压升高＞10mmHg 的患者，2 年死亡风险明显升高。血液透析中收缩压改变（透析后收缩压－透析前收缩压）与全因死亡呈"U"形关系。透析后收缩压较透析前下降 30mmHg 以内的患者预后较好。平均动脉压低于99mmHg 的患者与那些血压较高的患者相比可以生存得更好。

为期 2 周的平均透前血压＞160/90mmHg 或透后血压＞140/80mmHg 至少对诊断高血压具有 80%的敏感性。应不断提高透析室的血压测量技术，对多个血压值进行平均，包括测量透后20 分钟的血压。透析患者的理想血压与普通患者没有差别。透前收缩压和舒张压尤其重要。

三、高血压的治疗

（一）控制水盐摄入

治疗终末期肾病高血压首先要调整水、盐摄入量，达到干体重。资料表明，80%～90%的患者经充分透析达到干体重后，血压可降至正常或易于控制。每日摄入 3g 食盐，可控制透析间期体重增长、增强透析耐受性和控制血压。目前普遍存在透析间期体重增长过多的情况，适当地限制盐的摄入量有助于控制体重的增长，但有悖于营养原则，故还要依赖透析超滤脱水。

（二）正确评估干体重

正确评估干体重，评估干体重是很棘手的实际问题。干体重有三种定义：①患者不仅没有水肿，而且体内钠、水含量或其他重要组分的含量均降再低一点就会发生低血压时的体重；②透析后使患者坐位血压正常，但不会发生直立性低血压时的体重；③透析后血压正常，直至下次透析也无须服用降压药的体重。

应用生物电阻抗体积描记、上腔静脉宽度、血细胞比容和测定精氨酸血管加压素（AVP）等确定总体水量的方法，常常仅限于科研工作。临床上可根据患者的体征、血压、X 线胸片及血和容量变化的关系来估计干体重。有多余细胞外容量（ECV）的所有患者患有高血压，但是并不是所有的高血压患者有多余的细胞外容量，所以容量变化与血压并非绝对相关。

（三）治疗目标

降压治疗可以使肥厚的左心室恢复至正常水平，而后者为影响血液透析患者死亡率的重要因素。但是，到目前为止，尽管降压药物的广泛应用，部分透析患者的高血压仍然未能很好地控制。什么是血液透析患者理想的血压控制水平，目前尚无定论。有研究表明，平均动脉压<90mmHg 可显著提高血液透析患者的生存率。但对于伴缺血性心肌病尤其是患糖尿病性心肌病的血液透析患者，舒张压<85mmHg 却明显增加其死亡率。对于有充血性心力衰竭倾向的患者，舒张压维持于 90～100mmHg 对其心功能有益。

（四）合理使用降压药

当透析脱水已达"干体重"而舒张压仍>99mmHg，以及舒张压在 90～99mmHg 同时伴有贫血并应用 rHuEPO 治疗，或伴有左室肥厚（LVH）者，均应接受降压药物治疗。另外，对于舒张压<90mmHg 同时伴有左室肥厚者也建议应用药物治疗。对于容量依赖性高血压，即使透后血压正常，随着透析间期液体负荷的增加，其血压会逐渐回升至透前水平，故也需要适当应用降压药物治疗。

药物治疗的适应证见表 5-2。治疗时，除了患者实际的血压读数还须考虑其他影响因素，如为纠正贫血应用促红细胞生成素，以及存在左室肥厚等。有充血性心力衰竭倾向的患者，当舒张压在 90～100mmHg 时，可以给予减轻后负荷治疗。

表 5-2　对透析患者进行药物治疗的指征

定义：

高血压：当患者处于"干体重"时，透析前 MAP>106mmHg（140/90mmHg）

"干体重"时，透析前 MAP=98～106mmHg，且患者有贫血，有规律地接受促红细胞生成素治疗或患者 LVH

建议进行药物治疗的指征：

"干体重"时，透析前 MAP=98～106mmHg，且患者已接受促红细胞生成素治疗，不存在贫血，无 LVH
"干体重"时，透析前 MAP>98mmHg，且患者有 LVH

注：MAP，平均动脉压；LVH，左室肥厚。

1. 钙通道阻滞剂

这类药物常用于治疗容量抵抗的高血压透析患者，其中最常用的是二氢吡啶类药物。早期的一项用药后研究认为，使用大剂量的短效二氢吡啶类药物——硝苯地平，可以使高血压人群的死亡率升高（Furberg，1995）。这一发现可以用"指数偏差"来解释（应用钙通道阻滞剂治疗高血压可能取决于与冠心病有关的多种因素），而且国际高血压学会特别委员会总结说："没有证据证明钙离子拮抗剂对于严重冠心病事件的危险存在有益或有害的影响。"这些药物治疗透析患者的高血压是有效的，而且最近的证据表明，钙离子拮抗剂可以减少非透析患者心血管事件的发生率，并降低死亡率（INSIGHT 和 NORDIL 研究组报告），欧洲高血压学会第 10 次会议指出（2000 年 6 月），对容量依赖型高血压的透析患者应用钙离子拮抗剂时，应选用长效制剂。

维拉帕米（verapamil）可以引起心脏传导问题、心脏搏动缓慢和便秘。钙通道阻滞剂与 β-肾上腺素受体阻滞剂联合应用时要注意有引起充血性心力衰竭的危险。钙通道阻滞剂的其他不良反应还有：踝部水肿、头痛、脸红、心悸和低血压。钙通道阻滞剂主要通过肝脏排泄，对于慢性肾衰竭患者和透析患者，它们的药动学曲线没有变化，用药剂量不需要调整。

2. 抗交感神经药物

常用的抗交感神经药物有甲基多巴（methyldopa）、可乐定（clonidine）、胍那苄（guanabenz）等。多数透析患者的交感神经活性增高，应用中枢抗交感神经药物，通过刺激脑干 α 肾上腺素能受体，抑制交感神经信号的传出，是有效的。

抗交感神经药物的不良反应包括：镇定作用、口干、抑郁和直立性低血压，其中直立性低血压可能是透析患者的一个应该特殊注意的问题。甲基多巴可以导致肝细胞的损伤，引起直接或间接 Coombs 试验阳性，干扰交叉配血试验结果。可乐定如果突然停药可以导致高血压反弹。胍那苄和胍法辛（guanfacine）较少引起高血压反弹，但价格比较昂贵。

甲基多巴、可乐定和胍法辛多数通过肾脏排泄，使用时需减少剂量。甲基多巴在一定程度上可经血液透析排出。胍那苄经肝脏代谢，肾衰竭患者使用时不需要调整剂量。

3. β 受体阻滞剂和 α 受体阻滞剂

外周肾上腺素能受体阻滞剂（β 受体阻滞剂、α/β 受体阻滞剂和 α 受体阻滞剂）用于治疗透析患者的高血压是有效的，因为这种药物可以降低血浆肾素活性。而且，已经证实很多 β 受体阻滞剂对于心肌缺血或心肌梗死有心脏保护作用。Packer 认为卡维地洛（carvedilol）是一种 α/β 受体阻滞剂，它可降低心力衰竭患者的发病率和死亡率。

药物不良反应：

（1）α 受体阻滞剂可引起直立性低血压。哌唑嗪可引起首剂晕厥，所以第 1 次用药应在睡眠时使用。

（2）β 受体阻滞剂的不良反应发生率较高，如困倦、无力和抑郁；有肺水肿或哮喘倾向的患者应慎用 β 受体阻滞剂，已应用钙通道阻滞剂的患者也要慎用 β 受体阻滞剂；β 受体阻滞剂对脂代谢有影响；它们还影响细胞对钾的摄取，因此有使血钾水平升高的倾向；它们能够掩饰低血糖的症状，并加重胰岛素引起的低血糖；可以引起心动过缓，干扰由于血容量不足引起的反射性心动过速。

Gottdiner 认为，对于轻到中度的原发性高血压，β 受体阻滞剂在减轻左室肥厚方面，其功效与 ACE 抑制剂相似，比钙通道阻滞剂和 α 受体拮抗剂更有效。

水溶性的 β 受体阻滞剂，如阿替洛尔（atenolol）和纳多洛尔（corgard）主要通过肾脏排泄，用于治疗肾衰竭患者时需减少剂量。阿替洛尔和纳多洛尔可以通过血液透析排出，透析后如血压升高应适当补充剂量，透析患者应用此药的推荐剂量如下（表 5-3）。

表 5-3　用于透析患者的抗高血压药物：剂量和透析清除情况

药物	每片剂量（mg）	用于透析患者的初始剂量（mg）	用于透析患者的维持剂量（mg）	血液透析中可否清除	经肾脏排泄的比例（%）	ESRD 患者处方剂量占正常剂量比例（%）
钙拮抗剂						
氨氯地平	5	5，qd	5，qd	不可清除	<10%	100%
地尔硫䓬	120，180	120，qd	120～300，qd	不可清除	<4%	100%
缓释剂						
非洛地平	5，10	5，qd	5～10，qd	不可清除	<0.5%	100%
依拉地平	5	5，qd	5～10，qd	不可清除	0	100%
硝苯地平	30，60	30，qd	30～60，qd	不可清除	<1%	100%
维拉帕米	40，80，120	40，bid	40～120，bid	不可清除	3%～4%	100%
ACE 抑制剂						
卡托普利	25，50	12.5，qd	25～50，qd	可清除[a]	80%	8%～16%
依那普利	2.5，5，10，20	2.5，qd	2.5～10，qd	可清除[a]	100%	33%～50%
		或 qod	或 qod	可清除[a]	(enalaprilat)	
福辛普利	10，20	10，qd	10～20，qd	可清除[a]	75%	50%～100%
赖诺普利	5，10，20，40	2.5，qd	2.5～10，qd	可清除[a]	100%	25%～50%
		或 qod	或 qod	可清除[a]		
培哚普利	4	2，qod	2，qod	可清除[a]	60%～70%	10%/avoid
雷米普利	1，25，2.5，5，10	2.5～10，ad	2.5～10，ad	可清除[a]		33%～66%
β 受体阻滞剂						
醋丁洛安	200，400	200，qd	200～300	可清除[a]	15%～30%	33%～50%
阿替洛尔	50，100	25，qd	25～50	可清除[a]	75%～85%	25%～50%
卡维地洛	5	5，qd	5	可清除[a]	<5%	100%
美托洛尔	50，100	50，bid	500～100，bid	可清除[a]	5%～10%	100%
纳多洛尔	20，40，80，120，160	40，qod	40～120，qod	可清除[a]	60%～75%	25%
吲哚洛尔	5，10	5，bid	50～30，bid	可清除[a]	36%～39%	100%
普萘洛尔	10，40，80	40，bid	40～80，bid	可清除[a]	忽略不计	100%
肾上腺素能调节剂						
可乐定	0.1，0.2，0.3	0.1，bid	0.1～0.3，bid	不可清除	40%～70%	50%～75%
可乐定（TTS）补充剂	0.2	0.2，每周 1 次	0.2，每周 1 次	不可清除	40%～70%	100%
胍那苄	4，8	4，bid	4～8，bid	不可清除	<1%	100%

续表

药物	每片剂量（mg）	用于透析患者的初始剂量（mg）	用于透析患者的维持剂量（mg）	血液透析中可否清除	经肾脏排泄的比例（%）	ESRD 患者处方剂量占正常剂量比例（%）
胍法辛	1, 2	1, qod	1~2, qd	不可清除	24%~73%	100%
柳胺苄心定	100, 200, 300	200, bid	200~400, bid	不可清除	<5%	100%
哌唑嗪	1, 2, 5	1, bid	1~10, bid	不可清除	<10%	100%
西喹唑嗪	1, 2, 5	1, bid	1~10, bid	不可清除	10%~15%	100%
血管扩张剂						
肼屈嗪	10, 25, 50, 100	25, bid	50, bid	不可清除	<10%	100%
米诺地尔	2.5, 10	2.5, bid	50~30, bid	可清除 [a]	12%~20%	50%
血管紧张素Ⅱ拮抗剂						
氯沙坦	50	50, qd	50, qd	不可清除	<13%	100%
坎地沙坦	4, 8, 16, 32	16, qd	4~32, qd	不可清除	50%	50%

注：a，应建立服药时间，被血液透析清除的药物可在透析后服药。实际上表中所列药物在持续性非卧床腹膜透析过程中是没有被清除的。ESRD，终末期肾病。

4. ACE 抑制剂

机体对 ACE 抑制剂有良好的耐受性。透析患者的前激肽释放酶水平低，而 ACE 水平高，因此将 ACE 抑制剂用于透析患者是有效的。部分透析患者的血浆肾素活性水平明显升高，部分血容量扩张的患者血浆肾素活性被抑制。血管紧张素Ⅱ参与左室肥厚的形成，London 研究发现，在透析患者中应用 ACE 抑制剂——培哚普利（perindopril）治疗高血压可以逆转左室肥厚，相反，钙拮抗剂——尼群地平（nitrendipine）没有这个作用。Ligtenberg 研究发现，ACE 抑制剂还可以逆转与慢性肾衰竭有关的肌肉交感神经活性的增高，而氨氯地平（amlodipine）无此作用。

ACE 抑制剂已成功地用于治疗有充血性心力衰竭的患者。某些透析患者的极度干渴和透析间期体重增长过大，与血浆血管紧张素Ⅱ水平高有关。有报道用依那普利治疗，可以减轻口渴程度并减少透析间期体重增长，但是这种作用很小，对临床实际没有什么帮助。

ACE 抑制剂可抑制激肽酶从而抑制缓激肽的降解，可引起透析中过敏反应。特别在使用 AN69 透析膜时过敏反应发生率较高，因为 AN69 膜带有负电荷，它能使血浆中缓激肽的形成增多。但是，与 ACE 抑制剂有关的过敏反应，在应用非 AN69 膜，而且进行透析器复用的透析患者中也有报道（Brunet et al.，1992），因为 ACE 抑制剂干扰缓激肽的降解，可以通过几种不同的机制引起机体对透析器的过敏反应增强。ACE 抑制剂和 β 受体阻滞剂的联合应用可以加重过敏反应，而且此时应用肾上腺素也难以纠正。

ACE 抑制剂用于透析患者时其他方面的缺点包括：高钾血症、咳嗽、皮疹、味觉的改变，以及很少发生的粒系白细胞缺乏症。ACE 抑制剂的另一个可疑不良反应是，加重贫血和引起机体促红细胞生成素抵抗，但最近的一项前瞻性交叉性研究没能证实这一点（Abu-Alfa et al.，1997）。很多 ACE 抑制剂的半衰期（或它们活性代谢产物的半衰期）在肾衰竭时延长，所以肾衰竭患者一般需要减少药物剂量。透析患者的用药剂量见表 5-3。

5. 血管紧张素 II 受体拮抗剂

氯沙坦（losartan）是这新的一类抗高血压药物中的第一个药物。对于透析患者，氯沙坦的药效与 ACE 抑制剂相似。该药主要经肝脏代谢，因此不需调整用药剂量。

6. 血管扩张药

常用药物是肼屈嗪（hydralazine）、米诺地尔（minoxidil）。血管扩张药属二线降压药。由于血管扩张药有引起反射性心动过速的可能，所以它们通常需要与抗交感神经药物或 β 受体阻滞剂合用。

肼屈嗪有效且廉价，但必须与 β 受体阻滞剂或中枢抗交感神经药物合用。肼屈嗪的剂量超过每日 200mg 时，可引起狼疮样综合征。用于透析患者时，由于它的活性代谢产物经肾脏的排出减少，其允许应用的最大剂量应减少。

米诺地尔一般用来治疗高血压抵抗。其不良反应主要是引起反射性心动过速，包括心悸、头昏眼花及心绞痛加重。米诺地尔与心包炎有关，而且有发生多毛症的危险，通常避免用于女性患者。

（五）高血压急症及恶性高血压

高血压危象目前在透析患者中并不常见。所谓"高血压急症"是指患者的高血压如在数日内不控制，机体将处于一种严重的危险状况。高血压急症的定义是，动脉血压急剧升高，如持续数小时，将导致机体不可逆转的器官损伤（Isles，1994）。高血压脑病、高血压左心室衰竭、不稳定心绞痛或心肌梗死、高血压合并夹层主动脉瘤，以及脑出血或脑梗死，均属于高血压急症。恶性高血压被定义为，严重的高血压（舒张压通常＞130mmHg），合并双侧视网膜出血和渗出。有高血压危象者常被诊断为恶性高血压。

在高血压紧急状况时，理想的降压速度应在降压不充分与降压过快之间找到平衡。对于慢性高血压患者，由于大脑对血压的自动调节范围上调，此时如果降压过快，机体难以对血压的突然下降进行代偿，则有可能导致脑梗死和失明的发生。因此，对于高血压的治疗应避免不连贯的用药方式。短效硝苯地平（nifedipine），作为治疗严重高血压的一线药物，经常用于治疗透析高血压。目前一些报告证明，使用这种药物后，可出现心肌、脑和视网膜的缺血。长效硝苯地平制剂（或其他的长效钙离子拮抗剂）或可乐定，应替代硝苯地平作为一线治疗用药。如果患者已应用硝苯地平治疗，可加用一种 β 受体阻滞剂或一种 ACE 抑制剂或其他的降压药联合应用。如果口服药物治疗失败，可使用静脉用药。

高血压急症应使用静脉降压药治疗。硝普钠（sodium nitroprusside）持续静脉注射（初始剂量为每分钟 0.3～0.8μg/kg，最大剂量为每分钟 8μg/kg），对心力衰竭和夹层动脉瘤特别有效。使用硝普钠时要特别注意，因为它的毒性代谢物（硫氰酸盐）在肾衰竭时会滞留，每 48 小时应检测一次氰化物水平，此水平不应超过 10mg/dl。硫氰酸盐中毒的症状是恶心、呕吐、肌阵挛和癫痫发作。通常这种药物的静脉注射持续时间不超过 48 小时。硝普钠及其代谢产物均可通过透析清除。对没有心力衰竭、哮喘或心脏传导阻滞的高血压急症患者，可静脉注射柳胺苄心定（每分钟 2mg 至总量为 2mg/kg）。肼屈嗪（10～20mg）缓慢静脉注射，也是一个有良好效果的高血压急症选择用药，但是这种药物对于有缺血性心脏疾病的患者应避免应用。

糖尿病患者约占透析患者的 1/3。他们通常患有低肾素、容量依赖型的高血压。对于糖尿病患者，肾上腺素能受体阻滞剂可以加重自主神经病变引起的直立性低血压；可乐定可以引起透析后高血压；β 受体阻滞剂会掩盖低血糖的症状，或加重充血性心力衰竭；而单独应用血管扩张剂可引起心绞痛。对糖尿病高血压患者，可以几种药物联合使用，在反复摸索的基础上得到个体化治疗的理想配方。

（六）透析期间运动

透析期间的运动可减少抗高血压药物的应用，有氧运动作为非药物治疗对许多高血压患者有效，包括患有慢性肾衰竭的患者。透析治疗时进行固定的踏车运动 6 个月，结果表明，运动安全有效，减少了 36% 抗高血压药物，并且每位患者一年可节省 885 美元的花费。

（七）肾替代治疗

采用特殊的透析模式，如长而缓慢的血液透析、短时每日血液透析、夜间血液透析、血液透析滤过治疗，同时应用生物相容性好的膜材料的血液透析器，均有降低血压的效果。每日透析可将血压从（142±9）/（183±8）mmHg 降低到（130±25）/（79±9）mmHg，抗高血压药物减少 50%。大部分原发性糖尿病患者应用生物相容性膜较好的透析器进行血液透析滤过（HDF）治疗 6 周后，血压明显降低，这与非对称性甲基精氨酸（ADMA）清除及 ADMA 精氨酸的改变调节升高 NO 浓度有关。

（八）肾切除及肾动脉栓塞治疗

双侧肾脏切除术是治疗终末期肾病患者顽固性高血压的传统、有效的方法，近年来已基本为双肾动脉栓塞术所取代。单侧肾动脉栓塞可有效治疗终末期肾病顽固性高血压，减轻并发症，保护残肾功能。若单侧肾脏栓塞后降压效果仍不理想，则可通过延期的对侧肾脏栓塞，达到双肾栓塞而提高疗效。

（九）肾动脉交感神经射频消融术

由于肾交感神经过度激活是高血压发病和维持的重要病理生理基础，并且肾交感神经纤维进出肾脏绝大部分经肾动脉主干外膜，这一解剖特点决定了可选择性消融大部分肾交感神经纤维。通过插入肾动脉的射频导管释放能量，透过肾动脉的内、中膜，选择性毁坏外膜的部分肾交感神经纤维，从而达到降低肾交感神经活性的目的。

近年一些研究表明，难治性高血压患者进行肾动脉交感神经射频消融术后，多数患者近中期对治疗有反应（定义为术后诊室收缩压降低≥10mmHg），而无明显的手术并发症，术后降压药物使用的数量有所减少。该方法对于胰岛素抵抗、睡眠呼吸暂停综合征、室性心律失常、慢性肾脏病等存在交感神经过度激活的疾病可能也有一定的疗效，但仍需要更大规模的有针对性的研究，以及更长期的随访来确定其有效性和安全性。

四、结论

治疗透析患者高血压，必须全面了解其心血管状态，包括各种危险因素和心脏结构、功能、超声心动图和动态血压等。血压应尽量接近正常，使日间平均血压＜135/85mmHg，夜间＜120/80mmHg。控制透析间期体质量增长和充分透析是控制血压最重要的手段，故提出如下建议：

（1）进入透析治疗时，应先降低患者干体重，逐渐减少降压药用量。

（2）建立合理的时间表，年轻人在 3～6 周内，老年人在 12～14 周内完成第一步。

（3）确定干体重后，如果血压仍未控制，可以继续使用或增加降压药，但要重新评价干体重。

（4）理论上每日 1 次的降压药应在傍晚服用，根据患者特殊性选用降压药。

（5）增加透析剂量有助于控制血压。尿素下降率（URR）＞65%，K_t/V＞2.0。

（6）治疗其他危险因素，如戒酒、戒烟，纠正脂质代谢异常、糖尿病，并增加活动量。

（7）控制透析间期体质量增长量＜干体重的 5%。

（8）促红细胞生成素从小剂量开始，皮下给药，使血细胞比容缓慢升高至 33%。

（柯剑婷　李　宓）

第二节　血液透析低血压

低血压（hypotension）是维持性血液透析患者在透析过程中出现的常见并发症之一，对患者的生存率有明显影响；严重的低血压可以诱发心律失常，因此也是导致患者死亡的主要原因之一。尽管血液透析技术已有日新月异的发展，但透析中低血压的发生率并没有明显下降，本文就其发生机制及研究进展做一论述。

一、定义

透析过程中的低血压分为发作性低血压（episode hypotension，EH）和慢性持续性低血压（sustained hypotension，SH）。前者定义为患者基础血压正常或增高，在透析过程中收缩压下降 30mmHg 或平均动脉压（MAP）＜100mmHg，发生率为 30%～40%；后者常发生于透析多年的患者，在透析过程中收缩压通常不超过 100mmHg，发生率为 5%～10%。

二、发病机制

1. 有效血容量减少

（1）有效血容量的减少，是血液透析中低血压最常见的原因，导致有效血容量的减少主要有以下因素：①透析中脱水过多，透析患者都有干体重，脱水后体重低于干体重就会产生低血压。在临床中，透析间期体重增加过多者屡见不鲜，约 52.7% 的患者超过了干体重的 5%，研究证明，透析低血压发生率随超滤量的增加而增加，两者存在明显正相关。故应配合透析管理，指导患者控制饮食，使透析间期体重增长低于干体重的 4%。另外，精确计算超滤脱水量，防止超滤误设，控制每小时超滤量不超过患者体重的 1%，采用容量控制型血透机，使超滤后体重不低于干体重。②除水速度过快，或血泵速度过快，血液迅速进入体外循环，使得循环容量降低，导致低血压。③肌酐、尿素氮等物质被清除，血浆渗透压迅速下降，与血管外液形成一个渗透浓度，驱使水分移向组织间隙或细胞内，使得有效血容量减少，导致血压下降。

（2）左室舒张功能不良（LVDD）：血液透析患者中大约70%有左室肥大（LVH），研究证实，LVH与LVDD有密切关系。LVH限制心室充盈，使左室舒张容积下降，导致心排血量显著降低。LVDD使静脉回流受阻，降低患者对超滤耐受性。而且，在这种情况下，心率增加不能代偿心室充盈的减少，输出量降低，导致血容量减少。据报道，超声心动图证实，有左室舒张功能减退、舒张期充盈差的患者，低血压的发生率是超声心动图正常的8倍。故危重心血管不平衡者采取先单纯超滤或者序贯透析，必要时改血滤后稀释或连续性肾替代疗法作为过渡。

（3）血浆再充盈（plasma rifilling rate，PRR）：血液透析期间血浆再充盈对于心血管稳定性的维持至关重要，它的程度决定神经体液的代偿情况。超滤率（UF）和透析液钠浓度是PRR的主要决定因素，有学者研究证实，UF量一定的情况下，容量排空患者血管内血容量（IVV）比容量正常或高容量者IVV显著降低。另外，UF与再充盈之间的平衡对IVV有重要影响。另透析液钠浓度也被认为是影响血浆再充盈的重要因素，低钠透析可使血浆渗透压降低，增加了心血管系统的不稳定性和使循环血容量的再充盈下降。高钠透析可以改善再充盈。但是高钠透析增加血浆钠浓度，后者引起口渴感和透析间期体重明显增加。有学者主张使用高-低透析液钠梯度超滤法，即在透析开始用高钠浓度透析液（150mmol/L），在透析过程中定时定量稳步减少钠离子浓度，在透析结束时，减到135～140mmol/L，如此对于血浆渗透压稳定，血管再充盈和血压维持起到很好的稳定作用（表5-4）。

表5-4　血浆再充盈的相关因素

病理生理机制	原因
间隙容量排空	干体重计算错误
血浆晶体渗透压降低	透析液钠浓度低于血浆钠浓度
血浆胶体渗透压降低	低白蛋白血症
毛细血管静脉压增加	充血性心力衰竭

2. 透析液及其温度

透析的作用之一就是排出钠，为了保持透析患者的钠平衡，需要透析液中钠略低于正常的血液钠值，由于膜内外钠浓度存在差异，钠就从体内渗入到透析液中，但如果透析液中钠过低（<135mmol/L），可使血渗透压下降，增加了心血管的不稳定性和血容量的再充盈下降，从而引起低血压，如将钠浓度提高（145mmol/L），则可减少低血压的发生。

有学者发现乙酸盐透析过程中，PRR率降低。一些患者在乙酸盐透析开始不久，由于乙酸盐浓度迅速上升，导致低血压的发生。这主要是因为乙酸盐对末梢血管有扩张作用。降低外周血管阻力，导致血管容量床的流体静水压增加，阻碍血浆再充盈，同时乙酸盐对心肌亦有阻力作用，使得心排血量减少，从而引起血压降低，尤以高效能透析器和短时间透析治疗更易发生。

透析液温度较高时，患者的皮肤血管会强烈舒张，血液大量积聚在静脉血管床内，使有效循环血量显著减少，容易诱发低血压。而使用低温透析液则能降低低血压的发生。有研究表明，透析液温度每增加 1.1℃，透析中低血压的发生率会增加 3 倍。

3. 透析膜的生物相容性

血液透析过程中，血液和透析膜接触相互作用，使机体出现一系列的变化并引起各种急性症状，这些变化与表现均与透析膜的生物相容性有关。生物相容性好的透析膜引起的变化轻微，甚至可不出现，生物相容性差的透析膜引起的变化显著。如天然纤维素膜生物相容性差，血液与透析膜接触后补体系统被激活，产生了补体片段，如 C3a、C5a 等，这些补体的片段可视为过敏毒素，致使机体出现一系列变化。C3a 与血液透析患者末梢血中性粒细胞表面的受体结合后，使粒细胞聚集，黏附于肺泡、毛细血管壁的内皮细胞上，使之释放白三烯 B_4、氧自由基及溶酶体酶，使肺毛细血管通透性增加，肺通气功能降低，气体弥散阻力增高，从而出现低氧血症，此时易于发生低血压。

另在透析过程中，单核细胞可被某些物质激活，如补体 C3a、C5a，细菌的内毒素及其片段，透析液的乙酸盐，肝素或钙离子等，致使白细胞介素-1（interleukin-1，IL-1）及白细胞介素-6（interleukin-6，IL-6）的释放增加，IL-1 对多种免疫活性细胞均有调节作用，其中之一就是出现炎性反应，包括 $β_2$-微球蛋白（$β_2$-microglobulin，$β_2$-MG）产生增加，导致淀粉样变性病和前列腺素 E_2（prostaglandin E_2，PGE_2）、前列腺素 I_2（prostaglandin I_2，PGI_2）释放增加引起的血管扩张作用，甚至发生低血压。

有研究发现血液透析时，机体一氧化氮（nitric oxide，NO）产生率达（$1.43±0.11$）μmol/min，明显高于透析间期 [（$0.67±0.10$）μmol/min]，体外研究显示，血透膜与全血内皮细胞共培养，血清中肿瘤坏死因子（tumor necrosis fuctor，TNF）、NO_2^- 等产生增多，尤以铜氨膜刺激作用最强，而 NO 除了可舒张血管平滑肌及肾小球系膜细胞外，还可以抑制交感神经末梢释放儿茶酚类物质并抑制其活性，抑制自主神经功能及血管紧张素的活性，协同增强前列腺素类的作用，从而导致血压降低。

4. 自主神经功能紊乱

有将近一半的透析患者存在自主神经功能紊乱，并随着透析时间延长进行性加重。其中尤以交感神经功能紊乱为主。以往有研究指出，在慢性肾功能不全的患者中，整个反射弧损伤，包括交感和副交感神经受累，副交感传出神经阻滞，压力感受器敏感性下降等。许多研究表明，在透析患者中存在副交感功能异常，表现为对 Valsalva 动作反应减低、高频振幅（HF，反映心脏副交感活性的指标）和低频/高频振幅（LF/HF，反映交感神经活性的指标）减低。患者不能随超滤（UF）而增加心率或外周血管阻力（SVR）。但 Aleix 等认为，透析低血压患者中出现的交感神经功能缺陷是由于心脏对交感神经刺激反应减弱的结果，而非交感神经本身的病变。因此，当患者在透析过程中发生低血压时，可出现心率变慢甚至晕厥。但多数患者在发生低血压时心率加快，说明自主神经功能异常不是透析低血压的唯一机制。因为心动过缓性低血压是由于心脏灌注下降引起的，而不是交感神经反射减弱所致。

5. 血管活性物质异常

内源性缩/舒血管物质之间的失衡是透析低血压的原因之一，表现在以下两方面：

（1）血管对缩血管物质反应性下降

1）儿茶酚胺与血管紧张素是发挥血管收缩作用，维持血管稳定的两类主要物质。临床观察证实，血液透析患者血浆儿茶酚胺水平升高，透析中发作性低血压倾向者儿茶酚胺浓度高于无低血压的患者，血液透析中发生低血压后儿茶酚胺没有进一步代偿性分泌增加。但这些患者对外源性去甲肾上腺素及血管紧张素反应明显降低。提示血管存在对交感刺激的突触抵抗。有报道认为，低血压透析患者血小板 α_2 肾上腺素受体密度减少，提示外周血管对去甲肾上腺素效应的抵抗是由于 α_2 肾上腺素受体数量和功能减退。透析年龄越长，这种损害越重。而且，低血压患者在异丙肾上腺素刺激后淋巴细胞 β_2 肾上腺素受体数量和细胞内环磷酸腺苷（cAMP）产生少于正常血压患者，说明 β 肾上腺素能反应也减退。上述结果提示，透析患者的低血压，可能与心脏和血管对肾上腺素能刺激反应减退有关，而交感神经则可能存在过度活动。

2）缩血管物质血浆 Ang II 水平也明显升高。但对 Ang II 反应减退。同时，这些患者血小板 Ang II 受体的密度也减少，故血管对 Ang II 的敏感减退也可能参与血液透析患者低血压的发生。

3）低血压和正常血压血液透析患者血管加压素水平接近，故这种缩血管物质可能与血液透析患者慢性低血压的病理生理过程关系不大。

（2）血管扩张因子产生增多

1）Erkan 等分别观测到血液透析中发作性低血压与慢性持续性低血压患者血浆一氧化氮（NO）含量高于未出现低血压患者。NO 是机体内重要的化合物，已经证实为内皮源性舒张因子的主要活性成分。用体外细胞培养方法观察尿毒症患者血浆对不同的一氧化氮合成酶（NOS）的作用，发现 20% 的血浆可增加 NOS 活性，而 80% 的血浆对 NOS 活性有明显抑制作用。故尿毒症患者血浆中同时含有对 NOS 激活作用及抑制作用的两类物质，NO 生成增多与否取决于这两类物质的比例。已知对 NOS 有抑制作用的物质有 IL-8、胍类复合物，特别是非对称二甲基精氨酸（ADMA）、氨基胍、甲基胍。血液透析可使这类物质明显减少。故血液透析后血浆对 NOS 的抑制作用减弱，激活作用增强；另由于透析膜的生物不相容性，淋巴细胞产生的 IL-1、TNF-α 等细胞因子可以明显增强 NOS 的活性，导致 NO 合成增多。现代观点认为，NO 除了直接扩张外周血管降压外，还可通过如下途径导致透析患者的血压下降：①抑制交感神经末梢释放儿茶酚胺类物质并抑制其生物活性；②抑制血管紧张素的生物活性；③抑制自主神经功能；④协同增强前列腺素类的作用。

2）心钠素（ANF）是具有利尿、扩张血管和降低血压作用的活性多肽，几乎可以完全拮抗肾素-血管紧张素、醛固酮、内皮素、抗利尿激素的生物效应。研究提示，维持性血液透析患者 ANF 水平有异常升高，透析后由于血容量减少，血清 ANF 水平较前明显降低，但仍较血压正常的患者高。

3）肾上腺髓质（ADM）是一种强力扩血管肽，研究证实，在血液透析患者体内 ADM 水平是增加的。在低血压血液透析患者 ADM 循环水平比正常血压和高血压血液透析患者更高。另外，血浆 ADM 水平与患者平均动脉压呈负相关。这些结果提示，ADM 可能参与血液透析患者低血压的病理生理过程。

4) 腺嘌呤核苷是一种强烈的降血压物质，血液透析患者血浆腺嘌呤核苷水平升高，并且细胞内腺嘌呤核苷代谢酶-腺苷脱氨酶活性下降，但未透析患者或腹膜透析患者体内无此变化。已研究发现，透析中由于内脏器官缺血释放腺苷增多使内脏血管床大量开放，结果回心血量减少，导致透析低血压（表 5-5）。

表 5-5　低血压和正常血压血液透析患者体内的血管活性激素

血管活性激素	低血压和正常血压血液透析患者相比
血管收缩因子	
儿茶酚胺类	增加
血浆肾素活性	增加
血管紧张素 II	增加
醛固酮	增加
加压素	相近
血管扩张因子	
NO	增加
ADM	增加
腺苷	相近
心钠素	增加

6. 血管功能异常

动、静脉血管系统的功能障碍在心血管不耐受血液透析中起重要作用。尿毒症患者动脉血管损害的特征是内膜纤维化和血管中层钙化。有研究表明，高血压血液透析患者的静脉顺应性下降，至少在以下两方面引起血流动力学的不稳定性。首先，静脉顺应性的下降导致容量-压力关系曲线斜率升高，血浆容量仅有小量减少就可出现心脏充盈压的显著下降。已观察到在单纯超滤期间，透析患者的静脉顺应性与中心静脉压的下降呈负相关。其次，静脉顺应性下降导致毛细血管的 Starling 平衡改变而减少组织间隙毛细血管的再灌注；静脉顺应性下降的患者超滤时血浆容量显著减少。慢性尿毒症静脉功能改变的基本原理可能与静脉壁的结构异常有关。静脉系统的结构和功能异常也可损害超滤时动员内脏或脾红细胞进入系统循环的能力，这在自主神经功能受损的患者中可能尤为重要。

稳定的血浆渗透压对于维持透析时的血压至关重要。当血浆渗透压处于稳定状态时，可以维持较稳定的细胞外液容量和血浆容量以保证血流动力学的稳定性。血浆渗透压快速下降会导致水向细胞内移动，虽有助于降低血容量，但也会导致透析低血压的发生。液体由组织间隙进入血管的速度对低血压的发生有重要影响；组织间隙越大，血浆再灌注速度越快，血容量减少的幅度就越小，发生低血压的概率也相应减少。使用高钠透析液可以减缓血浆渗透压的下降速率，使超滤时细胞内和细胞外的体液容量得以更多清除；同时避免了血容量的过快减少，因此可防止低血压的发生。

7. 透析过程中进餐

进餐可建立神经兴奋，分泌大量消化液，胃的血管扩张，血液分布于消化系统，导致有效循环血量减少，产生低血压。

8. 营养不良及贫血

慢性肾功能不全的患者由于体内毒素的影响及食欲不振，导致了长期的营养不良，如低蛋白血症、贫血等，肉碱（carnitine，CN）是人体脂肪酸氧化必需的营养物质，能使长链脂肪酸进入线粒体内氧化供能。由于血液透析患者摄入肉类、乳制品相对减少及体内合成 CN 减少，同时透析中的丢失，使血浆中的游离 CN 浓度显著低于正常值，致使脂类在胞质中聚集，不能进入三羧酸循环，引起能量缺乏；同时乙酰辅酶 A 在线粒体聚集，对细胞产生毒性作用。于透析中常见肌肉痉挛、心律失常、低血压等，透析耐受性降低，严重影响了透析患者的生活质量和长期存活率。

9. 年龄

有报道显示，60 岁以上的透析患者发生透析低血压的概率明显高于 60 岁以下者，特别是在慢性持续性低血压患者中，高龄是患者死于心血管事件的一个独立危险因素。Tisler 等研究发现，高龄患者更易发生慢性持续性透析低血压。

10. 伴发疾病

各种伴发病如心脏病、糖尿病、肝硬化、风湿病、血管炎、严重的贫血等均易导致低血压的发生。如果患者存在低蛋白血症，血容量会相对下降，在透析过程中更易出现低血压。急性肾衰竭患者可能由于自身内环境不稳定，或伴有多脏器功能衰竭，加之炎症因子释放，透析中可能会导致血流动力学异常，出现低血压。

三、透析低血压临床表现

许多患者在低血压时主诉自觉头晕、轻微头痛、恶心、肌肉痉挛。部分患者的症状十分轻微，细心观察才能发现（如黑矇、反应迟钝等）。部分患者发生低血压时无任何症状，直到血压降到极低，甚至是危险水平时才发觉。因此，在整个透析过程中，需常规监测血压，至于是每小时一次，抑或半小时一次，甚至更短时间测一次，视个体差异而定。

四、防治策略

（1）准确评估干体重：准确评估透析患者的干体重，并限制其血液透析前后血容量波动范围在最小程度。限制水、钠摄入量，使血液透析间期体重增长<1kg/d，或小于干体重的 3%～5%，可以避免发生心力衰竭和血液透析低血压。若体重增长过多，可增加血液透析频度或血液透析时数，减少透析血流速度，进行缓慢除水或采用序贯超滤血液透析，尽可能应用容量超滤控制的血透机，以使除水准确，心功能稳定，逐渐除水达干体重。

（2）可调钠透析：及早观察低血压前期临床表现，对预防其发生固然重要，但是选择适宜的除水模式，有计划地除水，可以有效地预防低血压的发生。基于此，临床采用高低钠透析及设置个体化的逐渐减小的超滤除水方式，即钠超滤梯度透析法，设置透析液钠浓度由血液透析开始时的 150～160mmol/L 逐渐降低至血液透析结束时的 140mmol/L，同时血液透析早期设置快速超滤使血容量（blood volume，BV）减少 8%（研究发现，BV 减少 10%～15%时极易发生低血压），再行缓慢的超滤除去余下的水分。

以前的研究发现，高钠透析液通过透析提高了血浆钠浓度，在血液透析早期促进组织间液体直接进入血管内，增加 PRR，而进一步弥散的结果是导致细胞外液渗透压增加，使细胞内水分进入细胞外液。因此，血液透析早期，即使设置较大的超滤量（通常在血液透析过程的前 2 小时除水约占总除水量的 75%），血液透析过程中 BV 的损失也不会太大，且能保持循环稳定性，血液透析后期，透析液钠浓度和超滤降低，超滤率减少，保证 BV 下降幅度到最低。现代血透机微电脑可进行钠超滤梯度透析法。有人建议，在透析末 15 分钟口服高张盐水可以安全地防治低血压，同时并不会增加体重。对有低血压倾向的患者，血液透析过程中预防性地静脉注射高张盐水同样可以安全地防治低血压的发生。

（3）采用碳酸盐透析液：临床应尽可能应用碳酸氢盐透析，维持总外周血管阻力（TPR），保护 CO。

（4）合理使用降压药：及时调节好降压药物的剂量和服药时间，建议在血液透析前，必要时整个透析日停用降压药物。

（5）低温透析：尽量避免透析患者的热应激。例如，在较热的季节应避免其在无空调的房间候诊及接受治疗。可采用透析液温度在 34～36℃的低温透析以预防热应激可能引起的不良反应。低温透析可以改善自主神经传出纤维的功能，同时降低白细胞介素、肿瘤坏死因子、EDRF/NO，增加 TPR，促进静脉回流，保证超滤除水顺利和血压稳定；增加心脏收缩性，增加 CO；尚可引起冷压反应和儿茶酚胺增加；应用低温透析，改善了心血管系统的稳定性。

Jost 研究了低温透析对血流动力学稳定性的影响。他选择 12 名接受血液透析规律治疗的慢性肾衰竭患者，其中包括有低血压倾向（平均血压≤90mmHg）和透析间期体重增长过多（增重>4kg 或增重>5%体重）的慢性肾衰竭患者各 6 名，他采用双盲试验观察这 12 名慢性肾衰竭患者对 37℃血液透析和 35℃血液透析的反应。结果显示，37℃血液透析过程中，受试患者卧位血压波动较大（$P<0.01$），血液透析过程中的第 1、2、3 小时的血压比在 35℃血液透析者显著降低（$P<0.05$），37℃血液透析结束后的卧位和直立位血压显著降低（$P<0.02$），37℃血液透析过程中发生 18 人次低血压。接受 35℃血液透析的慢性肾衰竭患者则表现出良好的血流动力学稳定性，35℃血液透析过程中 TPR 显著增加（$P<0.01$），血压平稳，未出现低血压的症状和体征，血浆去甲肾上腺素水平显著增加（$P<0.001$）。Jost 认为，低温透析有益于保护血液透析时的血流动力学稳定。

（6）透析中避免进食：有低血压倾向的患者，在血液透析前或血液透析中，应尽量避免进食和饮用含糖饮料。

（7）加强肌肉运动：在血液透析后出现直立性低血压的患者，考虑与下肢肌肉松弛无力、顺应性过大和静脉淤滞有关，加强下肢肌肉紧张性的练习可能有助于其在直立或坐位时保持静脉回流。

（8）纠正贫血，改善营养：rHuEPO 可以有效地纠正贫血，改善心功能状态，加强营养，增加蛋白质、必需氨基酸及维生素的摄入量以保证心肌营养，改善心肌功能可增加对血液透析的耐受性。

（9）选择生物相容性好的透析膜：透析器膜的生物相容性对血液透析低血压的影响需

进一步研究。尚未见血液滤过、血液透析滤过比血液透析更有益于预防或减少血液透析低血压的发生率。

（10）透析前使用肾上腺素能激动剂：透析前口服甲氧胺福林（管通），可预防透析低血压的发生。

（11）使用容量监测器。

（12）采用具有超滤控制器的透析机。

五、应急处理

（1）立即置患者于 Trendelenburg 体位（如呼吸功能允许）。

（2）快速静脉输入生理盐水 100ml 或更多，停止超滤，待生命体征平稳后，重新设定超滤率（底量起）。

（3）吸氧，有助于改善心肌功能，减少组织缺血和腺嘌呤核苷的释放。

（4）高糖、高渗盐水、甘露醇及白蛋白可用于治疗低血压，但应首先输入生理盐水。

（5）严密观察病情变化。

第三节　维持性血液透析患者心脏并发症

一、心肌病变

随着肾脏替代治疗的普及和发展，尿毒症患者的寿命明显延长，心脏暴露于尿毒症状态的时间亦相应延长，其心血管并发症显得日益突出，尿毒症心肌病就是其重要的并发症之一。早在 1975 年，Prosser 等就提出"尿毒症毒素所致特异心肌功能障碍即为尿毒症心肌病"的概念，但直至今日多数学者仍认为尿毒症心肌损害系多个危险因素作用于心脏发生的非特异性改变。近年来，不少学者继续对尿毒症心肌病的发生、发展及结果等进行了广泛深入的研究。

（一）发病机制

1. 尿毒症毒素对心肌的作用

多种尿毒症毒素可影响心脏的收缩功能，包括肌酐、尿毒、胍乙酸、甲基胍及其他一些已知或未知的尿毒症毒素。Weisensee 等用血液透析患者血清体外灌注培养鼠心肌细胞时发现，无论是肌酐还是尿毒素，以及两者的混合物，均降低培养心肌细胞的收缩性，诱发心肌细胞的不同步收缩，且随其浓度增加，对心肌抑制作用增强。

2. 脂代谢障碍和肉毒碱的缺乏

脂质代谢紊乱在尿毒症患者中常见。主要为高三酰甘油血症（HTG，50%～75%），其次是血清高密度脂蛋白（HDL）、胆固醇（chol）下降（5%～60%）。HTG 可能是加速动脉粥样硬化性心脏病的因素之一。血液透析患者也可能存在肉毒碱缺乏，而血浆中脂肪酸进行线粒体内氧化需要肉毒碱协同转运。因此，肉毒碱的缺乏可影响尿毒症的心肌代谢，有人报告补充肉毒碱能逆转部分心功能不全。

3. 继发性甲旁亢和钙磷代谢紊乱

大量证据表明，PTH 对心肌具有毒性。London 等发现伴有继发性甲旁亢的透析患者中，左心室（LV）舒张半径增宽，LV 质量/LV 容量下降和动脉收缩压降低；而甲状旁腺切除后，心脏射血分数显著提高。Amann 等在动物实验中也发现，心肌成纤维细胞表面可能存在 PTH 受体。心肌间质细胞纤维化及胶原沉积增加，仅在继发性甲旁亢时发生，这提示 PTH 是致心肌间质纤维化的重要因素。

钙磷代谢紊乱本身亦可直接影响心功能。Armier 等用高磷液体灌注离体大鼠心脏，发现其心率和收缩压明显下降。此外，心肌组织内的转移性钙化可导致其收缩和舒张功能下降。

4. 血管紧张素-醛固酮的作用

研究表明，血管紧张素 II 可能与心脏增大有关。也有人报告醛固酮可能具有诱导纤维化的作用。已有人在心脏成纤维细胞上发现了醛固酮受体，但是在有高醛固酮血症的尿毒症患者中，血管紧张素转换酶抑制剂（ACEI）并未能防止间质纤维化的发展。

5. 血液透析对心脏的影响

血液透析可明显改善尿毒症患者的心功能状态，但其对心脏的不良效应也日益受到重视。血液透析对心脏造成不利影响的主要因素有：①A-V 瘘分流；②透析所造成的间歇性不稳定血流动力学状态；③透析性高血压；④血液透析对 PTH、β_2-MG 及其他未知的大、中分子的尿毒症毒素的清除较差。这些物质在长期血液透析患者体内逐渐蓄积下来，一方面对心脏有直接毒性作用（如 PTH 等），另一方面则由于毒素（β_2-MG）在体内沉积而引起继发性淀粉样变；⑤通过透析膜丢失必需的营养物质，如肉毒碱等；⑥使用乙酸透析液透析时所产生的乙酸效应等。

6. 交感神经和血浆儿茶酚胺水平

临床上常用动脉血浆儿茶酚胺水平反映交感神经的紧张性，特别是心脏肾上腺素的活性。直立体位上调血浆去甲肾上腺素浓度也是一项可靠的指标。尿毒症患者无论是主动还是被动体位血浆去甲肾上腺素都明显升高，血液透析患者升高更为显著，而肾移植患者接近正常人，其原因可能与透析相关慢性低血压刺激、中枢多巴胺对交感神经活性的控制减弱有关。Daniele Bernardi 等在一项前瞻性研究中，评估交感神经对血压正常的慢性肾功能不全患者发生不对称性室间隔肥厚（asymmetric septal hypertrophy，ASH）的作用。30.4% 的血液透析患者有 ASH，血液透析前、后直立位及体位变动后的血浆去甲肾上腺素水平明显升高，无 ASH 的患者血浆去甲肾上腺素水平与体位无关，仅在透析后升高，且变化的差值明显低于伴有 ASH 的患者；而且无 ASH 的患者透析后平均血压明显下降，心率明显加快。推测去甲肾上腺素是一种促进肌细胞生长的激素，是独立于后负荷的直接影响心肌肥厚的危险因素。

7. 贫血

贫血与左心室（LV）形态异常的联系已得到多项研究证实。London 等发现血红蛋白与 LV 扩张（舒张末期容积）和 LV 质量密切相关。促红细胞生成素（EPO）纠正贫血后，心排血量恢复正常，LV 容积和质量也呈恢复趋势，LV 质量平均下降 18%（4%～34%），但不能完全降到正常，因为左室肥厚还与其他因素有关。由于贫血纠正不充分（尚不明确最理想的细胞比容应该是多少）及高血压加重等原因，致使有人观察到 EPO 治疗期间 LV 后壁厚度增加，说明用 EPO 治疗应加强血压控制，充分纠正贫血，才能达到预期的效果。

贫血程度与心血管疾病的死亡率独立相关。进入透析时血红蛋白每低 10g/L，与充血性心力衰竭（CHF）的相关系数增加 1.49；在随访中血红蛋白每降低 10g/L，反复发作 CHF 的相关系数增加 1.25。贫血也是在透析中新发生 CHF 的危险因素（血红蛋白降低 10g/L，相关系数 1.49），与患者年龄、低白蛋白血症或高血压等因素无关。血红蛋白每下降 10g/L，死亡的危险性至少增加 18%。

8. 动脉血压

透析患者收缩期高血压的发生率很高，是左室肥厚（LVH）的独立危险因素。正常人左心室（LV）质量与夜间血压下降负相关，遗憾的是尿毒症患者一般没有该现象。

左室肥厚和血压相关性却很小（$\gamma^2=10\%\sim15\%$），可能与血压测量方法有关。许多研究只在透析前测一次血压，由于患者紧张的缘故常有偏差。众所周知，随机血压与自动平均血压（AMAP）相关性很差。个别患者发生左室肥厚而无动脉高血压。Huting 等的研究中，部分患者血压严格控制在正常范围，但 LV 壁仍然逐渐增厚。

单纯动脉高血压不会导致左室肥厚，还必须有主动脉顺应性改变。透析患者主动脉和大动脉干的膨胀性下降，动脉壁僵硬影响了动脉的同步运动，最终导致左室肥厚，与血压值无关；顺应性下降还使动脉波幅度增加（收缩压和脉压增高）。动物实验中，用非弹性管代替主动脉，血压未发生改变但引发了左室肥厚，也证实了这一观点。

少数研究评价了降压药对左室肥厚的影响。Cannella 等发现 β 受体阻滞剂、钙拮抗剂和血管紧张素转换酶抑制剂（ACEI）三联降压治疗使 8 例血液透析患者血压和 LV 质量显著降低。另一研究用 ACEI 治疗了 10 例患者（观察 6 个月），发现 LV 质量无显著变化。如果这两项研究的结果确切，则表明严格降低患者血压能逆转透析患者的左室肥厚。

有研究发现，透析 10 年以上者在起始透析时基础舒张压相对较高，但 Charra 等证实，平均动脉压＜99mmHg 心血管疾病的死亡率显著降低。应当重视的是，长期血液透析者在未服用降压药的情况下，血压在正常范围并不能预防左室肥厚。

9. 动-静脉内瘘

动-静脉内瘘使血管阻力下降，静脉回心血量增加，心脏无效循环量增多。心排血量增加与内瘘流量成比例，内瘘流量过大加速心力衰竭发展和 LV 扩张，可以用手术方法矫正。

10. 容量负荷

容量负荷与左室肥厚的关系已得到证实，透析间期体重增长量和 LV 质量（非向心性肥厚）具有相关性。有研究发现，新出现的充血性心力衰竭与透析间期体重增长量并无直接关系，可能与体重增长量以 kg 计量，而非占体重的比较有关。

将患者体重严格控制在干体重范围，可以降低 LV 扩张的程度，但评价干体重不能单凭临床表现，还应该测量上腔静脉直径。

11. 其他因素

间质纤维化 LV 质量增加，除了心肌细胞肥厚因素，还有间质纤维化的参与。尸体检查表明，尿毒症动物和患者的 LV 质量增加多伴有间质纤维组织增多，甲状旁腺激素（PTH）

在其中可能起了重要作用。

12. 微循环结构紊乱

尿毒症动物普遍存在心脏微循环结构紊乱，表现为毛细血管减少、心肌内小动脉平滑肌增生使血管壁增厚，O_2 弥散距离增大导致细胞缺氧。临床上许多尿毒症患者有冠心病症状而血管造影没有异常发现，可能与心脏毛细血管的密度下降、室壁压力增大、心肌氧耗量增多及脉压增大导致冠脉充盈减少等因素有关，可导致冠脉缺血，在透析患者十分常见。

（二）病理

尿毒症患者均存在心血管系统的病理改变。Ansari 等报道了 106 例尿毒症维持性血液透析患者的尸体检查心脏病理结果，各种心脏异常的发生率分别为：心脏重量增加（男96%，女 86%）；左室肥厚（66%，非对称性左室后壁肥厚）；冠状动脉和主动脉粥样硬化（86%）及伴有积液的心包炎、心肌纤维化（31%）和瓣膜病变（28%）等。

有作者认为心肌间质纤维化是尿毒症心肌病的病理基础。早在 1943 年，Rossle 等就注意到了尿毒症患者存在心肌间质纤维化。Mall 等观察了 160 例尿毒症患者死亡后尸体解剖的心肌组织，发现 91%均有不同程度的心肌间质纤维化，且尿毒症的心肌纤维化远比相等心脏重量的原发性高血压或糖尿病患者严重，伴随患者透析时间延长而加重。镜下可见原发性血管周围间隙的纤维化及弥漫性心内膜纤维包裹入心肌形成蜂窝状模式，常伴心肌细胞肥大，无心肌细胞坏死；间质细胞的胞质和核容量增多，其左室乳头肌中间质组织的容量密度是 4%～8%（而正常为 1%～2%）。在尿毒症鼠中，也观察到其心肌间质增多，间质细胞和核容量增加。该类患者心肌电镜的超微结构分析也表明有高尔基体增多的细胞激活及间质中胶原纤维的增多和沉积。

（三）临床特征

在尿毒症患者中，即使无明显心血管损害的病理基础，由于尿毒症毒素、水负荷过重、电解质酸碱平衡紊乱及血液透析时血流动力学等影响，临床上也可出现心力衰竭、心律失常、透析相关性低血压或心肌缺血等症状。有人认为左室肥厚（LVH）和左室舒张功能下降为尿毒症心肌损害最突出的临床特征。

1. 充血性心力衰竭（CHF）

CHF 是尿毒症心脏损害的最常见的表现，以左心功能不全为多见。对未透析的患者来说，以容量负荷过重、严重高血压和尿毒症毒素蓄积为 CHF 的主要原因。Harnett 等对433 例透析患者进行研究及多因素回归分析后认为，CHF 发展的主要高危因素是高龄、糖尿病及心肌缺血。

2. 左室肥厚（LVH）及左室收缩功能障碍

近 2/3 的透析患者存在 LVH，引起 LVH 的高危因素包括高血压、年龄、贫血、容量超负荷和动-静脉（A-V）瘘，其他因素如铝中毒、继发性甲旁亢及某些未知的尿毒症毒素均可能与 LVH 及左室收缩功能障碍相关。Harnett 等对一组无 LVH 的透析病例进行数年前瞻性观察，结果显示，老龄和高血压是 LVH 发展的独立因素。Facchin 等也认为高血压是 LVH 的决定因素，但 Ritz 等在动物实验中发现，有效地控制血压并未能降低心脏重量至正常范围。虽然 LVH 是影响透析患者存活的重要预后因素，即严重 LVH 可诱发充血性心力衰竭且与其高死亡率密切相关，但关于 LVH 预后的多中心研究结果目前尚未见报告。

Harnett 等还发现，在透析开始时，其中 16% 的患者有收缩功能障碍（超声心动图上 Fs≤25% 或核素心肌显像 EF≤40%）且伴扩张型心肌病，诱发扩张型心肌病的可能因素有：年龄、吸烟和血清碱性磷酸酶升高（可能是继发性甲旁亢的一种表现）。部分无冠心病的透析患者，也可发生扩张型心肌病，而肾移植后左室功能改善，这表明尿毒症毒素可能在 LV 收缩功能障碍中起重要作用。PTH 也可能有心脏毒性作用从而影响 LV 收缩功能。

3. 左室舒张功能下降

左室舒张功能下降是尿毒症心功能障碍的临床特征，可发生于 LV 收缩功能障碍之前。因此，最早可检测到的心功能异常可能是舒张功能障碍，且与 LVH 有明确关系。心肌间质纤维化和（或）心肌钙化也起重要作用。有 LV 舒张功能障碍的尿毒症患者，尽管有正常的收缩功能，由于 LV 充盈障碍也可诱发急性左心衰竭。另一后果则是导致透析时低血压的发作。

4. 心律失常

在慢性肾衰竭患者中，各种类型的心律失常均可发生。可能是其心室功能障碍的临床表现，也可能是由于电解质或酸碱平衡紊乱所致。血液透析本身也可诱发心律失常。

Kimura 等报告，血液透析患者房性心律失常的发生率为 68%～88%，室性心律失常的发生率为 59%～76%，复合性室性期前收缩的发生率为 14%～18%。10% 左右的透析患者发生不明原因的猝死，有作者认为这可能与心律失常有关。

5. 缺血性心脏损害

无论尿毒症患者有无冠状动脉粥样硬化，LVH 也可引起缺血性心脏病的症状。其一可能由于贫血，其二可能是因为冠状动脉血管床的增加不能与心脏质量增加相匹配，冠状动脉的舒张不能满足心肌氧需量，从而导致心肌缺氧。

（四）诊断

Parfrey 等对所研究的非糖尿病血液透析患者心血管功能进行评价时，曾对尿毒症心肌病提出过如下诊断标准。

前提：患者有呼吸困难或周围性水肿和心脏增大的病史，以及在保持"干体重"时仍有持续或反复的心力衰竭存在。再加上以下五个条件中的两条即可诊断：①颈静脉压升高；②双肺湿啰音（非感染性）；③周围性水肿；④肺静脉高压；⑤肺间质水肿。

如应用超声心动图（UCG）对血液透析患者心脏形态和功能进行评估，如下诊断标准可供参考：

1）心肌肥厚：①轻度，EF>55%，PLVWT>1.2 而<1.4cm；②重度，EF>55%，PLVWT≥1.4cm。

2）肥厚性高动力型疾病：LVDD<5cm，EF>70%，PLVWT>1.4cm。

3）扩张型心肌病：LVDD＞5.5cm，EF＜50%。

正常标准：LV 舒张末内径（LVDD）＜5.5cm，EF＞55%，舒张期 LV 壁厚（PLVWT，指左室后壁厚度）＜1.2cm。

结合病史及临床表现，只要符合上述任何一种诊断，都应考虑到有尿毒症心肌病的可能。

另外，LV 大小的测定在血液透析患者中应审慎应用，因 LV 可随容量状态改变而改变。只有在稳定的容量状态时测定的 LV 大小才准确。在血液透析患者 LVH 的纵向研究中，测定 LV 后壁厚度可能有其重要意义。

（五）治疗

尿毒症心肌病的临床表现多种多样，目前尚缺乏单一的特效治疗方法，而需采取综合治疗措施。

1. 充分、合理的透析治疗

（1）充分透析：只有充分透析才能改善尿毒症患者的全身情况和营养状况。选用生物相容性好、高通透性的透析器，可增加中、大分子毒素的清除，有助于改善心肌病变。心血管功能不稳定，不能耐受透析脱水的患者可选择先透析后单超、低温高钠透析、血液滤过和血液透析滤过等治疗方式。

（2）控制体重：血液透析患者应正确估计干体重，在透析间期严格控制水分入量，避免血容量的剧烈起伏。体重增加过多的患者，严禁过度快速超滤（如短时透析），避免透析中低血压。每周发生两次以上透析中低血压（收缩压＜80mmHg）的 2 型糖尿病患者，猝死的可能性增加。当血压降至冠脉能自身调节的范围以下时，可频繁发作心肌缺血，导致心源性死亡。

（3）调整透析液离子浓度：室性心律失常与 LVH、间质纤维化、透析中电解质的急速变化等多种因素有关，增加了透析患者猝死的概率，高危患者应该调整透析液配方，特别是避免低钾血症和高钙血症。由于心房收缩决定心室充盈量，故应保持绝对窦性心律。心房颤动可降低心排血量，增加肺水肿的概率。

2. 药物治疗

（1）降压治疗：透析患者在控制体重的同时合理地使用降压药，可减轻心室质量，改善舒张功能异常。ACEI 和抗交感药物还可以预防 LVH 尿毒症动物血管结构异常。

（2）CHF 的治疗：心肌病变导致的 CHF 使用血管扩张剂能迅速降低心脏前负荷和后负荷，但心室顺应性差的患者应避免使用。正性肌力药物（洋地黄、氨力农、多巴酚）在这种情况下应该慎用。

（3）纠正贫血：用 EPO 治疗使血红蛋白升到正常水平，有助于改善 LV 形态，冠脉缺血症状减轻，心肌对缺血的耐受性增加，但是否能降低心血管疾病的发病率和死亡率，目前尚未得到证实。

3. 肾移植

肾移植能改善向心性肥厚、LV 扩张，特别是舒张功能异常，但 LV 舒张功能异常的患者，围手术期死亡率明显增高，与肺水肿等并发症有关。有冠脉疾病的患者也不宜行肾移植。肾移植 1.5 年后尽管 LV 质量显著下降，但功能改善不明显，可能与心肌细胞纤维化或心肌缺血等不可逆性改变有关。

二、缺血性心脏病

（一）危险因素

终末期肾病患者动脉粥样硬化的危险因素：①高血压；②吸烟；③糖尿病（非胰岛素依赖糖尿病患者）；④非糖尿病肾衰竭患者的胰岛素抵抗；⑤脂代谢异常；⑥高三酰甘油血症；⑦高密度脂蛋白降低；⑧载脂蛋白 A-Ⅰ 降低；⑨既往有肾病综合征患者的高胆固醇血症；⑩血管钙化；⑪糖尿病；⑫甲状旁腺功能亢进症；⑬钙磷乘积升高；⑭高半胱氨酸血症；⑮CRP 升高；⑯高尿酸盐和草酸盐血症；⑰氧自由基；⑱多聚胺。其中，⑯、⑰、⑱尚未得到肯定。

（二）预防

预防的措施包括：积极控制血压，戒烟，降血磷（应用磷结合剂和饮食中限磷），尽早实行甲状旁腺切除术（不要等到钙剂也不能控制其发展时），养成良好的饮食习惯和体育锻炼。降低 CRP 和其他炎症介质的治疗方法目前还不清楚。

在动物实验中，一种含大豆蛋白的饮食有抗动脉硬化的作用。美国 Aisa 地区透析患者死亡率相对较低，推测可能与食用大豆蛋白的饮食有关。维生素 E 有降低透析患者 LDL 氧化的作用（Islam et al.，2000），并可减少铁剂治疗相关的氧化危险（见第二十七章），但是这种作用未得到广泛应用。

应用叶酸、维生素 B_6、维生素 B_{12} 等药物治疗高半胱氨酸血症取得了一定的疗效。一些研究表明，每日口服叶酸 2.5mg 作用不大。对于终末期肾病（ESRD）患者，降低血清半胱氨酸水平较有效的措施是静脉注射叶酸和维生素 B_6。Touam 等对 37 例血半胱氨酸达 120μmol/L 的血液透析患者进行上述治疗，其中 78%的患者血半胱氨酸达正常水平。当然，该结果有待进一步证实。

（三）治疗

透析患者心绞痛的药物治疗与非尿毒症患者相同，包括舌下含服硝酸酯类，口服长效硝酸盐、β 受体阻滞剂和钙通道拮抗剂等。其中舌下含服和口服硝酸酯类药物可常规剂量给药。

（1）纠正贫血：血红蛋白下降到一定程度时可诱发心绞痛发作，对尿毒症贫血患者应给予促红细胞生成素治疗或输血，以提高血细胞比容，减少心绞痛的发作。

（2）透析中发生心绞痛的治疗：透析中发生心绞痛应积极治疗。首先应吸氧。心绞痛的发作若与低血压有关，可通过抬高下肢和给予生理盐水来使血压上升，同时减慢血流程度和停止超滤直至患者症状消失。若血压上升后可给予舌下含服硝酸甘油，以缓解心绞痛。如果心绞痛发作时血压并不低，可先予舌下含服硝酸甘油。

低血压是可以预防的，患者应平卧，透析前 1 小时应用 2%硝酸甘油贴膜可以取得较好的效果。另外，β 受体阻滞剂和钙通道拮抗剂等药物也可应用，但需注意透析中低血压的问题。钙通道拮抗剂中硫氮䓬酮比维拉帕米（异搏定）和硝苯地平（心痛定）更适宜应用，因其对心肌传导性和收缩性的影响较维拉帕米小，对外周血管扩张作用较硝苯地平小。

（3）冠状动脉成形术：肾衰竭患者心绞痛药物治疗效果差时，可考虑行血管成形术。虽然这种手术能否提高生存率还不太清楚，但临床症状确实得到改善。近期来自纽约心脏病协作Ⅳ组的有关报道表明，伴严重心脏病的透析患者围手术期死亡率高达 20%。因此如果非侵入性检查提示患者左心功能差，则不宜行外科手术。对透析患者来说，经皮腔内冠脉成形术（PTCA）的效果不太令人满意。早期成功率可达 100%，但 6 个月后可因再狭窄而出现心绞痛。若不能做运动试验，可根据临床表现来选择行血管重建术的患者。对无症状的、准备做肾移植的患者，若以前有心绞痛或心肌梗死病史，应做活动平板试验，因为肾移植可以增加围手术期心肌梗死的发病率。

与非透析患者相比，透析患者做冠脉造影的危险性并不大，造影后常须进行透析来加速渗透性造影剂的排泄。但目前对这种做法也有争议。接受心脏手术的透析患者术前和术后的治疗与其他手术患者一样。

（4）急性心肌梗死后的治疗：血液透析中应采取各种措施以减少低血压的发生。若患者血细胞比容较低，可通过输血使其达到 33%～36%，以提高红细胞的携氧能力。

三、心包疾病

心包炎占透析患者死亡率的 3%～4%，主要原因是心脏压塞、心律失常或心力衰竭。通常将心包炎分为尿毒症心包炎和透析相关性心包炎两种。

（一）尿毒症心包炎

尿毒症心包炎多见于未行透析的患者，是透析治疗的指征。随着透析治疗的广泛应用，现已很少见。

（二）透析相关性心包炎

1. 病因

透析相关性心包炎的病因是多方面的，包括细菌或病毒感染、高分解状态、水过多、甲状旁腺功能亢进、高尿酸血症和营养不良等，这些因素既是诱发因素又是透析不充分的表现。

2. 诊断

患者胸痛伴心包摩擦音应考虑到心包炎的可能。透析相关性心包炎有时表现为透析中反复发生的低血压，无症状患者做超声心动图有时可发现心包积液。

3. 治疗

（1）监测：许多透析患者有少量心包积液（<100ml），但因无临床症状而未予重视。值得注意的是，这种心包积液可发展为心脏压塞，故应定期监测、了解心包积液的量。但超声心动图并不能确诊心脏压塞，患者有时也可能没有奇脉，因此，透析中出现不可解释的低血压时就应警惕发生血流动力学代偿功能失调的可能。

（2）加强透析：尿毒症心包炎通过加强透析（每周 6～7 次透析，维持 2～4 周），90%的患者可以得到改善。透析相关性心包炎对加强透析的反应还不确定。治疗上应限制水的摄入和改善营养状态，调整常规透析模式，并以尿素动力学模型来评价透析效果。有些患者改为腹膜透析后取得良好的疗效。

（3）药物治疗：大量实验结果表明，因吲哚美辛（消炎痛）和其他非甾体消炎药对胸痛的缓解和炎症的吸收作用不大，所以不主张应用。同样，全身或心包内应用类固醇激素疗效不佳。

（4）手术治疗：大量心包积液若不能及时行外科手术治疗会造成严重后果，心脏压塞将很快出现而无任何先兆，故超声心动图监测心包积液量的多少是非常重要的。心包积液量超过 250ml（后壁液性暗区＞1cm）时应行剑突下心包穿刺术。若出现心脏压塞则必须行心包切开引流术。

1）剑突下心包引流术：局部麻醉下行剑突下心包引流术，将带孔的导管插入心包，留置导管数日直到积液排完。

2）心包穿刺术：心包穿刺较危险，只有当患者出现危及生命的心脏压塞等紧急情况时才应用。心包血性积液不易吸出，局部应用激素效果不佳，而且增加感染机会。

3）前心包切开术：已被许多人采用，但全身麻醉和胸廓切开术造成了不必要的创伤，效果不如心包引流术。

（三）缩窄性心包炎

缩窄性心包炎是透析相关性心包炎中较少见的一种。也可成为心包疾患的首发表现。其临床表现类似充血性心力衰竭。两者最好的鉴别方法是行右心漂浮导管检查，即使是这样诊断也很困难，有时需从心包切除后的疗效来判定。

（四）化脓性心包炎

透析患者发生败血症时偶可发展为化脓性心包炎，常由血管通路感染所致。这些患者须行前心包切开术和大量抗生素治疗。

（五）心包炎患者透析治疗的危险性

尿毒症心包炎患者行血液透析增加了出血、心律失常和低血压的概率。强化透析治疗又可出现脱水、低血钾、低磷酸盐血症等情况。

（1）出血：为避免心包出血和心脏压塞用无肝素透析。

（2）心律失常：血液透析增加了心律失常的危险，很可能由于心脏起搏区的炎症所致。治疗上应注意透析中的心电监测和透析液中钾离子的浓度。

（3）低血压和心脏压塞：只要患者有心包积液的存在，就可能发生低血压。透析过程中出现低血压，往往提示有心脏压塞的可能，与血容量减少有关。

（4）脱水：是常规或强化透析治疗中常见的，应用超滤控制装置可避免脱水过度。

（5）低血钾和低磷血症：这些异常可通过调节透析液中钾（达到 2mmol/L）和（或）磷（在 1.3mmol/L 左右）的浓度来解决，而不管透析前这些离子的水平降低或在正常底线。

（6）代谢性碱中毒：常规透析可以出现代谢性碱中毒，适当降低透析液中碳酸氢盐的浓度可以减少代谢性碱中毒的发生，目前先进的透析机可提供含碳酸氢盐 25mmol/L 或更低的透析液。

四、心内膜炎

（一）病因

腹膜透析患者细菌性心内膜炎较少见。血液透析患者多由于血管通路感染而导致心内膜炎。

（二）预防

（1）避免血管通路的感染：颈内静脉插管的广泛应用，增加了透析患者感染的机会。心内膜炎很可能是由于插管处感染造成的。若插管处化脓，应用抗生素效果不佳，应尽早拔除插管。不提供使用永久性静脉插管。

（2）葡萄球菌感染应延长抗生素治疗时间：多数在金黄色葡萄球菌败血症基础上发生急性细菌性心内膜炎的患者，治疗是非常困难的。当怀疑有葡萄球菌性心内膜炎时，需应用两种以上的抗葡萄球菌抗生素（氟氯西林、红霉素、庆大霉素、万古霉素），维持治疗4～6周。这种早期、长疗程的抗生素治疗，可以避免心瓣膜赘生物的形成。

（三）诊断

与非肾衰竭患者相同，透析患者由于贫血、瓣膜钙化和动静脉瘘等因素可以出现心脏杂音。大部分透析患者基础体温降低，所以感染时体温可以轻度升高或不升高。血培养阳性的心内膜炎，可以仅表现为体位性的头晕，偶尔可伴有神经系统症状。但这些症状常被失衡综合征或尿毒症本身症状所掩盖。

（四）治疗

由于尿毒症患者免疫反应异常，容易发生心内膜炎，而且病情严重，可较早出现心瓣膜或心肌脓肿。治疗上首选适当的抗生素，若出现进行性心瓣膜损害或心力衰竭、反复发作的栓塞或发热，难以用抗生素控制时，应行心瓣膜置换术。

五、心律失常

（一）病因

透析患者发生心律失常的原因很多，主要有左室肥厚或缺血性心脏病，血中钾、钙、镁和氢离子水平异常或透析中浓度波动较大，低氧血症及心肌病等因素。低磷血症也与透析患者的心律失常有关，钙化性心肌病可影响心肌的收缩性和传导性造成心律失常。有学者报道，较常见的与透析有关的心律失常有室上性心动过速、心房颤动和频发室性期前收缩等，但也有学者报道，透析患者发生上述心律失常的机会未见增加。

（二）预防与治疗

1. 透析中发生的心律失常

（1）洋地黄药物所致的心律失常：洋地黄类药物是引起透析患者发生心律失常的高危

因素，尤其是原有心脏病的患者，故应用洋地黄药物时须掌握好适应证并密切监测。透析过程中应减少电解质浓度的波动，保持透析液钾浓度在 1.5～1.75mmol/L，或限制含钾食物摄入，以防止透析前高血钾。这样可减少透析中电解质过度交换使透析后血钾浓度不低于 1.75mmol/L。同时降低透析液中葡萄糖浓度（从 200mg/dl 降至 100mg/dl），或酸中毒不明确时，碳酸氢盐浓度由 17.5～19mmol/L 降至 10～15mmol/L，这样可减少钾向细胞内转移，防止低血钾。持续存在的室性心律失常可口服奎尼丁治疗。对以前应用地高辛来控制心房颤动的患者，建议改用胺碘酮治疗。

（2）非洋地黄所致的心律失常：心包炎、左室肥厚、缺血性心脏病和淀粉样变的患者均易发生心律失常。无症状性心肌缺血导致的低血压易诱发心律失常。动态心电图监测可发现心肌缺血。对于这些患者，除了改变透析液中钾和钙的浓度外，抗心绞痛治疗也是必要的。另外，应纠正贫血，使血红蛋白达到理想水平。

（3）急性心律失常的药物治疗：透析中若出现严重的心律失常，应终止透析，及时给予抗心律失常药物或电复律治疗。紧急情况下，应用抗心律失常的药物。

2. 慢性心律失常的治疗

透析患者出现反复发作的房性心动过速、室性逸搏伴室性心动过速及缓慢心律失常时，需治疗。但治疗是复杂的，除戒烟、戒酒、禁咖啡外，还包括药物治疗、电复律、安装起搏器和电生理治疗，透析患者有关抗心律失常药物的选择如下（表 5-6～表 5-8）。

表 5-6　抗心律失常药物的负荷剂量（仅限于紧急治疗）

药物	非尿毒症患者常用负荷剂量	透析患者负荷剂量	备注
腺苷	6～12mg，静脉给药	相同	不适用于慢性心律失常
胺碘酮	800～1600mg，口服，1～3 周	相同	肝脏排泄，非透析性
溴卞胺	5mg/kg，静脉给药	相同	超过 20 分钟可引起低血压
地高辛	0.75～1.0mg，静脉给药	减少 50%	输注超过 24 小时监测血钾
丙吡胺	300mg，口服	减少 50%	
氟卡尼	未定	相同	
利多卡因	1000mg，静脉给药	相同	如输注速度＞7mg/min，可引起低血压
苯妥英钠	1000mg，静脉给药	相同	输注过快可引起心律失常
盐酸普鲁卡因胺	100mg，静脉给药，间隔 5 分钟可重复，最大剂量 1000mg	相同	口服，静脉应用危险性较安全
普罗帕酮	未定	相同	新型药物
普萘洛尔	1～3mg，静脉给药	相同	最大输注速度 1mg/min
奎尼丁	600mg，口服	相同	
维拉帕米	5～10mg，静脉给药	相同	最大输注速度 2mg/min

表 5-7　透析患者抗心律失常药物的选择

药物	片剂规格（mg）	非尿毒症患者维持剂量范围（mg/d）	透析患者的剂量为非尿毒症患者的百分比（%）	透析开始剂量（mg）	血浆半衰期（小时）		
					非尿毒症患者	终末期肾病患者	肾脏排泄
胺碘酮[a]	100，200	100～600	相同	相同	25～50 日	?	<1
溴苄胺	仅静脉给药	50～100mg	25	0.5～2mg/h	9	30+	>75
地高辛	0.125，0.25	0.125～0.50	25	0.0625，qod	40	80～120	60
丙吡胺[b]	100，500	400～800	25	50，q12h	6	10～18	55
氟卡尼	100	200～400	25	50，q12h	16	10～16	30
利多卡因	仅静脉给药	1～4mg/min	100	相同	2	2	2
美西律	150，200，250	600～900	相同?	200，q8h	10	16	15
盐酸普鲁卡因胺	250，375，500	2000～4000	25	250，q12h	3	6～14	70
N-乙酰卡尼[c]							
普罗帕酮	150	450～900	100	相同	6	6	1
奎尼丁	200，300，400	800～1600	75	200～324，q8h	6	4～14	20
妥卡胺	400，600	1200～2400	50	600，q24h	13	7～17	40

注：a，参考 Adir J，Narang P K，Josselson J. 1985. Nomogram for bretylium dosing in renal impairment. Ther Drug Monit，7：265。b，透析患者有阿托品样不良反应。c，N-乙酰卡尼大部分代谢产物经肾排泄，不适于透析患者使用。?，目前尚有争议或不清楚的。

表 5-8　抗心律失常药物的透析性

药物	透析清除	
	血液透析	腹膜透析
胺碘酮	不能	不能
氨酰心安	不能	不能
溴苄胺	能[a]	能
洋地黄毒苷	不能	不能
地高辛	不能	不能
哌氟酰胺	不能	不能
丙吡胺	能[a]	能
利多卡因	能[a]	不能
美西律	不能	不能
苯妥英钠	不能	不能
盐酸普鲁卡因胺	能[a]	不能
普罗帕酮	不能	不能
普萘洛尔	不能	不能
奎尼丁	很少	不能
妥卡胺	能	能
维拉帕米	不能	不能

注：a，透析后需补充剂量。

（1）Ⅰ类药物（膜稳定剂）

1）Ⅰa类药物：可延长动作电位的时间。奎尼丁、普鲁卡因胺、丙吡胺属于此类药物。这些药物均经肾脏排泄，主要不良反应是使QT间期延长，严重者可致扭转型心律失常。

2）Ⅰb类药物：可缩短动作电位时间。利多卡因、美西律、妥卡胺、苯妥尼等属于此类药物，除妥卡胺外不良反应较少。

3）Ⅰc类药物：氟卡尼、恩卡尼、普罗帕酮等是膜稳定剂，其主要药理作用是降低心肌收缩性，对动作电位影响小，均经肾排泄，考虑到一些非肾衰竭患者因药物过量而致死的原因，故对肾衰竭患者应密切监测血药浓度。普罗帕酮是Ⅰc类药物中较安全的，有轻度β受体阻滞剂作用，对缺血性心脏病患者较适用，且不需减量。

（2）Ⅱ类药物（抗交感神经药物）：β受体阻滞剂起始剂量见表5-7。通常，用药剂量根据心率来调整。溴卡胺有较强的抗交感神经作用。与Ⅲ类药物作用相同，可延长动作电位时间。溴卡胺完全经肾排泄。治疗心室颤动时，可给予负荷剂量5mg/kg，静脉给药，维持剂量应减少（表5-8）。

（3）Ⅲ类药物（延长动作电位）：胺碘酮属于这类药物，透析患者可选用。

（4）Ⅳ类药物（钙通道拮抗剂）：这类药物经肾排泄很少。肾衰竭患者可用常规剂量。透析患者尤其是左心功能不全者，维拉帕米对心肌抑制作用较明显，应慎用。

（5）地高辛：见慢性心力衰竭的治疗。

（6）腺苷：对交界区心动过速患者有特殊作用。这类药物数分钟经循环代谢，肾衰竭患者剂量不变。

（7）抗心律失常药物的透析性：见表5-8。可透析掉的药物，透析后应补充。

3. 猝死

透析患者猝死的主要原因是由于高血钾所致的心血管事件。高危人群常是年轻人，他们常不愿控制饮食，也不听劝告。高血钾患者常表现出极度乏力、四肢及口周感觉麻木，应立即做心电图，若心电图证实有高血钾存在，应积极治疗，包括紧急血液透析、静脉输注氯化钙或葡萄糖酸钙和（或）葡萄糖中加入胰岛素。钙对钾离子有较强的拮抗作用。总之，多种措施联合应用治疗高血钾，可取得较好的疗效。

（柯剑婷　李　宓）

参 考 文 献

孙宁玲，霍勇，王继光，等. 2013. 难治性高血压诊断治疗中国专家共识. 中华高血压杂志，21（4）：321-326.

王海燕. 1995. 肾脏病学. 第二版. 北京：人民卫生出版社.

Agarwal R, Satyan S, Alborzi P, et al. 2009. Home blood pressure measurements for managing hypertension in hemodialysis patients. Am J Nephrol，30（2）：126-134.

Agarwal R. 2002. How to diagnose hypertension in hemodialysis patients? Minerva Urol Nefrol，54（3）：149-156.

Boero R, Pignataro A, Ferro M, et al. 2001. Sympathetic nervous system and chronic renal failure. Clin Exp Hypertens，23（1-2）：69-75.

Bostom A G, Shemin D, Bagley P, et al. 2000. Controlled comparison of L-5-methyltetrahydrofolate versus folic acid for the treatment of hyperhomocysteinemia in hemodialysis patients. Circulation，101：2829-2832.

Cannella G，Paoletti E，Delfino R，et al. 1993. Regression of left ventricular hypertrophy in hypertensive dialyzed uremic patients on long-term antihypertensive therapy. Kidney Int，44：309.

Cannella G，Paoletti E，Delfino R，et al. 1997. Prolonged therapy with ACE inhibitors induces a regression of left ventricular hypertrophy of dialyzed uremic patients independently from hypotensive effects. Am J Kidney Dis，30：659-664.

Cannella G，Paoletti E，Ravera G，et al. 2000. Inadequate diagnosis and therapy of arterial hypertension as causes of left ventricular hypertrophy in uremic dialysis patients. Kidney Int，58：260-268.

Caravaca F，Pizarro J L，Arrobas M，et al. 1994. Antiplatelet therapy and development of hypertension induced by recombinant human erythropoietin in uremic patients. Kidney Int，45（3）：845.

Charra B，Calemard E，Ruffet M，et al. 1992. Survival as an index of adequacy of dialysis. Kidney Int，41：1286.

Charra B. 1994. Control of blood pressure in long slow hemodialysis. Blood Purification，12：252.

Cheigh J S，Kilite C，Sullivan J F，et al. 1992. Hypertension is not adequately controlled in hemodialysis patients. Am J Kidney Dis，19（5）：453.

Chen Y C，Chen H H，Yeh J C，et al. 2002. Adjusting dry weight by extracellular volume and body composition in hemodialysis patients. Nephron，92（1）：91-96.

Cheung A K，Sarnak M J，Yan G，et al. 2000. Atherosclerotic cardiovascular disease risks in chronic hemodialysis patients. Kidney Int，58：353-362.

Conion P J，Walshe J J，Heinle S K，et al. 1996. Predialysis systolic blood pressure correlates strongly with mean 24-hour systolic blood pressure and left ventricular mass in stable hemodialysis patients. J Am Soc Nephrol，7（12）：2658-2663.

Converse R L，Jacobsen T H，Toto R D，et al. 1992. Sympathetic overactivity in patients with chronic renal failure. N Engl J Med，327：1912.

Covic A，Goldsmith D J. 1999. Ambulatory blood pressure monitoring in nephrology：focus on BP variability. J Nephrol，12（4）：220-229.

Daugirdas J T，Leehey D J，Popli S，et al. 1986. Subxiphoid pericardiostomy for hemodialysis-associated pericardial effusion. Arch Intern Med，146：1113-1115.

de Santo R M，Lucidi F，Violani C，et al. 2001. Insomnia is associated with systolic hypertension in uremic patients on hemodialysis. Int J Artif Organs，24（12）：853-862.

Deighan C J，Caslake M J，McConneu M，et al. 2000. Atherogenic lipoprotein phenotype in end-stage renal failure：origin and extent of small dense low-density lipoprotein formation. Am J Kidney Dis，35：852-862.

Dionisio P，Valenti M，Bergia R，et al. 1997. Influence of the hydration state on blood pressure values in a group of patients on regular maintenance hemodialysis. Blood Purif，15（1）：25.

Erten Y. 1998. Comparison of the effect of intravenous and oral iron therapies on haemodialysis patients. Congress of the European Reual Association/European Dialysis and Transplant Association：6-9.

Flanigan M J，Khairullah Q T，Lim V S. 1997. Dialysate sodium delivery can alter chronic blood pressure management. Am J Kidney Dis，29（3）：383.

Fleck C，Janz A，Schweitzer F，et al. 2001. Serum concentrations of asymmetric（ADMA）and symmetric（SDMA）dimethylarginine in renal failure patients. Kidney Int Suppl，78：S14-18.

Fliser D，Schweizer C，Ritz E. 1991. How many patients with renal insufficiency survive until endstage renal failure? Nephrol Dial Transplant，6：600.

Foley R N，Parfrey P S，Harnett J D，et al. 1995. Clinical and echocardiographic disease in patients starting end-stage renal disease the rapy. Kidney Int，47：186.

Foley R N，Parfrey P S，Harnett J D，et al. 1995. The prognostic importance of left ventricular geometry in uremic cardiomyopathy. J Am Soc Nephrol，5：2024-2031.

Foley R N，Parfrey P S，Kent G M，et al. 2000. Serial change in echocardiographic parameters and cardiac failure in end-stage renal disease. J Am Soc Nephrol，11：912-916.

Gehr T W，Sica D A. 1990. Antiarrhythmic medications：practical guidelines for drug therapy in dialysis. Semin Dial，3：33.

Harnett J D，Foley R N，Kent G M，et al. 1995. Congestive heart failure in dialysis patients：prevalence，incidence，prognosis and risk factors. Kidney Int，47：884.

Herzog C A，Ma J Z，Collins A J. 1999. Long-term outcome of dialysis patients in the United States with coronary revascularization procedures. Kidney Int，56：324-332.

Himelman R B，Landzberg J S，Sim onson J S，et al. 1988. Cardiac consequences of renal transplantation：changes in left ventricular morphology and function .J Am Coll Cardiol，12：915.

House A A，Wells G A，Donnelly J G，et al. 2000. Randomized trial of hight-flux vs low-flux haemodialysis：effects on homocysteine and lipids. Nephrol Dial Transplant，159（7）：1029-1034.

Huting J，Kamer W，Schutterle G，et al. 1988. Analysis of left-ventricular changes associated with chronic hemodialysis. Nephron，49：284.

Huting J，Kramer W，Reitinger J，et al. 1991. Abnormal diastolic left ventricular filling by pulsed Doppler echocardiography in patients on continuous ambulatory peritoneal dialysis. Clin Nephrol，36：21-28.

Imai Y，Sekino H，Fujikura Y，et al. 1995. Pressor effect of recombinant human erythropoietin results of ambulatory blood pressure monitoring and home blood pressure measurements. Clin Exp Hypertens，17（3）：485.

Inrig J K，Patel U D，Toto R D，et al. 2009. Association of blood pressure increases during hemodialysis with 2-year mortality in incident hemodialysis patients：a secondary analysis of the dialysis morbidity and mortality wave 2 study. Am J Kidney Dis，54（5）：881-890.

Islam K N，O'Byrne D，Devaraj S，et al. 2000. Alpha-tocopherol supplementation decreases the oxidative susceptibility of LDL in renal failure patients on dialysis therapy. Atherosclerosis，150：217-224.

John T D，Todd S I. 1994. Hypertension Handbook of Dialysis，second edition. Boston：433-444.

Kang D K，Choi K B，Yoon K I. 1996. Changes in plasma concentration erythropoietin administration in hemodialysis patient：A possible role of the activity of endothelin converting enzyme in rHuEpo induced by pertension. JASN，7：1551.

Kang E S，Wang Y B，Cardenas R，et al. 2000. Biphasic changes in nitric oxide generation in hemodialyzed patients with end-stage renal disease treated with recombinant human erythropoietin. Am Med Sci，319（3）：149-157.

Katholi R E，Whitlow P L，Hageman G R，et al. 1984. Intrarenal adenosine produces hypertension by activating the sympathetic nervous system via the renal nerves in the dog. J Hypertens，2：349.

Kaupke C J，Kim S，Vaziri N D. 1994. Effect of erythrocyte mass of arterial blood pressure in dialysis patients receiving maintenance erythropoietin therapy. J Am Soc Nephrol，4：1874.

Kelly B S，Alexander J W，Dreyer D，et al. 2001. Oral arginine improves blood pressure in renal transplant and hemodialysis partients. JPEN J Parenter Enteral Nutr，25（4）：194-202.

Khaitan L，Sutter F P，Goldman S M. 2000. Coronary artery bypass grafting in patients who require long-term dialysis. Ann Thorac Surg，69：1135-1139.

Krum H，Schlaich M，Whitbourn R，et al. 2009. Catheter-based renal sympathetic denervation for resistant hypertension：a multicentre safety and proof-of-principle cohort study. Lancet，373（9671）：1275-1281.

Leunissen K M，Meuheere P P，Cheriex E C，et al. 1989. Plasma alpha-human atrial natriuretic peptide and volume status in chronic hemodialysis patients. Nephrol Dial Transplant，4：382-386.

Luik A J，Kooman J P，Leunissen K M，et al. 1997. Hypertension in haemodialysis paints：is it only hypervolaemia. Nephrol Dial Transplant，12：1557.

Luik A J，van Kuijk W H，Spek J，et al. 1997. The effects of hypervolemia on interdialytic hemodynamics and blood pressure control in hemodialysis patients. Am J Kidney Dis，30（4）：466.

Ma J Z，Ebben J，Xia H，et al. 1999. Hematocrit level and associated mortality in hemodialysis patients. J Am Soc Nephrol，10：610-619.

Maduell F，Navarro V. 2001. Assessment of salt intake in hemodialysis. Nefrologia，21（1）：71-77.

Miller B W，Cress C L，Johnson M E，et al. 2002. Exercise during hemodialysis decreases the use of antihypertensive medications. Am J Kidney Dis，39（4）：828-833.

Nicholls A，Edward N，Catto G R. 1980. Staphylococcal septicaemia，endocarditis，and osteomyelitis in dialysis and renal transplant patients. Postgrad Med J，56：642-648.

Nishikimi T，Futoo Y，Tamano K，et al. 2001. Plasma brain natriuretic peptide levels in chronic hemodialysis patients: influence of coronary artery disease. Am J Kidney Dis，37（6）：1201-1208.

Park J，Rhee C M，Sim J J，et al. 2013. A comparative effectiveness research study of the change in blood pressure during hemodialysis treatment and survival. Kidney Int，84（4）：795-802.

Patrick V，Anna L，Alison C，et al. 1992. Accumulation of an endogenous inhibitors of nitric oxide synthesis in chronic renal failure. Lancet，339：572.

Petersen L J，Rudnicki M，Hojsted J. 1994. Long-term oral calcium supplementation reduces diastolic blood pressure in end stage renal disease. A randomized，double-blind，placebo controlled study. Int J Artif Organs，17（1）：37.

Rahman M，Fu P，Sehgal A R，et al. 2000. Interdialytic weight gain，compliance with dialysis regimen，and age are independent predictors of bolld pressure in hemodialysis patients. Am J Kidney Dis，35（2）：257-265.

Rahman M，Smith M C. 2001. Hypertension in hemodialysis patients. Curr Hypertens Rep，3（6）：496-502.

Rain A，Bedford L，Simpson A W，et al. 1993. Hyperparathyroidism，platelet intracellular free calcium and hypertension in chronic renal failure. Kidney Int，43：700-705.

Raj D S，Choudhury D，Welbourne T C，et al. 2000. Advanced glycation end products: a Nephrologist's perspective. Am J Kidney Dis，35：365-380.

Rosansky S J. 1996. Treatment of hypertension in renal failure patients: when do we overtreat? When do we undertreat? Blood Purif，14（4）：315.

Savazzi G M，Cusmano F，Bergamaschi E，et al. 1999. Hypertension as an etiopathological factor in the development of cerebral atrophy in hemodialyzed patients. Nephron，81（1）：17-24.

Schneider H，Schmitt Y. 1991. Low molecular weight heparin: how does it modify lipid metabolism in chronic hemodialysis patients? Klinwochenschr，69：749-756.

Schoffl H，Lang S M. 1997. Hypertension induced by recombinant human erythropoietin（rHuEPO）can be prevented by indomethacin. Pathogenetic role of cytosolic calcium. Eur J med Res，24（3）：97.

Schroder M，Riedel E，Beck W，et al. 2001. Increased reduction of dimethyl arginines and lowered interdialytic blood pressure by the use of biocompatible membranes. Kidney Int Suppl，78：S19-24.

Serra A，Uehlinger D E，Ferrari P，et al. 2002. Glycyrrhetinic acid decreases plasma potassium concentrations in patients with anuria. J Am Soc Nephrol，13（1）：191-196.

Surdacki A，Sulowica W，Wieczorek-Surdacka E，et al. 1999. Effect of a hemodialysis session on plasma levels of endothelin-l in hypertensive and normotensive subjects with end-stage renal failure. Nephron，81（1）：31-36.

Symplicity HTN-1 Investigators. 2011. Catheter-based renal sympathetic denervation for resistant hypertension: durability of blood pressure reduction out to 24 months. Hypertension，57（5）：911-917.

Touam M，Zingraff J，Jungers P，et al. 1999. Effective correction of hyperhomocysteinemia in hemodialysis patients by intravenous folinic acid and pyridoxine therapy. Kidney Int，56：2292-2296.

Velasquez M T，von Albertini B，Lew S Q，et al. 1998. Equal levels of blood pressure control in ESRD patients receiving high-efficiency hemodialysis and conventional hemodialysis. Am J Kidney Dis，31（4）：618.

Ventura S C，Garella S. 1990. The management of pericardial disease in renal failure. Semin Dial，3：21.

Vos P F，Zilch O，Kooistra M P. 2001. Clinical outcome of daily dialysis. Am J Kidney Dis，37［1 Supp12］：S99-S102.

Wizemann V，Bland S，Krammer W. 1994. Diastolic dysfunction of the left ventricle in dialysis patients. Contrib Nephrol，106：106-109.

Wong J S，Port F K，Hulbert-Shearon T E，et al. 1999. survival advantage in Asian American end-stage renal disease patients. Kidney Int，55：2515-2523.

Xiao S，Wagner L，Mahaney J. 2001. Uremic levels of urea inhibit L-arginine transport in cultured endothelial cells. Am J Physiol Renal Physiol，280（6）：F989-995.

Yeun J Y，Kaysen G A. 2000. C-reactive protein，oxidative Stress，homocysteine，and troponin as inflammatory and metabolic predictors of atherosclerosis in ESRD. Current Opinion Nephrol and Hypertens，9（6）：621-630.

Yokoyama K，Kagami S，Ohkido I，et al. 2002. The negative Ca（2+）balance is involved in the stimulation of PTH secretion. Nephron，92（1）：86-90.

Zebe H. 2000. Atrial fibrillation in dialysis patients. Nephrol Dial Transplant，15：765-768.

Zehnder C，Zuber M，Sulzer M，et al. 1992. Influence of long-term amelioration of anemia and blood pressure control on left ventricular hypertrophy in hemodialyzed patients. Nephron，61：21.

第六章　血液透析血液系统并发症

第一节　贫　血

贫血是慢性肾衰竭的严重并发症，也是患者心血管患病率和死亡率增加的主要原因之一。国内一项对肾脏病门诊和住院患者的贫血状况调研结果显示，慢性肾脏病（CKD）1～5 期患者贫血发生率分别为 22%、37%、45.4%、85.1%和 98.2%，透析和与非透析慢性肾脏病患者贫血患病率分别为 98.2%和 52.0%。针对一项对血液透析（HD）患者的肾性贫血与生存质量关系的对照研究结果显示，血液透析患者在生理功能、身体疼痛、总体健康、精神健康等与生存质量相关的指标均表现出较低水平，且随着贫血程度的加重而降低，导致生存率明显下降。对于血液透析患者而言，及时纠正血红蛋白水平可缩短住院时间、减少并发症。因此，纠正慢性肾脏病患者的贫血具有重要意义。

一、肾性贫血的定义

肾性贫血是指由各类肾脏疾病造成促红细胞生成素（EPO）的相对或者绝对不足导致的贫血，以及尿毒症患者血浆中的一些毒性物质通过干扰红细胞的生成和代谢而导致的贫血。

二、发病机制

（一）红细胞生成不足

正常情况下，红系定向干细胞在细胞因子如 IL-3、胰岛素样生长因子（IGF-1）和粒细胞-巨噬细胞集落刺激因子（GM-CSF）等的作用下，在细胞表面表达特异性糖蛋白 EPO受体（EPOR），并分化为前祖红细胞和后祖红细胞。前祖红细胞的增殖主要受 IL-3、GM-CSF、EPO 等多种因子的调控；而后祖红细胞的增殖分化主要由 EPO 调节。EPO 与红细胞集落单位（CFU-E）集落点结合，促进后祖红细胞增殖分化为红细胞；还能使网织红细胞加速成熟并向外周血释放；同时可加速骨髓运转周期，增加单位红细胞的生成。后红细胞经过形态改变后逐渐发育成成熟的红细胞，此阶段需具备制造红细胞的原料，如维生素 B_{12}、叶酸、铁剂等。

1. EPO 分泌不足

1957 年，Jachbson 等发现并证实肾脏是产生血 EPO 的主要器官。1988 年，Koury 等运用 EPO mRNA 原位杂交技术证实，EPO 是由肾脏皮质毛细血管内皮细胞合成和分泌的。肝脏是胎儿时期 EPO 合成的主要器官，也是成人肾外合成 EPO 的主要器官。在肾病患者，肝 EPO 产物并不能充分代替肾源 EPO 的缺乏，EPO 产生的脏器从胎儿肝脏转变为成人肾脏的机制目前还不清楚。除肾和肝以外，EPO mRNA 还存在于一些正常器官中，如骨髓巨噬细胞也被认为具有合成 EPO 的功能。

EPO 是由 165 个氨基酸组成的单肽链糖蛋白,分子质量为 30 000Da,90%由肾脏产生,其效应细胞主要包含了从红系定向干细胞到早期的成红细胞等一系列红细胞生成细胞,最主要的为 CFU-E。EPO 通过与特异性 EPOR 结合,从而产生生物学效应。目前已知 EPOR 为一种分子质量为 55 000Da 的跨膜蛋白,属细胞因子受体超家族。红细胞的生成依赖 EPO 与 EPOR 结合后完成的红细胞生成的信号传导。有人证实,所有 CFU-E 细胞上均有 EPOR,而只有 20%的 BFU-E 细胞上有 EPOR。EPO 的主要生物学作用是促进红系祖细胞的增殖、分化和成熟。随着红系细胞逐渐成熟,其对 EPO 的依赖性也下降,受体表达逐渐减少,到成红细胞阶段时只有很少的 EPOR,EPO 的作用消失。EPO 还有抗氧化,改善红细胞膜脂流动性和蛋白质构象,稳定红细胞膜,促进膜 Na^+-K^+-ATP 酶的活力,维持膜内、外正常渗透压的作用。慢性肾衰竭患者正是由于分泌 EPO 减少这一主要因素,导致了贫血的发生。

2. 尿毒症毒素抑制红细胞生成

早在 20 世纪,人们对于肾性贫血的发病机制及治疗方法就有了深入的了解,但“尿毒症抑制因子”在肾性贫血中的作用仍不清楚。1956 年,Marksont 和 Rennie 等首次报道了慢性肾衰竭血浆可抑制体外培养的红系祖细胞的成熟。随后许多研究都证实尿毒症患者的血浆可抑制红系集落形成单位(CFU-E)和红系暴式形成单位(BFU-E)的增殖及血红蛋白的合成。Wallner 等的研究显示,在体外培养时尿毒症血浆对骨髓细胞的抑制有剂量依赖性,表明其中存在抑制红细胞生成的毒素。尿毒症代谢废物的积聚可能参与贫血发生的病理生理机制,这些物质包括了不同相对分子质量的一组中分子类物质。在 EPO 应用之前,腹膜透析比血液透析患者的贫血轻,可能的解释之一就是腹膜透析比血液透析清除中分子物质的效率高。在应用 γHuEPO 治疗时,其疗效同样受这些抑制物活性的影响。因此,血浆中存在的抑制红细胞生成的物质可能是肾衰竭时造成红细胞减少的主要原因之一,在肾性贫血的发生机制中起着不可忽视的作用。这些中分子物质的具体成分目前还不十分清楚,可能有以下几种。

(1)核糖核酸酶:Saunder 等通过体外实验发现,尿毒症患者的血浆对人骨髓 CFU-E 的抑制率达 72%,对人骨髓 BFU-E 的抑制率达 53.5%。尿毒症患者血浆中的核糖核酸酶活性都显著增高,纯化的核糖核酸酶对 CFU-E 具有剂量依赖性的抑制作用,表明核糖核酸酶是红细胞生成抑制因子(EIF)之一。

(2)多胺:早在 20 世纪 70 年代,就有学者提出多胺参与肾性贫血的发病机制。多胺是氨基酸的代谢产物,包括精胺、精脒、腐胺、尸胺等胺类。鸟氨酸、赖氨酸分别是腐胺和尸胺的前体氨基酸,在鸟氨酸脱羧酶的作用下鸟氨酸可转变为腐胺,在甲硫氨酸提供丙氨基和有关酶的作用下腐胺又可转变为精胺和精脒;在赖氨酸脱羧酶的作用下,赖氨酸可转变为尸胺。慢性肾衰竭时,由于肾脏对多胺的清除能力显著下降,多胺在患者血浆中积聚,具有抑制细胞增殖和成熟的作用,是尿毒症患者贫血的主要原因之一。

慢性肾衰竭患者红细胞内的游离精胺、精脒及尿中腐胺水平增高。Saito 等证实患者的血浆多胺水平,包括尸胺、腐胺、精胺、精脒均有显著增高,而且尿毒症贫血患者的血浆精胺水平与血细胞比容呈负相关。但 Spragg 和 Hutchings 等发现患者血浆腐胺水平仅轻度增高，而精胺和精脒水平不增高。

在多胺对骨髓的抑制作用中似乎对红系具有相当的特异性，因为白细胞减少和血小板减少在肾衰竭患者中很少发生。精胺与精脒对红细胞生成素诱导的胎鼠肝细胞新合成的亚铁血红素即 ^{59}Fe 掺入过程具有强大的特异性抑制作用，这可能是多胺抑制红细胞生成的一个机制。Hotta 等发现，尿毒症患者的血浆和与其 ABO 血型匹配的人骨髓进行培养，患者血浆选择性抑制红细胞的生成。Pavlovic-Kentera 研究发现，35 例透析患者中有 34 例患者的血浆对红系祖细胞的形成起抑制作用，而所有患者的血浆对粒系祖细胞都不产生抑制作用。Kushner 等也认为，精胺、精脒对红细胞生成的抑制作用明显强于对粒细胞生成的抑制。但 Segal 等认为，多胺对红细胞和粒细胞生成的抑制作用没有差异。出现这种结论差别的原因目前还不清楚。因此，多胺对红系和粒系祖细胞作用的特异性尚需进一步研究和明确。

多胺可能是对骨髓细胞水平的 EPO 起作用。精胺与精脒对红细胞生成素诱导的胎鼠肝细胞新合成的亚铁血红素即 ^{59}Fe 掺入过程具有强大的特异性抑制作用，这可能是多胺抑制红细胞生成过程的一个机制。但多胺对 ^{59}Fe 掺入过程的抑制作用机制尚不清楚，可能直接作用于 EPO、红细胞或血红蛋白的合成。

（3）多胺-蛋白质复合物：尿毒症时，多胺-蛋白质复合物在体内蓄积，而且血液透析患者的血浆水平也升高。这类物质可以影响 CFU-E 增殖，对红细胞的增殖过程产生作用，加重或导致肾性贫血，因而在肾性贫血的发病中具有意义。

（4）甲状旁腺激素（PTH）：在调节红细胞生成方面的作用一直是研究和争论的热点。肾功能正常的甲状旁腺功能亢进患者可有贫血的表现；而在慢性肾衰竭患者，甲状旁腺功能亢进有 EPO 治疗反应低下的原因之一；甲状旁腺次全切除术后可迅速改善部分透析患者的贫血，可能是由于具有抑制红细胞生成作用的高浓度的 PTH 的清除，红细胞生成得到改善。但 PTH 对红细胞生成的抑制作用并未得到完全认可。如 Komatsuda 等的研究表明，人 N-末端 PTH 和完整 PTH 对红细胞生成没有直接抑制作用。因此，有关 PTH 对红细胞生成的影响尚有待进一步研究。

（5）N-乙酰-丝氨酰-天冬氨酰-赖氨酰-脯氨酸（AcSDKP）：同肌酐一样属于低分子物质，通过抑制造血干细胞而抑制红细胞的生成，在血中堆积可导致 EPO 抵抗。AcSDKP 在血管紧张素转换酶的作用下降解。LeMeur 等的研究发现，尿毒症透析和非透析患者血浆 AcSDKP 的水平均高于正常，其中应用 ACEI 的患者比未用者高 4 倍；在应用 ACEI 的患者血中 AcSDKP 的水平与其对 EPO 的需要量呈正比。

（6）喹啉酸（QA）：是色氨酸的氧化产物，是内源性 N-甲基-D-天（门）冬氨酸（NMDA）的受体激动剂，该受体激活后可直接造成细胞代谢紊乱，促进细胞凋亡。QA 经肾脏排泄，可在尿毒症患者血浆中蓄积，是内源性毒素。体外实验发现，QA 可抑制红系造血祖细胞、淋巴细胞集落的形成。QA 可能是通过影响 EPO 的合成抑制了红细胞生成。因此，推测 QA 是引起肾衰竭动物或患者贫血的因素之一。

（7）3-羧基-4 甲基-5-丙基呋喃戊酮酸（CMPF）：是 EIF。由于它与白蛋白有力的结合，传统的透析器不能将其清除，导致其在尿毒症患者血浆中蓄积。有研究显示，使用可渗透蛋白的透析器透析使与蛋白结合的 CMPF 得以清除，降低其血浆水平后，患者的血细胞比容和血红蛋白水平显著升高，肾性贫血得到改善。

（8）细胞因子：现在人们比以往更多认识到，红细胞生成是一个非常复杂的过程。尽管 EPO 是红细胞增生和分化的主要刺激因子，但 EPO 的作用还受其他细胞因子的影响。IL-3、IL-12 和胰岛素样生长因子-1 也可以促进红细胞生成，IL-1、TNF-α 和干扰素-γ 能够抑制 CFU-E 的形成，从而抑制红细胞生成。Allen 等发现，经抗 TNF-α 或干扰素-γ 的多克隆抗体预处理后，可以部分或完全逆转尿毒症患者血浆对人红祖细胞生长的抑制作用。

（二）慢性失血

慢性肾衰竭尿毒症时有出血倾向，消化道出血，频繁抽血化验，透析结束后透析器残留血液及透析用水不纯，含超标的有机氯、氯胺、铜、硝酸盐等，未彻底冲洗管路中残留消毒液，以及低钠、高温透析液等均可使患者溶血而加重贫血。

（三）红细胞寿命缩短

尿毒症的毒素对红细胞的破坏，是使红细胞寿命缩短（60～70 日）的主要原因。有研究报道，红细胞寿命与血尿素氮呈负相关，但尿毒症时红细胞寿命缩短的机制未明。有报道将尿毒症患者红细胞输入正常人体后，红细胞寿命恢复正常，且经充分透析的尿毒症患者红细胞寿命亦能恢复正常，提示尿毒症血浆中某些成分可能缩短红细胞的寿命。

（四）造血原料不足

尿毒症长期低蛋白饮食、营养不良、血浆蛋白水平低、造血原料摄入不足，如铁剂、叶酸、维生素 B_{12} 缺乏，也是造成贫血的原因。

三、临床表现

（一）症状

贫血的表现，主要是由于血红蛋白量的减少，导致输送氧的能力减弱和心排血量代偿性增加所致。贫血的主要症状是乏力、呼吸困难和健康感减少。少见的症状包括注意力难以集中、头昏眼花、睡眠紊乱、怕冷和头痛。严重的贫血，由于心排血量增加可导致心悸和重击脉，可出现左室肥厚（LVH）和运动能力降低。其他问题还包括凝血功能紊乱、免疫功能受损、认知能力减弱和性功能减低。患者还可有心绞痛、跛行及短暂脑缺血发作或加重。

（二）体格检查

贫血的主要体征是皮肤苍白，在手掌、甲床和口腔黏膜最易发现。由于心排血量增加，在心前区可听到心肺收缩期喷射样杂音。

四、诊断

（一）贫血的诊断标准

依据世界卫生组织（WHO）推荐,海平面水平地区,年龄≥15 岁,男性血红蛋白＜130g/L,

成年非妊娠女性血红蛋白＜120g/L，成年妊娠女性血红蛋白＜110g/L，可诊断为贫血。在诊断肾性贫血时，需酌情考虑居住地海拔高度对血红蛋白的影响。

（二）评估贫血的频率

（1）凡临床症状、体征或其他医学指标提示贫血时应及时测量血红蛋白。

（2）对无贫血病史、未使用 EPO 治疗的患者：慢性肾脏病 1～3 期，至少每年测量血红蛋白 1 次；慢性肾脏病 4～5 期，未开始接受透析治疗者，至少每 6 个月测量血红蛋白 1 次；慢性肾脏病 5 期和透析患者，至少每 3 个月测量血红蛋白 1 次。

（3）对有贫血病史，无论是否使用 EPO 治疗的患者：慢性肾脏病 3～5 期未接受透析和慢性肾脏病 5 期接受腹膜透析治疗的患者，至少每 3 个月测量血红蛋白 1 次；慢性肾脏病 5 期接受血液透析的患者至少每个月测量血红蛋白 1 次。

（三）评估肾性贫血的实验室指标

（1）全血细胞计数（CBC）：包括血红蛋白浓度、红细胞指标［包括平均红细胞体积（MCV）、平均红细胞血红蛋白量（MCH）、平均血红蛋白浓度（MCHC）］、白细胞计数和分类、血小板计数。

（2）网织红细胞计数。

（3）铁储备和铁利用指标：包括血清铁蛋白浓度、转铁蛋白饱和度。

（4）未能明确贫血病因时，可进行维生素 B_{12}、叶酸、骨髓穿刺、粪便隐血等项目的检查。

贫血的诊断主要依靠血红蛋白检测，但需要结合其他指标以评估贫血的严重程度，并与其他疾病引起的贫血进行鉴别诊断。

五、治疗

（一）红细胞生成刺激剂（ESA）治疗

重组人促红细胞生成素（rHuEPO）是目前临床上常规使用的红细胞生成刺激剂，rHuEPO 是 1948 年 Bonsdor 和 Jalsvisto 首先发现的，1988 年 rHuEPO 被批准在法国的市场上销售，用来治疗慢性肾衰竭透析患者的贫血。

（二）rHuEPO 治疗适应证

一般而言，慢性肾衰竭患者只有在出现贫血的某些临床症状时，如乏力、体力耐力下降、心绞痛等，才需要进行 rHuEPO 治疗。对这部分患者进行 rHuEPO 治疗的目的在于纠正其贫血，避免反复输血及由反复输血带来的输血反应和（或）病毒性疾病的传播。但如若患者的活动能力受限或生活质量下降是由其他原因所致，不能通过纠正贫血而取得临床效果，则不宜选用 rHuEPO 治疗。建议：①所有患者在开始 rHuEPO 治疗之前，都应检查血清铁的浓度及转铁蛋白的饱和度，以了解机体是否存在缺铁。如若血清铁（serum ferritin）＜100μg/L 或转铁蛋白饱和度（transferrin saturation）＜20%，则在开始 rHuEPO 治疗之前，宜先进行补铁治疗。绝大多数新近进入终末期肾病（ESRD）的患者，在开始 rHuEPO 治疗之前，往往需要进行补铁治疗，以纠正体内的铁缺乏。②所有患者在开始 rHuEPO 治疗之前，应积极寻找并去除导致贫血的可逆性因素。③所有患者在开始 rHuEPO 治疗之前，都应严格控制血压，使舒张压<95mmHg，平均动脉压<110mmHg，以免在 rHuEPO 治疗过程中发生高血压脑病及癫痫发作。④肾小球滤过率（GFR）<15ml/min，处于透析治疗前的终末期肾病患者或异体肾移植失败后的患者，因 rHuEPO 治疗可加速残余肾功能处于此水平终末期肾病的进展，故临床上除非是有很强的应用 rHuEPO 治疗指征（如因贫血致严重心绞痛等），否则 rHuEPO 治疗可能并无多大益处。对于慢性肾脏病合并活动性恶性肿瘤患者，应用 ESA 治疗时应提高警惕，尤其是以治愈为目的的活动性恶性肿瘤患者及既往有卒中史的患者。

（三）治疗时机

（1）血红蛋白<100g/L 的非透析成人慢性肾脏病患者，根据血红蛋白水平下降程度、前期铁剂治疗反应、输血风险、ESA 治疗风险及是否存在贫血相关症状，个体化权衡和决策是否应用 ESA。

（2）由于成人透析患者血红蛋白下降速度比非透析患者快，建议血红蛋白<100g/L 时即开始 ESA 治疗。

（3）血红蛋白>100g/L 的部分肾性贫血患者可以个体化使用 ESA 治疗，以改善部分患者的生活质量。

（四）治疗靶目标

（1）血红蛋白≥110g/L（不推荐>130g/L 以上）。

（2）依据患者年龄、透析方式、透析时间、ESA 治疗时间长短、生理需求及是否并发其他心血管疾病等状况进行药物剂量的调整。

（五）ESA 初始剂量及用量调整

（1）推荐根据患者的血红蛋白水平、体质量、临床情况、ESA 类型及给药途径决定 ESA 初始用药剂量。对于慢性肾脏病透析和非透析患者，rHuEPO 的初始剂量建议为 50～100U/kg；每周 3 次，或 10 000U，每周 1 次，皮下或静脉给药。

（2）初始 ESA 治疗的目标是血红蛋白每月增加 10～20g/L，应避免 1 个月内血红蛋白增幅超过 20g/L。

（3）ESA 初始治疗期间应每月至少监测血红蛋白水平 1 次；维持治疗期间，慢性肾脏病非透析患者每 3 个月至少监测血红蛋白 1 次，慢性肾脏病 5 期透析患者每月至少监测血红蛋白 1 次。

（4）应根据患者的血红蛋白水平、血红蛋白变化速度、目前 ESA 的使用剂量及临床情况等多种因素调整 ESA 剂量。推荐在 ESA 治疗 1 个月后再调整剂量。如血红蛋白升高未达目标值，可将 EPO 的剂量增加，每次 20U/kg，每周 3 次；或 10 000U，每 2 周 3 次。血红蛋白升高且接近 130g/L 时，应将剂量降低约 25%。如血红蛋白持续升高，应暂停给药直到血红蛋白开始下降，然后将剂量降低约 25%后重新开始给药，或者在考虑停止给药前，于更短的时间间隔（如每周 1 次）内再次重复监测血红蛋白，对血红蛋白的进一步升高进行评估，尤其是网织红细胞计数及其变化方向。如果在任意 2 周内血红蛋白水平升高超过 10g/L，应将剂量降低约 25%。需要注意的是，已经达标的血红蛋白值很容易超过或低于理想范围，因此需要进行剂量调整。调整 ESA 剂量的频率应该根据 ESA 起始治疗期间血红蛋白的上升速度、ESA 维持治疗期间血红蛋白的稳定情况及血红蛋白的监测频率来决定。当需要下调血红蛋白水平时，应减少 ESA 剂量，但没必要停止给药。停止给予 ESA，尤其是长时间停药，可能导致血红蛋白持续降低，使血红蛋白降低到目标范围以下。严重感染或手术后等疾病状态可明显改变患者对 ESA 的反应。当贫血严重或 ESA 反应性严重降低时，应给予输血而不是继续给予 ESA 或增加 ESA 剂量。若治疗期间出现 ESA 低反应性，其诊断和处理参见 ESA 低反应性的原因及处理。

（六）rHuEPO 治疗的给药途径

（1）接受血液滤过或血液透析治疗的患者，建议采用静脉或皮下注射方式给药。与等效的静脉给药相比，皮下注射可以减少药物的用量。

（2）非透析患者和腹膜透析患者建议采用皮下注射途径给药。

（七）rHuEPO 治疗过程中应注意的事项

在开始 rHuEPO 治疗时应注意：①治疗 1 个月后，应对其临床疗效进行一次评价，此后则应每隔 1~2 个月评价 1 次。评价 rHuEPO 临床疗效的指标包括：血红蛋白及血细胞比容，预期的血红蛋白水平，以及临床应用 rHuEPO 治疗的目的是否已经达到，如与重度贫血相关的心绞痛等症状是否缓解等。②rHuEPO 的治疗剂量应根据其疗效及实验室检查指标进行调整。在 rHuEPO 的治疗过程中，即使是血红蛋白水平一时超过预期值，临床上也不应间断 rHuEPO 治疗。因为停药后若再次应用 rHuEPO 治疗，仍然会再次诱导机体对 rHuEPO 的反应。倘若血红蛋白水平过高，确需快速降低血红蛋白水平，如发生高血压脑病等，临床上可采取静脉放血或血液透析治疗结束时放血，以便血红蛋白水平快速下降。③在 rHuEPO 治疗的整个过程中，自始至终都应注意监测 rHuEPO 可能产生的不良反应，具体应注意：保持血压稳定（透析治疗前舒张压＜95mmHg；平均动脉压＜110mmHg）；防治缺铁；及时了解血液透析患者血管通路的功能；以及保证透析的充分性等。

（八）rHuEPO 治疗抵抗的定义及其诊治思路

我国于 2014 年出版的慢性肾脏病贫血治疗专家共识建议：ESA 低反应处理应按照患者体质量计算的适量 ESA 治疗 1 个月后，血红蛋白水平与基线值相比无增加，将患者归类为初始 ESA 治疗反应低下。稳定剂量的 ESA 治疗后，为维持血红蛋白稳定需要两次增加 ESA 剂量且增加的剂量超过稳定剂量的 50%，则将患者归类为获得性 ESA 反应低下。

1. ESA 低反应性的处理

（1）评估患者 ESA 低反应性的类型，针对 ESA 低反应性的特定原因进行治疗。

（2）对纠正原发病因后仍存在 ESA 治疗低反应性的患者，建议采用个体化方案进行治疗，并评估血红蛋白下降、继续 ESA 治疗和输血治疗的风险。

（3）对初始和获得性治疗反应低下患者，最大剂量不应高于初始剂量或稳定剂量（基于体质量计算）的 2 倍。

临床上缺铁往往是 rHuEPO 治疗抵抗最为常见的原因。对于 rHuEPO 治疗抵抗的诊治思路如下（图 6-1）。

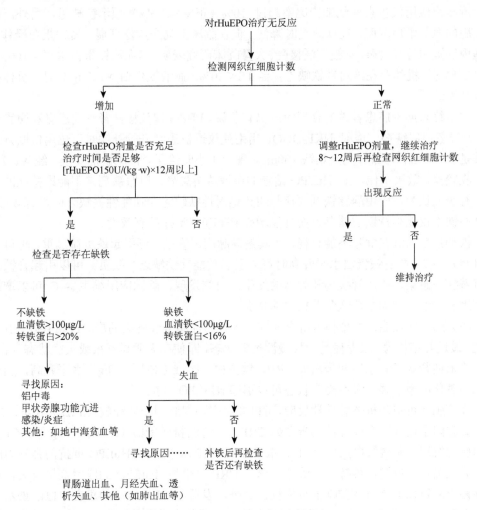

图 6-1　rHuEPO 治疗抵抗的诊治思路

2. rHuEPO 抵抗的原因

（1）铁缺乏和铁负荷过重：铁缺乏为 rHuEPO 抵抗最常见的原因，铁缺乏可出现在 rHuEPO 治疗前，但更多见于治疗过程中。有报道大约有 1/3 的慢性肾脏病（CKD）患者在首次透析时存在铁缺乏，绝对性铁缺乏存在于 15%～22% 的血液透析（HD）患者，41%～45% 的腹膜透析（PD）患者。主要原因有：①rHuEPO 治疗后，红细胞生成增加，铁需求量增加；②感染和非感染性炎症影响铁的释放和利用；③食物中铁吸收障碍；④慢性失血为透析患者缺铁的主要原因之一，包括血路管道和透析器内残留血液、意外血管通路失血、隐匿的消化道出血及频繁采集血标本化验等。

充足的铁储备和利用对 rHuEPO 的最佳反应性具有重要意义，因此，终末期肾病患者在 rHuEPO 治疗前和治疗中铁状态的评价具有至关重要的意义。许多实验室检查用于评价铁状态，但是最佳的诊断铁缺乏的方法目前仍有争论。目前临床上广泛采用的方法是血清铁蛋白和转铁蛋白饱和度（TS），前者反映机体铁储存状态，后者反映机体对铁的利用情况，近年来应用低色素性红细胞比率超过 10%（正常<2.5%）预示铁缺乏，另外，网织红细胞的血红蛋白浓度，在铁缺乏时降低，但在临床上尚未广泛开展。转铁蛋白受体、红细胞内铁蛋白等较复杂，不被广泛接受。大量临床研究表明，当血清铁蛋白水平<100μg/L、TS<20%时，机体存在绝对性铁缺乏；当 TS<20%，血清铁蛋白>100μg/L 时，机体存在功能性铁缺乏。

关于终末期肾病患者铁的合理应用仍有争议。EBPG 建议慢性肾衰竭患者和腹膜透析（PD）患者口服铁剂，美国 NKF-DOQI 指南建议透析患者开始补铁时可选用口服方式，尤其是 PD 患者，每日补充元素铁 200mg，餐前 1 小时给予。口服铁剂安全、经济、方便，但吸收较差，效果不佳，在 rHuEPO 治疗的血液透析患者，口服铁剂常不能维持铁的储存量，有研究认为，应用静脉铁剂治疗是纠正绝对性铁缺乏和功能性铁缺乏的最有效形式。静脉补铁不仅能维持铁的储存，而且能增强 rHuEPO 治疗的有效性。

铁剂治疗的潜在危险不能忽视，尤其是静脉应用铁剂，可引起铁负荷过重，也可引起 rHuEPO 抵抗，血清铁蛋白水平升高时可以引起功能性铁缺乏，铁负荷可以引起含铁血黄素沉着症、感染、心血管疾病和肿瘤的发生。研究发现，静脉应用维生素 C 可以增加铁的利用和转运，辅助治疗铁负荷相关的贫血。

（2）感染和炎症：大量临床研究证实，各种急性和慢性感染的患者经常存在 rHuEPO 抵抗。最近几年认为，尿毒症是一种慢性炎症状态，即使在无明显感染或炎症状态存在时，许多终末期肾病患者急性期蛋白如 CRP、铁蛋白、纤维蛋白原（Fbg）水平升高，脂质过氧化和氧化应激增强，慢性炎症状态可以引起 rHuEPO 抵抗。

炎症刺激可引起机体急性期反应，可以介导多种细胞因子的释放，如 IL-1、IL-6、TNF-α等，细胞因子使肝脏合成急性期蛋白如 CRP、血清淀粉样蛋白（SAA）、Fbg 等。Gunnell 等的研究发现，血清低白蛋白（Alb）水平和高 CRP 水平，为 rHuEPO 抵抗的强有力的预测因素。最近有报道，维持性血液透析患者 CRP 水平与 rHuEPO 的应用剂量有关，认为急性期反应可以抑制 rHuEPO 的反应性。另外，发现在 CRP 升高的患者中血清铁水平较低，血 IL-6 水平升高，静脉应用铁剂后血清铁水平并未升高，认为血 IL-6 通过降低铁的利用而抑制红细胞生成。

近年的研究认为，细胞因子参与 rHuEPO 抵抗的发病机制。单核细胞产生的细胞因子可以干扰铁代谢，降低骨髓铁的利用引起功能性铁缺乏。另外还发现，尿毒症在炎症状态下，T 细胞和单核细胞免疫活性增强。Cooper 等通过流式细胞仪研究发现，rHuEPO 反应差的患者 T 细胞亚群表达 CD28 的 CD4[+]和 CD8[+]的 T 细胞明显减少，外周血单核细胞产生前炎症因子，其中一种为 IFN-γ，主要在骨髓产生，起主要效应。另外，单核细胞活化时产生高水平的 IL-12，可以刺激 T 辅助细胞产生 IFN-γ，IFN-γ 可以促进骨髓红系祖细胞凋亡，免疫细胞产生高水平的 IFN-α 可以加强 IFN-γ 的致凋亡作用。

阻断细胞因子的产生可应用于炎症引起的 EPO 抵抗。加强透析为行之有效的减少细胞因子产生的途径，应用特异的细胞因子抗体或抗淋巴细胞治疗，但价格昂贵；细胞因子拮抗剂和己酮可可碱有对抗细胞因子的作用。己酮可可碱为磷酸二酯酶抑制剂，临床上可应用于其抗血小板作用和对红细胞变形性的影响，近年发现可以抑制细胞因子的产生，特别是 IFN-α、IFN-γ。另外，还有抗 IL-10、抗氧化和抗凋亡作用，特别适用于调节肾衰竭 rHuEPO 抵抗患者细胞因子的产生。

（3）亚临床铝中毒：终末期肾病患者由于滤过功能障碍，血中的铝不能被有效清除，高血磷时服用铝结合剂及透析液铝的跨膜转运，都会造成血铝含量增加，组织中铝蓄积。铝中毒所致贫血和 rHuEPO 抵抗已有较明确的阐述，铝血红素合成酶有抑制作用，从而抑制血红素形成，可以竞争性地结合转铁蛋白结合位点而干扰铁的转运，使红细胞渗透脆性增加而引起溶血，这些患者尽管铁储存正常但表现为小细胞性贫血。

近年发现，随着水处理的改善和含钙磷结合物替代氢氧化铝的应用，有症状的严重铝中毒患者较少见，且铝介导的贫血多为正色素性而非低色素性。Tang 等发现，rHuEPO 抵抗的患者血铝水平明显高于对照组，应用去铁胺（DFO）后 rHuEPO 抵抗患者的血铝水平较对照组升高更明显。由此推断，亚临床铝中毒可以抑制红细胞生成，机体储存铝过多可以导致 rHuEPO 抵抗。DFO 螯合试验可以检测机体储存铝的水平，可用于治疗亚临床及临床铝中毒引起的 rHuEPO 抵抗。

（4）甲状旁腺激素（PTH）：继发性甲旁亢是终末期肾病患者常见的临床表现。早期和近年的研究均表明，继发性甲旁亢可以引起 rHuEPO 抵抗。其机制可能为：继发性甲旁亢可引起骨髓纤维化和红细胞生成受损；可以抑制内源性 EPO 的生成和机体对 rHuEPO 的反应性。在有些严重的甲旁亢患者中，应用外科手术切除后可以使血浆 EPO 水平和血网织红细胞明显升高。终末期肾病患者 PTH 是否直接导致 rHuEPO 抵抗仍有争论。Hsu 等的研究认为，PTH 对 rHuEPO 抵抗确实有直接影响，而并非通过骨髓纤维化作用，血液透析患者即使有相对低的 PTH 水平，rHuEPO 的反应仍较好，PTH 可能通过抑制人外周红细胞克隆生成，抑制外周组织对 rHuEPO 的敏感性而起作用。国内外临床研究表明，$1,25(OH)_2D_3$ 治疗高甲状旁腺激素血症纠正钙磷代谢紊乱，应用静脉冲击疗法可用于治疗高甲状旁腺激素血症所致的 rHuEPO 抵抗。

（5）透析相关因素：透析相关的参数可以影响 rHuEPO 的反应性。一般来说，初始透析的患者贫血较重，腹膜透析较血液透析失血少，血管通路少，基础血红蛋白水平高，rHuEPO 用量相对较少。透析膜的生物相容性，透析液和血液的流量及透析充分性可能对 rHuEPO 的反应均有影响。一项稳定血液透析患者的交叉对照试验表明，K_t/V 与 rHuEPO 剂量呈正相关。目前认为，透析充分性是预测 rHuEPO 反应性的重要的独立预测因素。通过增加透析剂量以有效清除抑制红细胞生成的小分子和中分子物质，可以提高 rHuEPO 的反应性。高通量膜对于 rHuEPO 的反应性，目前尚无一致意见，一项 12 周的中心随机对照试验并未发现高通量膜对 rHuEPO 剂量及血红蛋白水平有影响。

透析用水和透析液的质量对血液透析患者很重要，污染的透析液可以加剧贫血，rHuEPO 用量增加。污染物主要为铝、铅、铜、硝酸盐、氟、砷、锌、氯化物、氯及其复合物、氯胺等。透析液低度的细菌污染可以导致单核细胞活化，细胞因子水平增加，从而抑制 rHuEPO 生成。一项 12 个月的随机对照研究表明，超纯的透析液可以降低 rHuEPO 的使用剂量，IL-6 和 CRP 的水平明显降低。

（6）rHuEPO 抗体（PRCA）：Casadevall 总结了欧洲各透析中心 1998～2001 年 21 例患者因突然出现 rHuEPO 抵抗和纯红细胞再生障碍性贫血，应用放射性物质标记的 EPO 免疫沉淀物，均检测出高亲和力的 EPO 抗体。在此之前文献仅有个别病例报道。抗体产生的原因仍不清楚，一种可能的解释是，rHuEPO 在生产过程中抗原性发生轻微的改变。经免疫抑制剂治疗以后 16 例抗体消失。Castelli 等报道，大约 67%的应用 rHuEPO 治疗的慢性肾衰竭患者出现抗 EPO 抗体，但这些抗体不能完全中和 rHuEPO 或者与 rHuEPO 有较低的亲和力。

rHuEPO 抗体介导的 PRCA 的处理：

1）诊断：rHuEPO 治疗超过 8 周并出现下述情况，应怀疑 PRCA 的可能：血红蛋白以每周 5～10g/L 的速度快速下降；需要输注红细胞才可维持血红蛋白水平；血小板和白细胞计数正常，且网织红细胞绝对计数＜10 000/L。确诊必须有 rHuEPO 抗体检测阳性的证据，以及骨髓象检查结果的支持（有严重的红系增生障碍）。

2）治疗：因为抗体存在交叉作用且继续接触可能导致过敏反应，为谨慎起见，凡疑似或确诊的患者均应停用任何 EPO 制剂。可应用免疫抑制剂、雄激素、大剂量静脉丙种球蛋白治疗，必要时输血，最有效的治疗是肾移植。

（7）其他：维生素缺乏，如维生素 B_{12} 和叶酸缺乏可以引起 rHuEPO 抵抗。文献有报道，维生素 C 缺乏可以降低储存铁的利用，应用维生素 C 可以提高铁的利用度。另外，慢性失血、血红蛋白病、骨髓纤维化、恶性肿瘤、溶血、多发性骨髓瘤、应用 ACEI/ARB 和免疫抑制剂、脾功能亢进等均可引起 rHuEPO 抵抗。近年来，有报道肉毒碱缺乏可以使 rHuEPO 呈低反应性，补充肉毒碱以后可以增加 rHuEPO 的疗效。血管紧张素转换酶抑制剂（ACEI）和血管紧张素 II 受体拮抗剂（Ang II RA）可能导致 rHuEPO 疗效的下降，但目前尚无统一意见，大多数学者倾向于 ACEI 特别是大剂量时对 rHuEPO 的疗效有一定程度的影响，而 Ang II RA 则无此作用，机制未明。

保持 rHuEPO 治疗的最佳反应性对于患者的预后和节省治疗费用具有重要意义。上述引起 rHuEPO 抵抗的一些因素可以纠正，如铁缺乏、维生素缺乏、继发性甲旁亢、感染、透析充分性等，在加大 rHuEPO 用量之前寻找可治疗的因素并给予及时的处理，使 rHuEPO 发挥最大的效益。

（九）rHuEPO 不良反应

1. 高血压

20%～50%的患者在治疗中出现高血压或加重原有高血压，甚至出现高血压危象。通常发生在治疗后的 3 个月内，促使血压升高的因素有：①原有高血压者；②快速纠正贫血者；③大剂量应用 rHuEPO 者。

rHuEPO 升高血压的机制有以下几个方面：

（1）rHuEPO 不能直接收缩血管，但它能增加外周血管对肾上腺素的敏感性，使血管内皮素-1、前列腺素-1、前列腺素-2、前列腺素 $F_{2\alpha}$（PGF_2）和血管紧张素 B_2（$T+B_2$）释放增加，外周血管收缩；

（2）rHuEPO 通过血管平滑肌受体直接作用于血管，使血管收缩；

（3）升高的血红蛋白抑制一氧化氮的活性，使胃肠血管舒张减弱，导致高血压；

（4）EPO 导致血管平滑肌细胞内钙浓度升高，使血管收缩致高血压；

（5）EPO 可以增加由血管紧张素 II 介导的肾小管对钠的重吸收，导致血容量增加，血压升高。

2. 高血钾

rHuEPO 治疗期间出现高钾血症已有较多报道，有因高钾而致死者。其发生原因有：贫血改善后，红细胞寿命不变，结果红细胞破坏增加，引起血钾增多；由于贫血改善后，患者自觉症状好转，结果饮食及食欲大增，故而发生高钾血症；血液黏稠度增加，影响血液透析质量，高钾不能及时消除。所以，治疗期间应定期检查血钾及心电图等，尤其当血红蛋白浓度和血细胞比容达到要求的指标后，应严格限制含钾高食物的摄入。必要时增加透析频度，降低透析液钾浓度。

3. 血栓形成和栓塞

rHuEPO 治疗使 Vi II 因子、VW 因子（VWF）、纤维蛋白原及血小板聚集增加，同时使组织血浆酶原激活物、血浆酶原激活抑制剂和抗凝血酶III、纤溶活性降低，易发生血栓栓塞。透析患者易发生脑梗死、心肌梗死和缺血性心脏病等。

4. 惊厥发作

在 rHuEPO 治疗期间，由于血流动力学的变化，患者对癫痫的发生更加敏感，有作者在 450 例的治疗观察中发现有 25 例发生癫痫，占 6%。但癫痫发作史不能作为使用该药的禁忌证。50%～70%发生在 EPO 治疗开始 3 个月内，可能与高血压有关，当患者有不能控制的高血压或体重增加过多时应防止惊厥发作。

5. 过敏反应

迄今为止，没有严重过敏反应的报道，偶有一过性的皮疹和荨麻疹，个别患者有流感样症状。低热、骨痛等约占 4%，多发生在注射后 1～2 小时。10～12 小时自行缓解，一般无须特殊处理，个别严重者须停药。国外有人测定发现，在应用 EPO 治疗后，血液中没有相应抗体产生。尽管如此，一旦有过敏反应，也应立即停止应用。

6. 肌痛及输液样反应

通常发生在应用 EPO 1～2 小时后，表现为肌痛、骨骼疼痛、低热、出汗等症状，可持续 12 小时。2 周后可自行消失。症状较重者可给予非类固醇类抗炎药治疗并减慢 EPO 的输注速度。

7. 高钙血症

尽管 EPO 使 Ca^{2+} 细胞内流增加，但一般不会引起血钙波动。因此，在 EPO 治疗过程中，不必过于频繁地监测血钙水平。

8. 其他并发症

有报道显示，EPO 治疗可导致内膜增生和随后的血管狭窄、深静脉血栓、皮疹、心悸、过敏反应、虹膜炎样反应、脱发等症状，但发生率很低。另一项回顾性纵向队列研究结果显示，随着 EPO 剂量的增加，慢性肾脏病患者的全因死亡率、心血管疾病病死率及住院率均随之上升。

（十）缺铁的判断及其治疗

1. 缺铁的原因

对 rHuEPO 治疗反应欠佳的最主要原因是铁缺乏。铁缺乏可能在治疗的开始阶段就已经存在，而且在治疗过程中加重，这或者是由于在红细胞生成过程中铁的利用加快，或者是由于失血所致（表 6-1）。

表 6-1　血液透析患者铁缺乏的原因

- 铁储备耗尽
- 慢性失血
  - （1）透析管路和透析器内的血液滞留
  - （2）为实验检查留取血液标本
  - （3）血管穿刺时的意外事件
  - （4）外科失血
  - （5）隐性的胃肠道出血
- 饮食中的铁吸收减少
  - （1）磷结合剂抑制铁吸收
  - （2）H_2 阻滞剂，质子泵阻滞剂和功能性胃酸缺乏减少铁吸收
  - （3）尿毒症患者的肠道不能很好地吸收铁剂
- 铁的需要量增加
  - （1）由于应用 rHuEPO，红细胞形成的速度加快
  - （2）储存铁的组织释放铁减少（单核吞噬细胞系统阻塞）

注：rHuEPO，重组人促红细胞生成素。

（1）失血：血液透析患者发生铁缺乏主要是由于慢性失血。由于每次透析时都有血液滞留在血液透析管路中和透析器内、外科失血、穿刺处意外出血、留取血标本、隐性胃肠道出血等因素，均可导致铁的丢失增多。由于失血增多，只靠口服补铁的血液透析患者很难维持铁储备。腹膜透析患者的失血相对较少，这些患者通常能够通过口服补铁来维持铁储备。

（2）功能性铁缺乏：除了储存铁被用尽，在 rHuEPO 治疗期间铁的需要量也增加，导致已空虚的铁储备更加紧张。在静脉注射 rHuEPO 之后，红细胞形成的速度加快，从而导致即刻铁的需要量增加。在这种情况下，即使铁储备正常也可能发生铁缺乏。这种现象被称为"功能性铁缺乏"，其临床表现为血清铁蛋白浓度正常或升高，而转铁蛋白饱和度降低。

（3）单核吞噬细胞系统封闭：存在单核吞噬细胞系统封闭的终末期肾病患者，铁缺乏可能会加重，这种情况在透析的患者中较常见。慢性炎症的存在可导致铁从其储存部位的释放减少。

（4）饮食中铁的吸收减少：透析患者的铁缺乏可能会由于饮食中铁的吸收减少而加重。铁缺乏的血液透析患者吸收铁的能力低于非尿毒症患者。另外，口服磷结合剂会降低饮食中铁的利用率。

2. 缺铁的诊断

血清铁蛋白浓度和转铁蛋白饱和度百分比（TSAT）是检测透析患者体内铁状况的两个应用最广的指标。但是，这两个指标对于评价透析患者的铁缺乏状态均不够准确，而且这两个指标只是对体内铁状况的粗略估算。因此，不能只根据这两个实验指标不让患者加强治疗，应给予静脉内注射铁剂。应该根据患者对 rHuEPO 治疗反应的情况，对化验指标进行解释。对于 rHuEPO 治疗有一定反应，而且血清铁蛋白<100μg/ml，或转铁蛋白饱和度<20%的患者，以及血清铁蛋白<300μg/ml，或转铁蛋白饱和度<30%的 rHuEPO 抵抗患者，应该进行铁剂的强化治疗。需要特别注意的是，通常在静脉注射铁剂后 2 周，反映机体铁状况的指标才开始上升。

3. 缺铁的治疗

铁是合成血红蛋白的基本原料。流行病学及临床试验结果证实，慢性肾脏病贫血患者中常常存在一定程度的铁缺乏。铁缺乏是导致红细胞生成刺激剂（ESA）治疗反应差的主要原因。有效的铁剂补充，可以改善贫血，减少 ESA 的剂量，有些患者不使用 ESA 也能改善贫血。慢性肾脏病贫血患者应常规进行铁状态的评价，寻找导致铁缺乏的原因，并根据患者的铁储备状态予以相应的铁剂补充。血液透析患者存在透析管路失血、频繁采血等因素导致铁丢失，某些药物及炎症状态会影响铁的吸收，均应予以评估和纠正。

（1）铁状态的评价及监测频率

1）常规使用血清铁蛋白（sF）和转铁蛋白饱和度（TSAT）作为铁状态的评价指标。有条件的单位可用网织红细胞血红蛋白含量作为血液透析患者铁状态的评价指标，目标值>29pg/cell。

2）接受稳定 ESA 治疗的慢性肾脏病患者、未接受 ESA 治疗的慢性肾脏病 3～5 期非透析患者及未接受 ESA 治疗的维持性血液透析患者，应每 3 个月监测铁状态 1 次。

3）当出现以下情况时需要增加铁状态的监测频率，以决定是否开始、继续或停止铁剂治疗：开始 ESA 治疗时；调整 ESA 剂量时；有出血存在时；静脉铁剂治疗后监测疗效时；有其他导致铁状态改变的情况，如合并炎性感染未控制时。

（2）铁剂治疗指征

1）对于未接受铁剂或 ESA 治疗的成年慢性肾脏病贫血患者，转铁蛋白饱和度（TSAT）≤30%且铁蛋白≤500μg/ml，则推荐尝试使用静脉铁剂治疗。在慢性肾脏病非透析患者中，或可尝试进行为期 1～3 个月的口服铁剂治疗，若无效可以改用静脉铁剂治疗。

2）对于已接受 ESA 治疗但尚未接受铁剂治疗的成年慢性肾脏病贫血患者，若需要提高血红蛋白水平或希望减少 ESA 剂量，且转铁蛋白饱和度（TSAT）≤30%、铁蛋白≤500μg/ml，则推荐尝试使用静脉铁剂治疗。在慢性肾脏病非透析患者中，或可尝试进行为期 1～3 个月的口服铁剂治疗，若无效可以改用静脉铁剂治疗。

3）SF>500μg/ml，原则上不常规应用静脉补铁治疗，若排除了急性期炎症，高剂量

ESA 仍不能改善贫血时，可试用铁剂治疗。

（3）铁剂的用法和剂量

1）非透析患者及腹膜透析患者可先试用口服途径补铁，或根据铁缺乏状态直接应用静脉铁剂治疗。

2）血液透析患者应优先选择静脉途径补铁。

3）口服补铁：剂量为 200mg/d，1～3 个月后再次评价铁状态，如果铁状态、血红蛋白没有达到目标值（每周 ESA100～150U/kg 治疗的条件下），或口服铁剂不能耐受者，推荐改用静脉途径补铁。

口服铁剂通常以硫酸亚铁、延胡索酸亚铁或葡萄糖酸亚铁的形式给予，以每日200mg的剂量作为铁的基本需要量。铁剂的服药时间很重要；理想状况下，应在饭前 1 小时服用，以使其达到最佳功效。空腹服用铁剂时，胃肠道的不良反应会加重。

十二指肠和近端空肠是铁吸收的主要部位。铁剂导致的胃肠道症状与一次给药时存在于十二指肠的铁剂总量呈正比。使用儿童剂量增加给药次数，或在进餐的同时服药可以减轻胃肠道症状。还有人建议，为保证患者的依从性，可以在透析过程中服药（如在透析开始和透析结束时）。另一个方案是，只在睡前服用铁剂。铁剂治疗的另一个常见问题是便秘。这个问题可应用山梨醇来解决。一些铁制剂中含有小剂量的维生素 C 以增加铁的吸收率，但是，在铁制剂中加用维生素的优点尚不能确定。另外，磷结合剂、组胺-2 拮抗剂和质子泵抑制剂均会抑制口服补铁剂的吸收。

已开始使用的缓释铁剂型（如 Ferro-Gradumet、slow Fe、Ferro Sequels）可将铁在胃内的释放减到最少，因此在理论上讲可较少引起胃炎。铁-多糖复合物提供的是元素铁而不是铁盐（如 Niferex-150、Nu-Iron）。缓释铁剂型和片剂的铁-多糖复合物比普通铁盐价格贵。目前还不清楚这些特殊的口服铁剂是否比其他剂型的铁剂引起的不良反应少。

4）静脉补铁：①血液透析患者应常规采用静脉补铁。一个疗程剂量常为 1000mg，一个疗程完成后，仍有血清铁蛋白≤500μg/ml 和 TSAT<30%，可以再重复治疗一个疗程。②静脉途径铁剂维持性治疗。当铁状态达标后，应用铁剂的剂量和时间间隔应根据患者对铁剂的反应、铁状态、血红蛋白水平、ESA 用量、ESA 反应及近期并发症等情况调整，推荐 100mg，每 1～2 周 1 次。

有三种静脉内注射剂可以应用并已广泛使用：右旋糖酐铁、葡萄糖酸铁和蔗糖铁（当我们写这本书时，在一些欧洲国家已批准应用，美国正在进行实验）。静脉内注射铁剂治疗与口服铁剂相比有比较优越的利用率和功效。相比之下，静脉内注射铁剂费用高，而且右旋糖酐铁有时会引起严重的即刻过敏反应（约 0.7%）；葡萄糖酸铁和蔗糖铁也可引起过敏反应，但与右旋糖酐铁相比，严重的过敏反应较少见。

必须权衡静脉内注射铁剂的高功效与可能出现的安全问题。其安全问题包括：感染的危险性增高，对器官和静脉系统的氧化作用，以及动脉硬化的危险增高。研究的最透彻的问题是关于感染的危险性。较早期的研究提示，较高的血清铁蛋白水平与感染的危险性增高有关。近期，对一个数据库资料进行的分析显示，经常应用小剂量静脉内注射铁剂与感染引起的死亡危险性增高有关。相反，一项设计严密的大型前瞻性多中心研究报道（Hoen et al.，1998），血清铁蛋白水平或铁剂治疗与菌血症的发生没有明显关系。铁剂治疗可能出现的其他问题为理论上的，尚未进行仔细研究。一项尚需证实的研究显示，维生素 E 可减轻与静脉内注射铁剂有关的氧化反应（Roob et al.，2000）。总的说来，必须在静脉内注射铁剂可以得到血细胞比容升高带来的益处（寿命延长和提高生活质量）与治疗的危险之间权衡利弊。

　　a. 右旋糖酐铁：有几个不同的给药方案。一种是给予 1000mg 的剂量，在 10 次连续的血液透析时均分剂量给药。有些情况下可以一次给予较大的剂量（如 500mg 或更大的剂量），如腹膜透析患者的静脉通路不能规律使用时。另一个方案是每周给药，可每周给予右旋糖酐铁 25～100mg。使用这一方案时，在检测血清铁蛋白和铁结合力以评价铁储备之前至少 2 周应停止给药。静脉内注射铁剂的规律性给药与感染引起死亡的危险性增高有关。但是目前对这一联系中铁剂治疗所起的诱因作用仍只是理论性的（Collins et al.，1998）（图 6-2）。

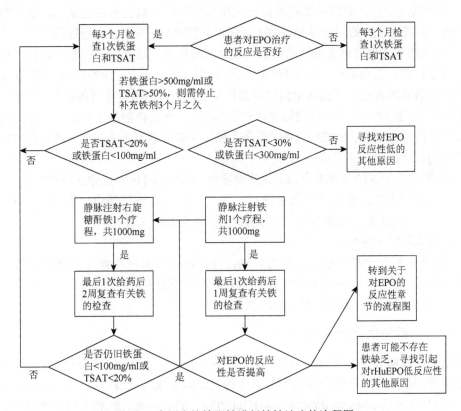

图 6-2　应用右旋糖酐铁进行补铁治疗的流程图

　　右旋糖酐铁的不利影响：右旋糖酐铁以无菌液体为剂型，每毫升含 50mg 铁元素。在非尿毒症患者中，曾报道过静脉注射右旋糖酐铁引起即刻过敏反应。这种反应通常发生在静脉注射后的 5 分钟内，但也可延迟至 45 分钟或更长。过敏反应可导致低血压、晕厥、紫癜、喘息、呼吸困难、呼吸停止和发绀。由于这个原因，在静脉注射右旋糖酐铁时必须准备好肾上腺素和其他对付过敏反应的药物及设备。注射右旋糖酐铁后较轻的即刻超敏反应包括：瘙痒和荨麻疹；迟发反应可表现为：淋巴结病、肌痛、关节痛、发热和头痛。将每次的剂量限制在 250mg 以内，一般可以控制右旋糖酐铁的迟发反应。

b. 葡萄糖酸钠铁：在欧洲使用静脉注射葡萄糖酸钠铁已经很多年，一般性的报道提示此药有较好的安全性和功效。由于严重的即刻过敏反应少，此药似乎比右旋糖酐铁具有明显的优势。近期进行的一项研究对铁缺乏的血液透析患者静脉注射葡萄糖酸钠铁进行评价（Nissenson et al.，1999），患者在 8 次血液透析中共给予 1000mg 葡萄糖酸钠铁，治疗后 14 日血细胞比容达到峰值，证明此药安全有效。

对血液透析患者静脉注射葡萄糖酸钠铁，可将总量 1000mg 的药物在连续 8 次的透析治疗中均分剂量给药（也就是说，每次给药 125mg）（在写这本书时，此药已被美国批准使用，但只能静脉输注给药）。一个合理的方案是将此药稀释在 200ml 生理盐水中，在血液透析过程中缓慢静脉滴注，持续时间＞2 小时（写这本书时，美国正在进行评价静脉推注此药的研究，这种给药方法将更加方便）。

c. 蔗糖铁：静脉注射蔗糖铁在欧洲已应用很多年。一般性的报道显示，像葡萄糖酸钠铁一样，此药有较好的安全性和功效（写这本书的时候，美国正在进行关于这种药的研究）。蔗糖铁和葡萄糖酸钠铁的铁结合力较右旋糖酐铁低。这就使人担心会出现血清转铁蛋白的过度饱和。近期的一项研究探讨了这个问题（Seligman，1999），他们发现通常使用的化验血清铁的方法不仅能测量出转铁蛋白结合的铁，还能测量出药物中所含的铁。因此，测量结果可能明显高于实际的转铁蛋白饱和度，除非是在静脉注射铁剂后 2 周进行化验。与蔗糖铁和葡萄糖酸钠铁结合的"游离"铁似乎临床意义不大，这些药物在欧洲的长期安全应用已经证明了这一点。

5）如果患者 TSAT＞50% 和（或）血清铁蛋白≥800μg/ml 应停止静脉补铁 3 个月，随后重复检测铁指标以决定静脉补铁是否恢复。当 TSAT 和血清铁蛋白分别降至≤50% 和≤800μg/ml 时，可考虑恢复静脉补铁，但每周剂量需减少 1/3～1/2。

（4）铁剂治疗注意事项

1）给予初始剂量静脉铁剂治疗时，输注 60 分钟内应对患者进行监护，需配有复苏设备及药物，有受过专业培训的医护人员对其严重不良反应进行评估。

2）有全身活动性感染时，禁用静脉铁剂治疗。

（十一）新型红细胞刺激蛋白

新型红细胞刺激蛋白（novel erythropoiesis stimulating protein，NESP）是一种新一代红细胞生成刺激蛋白，它的作用机制与天然促红细胞生成素（EPO）、重组人促红细胞生成素（recombinant human erythropoietin，rHuEPO）一样，和促红细胞生成素受体（EPOR）结合后促进红细胞生成。然而，它的生化特点不同于 rHuEPO。与 rHuEPO 相比，增加了 2 个 N 糖链，具有更多的唾液酸残基，从而其血清半衰期延长，体内生物活性增加。

NESP 和 rHuEPO 的体内活性比较显示：①静脉、腹腔和皮下注射药物后，血细胞比容的增加呈剂量依赖；②每周应用 3 次，6 周时达到相同血细胞比容，rHuEPO 的用量是 NESP 的 2 倍；③NESP 每周注射 1 次，同样能有效地增加血细胞比容，而应用 rHuEPO 每周 1 次，则无明显效果；④同样剂量的 NESP，每周注射 1 次比分 3 次注射更有效，而 rHuEPO 则没有类似的结果；⑤令人惊喜的是，隔周注射 NESP 时，血细胞比容仍然能增加。

每周注射 3 次时，NESP 的效果是 rHuEPO 的 36 倍，而每周注射 1 次时，其效果是 rHuEPO 的 13～14 倍。

Macdougall 等研究了纠正血液透析和腹膜透析患者贫血所用 NESP 的合适剂量。予血液透析患者静脉注射，腹膜透析患者皮下注射，NESP 的剂量为 0.075～0.75μg/kg，每周注射 1 次或分 3 次注射，总剂量相等，治疗时间为 4 周。结果发现，应用 NESP 后血红蛋白的升高呈剂量依赖，每周注射 1 次或 3 次疗效无明显差异；依照欧洲最佳临床实践指南所推荐的血红蛋白每个月增加 1～2g/dl 的标准，NESP 的最适剂量为 0.45μg/kg 或 0.75μg/kg。根据上述临床试验得到的 NESP 最适剂量，对肾功能不全和透析患者进行了进一步研究。主要观察指标是达到"血红蛋白反应"（治疗后血红蛋白升高≥1g/dl 或绝对值≥11g/dl）的患者比例。进入临床试验的肾功能不全患者 166 例，其中 129 例患者皮下注射 NESP（0.45μg/kg，每周 1 次），37 例患者注射 rHuEPO（50μg/kg，每周 2 次），根据 NESP 与 rHuEPO 之间剂量的换算为：1μgNESP=200U rHuEPO，临床试验中 rHuEPO 组相对剂量高于 NESP 组 10%。结果两组有"血红蛋白反应"的患者比较相似，NESP 组为 93%，rHuEPO 组为 92%，两组无显著差异。4 周治疗后血红蛋白的平均增值也类似，分别为 1.38g/dl 和 1.40g/dl。在 122 例透析患者应用 NESP 的临床试验中也得到了类似结果。以上临床试验结果表明，未使用过 rHuEPO 的肾性贫血患者，应用 NESP 后能有效纠正贫血，疗效与 rHuEPO 类似。

经过近 10 年的临床应用，大多数慢性肾衰竭贫血患者对 rHuEPO 都有很好的耐受性。为观察应用 NESP 后的安全性和耐受性。对 1578 例应用 NESP 的患者和 591 例应用 rHuEPO 的患者进行了长达 2 年的对照研究。其中不能完成整个试验过程的患者 NESP 组为 2%，rHuEPO 组为 4%。NESP 的副作用包括高血压和血管通路血栓形成等。初次皮下注射 NESP 时，注射部位存在短暂、轻微的疼痛。

NESP 中有 5 个氨基酸不同于 EPO，理论上可能存在免疫原性。而一旦 NESP 抗体形成，可能会降低 NESP 的作用；这些抗体还可能会和 EPO 产生交叉反应。因此需密切注意应用 NESP 患者的 NESP 抗体形成情况。令人欣慰的是，迄今为止检测了 1534 例应用 NESP 2 年的患者的血液，没有证据表明在应用 NESP 后有抗体形成。

NESP 的基础研究及临床试验结果表明，NESP 与 rHuEPO 相比，治疗肾性贫血的效果相似，副作用和安全性也没有明显差异。但应用 NESP 可延长用药间期。因此，NESP 是一种非常有潜力的新型 EPO，将在肾性贫血的治疗中占重要位置。

（十二）类似缩氨酸的 EPO

EPOR 存在于红细胞膜上，该受体分子结构中最重要的是于细胞膜外层的一个结合区域，该区域是一个单通道的跨膜区和一个细胞内的信号传递系统，这个信号传递系统把信号传入细胞内而激活受体从而发挥 EPO 的作用。EPOR 的激活过程需要与两个单体的同型二聚体结合，1 分子的 EPO 与 2 个受体以 2∶1 的比例结合从而激活细胞信号传递系统。以往认为 EPO 是通过糖蛋白与红细胞膜广泛接触发挥作用，而二聚体受体结构物是无法复制的。然而在一项生长激素相关受体结构和突变的研究中发现，仅一个小的受体配基就显示了很大的结合力，之后将这个区域命名为受体与配基结合的重要区域——"工作抗原决定区"，有研究者利用抗生素中缩氨酸的结合技术，分离出了新的 20 个氨基酸的类似缩氨酸的促红细胞生成素（EPO mimetic peptide，EMP1），随后发现了 EMP1 的复杂结构，两个缩氨酸与两个单体受体以 2：2 的比例结合，并获得了最佳的结合状态和激活效果，之后又在 EMP1 的 20 个氨基酸中发现了 13 个最具活性的缩氨酸序列，这样就获得了比 EMP1 相对分子质量更小的受体激动剂，这种新型的 EPO 受体激动剂，药效更强，半衰期长，清除慢，是肾性贫血治疗的新途径。

（十三）造血细胞磷酸酶抑制剂

EPO 与祖母红细胞上的受体结合激发了 JAK-STAT 信号转换系统。造血细胞磷酸酶（hematopoietic cetl phosphates，HCP）通过脱磷酸途径 JAK-2 来抑制造血。理论上抑制 HCP 将能够促进造血，HCP 抑制剂将提高造血细胞对 EPO 的敏感性。因此，HCP 抑制剂将与 EPO 联合或单独使用，以治疗肾性贫血。

（十四）肾性贫血的其他治疗

1. 雄激素治疗

在 rHuEPO 出现前，雄激素有时被用于治疗终末期肾病患者的贫血。其促进红细胞生成效应的机制尚不清楚，也可能只是雄激素所有合成代谢效应的一个表现。女子男性化是其常见的一个不良反应，这就限制了雄激素在妇女中的应用；男性有时会出现阴茎异常勃起（在非洲和美洲患者中较常见）或其他的不良反应。在开始应用 rHuEPO 后，雄激素的使用明显减少。目前在老年男性患者中，雄激素治疗似乎仍可作为 rHuEPO 治疗的一种辅助手段。Teruel 等的研究（1996）发现，对年龄＞50 岁的男性血液透析患者，应用癸酸诺龙（每周 200mg，肌内注射）可使血细胞比容升高，其效果与其他患者应用 rHuEPO 治疗的效果相当。另外，雄激素与 rHuEPO 相比，引起高血压不良反应较小，而且还带来有益的合成代谢效应，表现为血清白蛋白和体重均升高。除了血清三酰甘油升高外，没有其他明显的不良反应。进一步的研究可帮助证实这些发现，但目前癸酸诺龙的治疗，似乎用于老年、对 rHuEPO 反应欠佳的男性患者，是比较明智的。

2. 输注红细胞

有严重贫血的患者可以输注比容红细胞。在没有找到出血原因时不应盲目输血。

3. 肉碱

有人提出肉碱可以增加对 rHuEPO 的反应，但目前尚有争议。

4. 抗坏血酸（维生素 C）

据报道，对于血清铁蛋白＞500ng/ml 的患者，静脉注射抗坏血酸可减轻 EPO 抵抗（Tarng et al.，1998）。这些初步的实验结果尚需进一步证实（表 6-2）。

表 6-2　各类指南对肾性贫血治疗的建议

内容	EBPG2004 年贫血指南	K/DOQI2006 年及 2007 年贫血指南	KDIGO CKD 贫血指南
贫血定义	男性＜120g/L	男性＜135g/L	男性＜130g/L
	女性＜110g/L	女性＜120g/L	女性＜120g/L
血红蛋白	＞110g/L	2006 年≥110g/L	不建议＞110g/L

续表

内容	EBPG2004 年贫血指南	K/DOQI2006 年及 2007 年贫血指南	KDIGO CKD 贫血指南
目标水平	CVD 患者不建议＞120g/L	维持 Hb＞130g/L 应慎重	不建议 Hb 升高至 130g/L
	＞140g/L 不必要	2007 年 110～120g/L	
		不建议＞130g/L	
铁目标值	TSAT（%）	TSAT（%）≥20	未明确
	低限：20	铁蛋白（ng/ml）	当 TSAT≤30% 并且
	目标值：30～50	低限 HD-CKD：200	铁蛋白≤500ng/ml 时
	铁蛋白（ng/ml）	非 HD-CKD：100	建议尝试静脉铁剂
	低限：100	不常规建议＞500	
	目标值：200～500		
辅助剂			
L-卡尼汀	不推荐常规使用	不常规推荐	不建议使用
维生素 C	—	不常规推荐	不建议使用
雄激素	选择性使用	不推荐	不建议使用

注：KDIGO，改善全球肾脏病预后组织；EBPG，欧洲最佳实践指南；K/DOQI，改善肾脏病预后的初步行动组织；CKD，慢性肾脏病；CVD，心血管疾病；Hb，血红蛋白；TSAT，转铁蛋白饱和度；HD，血液透析。

第二节　出血和凝血异常

随着透析治疗的开展，尿毒症患者出血倾向已明显减少，但仍是尿毒症患者的一大问题，尤其是在手术或侵入性治疗时。

正常的出血过程包括血管壁的收缩、血小板黏附于受损的血管壁、血小板聚集、形成稳定的纤维块。

一、出血机制

（一）血小板异常

血小板主要来源于骨髓成熟的巨核细胞（MPV）。MPV 主要用于区分血小板减少的原因。如果是骨髓增生低下或者骨髓造血功能损伤造成血小板减少，MPV 减少。如果是由于血小板在周围循环血液中破坏增加，而引起血小板减低，MPV 可增大。MPV 增大可作为骨髓造血功能恢复的较早指征。PCT 和 PLT 和 MPV 呈正相关系。而 PDW 是反映血小板体积大小的变异性参数，其增加说明血小板的不均一性，一般 MPV 增大时，PDW 也增大，呈正相关系。

慢性肾衰竭患者代谢产物及毒素潴留，如小分子物质胍基琥珀酸、酚或酚酸及尿素，可使骨髓巨核细胞祖细胞 DNA 低倍体复制能力减低，细胞分离，成熟受抑，同时干扰血小板聚集，抑制血小板第 3 因子（PF3）释放，这些因素造成低倍体和畸形巨核细胞，而多肽类中分子物质特别是甲状旁腺激素可抑制血小板释放花生四烯酸和 5-羟色胺，并刺激内皮细胞合成大量依前列醇（前列环素，PGI_2），从而影响血小板黏附和聚集功能。慢性肾衰竭出血患者即使血小板数量不减少，但 PF_3 的活性已降低，患者多有出血时间（BT）延长，也与血小板功能缺陷有关。血液透析导致的血小板减少主要是由于血-膜生物相容性的作用，引起中性粒细胞黏附在透析膜上，并激活补体系统，通过经典途径，使血小板与纤维蛋白结合形成血小板栓塞，迅速消耗血小板，临床出现血小板减少症，尽管血液透析会对血小板造成不良影响，但这种影响是一过性的，患者在短时间内会很快恢复，因此认为血液透析对血小板计数总的影响是有利的。血液透析使用肝素作为抗凝剂时，2.7%～10%可发生肝素治疗相关性血小板减少，其发生机制与肝素相关 IgG、IgM 产生有关（见本书抗凝剂相关并发症）。

（二）凝血因子及抗凝血、纤溶功能改变

Nguyen 等的研究证实，尿毒症患者的 PCAg（血浆蛋白 C 抗原）水平和抗凝活性在血液透析后较血液透析前明显升高。Demicheli 等的研究提示，血液透析对尿毒症患者止血、凝血紊乱有一定影响，其抗凝系统变化缘于激活凝血系统之后，两者都有继发性纤溶，以致 D-D 体升高。目前认为，①尿毒症患者的血浆（血浆蛋白 C）和血浆总蛋白 S、游离蛋白 S（FPS）抗原升高，提示维持性血液透析患者存在止血、凝血异常，易有出血倾向。可能在血液透析过程中，由于机械作用不可避免地引起血液与透析膜之间的接触-激活反应有关。②血栓调节蛋白分子固定在细胞膜上，当结合凝血酶后，通过细胞内吞噬复合物"内化"，随后凝血酶被降解，而 TM 又回到膜上，这样防止了 PC 的过度活化，实现系统内自由平衡。③由于血液透析后凝血系统激活并导致纤维蛋白沉积于血管壁，从而使纤溶系统活性增加，使血中 D-D 体升高。

有报道认为，血液透析后血浆蛋白 C、血浆总蛋白 S 及游离蛋白 S（FPS）升高与血液透析时清除某些毒素物质的抑制作用有关。据观察慢性肾功能不全时，尿毒症维持性血液透析患者的凝血指标在血液透析前已有不同程度的高凝状态，透析后 24 小时高凝指标的变化更为显著。因此，透析过程中凝血激活和继发纤溶的变化，也导致蛋白 C 抗凝途径功能增强，可能是透析患者出血的因素之一。

尿毒症时纤维蛋白和Ⅷ因子增加，抗凝血酶Ⅲ减少，可导致血栓发生。

（三）一氧化氮增加

一氧化氮（NO）是一种潜在的扩血管物质，可抑制血小板相互聚集及聚集于血管壁，从而引起出血。

（四）两种黏附蛋白功能异常

纤维蛋白和 VWF 及它们的黏附受体：糖蛋白 GPⅠb 和 GPⅡb-Ⅲa 复合物。已经发现尿毒症时 GPⅠb 和 VWF 结合力不变，但血小板 GPⅠb 减少，使之与糖蛋白结合减少，而 GPⅡb-Ⅲa 复合物与纤维蛋白和 VWF 结合均减少，从而使血栓形成减少，出血倾向增加。

（五）尿毒症毒素

尿毒症毒素包括尿素氮、肌酐、酚、酚酸和胍类等。胍类和酚酸可引起血小板内 ADP

聚集，去除这些毒素后，有利于纠正尿毒症患者的出血倾向。尽管尿毒症毒素和出血时间或血小板聚集之间并无明显相关性，但充分的透析，使毒素充分排出，不仅可以改善出血倾向，且能有效防止出血。

（六）红细胞的作用

红细胞在血小板和血管之间的相互作用中起重要作用。红细胞使血小板释放 ADP 增加，抑制前列腺素的释放，使血管收缩，血小板聚集；相反，贫血使血小板聚集减少，血流动力学改变，加重出血倾向。当纠正血细胞比容为 27%～32%时，出血时间可恢复正常。

（七）VWF 功能不良

VWF 能协助血小板黏附于血管壁，将富含 VWF 的冷凝集物置于尿毒症血中能显著缩短出血时间，提示尿毒症时 VWF 功能不良。

二、诊断

出凝血功能紊乱应根据临床表现和出凝血时间的测定进行诊断。

（1）临床表现：皮肤瘀斑、穿刺处过度出血及出血性疾病。

（2）检查项目：血小板计数、凝血酶原时间、部分促凝血酶原激酶时间、出血时间。

当血小板计数减少，血小板功能低下，出凝血时间异常，或血管壁受损时则易发生出凝血异常。

三、治疗

（1）加强透析可使出血倾向部分改善。

（2）冷沉淀（血浆中提取的高浓度 Von Willo-branol 因子）：可使尿毒症患者的血小板功能得到暂时的明显改善。

（3）去氨基 8-D-精氨酸加压素（desmopressin）：是一种合成的抗利尿激素，可用于急性出血，常用剂量为 0.3μg/kg 加生理盐水 50ml，静脉滴注时间不能少于 30 分钟。由于作用时间较短，常需在 3～4 小时后重复使用。

（4）人工合成雌激素：对于慢性出血患者使用人工合成雌激素，治疗效果较好，常用剂量为 3mg/kg，静脉滴注，连续使用 5 日。雌激素的止血机制可能与改变 NO 的合成途径有关。该药物也可用于择期手术的患者于术前用药，或治疗毛细血管扩张患者的慢性胃肠道出血。

第三节　溶　血

血管内或血管外的红细胞破坏有时会引起透析患者贫血。一般来说，慢性肾衰竭患者的红细胞生存期缩短（平均为 70 日，而非尿毒症患者平均为 120 日）。这多半不是由于红细胞本身不正常，而是由于受尿毒症环境的影响。慢性肾衰竭患者的红细胞在输给一个非尿毒症宿主后可以正常生存。

一、病因

当患者出现高度 rHuEPO 抵抗并合并存在血清乳酸脱氢酶（LDH）及非结合胆红素升高，或血清结合珠蛋白降低时，应怀疑有慢性溶血。慢性溶血的鉴别诊断很广，而且包括在非尿毒症患者中见到的所有引起溶血的原因，有些原因是血液透析患者所特有的。有时，溶血会很严重，可在透析过程中出现低血压、背痛和脑病。由于一些不知道的原因，有时在急性溶血发作后会出现胰腺炎。

（一）透析患者血液透析过程有关溶血的原因

透析患者血液透析过程有关溶血的原因包括：透析液污染物氯胺、铜、锌、硝酸盐、亚硝酸盐，透析液过热和低渗透压，管路扭结或有缺陷或针头损伤红细胞，透析不充分；血液灌流和血浆置换过程中红细胞的机械损伤；复用透析器的消毒剂。

1. 氯胺

氯胺是引起溶血的一个少见但很重要的原因，它可以污染透析液，导致红细胞的氧化增加。在一些市政供水系统使用氯胺作为消毒剂，因为人们认为氯胺比氯对环境的污染要小。正常情况下，氯胺可以通过活性炭从水中被过滤掉（注意：反渗不能清除氯胺）。透析时滤器的损坏可以导致氯胺被释放入透析液中，使血红蛋白氧化，导致正铁血红蛋白和海因茨小体（氧化了的血红蛋白凝块）形成。因此，在每次血液透析之前，应该检测经过处理的水是否含有氯胺。

2. 透析液低渗或过热

意外使用低渗或过热的透析液时，也可能出现溶血。由于疏忽使用低渗透析液会导致红细胞的快速渗透性破坏。

3. 血液透析管路扭结

血液透析管路扭结时的临床红细胞位相与微血管溶血时的相似（破裂红细胞，三角形、头盔形红细胞），这可能是由于血液透析管路有扭结或有缺陷（狭窄），穿刺针头创伤，或导管功能不良，损伤红细胞所致。

4. 铜

铜污染透析用水也可以引起溶血。不使用铜管可明显减少由此因素引起溶血的危险。

5. 甲醛

使用复用透析器后，过量的甲醛进入血液循环，是引起溶血的一个不常见的原因。甲醛是通过消耗 ATP 的直接毒性作用和诱导产生红细胞抗体引起溶血的。

（二）与溶血相关的疾病

与溶血相关的疾病包括：低磷酸盐血症，脾功能亢进，镰刀形红细胞贫血，其他的血红蛋白病，有血管炎的结缔组织疾病，药物引起溶血。

二、治疗

当怀疑出现急性严重溶血时，应该立刻停止透析。如果需要，应给予循环支持。立即做心电图以确定是否有高血钾，并了解有无急性心肌缺血，还应该检查血红蛋白、血细胞比容和血清生化指标。

第四节　粒细胞、单核细胞及淋巴细胞功能异常

终末期肾病患者各种毒素蓄积、多肽类激素如甲状旁腺激素（PTH）等的存活减少、维持性血液透析患者长期接触非生理性的透析膜和透析液，从而引起多种免疫细胞功能异常。

一、中性粒细胞功能异常

尿毒素可影响中性粒细胞的基本功能，常见的尿毒症毒素有小分子物质（分子质量 <300Da），如尿素、肌酐、胺类、酚类，中分子物质（分子质量为 300~12 000Da），如 PTH、β_2-微球蛋白、晚期糖基化终末产物等，大分子物质（分子质量 >12 000Da）如粒细胞抑制因子 I、粒细胞抑制因子 II、中性粒细胞抑制因子 I、中性粒细胞抑制因子 II 等，这些抑制因子使中性粒细胞内 cGMP/cAMP 比例下降或膜表面受体表达下降，使中性粒细胞趋化性减弱。

血液与生物相容性差的透析膜接触可通过旁路途径激活补体，诱导补体 C3a 和 C5a 形成，触发中性粒细胞活化，表现为高反应氧化物大量生成，颗粒酶释放和黏附分子（CD11、CD18）过度表达，同时伴有对病原反应的全面抑制作用，在纤维素膜、替代纤维素膜、合成纤维素膜中，其生物相容性依次提高，对补体系统的激活依次降低。

二、单核细胞功能异常

透析液中的微生物及其代谢产物，如内毒素、内毒素片段，包含胺脂质亚单位，可与内毒素结合蛋白结合，形成内毒素-结合蛋白-内毒素复合体，进而与单核细胞表面 CD14 受体结合导致细胞因子分泌。而中性粒细胞产生细菌通透性抑制蛋白，该蛋白与内毒素结合蛋白竞争结合内毒素同一位点，当细菌通透性抑制蛋白与 CD14 受体结合，内毒素复合物就无法激活单核细胞产生细胞因子。细菌通透性抑制蛋白与内毒素结合蛋白间的平衡决定了内毒素的活性。血液透析患者血浆细菌通透性抑制蛋白水平明显低于内毒素结合蛋白，无法抑制内毒素的激活作用，单核细胞激活后首先产生 IL-1 和 TNF-α，进一步产生大量的其他细胞因子。乙酸盐与内毒素有协同作用，20~40mmol/L 的乙酸盐能促使纯化人单核细胞分泌 IL-1 和 TNF-α，在内毒素存在的条件下此作用明显增强。

内毒素（分子质量 >100 000Da）、肽聚糖（分子质量 >20 000Da）及内毒素 A（分子质量为 71 000Da）不能通过低通量透析膜，但是内毒素单体如内毒素片段可以通过透析膜。少量的内毒素分子即可刺激单核细胞产生前炎症细胞因子（TNF-α 和 IL-1β）及急性时相蛋白如 CRP，引起一系列的病理生理过程，如炎症、免疫缺陷及动脉硬化。

实验证明，乙酸盐透析液可刺激单核细胞产生 IL-1 和 TNF-α，乙酸盐及其代谢物可以引起：①无机磷向细胞内移动和沉淀；②糖和脂质代谢紊乱；③氧化磷酸化解偶联和低

氧血症。透析患者的单核细胞长期处于活化状态，有些患者同时存在营养不良、肌肉组织少，对乙酸耐受性差，更易刺激细胞因子的产生。用乙酸盐透析的患者产生 IL-2 的能力降低，血浆可溶性 IL-2 受体（IL-2R）的浓度明显增高，可能是通过结合 IL-2 的方式来封闭 IL-2 与 IL-2R 的结合，起到对此生物学反应系统的调节作用，从而导致与 IL-2 有关的免疫功能下降。

碳酸氢盐透析液相对于乙酸盐透析液而言，大大减少了透析过程中的恶心、呕吐、头痛和低血压等并发症的发生率，心血管的生理稳定性好。而且可以减少因乙酸引起的细胞因子 IL-1 和 TNF-α 的产生。但是为了防止钙和磷沉淀，碳酸氢盐透析液也加入了非生理浓度的乙酸盐，使患者暴露在非生理性透析液的条件下，而且碳酸氢盐浓缩液易生长细菌，在高通量透析时易发生致热源反应及菌血症。

三、淋巴细胞功能异常

Ori 等（1999）的试验结果提示，终末期肾病患者白细胞钙离子泵活性减低，引起钙离子内流增加，外流减少，导致细胞内钙离子的浓度增加，细胞内高的钙离子浓度使细胞功能受损，T 细胞是甲状旁腺激素（PTH）的靶细胞，血浆 PTH 升高使静止状态下外周淋巴细胞内的钙增加，细胞功能受损，产生 IL-2 的能力下降，有证据表明，PTH 是对淋巴细胞增殖起抑制作用的主要毒素，且随着 PTH 水平的增高其抑制作用增强。此外，PTH 对尿毒症患者淋巴细胞体外转化功能也有抑制作用。β_2-微球蛋白与血液透析相关性淀粉样变有关，而晚期糖基化终末产物修饰的 β_2-微球蛋白是淀粉样沉积物中的主要成分，并且可刺激巨噬细胞分泌 TNF-α 及 IL-1β，导致组织器官免疫功能下降。

有证据表明，淋巴细胞主动参与了血液和透析膜之间的反应。对透析患者的淋巴细胞进行体外培养，使用纤维素膜者 β_2-微球蛋白分泌明显增加，使用合成膜者 β_2-微球蛋白分泌明显下降，长期使用纤维素膜的患者淋巴细胞 IL-2R 表达减弱，对免疫刺激反应低下者自然杀伤细胞活性也下降。

尿毒症时 T 细胞数目减少，细胞免疫受损。由于 T 细胞是依赖单核细胞增殖的，故也提示单核细胞的功能受损。T 细胞功能可用可溶性 IL-2R 水平检测，尿毒症时 IL-2R 水平下降，血液透析后 IL-2R 水平更下降，提示 T 细胞功能亦降。当使用生物相容性好的透析膜时，T 细胞功能可恢复正常。

尿毒症患者体液免疫受损相对较轻，淋巴细胞数目亦有所下降。

（李　宓）

参 考 文 献

陈晓农. 2012. CKD 贫血临床实践指南解读. 中华医学信息导报，3（27）：6.

吴雪海，江观玉. 2001. 凝血、纤溶功能研究进展与颅脑损伤. 中华急诊医海陆空杂志，10：421-423.

中国医师协会肾内科医师分会肾性贫血诊断和治疗共识专家组. 2014. 肾性贫血诊断与治疗中国专家共识（2014 修订版）. 中华肾脏病杂志，9（30）：721-727.

Austrian Muiticenter Study Group. 1992. rHuEPO in predialysis patients：Effectiveness and safety of recombinant human erythropoietin in predialysis patients. Nephron，61：399.

Casadevall N. 2002. Antibodies against rHuEPO：native and recombinant. Nephrol dial Transplant，17：42-47.

Cases A，Reverter J C，Escolar G，et al. 1993. Platelet activation on hemodialysis：Influence of dialysis membranes. Kidney Int Suppl，43（S41）：S217.

Castaldello K，Vereerstraeten A，Nzame-Nze T，et al. 1995. Resistance to erythropoietin in iron-overloaded haemodialysis patients can be overcome by ascorbic acid administration. Nephrol Dial Transplant，10：44-47.

Castell G，Famularo A，Semino C，et al. 2000. Detection of anti-erythropoietin antibodies in haemodialysis patients treated with recombinant human ery-thropoietin. Pharmacol Res，41：313-318.

Cooper A C，Breen C P，Vyas B，et al. 2003. Poor response to recombinant erythropoietin is associated with loss of T-lymphocyte CD28 expression and altered interleukin-10 production. Nephrol dial Transplant，18：133-140.

Dai C，Krantz S B. 1999. Interferon gamma induces upregulation and activation of caspases 1，3，and 8 to produce apoptosis in human erythroid progenitor cells. Blood，93：3309-3316.

Darnell J E，Kerr I A，Stark G R. 1994. Jak-STAT Pathways and transcriptional activation in response to IFNs and other ektracellular signaling proteins. Science，264：1415-1421.

Demicheli M，contino L，Iberti M，et al. 1992. Protein C and protein S levels in uremic patients before and after dialysis. Thromb Res，15（68）：451-457.

Descamps-Latscha B，Chatenou L. 1996. T cells and B cells in chronic renal failure. Semin Nephrol，16（3）：183-191.

Drueke T. 2001. Hyporesponsiveness to recombinant human erythropoietin. Nephrol Dial Transplant，16：25-28.

Drueke T B，Eckardt K U. 2002. Rold of secondary hyperparathyroidismin erythropoietin resistance of chronic renal failure patients. Nephrol dial Transplant，17：28-31.

Eschbach B W. 2000. Current concepts of anemia management in chronic renal failure：P impact of NKF-DOQI. Seminars in Nephrology，20（4）：320-329.

F-DOQI. 1997. Clinical practice guidelines：Treatment of anemia of chronic renal failure. Am J Kidney Dis，30：S192-237.

Fishbane S，Lynn R I. 1995. The efficacy of iron dextran for the treatment of iron deficiency in hemodialysis patients. Clin Nephrol，44：238-240.

Greinacher A，Amiral J，Dummel V，et al. 1994. Laboratory diagnosis of heparin-associated thrombocytopenia and comparision of platelet aggregation test，heparin-induced platelet activation test，and platelet factor 4/heparin enzyme-linked，immunosorbent assay. Transfusion，34：381-385.

Gunnell J，Yeun J Y，Depner T A，et al. 1999. Acute-phase response predicts erythropoietin resistance in hemodialysis and peritoneal dialysis patients. Am J Kidney Dis，33：63-72.

Hakim R M，Schafer A I. 1985. Hemodialysis-Associated platelet activation and thrombocytopenia. Am J Med，78：575.

Hernandez M R，Galan A M，Lozano M，et al. 1998. Platelet-Leukocyte activation during hemodialysis detected with a monoclonal antibody to leukocyte Integrin CD11. Nephron，80：197.

Horl W H. 2002. Non-erythropoietin based anemia management in chronic kidney disease. Nephrol Dial Transplant，17：35-38.

Hsu S P，Peng Y S，Pai M F，et al. 2003. Influence of relative hypoparathyroidism on the responsiveness to recombinant human erythropoietin in hemodialysis patients. Blood Purif，21：220-224.

Hutchinson F，Jone W J. 1997. A cost-effectiveness analysis of anemia screening before erythropoietin in patients with end-stage renal disease. Am Kidney Dis，29：651-657.

Klingmuller U，Lorenz U，Cantley L C，et al. 1995. Specific recruitment of SH-PT β1 to the erythropoietin receptor causes inactivation of JAK2 and termination of proliferative signals. Cell，80：729-738.

Koide M，Yamamoto S，Matsuo M，et al. 1995. Anticoagulation for heparin-induced thrombocytopenia with spontaneous platelet aggregation in a patient requiring hemodialysis. Nephrol dial Transplant，10：2137-2140.

Locatelli F，andrulli S，Pecchini F，et al. 2000. Effect of high-flux dialysis on the anaemia of haemodialysis patients. Nephrol Dial

Transplant, 15: 1399-1409.

Macdougall I C, Cooper A C. 2002. Erythropoietin resistance: the role of inflammation and pro-inflammatory cytokines. Nephrol Dial Transplant, 17 (Suppl 11): 39-43.

Movilli E, Cancarini G C, Zani R, et al. 2001. Adequacy of dialysis reduces the doses of recombinant erythropoietin independently from the use of biocompatible membranes in haemodialysis patients. Nephrol Dial Transplant, 16: 111-114.

Muirhead N, Bargman J, Burgess E, et al. 1995. Evidence-based recommendations for the clinical use of recombinant human erythropoietin. Am J Kid Dis, 26: S1.

Muirhead N, Cattran D C, Zaltzman J, et al. 1994. Safety and efficacy of recombinant human erythropoietin in correcting the anemia of patients with chronic renal allograft dysfunction. J Am Soc Nphrol, 5: 1216.

Muirhead N, Churchill D N, Goldstein M, et al. 1992. Comparison of subcutaneous and intravenous recombinant erythropoietin for anemia in hemodialysis patients with significant comorbid disease. Am J Nephrol, 12: 303.

Muirhead N, Hodsman A B, Hollomby D J, et al. 1991. The role of aluminium and parathyroid hormone in erythropoietin resistance in haemodialysis patients. Nephrol Dial Transplant, 6 (5): 324-245.

Muirhead N, Laupacis A, Wong C. 1992. Erythropoietin for anemia in haemodialysis patients: Results of a maintenance study (The Canadian Erythropoietin Study Group). Nephrol Dial Transplant, 7: 811.

Ness L L, Wolfe C A, Church F C. 1998. Contribution of basic residues of the D and H helices in heparin binding to protein C inhibitor. Arch Biophs, 355: 101-108.

Nguyen P, Toupance O, Chanard J, et al. 1993. Variation of protein C inuremic hemodialysed patients. Thromb Res, 15(69): 509-518.

Nissenson A R, Korbet S, Faber M, et al. 1995. Multicentre trial of erythropoietin n patients on peritoneal dialysis. J Am Soc Nephrol, 5: 1517.

Nitta K, Akiba T, Takei T, et al. 2002. Inflammation and resistance to erythropoietin in hemodialysis patients. Acta Haematol, 108: 168-170.

NKF-DOQI. 1997. Anemia guidelines. Am Kidney Dis, 30: S192-S240.

Noris M, Remuzzi G. 1994. Uremic bleeding: closing the circle after 30 years of controversies? Blood, 94: 2569-2574.

Otti T, Khajehdehi P, Fawzy A, et al. 2001. Comparison of blood loss with different high flux and high efficiency hemodialysis membranes. Am J Nephrol, 21 (1): 16-19.

Potevin F, Leerubier C, Amiral J, et al. 1995. Laboratory diagnosis of heparin-induced thrombocytopenia comparison of platelet aggregation test and platelet factor 4/heparin enzyme-linked immunosorbent assay. Thromb Harmost, 73: 982.

Rezaie A R, Esmon C T. 1992. The function of calcium in prodein C activiation by thrombin and the thrombin- thrombomodulin complex can be diginguished by mutational analysis of protein C derivatives. J Biol Chem., 2671: 26104.

Richardson D. 2002. Clinical factors influencing sensitivity and response to epoetin. Nephrol dial Transplant, 17: 53-59.

Roob J M, Khoschsorur G, Tiran A, et al. 2000. Vitamin E attenuates oxidative stress induced by intravenous iron in patients on hemodialysis. J Am Soc Nephrol, 11 (3): 539-549.

Roth D, Smith R D, Schulman G, et al. 1994. Effects of recombinant human erythropoietin on renal function in chronic renal failure predialysis patients. Am J Kid Dis, 24: 777.

Saqripanti A, Barsotti G. 1997. Bleeding and thrombosis in chronic uremia. Nephron, 75: 125.

Schulman G. 1993. A review of the concept of biocompatibility. Kidney Int Suppl, 43 (S41): S209.

Seligman P A, Schleicher R B. 1999. Comparison of methods used to measure serun iron in the presence of iron gluconate or iron dextran. Clin Chem, 45: 898-901.

Sitter T, Bergner A, Schiffl H. 2000. Dialysate-related cytokine induction and response to recombinant human erythropoietin in haemodialysis. Nephrol Dial Transplant, 15: 1207-1211.

Sloand J A, Schiff M J. 1995. Beneficial effect of low-dose transdermal estrogen on bleeding time and clinical bleeding in uremia. Am J Kidney Dis, 26: 22-26.

Sloand J A，Sloand E M. 1997. Studies on platelet membrane glycoproteins and platelet function during hemodialysis. J Am Soc Nephrol：799-803.

Stenvinkel P，Barany P. 2002. Anaemia，rHuEPO resistance，and cardiovascular disease in end-stage renal failure：links to inflammation and oxidative stress. Nephrol Dial Transplant，17：32-37.

Tarng D C，Huang T P，Chen T W，et al. 1999. Erythropoietin hyporesponsiveness：from iron deficiency to iron overload. Kidney International，55：S107-S118.

Tarng D C，Huang T P. 1998. A paralled，comparative study of intravenous iron versus intravenous ascorbic acid for erythropoietin-hyporesponsive anaemia in hemodialysis patients with iron overload. Nephrol Dial Transplant，13：2867-2872.

Tarng D C，Huang T P. 1998. Recombinant human erythropoietin resistance in iron-replete hemodialysis patients：role of aluminum toxicity. Am J Nephrol，18：1-8.

Teruel J L，Marcen R，Navarro-Antdin J，et al. 1996. Androgen versus erythropoietin for the treatment of anemia in hemodialyzed patients：a prospective study. J Am Soc Nephrol，7：140-144.

van Wyck D B，Cavallo G，Spinowitz B S，et al. 2000. Safety and efficacy of iron sucrose in patients sensitive to iron dextran：North America clinical Trial. Am Kidney Dis，36：88-97.

Visentin G P，Frod S E，Scott J P，et al. 1994. Antibodies from patients with heparin induced thrombocytopenia/thrombosis are specific for platelet factor 4 complexed with heparin or bound to endothelial cells. J Clin Invest，93：81-88.

Weigert A L，Schafer A I. 1998. Uremic bleeding：pathogenesis and therapy. Am J Med Sci，361：94-104.

Wingard R L，Parker R A，Ismail N. 1995. Efficacy of oral iron therapy in patients receiving recombiant human erythropoietin. Am J Kidney Dis，25：433-439.

Xia H，Ebben J，Ma J Z，et al. 1999. Hematocrit levels and hospitalization risks in hemodialysis patients. J Am Soc Nephrol，10：1309-1316.

Zmonarski S C，Klinger M，Puziewicz-Zmonarska A. 1995. Outline of immune deficiency pathogenesis in patients with chronic renal failure. Postepy Hig Med Dosw，49（4）：487-512.

第七章　血液透析骨骼系统并发症

2009年，全球改善肾脏疾病组织（KDIGO）将由慢性肾脏疾病引起的骨骼系统病变归类定义为：慢性肾脏病-矿物质和骨异常（CKD-MBD），CKD-MBD的概念为：由慢性肾脏病（CKD）引起的矿物质和骨代谢系统紊乱，包括以下一项或多项：①钙、磷、甲状旁腺激素（PTH）或维生素D代谢异常；②骨转换、骨矿化、骨容积、骨线性生长或骨强度异常；③血管或者其他软组织钙化。

近30年来，由于血液净化技术的开展和发展，尿毒症患者的生命得到延长，但CKD-MBD没有减少，且由于透析因素的参与，铝中毒而致的骨骼变化，透析膜生物相容性导致的骨、关节病变，使慢性肾衰竭肾病的概念更有扩大与深化，它已成为慢性肾衰竭和透析领域的主要问题之一。进入透析阶段，CKD-MBD逐渐加重，随着患者生存时间的延长，成为影响患者生活质量的主要因素之一。目前还缺乏对甲旁亢及CKD-MBD的有效预防及治疗方法。为减轻高磷血症，对终末期肾病（ESRD）患者给予限磷饮食、服用各种磷结合剂，但仍不能有效控制高磷血症。氢氧化铝凝胶作为磷的结合剂，可以抑制磷从肠道吸收，使血磷降低并增加钙的吸收。然而长期大量口服含铝制剂，铝从肠道吸收，并在组织中蓄积，可引起铝中毒性脑病、铝相关骨病、贫血等并发症，目前KDIGO不建议使用含铝的磷结合剂。含钙的磷结合剂可导致高钙血症，进而加重软组织钙化和心血管疾病，尤其是心脏瓣膜和血管的钙化严重影响了血流动力学，这在使用维生素D治疗的患者中尤为突出。选择不含钙、铝的磷结合剂、新型维生素D类似物和拟钙剂将对甲旁亢和CKD-MBD提供更安全有效的治疗，具有良好的应用前景。

慢性肾衰竭尿毒症（Scr>445μmol/L，BUN>20mmol/L，Ccr>25ml/min）骨病的发生率甚高，尤其是维持性透析患者发生率更高。

一、骨组织学变化及分型

（一）骨组织学变化

骨组织学变化包括：①骨吸收增加；②纤维性骨炎；③骨改建活跃、骨生成亢进；④未钙化的骨样组织增多；⑤骨硬化；⑥骨质疏松；⑦钙的沉着。

（二）骨病分型

（1）高转运性骨病（high turneve osteo-dystrophy，HTO）：常见于甲状旁腺增生和功能亢进的患者。骨细胞增生活跃，破骨细胞与成骨细胞活性及骨转化率均增加。典型的生化改变包括血钙降低，血磷、碱性磷酸酶、骨钙蛋白升高和血甲状旁腺激素（PTH）水平显著升高。X线检查可发现甲旁亢所致的骨膜下吸收、骨硬化等特征性表现。主要表现为纤维性骨炎，骨强度较差。目前比较清楚的是，低血钙、高磷、活性维生素D_3的缺乏在高转化性骨病中起重要作用。

（2）低转运性骨病（low turnove osteo-dystrophy，LTO）：包括软骨病（OM）和无力性骨病（ABD）两种类型。OM 的危险因素为老年患者（＞58 岁）。OM 的骨矿化障碍高于骨形成导致板层样组织堆积，骨骼易于变形。骨活检显示特征是骨的低转化率，成骨细胞和破骨细胞数目和活性降低，总骨量变化不定。生化检查表现一般为血钙正常，血磷增高，血铝通常也升高，而血清碱性磷酸酶、骨钙蛋白及 iPTH 水平常降低。X 线主要表现为假性骨折。

ABD 的危险因素为男性、糖尿病患者。ABD 的骨矿化障碍与骨形成障碍平行，易于骨折。骨组织学改变主要为骨细胞活性明显降低，总骨量减少。生化检查表现为血钙水平正常或轻度降低，血磷水平通常在正常范围，碱性磷酸酶、骨钙蛋白和 iPTH 水平多正常或偏低。

总之，此两种类型的共同特征是骨转化率与矿化率降低、铝在体内尤其在骨中大量沉积、低循环 PTH 水平。长期透析患者发生软骨病时，检测发现骨锶和氟化物有轻微升高，但还没有证明他们之间有确切的内在关联，由锶和氟化物诱导的骨软化理论有待进一步研究。

（3）混合性骨病（mixed bone disease，MBD）：特点是由甲旁亢、矿化缺陷引起，骨形成率正常或降低，总骨量变化不定，是高转化性骨病和低转化性骨病两种疾病特点混合的类型。临床表现常为纤维性骨炎和软骨病并存。

（4）铝性骨病（aluminium related bone disease，ARBD）：慢性肾衰竭时肾脏排铝减少，血铝高于正常，但一般并不因此引起铝中毒。引起铝中毒的重要原因，现已公认的为患者合并应用铝制剂及透析用水处理不严引起的含铝量过高。铝性骨病可见于以上各种类型。但由于铝在体内抑制 PTH 的分泌及其 mRNA 的表达，铝与 PTH 呈负相关。因此，铝性骨病 PTH 增高不明显，高转化性骨病的表现不典型，以低转化性骨病发病率为高。但是铝性骨病不能等同于低转化性骨病。铝的作用机制可能是：①占据矿化物的沉积部位，阻止骨样组织的矿化；②即使成骨细胞正常的情况也抑制骨的矿化；③在骨内可对抗或抑制 PTH；④抑制骨羟磷灰石结晶的形成。

（5）肾移植后骨病（bone transplant disease，BTD）：肾移植后早期即可以发现骨丢失，甚至在患者肾功能正常的情况下持续几年。肾移植后骨活检发现骨和成骨细胞减少、骨形成速度改变、骨化时间延长、骨小梁纤维明显减少。然而发病机制尚不清楚，推测可能与疾病的预存在（肾移植前已经存在的 CKD-MBD 和骨损害）、激素的治疗、磷酸盐代谢的改变有关。近来研究提出成骨细胞凋亡、成骨细胞起源损伤在糖皮质激素诱发的骨病中起重要作用，PTH 可能对成骨细胞起一定保护作用。

（6）迁徙性钙化：常见的迁徙性钙化有近端、远端血管钙化和软组织钙化。血管钙化与非糖尿病患者的钙磷乘积相关，而软组织钙化与钙的摄入有关。近端和远端血管钙化在非糖尿病患者分别为 60% 和 70%。对于 CKD-MBD 患者应该预防钙化以减少透析患者的死亡率。

二、病理、生理变化

（一）钙代谢紊乱

人体内的钙约占体重的 2%，其中，99%存在于骨骼中，1%存在于牙齿、软组织、细胞外液中。正常人每日从食物中摄取的钙为 800～1000mg，其中 20%～70%在十二指肠和空肠吸收。PTH、维生素 D_3、血钙、血磷水平等均可影响钙的吸收。血钙水平降低直接刺激甲状旁腺细胞释放 PTH，在 PTH 的作用下，促使骨钙释放并促进肾小管重吸收钙。慢性肾衰竭时肾脏生成 1，$25(OH)_2D_3$ 减少，使肠道对钙吸收减少，导致低钙血症，长时间的低血钙可使甲状旁腺增生。

慢性肾衰竭时肾组织生成 1，$25(OH)_2D_3$ 功能受损，靶器官对 1，$25(OH)_2D_3$ 的效应性产生抵抗，使肠道及肾脏吸收钙减少，导致低钙血症较常见。低 1，$25(OH)_2D_3$ 血症和低钙血症刺激甲状旁腺分泌 PTH 增多，由于骨骼 PTH 抵抗（即 PTH 动员骨钙进入血液，升高血钙的作用减弱），PTH 不能有效动员骨钙入血以升高血钙水平。此外，高磷血症可使钙磷乘积升高，促使磷酸钙在组织中沉积，引起异位钙化，导致低钙血症；同时，肠道磷的排除增多，磷与钙结合使血钙进一步降低，低钙血症可导致骨组织钙盐沉着不足，使骨样组织不能转变为骨组织，可发生低转化性骨病。

（二）磷代谢紊乱

磷是维持骨和细胞正常代谢的重要成分，体内大约 85%的磷存在于骨和牙中，有一部分作为细胞膜、脂肪和细胞内的成分，另有一小部分以无机磷的形式存在于血液中。磷在膳食中含量丰富，且食物中的磷易于吸收，并可在体内储存。正常人每日磷排泄量约等于吸收量。PTH 通过刺激肾脏重吸收或排泄钙和磷，或促进骨释放钙和磷以维持钙和磷的平衡；1，$25(OH)_2D_3$ 促进小肠、肾小管对钙和磷的吸收。在慢性肾衰竭患者，当肾小球滤过率（GFR）<30ml/min 时，肾脏排泌磷的能力显著降低，但在轻、中度肾衰竭时血磷水平往往是正常的，随着肾功能的进一步减退，可导致磷酸盐潴留和血磷水平升高。轻度高磷血症即可引起低钙血症。高磷血症可进一步抑制 1，$25(OH)_2D_3$ 的合成，加剧了其缺乏，从而减少肠道钙的吸收和骨钙转运，使血浆中游离钙的浓度降低，甲状旁腺分泌 PTH 功能亢进，接近终末期肾衰竭时，高磷血症就成为加重继发性甲旁亢的重要因素。高磷血症是透析患者十分常见且严重的并发症，发生率 50%以上，可引起心血管钙化，增加慢性血液透析患者心血管疾病的死亡危险性，并直接作用于甲状旁腺，促进甲状旁腺细胞增生，刺激 PTH 合成。

近年来，随着对肿瘤源性骨软化（tumor induced osteomalacia，TIO）、常染色体显性低血磷软骨病（autosomal dominant hypophosphatemic rickets，ADHR）及 X 染色体相关的低磷血症性软骨病（X-linked hypophosphatemia，XLH）这三种罕见疾病研究的深入，人们发现除了 PTH-VitD 轴的作用外，一组称为"phosphatonin"的肽类可通过增加尿磷的排泄直接影响血清中磷的水平，参与钙磷代谢。它们包括成纤维细胞生长因子 23（fibroblast growth factor-23，FGF-23）、分泌型曲连蛋白 4（secreted frizzled related protein-4，sFRP-4）、细胞外基质磷糖蛋白（matrix extracellular phosphoglycoprotein，MEPG）及 FGF-7。FGF-23 是其中研究最广泛的一个。2009 年，K/DOQI 骨和矿物质代谢指南的新问题中指出，FGF-23 是血磷的主要调节激素，可作为慢性肾脏病进展和慢性肾脏病透析患者死亡的生物学标志，并可能成为指导骨和矿物质代谢调控的指标工具。其定位于人染色体 12p13，命名为 FGF-23。进一步研究发现，FGF-23 是成纤维细胞生长因子家族中 FGF-19 亚组成员，为 251 个氨基酸编码的分子质量为 32 000Da 的蛋白。FGF-23 在蛋白水解酶的作用下，于 179 位精氨酸-180 位丝氨酸间裂解，形成 N 端片段和 C 端片段，其中 N 端片段具有 FGF 受体结合位点，C 端片段具有 Klotho 蛋白的结合位点。FGF-23 主要由骨原细胞和成骨细胞产生和分泌，在脑、胸腺、小肠、肝脏、心脏、淋巴结、甲状腺、甲状旁腺、骨髓等低表达。与其他的 FGF 家族成员不同，FGF 不是膜蛋白，而是一种分泌蛋白，存在于血循环中，具有激素功能。

FGF-23 的主要生理功能是降低血磷水平，主要通过：①抑制近端肾小管刷状缘上 2a 和 2c 型 Na-P 协同转运蛋白的表达，减少尿液中磷酸盐的重吸收；并且不依赖于 PTH；②下调 $25(OH)D_3$ 的 1α 羟化酶表达，上调 $25(OH)D_3$ 的 24 羟化酶表达；从而减少活性维生素 D（$1,25(OH)_2D_3$）的生成，促进水溶性、低活性的 $24,25(OH)_2D_3$ 生成，从而减少肠道中磷酸盐的吸收。FGF-23 的降低血磷和减少 $1,25(OH)_2D_3$ 生成的作用，必须依赖于 Klotho 蛋白的存在。Klotho 蛋白是 FGF-23 信号转导通路的关键因子，通过 Klotho 蛋白的介导，增强了 FGF-23 与成纤维细胞生长因子受体 1c（FGFR1c）的结合能力，进而启动早期生长反应原件 1（Egr-1）、2a 型 FGF 受体磷酸化、细胞外信号调节激酶（ERK）、p38、c-JunN 末端激酶（JNK）及蛋白激酶 B（AKT）等下游信号通路，发挥生物学作用。FGF-23 的调控主要分为系统性调控和骨组织局部调控。系统性调控包括：活性维生素 D、血磷和 PTH 均可促进 FGF-23 分泌，升高循环中 FGF-23 的水平。骨组织局部调控包括：牙本质基质蛋白 1（DMP-1）、X 染色体内肽酶同源性磷调基因（PHEX）及 MEPE 和 sFRP4 的作用。$1,25(OH)_2D_3$ 上调 FGF23 的表达：①$1,25(OH)_2D_3$ 通过维生素 D 受体进入骨细胞核，与 FGF-23 启动子基因上的维生素 D 反应元件结合，上调 FGF-23 表达，增加循环中 FGF-23 水平；②$1,25(OH)_2D_3$ 通过减少 PHEX 下调 FGF-23 表达的作用，间接促进 FGF-23 表达。摄入高磷酸盐食物可升高循环中 FGF-23 的水平，血磷水平的快速变化不影响循环中 FGF-23 的水平。但食物磷酸盐如何调控循环中 FGF-23 的水平，目前尚不清楚。PTH 可上调 FGF-23 表达，FGF-23 表达上调升高循环中 FGF-23 的水平，但具体调控途径尚不清楚。骨组织局部 FGF-23 表达的调控：①DMP-1 和 PHEX 下调 FGF-23 表达；②sFRP4 通过与 DMP-1 竞争结合于骨形态形成蛋白 1（BMP-1），抑制 DMP-1 的作用，间接促进 FGF-23 的表达和分泌；③MEPG 抑制 PHEX 的作用，间接促进 FGF-23 的表达和分泌。

参与 FGF-23 分泌、反馈调节的器官包括：骨、肾、甲状旁腺和肠道。甲状旁腺分泌的 PTH、肠道磷吸收及肾脏生成的活性维生素 D，可促进骨细胞分泌 FGF-23；而 FGF-23 通过抑制肾脏活性维生素 D 的生成，减少肠道磷的吸收，抑制甲状旁腺 PTH 的分泌，进行负反馈调节；从而维持 FGF-23、PTH、活性维生素 D 和血磷水平间的动态平衡。慢性肾脏病患者血中 FGF-23 水平升高的原因：①机体对高磷血症的代偿机制，促进 FGF-23 分泌；并且由于严重慢性肾脏病患者 GFR 的明显降低，血磷滤过不足导致尿磷排泄障碍，从而引起血磷和血清 FGF-23 间的负反馈调节障碍，形成恶性循环，导致血磷和血清 FGF-23 的不断升高。②活性维生素 D 的应用。③摄入高磷食物。④FGF-23 经肾脏代谢减少。

Block 等回顾分析了 6407 例血液透析患者的资料，其中血磷＞2.10mmol/L 者与血磷在 0.78～2.10mmol/L 者相比，死亡危险性增加 27%。不仅如此，高磷血症还使钙磷乘积增加，引起转移性钙化。Taal 等以双能量 X 线吸收法（DEXA）对平均血液透析 3.5 年的患者进行骨含量测定，结果显示，在慢性血液透析患者中钙磷乘积升高可成为死亡率增加的独立危险因素。钙磷乘积≥5.5mmol^2/L^2 者死亡危险性增加 3 倍。

（三）铝中毒

铝在自然界广泛存在，人体每日通过消化道摄取铝 3～5mg，然后由肾脏全部排泄。慢性肾衰竭时铝的排泄减少，一些医源性因素如透析液中铝含量过高、长期应用含铝（如氢氧化铝凝胶）的磷结合剂或胃肠道外营养，可造成患者体内的铝蓄积和中毒，引起铝中毒性骨病。在铝中毒性骨病中，铝对骨的作用机制可能有：①直接抑制骨矿化；②减少成骨细胞数目，使未成熟成骨细胞失活；③使 PTH 活性下降。铝中毒与甲旁亢有许多相似的临床表现和实验室检查特点，如血钙和血 PTH 升高、骨痛、骨折及放射学上的骨膜下骨质吸收等表现。组织学上表现为低转运性骨病，即骨软化及再生不良性骨病。明确铝中毒性骨病的诊断十分重要，尽管血清铝与铝中毒性骨病有着密切的关联，但血铝水平仍不能很好地反映铝中毒性骨病。去铁胺（DFO）与 PTH 水平联合检测对诊断此病值得推荐。DFO 试验阳性+PTH＜200pg/ml 对于诊断铝中毒性骨病有意义。如果无创伤性的检查不能鉴别时，骨活检检查加特殊的铝染色是诊断铝中毒性骨病的可靠方法。

（四）甲旁亢与 CKD-MBD

PTH 是甲状旁腺主细胞分泌的含有 84 个氨基酸的直链肽，分子质量为 9kDa，它有升高血钙和降低血磷的作用。其生物活性决定于 N 端的第 1～27 个氨基酸残基，主要在肝脏水解灭活，于 PTH 肽链 33 与 34 及 36 与 37 位氨基酸残基之间发生裂解，因此血液循环中除存在全段的 PTH（iPTH）外，尚有裂解的 N-端和 C-端片段的 PTH。其中 iPTH 与甲旁亢和高转运性骨病有密切的相关性。在慢性肾衰竭早期，肾组织分泌 1,25（OH）$_2$D$_3$ 减少时，失去了对 PTH 的反馈抑制，导致 PTH 大量分泌，这可能是慢性肾衰竭时发生甲旁亢的重要原因。此外，慢性肾衰竭时的甲状旁腺对维生素 D 抵抗发挥着主要作用，骨化三醇通过与维生素 D 受体（VDR）相互作用可抑制甲状旁腺细胞 *Pre-Pro-PTH* 基因 mRNA 转录；抑制 PTH mRNA 翻译合成 PTH；并上调 *VDR* 基因的表达，具有抗甲状旁腺增殖的作用。轻度肾功能不全时机体对生理水平的 1,25(OH)$_2$D$_3$ 已有抵抗作用，PTH 水平业已升高。甲状旁腺的增生尤其是结节型增生使 VDR 密度更低。Hsu 等发展尿毒病患者的超滤液有减少小肠 VDR 与 DNA 的作用，提示尿毒症不仅干扰 1,25(OH)$_2$D$_3$ 合成，还能影响 VDR 的合成，这使得机体对 1,25(OH)$_2$D$_3$ 的反应性可能更差，也就是说，机体对 1,25(OH)$_2$D$_3$ 产生抵抗。由此形成的恶性循环使尿毒症患者血中 PTH 越发增高，发生甲旁亢。早在 1977 年，Massry 就提出 PTH 可能作为一种主要的尿毒症毒素，参与了肾衰竭多器官损害。尿毒症时血 PTH 异常增高会对多脏器造成损害，是因为 PTH 受体分布极其广泛。Urena 等在大鼠肾脏、骨骼、主动脉、肾上腺、膀胱、大脑皮质、小脑、心脏、肝脏、肺、脾、胃、睾丸、卵巢、子宫、胎盘、皮肤、乳腺、骨骼肌及回肠等部位都发现有 PTH 受体的表达。PTH 通过受体介导可造成细胞钙内流增加、排出减少。已证实慢性肾衰竭时许多细胞都有显著的细胞内钙增加，包括胰岛、心脏、胸腺、B 细胞、T 细胞、白细胞及血小板等。细胞内钙增加，可能是造成尿毒症时多脏器损害的主要因素。临床表现为骨痛、肌痛、肌无力、瘙痒、骨骼外钙化、自发性肌腱撕裂、钙化防御和骨骼变形等，以及持续、严重高磷血症和1,25(OH)$_2$D$_3$缺乏。可见甲旁亢是尿毒症常见且严重的并发症。

三、临床表现

临床表现为：①顽固的皮肤瘙痒；②自发性肌腱断裂；③骨痛与骨折；④骨畸形；⑤生长迟缓；⑥皮肤溃疡和组织坏死；⑦软组织和血管迁移性钙化；⑧退缩人综合征，表现为脊柱后凸、胸廓畸形、骨质疏松伴有骨关节疼痛或病理性骨折。

四、诊断

诊断可根据临床表现、实验室辅助检查及骨病理活检。骨病理活检可明确CKD-MBD诊断与组织学分型。

（一）血清PTH检测

准确的PTH浓度检测对评价CKD-MBD是必需的。PTH是一种含84个氨基酸的多肽，分子质量为9.2kDa。其在血循环中以四种形式存在：全段PTH（iPTH或1~84 PTH）、氨基段PTH（NPTH）、中间段PTH（MPTH）及羧基段PTH（CPTH）。包含有C-末端的PTH分子有生物学效应，可以调节PTH的效应。1~84 PTH通过PTH/PTH受体转运，7~84 PTH可能通过一个C-末端的PTH受体转运。目前认为，7~84 PTH通过抑制破骨细胞的形成导致全面抑制骨吸收从而降低骨转运，与1~84 PTH有相反的生物学活性。第一代PTH免疫检测方法（1stPTH~1MA）检测iPTH和去氨基末端的PTH片段。血清iPTH水平是一个较好的骨损害预测指标，iPTH>450ng/L、<120ng/L可分别预测高与低转化性骨病，但在120~450ng/L的范围内对CKD-MBD无预测价值。由于去氨基末端的PTH片段过大的干扰，1stPTH~1MA只能估计40%~50%不同程度慢性肾衰竭患者的PTH浓度。第二代PTH免疫检测方法（2ndPTH~1MA）检测1~84 PTH和去羧基PTH片段（并非7~84 PTH）。2ndPTH~1MA不受去氨基末端的PTH大片段的干扰，可能对骨转运提供更正确的评价。但是由于长期透析终末期肾病患者，两种方法检测出的PTH浓度在预测骨转换准确性方面相似，孰优孰劣，尚无定论。1~84 PTH/7~84 PTH比值目前也受到关注。Negri等在腹膜透析患者中评价1~84 PTH/7~84 PTH比值，认为1~84 PTH/7~84 PTH比值在预测低转化性骨病方面无效。而Pecovnik等在血液透析患者中研究发现1~84 PTH/7~84 PTH>1提示正常或高转化性骨病，1~84 PTH/7~84 PTH<1提示低转化性骨病。Salusky等联合骨活检与1stPTH~1MA、2ndPTH~1MA评价发现，得出的1~84 PTH/7~84 PHT比值无差别。相对于1~84 PTH/7~84 PHT比值，PTH浓度是预测骨形成更好的指标。

（二）血清骨钙蛋白

骨钙蛋白（bone gla-protein，BGP）是在矿化组织中大量存在的骨代谢标志物，是由成骨细胞产生和分泌的一种含 49 个氨基酸的非胶原蛋白，BGP 是骨钙蛋白基因转录和表达的产物，在血清中的含量约占成骨细胞合成量的 20%，两者呈正相关。作为成骨细胞活性指标，肾衰竭时其排出减少，特别是 CKD-MBD 时其在血中的变化可用来监测骨代谢瞬间改变，是骨形成的最直接反映，可较早地诊断 CKD-MBD，指导临床用药。在 CKD-MBD 的研究中发现，低转化型骨病组血 BGP 水平明显低于高转化型。检测方法有放射免疫法和酶联免疫法，前者灵敏度和特异性较好。

（三）铝

慢性肾衰竭时肾脏排铝（aluminium）量减少，体内过多铝沉积可致骨病、脑病和贫血。由于血铝增高后沉积于骨骼等组织，所以单纯血铝不能真正反映体内铝的实际负荷。骨铝的测定，骨活检仍然是诊断铝性骨病的重要手段。若骨铝明显增高（常可高于正常 10 倍以上），骨铝染色阳性即可确诊铝性骨病。在铝性骨病发生骨改变时金精三羧酸（ATA）染色有阳性表现。而酸性搔洛铬天青精（ASA）染色在没有骨改变或铝中毒表现的情况下也可以检测铝在骨内的蓄积。但侵入性方法常难以为患者接受，故推荐去铁胺（DFO）试验来协助诊断。DFO 实验联合血清铝＞100μg/L、PTH＜200ng/ml 有助于铝性骨病的诊断。

（四）血清降钙素

血清降钙素（CT）为 32 个氨基酸组成的多肽，由甲状腺旁腺滤泡细胞分泌，是体内调节钙、磷代谢的主要激素。其分泌是钙依赖性的，细胞内离子钙的浓度迅速升高，可以促进 CT 释放。血 CT 值与 Ccr 呈负相关。Bervoets 等发现，对于 ABD 诊断，CT≤41ng/L（≤7.0nmol/L）敏感度是 83%，特异度为 67%，阳性预测指数是 47%。联合骨碱性磷酸酶（BAP）≤23U/L 检测分别增加敏感度、特异度及阳性预测指数至 72%、89%及 77%。

（五）血清碱性磷酸酶

碱性磷酸酶根据所在组织部位可分为骨性、肝性、肠性、肾性、胎盘性几种同工酶，其中 BAP 来源于成骨细胞，它是反映成骨细胞活性和骨形成的敏感指标之一。BAP 是骨形成常用的生化指标，可以作为 CKD-MBD 的参考诊断指标。联合 BAP≤25U/L 和总碱性磷酸酶 TAP≤84U/L 检测 ABD 与正常骨，敏感度分别为 72%和 88%，特异度分别为 76%和 60%，相应的阳性预测指数为 89%和 85%。而血总碱性磷酸酶可能受一些因素如透析、机体内环境改变的影响，不能真正反映骨形成情况。如果联合 TAP＞300U/L，CT＞150μg/L，BAP＞40μg/L 和 iPTH＞200μg/L 在诊断高转化性骨病时特异性为 100%，阳性预测指数为 100%。

（六）尿羟脯氨酸

胶原纤维降解时释放羟脯氨酸（urinary hydroxyproline，Hypro）到血循环，从尿中排出。血浆与尿液中游离羟脯氨酸的水平，一定程度上反映骨胶原的降解率，从而反映骨吸收的程度。但并不十分敏感也不特异，因为羟脯氨酸同时也可来源于骨外组织的胶原、补体片段和饮食。而采用尿羟脯氨酸/肌酐＞16.4μmol/mmol 预测高转化性骨病时敏感度、特异度、阳性预测值分别为 93%、72%、72%，联合 PTH＞80ng/L，敏感度、特异度、阳性预测值分别为 32%、100%、100%。在预测 ABD 时尿羟脯氨酸/肌酐<15.1μmol/mmol 敏感度、特异度、阳性预测值分别为 53%、93%、91%；联合降钙素<6.8μg/L，敏感度、特异度、阳性预测值分别为 64.3%、84.2%、75%。

（七）血清抗酒石酸性磷酸盐异构体 5b

血清抗酒石酸性磷酸盐异构体（TRACP5b）是监测破骨细胞活性和骨重吸收率的新型临床指标。TRACP5b 是酸性磷酸酶六种同工酶（0～5 型）中的一种，即第 5 型异构体。该酶是一种结构高度保守的含铁糖蛋白，分子质量为 30～40kDa，主要由破骨细胞产生后分泌入血，其活性与破骨细胞活性呈正相关。高转化性骨病的 TRACP5b 活性比其他类型 CKD-MBD 明显要高。血清 TRACP5b 与破骨细胞组织学指标的联系比 iPTH、ICTP 要强，可作为 CKD-MBD 破骨细胞活性的特异指标。

（八）血清 PICP、ICTP、PINP

Ⅰ型胶原是存在于骨与软骨中唯一的胶原类型，占骨基质的 90%以上，反映Ⅰ型胶原转化的指标是诊断骨代谢性疾病极为有用的生化指标。PINP（Ⅰ型前胶原氨基端伸展肽）和 PICP（Ⅰ型前胶原羟基端伸展肽）均是由成骨细胞合成并排出的前胶原纤维的细胞外分解产物，其在血循环中的含量主要反映Ⅰ型胶原的合成速率及骨转换情况，升高提示Ⅰ型胶原合成速率加快，骨转换活跃。Ⅰ型胶原羧基吡啶并啉（交联）肽（ICTP）是Ⅰ型胶原降解的产物，在Ⅰ型胶原降解过程中，该肽段被完整地释放入血清，在骨破坏加快的情况下，血清 ICTP 浓度会升高。PICP、PINP 作为骨形成指标主要反映骨形成，ICTP 作为骨重吸收指标主要反映骨破坏。但是长期血液透析治疗会伴有高水平的 ICTP，而且 PINP 骨指标也受透析的影响，因此需要综合评价。

（九）影像学诊断

1. 放射学检查

常用的放射学检查方法主要包括 X 线诊断、MRI、双能量 X 线吸收测定术（DEXA）、放射性核素扫描检查等。普通 X 线诊断敏感性差。而广泛应用的 MRI 不过是肾性骨病（ROD）治疗效果的非侵入性评价工具，均不能用于早期诊断。DEXA 是测量骨密度可取的方法，精确度高，可准确定位，测量范围广，可作全身或任意部位测量，可采用任意扫描角度，免去变换患者体位的麻烦。但骨密度（BMD）由于测量范围的不同有所区别。DEXA 测量脊椎 $L_1 \sim L_4$、股骨颈、前臂骨的 BMD 时发现女性 BMD 最低的是前臂骨，男性是股骨颈。在男女两性兴趣区域 BMD 最低的是 iPTH>300ng/L 的患者。对于腹膜透析患者，增加 BMD 测量干扰的因素是兴趣区域、性别、甲状旁腺的功能。而放射性核素骨显像 ^{99m}Tc-甲氧基异丁基乙腈（^{99m}Tc-MIBI）对 CKD-MBD 的早期诊断、分类有潜在广阔的前景。

2. 透析骨病的影像学改变

透析性骨病是慢性肾衰竭和透析疗法较长期作用引起的骨骼改变，也属于 CKD-MBD 的范畴。

透析性骨病发生在透析 6 个月后，文献报告发生率差异很大，为 5%～37%。透析性骨病机制十分复杂，至今尚无统一看法。影像学表现如下：

（1）骨质疏松及骨软化：由于类骨组织增多，钙盐沉着减少，使骨密度减低，骨小梁数目减少，骨皮质变厚，干骺端可出现网格状改变，常合并有假性骨折。

（2）骨质硬化：X 线表现普遍性骨密度增高，骨小梁增粗、模糊，皮质与髓质分界不清，多发生于躯干骨及颅底。脊椎骨可见胸腰椎段椎体的上下 1/3 密度增高，中间密度减低，有时在长骨髓腔及骨端出现硬化。

（3）破坏性颈椎关节病：长期血浆透析患者可以发生破坏性颈椎关节病（destructive spondyloarthr-opathy），发生率为 10%，X 线可以有三种表现：①破坏性颈椎病；②椎体边缘性侵蚀而无破坏性脊椎病变；③无改变。

破坏性颈椎病 X 线表现为椎间隙中度狭窄或重度狭窄，少数可有后纵韧带，亦可见颈椎病的改变，MRI 可以显示这些变化，T_1 和 T_2 加权图像可见椎间隙狭窄，骨增生硬化，均为低信号改变。

（4）软组织转移性钙化：可发生多个部位，如髋关节、指间关节和掌指关节旁，血管钙化也常见，关节钙化呈小点状或团块状，大小为 0.1～2.0cm，可随病情好转而减少（图 7-1～图 7-3）。

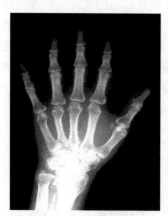 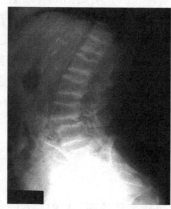 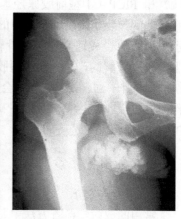

　　图 7-1　手部血管钙化　　　　　图 7-2　橄榄球衣症　　　　图 7-3　骨盆软组织钙化

（5）关节旁骨质侵蚀：可单发或多发，常为对称性出现，多见于掌指关节和指间关节，呈现软骨下骨的破坏侵蚀，亦可伴有骨硬化。

（6）骨膜下骨吸收：是继发性甲旁亢改变，但在透析性骨病中极为少见，与 CKD-MBD 不同。

（7）骨膜下新生骨：可发生在耻骨支、胫腓骨等，早期呈平行状，以后可表现为皮质增厚。

3. 放射性核素显像在 CKD-MBD 中的应用

（1）核素骨显像的原理：放射性核素骨显像剂如 ^{99m}Tc-亚甲基二膦酸盐（^{99m}Tc-MDP）沉积在骨骼内的主要机制为：①通过化学吸附方式与骨骼中的羟基磷灰石晶体表面结合；②通过有机基质结合方式与未成熟的骨胶原结合。骨骼各部位聚集放射性的多少与其血流灌注量和代谢活跃程度有关：骨组织无机盐代谢旺盛，血流量增加，成骨细胞活跃和新骨形成时,可较正常聚集更多的显像剂,呈现异常的放射性浓聚区;骨组织血流量减少,或出现溶骨病灶时,显像剂聚集减少,呈现异常的放射性缺损区。同时,骨骼聚集放射性的多少受交感神经的影响。因此,当局部或全身骨发生的病理性改变影响到骨组织的血供、代谢或成骨过程时,可表现出骨影像异常,从而为各种骨骼疾病提供诊断依据。

（2）核素骨显像诊断 CKD-MBD 的特征表现及其分类：一般来讲,CKD-MBD 早期骨显像表现为颅骨、胸骨、下颌骨、肋骨、脊柱、长骨等部位的显像剂摄取增加,典型的 CKD-MBD 骨显像有以下表现：①四肢长骨显影明显；②肾显影很淡或不显影；③胸骨显影明显,表现为"领带征"；④中轴骨显影明显；⑤关节周围显影明显。

CKD-MBD 根据发病机制和组织学改变一般可分为以下类型,但不同类型 CKD-MBD 骨显像表现不同。①高转化型骨病：常见于严重甲旁亢患者。甲状旁腺激素（PTH）分泌增加,成骨细胞和破骨细胞增生活跃,但后者增加的幅度大于前者,骨转化率明显增高。此种类型的骨病早期无明显放射学改变,骨显像表现为全身轻度增高的骨与软组织摄取比值。但这种高摄取不足以用于早期诊断此病,24 小时全身显像剂潴留测定更敏感。值得注意的是,在成功地切除甲状旁腺后,这种全身的高摄取不会迅速减少,而是持续 1 年或更长时间,但此现象的机制不清。严重病例,骨显像可发现异位的肺脏及胃钙化。手术后,肺脏比骨早恢复正常。而异位钙化不是一特征性表现,毒性药物的使用及导致高钙血症的条件下都可出现异位钙化。②低转化型骨病：包括软骨病和无力性骨病,表现为矿化障碍及骨形成障碍。尽管有矿化障碍,软骨病骨显像仍表现为骨摄取增加,此机制不清。有人认为,在某一定点,虽矿化变慢,但此处有足够的类骨质,此处的矿化甚至增加。软骨病的早期,骨显像即可发现假骨折（looser zones or milkman fractures）。在这方面,骨显像优于常用的 X 线检查。Mari 等认为,骨显像在软骨病最有效的应用就是探测假骨折。无力性骨病的病因尚不完全清楚,有人认为与铝在骨中蓄积有关,有学者认为它是软骨病的早期病变。以糖尿病、老年持续性非卧床腹膜透析（CAPD）患者常见。So 等认为,糖尿病肾病患者骨摄取较血糖正常的肾病患者为少,因而,依靠骨显像诊断糖尿病肾病患者的 CKD-MBD 会很困难。③混合型骨病：由甲旁亢和矿化障碍并存所致。此型既有骨细胞增生活跃,又有矿化障碍。④铝型骨病：是铝沉积于骨而引起的一系列骨组织学改变。可不同程度并发前三种类型的骨病中,尤以低转化型骨病多见。体外试验显示,铝对成骨细胞增生、胶原蛋白合成均有直接抑制作用。组织学检查示铝沉积于矿化骨与类骨质交界面,有障碍骨矿化作用。骨显像表现为骨摄取减少,而本底很高。⑤骨外软组织钙化：骨外软组织钙化多因持续性钙磷乘积升高所致。钙磷乘积＞6.0mmol^2/L^2,可引起皮肤、关节周围软组织、血管、结膜及内脏等异位钙化。有时软组织钙化症状可先于骨病而引起重视,比骨病更能影响患者的长期预后。Adrian 等认为,过去认为很少见的钙沉着,近年来发病率逐渐增加。他对其中 36 例钙沉着患者进行了研究,发现 80% 的病例表现为腓骨皮下未发生溃疡斑块（这很容易与蜂窝织炎混淆）,在那些仅有斑块的患者,6 个月的死亡率为 33%,而溃疡一旦发生,死亡率会达到 80% 以上,核素骨显像在 97% 的病例中是阳性的。目前钙沉着的发生率显著增加,这可能与钙盐及维生素 D 的长期使用有关,这种疾病临床上多见,但通过骨显像可得以证实。绝大多数的病例表现为未发生溃疡的斑块,这说明仍处于疾病的早期。因此骨显像可以早期诊断,对其进行激素治疗似可防止疾病进展为溃疡，从而降低死亡率。在血液透析患者中，心脏钙沉着，如心瓣膜钙化、透析性心肌病或主动脉钙化是常见且威胁生命的合并症，因为动脉粥样硬化和血栓栓塞与心脏钙沉着有密切的关系。Mariiko 等认为，骨显像作为一种无创检查方法，是一种定量的诊断工具，可以发现心脏钙沉着，且有助于评价心脏钙沉着患者的治疗效果。

关于骨显像与病理类型之间关系的文献报告不一致，有研究认为甲旁亢纤维性骨炎者，骨显像以骨摄取正常或相对减少，而软组织摄取增加为主；骨软化型以骨摄取增加为主；混合型以骨与软组织摄取均增加为多。Karsenty 等认为，血液透析患者如有 CKD-MBD，^{99m}Tc-MDP 显像有助于鉴别诊断透析有关的骨软化与继发性甲旁亢。

（3）监测维生素 D 对 CKD-MBD 的疗效：CKD-MBD 总的治疗原则是纠正钙磷代谢失衡，防止骨性骨病并发症的发生。治疗措施包括：控制高磷血症，纠正低钙血症，维生素 D 替代治疗，透析钙含量控制和甲状旁腺次全切术等。目前，维生素 D 类制剂常用来治疗继发性甲旁亢。常用的维生素 D 类制剂包括维生素 D_2、维生素 D_3、25(OH)D_3、calcitriol（钙化醇）及 alfacalcidol 等。Huraib 等报道，长期静脉注射 calcitriol 对治疗严重的继发性甲旁亢十分有效。放射性核素骨显像可监测维生素 D 对 CKD-MBD 的治疗效果，Sarikaya 等报道，11 例 CKD-MBD 患者在维生素 D 治疗前后分别进行 ^{99m}Tc-DMSA 显像，并分别计算腰椎与软组织摄取比值（LUR）。碱性磷酸酶和 PTH 水平在治疗后与治疗前相比显著下降。所有患者的平均 LUR 值在治疗后与治疗前相比显著降低，而 LUR 值与治疗前碱性磷酸酶和 PTH 水平相关。这表明 ^{99m}Tc-DMSA 显像在评价维生素 D 对 CKD-MBD 的疗效方面很敏感。Kida 等也认为，监测维生素 D 对 CKD-MBD 的疗效方面，放射性核素 ^{99m}Tc-MDP 骨显像是一种有效的方法。不过，Higuchi 等认为，^{99m}Tc-DMSA 显像在监测维生素 D 对 CKD-MBD 的疗效方面比 ^{99m}Tc-MDP 骨显像更敏感。

（4）定量单光子发射计算机断层成像术（SPECT）预测骨矿物质含量迅速丢失：某些 CKD-MBD 除了骨形态学改变，尚可引起骨矿物质含量变化，即引起骨密度（BMD）的改变。根据 BMD 和软组织密度的差异，BMD 大致厚度及粗小梁的精细和多少，采用 X 线平片可大致确定 BMD 的情况；但一般骨矿物质含量要丢失 30%～50%，X 线才会有明显的 BMD 改变，因而 X 线检查敏感性较差，不能进行早期诊断。同时，骨矿物质含量丢失是甲旁亢的主要并发症，且被作为手术指征，骨矿物质含量丢失明显者手术后 BMD 很难恢复至正常水平。Israel 等认为，定量 SPECT（QBS）可预测骨矿物质含量的迅速丢失。他们对 18 例慢性肾病患者行腰椎、股骨颈 QBS 及 BMD 检查，并定期进行复查。发现 QBS 值与骨矿物质含量丢失呈负相关。QBS 对骨矿物质含量丢失的阳性预测值、阴性预测值、敏感性、特异性在腰椎分别为 78%、71%、78%和 71%；在股骨颈分别为 82%、100%、100%和 78%；表明定量 SPECT 可预测骨矿物质含量的迅速丢失，有利于 CKD-MBD 的及时治疗。

放射性核素骨显像有助于 CKD-MBD 的诊断及其分类，CKD-MBD 合并症的早期预防，监测维生素 D 对该病的治疗效果及预后评价。同时，定量 SPECT 具有预测骨矿物质含量迅速丢失的优势和潜力，有利于 CKD-MBD 的及时治疗。

（十）骨病理活检

CKD-MBD 临床表现与病理变化多种多样，虽有各种生化、X 线、放射性核素等辅助检查，但至今仍无一种非创伤性的可靠的诊断方法能正确了解骨骼的病变，骨活检仍是最好的方法。骨活检可提供 CKD-MBD 的病理类型、严重程度、有无铝的沉着及铝沉着的部位与含量；结合四环素标记与骨组织形态测定尚能了解骨的矿化率、矿化迟滞时间、骨的生成率、骨小梁面积、骨样组织的面积、成骨细胞、破骨细胞面积、吸收陷窝的面积、受蚀骨的面积等许多量化指标，可明确 CKD-MBD 的诊断与组织学分型；并因骨组织学改变的出现往往早于临床症状及 X 线变化，故也可用于早期诊断，并给予针对性的治疗及疗效的观察。KDIGO 建议出现以下情况可以进行骨活检：①不能解释的骨折、持续骨痛；②不能解释的高钙血症；③不能解释的低磷血症；④可能有铝中毒；⑤接受二磷酸盐治疗前。

五、治疗

自 20 世纪 60 年代以来，随着各种肾替代疗法的广泛开展和技术的进步，尿毒症患者的长期存活率日益提高，CKD-MBD 已成为影响慢性透析患者生活质量及生存时间的主要并发症之一，对该病的治疗措施备受临床医生的关注。

CKD-MBD 根据骨组织转运的动力学变化可分为高转化性骨病（又称继发性甲状旁腺功能亢进性骨病）、低转化性骨病（又分为骨软化和无动力性骨病）和混合性骨病。其主要特征表现为高血磷、低血钙、血浆中 PTH 的升高和 $1,25(OH)_2D_3$ 的降低、血铝或骨铝的增高，因此治疗措施主要针对上述代谢异常进行，治疗的目的是维持骨骼最大的生长潜能、预防软组织和血管钙化的发生。

（一）高转运性骨病的治疗

1. 控制血磷

除饮食控制（每日饮食中磷的摄入量控制在 800～1000mg 以内）外，可使用磷结合剂，后者主要用于低磷饮食仍不能有效控制血磷者。目前研究发现，通过限磷饮食控制血磷弊大于利，过度的限磷饮食可使透析患者因营养不良而死亡率增加，通常通过食物蛋白吸收的有机磷仅为 30%～60%，而通过食物添加剂和防腐剂所吸收的无机磷为 100%。

含钙的磷结合剂如碳酸钙、乙酸钙等，为目前临床继发性甲旁亢的首选治疗药物，于餐中服用，可最大程度降低血磷。临床应用最多的是碳酸钙，每日 1～6g，但长期服用可导致高钙血症，甚至出现软组织和血管钙化，因此，用药期间需定期监测血钙变化。乙酸钙溶解度高，是有效的磷结合剂，其应用剂量低，发生高血钙的危险较小。为防止高血钙由含钙的磷结合剂提供的 Ca^{2+} 剂量不应超过每日 1500mg，包含饮食在内的离子钙摄入量应低于每日 2000mg。出现高血钙时，应停用含钙的磷结合剂，可选择不含钙的新型磷结合剂，如盐酸司维拉姆（sevelamer HCI，商品名为 Renagel），其为含阳离子的聚烯丙胺，不含钙和铝，不增加钙负荷，很少引起高钙血症，口服后迅速在肠道内膨胀，并与带负电荷的磷酸盐结合，不被胃肠道吸收，并从肠道排出不进入血液，减少饮食摄入的磷的吸收，从而降低血磷。高钙血症发生率低可允许患者使用更大剂量的活性维生素 D_3，更好地控制继发性甲旁亢。此外，司维拉姆还有显著减少血清低密度脂蛋白（LDL）、升高高密度脂蛋白（HDL）、降低 PTH 等作用。动物实验结果还显示，司维拉姆可抑制甲状旁腺的增生，降低血浆 PTH 水平，减少甲状旁腺的重量。与含钙的磷结合剂相比，使用司维拉姆的患者冠状动脉和主动脉发生钙化的标志物也明显降低。近年来，已经有碳酸司维拉姆诺维乐上市，它不仅保留了盐酸司维拉姆的所有优点。且它还能同时提供碳酸盐缓冲剂的额外益处。两者控制血清磷浓度的疗效相当，但碳酸司维拉姆治疗个体更可能维持适宜的碳酸氢盐水平，故胃肠道不良反应发生率更低。

碳酸镧（lanthanum carbonate）是近年来较受关注的另一不含钙和铝的新型磷结合剂。它的降磷效果和含铝的磷结合剂相似，但肠道吸收非常少，而且吸收的镧主要通过胆道排泄，因此对于肾功能不全的患者来说不会引起镧的累聚和在组织中的沉积。当 pH 在 3～5 时，其结合磷的能力是最佳的。有研究报道，终末期肾病患者用碳酸镧治疗，2.5～3.8g/d，疗程 2 年，取得了良好的降低血磷的效果。但是，长期的临床研究发现，使用碳酸镧患者的血清镧水平升高，这引起了人们对碳酸镧远期安全性的关注。在慢性肾脏病动物模型中，口服碳酸镧导致动物肝、肺和肾脏镧含量增加，骨形成率降低和骨软化。

另一类不含铝、钙的磷结合剂为含铁的磷结合剂，如葡萄聚糖铁、麦芽糖铁、枸橼酸铁铵、右旋糖酐铁等，既可补铁，又可结合磷，降血磷效果好，对血钙、血清铁、铁蛋白等指标无大影响，是很有前途的药物。

稳定型多核氢氧化铁（stabilized polynuclear iron hydroxide）是一种新型的含铁磷结合剂，体外实验表明它具有显著结合磷的能力。该物质溶解度极低，通过铁-磷复合物的形成发挥降磷作用。该药目前仍处于临床试验阶段，其长期的安全性及和微量营养素的潜在相互作用仍有待进一步研究。

实施上述措施后仍存在严重高血磷（＞7mg/dl）者，可短期（3～4 周）使用含铝的磷结合剂（氢氧化铝、硫糖铝），而后改用其他制剂，同时可增加透析频率。由于含铝的磷结合剂长期使用会引起体内铝的蓄积，造成骨骼和神经系统损害，以及 EPO 抵抗，因此 KDIGO 不建议使用。

2. 调整血钙

对于低血钙伴有低钙症状或全段 PTH（iPTH）高于目标值的患者，应补充钙剂或使用活性维生素 D 制剂，同时须防止高血钙；透析患者血钙水平＞2.54mmol/L（10.2mg/dl）时应采取措施，如减少或停用含钙制剂及活性维生素 D、使用低钙透析液（1.25mmol/L 或更低），使血钙尽量接近正常值低限。

3. 活性维生素 D 的应用

活性维生素 D 是治疗继发性甲旁亢的重要药物，国内肾脏病学界的专家对此药在继发性甲旁亢中的临床应用达成了共识。应用活性维生素 D 不仅有利于继发性甲旁亢相关骨病即高转化性骨病的治疗，也有利于继发性甲旁亢所致的其他脏器损害的好转。但是如果过度应用活性维生素 D，易引起高钙血症和钙磷乘积（Ca×P）升高，导致软组织和血管钙化，并可增加无动力性（动力缺陷性）骨病的发生率。因此，使用期间，必须严格监测血 iPTH、钙、磷和钙磷乘积等。目前国内活性维生素 D 制剂有骨化三醇 [1, 25(OH)$_2$D$_3$] 和阿法骨化醇 [1α(OH)D$_3$]。

（1）骨化三醇：活性维生素 D 可直接作用于甲状旁腺，降低 *PTH* 基因的转录，减少甲状旁腺细胞的增殖，抑制 PTH 的合成与分泌，并增加甲状旁腺维生素 D 受体（VDR）的数目，增加甲状旁腺对钙的敏感性，恢复钙调定点正常。也可间接促进小肠对钙的吸收，提高血钙水平，反馈性抑制 PTH 分泌。

在应用骨化三醇前必须纠正钙、磷水平异常，使钙磷乘积 $<4.5mmol^2/L^2$。骨化三醇的给药途径有静脉和口服两种，口服又分为每日口服和口服冲击疗法。

1）每日口服（小剂量持续）疗法：主要适用于轻度继发性甲旁亢患者，或中重度继发性甲旁亢维持治疗阶段。剂量为 0.25μg，每日 1 次。

服用骨化三醇期间应注意监测血 iPTH，并根据以下情况调整剂量：若能使 iPTH 降低至目标范围，可将剂量减低 25%～50% 使用，甚至隔日服用，并根据 iPTH 水平，及时调整剂量，避免 iPTH 水平的过度下降及反跳，直至以最小剂量维持 iPTH 在目标范围；如果 iPTH 水平没有明显下降，则剂量可增加 50%，治疗 4～8 周后，iPTH 仍无下降或未达到目标范围，可试用大剂量间歇疗法。

2）大剂量间歇疗法（口服冲击疗法）：主要适用于中重度继发性甲旁亢患者。用法：iPTH 300～500pg/ml，每次 1～2μg，每周 2 次；iPTH 500～1000pg/ml，每次 2～4μg，每周 2 次，口服；iPTH＞1000pg/ml，每次 4～6μg，每周 2 次。

如同上述，用药期间亦需根据 iPTH 的变化调整剂量：如果治疗 4～8 周，iPTH 水平没有明显下降，则每周骨化三醇的剂量可增加 25%～50%；一旦 iPTH 水平降到目标范围，骨化三醇剂量可减少 25%～50%，并根据 iPTH 水平，及时调整骨化三醇的剂量。最终选择最小剂量间歇或持续给药，维持 iPTH 在目标范围。

3）不良反应及对策：常见不良反应有高钙血症及转移性钙化。此外，骨化三醇应用不当可过度抑制 iPTH，可能导致无力性骨病发生增多。

针对不良反应的对策有：

a. 严密监测血 iPTH，血钙、磷：在最初治疗的 1～3 个月内至少每个月测定 1 次，以后可改为每 3 个月测定 1 次。血清 iPTH：在治疗的前 3 个月内至少每个月测定 1 次（最好每 2 周测定 1 次），当达到目标范围后，可每 3 个月测 1 次。

b. 若有血磷升高，首先积极降磷。

c. 如血钙＞2.54mmol/L（10.2mg/dl），则应：①减少或停用含钙的磷结合剂，有条件时使用不含钙的磷结合剂；②严重高钙血时应减量或停用骨化三醇，待血钙恢复正常再重新开始使用；③透析患者，可使用低钙透析液（1.25mmol/L）透析。

d. 骨化三醇最好于夜间睡眠前肠道钙负荷最低时给药。

4）用药期间 iPTH 及血钙、磷水平的目标范围：当肾小球滤过率（GFR）为 30～59ml/（min·1.73m²）时，应维持 iPTH 在 35～70pg/ml、血钙 8.4～9.5mg/dl（2.1～2.37mmol/L）、血磷 2.7～4.6mg/dl（0.87～1.49mmol/L）；当 GFR 为 15～29ml/（min·1.73m²）时，应维持 iPTH 在 70～110pg/ml；当 GFR＜15ml/（min·1.73m²）时，应维持 iPTH 在 150～300pg/ml、血钙 8.4～10.2mg/dl（2.1～2.54mmol/L）、血磷 3.5～5.5mg/dl（1.13～1.78mmol/L）。

（2）钙受体（CaSR）激动剂：CaR 表达于甲状旁腺、甲状腺 C 细胞和肾小管细胞上，CaR 激动剂通过激活 CaR，增加细胞内钙的浓度，快速减少 PTH 的分泌和钙、磷的吸收，降低血磷和钙磷乘积，同时不升高血钙。CaSR 激动剂（calcimimetic），也称拟钙剂，代表药物为西那卡塞,2003 年该药被美国 FDA 批准用于慢性肾脏疾病引起的继发性甲旁亢,2015 年 3 月在中国上市。甲状旁腺细胞中 CaSR 的经典角色是血钙通过激活 CaSR 来快速地调节 PTH 的分泌,从而维持离子钙浓度在一个狭窄的范围。同时 CaSR 的信号也影响到甲状旁腺细胞的增殖和基因转录。CaSR 也是降钙素的生理调节剂。在离子钙增加时,通过 CaSR 抑制甲状旁腺激素分泌,刺激降钙素的分泌。calcimimetic 是一种 CaSR 变构激活剂。在甲状旁腺细胞可以通过降低受体对细胞外的钙离子活性的阈值从而减少 PTH 的分泌。临床研究证明,calcimimetic 可有效地降低血浆 PTH 水平,而且对伴有继发性甲旁亢的成年血液透析患者不增加血清钙或磷浓度。血清磷水平和钙磷乘积在治疗过程中会伴随 PTH 的降低而降低。而且 calcimimetic 可以阻碍由于慢性肾衰竭的甲状旁腺的过度增生,是一种新的有效的针对甲旁亢的治疗措施。calcimimetic 治疗终末期肾病的迁徙性钙化是突出的。联合使用非钙磷结合剂、新的维生素 D 类似物、calcimimetic 是对终末期肾病继发性甲旁亢治疗的重要改进。OPTIMA 研究发现,西那卡塞可使血钙下降 7%,该药联合小量骨化三醇类似物治疗时,可产生比骨化三醇类似物单药治疗更强的降低 PTH 水平的作用,该研究认为联合用药可使维生素 D 的使用剂量减少,从而降低维生素 D 导致的升高血清钙和(或)磷的风险。calcimimetic 口服 30～180mg/d,为避免使用过量和副作用,推荐每日同一时间服用,从小剂量开始,每 2 周逐渐加量直到 PTH 水平维持于 150～300pg/ml。使用过程中可发生一过性的低钙血症,能通过增加透析液钙浓度或口服含钙的磷结合剂和活性维生素 D 来纠正。此外,使用西那卡塞还可能出现恶心、呕吐、上呼吸道感染、低血压、腹泻和头痛等不良反应。

(3) 维生素 D 类似物:近年来问世的新型维生素 D 类似物有与骨化三醇相似的抑制甲状旁腺 PTH 合成与分泌的作用,但很少有引起高钙血症的不良反应。这些药物都保留了骨化三醇结构中与 VDR 结合的 A 环,仅对其 D 环和侧链上的羟基进行了不同形式的取代,使其药动学发生改变,影响生物效应。此类药物至少部分通过 VDR 介导的作用使早幼粒细胞向单核细胞分化,并抑制 T 淋巴细胞增殖、增加树突细胞成熟和存活而发挥免疫调节作用。另外,此类药物还具有控制激素分泌、抑制细胞生长激素诱导细胞分化、抑制肾小球细胞增殖、促进肾小球修复的作用。目前已进入临床的维生素 D 类似物有 22-氧杂骨化三醇 [oxacalcitriol 或 22-oxa-1α, 25(OH)$_2$D$_3$]、帕立骨化醇 [paricalcitol 或 19-nor-1α, 25(OH)$_2$D$_2$] 和度骨化醇[doxercalciferol 或 1α(OH)D$_2$],它们都能有效减低 PTH 的水平,而对血钙、血磷浓度的影响极小。22-氧杂骨化三醇(oxacalcitriol)的主要特征是和维生素 D 结合蛋白的亲和力降低,血浆半衰期短,进入循环后迅速被清除,这可能是其对血钙、血磷水平影响较小的原因。该药还能有效减少 PTH 分泌而不影响骨转化。但也有研究表明,在治疗继发性甲旁亢的过程中,22-氧杂骨化三醇和骨化三醇对血钙、血磷和对 PTH 分泌抑制作用的影响没有显著差异,两者对高钙血症的影响及对钙磷乘积的升高作用也是相似的。帕立骨化醇和骨化三醇相比,前者能充分控制 PTH 分泌,很少引起高钙和高磷血症,度骨化醇也有类似的作用。但美国 FDA 指出,在血液透析患者中,帕立骨化醇和骨化三醇在抑制 PTH 及对钙、磷水平的影响方面没有显著差异。有趣的是,近来的研究表明,所有的新型维生素 D 类似物在抑制 PTH,控制钙、磷水平和钙磷乘积方面都没有优于骨化三醇和阿法骨化醇。

成人血液透析患者联合应用新型维生素 D 类似物与含钙的磷结合剂,可充分控制血PTH 水平,而血钙和血磷水平变化较小。但与骨化三醇类似,这些类似物对骨骼和心血管系统的影响及对血管钙化的长期使用目前还不清楚。

（4）二磷酸盐（阿伦磷酸钠）和降钙素:二磷酸盐（阿伦磷酸钠）可抑制破骨细胞,减少骨吸收,减少尿钙排出,促进骨钙沉积。降钙素可减少破骨细胞的形成和骨质吸收的反应,使 Ca^{2+} 向骨内转移。两者均可用于高转运性骨病的治疗。

（二）低转运性骨病的治疗

低转运性骨病多发生在高转运性骨病的后期或晚期阶段,主要表现为"铝相关性骨病"或无动力性骨病,近年来发生率逐年增加,其原因较多,主要防治措施如下。

（1）祛除铝中毒和（或）非铝性致病因素,有铝中毒者可给予去铁胺治疗。

（2）降低血磷,适度补钙,方法同上所述。

（3）合理应用活性维生素 D 制剂,避免过度抑制 PTH 合成与分泌。

（4）重组人生长激素（rHGH）:生长激素能刺激软骨细胞的生长,并通过刺激成骨细胞和破骨细胞分泌直接或间接提高骨转化。有研究发现,应用 rHGH 可改善多柔比星肾病鼠骨代谢异常,有促进骨形成和骨矿化作用。Kotzmann 等在 19 例（女 10 例,男 9 例）营养不良的慢性血液透析患者中进行了 rHGH 的疗效观察,其中 14 例完成了为期 12 个月的治疗,这些患者于每次血液透析（每周 3 次）后皮下注射 rHGH 0.25U/kg,经 12 个月rHGH 治疗,患者胰岛素样生长因子水平和骨转化明显改善,提示其对骨形成有影响。

（5）骨形成蛋白-7（BMP-7）:作为有潜力的新的肾脏病治疗药物,对慢性肾脏病有多种疗效,可抑制各种肾损伤导致的肾小管上皮细胞去分化、间充质细胞转化和凋亡,抑制损伤介导的系膜基质蓄积,影响成骨细胞的形态和数量,抑制骨重吸收,增加骨形成,增加骨骼钙磷沉积,改善慢性肾脏病的离子紊乱,防止血管钙化。

（三）血液透析对 CKD-MBD 的治疗作用

血液透析技术应用于临床近 80 年以来,对血液透析的膜材料及其理化生物学特性的认识在不断地深入和发展。到目前为止,至少有 30 多种不同类型的透析膜被应用于临床。透析膜已发展成为一个庞大的家族,除目前常用的再生纤维素膜系列（如铜仿膜）之外,修饰纤维素膜和合成膜亦已越来越多地应用于临床。不同透析膜对血磷、PTH 等物质的清除效能各有差异。自 20 世纪 80 年代以来,在提高透析器面积的同时,更是研究出具有高通透性和高超滤能力的高效透析器,大大提高了对溶质的清除率。季大玺等以 F60 作为高通量透析器,以 ME15H 作为低通量透析器比较高、低通量血液透析患者 PTH 及磷的透析后下降率及部分患者的骨活检病理分析,显示高通量透析能显著降低患者血 PTH 水平,改善 CKD-MBD,这种作用可能与增加磷的清除,升高患者血钙水平有关。Boran 等作了聚砜膜和铜仿膜的磷、PTH 清除率比较,认为高通透性的聚砜膜对磷和 PTH 的清除率明显大于铜仿膜,透析后血磷下降,有助于抑制 PTH 的释放。Alm de Francicso 等的研究也得出同样的结果,认为在铜仿膜、聚砜膜和聚丙烯腈膜三种膜中,聚丙烯腈膜对 PTH的清除率最高。类似的研究还有 Anibal Ferreira 等以乙酸纤维素膜和 AN69 膜两种膜的透析器进行血液透析，作骨活检来观察骨转运情况，发现以乙酸纤维素膜透析的患者骨转运增高，以 AN69 膜透析的患者则降低，建议对于高转运性 CKD-MBD 的患者选择后者进行透析较好。以上报道均证实，通透性越高的透析膜对磷及 PTH 的清除率越高，有助于抑制 SPTH 的发生，改善 CKD-MBD，尤其是高转运性骨病。而应用生物相容性欠佳的透析器，可激活外周多核白细胞，使透析患者更易出现 β_2-微球蛋白、PTH 等蓄积。近年有文献报道，采用每日夜间血液透析，能较好地清除磷，有助于短期沉积钙的溶解，可使甲旁亢减轻。应用钙浓度为 1.25mmol/L 或 1.5mmol/L 的透析液透析，可使血磷和转移性钙化的危险性降低。但是这些透析方式的改变是否能长期有效，高通透性膜的应用是否会导致更多的氨基酸丢失，造成营养不良等并发症，以及它们对生存率的影响等，尚需临床进一步观察。

（四）雌激素治疗

雌激素、骨新陈代谢、骨质疏松之间的关系已经比较明确。慢性肾衰竭的女性伴有月经失调，骨矿物密度降低，增加骨折的危险性。绝经后女性激素替代治疗（HRT）在有效的同时也有潜在的危险，尤其在女性慢性肾衰竭患者，原因是慢性肾衰竭时雌激素药动学改变。动物实验发现长时间雌激素缺乏时，骨损害不易恢复。短期雌激素缺乏时 HRT 治疗有较好效果。目前认为应根据 HRT 的风险和收益进行综合评价并且个体化治疗。Hernandez 等对绝经后长期血液透析女性慢性肾衰竭患者使用雷洛昔芬治疗，发现 1 年后可以明显改善腰椎 BMD，降低 LDL 和骨重吸收指标，但长期疗效需要继续观察。

（五）重组生长激素

生长激素（GH）和胰岛素样生长因子（IGF-1）可以提高骨代谢，增加骨密度，慢性肾衰竭患者有 GH 与 IGF-1 抵抗，用重组生长激素治疗有效。GH 能刺激软骨细胞的生长，通过刺激成骨细胞和破骨细胞分泌直接或间接提高骨转化，诱导胶原合成。将重组胰岛素样生长因子注入鼠体内 7～14 日，可增加骨皮质及骨小梁密度；IGF-1 也刺激人类成骨细胞增殖，但不影响骨钙蛋白分泌。应用重组生长因子后血清中钙增加，表明重组生长因子或胰岛素样生长因子可促进肠道内钙吸收。Harald 等研究 18 例稳定透析并伴有 CKD-MBD 的患者，发现 12 个月的 rHGH 治疗主要对骨形成有影响。

（杜　艺　李　宓）

（六）外科治疗

1. 经皮酒精注射治疗术

经皮酒精注射治疗术（PEIT）是外科治疗继发性甲旁亢的方法之一。PEIT 的效果受最大直径＞10mm 的腺体数目和血管密度的影响。在有一个腺体最大直径超过 10mm 的情况下，治疗效果好。随着最大直径超过 10mm 腺体数目的增加，治疗效果欠佳；患者腺体血管密度小，治疗效果好，反之则相反。日本甲状旁腺 PEIT 工作组公布 PEIT 治疗指征为：iPTH≥400pg/ml；经 X 线或骨代谢相关指标检查证实，存在纤维性骨炎或高转运性骨病，甲状旁腺体积增大＞0.5cm^3，常规医疗措施无效。

2. 甲状旁腺切除术

1958 年，Stanbury 和 Nicholson 为一位 33 岁女性尿毒症患者完成了世界首例甲状旁腺次全切除术（subtotal parathyroidectomy，sPTX）。Ogg 在 1967 年首次报道了应用甲状旁腺全切除术（total parathyroidectomy without autotransplatation，tPTX）治疗了慢性肾衰竭所致的甲旁亢患者。Wells 等于 1975 年首次进行了甲状旁腺全切除+自体移植术（parathyroidectomy with autotransplatation，PTX+AT）治疗继发性甲旁亢，这些记录都已经成为肾性继发性甲旁亢外科治疗的里程碑事件。甲状旁腺切除术主要用于治疗药物不能有效控制的肾性继发性甲旁亢 SHPT，大量文献证明了这种手术的有效性和安全性。

（1）手术指征：甲旁亢患者的手术指征到目前为止仍没有很强的循证医学证据，2004 年美国肾脏病基金会肾脏病预后质量指南建议，患者有严重甲旁亢［血全段甲状旁腺激素（intact parathyroidhomone，iPTH）＞800pg/ml］，且有高磷血症和（或）高钙血症，对药物治疗抵抗应行 PTX。2005 年，Tominaga 等在 K/DOQI 指南的基础上提出改良手术适应证：①iPTH＞500pg/ml；②血钙＞10.2mg/dl；③血磷＞6.0mg/dl；④彩超等检测到增大的甲状旁腺组织（最大组织体积＞500mm^3）。而且建议手术绝对适应证为：①临床表现十分严重；②异位进行性骨化；③X 线可见纤维性骨炎表现或者骨的高代谢标记发生倒转；④钙性尿毒症性小动脉病，临床出现小动脉血管闭塞、血管钙化、组织坏死，严重者坏疽；⑤进行性骨丢失；⑥贫血并且 EPO 治疗无效。手术适应证实用性强，应用普遍。2007 年，日本透析医学会指南建议，当血 iPTH＞500pg/ml 即可手术，甚至指出，iPTH＜500pg/ml 的病例，如果高钙血症、高磷血症无法进行有效治疗也需考虑手术治疗，特别是在这样的病例中通过超声检查确诊或高度怀疑存在结节性甲状旁腺增生的病例。2009 年，肾脏病改善全球预后指南关于慢性肾脏病矿物质及骨代谢紊乱的临床实践指南也建议，存在药物治疗无效的重度甲旁亢患者，应行手术治疗。如果患者存在铝中毒应禁止行手术治疗，否则可能导致动力缺失性骨病。

（2）术前准备：①常规化验及影像学检查。②积极改善患者一般状态，结合透析，控制水、电解质紊乱，高血压，低蛋白，贫血。③检测血清钙、磷、iPTH 及碱性磷酸酶（ALP）。④明确甲状旁腺的位置、数量及血运状况，术前甲状旁腺的定位诊断至关重要。术中残留腺体过多或遗留腺体是术后复发的主要原因。常用手段包括彩色多普勒超声、CT、MRI、ECT、甲状旁腺双时相扫描。另外，还有创伤性定位技术，如选择性甲状腺动脉造影、选择性甲状腺静脉血标本测定 PTH 值。其中，超声和 ECT 最为常用。有报道，^{99m}Tc-MIBI 核素扫描对功能亢进的甲状旁腺敏感性可达 100%。⑤术前一天进行血液透析 1 次。术后第 2 日开始常规透析。甲旁亢术前影像学定位诊断高频彩超和 ^{99m}Tc-MIBI 双时相显像是甲旁亢术前影像学定位诊断的主要方法。高频彩超兼具形态结构学和血流动力学的检测功能，可用来估计甲状旁腺体积的大小；加之甲状旁腺属于颈部小器官，操作简便、易行，近年来的临床应用均主张高频彩超检查作为诊断甲状旁腺疾病的首选可靠的方法。^{99m}T$_c$-MIBI 双时相显像属功能显像，MIBI 进入甲状旁腺的机制主要是主动运输与被动扩散，只有功能亢进的甲状旁腺组织才会显影。初始相影像表现为甲状腺及甲状旁腺组织同时的放射性异常浓聚；由于正常甲状腺组织中MIBI的消除比功能亢进的甲状旁腺快，因此在延迟相功能亢进的甲状旁腺仍表现为放射性浓聚。并且延迟显像中患者甲状旁腺对MIBI的摄取与其体积和iPTH水平正相关，这提示MIBI摄取能够估测甲旁亢病灶的体积及其功能亢进程度。

（3）手术方式

1）全甲状旁腺切除术（total parathyroidectomy）：切除所有的甲状旁腺，包括异位甲状旁腺，为早期治疗方式。有学者认为该术式可造成终身缺乏PTH，须服用活性维生素D及钙片，十分不便。也有学者认为该术式并非能够完全切除所有的甲状旁腺，难免留下甲状旁腺的片段或几个细胞。术后在患者体内仍能检测到PTH。残留旁腺细胞受尿毒症刺激而增生，引起PTH分泌增高。

2）甲状旁腺次全切除术（subtotal parathyroidectomy）：双侧颈部探查后，切除全部肿大的甲状旁腺，仅选择最小的无结节状增生的甲状旁腺保留40~60mg。文献报道，此法术后复发率较高，为26%~30%。复发的主要原因为甲状旁腺数目、位置不恒定，变异大，颈部探查容易遗漏，导致甲状旁腺保留过多。且一旦甲旁亢术后复发，颈部再次手术难度较大，并发症较多。

3）甲状旁腺全切除加前臂移植术（total parathyroidectomy plus autotransplantation）：切除全部甲状旁腺组织，经冷冻切片病理学证实后，取弥漫增生部分腺体切成1mm^{3}小片，20~30片。分别种植到患者前臂或颈部肌肉床内。术后可通过测定左右上肢血PTH值，判断移植片功能。该术式可保证彻底切除后种植组织的量，同时可以通过测量双臂PTH水平来检测移植旁腺功能。该术式成为目前首选的治疗方法，但该方法存在移植腺体的失活、感染或异常增生等问题。

（4）术后并发症

1）低血钙：术后短暂低血钙是最常见的并发症，这是可预测和改善的，术后检测血钙和常规输注葡萄糖酸钙可避免因低血钙出现的手足麻木、抽搐甚至心律失常。血钙大量入骨，产生严重的低血钙，又称"骨饥饿"状态。Goldfarb等报道，骨饥饿最容易在术后18小时内出现，唯一可在术前预测的危险因素是低龄（<45岁），另外，较低的术前血钙和较大的术前与术后血钙落差提示术后需加强补钙以免骨饥饿。K/DOQI中明确指出，PTX术后应注意：①术后48~72小时内每隔4~6小时监测血钙，之后每日2次直到稳定；②如果血中钙离子或纠正后的总血钙低于正常（钙离子<0.9mmol/L，总血钙<1.8mmol/L），应该开始以1~2mg/（kg·h）的速度输注葡萄糖酸钙，使钙离子水平维持在1.15~1.36mmol/L；③当钙离子水平达到并维持在正常范围时，输注应逐渐减量；④当患者可以口服药物时，给予碳酸钙3~6g，分3次口服，同时给予骨化三醇，最大剂量2μg/d，合理调整药量到能维持钙离子于正常水平；⑤如果术前给予磷结合剂治疗，则应根据血磷水平减量或停药，有些患者需补充磷酸盐；如过多服用骨化三醇极易引起高钙血症，需密切检测血钙浓度。

2）喉返神经损伤：对熟练的专科医生来说，发生率不高。术中需做好喉返神经的辨认、暴露和保护。

3）甲旁亢复发：只要慢性肾脏病依然存在，且体内有残余甲状旁腺组织，就有复发的可能性。

4）移植物未能成活：一个理想的移植部位应该满足下面的条件：①局部氧分压高；②周围血管化程度高；③是免疫特惠区。但这些理想条件很难同时满足。目前常用的移植部位是前臂肌肉，其技术简单、安全、已趋成熟，移植物一般能顺利成活，并可方便监测血 PTH 浓度。移植物未能成活时，如患者有冰冻保存的甲状旁腺组织，可以选择补种。

甲状旁腺切除术包括甲状旁腺次全切除术（SPTX）、完全切除伴自体前臂移植（PTX+AT）和完全切除（TPTX）。目前对三种术式的疗效比较，尚缺乏大样本的循证医学证据。对于有生化、X 线及组织学证据的严重继发性甲旁亢并能排除铝性骨病的患者，当内科治疗不能奏效时，通过手术切除甲状旁腺，可以消除 PTH 过度产生对骨的作用。其指征为：非常高的 PTH（一般＞800pg/ml），药物无法治疗的高钙、高磷血症，进行性纤维性骨炎或高转运性骨病，对活性维生素 D 治疗抵抗，进行性异位钙化或钙化防御，不能解释的有症状肌病，彩超至少一个甲状旁腺体积＞1cm³ 并有丰富的血流，肝功能及凝血指标正常。手术相关注意事项为：术前评估铝暴露情况，排除低动力骨病；建议术后 PTH＞100pg/ml；术前彩超定位；准备肾移植患者的甲状旁腺切除尚存争议；术后注意低钙血症和多发性骨折的发生；因常有异位甲状旁腺，建议术前进行同位素 ^{99m}Tc-MIBI 检查；术中最好进行快速 PTH 检测，有条件术中可做快速病理，取正常组织进行移植；全切患者建议超低温快速冷冻保存组织以备移植。

3．肾移植

肾移植可使肾功能恢复，通过恢复体内维生素 D 活性产物的生成而反馈性抑制 PTH，血磷、钙恢复正常水平，缓解 CKD-MBD。

（刘德慧）

参 考 文 献

布伦纳（Brenner，B. M.）. 2001. 布伦纳-雷克托肾病学. 第 6 版. 英文影印版. 北京：科学出版社：2103-2187.

花瞻，张凌，姚力，等. 2010. 甲状旁腺全切除术治疗难治性继发性甲状旁腺功能亢进. 中国耳鼻咽喉头颈外科，17（8）：393-395.

日本透析学会（JSDs）. 2007. 透析患者二次性副甲状腺机能亢进症治疗方法. 透析会议，40：1-25.

姚力，张凌，刘鹏，等. 2009. 甲状旁腺切除术治疗难治性甲状旁腺功能亢进症 89 例疗效评价. 中国血液净化，8（8）：431-436.

易著文，易晓岚，何小解，等. 2003. 重组人生长激素对阿霉素肾病鼠骨代谢影响. 临床儿科杂志，21（10）：653-656.

甄力莳，刘晓健，李红磊，等. 2011. 99Tcm-MIBI 双时相显像对继发性甲状旁腺功能亢进症定位诊断的价值. 中国血液净化，10（5）：242-245.

Alvarez L，Torregrosa J V，Peris P，et al. 2004. Effect of hemodialysis and renal failure on serum biochemical markers of bone turnover. J Bone Miner Metab，22（3）：254-259.

Arici M，Erturk H，Altun B，et al. 2000. Bone mineral density in haemodialysis patients：A comparative study of dual-energy X-ray absorptiometry and quantitative ultrasound. Nephrol Dial Transplant，15（11）：1847-1851.

Bednarek-Skublewska A，Chrapko B，Ksiazek A. 2003. Skeletal scintigraph and some bone turnover markers in the diagnosis of renal osteodystrophy in hemodialysis patients. Pol Arch Med Wewn，110（3）：943-950.

Bervoets A R，Spasovski G B，Behets G J，et al. 2003. Useful biochemical markers for diagnosing renal osteodystrophy in predialysis end-stage renal failure patients. Am J Kidney Dis，41（50）：997-1007.

Brancaccio D, Cozzolino M, Galassi A, et al. 2003. Mechanism of uremic osteodystrophy and prevention of hyper- parathyroidism in the uremic patient. G Ital Nefrol, 20: 12-16.

Brown A J. 2001. Therapeutic uses of vitamin D analogues. Am J Kidney Dis, 38: S3-S19.

Chen R A, Goodman W G. 2004. Role of the calcium-sensing receptor in parathyroid gland physiology. Am J Physiol Renal Physiol, 286 (6): 1005-1011.

Chu P, Chao T Y, Lin Y F, et al. 2003. Correlation between histo-morphometric parameters of bone resorption and serum type 5b tartrate-resistant acid phosphatase in uremic patients on maintenance hemodialysis patients. Am J Kidney Dis, 41 (5): 1052-1059.

Coen G, Bonucci E, Ballanti P, et al. 2002. PTH 1-84 and PTH"7-84"in the noninvasive diagnosis of renal bone disease. Am J Kidney Dis, 40 (2): 348-354.

Cohen-Solal M E, Augry F, Mauras Y, et al. 2002. Fluoride and strontium accumulation in bone does not correlate with osteoid tissue in dialysis patients. Nephrol Dial Transplant, 17 (3): 449-454.

D' Haese P C, Spasovski G B, Sikole A, et al. 2003. A multicenter study on the effects of lanthanum carbonate(Fosrenol)and calcium carbonate on renal bone disease in dialysis patients. Kidney Int Suppl, (85): 73-78.

Diaz-corte C, Fernandez-Martin J L, Barreto S, et al. 2001. Effect of aluminium load on parathyroid hormone synthesis. Nephrol Dial Transplant, 16 (4): 742-745.

Douthat W G, Alles A, Marinovich S, et al. 2003. Importance of the "adequate blood phosphorus" concept as a risk factor for hyperphosphatemia. Nefrologia, 23: 95-99.

Fudge N J, Kovacs C S. 2004. Physiological studies in heterozygous calcium sensing receptor (CaSR) gene-ablated mice confirm that the CaSR regulates calcitonin release in vivo. BMC Physiol, 4 (1): 5.

Gallieni M, Cucciniello E D, Amaro E, et al. 2002. Calcium, phosphate, and PTH levels in the hemodialysis population: a multicenter study. J Nephrol, 15 (2): 165-170.

Goodman W G. 2003. Calcimimetic agents and secondary hyper-parathyroidism: rationale for use and results from clinical trials. Pediatr Nephro, 18 (12): 1206-1210.

Guidelin Working Group, Japanese Society for Dialysis Therapy. 2008. Clinical practice guideline for the management of secondary hyperparathyroidism in chronic dialysis patients. Ther Apher Dial, 12: 514-525.

Hernandez E, Valera R, Alonzo E, et al. 2003. Effects of raloxifene on bone metabolism and serum lipids in post-menopausal women on chronic hemodialysis. Kidney Int, 63 (6): 2269-2274.

Jarava C, Armas J R, Palma A. 2000. Study of renal osteodystrophy by bone biopsy. Age as an independent factor. Diagnostic value of bone remodeling markers. Nefrologia, 20 (4): 362-372.

Jarava C, Armas J R, Palma A. 2001. Aluminum and uremic bone disease. Diagnostic utility of serum aluminum and the defer-oxamine (DFO) test. Nefrologia, 21 (2): 174-181.

Jaworska M, Szulinska Z, Wilk M. 2003. Development of a capillary electrophoretic method for the analysis of amino acids containing tablets. J Chromatogr A, 993 (1-2): 165-172.

Kaye M, Rosenthall L, Hill R O, et al. 1993. Long-term outcome following total parathyroidectomy in patients with end-stage renal disease. Clin Nephrol, 39: 192-197.

Kidney Disease: Improving Global Outcomes (KDIGO) CKD—MBD Work Group. 2009. KDIGO clinical practice guideline for the diagnosis, evaluation, prevention, and treatment of chronic kindey Disease-Mineral and Bone Disorder (CKD-MBD). Kidney Int Suppl, (113): S1-130.

Kotzmann H, Riedl M, Pietschmann P, et al. 2004. Effects of 12 months of recombinant hormone therapy on parameters of bone metabolism and bone mineral density in patients on chronic hemodialysis. J Nephrol, 17 (1): 87-94.

Lepage R, Roy L, Brossard J H, et al. 1998. Anon- (1-84) circulating parathyroid hormone (PTH) fragment interferes significantly with intact PTH commercial assay measurements in uremic samples. Clin chem., 44 (4): 805-809.

Leung K S，Fung K P，Shear A H，et al. 1993. Plasma bone-specific alkaline phosphatase as an indicator of osteoblastic activity. J Bone Joint Surg Br，75（2）：288-292.

Li T，Surendran K，Zawaideh M A，et al. 2004. Bone morphogenetic protein 7：a novel treatment for chronic renal and bone disease. Curr Opin Nephrol Hypertens，13（4）：417-422.

Lugon J R，Andre M E，Duarte M E，et al. 2001. Effects of in-center daily hemodialysis upon mineral metabolism and bone disease in end-stage renal disease patients. Sao Paulo Med J，119（3）：105-109.

Lund R J，Davies M R，Brow A J，et al. 2004. Successful treatment of an adynamic bone disorder with bone morphogenetic protein-7 in renal ablation model. J Am Soc Nephrol，15（20）：359-369.

Makibayashi K，Tatematsu M，Hirata M，et al. 2001. A vitamin D analog ameliorates glomerular injury on rat glomerulonephritis. Am J Pathol，158（5）：1733-1741.

Malluche H，Faugere M C. 1990. Renal bone disease 1990：an unmet challenge for the nephrologist. Kidney Int，38（2）：193-211.

Martinez I，Saracho R，Ocharan J，et al. 2003. Role of diet in the management of osteodystrophy during progressive renal insufficiency. Nefrologia，23：57-63.

Messa P. 2003. Italian society of Nephrology. Renal osteodys-trophy Guidelines. G Ital Nefrol，20：83-95.

Miller M A，Fox J. 2000. Daily transient decreases in plasma parathyroid hormone levels induced by the calcimimetic NPS R-568 slows the rate of bone loss but does not increase bone mass in ovariectomized rats. Bone，27（4）：511-519.

Monier-Faugere M C，Geng Z，Friedler R M，et al. 1999. 22-oxacalcitriol suppresses secondary hyperparathyroidism without inducing low bone turnover in dogs with renal failure. Kidney Int，55（3）：821-832.

Monier-Faugere M C，Geng Z，Mawad H，et al. 2001. Improved assessment of bone turnover by the PTH-（1-84）/large C-PTH fragments ratio in ESRD Patients. Kidney Int，60（4）：1460-1468.

Nakamura M，Fuchinoue S，Teraoka S. 2003. Clinical experience with percutaneous ethanol injection therapy in hemodialysis patients with renal hyperparathyroidism. Am J Kidney Dis，42（4）：739-745.

National Kidlley Foundation. 2003. K/DOQI clinical practice guidelines for bone metabolism and disease in chronic kidney disease[J].Am J kidney Dis，42：S1-201.

Negri A L，Alvarez Quiroga M，Bravo M，et al. 2003. Whole PTH and 1-84/84 PTH ratio for the non invasive determination of low bone turnover in renal osteodysthrophy. Nefrologia，23（40）：327-332.

Nowak Z，Tlustochowicz W，Wankowicz Z. 2001. Bone mineral density in patients with irreversible renal failure treated with peritoneal dialysis. Pol Arch Med Wewn，106（5）：1035-1040.

Ogg C S. 1967. Total parathyroidectomy in treatment of secondary（renal） hyperparathyroidism. BMJ，4：331-334.

Park J C，Kovesdy C P，Duong U，et al. 2010. Association of serum alkaline phosphatase and bone mineral density maintenance hemodialysis patients. Hemodial Int，14：182-192.

Parker C R，Blackwell P J，Freemont A J，et al. 2002. Biochemical measurements in the prediction of histologic subtype of renal transplant bone disease in women. Am J Kidney Dis，40（2）：385-396.

Pecovnik Balon B，Puklavec L，Hojs R. 2003. Comparison of the intact PTH test with the total PTH test in hemodialyzed patients. Acta Med Croatica，57（1）：69-70.

Peichl P，Griesmacher A，Muller M M，et al. 2000. Serum osteocalcin and urinary crosslaps are suitable markers of bone turnover in response to short-term hormone replacement therapy. Gynecol Endocrinol，14（5）：374-381.

Penalba A，Neme G，Tirado S. 2003. Vascular and tissue calcifications of hemodialysis patients. Nefrologia，23：112-116.

Pluskiewicz W，Adamczyk P，Drozdzowska B，et al. 2002. Skeletal status in children，adolescents and young adults with end-stage renal failure treated with hemo-or peritoneal dialysis. Osteoporos Int，13（5）：353-357.

Puccini M，Carpi A，Cupisti A，et al. 2010. Total parathyroidectomy without autotransplantation for the treatment of secondary hyperparathyroidism associated with chronic kidney disease：Clinical and laboratory long-term follow-up. Biomedicine & Pharmacotherapy，64（5）：359-362.

Reczek J, Elgazzar A. 2003. Prominent Tc-99m MIBI skeletal uptake in renal osteodystrophy: a possible role for wholebody scanning. Clin Nucl Med, 28 (9): 775-777.

Rodriguez A, Naves Diaz M, Diaz Corte C, et al. 2003. Importance of estrogen insufficienc time in the efficacy of the bone response to hormonal therapy in experimental chronic renal insufficiency. Nefrologia, 23: 84-90.

Rodriguez Garcia M, Fernandez Martin J L, Ruiz de Castaneda J, et al. 2002. Calcitriol dose optimization in the treatment of secondary hyperparathyroidism during dialysis. Results at 6 months. Nefrologia, 22 (4): 370-376.

Rojas E, Carlini R G, Clesca P, et al. 2003. The pathogenesis of osteodystrophy after renal transplantation as detected by early alterations in bone remodeling. Kidney Int, 63 (5): 1915-1923.

Rothmund M, Wagner P, Schark C. 1991. Subtotal parathyroidectomy versus total parathyroidectomy and autotransplantation in secondary hyperparathyroidism: a randomized trial. World J Surg, 15: 745.

Ruster M, Abendroth K, Lehmann G, et al. 2002. Aluminum deposition in the bone of patients with chronic renal failure-detection of aluminum accumulation without signs of aluminum toxicity in bone using acid solochrome azurine. Clin Nephrol, 58 (4): 305-312.

Salusky I B, Goodman W G, Kuizon B D, et al. 2003. Similar predictive value of bone turnover using first-and second-generation immunometric PTH assays in pediatric patients treated with peritoneal dialysis. Kidney Int, 63 (5): 1801-1808.

Salusky I B. 2005. Are new vitamin D analogues in renal bone disease superior to calcitriol? Pediatr Nephrol, 20 (3): 393-398.

Sarikaya A, Sen S, Hacimahmutoglu S, et al. 2002. ^{99}mTc~ (V) -DMSA scintigraphy in monitoring the response of bone disease to vitamin D3 therapy in renal osteodystrophy. Ann Nucl Med, 16 (1): 19-23.

Seibert E, Levin N W, Kuhlmann M K. 2005. Immunomodulating effects of vitamin D analogs in hemodialysis patients. Hemodial Int, 9: S25-S29.

Shih M L, Duh Q Y, Hsieh C B, et al. 2009. Total parathyroidectomy without autotransplantation for secondary hyperparathyroidism. World J Surg, 33: 248-254.

Simic P, Vukicevic S. 2005. Bone morphogenetic proteins in development and homeostasis of kidney. Cytokine Growth Factor Rev, 16 (3): 299-308.

Spasovski G B, Bervoets A R, Behets G J, et al. 2003. Spectrum of renal bone disease in end-stage renal failure patients not yet on dialysis. Nephrol Dial Transplant, 18 (6): 1159-1566.

Stanbury S W, Lumb G A, Nicholson W F. 1960. Elective subtotal parathyroidectomy for renal hyperparathyroidism. Lancet, 1: 793-798.

Stracke S, Jehle P M, Sturm D, et al. 1999. Clinical course after total parathyroidectomy in patients with end-stage renal failure.Am J Kidney Dis, 33: 304-311.

Teng M, Wolf M, Lowrie E, et al. 2003. Survival of patients undergoing hemodialysis with paricalcitol or calcitriol therapy. N Engl J Med, 349 (5): 446-456.

Tominaga Y, Matsuoka S, Sato T, et al. 2005. Surgical indications and procedures of parathyroidectomy in patients with chronic kidney disease[J]. Ther Apher Dial, 9 (1): 44-47.

Tsuruoka S, Wakaumi M, Sugimoto K, et al. 2003. Chronotherapy of high-dose active vitamin D3 in haemodialysis patients with secondary hyperparathyroidsm: a repeated dosing study. Br J Clin Pharmacol, 55 (6): 531-537.

Turk U, Akbulut M, Yildiz A, et al. 2002. Comparative effect of oral pulse and intravenous calcitriol treatment in hemodialysis patients: the effect on serum IL-1 and IL-6 levels and bone mineral density. Nephron, 90 (2): 188-194.

Urena Torres P. 2004. Clinical experience with cinacalcet HCl. Nephrol Dial Transplant, 19: V27-V33.

Wada M, Ishii H, Furuya Y, et al. 1998. NPS R-568 halts or reverses osteitis fibrosa in uremic rats. Kidney Int, 53 (2): 448-453.

Wada M, Nagano N. 2003. Control of parathyroid cell growth by calcimimetics. Nephrol Dial Transplant, 18: iii13-iii17.

Wehrli F W，Leonard M B，Saha P K，et al. 2004. Quantitative high-resolution magnetic resonance imaging reveals structural implications of renal osteodystrophy on trabecular and cortical bone. J Magn Reson Imaging，20（1）：83-89.

Wells S A，Gunnells J C，Shelburne J D，et al. 1975. Transplantation of parathyroid glands in man：clinical indications and results. Surgery，78：33-44.

第八章　血液透析患者水、电解质、酸碱失衡

心、肝、肾等重要器官移植后常因缺血引起急性肾损伤，肾脏是维持机体水、电解质及酸碱平衡稳定的重要器官，移植后的急性肾损伤必定引起机体水、电解质及酸碱平衡失调。术后输液不当也会引发水、电解质紊乱。而一些器官移植患者由于术前就存在心、肝、肾的功能异常，因此移植前就有严重的水、电解质及酸碱平衡失调。本章将对上述问题进行阐述。

第一节　脱水与水中毒

一、脱水

（一）发病原因

（1）水摄入少：器官移植患者移植前由于各种体内代谢毒素的蓄积引起食欲不振、昏迷，无法摄入水。移植后因无法正常进食也可能引起脱水。

（2）水的丢失过多：器官移植患者手术前后可因高热、过量使用脱水剂、呕吐及腹泻等原因引起脱水。

（二）临床表现

（1）轻度脱水：低于体重的 2%，表现为口渴、尿少，尿比重增加。

（2）中度脱水：低于体重的 2%～4%，表现为明显口渴、口干、皮肤干燥、弹性差、乏力、眼球下陷、声音嘶哑、尿量显著减少（少尿无尿患者除外）。

（3）重度脱水：低于体重的 4%～6%，表现为烦渴、口干、舌燥、昏厥。由于脑细胞缺水，脑活动能力下降，而发生嗜睡、幻觉现象。此时出现循环血量不足现象，如脉率增快、血压降低等。

（4）严重脱水：低于体重的 6%～15%，可引起死亡。

由于血液因缺水而浓缩，故红细胞计数、血红蛋白、细胞比容、血浆蛋白，以及血钾、钠、氯都可增加，血尿素氮可升高。

（三）脱水的治疗

器官移植患者的脱水多为混合性，还常伴有其他电解质及酸碱平衡失调。同时由于部分患者少尿、无尿，因此补液要更加慎重。应根据具体情况缺什么补什么的方式给予补充。在补充过程中一定不要以统一公式硬性规定，监测血电解质、酸碱平衡及渗透压的变化，必要时监测中心静脉压。

补液遵守以下原则：补充当日生理需要量，补充当日额外损失量；在补充水和电解质的同时，适当输入全血或血浆。

通常成人每日水的生理需要量为 1500ml，水的额外损失应按实际测算结果进行补充。①高渗性脱水：补充 5%葡萄糖为主，适当补充生理盐水。第一个 24 小时输入应补充量的 1/2。②低渗性脱水：可补充生理盐水或 3%～10%高渗盐水，先补充计算量的 1/3～1/2，观察补充后的反映及血钠监测结果。③等渗脱水：补充生理盐水，同时可输入胶体如白蛋白、血浆、低分子右旋糖酐等。血压回升，输液速度要减慢。

补液时应监测中心静脉压：①血压低、中心静脉压低，表示血容量不足，应积极输液。②血压正常、中心静脉压低，表示血容量输度不足，适当输液。③血压低、中心静脉压高，说明心功能不全，应改善心功能。

二、水中毒

器官移植患者若发生急性肾损伤多数出现少尿、无尿，当饮水量过多或输液过量时常会出现水负荷过多，而致水中毒，多以等渗或低渗性水中毒为主。

（一）发病原因

主要发病原因包括：①饮水量过多；②输液量过多。

（二）临床表现

主要临床表现为：全身浮肿、体重增加、皮肤苍白、腱反射低下、心力衰竭、嗜睡、躁动、抽搐、昏迷。

（三）实验室检查

血液稀释现象，如血红细胞、血红蛋白降低，血浆渗透压降低，血钠降低或正常。

（四）治疗

器官移植患者水中毒时应立即行血液透析治疗，通过血液透析进行脱水治疗。脱水量应根据患者的干体重进行评估，若脱水量超过体重的 5%应注意防止低血压的发生。

第二节　钠代谢失衡

人体内的钠主要存在于细胞外液，它对维持血浆渗透压及血容量起重要作用。肾主要通过肾小管对 Na^+ 的重吸收来调节钠代谢平衡。器官移植后若出现急性肾损伤，肾调节钠平衡的能力减退，对摄入水和钠的变化不能引起正常的排泄反应，常因钠排出减少致血钠升高。

一、高钠血症

（一）病因及发病机制

器官移植患者高钠血症主要发生在有脱水或渗透性利尿的患者中。细胞内液大量渗透至细胞间，导致血浆渗透压升高和细胞缩小，引发一系列临床症状。

（二）临床症状

主要临床症状包括：头痛、口渴、恶心、呕吐、眩晕、低血压，甚至昏迷、死亡。

（三）治疗

高钠血症的治疗，在发病急者可较快进行纠正，而发病慢者则纠正不能操之过急。在高钠伴有低血容量时，首先给予生理盐水，当初步纠正后，则给予 5%葡萄糖，使血钠降低的速度不应超过每小时下降 2mmol/L。水的补充在 24 小时内也不要超过失水量的 50%。若为慢性高钠血症，则使血钠降低速度不应超过每小时 1mmol/L，24 小时纠正其失水量的 30%～50%。急性高钠血症 24 小时内血清钠离子的浓度＞160mmol/L 的致死率在 70%以上。若存在急性肾损伤时治疗上可应用低钠透析进行纠正，透析液中钠离子浓度低于血清钠离子浓度（2mmol/L），继续透析，当透析液钠浓度低于血钠值 3～5mmol/L 时某些透析并发症的发生率将明显增加，这种情况下水通过透析膜渗入相对高渗的血液中，之后进入组织间隙和细胞内，可引起低血压、肌肉痉挛、脑水肿等失衡综合征的表现。

二、低钠血症

（一）病因及发病机制

血清钠浓度＜135mmol/L 时，称为低钠血症。低钠血症的病情危重，需紧急治疗，常见于器官移植前后接受大量低钠补液或肠外营养，不适当地长期限制钠盐，呕吐、腹泻、利尿使钠丢失过多及心钠素等抑制肾小管对钠的重吸收。若伴有糖尿病的患者则可同时并发高血糖，因血糖浓度增加会导致水分从细胞内渗入细胞外，引起稀释性低血钠，血糖浓度每增加 5.55mmol/L（100mg/dl），血钠浓度即相应减少 1.3mmol/L。

（二）临床表现

低钠血症患者可出现神情淡漠、烦躁不安、焦虑、胸痛、头痛、恶心、呕吐、面色苍白，甚至癫痫发作。

（三）治疗

1. 轻度低钠血症

轻度低钠血症即钠水平＜125mmol/L 时，要使常规 4 小时血液透析后的血钠为140mmol/L，则透析液钠浓度为（140+X）mmol/L（X=140–透析前钠浓度）。

2. 中重度低钠血症

中重度低钠血症即钠水平＜120mmol/L 时，尤其当低钠血症持续时间较长时，过快使血钠水平升至正常是很危险的，有出现脑水肿、高血压，甚至心力衰竭，渗透性神经系统脱髓鞘症的潜在危险。

（1）中重度低钠血症的治疗原则

1）治疗应以尽可能减轻神经系统损害为依据，而不是以血钠绝对值为依据。

2）纠钠的剂量及速度切忌过大、过快。

3）一般主张血钠升高的速度不宜超过 8mmol/（L·d）。

4）在下列情况下暂停快速补钠：①危及生命的并发症已改善；②其他症状已减轻；③血钠已恢复至 125～130mmol/L。

（2）中重度低钠血症的透析治疗：对于器官移植患者患有中重度低钠血症合并有以下疾病者应选择透析治疗：①急性肾衰竭；②慢性肾衰竭；③心力衰竭；④SIRS 和 MODS，尤其合并有 ARDS 者；⑤重症感染。

利用普通血液透析治疗严重的低钠血症，由于治疗时间短，血 Na^+ 波动大，有引起脱髓鞘的报道，因而不适合于治疗低钠血症。

近年来，连续性血液净化（CBP）治疗严重低钠血症有大量成功的报道。

（3）CBP 治疗低钠血症的优点

1）血 Na^+ 上升速度可通过置换液 Na^+ 浓度调整，置换液可迅速使血液中溶质浓度与置换液接近。

2）调节超滤量，精确控制容量平衡，对肾病综合征、心力衰竭、急慢性肾衰竭等高容量尿少患者尤为合适。

3）能清除其他溶质如尿毒症毒素。CBP 可清除其他对组织损伤的介质，如炎症介质、细胞因子等，对合并有 SIRS、MODS 的患者，CVVH 在纠正低钠血症的同时，可以通过等渗脱水作用减轻脑水肿。

（4）CBP 治疗低钠血症的原则

1）对重度低钠血症治疗开始时置换液 Na^+ 浓度应高于血钠浓度 15～20mmol/L，置换液速度为 2L/h，血流量为 200～250ml/min。

2）在第一个 24 小时血 Na^+ 上升<10mmol/L，之后每日血 Na^+ 上升<8mmol/L。

第三节　钾代谢失衡

肾脏是排钾的主要器官，具有很强的调节钾代谢的能力，只要 24 小时尿量>1000ml，且不伴有严重的便秘或过度钾负荷，肾衰竭患者的钾代谢通常是处于平衡状态。只有到了终末期出现少尿、无尿时，才出现钾代谢紊乱。

一、高钾血症

（一）病因及发病机制

（1）摄入过多：尿毒症患者肾脏调节钾的能力明显降低，如不控制饮食，摄入大量水果、饮料、蔬菜、蛋白质等高钾食物，不适当给予钾盐，服含高钾的中药。

（2）内源性产生过多：感染、外伤、组织坏死、输陈旧血、烧伤、手术、胃肠道出血。

（3）透析不充分或透析液高钾。

（4）代谢性酸中毒：细胞外液中的 H^+ 进入细胞内被缓冲，为维持体液电中性，同时有 K^+、Na^+ 被转运到细胞外，引起高钾血症。

（5）胰岛素分泌不足或抵抗，可影响细胞对 K^+ 的利用，引起高钾血症。

（6）ACEI 引起肾小球滤过率下降，肾脏排钾减少。

（7）肝素、环孢素：抑制醛固酮分泌，肾脏排钾减少。

（8）过量应用 β 受体阻滞剂或洋地黄制剂，干扰细胞内钾的吸收，亦可引起高钾血症。

　　血液透析是治疗高钾血症最有效的方法。透析时细胞内外钾离子的移动速度并不相等。其从血浆中及细胞外清除的速率要大于其从细胞内清除的速率，因此对于严重高血钾的患者，其透析后血钾浓度在 5 小时内将回升 30%，透析后即刻的血钾浓度不能作为评价透析效果的指标，而应检测 2～3 小时后的血钾浓度。

（二）治疗

（1）控制透析间期钾的摄入。

（2）必要时口服碳酸氢钠，防止酸中毒引起的高血压。

（3）使用低钾透析液，常用透析液 K^+ 浓度为 2～2.5mmol/L。

（4）充分透析：加大透析剂量，增加透析频率。

（5）避免或减少使用引起高钾血症的药物。

二、低钾血症

（一）病因及发病机制

（1）摄入不足：尿毒症患者当进食困难，因某种原因（如手术、检查）需禁食时易发生低钾血症。

（2）丢失过多：透析不充分导致呕吐，滥用泻药至消化道失钾，排钾利尿剂长期过量使用。

（3）透析引起低血钾：透前血钾正常伴有代谢性酸中毒，此类患者透析期间易出现低钾血症。透析 2 小时后血钾迅速下降发生低血钾，此时若使用低钾透析液，则加重低血钾，易出现心律失常。尤其是服用洋地黄的患者，应密切观察。

（二）治疗

　　在治疗低血钾患者时，应避免使用低钾透析液，可选用钾浓度为 4.0mmol/L 的透析液。长期透析的患者透析后 1～2 小时内血钾浓度会反跳，因此一般无须治疗透析后即刻出现的低血钾。对患有心脏病，低钙、低镁血症的患者，除非有慢性严重高钾血症，应选用含钾浓度为 3.0mmol/L 的透析液。

第四节　钙代谢失衡

一、高钙血症

（一）病因及发病机制

（1）透析液钙浓度过高：尿毒症患者一般为低钙高磷血症，常规透析后血钙浓度可正常，临床上常用的透析液钙浓度为 1.5～1.75mmol/L，当透析液钙浓度≥3.5mmol/L 时易引起高钙血症。

（2）服用活性维生素 D：服用活性维生素 D 可纠正透析患者的低钙血症，此时若透析液钙浓度＞2.0mmol/L，易引起高钙血症。

（二）临床表现

急性高钙血症可表现为恶心、呕吐、头痛、血压快速升高及各种神经症状。其机制在于钙离子直接作用于血管平滑肌上，增加血管对儿茶酚胺的敏感性，提高心肌细胞的收缩功能。

长期慢性高钙血症可表现为：血管、肌肉、脂肪组织的异位钙化。

（三）治疗

选择透析液钙浓度为 1.5～1.75mmol/L，通常不引起高钙血症的发生。若发生高钙血症可使用不含钙或低钙的透析液降低血钙浓度。

二、低钙血症

（一）病因及发病机制

（1）尿毒症患者体内有毒物质潴留。
（2）活性维生素 D 的相对或绝对不足。
（3）小肠黏膜功能受损，引起钙吸收减少，较常出现低钙血症。
（4）透析中使用枸橼酸三钠抗凝，该抗凝剂与血中钙结合引起低钙血症。

（二）临床表现

1. 神经系统
因为低血钙增加了神经肌肉的应激性增加、兴奋性增高。
（1）感觉异常：常发生于口唇及手指尖，有时发生足部的麻木、蚁行感及肌痛。
（2）抽搐：在四肢及面部出现的肌肉痉挛。典型表现为手足搐搦，严重者自下而上发展，肘关节屈曲，足背拱形，甚至发生惊厥。
（3）自主神经功能障碍发生平滑肌痉挛，喉头及支气管平滑肌痉挛表现为喘息。肠道平滑肌痉挛表现为腹痛、腹泻，肠道平滑肌痉挛表现为腹绞痛。膀胱平滑肌痉挛致发尿意感，动脉平滑肌痉挛出现头痛、心绞痛、雷诺现象。
（4）神经、精神症状：表现为无力、焦虑、抑郁、躁动、失眠、记忆力减退等。
2. 外胚层组织营养变性
由于血管痉挛，供血不足，引起白内障，皮肤角化，牙齿发育不良，指、趾甲变脆，毛发脱落。
3. 骨骼改变
骨骼改变包括：软骨病、纤维性骨炎、纤维囊性骨炎。

4. 消化系统

胃酸减少，消化不良，可有恶心呕吐、腹痛、腹泻、便秘、吞咽困难。

5. 心血管系统

心率增速或心律不齐，QT 间期延长，ST 段延长，T 波低平及倒置。房室传导阻滞，心力衰竭，心脏骤停。

6. 转移性钙化

基底核钙化发生帕金森病；小脑钙化发生共济失调；肌腱、关节周围软组织钙化，发生关节痛、关节僵直。

7. 低钙危象

当血钙<0.88mmol/L（3.5mg/dl）时，可发生严重的惊厥、癫痫发作、严重的哮喘，上述症状加重可引起心功能不全，心搏骤停而死亡。

（三）治疗

1. 慢性低血钙的治疗

若透析前患者为低钙血症，则应提高透析液中钙含量，以防酸中毒纠正过程中钙离子浓度的进一步下降。若透析液中钙浓度过低可引起血钙下降，PTH 分泌增多，继发性甲旁亢和高磷血症。治疗以补充钙剂和活性维生素 D_3、降低血磷为主；同时活性维生素 D_3 可促进磷的吸收。随着肠道对钙、磷吸收的增加，应定期监测血钙和血磷。

2. 低血钙危象的治疗

在低血钙危象时，应立即开始治疗，以纠正低血钙。

（1）可立即以 10%氯化钙或 10%葡萄糖酸钙 10～20ml 静脉缓注，必要时可在 1～2 小时内再重复注射 1 次。

（2）可立即使用钙浓度为 1.75～2.0mmol/L 的透析液进行血液透析治疗。

（3）补钙效果不好，应考虑是否有低镁血症，若有低镁血症则需补充镁。

（4）若抽搐严重，可用镇静剂。

第五节　磷代谢失衡

一、高磷血症

尿毒症患者肾脏排磷明显减少，因而普遍存在高磷血症，透析液中通常不含磷，因此这些患者的高磷血症主要是摄入的磷无法由肾脏排出引起。

（一）病因及发病机制

（1）肾小球滤过率减低：急性肾衰竭时，血磷升高的原因，除了肾小球滤过率减低外，组织的破坏、肌纤维的溶解也起到一定升高血磷的作用；在慢性肾衰竭时，肾小球滤过率<25～30ml/min，血磷就可升高。

（2）摄入磷过多：当肾小球滤过率<25～30ml/min 时，若过量摄入高磷食品，则会引起高血磷。

（3）活性维生素 D_3：服用活性维生素 D_3 可促进肠道吸收磷。

（4）代谢性酸中毒：如乳酸中毒，由于细胞代谢障碍，细胞内的磷释放而发生高磷血症。

（二）临床表现

（1）急性高血磷：急性高磷血症常伴有低血钙，故表现为低血钙的临床表现，如手足搐搦。

（2）慢性高血磷：由于磷在血浆中的浓度升高缓慢，而低血钙可诱发继发性甲旁亢，而使血钙浓度正常甚至高于正常，生成的磷酸钙，因其溶解度小，故慢性肾衰竭时，可以发生软组织钙化。当钙磷乘积＞$5.65mmol^2/L^2$ 时即可发生软组织钙化，软组织钙化可发生于结合膜、肺、胃、肾、心脏、大关节附近的软组织及皮肤和血管。

（三）治疗

（1）控制饮食中磷摄入量为降磷的有效方法，但如果使源于食物的磷减少，则需降低蛋白摄入，这不利于维持性透析患者的营养状态，适当控制饮食，使磷摄入量＜1.2g/d。

（2）口服磷结合剂

1）铝制剂：是最早使用的磷结合剂，因其引起铝在体内蓄积，导致透析脑病、铝性骨病等并发症，目前已很少使用。

2）$CaCO_3$：既可补钙，又可在肠道中与摄入的磷结合，有一定的降磷作用，但 $CaCO_3$ 可引起高钙血症和胃肠道反应，限制了其应用。

3）乙酸钙：近年国内外研究发现乙酸钙是一种有效的胃肠道磷结合剂，既可结合胃肠道中的磷，缓解酸中毒，又可避免高钙血症，无论是短期还是长期应用乙酸钙均比 $CaCO_3$ 能更有效地降磷，虽可有血钙升高，但钙磷乘积有显著下降。

4）Renagel：是一种非吸附性结合磷的聚合物，不含铝和钙，可以减少透析患者血磷而不增加血清钙，因此降低钙磷乘积。

二、低磷血症

（一）病因及发病机制

透析患者发生低磷的原因主要为摄入量过少、肠道吸收功能障碍、体内钙磷乘积下降、甲状旁腺切除术后恢复期。

磷为能量的重要来源，当发生严重低磷时，所有器官都会受到影响，低磷对细胞能量代谢的影响主要有两个原因：①严重低磷血症，细胞内磷缺少，妨碍了如三磷腺苷（ATD）、磷酸肌酸等高能磷酸键的形成。②严重低磷时，红细胞内2,3-二磷酸甘油酸（2，3-DPG）减少，因此影响了红细胞把氧输送到组织中的功能。

（二）临床表现

（1）血液系统：红细胞功能受损，当血磷＜0.32mmol/L 时可发生溶血。

（2）肌肉系统：肌肉疼痛、肌萎缩、神经传导变慢，严重时发生肌纤维溶解。

（3）心脏：心肌收缩力下降，心排血量减低。

（4）骨骼系统：软骨病、纤维性骨炎、假性骨折。

（5）胃肠道系统：食欲不振、恶心、呕吐、胃肠张力减低、肠麻痹。

（6）中枢神经系统：麻木、腱反射降低。

（三）治疗

轻度无症状的低磷，补充营养，可达到治疗目的。严重的低磷血症可以选用含磷的透析液或静脉补充磷，并同时警惕过分纠正低磷血症，而继发低钙血症。透析液中磷的浓度为 1.3mmol/L。

第六节　镁代谢失衡

细胞外液中镁的含量仅占人体镁储存量的 1.3%，血清中 60% 的镁以离子形式存在，或以碳酸氢盐、磷酸盐、硫酸盐形成出现，其余 40% 的镁与蛋白质相结合。其中有生物活性的仅为游离的镁离子。镁的生理作用包括：①多种酶的激活剂；②维持离子泵的转运；③维持心肌的正常结构、维持原纤维的收缩功能，影响心肌的生理活动；④扩张血管；⑤镁对神经肌肉系统有抑制作用，降低肌肉的应激性。

一、高镁血症

（一）病因及发病机制

透析患者常发生高镁血症的原因主要为：①肾小球滤过率下降，镁的排泄减少；②透析液镁浓度过高；③服用含镁的药物，如抗酸药、硫酸镁或灌肠剂。

（二）临床表现

（1）神经肌肉系统：高血镁可阻断神经传导，引起神经肌肉的功能减低。

（2）心脏血管系统：扩张血管，引起低血压。同时发生心动过缓，PR 间期延长，QRS 增宽和 QT 间期延长。常伴有高血钾，而出现 T 波高尖。

（3）消化系统：恶心呕吐，肠蠕动减弱，尿潴留。

（4）慢性高镁血症可引起肾性骨病和软组织钙化。

（三）治疗

（1）停用含镁的药物。

（2）降低透析液中镁浓度，若透前血镁浓度为 1.5～2mmol/L 时，建议透析液的镁浓度为 0.5～0.7mmol/L。

二、低镁血症

（一）病因及发病机制

透析患者的低镁血症较少见，多发生于营养不良、摄入过少的患者，而透析不会引起低镁血症。

（二）临床表现

低镁血症常伴有低血钙、低血钾，故低血镁的临床表现与低血钙、低血钾的临床表现常同时出现，很难截然分开。

当血清镁<0.5mmol/L，即可出现临床表现。

（1）神经肌肉系统：低镁血症时，对神经末梢释放乙酰胆碱的抑制减弱，出现神经、肌肉兴奋增高，而出现震颤、肌无力、反射亢进、手足搐搦、共济失调、手足徐动、谵妄、昏迷、腱反射亢进、踝阵挛、Chvostek多阳性。

（2）心脏血管系统：心肌细胞的生理活动都需要镁，低镁血症影响心肌的收缩、传导系统。使房室结兴奋性增高，出现心率增快、心律失常引发猝死。

（3）胃肠系统：低镁血症早期出现食欲不振、恶心、呕吐、腹胀，有时有吞咽困难。

（4）血液系统：低镁血症可引起低色素贫血。

（5）低镁血症的远期并发症包括高血压、动脉粥样硬化、糖耐量异常。

（三）治疗

（1）口服镁制剂：如氧化镁0.25～0.5g，3～4次/日，口服；氢氧化镁0.2～0.3g，3～4次/日，但镁在肠道吸收慢，在服用剂量较大后，可发生渗透性腹泻。

（2）注射镁制剂：25%硫酸镁5～10ml肌内注射，第一天4～6小时1次，后酌情减量。25%硫酸镁10ml，加于生理盐水500ml中或葡萄糖溶液中，静脉滴注。

（3）纠正其他电解质平衡失调：低镁常伴有低钙、低钾、低磷、碱中毒，这些都需要加以纠正。

（4）治疗基础疾病：引起低镁血症的原因很多，应找出低镁血症的发病原因。

第七节　酸碱平衡失调

人体的体液必须具有适当的酸碱度，才能维持正常的细胞代谢及生理活动。在代谢中不断产生大量酸性物质及少量碱性物质，自消化道吸收的物质有些为酸性物质，有些为碱性物质，亦进入血液。在正常情况下人体通过一系列调节作用，使体液的酸碱度总保持在一个相当稳定的范围内，即pH为7.35～7.45。当肾功能正常时，肾通过排酸和重吸收碳酸氢盐来维持酸碱平衡。肾衰竭时，此种功能明显降低，因而终末期肾病患者均有不同程度的代谢性酸中毒。代谢性酸中毒加快了慢性肾脏病的进展，这一结论已经在动物模型和人类的多项研究中得以证实。代谢性酸中毒可导致肾脏固有细胞肥大和增生。Nath等发现，增高的酸负荷可能通过激活补体旁路活化途径造成肾小管损伤，过多的酸负荷可以增加内皮素的产生，造成肾小管间质的损伤，从而导致肾小球滤过率下降。另外有研究推测，酸中毒可能使肾内钙质沉积增多导致肾脏损伤时，终末期肾病患者的残余肾功能进一步下降。

血液透析可清除H^+，补充HCO_3^-，血液pH和缓冲能力正常。

一、酸中毒

（一）病因及发病机制

透析期间引起急性酸中毒的原因可能为：①透析液浓度不当或连接错误；②pH 监测仪故障；③乙酸盐透析的开始阶段在使用乙酸盐透析时，乙酸根离子通过透析膜进入血中，经肝脏代谢产生碳酸氢盐，以纠正酸中毒，但在透析开始 1～2 小时内，透析液中不含有碳酸氢盐，血中碳酸盐弥散到透析液中，可能会引起酸中毒加重；④乳酸盐透析液，当肝功能障碍的患者使用乳酸盐透析液时，由于乳酸在肝脏代谢障碍，引起乳酸性酸中毒。

（二）临床表现

（1）对循环系统的影响：在代谢性酸中毒时，血浆中 H^+ 浓度增加，pH 降低，使心肌收缩力减弱，并使心肌末梢血管对儿茶酚胺的反应差。因此若不纠正酸中毒，对升压药物反应不好。严重的代谢性酸中毒可诱发心律失常。若血中 pH 明显降低，对心肌收缩力亦会产生严重影响，使心排血量减低，血管扩张，血压降低，甚至发生休克。酸中毒可能通过影响内皮细胞的黏附、参与炎症过程、增加内皮素与醛固酮水平等多个环节，导致心肌细胞受损，造成心肌收缩和舒张功能减退。另有研究提出，代谢性酸中毒可能对动脉粥样硬化的过程产生影响，造成慢性肾脏病心血管功能的异常。过度纠正酸中毒也会对心脏带来不利的影响，体内过碱可加重大鼠的主动脉钙化。当碳酸氢盐浓度＞24mmol/L 时，每上升 1mmol/L 可增加 14% 的心力衰竭事件的风险。

（2）对呼吸系统的影响：在酸中毒时，呼吸中枢化学感受器受刺激而出现深大呼吸，在肺功能正常时，PCO_2 可较正常下降 1.33～2.0kPa（10～15mmHg），如 PCO_2 不降低，说明肺功能异常。

（3）对中区神经系统的影响：在严重酸中毒时使神经细胞内的酶功能障碍，而出现神经系统症状，如烦躁、精神委靡、头痛、定向力障碍，表示酸中毒已很严重。

（4）对消化系统的影响，常有食欲不振、恶心呕吐、腹泻。

（5）代谢性酸中毒对骨骼的影响，可造成慢性肾脏病患者出现乏力、疲劳等症状，补充碱可以改善症状，代谢性酸中毒导致骨吸收的增加和骨形成的减少，加重 CKD-MBD，在儿童中纠正酸中毒可改善骨的质量。此外，酸中毒可激活骨骼肌分解，通过泛素蛋白酶系统和半胱天冬酶 3 蛋白酶刺激蛋白分解，使慢性肾脏病进展至终末期肾病之前既已出现骨骼肌功能障碍，终末期肾病患者纠正酸中毒治疗可降低蛋白分解和增强肌肉群。

（6）代谢性酸中毒还可能增加终末期肾病患者 β_2-微球蛋白的产生和释放，加重尿毒症患者腕管综合征的形成。一项研究发现，血浆碳酸氢盐水平与 β_2-微球蛋白水平存在反向关联。

（7）胰岛素抵抗在慢性肾脏病进展过程中已出现，其严重程度也与酸中毒呈正相关。尽管目前纠正酸中毒治疗是否能够改善慢性肾脏病患者胰岛素抵抗的报道非常有限，但 Mak 等对 8 例维持性血液透析患者给予 2 周的口服碳酸氢钠治疗后观察到，胰岛素敏感性提高。

有研究指出，碳酸氢盐浓度在 12～13mmol/L 的水平与慢性肾脏病患者最佳的临床预后相关。然而，目前尚缺乏对慢性肾脏病理想的碳酸氢盐浓度及补充碱剂的剂量和时间的大型临床和基础研究，设计此类研究值得期待。

（三）实验室检查

（1）二氧化碳结合力（CO_2CP）降低。

（2）氯化物：正常氯性酸中毒，主要见于糖尿病酮症酸中毒、尿毒症、乳酸中毒。高氯性酸中毒，主要见于腹泻、肾小管酸中毒、服用大量氯化铵后。

（3）阴离子间隙（AG）：高 AG 代谢性酸中毒常见于①尿毒症；②糖尿病酮症酸中毒；③乳酸中毒。正常 AG 代谢性酸中毒常见于①大量 HCO_3^- 的丢失，如腹泻、肠瘘等；②大量应用含 Cl^- 的药物。

（四）治疗

治疗以去除诱因为主，并可选择合适的碳酸氢盐透析液。对于严重的代谢性酸中毒（血碳酸氢盐浓度<10mmol/L）患者，不可过度纠正，以防脑脊液酸化及组织产生乳酸增加。最初治疗目标是部分纠正酸中毒，目标值为透后碳酸氢盐浓度为 15~20mmol/L。之后逐步纠正酸中毒使 HCO_3^- 浓度稳定在 20mmol/L 以上。

二、碱中毒

（一）代谢性碱中毒

1. 病因及发病机制

（1）蛋白质摄入过少，或外源性碱性药过多摄入。

（2）胃肠道丢失，当透析患者肠道丢失过多的 HCl 时，体内 CO_2 则相对增多。

（3）进行连续性血液滤过治疗时，置换液的 $NaHCO_3$ 配置比例过高。

（4）透析中使用枸橼酸抗凝，枸橼酸在体内与钙结合，释放出 $NaHCO_3$ 而引起碱中毒。

（5）$Al(OH)_3$ 与聚苯乙烯磺酸钠树脂合用时，有时可引起代谢性碱中毒，因为树脂可结合铝，而不再结合 HCO_3^-，HCO_3^- 重吸收致代谢性碱中毒。

2. 临床表现

（1）呼吸系统：急性代谢性碱中毒可出现呼吸浅慢致缺氧，严重时可出现呼吸暂停。

（2）神经系统：出现神志障碍的表现，如嗜睡、谵妄等，因血中 Ca^{2+} 降低，四肢肌肉可出现小抽搐，手足搐搦并有麻木感。

3. 实验室检查

血 pH 升高，CO_2CP 升高，BE 呈正值，血 Cl^- 及血 K^+ 降低，血 Ca^{2+} 降低。

4. 治疗

（1）若 HCO_3^- 浓度<33mmol/L 时，一般不需治疗。

（2）严重碱中毒时需使用低碳酸氢盐的透析液，浓度为 20~28mmol/L。

（二）呼吸性碱中毒

1. 病因及发病机制

许多急症透析的患者往往有慢性呼吸性碱中毒病史：①肺部病变；②肝功能受损；③中

枢神经系统功能紊乱；④透析初期，因患者透前处于酸中毒状态，透析补充缓冲碱后，细胞外液酸中毒逐渐缓解，而碳酸盐进入血脑屏障相对缓慢，导致脑脊液呈相对酸性，刺激呼吸中枢，维持高通气状态，导致呼吸性碱中毒。但这种状况可因体内酸碱平衡迅速建立而消失。

2. 临床表现

主要临床表现为呼吸急促、快而浅。可有头晕、视力不清、手足麻木、肌肉抽动、抽搐。

3. 实验室检查

血 CO_2CP 升高，血 Cl^- 降低，血 Ca^{2+} 降低，若合并代谢性酸中毒，血 pH 可以不升高或下降。

4. 治疗

呼吸性碱中毒患者不能用标准透析液（碱 35～40mmol/L），即使透前 HCO_3^- 达到期望的低于正常的范围。治疗的目的永远是使 pH 正常，而不是 HCO_3^- 恢复正常，pH 正常，HCO_3^- 17～20mmol/L 即可。

（杜　艺　李　宓）

参 考 文 献

苏静怡 主编. 1991. 病理生理学. 北京：北京医科大学、中国协和医科大学联合出版社：29-32.

张邵天. 2015. 2014 欧洲低钠血症诊疗临床实践指南解读. 中国呼吸与危重监护杂志，14（1）：103-106.

Bradley M，Denker G M，Chertow W F，et al. 1999. Hemodialysis. In：Brenner BM，eds. The Kidney 6th ed. PhiladelPHia：W B Saunders：2373.

Daugirdas J T，Ross E A，Nissenson A R. 2001. Acute hemodialysis prescription. In：Daugirdas J T，Blake P G，Ing T S，eds. Handbook of dialysis 3nd ed. PhiladelPHia：Lippincott Williams & Wilkins：100.

Jorres A. 1999. Haemodialysis-membrane biocompatibility and mortality of patients with dialysis-dependent acute renal failure：a prospective，randomised multicentre trial. International Multicenter Study Group. Lancet，354：1337.

Lo A J. 1997. Urea disequilibrium contributes to underdialysis in the intensive care unit. J Am Soc Nephrol，8：287.

Mitch W E. 1997. Influence of metabolic acidosis on nutrition. Am J Kidney Dis，29：289.

Näppi S E，Virtanen V K，Saha H H，et al. 2000. Qtc dispersion increases during hemodialysis with low-calcium dialysate. Kidney Int，57：2117-2122.

Pereira B J，Natov S N，Sundaram S，et al. 1996. Impact of single use versus reuse of cellulose dialyzers on clinical parameters and indices of biocompatibility. J Am Soc Nephrol，7：861.

van der Sande F M，Cheriex E C，van Kuijk W H，et al. 1998. Effect of dialysate calcium concentrations in intradialytic blood pressure course in cardiac-compromised patients. Am J Kidney Dis，32：125-131.

Yu A W，Soundararajan R，Nawab Z M，et al. 1992. Raising plasma PhosPHorus levels by PhosPHorus-enriched，bicarbonate-containing dialysate in hemodialysis patients. Artif Organs，16（4）：414-416.

第九章　血液透析相关感染并发症

随着血液透析技术疗法的广泛应用,血液透析中心内发生的感染已成为世界性的严重问题,然而透析并发的感染又是急、慢性肾衰竭患者死亡的主要原因,占透析患者死亡的第2位,死亡率为12%~38%。血液透析感染包括细菌、病毒、真菌等,感染发病率高,对患者危害严重。因此,探讨并发感染的危险因素,及时有效地防止感染的发生尤为重要。其相关因素如下:

(一)机体因素

1. 免疫功能低下

尿毒症患者体液免疫及细胞免疫功能普遍低下,这是患者易于感染的一个重要原因。尽管大多数尿毒症患者血清免疫球蛋白水平正常,但是,免疫接种时抗体产生的能力却很差,反映了体液免疫缺陷,如正常人群接种乙型肝炎疫苗后,90%以上的个体能产生有效抗体,而尿毒症患者却仅有50%~60%,且往往抗体峰值低下、下降快。尿毒症患者还常存在细胞免疫缺陷,表现为T细胞总数下降,T4/T8细胞比值下降,以及T细胞对抗原反应下降(这可能与尿毒症时单核细胞抗原呈递能力下降有关),因此,临床上给尿毒症结核感染患者做纯蛋白衍化物(PPD)皮肤试验阳性率低。

血液透析患者的皮肤和黏膜因血液透析过多的超滤水及贫血、营养不良等原因而干燥、萎缩易裂开,皮肤与黏膜是防止细菌入侵的有效屏障,当机体的防御屏障被破坏时,细菌容易入侵。

2. 原发病

伴有糖尿病肾病的透析患者,由于长期的高血糖易引起皮肤感染,同时又因高血糖而引起血管和神经病变,导致末梢循环障碍、肢端病变、感染、坏死。

3. 营养不良

透析患者的营养不良发病率高,文献报道,10%~70%的血液透析(HD)及18%~51%的持续性非卧床腹膜透析(CAPD)患者均存在不同程度的营养不良,这也是这些患者易于感染的原因。导致营养不良的原因包括:①营养摄入不足,尿毒症患者,尤其透析不充分时恶心、食欲不振导致能量及蛋白摄入不足;②营养成分丢失增加,每次HD将丢失8~12g氨基酸,每日CAPD将丢失5~15g蛋白质,发生腹膜炎还可增至30g左右;③蛋白异化增强,尤其代谢性酸中毒纠正不佳及使用生物相容性差的透析器时易于发生。另外,微炎症状态在营养不良发生上也具有重要作用。

4. 年龄

透析患者年龄越大越易发生感染。由于老年透析患者机体的防御屏障和免疫功能均低下,加之尿毒症的病情长、病情反复、住院时间久、血液透析的侵入性操作等,使老年患者更易发生感染。

5. 少尿、无尿或多尿

血液透析患者大多有少尿或无尿，尿液除了有排除代谢产物的功能外，还有冲洗尿道的功能，一旦尿量减少，不易将膀胱、尿道内的细菌冲洗出去，易于细菌的繁殖，发生尿路感染。即使患者多尿，抗生素在尿液中也达不到一定浓度，感染也难以控制。

6. 药物影响

使用免疫抑制剂造成免疫功能低下，治疗贫血时补铁过度也易引起感染；输血及血浆制品将会增加感染机会。

（二）医源因素

1. 血管通路引起感染

使用内瘘透析时，穿刺针头较粗，造成血管壁损伤，加上反复穿刺，穿刺处皮肤有感染灶、皮肤消毒不严、拔针后穿刺点污染、透析间期患者自我保护不当等。急性透析或维持性透析患者动静脉内瘘成熟前，常选择中心静脉置管建立临时性血管通路，导管感染是常见的并发症；污染的细菌可经皮肤沿导管通道移行至导管尖端，并容易释放入血液而造成菌血症或脓毒血症；此外，导管连接部位污染也是导致中心静脉导管相关感染的重要因素；引起导管感染的致病菌主要是革兰阳性菌，尤其金黄色葡萄球菌和表面葡萄球菌，也有革兰阴性杆菌或肠球菌；股部较颈部置管更易发生感染，导管感染率也随留置时间延长而呈线性上升。

2. 透析过程引起感染

在操作透析机、透析器与管路连接、采血、输液、输血等处置时，没有执行严格的消毒隔离制度。80%的透析单位透析器是复用的，在复用过程中，透析器及管路复用消毒原液失效，效价下降，使用时不做含量测定，浓度过低，出现消毒伪象；透析器复用次数过多，出现破膜、漏血等现象，细菌内毒素通过透析膜而侵入血中。无菌操作不规范、未能坚持对每一位患者处置前后严格洗手、换手套，探视陪护人员多，室内空气污染，给病原体的进入提供了机会，导致患者感染。

第一节　细　菌　感　染

一、血管通路感染

细菌常通过血管通路引起菌血症。主要病原菌为金黄色葡萄球菌，包括耐甲氧西林金黄色葡萄球菌（MRSA）、凝固酶阴性葡萄球菌（CNS）。其他革兰球菌包括肠球菌和耐万古霉素肠球菌（VRE）。另外，还有革兰阴性杆菌和真菌。经导管感染的危险性最高，其次为埋植物感染，动静脉瘘管感染率最低。

1. 定义

（1）出口感染：导管出口2cm内的红斑、硬结和或压痛，可有或无血液内感染。

（2）隧道感染：沿皮下隧道导管路径的触痛、红斑或硬结等，可有或无血液内感染。

（3）导管相关性菌血症（catheter-related bacteremia，CRB）：置管患者无论有无全身感染症状，而出现的细菌或真菌血症，导管中的血液或导管节段和外周血液培养发现同一种细菌。

（4）导管定植（catheter colonization）：导管顶部、皮下导管部分或导管腔的定量（每导管节段的菌落数<102CFU）或半定量培养（每导管节段菌落数<15CFU）有微生物生长。

2. 发病率及危险因素

血液透析导管常用的有带 Cuff 的长期性导管和不带 Cuff 的临时性导管。长期性导管的感染率较低。Moss 等对 168 例长期性导管随访 4 年，CRB 的发生率为 0.7 次/1000 导管日。而 Marr 等进行的研究表明，CRB 的发生率为 3.9 次/1000 导管日。1999 年，美国报告长期性导管 CRB 的发生率为 3.4～5.5 次/1000 导管日。Hung 等对 168 例次临时性导管进行分析，平均留置 27.8 日（9～73 日），CRB 的发生率为 21.4%（7.7 次/1000 导管日），在留置 4 周内有 75% 的患者不发生 CRB，而留置 2 个月时未发生 CRB 者不足 50%，表明导管感染与留置时间长短相关，感染随留置时间延长呈线性上升。

留置部位是影响导管相关感染率的主要因素之一，股静脉置管较锁骨下静脉及颈内静脉置管感染发生率高，感染与出口皮肤出汗及解剖位置有关。Kairaitis 等报道，颈内静脉置管的感染率高于锁骨下静脉。但锁骨下静脉置管易发生锁骨下静脉狭窄，因此不适于永久置管和常规使用。

局部危险因素如皮肤完整性及个人卫生差、使用不透气敷料、伤口出汗、鼻腔及皮肤葡萄球菌定植、导管使用及管理不当等均易引起感染。50% 的血液透析患者鼻腔有金黄色葡萄球菌定植。Boelaert 等报道，鼻腔携带金黄色葡萄球菌的血液透析患者 84% 的手上有金黄色葡萄球菌，鼻腔和皮肤的金黄色葡萄球菌与深静脉导管的细菌培养一致，表明鼻腔和皮肤的金黄色葡萄球菌是深静脉导管感染的主要致病菌来源，鼻腔或导管出口金黄色葡萄球菌定植发生导管相关菌血症的相对危险度分别是 3.3 及 26.2。

全身因素如免疫抑制状态、糖尿病、低蛋白血症和高铁蛋白血症也与 CRB 的增加有关。Zahder 等对糖尿病肾病血液透析患者的尸体检查分析，因感染致死者占 20.6%，由脓毒血症所引起的病死率比普通人群高 100～300 倍。

导管出口和（或）隧道感染占导管相关感染的 8%～21%，且为被迫拔除导管的重要原因。较差的卫生条件、导管出口护理不当和糖尿病是感染的危险因素。

3. 诊断

导管出口和（或）隧道感染表现为局部红肿、压痛、渗出和结痂，临床诊断明确。

导管相关性菌血症的临床表现有急性和非急性两种。急性表现为在透析过程中或透析间期突然出现发热、寒战，排除他处感染征象，诊断较为容易；非急性表现缺乏特异的症状或体征，包括不典型的低热、体温偏低、嗜睡、意识模糊、低血压、低血糖或糖尿病酮症酸中毒及有转移性病灶等，常给临床诊断造成困难。细菌学检查对确诊和治疗十分重要，具有较高的特异性，但在已经接受抗生素治疗的患者其敏感性较低。

血液标本培养怀疑有 CRB 时，必须在给予抗感染治疗前立即做导管血及外周血培养。美国疾病控制与预防中心推荐将配对定量或配对连续监测培养阳性时间差（DTP）

用于 CRB 的诊断。诊断标准：导管血和外周血培养到同一种细菌，导管血培养的菌落数 > 100CFU/ml；导管血培养的菌落数是外周血培养的 5 倍以上；DTP ≥ 120 分钟。Pelletier 报道，用 120 分钟作为成对血样本 DTP 的时间差阈值，特异性达 94% ～ 100%，敏感性可达 91% ～ 94%。

导管节段培养：定性培养不能区分感染或定植；每导管节段定量培养菌落记数 ≥ 100CFU 或半定量培养菌落记数 ≥ 15CFU 即可诊断 CRB。

吖啶橙白细胞染色是诊断 CRB 迅速而敏感性高的特殊方法，其结果与定量培养技术的相关性很好。Pelletier 报道，该技术的特异性达 97%，敏感为 91%。

4. 治疗

血液透析患者 CRB 的治疗分为两个方面。

（1）抗生素治疗：未明确致病菌前，CRB 的治疗应根据其常见致病菌选择抗生素。临床研究证实，最常见致病菌为金黄色葡萄球菌（占 60% ～ 100%）、肠球菌、铜绿假单胞杆菌及大肠杆菌等。Butterly 等报道，革兰阳性菌（G^+）占 52% ～ 63%，革兰阴性菌（G^-）占 24% ～ 26.7%，20% 的病例为革兰阳性和革兰阴性菌混合感染。经验性使用抗生素要有一定针对性。抗生素的选择必须兼顾革兰阳性和革兰阴性菌，一旦培养结果明确了致病菌，应立即选择特异性抗生素治疗。短程抗感染治疗易造成菌血症复发和发生迁移性感染，因此抗感染疗程要长，一般推荐金黄色葡萄球菌菌血症抗感染至少 4 周，其他致病菌感染至少 3 周。

（2）导管的处理：多数学者认为导管是造成 CRB 的根源，因此拔管是重要的治疗措施之一。Marr 等研究证实，仅用抗感染治疗而不拔管，治疗失败率高达 68%，且保留的导管中仅有 16% 的导管在随后 3 个月中无感染征象。Beathard 等对 827 例导管观察 2 年，CRB 114 例，均给予全身性抗感染治疗 3 周，同时根据患者的临床表现决定对导管本身的处理，抗感染治疗 7 ～ 10 日后临床症状严重者立即拔管，择期重新置管者 73%；临床症状轻、伴有隧道或出口感染者通过导丝更换导管、重新建立隧道者 50%；临床症状轻、无隧道或出口感染者通过导丝更换导管者 69.4%，表明通过导丝更换导管是较好的选择。近年很多学者进行了在全身抗感染治疗的同时，应用抗生素封管，继续保留导管的研究，认为导管腔内生物被膜的形成、微生物定植是 CRB 的主要发病机制，全身抗感染治疗而不拔管成功率较低的主要原因是抗生素浓度太低，不能杀死定植菌。抗生素封管后导管内浓度高、持续时间长，能有效杀灭定植菌。Maki 等报道，抗生素封管后足够的抗菌、杀菌浓度可以维持 72 小时，两者结合治疗成功率达 78% ～ 86%。庆大霉素、先锋霉素、氨苄西林、万古霉素等封管在导管相关感染中的作用均有相关报道。

出口感染不合并菌血症和（或）隧道感染者，一般不必拔管或更换导管，只需给予局部抗感染（如莫匹罗星软膏外用）和消毒处理即可，局部治疗失败者应给予全身抗感染治疗，如仍无效则必须拔管或新出口换管。

隧道感染不仅要进行全身性抗感染治疗 2 ～ 3 周，而且要拔管，在其他部位重新置管或新隧道换管。

5. 预防

1996 年版的美国 CDC 建议中对员工进行教育和培养的内容已经包括了导管适应证、

穿刺和维护、适当的感染控制措施等；2002 年的建议强调，应对所有与导管置入和管理的有关人员定期评估，检查是否符合建议的要求，以将导管相关的血源感染降至最低。Warren 等认为，通过教育和培训人员，可以使 ICU 中 CRB 的发生率从 4.9 次/1000 导管日下降到 2.1 次/1000 导管日。

Boelaret 等报道，对鼻腔金黄色葡萄球菌定植的血液透析患者鼻腔涂抹莫匹罗星软膏可以使 CRB 的发生率下降 3/4。用 2%氯己定消毒皮肤较 10%聚维酮碘或 75%乙醇能降低 CRB 的机会。2000 年 7 月美国 FDA 批准将 2%氯己定作为消毒剂。

使用 Cuff-tunneled 导管可以降低导管相关性菌血症。Maki 等观察了 ICU 中 234 例患者，非透析 Cuff-tunneled 导管和非 Cuff-tunneled 导管的导管相关性菌血症与定植的发生率分别为 1.0%、3.7%与 9.1%、28.9%。

（1）Dialock 及 Lifesite 血液透析通路系统：两种装置的设计原理相似，使中心静脉导管植入体内不与外界相通，有皮下可穿刺的金属腔和与该腔相联结的永久性聚硅酮双腔导管两部分组成，金属腔置入胸部锁骨下皮下，双腔导管的末端在右心房，透析时用特殊导管针经皮直接穿刺金属腔。英国多中心研究显示，51 例 Dialock 血液透析装置，85%的患者使用达 2 年，CRB 的发生率为 0.2 次/1000 导管日。一项前瞻性随机对照研究显示，34 例 LifeSite 血液透析装置和 34 例 Tesio-Cath 导管对照，6 个月的总感染率及导管相关感染率分别为 2.0 次/1000 导管日和 5.6 次/1000 导管日、1.3 次/1000 导管日和 3.3 次/1000 导管日。可见 Dial ock 及 Lifesite 血液透析通路系统可以降低导管相关感染率，但仍须大量的循证医学研究，且价格昂贵，目前在我国尚未得到应用。

（2）在导管的表面或材料中掺入抗菌成分制成的抗菌型导管：已经被证实可降低导管相关感染率。但因其成本较高，CDC 建议不做常规应用。Maki 等进行导管浸泡的研究发现，使用浸银的 Cuff-tunneled 导管可降低 CRB 的发生率；用氯己定和磺胺嘧啶也能取得相同的效果。Darouiche 等报道浸米诺环素和利福平的导管较浸氯己定和磺胺嘧啶者 CRB 的发生率低。抗生素、消毒剂或枸橼酸钠封管：枸橼酸离子络合 Ca^{2+} 达到抗凝作用，很多研究证实，枸橼酸钠还具有抗菌作用，且抗菌谱及疗效和枸橼酸钠浓度相关。Gursharan 等报道，枸橼酸钠浓度<2%时无抗菌活性，2.2%～15%时可对抗革兰阳性菌，其广谱抗菌活性（包括真菌）>30%，体外研究证实，30%的枸橼酸钠具有高度广谱的抗菌活性。Ash 等报道，70 例患者使用 10%～47%（主要为 23%）的枸橼酸钠封管，导管均使用 1 年以上，CRB 的发生率从每月 4.5%下降到 0.83%。但 Purchase 和 Gault 报道 1 例患者用 47%枸橼酸钠封管后 24 小时死于心脏骤停。因此，美国 FDA 于 2000 年发出警告，反对用高浓度的枸橼酸钠封管。

（3）Taurolidine 封管：Taurolidine 是牛磺酸的衍生物，是一种免疫调节剂，无毒性及抗凝作用，具有广谱抗菌活性。Chirag 等证明，Taurolidine 是一种广谱杀菌剂，675mg/L 的 Taurolidine-citrate 液可以杀灭 99%的表皮金黄色葡萄球菌、绿脓杆菌和大肠杆菌，13 500mg/L 时还可以杀灭白色念珠菌。Michie 观察用 1.35%Taurolidine～4%citrate 封管，未发现 Taurolidine 的副作用，CRB 的发生率比用肝素 5000U/ml 封管者明显降低，认为用 1.35% Taurolidine～4%citrate（枸橼酸起抗凝作用）液封管可以预防 CRB。

（4）抗生素封管：导管腔内生物被膜的形成、微生物定植是 Cuff-tunneled 导管相关感染的主要发病机制。用抗生素封管，导管内抗生素浓度高、持续时间长，能有效杀灭定植菌、消除生物被膜，预防 CRB 的作用已得到肯定。Vercaigne 等体外进行抗生素和肝素混合液稳定性的实验研究表明，除环丙沙星与肝素混合后即刻产生沉淀物外，头孢唑啉、万古霉素、头孢他啶（浓度均为 10mg/ml）、庆大霉素（5mg/ml）四种抗生素与肝素（5000U/ml）混合均有较好的稳定性，足够的抗菌、杀菌浓度可以维持 72 小时。Gursharan 报道，庆大霉素-枸橼酸封管（40mg/ml-3.13%）可以降低 CRB 的发生率，但庆大霉素长期应用有一定的毒性。Christopher 用庆大霉素-肝素液（5mg/ml-5000U/ml）封管的结果和 Gursharan 的报道相似，并发现庆大霉素-肝素液封管组减少了 EPO 的需要量，临床未见明显耳毒性。但抗生素封管存在许多问题，如各种抗生素间的疗效比较，抗生素的使用浓度、混合液在体内的稳定性，抗生素固有的毒性及耐药菌株的产生和菌群失调等。因此，预防 CRB 最好的办法是减少导管的使用，大力提倡应用动静脉内瘘。

二、细菌感染相关的一些问题

（一）热原反应

透析液具有革兰阴性菌生长所需要的营养物质和平衡盐，细菌数可高达 $10^8 \sim 10^9$CFU/ml，可分离到假单胞菌、黄杆菌、不动杆菌、沙雷菌及非结核分枝杆菌等。这些细菌产生的内毒素相对分子质量小，可直接通过透析膜进入血液，导致发热反应。

（二）败血症

透析患者败血症发病率很高，约占全部感染病例的 20%。因此临床上透析患者一旦出现不明原因的寒战、高热即要考虑这一可能，并及时采取血样做细菌培养确诊。败血症可引起多脏器病变，包括皮肤损害（瘀点及脓疱等）、细菌性心内膜炎（常侵犯主动脉瓣或二尖瓣），出现相应心脏杂音及心功能不全（超声心动检查对诊断有帮助）、脓毒性肺栓塞、脑脓肿、骨及关节迁徙性感染等，患者死亡率高。

正如前述，败血症多由血管通路感染引起，此时致病菌主要为革兰阳性球菌，金黄色葡萄球菌（占 30%～50%）及表皮葡萄球菌感染最常见；当然，败血症也可由非血管通路感染引起，包括泌尿系感染、胃肠道感染及肺部感染等，此时导致败血症的细菌即与原发病相关，由泌尿系及胃肠道感染引起者常为革兰阴性杆菌，如大肠杆菌。

一旦败血症诊断成立即需积极治疗。由血管通路感染引起者，应首先拔管。抗生素要根据致病菌性质及药敏试验选用，必要时联合用药，疗程要长。由耐甲氧西林金黄色葡萄球菌（MRSA）致病者应首先万古霉素或替考拉宁（teicoplanin）治疗，尤其前者，而且还可与利福平或夫西地酸（fusidate）联合应用。

（三）泌尿系感染

透析（尤其血液透析）患者因尿量进行性减少而使泌尿系感染及无症状性菌尿发病率明显增高，在并存多囊肾或泌尿系结石时尤为显著。致病菌多为大肠杆菌。由于无尿，抗生素不易到达感染位点，因此该泌尿系感染治疗困难，上尿路感染患者甚至可诱发肾周围炎症及脓肿。感染一旦发生即首选针对革兰阴性杆菌的抗生素治疗，如头孢菌素类、喹诺酮类、氨基糖苷类等；肾周围脓肿需切开引流；多囊肾感染或肾盂肾炎久治不愈可考虑手术摘除病肾。

（四）呼吸道感染

血液透析患者肺炎病死率是普通人群的 14～16 倍。Potekhin 报道，血液透析患者肺炎的发生率为 6.5%，痰培养主要是革兰阳性菌，疗程约 21 日。我们则发现革兰阴性菌、革兰阳性菌及真菌在肺部感染的检出率相当，其中两种病原体以上的混合感染占了46.7%。这提示在血液透析患者中肺部感染常为多重感染，因此在选择药物时要特别注意，适当延长疗程。

在肺部感染组中心胸比例＞0.5 的患者比例较高，提示这些患者可能存在容量负荷过多，对这些患者在抗感染治疗的同时结合加强超滤脱水可能效果更好，但这仍需进一步的研究证实。

（五）血液透析患者耐药菌感染

近 20 年来，各科耐药菌感染病例数迅速增加，以门诊透析患者较为突出。金黄色葡萄球菌、凝固酶阴性葡萄球菌和肠球菌是常见的耐药菌株。血液透析引起的菌血症和腹膜透析引起的腹膜炎患者，常可分离到耐甲氧西林葡萄球菌（MRSA）和凝固酶阴性葡萄球菌。由于在透析患者中广泛使用万古霉素，造成了近年来耐万古霉素肠球菌（VRE）普遍感染，葡萄球菌对万古霉素的敏感性降低。在腹膜透析患者中，由于在腹膜透析管出口处局部应用莫匹罗星，因而对莫匹罗星的耐药性也在增加。抗生素的滥用和患者之间的耐药菌交叉感染是耐抗生素微生物感染增加的两大主要因素。新药 linezolid 和奎奴普汀/达福普汀能有效地杀灭 VRE 和 MRSA，但对这些新抗生素有抗药性的菌株也开始出现。因而，防止包括门诊透析的各种医疗场所中耐药菌的传播，是控制耐药病源微生物感染扩散的重要环节。

1. 与透析相关的耐药菌株及其相关因素

（1）耐莫匹罗星葡萄球菌：莫匹罗星是一种抗大多数革兰阳性细菌（包括 MRSA）和部分革兰阴性细菌的抗生素。腹膜透析和血液透析患者常规应用莫匹罗星，以减少腹膜透析和血液透析患者葡萄球菌感染的发生。10 年前，Connolly 等第一次在腹膜透析管出口处及其附近分离出抗莫匹罗星凝固酶阴性葡萄球菌。但当时抗莫匹罗星的金黄色葡萄球菌在透析患者中还不常见。近来，发现连续 4 年预防性使用莫匹罗星的腹膜透析患者，已有抗莫匹罗星的金黄色葡萄球菌出现，而且占腹膜透析患者的 3%。莫匹罗星高浓度抵抗，依赖于通过质粒转导的抵抗异亮氨酸合成酶的作用。金黄色葡萄球菌对莫匹罗星的低浓度抵抗，依赖一种异亮氨酸合成酶复合体，或是 tRNA 合成酶复合体的改变。低浓度抗体（LDR）比较常见，但临床表现不典型。

研究发现，1990～1996 年静脉给药替代皮肤用药前，没有分离到 1 例莫匹罗星高浓度抵抗的金黄色葡萄球菌。到了 1997～1998 年，8.3%的感染者可以分离到抗莫匹罗星的金黄色葡萄球菌；1999～2000 年上升到 12.4%。同时，最小抑菌浓度（MIC_{90}）从 1997

年的 125mg/L 迅速地上升到 1999～2000 年的 1024mg/L，说明莫匹罗星抵抗的发生与金黄色葡萄球菌的感染部位有关。在从未接受过莫匹罗星治疗的患者中，分离到的抗莫匹罗星金黄色葡萄球菌通常也对 β-内酰胺类抗生素（如头孢菌素和碳青霉素/氨苄西林）、甲氧西林、利福科和喹啉耐药。目前腹膜透析患者发生的莫匹罗星抵抗的机制还不清楚。

（2）耐甲氧西林葡萄球菌：葡萄球菌对甲氧西林抵抗和对其他青霉素酶耐药（如恶酒西林）是由于 PBR2a 青霉素结合蛋白的改变。PBR2a 对 β-内酰胺类抗生素只有很低的亲合力，并且能产生一种稳定细胞壁的肽聚糖。肽聚糖同时对 β-内酰胺类抗生素也有抵抗作用。大多数 MRSA 菌株含有抵抗其他抗生素的质粒或染色体，包括氨基糖苷类、克林霉素、红霉素、喹啉等。MRSA 主要是由接触传染，其高危因素包括长期住院、与 MRSA 感染患者同在一间 ICU 病房、手术伤口或褥疮进行抗生素治疗后导致的抵抗力下降。

MRSA 是血液透析患者感染的重要病原菌。血液透析细菌感染中 20%～40%可分离到 MRSA，其中又有 20%～40%由金黄色葡萄球菌引起。Tokars 等报道，2000 年 71%的透析单位中至少有 1 例血液透析患者感染 MRSA，而 1995 年和 1997 年分别只有 46%和 56%。MRSA 感染和 MRSA 与莫匹罗星敏感金黄色葡萄球菌（MSSA）感染的相对比例呈正相关。Mason 等发现，只有 2%的腹膜透析引起的腹膜炎患者可分离到金黄色葡萄球菌。在 8 年的观察中，恶酒西林耐药病例只占所有腹膜炎病例的 0.4%。

金黄色葡萄球菌对恶酒西林和抗生素耐药没有增加。另外两项研究报道，只有 3%～4%的腹膜炎患者分离到 MRSA，占金黄色葡萄球菌感染的 26%～29%。新加坡学者 Lye 等报道，腹膜炎患者中 12.9%可分离出 MRSA，占腹膜透析感染患者的 29.7%。

（3）凝固酶阴性葡萄球菌：近年来对莫匹罗星和 β-内酰胺类耐药的凝固酶阴性葡萄球菌感染迅速增长。约 3/4 的血液透析合并感染的患者可分离出对莫匹罗星耐药的凝固酶阴性葡萄球菌、腹膜感染患者分离到的凝固酶阴性葡萄球菌中 50%～90%对莫匹罗星耐药。对莫匹罗星耐药的凝固酶阴性葡萄球菌腹膜炎从 1984～1986 年的 5%上升到 1987～1988 年的 28%。耐莫匹罗星凝固酶阴性葡萄球菌和金黄色葡萄球菌对万古霉素和其他糖苷类抗生素的敏感性也下降。凝固酶阴性葡萄球菌增殖和感染之间的关系目前尚不清楚。

（4）万古霉素介导的金黄色葡萄球菌（VISA）：继 1997 年日本首次报道了 VISA 后，美国又在 8 例患者体内分离到了 VISA。这 8 例患者中或有人工心瓣膜，或有中心静脉导管、血液透析导管等，全部患者都接受过长期万古霉素治疗，并多次感染与导管相关的 MRSA。在透析患者中也分离到了凝固酶阴性的 VISA。原来对万古霉素敏感的透析膜内，分离到了对万古霉素抵抗或耐药的菌株。部分原因可能是由于生物膜中抗生素浓度不够，更有可能是由于抗生素局部抗菌能力被生物膜的化学成分抑制所致。

（5）万古霉素抵抗的金黄色葡萄球菌（VRSA）：美国疾病控制中心首次在 2 例患者分离出万古霉素抵抗的金黄色葡萄球菌。1 例血液透析患者经万古霉素治疗 MRSA 后，分离出包含对恶酒西林抵抗的 *mecA* 基因和对万古霉素抵抗的基因 *vanA* 菌株，证实 VRSA 对万古霉素的抵抗是因为 *VRE* 基因突变。鼻孔和导管出口处是葡萄球菌感染源，有鼻部、皮肤金黄色葡萄球菌感染，其 MRSA 感染概率增高，这些部位的 VRSA 菌株对氯霉素 linezolid 和奎奴普汀/达福普汀仍然敏感。

（6）万古霉素抵抗的肠道球菌（VRE）：自 20 年前第一次在 1 例肾衰竭患者发现了抗

万古霉素肠道球菌以来，VRE 越来越成为院内感染常见菌株。临床上重要的 VRE 是从粪便肠道球菌和致热肠道球菌中分离得到的。万古霉素抵抗的产生是在基因转录水平，万古霉素被作为一个合成酶的引物，该合成酶可影响细胞壁与万古霉素结合的稳定性。

VRE 感染高危因素包括长期住院，滞留于重症监护病房，应用万古霉素、第三代头孢菌素、抗厌氧菌抗生素等。由于在肠球菌中没发现自发突变导致的万古霉素抵抗，所以认为过去 10 年里，VRE 流行的原因主要是在医院场所的交叉感染，或是肠球菌抵抗基因在肠球菌里的转换。短期使用抗生素不会导致万古霉素抵抗。但是，一旦这种有抵抗力的肠球菌传染到人体，加之应用了万古霉素，则这种有抵抗力的肠球菌将大量繁殖。

VRE 的传播一般认为由于直接接触引起。肠球菌的生存力很强，可以在医务人员的手上及周围环境生存，以致肠球菌容易传播。肠球菌主要寄生在消化道。如果间断使用抗生素，肠球菌在消化道的繁殖会持续 1 年以上。体内有肠球菌的患者可能为一个潜在的传染源，他们离开医院后有可能传播 VRE。抗生素的使用会增加 VRE 在粪便中的聚集而导致病菌扩散。肠球菌目前已从透析液和透析机中分离出来。研究发现，在已确诊的出院患者中 VRE 的发生率为 12%，而在血液透析住院患者中更高达 28%。血液透析患者 VRE 感染与近期使用万古霉素和住院有密切关系。一研究发现，在 7 例血液透析中心患者中 VRE 的感染率为 8.5%，使用万古霉素的 VRE 感染患者（单独或与其他抗生素一起使用）比未使用者多 50%~60%。另一个研究发现，血液透析和腹膜透析患者 VRE 感染者，都有使用万古霉素史，26%的患者在使用万古霉素期间出现了 VRE 感染菌株。Rad 等观察发现，119 例住院慢性血液透析患者中，直肠直接取样培养发现有 6%的患者在入院时已有 VRE 感染，另外 19%的患者在住院后感染 VRE。腹膜透析患者发生 VRE 腹膜炎少见。如果发生，与近期住院、使用万古霉素和头孢菌素、医源性腹膜炎等因素有关。

2. 透析患者耐药细菌感染的抗生素选择

（1）万古霉素：曾经是唯一可能用来治疗 MRSA 和莫匹罗星抵抗凝固酶阴性葡萄球菌感染的抗生素。由于社区获得性 MRSA 的发现和将来 MRSA 可能普遍流行，万古霉素可能越来越被广泛应用，尤其是各个医院相继分离到 MRSA 菌株后限制使用 β-内酰胺类抗生素。但是，减少万古霉素的用量仍然是控制万古霉素抵抗蔓延的重要策略之一。1995年，美国 CDC 医院感染控制策略协会（HICPAC）制订了"防止万古霉素抵抗的蔓延方案"和万古霉素规范用法。

CDC 调查发现，门诊慢性血液透析患者中一半接受过万古霉素长达 1 个月的治疗。Green 等发现，万古霉素在 39%的医院至少被使用过一次，使用的患者仅 5%是慢性血液透析患者。研究显示，目前 80%的情况使用万古霉素是不合适的，其中差不多一半是将万古霉素用来作为发热待查患者的经验性治疗。显然违背 HICPAC 推荐的规范性用法。只有 35%的万古霉素使用符合 HICPAC 指导，认为虽然在临床上经验性使用万古霉素是合适的，但有一半的感染患者在接受万古霉素经验性治疗后，导致对 β-内酰胺类抗生素的抵抗。住院透析患者对 β-内酰胺类抗生素敏感菌的感染中，可以用新青霉素Ⅲ或其他 β-内酰胺类抗生素替代万古霉素。然而对门诊者来说，持续使用 β-内酰胺类抗生素昂贵，并且给药不方便。

近来，在对 β-内酰胺类抗生素敏感和 MRSA 低流行的腹膜透析患者的经验性治疗中，有研究用头孢唑啉来替代万古霉素，给予头孢唑啉 1～2g（15～20mg/ml），1 周 3 次透析给药，可保持高血药浓度直到下次透析。对于还残存部分肾功能的患者，应该应用多大剂量的头孢唑啉才能达到足够的血药浓度还不清楚。

（2）新药 linezolid 和奎奴普汀/达福普汀：linezolid 和奎奴普汀/达福普汀被证明是可以有效治疗万古霉素抵抗微生物的两种新药。Linezolid 对肠道球菌和致热肠道球菌有效。奎奴普汀/达福普汀能治疗肠道球菌，但对致热肠道球菌无效。两种药都对莫匹罗星不敏感或耐药的金黄色葡萄球菌和表皮葡萄球菌、VISA 和其他革兰阳性细菌有效，但对革兰阴性杆菌无效。两种药都能治疗 VRE。Linezolid 对部分 MRSA 感染也有效。

奎奴普汀/达福普汀主要在肝脏代谢，20%以下由泌尿系排泄。肾衰竭时对奎奴普汀的清除无影响，但对达福普汀和奎奴普汀代谢产物的清除力稍微下降。30%的奎奴普汀和60%的达福普汀与大分子物质和蛋白结合，因此血液透析清除可以忽略。两种药的药动学在腹膜透析患者中没有改变。达福普汀在腹膜透析液中没有被发现，单独静脉给药后只有少量的奎奴普汀在无腹膜炎的腹膜透析液中被发现。目前，包括腹膜透析和血液透析肾衰竭患者还没有推荐的合适使用剂量。Linezolid 可以口服或静脉给药，肾脏对其清除有限，在血液中 linezolid 被氧化分解为两个无活性的代谢产物，肾衰竭时这两个代谢产物会在血液中积聚。肾衰竭患者中没有 linezolid 推荐使用剂量。肾衰竭时虽然 linezolid 及其代谢产物不能被自然清除，但血液透析和腹膜透析可有效清除，3 小时血液透析可清除 30%。根据这一特点，可以在血液透析后给予 linezolid。

关于透析患者使用 linezolid 和奎奴普汀/达福普汀的报道不多，Lynn 等采用静脉和腹腔内引流给药法，成功地治疗了 1 例透析依赖患者 VRE。另 1 例患者在腹膜透析后单独静脉给予奎奴普汀/达福普汀，也获得了良好的治疗效果。第 3 例患者采用奎奴普汀/达福普汀的静脉和腹腔引流给药治疗法，只获得部分疗效。但当撤掉腹膜透析管后，继续静脉给药，患者得到了治愈。Linezolid 在透析膜上的浓度为 7.14mg/L，大大超过了 MIC 4mg/L。

3. 预防耐药菌感染的措施

耐药菌感染的报道正在逐年增多。透析中心的工作人员和透析患者通过交叉感染是其中一种重要的传播途径。注意手的卫生是主要控制感染方法。接触预防措施尤为重要，例如，对长期住院有耐药菌感染的患者不能和门诊透析患者共用一个透析机。目前应特别关注 MRSA、莫匹罗星抵抗的凝固酶阴性葡萄球菌、VRE 和万古霉素抵抗的葡萄球菌的情况。限制抗生素抵抗的策略包括预防感染，快速、准确诊断感染、最佳药物的使用和预防传染等几个方面。同时也要进行其他关于在对门诊透析患者中特殊感染与抗生素抵抗细菌感染的控制及其临床实用性的研究。

第二节　结核感染

一、透析患者并发结核的发病特点

（一）发病率高

由于尿毒症与透析患者的细胞免疫功能缺陷，因此易并发结核感染，其发生率可比一般人群高 12 倍，有报告在一般人群中发病率为 47.5/10 万，而在这类患者中为 581.4/10 万。但是被证实为结核并接受抗结核治疗者为数很少。长期透析患者的发病率为（0.2～3.0）/100，比一般人群高 10 倍。Akdrew 统计，1968～1978 年 10 年的文献，发现透析患者接受抗结核治疗者仅 24 例。有关这类患者结核的病程及治疗效果的报告更少。由于未能及时诊断与治疗，从而导致死亡的病例较多。日本的一篇报告表明，12 例并发结核的患者中，9 例因延误诊断而死亡。

（二）症状无特异性

常见的症状有疲劳、厌食、体重减轻、呼吸短促、发热等。这些症状常归咎于尿毒症、体液过多、透析的致热原反应或其他细菌感染。有作者提出贫血与肾衰竭的程度不符或无其他原因贫血逐渐加重是一个有价值的诊断线索。

（三）肺外结核多见

肺外结核约占 40%，侵犯的部位依次是纵隔障、脑膜、胸膜、肾、腹膜、肝、淋巴结，另有一部分部位不明。这是延误诊断的主要原因。肺外结核较多的原因未明，有人认为与这类患者的年龄较大有关（平均为 48.4 岁±12.7 岁）。

此外，Rooney 还报道一例结核性心包炎，此与尿毒症心包炎更难鉴别。结核性心包炎的诊断标准是：①心包积液结核菌培养阳性；②心包活检有肉芽肿及抗酸杆菌；③伴有活动性结核，并排除其他原因所致的心包炎。

二、实验室诊断

（一）结核菌素试验

由于细胞免疫功能低下，结核菌素试验常呈阴性反应，文献报道的阳性率仅为 5.9%。

（二）细菌学检查

痰、支气管清洗液、胸腔积液、腹水、浆膜液涂片查抗酸杆菌常阴性，有报告阳性率仅为 15%。

（三）红细胞沉降率

尿毒症本身可致红细胞沉降率增快，Bathon 检查 60 例稳定透析患者，红细胞沉降率正常者仅 4 例，＞60mm/h 者占 57%，≥100mm/h 者占 20%。过去曾有人提出终末期肾病患者红细胞沉降率＞100mm/h 时要高度怀疑结核，看来也不尽然。

（四）组织活检

如能确定部位进行活检，证实有干酪样肉芽肿或抗酸杆菌则肯定诊断，阳性率达 70%以上，困难的是难于定位。

由于上述原因，并发结核者从出现症状到确诊，在透析患者平均需 8 周，非透析患者需 11 周，延误诊断是导致死亡的主要原因，非播散型死亡率为 47.6%，播散型为 100%。

（五）血清学检查

近期的研究表明，慢性肾衰竭患者对结核感染的特异性体液免疫反应并无缺损，因此用 ELISA 法检测血清的结核特异性抗体是一有价值的辅助诊断方法。有学者观察的 21 例并发结核的患者中，未经诊治的 19 例血清抗结核菌纯蛋白衍生物（PPD）抗体（IgG）均呈阳性反应。据此诊断的平均时间为 16 日。检测血清抗 PPD-IgG 对肾移植术后并发的结核感染也有早期诊断价值。用于抗排斥反应的免疫抑制剂不影响血清抗 PPD-IgG 的水平，由巨细胞病毒感染等其他原因引起的发热亦无假阳性反应。并发结核性浆膜炎的患者浆膜腔积液的抗 PPD-IgG 水平明显增高，因此对慢性肾衰竭并发浆膜腔积液的鉴别诊断也有一定价值。应该指出的是，血清抗 PPD-IgG 在并发结核性脑膜炎的患者中假阴性率较高而在并发恶性肿瘤，尤其是肺癌的患者中有假阳性反应，在评价检测结果时应予注意。

三、治疗

既往应用异烟肼、链霉素、乙胺丁醇或对氨柳酸联合治疗，疗程需 18～24 个月，目的是防止停药后复发，因这种疗法不能杀灭不活动的或半活动的细菌。20 世纪 70 年代利福平问世，将联合治疗方案改为异烟肼、利福平和乙胺丁醇，疗程缩短至 9 个月，这种疗法对开始耐异烟肼的菌株亦有效。最近，将吡嗪酰胺替代乙胺丁醇，使疗程缩短至 6 个月。目前国际上通用的方案是开始 2 个月用异烟肼、利福平和吡嗪酰胺，以后 4 个月用异烟肼与利福平。此方案具有如下优点：效果快；对异烟肼、链霉素耐药的菌株亦有效；无效者极少，且停药后不易复发，即使复发后再用上述疗法仍有效，仅需延长疗程；毒性低，加吡嗪酰胺后也没有增加肝脏毒性。在耐药菌株比较常见的人群中，开始 2 个月可加用链霉素或乙胺丁醇。

（一）异烟肼

异烟肼仍是抗结核治疗的主药，它可杀灭生长活跃的细菌。分子质量为 137kDa，在血浆中仅少量（<10%）与蛋白结合，容量分布为 0.7L/kg。异烟肼乙酰化后，大部分自肾脏排泄，其清除率为 40ml/min。异烟肼的半衰期随其乙酰化速率不一而不同，且受肝功能影响。乙酰化快者为 1.2～1.7 小时，慢者为 2.5～4 小时，肾衰竭时的半衰期在乙酰化快者不变，慢者延长 40%。Ogg 曾提出肾衰竭患者每日剂量不宜＞200mg。实践证明，这种剂量会大大降低疗效。此外，作者应用萘醌法测定异烟肼浓度并无特异性，且同时应用 PAS 时影响测定结果，即使如此，他报告的病例异烟肼的半衰期为 5～8 小时。

异烟肼可被透析清除，透析率为 24～49ml/min，5 小时血液透析可清除总量的 73%，肾衰竭患者包括透析者应用常规剂量为每日 300mg（5～6mg/kg），透析日应在透析后给予，副作用极罕见。

（二）利福平

利福平可杀灭活动代谢期短的细菌，分子质量为 823kDa，在血浆中 80% 与蛋白结合，容量分布为 1.4L/kg，主要从胆汁排泄，小部分自肾脏清除。每日给予利福平，1 周后可诱导肝脏生成 P-450ⅢA，它使利福平去乙酰基，去乙酰基利福平迅速自胆汁清除，不再被重吸收，结果使利福平的半衰期明显缩短。肝脏未生成此酶者其半衰期为 3～5 小时，生成此酶者为 1.8～2.8 小时。利福平的半衰期及以原形从尿中排泄的百分率还与剂量有关。＞每日 300mg 后即逐渐增大，这是由于胆汁排泄途径已饱和的缘故。每日剂量 450mg 时，肾衰竭对其清除的影响极小，每日剂量为 600mg 时有轻度影响，剂量达到 900mg 者，肾衰竭明显影响其清除率。透析不影响其药动学。由于利福平可诱导肝药酶活性，因此它可降低血环胞素 A 的浓度。它还可降低血浆地高辛的浓度而促进心力衰竭。常用剂量为每日 450mg，清晨顿服。

利福平可引起急性过敏性间质性肾炎，特别是间歇给药时，发病可急骤也可隐袭，后者可导致间质纤维化。

（三）吡嗪酰胺

吡嗪酰胺可杀灭在酸性环境中生长速率很低的细菌，分子质量为 129kDa。口服后吸收良好，吸收后被代谢，仅 3%～4% 以原形自尿中排出，代谢途径是将氨基水解生成吡嗪酸，然后羟基化生成 5-羟基吡嗪酸，也有一部分先被羟基化然后再水解。50% 的吡嗪酸以原形自尿中排泄，其清除速率主要决定于吡嗪酰胺生成吡嗪酸的速率。吡嗪酸抑制尿酸的分泌，因此关节痛为此药的主要副作用，正由于这一点，过去对此药未给予恰当的评价。有作者认为每日剂量应减至 12～20mg/kg，但此剂量很难使血清和组织中达到理想的治疗浓度（25mg/L）。目前认为在肾功能不全时最好的投药方法是每周 3 次，每次 40mg/kg；或每周 2 次，每次 60mg/kg，这样即可在血清内达到有效浓度又可大大降低关节痛的发生率。血液透析可有效地清除吡嗪酰胺、吡嗪酸、5-羟基吡嗪酰胺和 5-羟基吡嗪酸，透析患者应在透析前 24 小时给药。

（四）乙胺丁醇

乙胺丁醇可以防止耐药菌株的产生，但其灭菌效能低，应用乙胺丁醇、异烟肼及链霉素治疗复发率高，分子质量为 204kDa，在血浆中 20% 与蛋白结合，容量分布为 1.2L/kg，80% 以原形自肾脏排泄，清除率＞400ml/min。正常人半衰期为 4 小时，终末期肾衰竭时为 20 小时，但乙胺丁醇的清除是双向的，其最终半衰期为 10 小时左右。

乙胺丁醇的最大副作用为球后视神经炎，剂量为 25mg/kg 时仍有一定的发生率，＜15mg/kg 时很少发生。肾功能正常者乙胺丁醇的剂量为 25mg/（kg·d），肾衰竭时多数学者推荐剂量为 5mg/（kg·d），但这个剂量很难使血浆中达到有效治疗浓度，因此 Mitchison 推荐，每周透析 3 次的患者，透析前 4～6 小时给予 25mg/kg，每周透析 2 次者，透析前 4～6 小时给予 45mg/kg，透析 1 次者加至 90mg/kg。

经过 20 年的临床实践发现，乙胺丁醇的抗结核效能远远低于链霉素，且其副作用失明要比眩晕更严重，因此在肾衰竭患者需加第四个药物时仍以应用链霉素为妥。

第三节 病 毒 感 染

乙型肝炎、丙型肝炎、艾滋病等血源性传染病在我国大面积流行。

　　我国是病毒性肝炎的高发国家，自然人群中各类病毒性肝炎的感染率超过了 60%。目前，艾滋病在我国的流行已进入快速扩展期，艾滋病病毒（HIV）感染正以每年30%的速度递增，截止 2001 年 9 月底，31 个省市累计报道发现 28 133 例，专家估计实际感染者已超过 60 万人。

　　血液透析患者进行透析过程中血液通过透析膜与大量非无菌的透析液进行弥散、对流，共用透析设备及某些物品、透析器的复用，反复血管通路的穿刺操作，被血液和体液污染的医疗用具和废弃物未妥善进行无害化处理等，均增加了患者感染的机会。血液透析患者往往合并重度贫血或需要进行肾移植，对献血员或供肾者未经严格检测和筛选，造成越来越多的患者输血或移植后感染乙型肝炎病毒（HBV）、丙型肝炎病毒（HCV）或 HIV，输血后的肝炎有 90%左右为丙型肝炎。此外，尿毒症患者常常存在着免疫功能低下，对感染的易感性增加。如果存在营养不良、贫血、代谢性酸中毒、透析不充分，进一步导致淋巴功能降低，从而增加了感染的发生率。因此，血液透析患者经血源传播的感染特别是肝炎发生率明显高于健康人群及肾脏病非透析患者。

一、肝炎病毒感染

（一）乙型肝炎

　　早年维持性血液透析患者 HBV 感染是最主要、最常见的感染之一。目前虽然采取多种积极的预防及治疗措施，特别是促红细胞生成素（EPO）的使用减少了输血的交叉感染，HBV 感染率明显降低。但在发展中国家，尤其是经济不发达地区，血液透析患者中 HBV 感染仍较突出。

1. 流行病学

　　据不完全统计，HBV 感染在全世界共有 2 亿人，而不同地区的感染率不同。欧洲及北美等经济发达地区感染率不到 1%，而东欧感染率为 1%～5%，亚洲、非洲和中美洲等经济不发达地区感染率则高达 5%～20%。

　　1977 年美国疾病控制及预防中心提出了在血液透析中心预防 HBV 感染的措施，如对 HBsAg 阳性患者实行地域、透析机、透析物品、护理分开，透析患者及工作人员定期进行 HBsAg 及抗 HBs 检测，HBsAg 阳性患者不复用透析器，乙肝疫苗的注射等，西方国家血液透析患者 HBV 感染的发生率明显下降。据报道，美国 1988～1995 年血液透析患者 HBV 感染的发生率为 0.1%～0.2%，中国台湾血液透析患者 HBsAg 阳性率为 8.2%。但在某些血液透析中心 HBV 感染暴发情况时有发生，与未能严格执行预防控制措施有关。

　　我国近年来血液透析发展迅速，但部分单位管理不规范，缺乏对肝炎病毒感染的警惕性和意识。有些透析中心没有严格执行消毒、无菌操作章程，患者共用物品未采取清洁消毒措施，未能将 HBsAg 阳性患者与 HBsAg 阴性患者分开透析，不对患者及工作人员定期进行 HBV 的检测，对 HBsAg 及抗 HBs 阴性的患者注射乙肝疫苗更是为数不多，导致了 HBV 感染的高发病率，据国内文献报道为 16%～28%。

2. 感染及传播途径

　　HBV 作为肝 DNA 病毒属，可以造成急性或慢性肝炎。HBsAg 阳性伴 HBeAg 阳性的患者，其血清中 HBV-DNA 分子浓度可达 $5 \times 10^6 \sim 3 \times 10^9$/ml，远远高于其他传染性疾病，在体外室温条件下可至少存活 7 日，多数化学消毒剂对其无杀灭作用，因此容易通过血液、分泌液及污染的环境在血液透析单位传播。

（1）透析机表面患者的血液污染，透析循环设备内如静脉压力表、预防血液反流入静脉压力表的滤网等的污染，滤器、管道的复用，以及工作人员接触不同患者后的交叉感染，增加了血液透析患者之间 HBV 的传播，这可能是血液透析患者中 HBV 发病率远远高于正常人群的主要原因。

（2）输了污染的血液或血浆代用品：自从 20 世纪 80 年代后期重组人促红细胞生成素（rHuEPO）的问世，明显减少了透析患者输血的需要，加之对血源进行 HBV 检测的实施，已大大减少了经输血导致的 HBV 感染，但这些患者 HBV 的发病率仍高于正常人群。

（3）注射途径：经针头、注射器、穿刺点及共用瓶装的注射药品导致的感染。

（4）经黏膜或破损皮肤与污染的物品或环境，如手套、止血钳、剪刀、透析机开关、门把手等接触导致感染。

患者一旦感染，常常无明显症状，呈慢性过程。新感染的患者，一般 8 周后可以检测到 HBsAg。痊愈者血中 HBsAg 的清除需要 2～3 个月的时间。抗 HBs 则出现在恢复期。抗 HBs 阳性说明 HBV 感染的恢复或是对乙肝疫苗注射的免疫性反应。抗 HBc 阳性常常出现在急性乙肝患者有临床症状或肝功能异常时，并伴随一生。对于存在抗 HBc 者说明先前有过或目前仍存在 HBV 感染，如果能进一步检测存在抗 HBc IgM 抗体，则说明是近期获得的感染，它可在血中持续存在 6 个月。一个自然感染的恢复则表现为抗 HBs 及抗 HBc 阳性，未能恢复的 HBV 感染者则转为慢性，表现为持续 HBsAg 及抗 HBc 阳性。

3. 透析患者易染 HBV 的机制

正常人 HBV 的急性感染通常无黄疸，临床无症状。大多数人感染状态持续 1～3 个月后自愈，呈自限性过程，5%～10% 的人感染状态持续 6 个月以上，呈慢性感染过程。而透析患者感染 HBV 后，60% 的患者呈慢性化病程，HBsAg 血症持续存在。肾功能正常的患者 HBV 感染后即使出现慢性化过程，6 个月后体内仍存在清除 HBsAg 的能力，每年以 1%～2% 的速度清除血清 HBsAg，而透析患者感染 10 个月以上，几乎不能清除 HBsAg。透析患者免疫力低下，可能是其 HBV 感染后呈慢性化的主要原因。

目前证实，针对 HBV 的免疫反应主要依赖 T 淋巴细胞的功能。CD8$^+$T 细胞活化后清除 HBV 感染的肝细胞，而 CD4$^+$辅助性 T 细胞活化后进一步辅助 B 淋巴细胞的活化及成熟，产生保护性抗体，限制病毒颗粒，特别是限制肝细胞破坏后释放的病毒颗粒的扩散。保护性抗体针对的靶抗原为 HBsAg，HBsAg 有不同的亚型，由抗原 a 与不同的抗原结合部分 ayw、adr、ayra 或 adw 组成。抗原特异性 T 细胞的活化需要双信号刺激。首先，抗原呈递细胞（APC）将抗原蛋白降解为多肽片断，并将之结合于 HLA II 分子的抗原结合槽，呈递给 CD4$^+$T 细胞，这就是淋巴细胞活化的抗原特异性刺激信号。同时淋巴细胞还需要第二个刺激信号决定其反应模式，是活化还是凋亡。这个信号是 APC 通过 B7 家族传递给淋巴细胞的。B7 分子可与淋巴细胞上的活化相关分子 CD28 结合来活化细胞，也可通过与下调相关分子 CTLA-4 结合抑制活化。目前认为 T 细胞的初始活化高度依赖第二信号刺激，再次活化则对第二信号的刺激依赖程度明显降低。B7 家族三个亚型中，B7-1、

B7-2 的作用现已清楚，而 B7-H1 的作用仍不明了。

　　有资料显示，透析患者细胞免疫功能低下，特别是 T 细胞活化障碍，很可能与 APC 细胞表达 B7-2 缺陷有关，因为透析患者体内不能活化的 CD4$^+$T 细胞，体外培养并给予足够第二刺激信号后可正常活化。B7-2 是 B7 家族中的一种组成性表达分子，在静止细胞中也有表达，保证抗原处理完毕即能同时提供第二刺激信号给 T 细胞，促其活化。因此，它在 APC 与 T 细胞作用的最早期起作用，特别是在机体遭遇新抗原时 T 细胞的初始活化中起非常重要的作用。而透析患者循环单核细胞表面 B7-2 的表达是下降的，通常其组成性表达比正常人低 30%～40%。由此带来 HBV 感染后患者体内 CD4$^+$T 细胞活化数量不够，分泌 T 细胞生长因子 IL-2 不足，T 细胞克隆增殖障碍。多年前即已发现分泌 IL-2 不足与 HBV 感染后无反应相关，曾有人试用外源性补充 IL-2 联合预防接种的方法以增强患者对疫苗的反应。当然，IL-2 分泌下降是尿毒症患者免疫功能低下的结果，而不是原因。透析患者对尿毒症发生以前免疫系统接触过的抗原仍能产生正常免疫反应。这是因为再次免疫应答对第二信号刺激的必需程度低，B7-2 的作用就显得不明显。针对 HBV 的免疫反应同样受细胞因子微环境的影响。长期免疫细胞活化及促炎症细胞因子的持续产生，都会损害细胞免疫功能。CD4$^+$T 细胞活化障碍也会影响 B 细胞抗体的产生，因为 HBsAg 是一种 T 细胞依赖性抗原，B 细胞产生针对 HBsAg 的抗体必需辅助性 T 细胞的作用。而此时 B 细胞产生针对非 T 细胞依赖性抗原如肺炎球菌胞壁多糖抗体的能力仍然正常。此外，CD4$^+$T 细胞活化障碍也会影响细胞毒 T 细胞的功能。

　　以上免疫功能的异常，可解释透析患者 HBV 感染后肝细胞破坏很少，HBsAb 产生少，持续存在带毒状态如 HBsAg 持续阳性等现象。

　　4. HBV 感染的临床表现及实验室检查

　　血液透析患者由于免疫功能异常，在 HBV 感染的急性期临床表现不明显，血清转氨酶轻度升高或正常，少见黄疸等临床症状。感染者血清 HBsAg 持续阳性率超过 60%，同时并非所有患者均可产生抗 HBs 及抗 HBc 两种抗体，这与正常人群显著不同。因此，在血液透析患者中检测 HBV-DNA 最具有诊断意义。在血液透析患者中有急性肝炎病史，但未检测到 HBV 抗体者，7/16 的患者可以检测到 HBV-DNA 阳性，由于免疫系统受损，病毒复制虽持续存在但不具有传染性。

　　HBV 感染的预后依赖于患者的免疫反应状态。在肾功能正常的患者，90%预后良好，转氨酶持续升高超过 6 个月则提示有慢性 HBV 感染，占患者的 5%～10%。而危及生命的暴发型肝炎极为少见，仅占 0.1%～0.5%。Fattovich 等所做的前瞻性研究表明，慢性 HBV 感染患者存活 3.7 年以上的人群中 20%有肝硬化性病变，HBV 感染合并肝硬化者肝癌的发病率为 2.8%。但如果机体缺乏相应的免疫能力，研究证明病毒本身并不能导致肝硬化及肝癌的高发病率，一项对 317 例无症状 HBsAg 携带者的研究发现，仅有 9 例发生肝硬化，无 1 例并发肝癌，在终末期肾病患者，当合并有慢性 HBV 感染时，如同时存在血清中转氨酶明显升高，提示有慢性肝组织损伤，则肝硬化及肝癌的发病率显著增高。而单纯的慢性病毒携带者不伴有肝脏损伤者，预后良好。

　　丁型肝炎病毒（HDV）感染通常与 HBV 感染伴随出现，这是因为 HDV 颗粒的复制需依赖于 HBV 的存在，当患者同时感染 HDV 和 HBV 时，其临床表现与预后和单一的

HBV 感染相似；但如果是慢性 HBV 携带者继发有 HDV 的双重感染，则患者的肝硬化发生率大大增加；如患者本身有肝硬化表现，那么 HDV 的双重感染可以使得肝脏功能失代偿的发生率加倍，而肝癌的发病率则增加 2 倍。

5. 治疗

（1）干扰素-α（INF-α）：在肾功能正常的患者，可给予 INF-α 治疗慢性的 HBV 感染，治疗剂量为 500 万～1000 万 U，每周 3 次，持续 24 周。使用 INF-α 可以减少病毒的复制，改善活动性肝炎的临床症状，同时减少肝硬化及肝癌的发病率。在一组 837 例患者的多中心研究中发现，INF-α 治疗 3～6 个月后 37%的患者血清中 HBV-DNA 明显减少，而对照组仅为 17%，同时 7.8%的患者血清 HBsAg 消失，对照组为 1.8%。其疗效受多种因素的影响，例如，慢性乙肝病史超过 2 年的男性患者，血清中 HBV-DNA 复制不明显，活动性病变较少者，以及合并 HDV 感染的患者，INF-α 的疗效均不满意。

INF-α 的副作用包括流感样症状、血白细胞及血小板减少及精神症状如抑郁等。由于 INF-α 主要由肾脏代谢，在慢性肾功能不全的患者中，其半衰期显著延长，因此副作用明显加强，大部分患者不能耐受整个治疗计划。目前在慢性肾功能不全的患者中，关于 INF-α 治疗 HBV 感染尚缺乏完整的临床研究资料。

（2）贺普丁（拉夫米定）：贺普丁的治疗效果与 INF-α 近似，但耐受性较 INF-α 为好。由于贺普丁也在肾脏代谢，用于慢性肾功能不全的患者时需要调整剂量。贺普丁治疗 12 个月后，20%～30%的患者血清中 HBeAg 可以转化为抗 HBe 抗体，44%的患者检测不出 HBV-DNA（对照组为 16%），组织学改善占所有患者的 52%（对照组为 23%）。贺普丁的最大缺点在于长期治疗有可能导致耐药性，贺普丁持续治疗 1 年后 15%～30%可能出现病毒变异，持续治疗 3 年后则突变率高达 60%。

贺普丁在血液透析患者中应用的经验还很有限，虽然其耐受性优于 INF-α，但是关于贺普丁和 INF-α 哪一个更适合作为慢性 HBV 感染治疗的一线用药，尚无定论。目前已知的是，INF-α 与贺普丁合用并不能增加任何一种药物的疗效。

6. 预防措施

（1）切断传染途径：乙肝活性疫苗使用前，对血液透析患者定期行血清学检测，并且对已感染 HBV 的患者采取切实的隔离及消毒措施是非常必要的。主要措施包括：HBsAg 阳性患者需与未感染者隔离治疗；HBV 感染患者的用具，不得与非感染者混用；血液透析室的工作人员应当预防性接种乙肝疫苗，并且在操作过程中佩戴手套，在对不同患者进行操作时应及时更换。另外，减少输血，提倡使用促红素纠正患者的贫血状态，避免由血液途径传播 HBV，以大大降低血液透析患者的 HBV 感染率。

（2）HBV 的疫苗接种：除 HBsAg 阳性或 HBsAb 阳性患者外，所有透析患者均应接受乙肝疫苗接种。抗 HBs 滴度>10mU/ml 为有效。乙肝疫苗的来源有血源性和 DNA 重组两种，两者免疫原性相似，但后者血清保护性抗体阳转率和抗体水平较高。为了提高接种的成功率，乙肝疫苗的剂量应为常人的 2 倍。首次接种 40μg HBsAg 后，分别在 1、2、6 个月后重复接种，每次 40μg。选择肱三头肌肌内注射，不推荐选择臀部肌内注射，因为无论是尿毒症患者还是非尿毒症患者，选择臀部肌肉作为接种部位，抗体生成少或抗体在接种 6～12 个月后消失。

　　慢性肾衰竭和透析患者接种后，仅 50%～60%的患者产生保护性抗体，明显低于健康人（90%以上）。慢性肾衰竭患者由于免疫系统缺陷，APCs 表面 B7-2 分子表达减少，因而 T 细胞对病毒抗原如 HBsAg 的作用明显减弱，从而造成接种疫苗后产生的抗体水平不足。更重要的是这些患者体内的细胞因子调节网络受到尿毒症及血液透析的严重影响，外周血单核细胞释放大量促炎性细胞因子，促炎反应的持续活化进一步加重了免疫系统的损害，导致患者对于疫苗的无反应性。IL-10 被证实能够有效抑制促炎反应的活性。IL-10 产生多少受到其基因启动子多态性的影响，因此携带有 IL-10 高反应性基因的血液透析患者其慢性炎症反应活化程度低于 IL-10 低反应性基因携带者，对于乙肝疫苗的反应性更好。

　　目前，用来提高患者对疫苗反应性的主要措施有：①使用 DNA 重组疫苗提高患者对疫苗的应答率；②应用 IL-2 增加患者对疫苗的反应性；③联合应用巨噬细胞克隆刺激因子（GM-CSF）改善机体免疫应答能力；④提高透析疗效以减轻毒素对免疫系统的影响；⑤使用 EPO 减少由于输血带来的免疫反应对机体的影响；⑥使用生物相容性好的透析器及严格消毒的透析液以减轻患者体内的促炎反应活性，但是否提高患者对乙肝疫苗的反应性还需要进一步临床验证。近年来有作者报道，皮内接种优于肌内注射，小剂量皮内接种可产生与大剂量肌内注射相似的效果。北京大学第一医院血液透析中心采用低剂量（5μg）重复皮内注射（每 2 周 1 次）基因重组疫苗，直至产生有效保护性抗体，结果显示，采用与健康人接种相当的剂量，成功接种率为 61%。另有研究报道,应用免疫调节剂 immunoferon（AM3）可以增加血液透析患者对乙肝疫苗的反应性。

　　1977 年,美国疾病控制和预防中心公布了血液透析单位预防 HBV 感染的控制措施，1987 年，扩展为对医疗卫生单位通用的预防所有经血来源的病原体感染的措施，包括HBV 及 HIV 等。1996 年，最新系统的预防感染措施命名为规范的预防措施取代了通用的预防措施。关于血液透析单位的预防控制措施体现了这一指南的具体化特征，对于预防 HBV、HCV、HIV，以及其他病毒、细菌的感染具有重要意义，现将规范的预防感染措施介绍如下：

　　（1）加强对血源的检测，对肾性贫血患者尽量应用 rHuEPO，以减少输血的必要。

　　（2）工作人员接触患者、透析机及附属装置，如测血压、注射盐水、肝素、采集血标本时均应戴手套。

　　（3）操作不同的患者要洗手、换手套，避免交叉感染。

　　（4）患者间不要合用注射治疗药物，如治疗盘、血压袖带、止血钳等非一次性物品专人专用，或用后清洁、消毒，再用于他人。

　　（5）要有专门的药品准备间。

　　（6）清洁区与污染区要分开，清洁与污染物品要分开区域放置。

　　（7）每一班透析结束后，对透析设备及非一次性物品、透析椅、透析床、经常接触的表面、患者血可能污染的区域进行常规的清洁与消毒。

　　（8）每日对房间包括地面、桌面等采取符合标准的清洁消毒措施。

　　（9）对 HBV 感染者还需执行下述措施：

　　1）HBsAg 阳性患者实行地域、透析机、透析物品、护理分开。

　　2）有条件的话，HBsAg 阳性患者尽可能不复用透析器。

3）透析患者及工作人员定期进行 HBsAg 及抗 HBs 的检测，包括进入透析治疗前、开始透析后每 0.5～1 年，当患者出现可疑症状或肝功能异常时，应随时检测。

4）对 HBsAg 及抗 HBs 均阴性的患者应给予乙肝疫苗注射。

综上所述，目前 HBV 感染仍是维持性血液透析患者的一个重要并发症，在部分地区其发病率仍然相当高，由于血液透析患者体内免疫系统的特异性，在感染 HBV 后其临床症状、实验室检查及预后均与肾功能正常的感染者不同。近年来，随着医疗技术的发展为我们提供了多种有效的预防措施，例如，充分隔离慢性病毒携带者、切断医源性传播途径、使用 EPO 积极纠正贫血、早期积极有效的预防接种等。一旦罹患感染可使用 INF-α 或贺普丁治疗，但其疗效及耐受性仍存在一定的争议。

（二）丙型肝炎

HCV 感染是血液透析中一个重要的公共健康问题，因为发病率高，其流行病学、早期监测、与透析器复用有无相关性、传播途径、治疗与预后等问题均引起透析工作者和社会的极大关注。

1. 流行病学

HCV 是单链的正义 RNA 病毒，输血后的非甲非乙型肝炎中 90% 以上为 HCV 所致。一般献血者 HCV 的感染率为 0.5%～4%，肾透析或肾移植患者明显增高，报告为 2%～60%。据不完全统计，英国为 2.6%、德国为 3.8%、美国为 7.8%、法国为 10.4%、西班牙为 9.2%、意大利为 16%、比利时为 6.8%、瑞典为 9%、日本为 14.8%、伊朗为 7.61%、土耳其为 7.9%、埃及为 17%～26%、中国北京地区为 6.1%。血液透析者 HCV 转阳率明显高于腹膜透析者 [（0.148∶0.002）/人年]。随着 EPO 的应用，输血减少，HCV 感染率有所下降。

2. 感染及传播途径

HCV 是非肠道传染的 RNA 病毒，属黄热病毒家族，与其他 RNA 病毒一样，HCV 在复制过程中发生的突变导致了基因的异质性。这种变异的结果使其不能被本来存在的抗体识别，有效抗体反应的缺乏导致患者持续存在 HCV 感染，而且自然感染后也不能保护避免再感染。

HCV 感染的途径除了经输血途径引发的感染（输血前未行抗 HCV 检测），主要为经皮肤或黏膜与血液的接触，包括注射途径、性生活、围生期的暴露等。与 HBV 不同的是，丙型肝炎患者血中 HCV 的滴度是低的，并且有研究显示，含 HCV 的血液放置在室温下，HCV 可迅速降解。由于血液透析独特的环境因素，使血液透析患者的感染率明显偏高，其主要原因如下。

（1）与输血及透析时间的关系：在献血员常规检查丙肝抗体之前，输血被认为是血液透析感染 HCV 的主要原因，但随着对血制品的严格检查及 EPO 的广泛应用，输血量近年已明显减少，丙型肝炎的感染却无明显下降。分子病毒学和流行病学研究已证实，血液透析患者 HCV 的传播有医源性交叉感染因素的参与，造成血液透析者之间的水平性传播，但确切的传播方式尚不清楚。目前比较一致的看法认为输血不是主要途径，医院内的传播更为可怕。

已有证据显示，随着透析疗程的延长，HCV 感染的危险性增加，提示积累的暴露时间或机会可能是重要的。由于血液透析单位血液污染环境的可能性是很高的，特别是患者共用物品的污染，HCV 短时间的存活也足以促进传染。巴西多中心研究认为，透析时间、输血次数与丙型肝炎感染有关。一项对美国 227 名患者的调查显示，单因素分析认为，HCV 阳性与男性、年轻、静脉药物依赖史、吸入可待因史、多个性伴侣史、HIV 感染、透析时间长、肾移植史、HBV 感染有关，但多因素分析显示，只有透析时间和静脉药物依赖是 HCV 感染的独立危险因素。叙利亚一研究发现，透析时间大于或小于 3 年，HCV 的感染率有明显差异（65%/36.7%），HCV 的感染情况与输血、性别、年龄、HBV 感染无关，仅与透析时间相关。

（2）HCV 感染的隔离问题：中东一项前瞻性研究观察了严格隔离 HCV 感染者对 HCV 医院内传播的影响，第一阶段回顾分析了 189 例血液透析患者［透析时间（73±6.3）个月］，HCV 感染率为 43.9%，年阳转率为 6.8%，阳性者与阴性者的透析时间分别是（48.5±14.2）个月和（25.0±8.6）个月，存在显著差异；第二阶段对阳性患者进行隔离，包括专用房间和专用透析机，透析护士也是专门的，随访 1 年，结果阳转率仅 1.01%（2/106），该研究结论是高危血液透析环境下设备的共用可引起 HCV 医院内的传播，阳转率的下降显示出隔离的重要性。也有一些对照研究认为，阳性患者不隔离房间，仅使用专门的透析机，仍有较高的感染率。意大利一项多中心研究（58 个）包括 3492 例规律血液透析及 434 例新开始血液透析的患者，随访 1 年，结果发现新感染的发生率与透析中心是否隔离 HCV 感染者（阳性、阴性同用一台透析机）并无明显相关性，但与该透析中心 HCV 的基础感染率及血液透析中心工作人员与患者人数的比值（<28.2）、手术干预史密切相关。也有一些研究认为，只要严格遵循基础的消毒无菌程序（包括勤换手套、透析机器的消毒、环境的消毒），控制献血源，即使对阳性患者不隔离透析机和透析房间，也能减少透析中心 HCV 的阳转率。意大利一项研究对透析机器的消毒和隔离做了评价，他们对 4 个血液透析中心 135 例患者前瞻性研究了 5 年，A 阶段 2 年，每次透析后对透析机用次氯酸钠消毒，再加每周 3 次过氧乙酸消毒，不隔离机器；B 阶段 3 年，3 个血液透析中心 77 例继续 A 阶段机器消毒方案，另一血液透析中心 58 例外加隔离透析机器的方案。结果初始阳性率 31.8%（25%~39.4%），A 阶段阳转率为 0.54%/年，B 阶段阳转率为 0.36%/年，5 年总阳转率为 0.43%/年。研究的结论是，透析机的消毒对控制阳转率非常重要和有效，透析机严格消毒的情况下，无必要实行机器的隔离。但法国有研究发现，HCV 阳转情况与患者和阳性者共用透析机或在同一房间透析的次数密切相关，而且发现阳性者反流的血液会使透析机外置压力管装置上的传感器保护器潮湿，导致血液对透析机压力感受部位的污染，而此处是机器常规消毒的盲区，从而有潜在交叉感染的可能。

（3）透析护士与 HCV 交叉感染：有人研究了透析工作人员的手在 HCV 传播中的作用。80 例（A 组）、100 例（B 组）分别护理完丙型肝炎阳性和阴性透析患者，以及 60 例（C 组）未接触透析患者的三组血液透析工作人员，用 1L 无菌水清洗双手后，检测水中 HCV-RNA 的存在。结果三组阳性率分别是 23.75%、12.8%、3.3%，存在显著差异，提示 HCV-RNA 存在于血液透析工作人员尤其是接触阳性患者以后的手上，是构成 HCV 在患者中潜在传播的方式。因此，透析护士在处理完一个患者后应换手套。

（4）透析膜与 HCV 感染：日本有人应用 RT-PCR 方法检查透析前后血清、滤液及透析膜上的 HCV 病毒水平来研究不同透析膜对循环病毒负荷的影响。结果聚砜膜、血仿膜治疗后血清 HCV-RNA 滴度下降，AN69 膜治疗对部分患者可有病毒滴度的下降，而铜仿膜对病毒血症几乎无影响。即使用高通量聚砜膜，在废弃的透析液中亦未检出 HCV，聚砜膜对病毒的清除作用是通过透析膜本身的吸附作用，而不是滤过作用。这种膜依赖的吸附清除可导致透析后 HCV 病毒负荷的短暂下降。尚有研究提出为最小限度地减少 HCV 的传播，对阳性透析患者采用的透析跨膜压（TMP）应降低。在一般透析条件下，使用聚砜膜透析器 TMP 不应超过 18.72mmHg。

（5）透析器复用与 HCV：透析器的复用是否增加 HCV 的传播？Cape Town 大学自 1992 年起监测所在血液透析中心的 HCV 的感染情况，对阳性患者未隔离透析机和房间，同时所有透析器均复用。结果 HCV 的感染率从 1992 年的 16.4% 下降到 1995 年的 5.3%，这两个时间点上，阳性患者均较阴性患者透析时间长，输血次数多。这两个点之间比较，透析患者的平均透析时间无明显差异，但输血次数 1995 年较 1992 年明显减少。因此认为感染率的下降主要与血源的控制及输血量的下降有关。透析器常规复用，亦未采取机、房隔离措施的条件下感染率依然得到明显下降。该研究结论在总感染率较低的情况下很难确定哪一个因素对 HCV 的传播起到了最主要的作用，透析器的复用并未增加 HCV 感染的发生。美国有研究观察了透析器的复用程序，并用 RT-PCR 的方法检测了复用的透析器上血液腔室侧帽接头上 HCV 的存留情况。无论用阳性患者的血液造成血液腔室侧帽接头的人工污染，还是阳性患者透析器血液腔室内残余的血液直接污染接头，把受到污染的接头过夜浸泡在 1% 的 renalin 中，消毒后的接头上仍有一定的比例能检测到 HCV 的残存。此研究提示，在消毒程序前若不能十分完全地清除血液腔室内的残余血液或血清，那么消毒程序后 HCV 仍可残存在复用的透析器上。因此，复用透析器的程序必须非常严格规范才能避免复用带来的传播问题。

目前临床研究中涉及的血液透析 HCV 高感染率主要归于以下一些危险因素：输血制品、透析时间、透析方式（腹膜透析感染率低）、既往器官移植史或静脉内吸毒史、患者间通过共用透析机或肝素瓶或阳性、阴性患者同一班次血液透析而发生医源性交叉传播。究竟是何种因素造成某一个体的感染，需具体分析。

3. 检测与诊断

在血液透析患者中，HCV 患病率要远高于普通人群，并可能与病死率升高相关；肾移植后 HCV 感染的治疗与排斥风险增加相关。因此，血液透析、等待肾移植及肾移植后的患者必须检测 HCV。血液透析患者 HCV 感染受所在透析中心 HCV 感染的患病率影响，所以首次血液透析和从其他透析中心转入的患者也应检测 HCV。

目前检测 HCV 感染的常用方法有酶联免疫法（EIA）和核酸扩增法（NAT）。EIA 法检测抗-HCV 抗体，能够发现 95% 以上的 HCV 感染者，但 5% 的 HCV 感染患者可表现为抗-HCV 抗体阴性，特别是在免疫功能受损的患者包括长期血液透析患者。另外，它不是急性丙型肝炎的早期检测指标，因为机体在感染 12～14 周后血中才出现抗-HCV 抗体阳性。抗-HCV 抗体阳性并不能区分急性、慢性或既往感染。NAT 法可直接检测血清中 HCV-RNA 的含量，它在抗-HCV 抗体出现前数周就能被检测到，在有些患者可能是感染的唯一证据。但 HCV-RNA 检测受标本采集、处理、储存因素的影响，病毒 RNA 提取、处理过程易于污染，也可能出现假阳性及假阴性。两种试验都可以用作对 HCV 感染的首次检测，EIA 法价格低廉，方便易行，重复性好，但是 NAT 法结果更准确可信。

根据 DOPPS 研究结果，EIA 法假阴性比例随 HCV 患病率的升高而有上升的趋势，而在患病率低的区域，EIA 法结果容易出现假阳性。因此，在 HCV 患病率低的中心，首次检测应该考虑使用 EIA 法（如果阳性，接下来使用 NAT 法检测）。在 HCV 患病率高的中心，首次检测可以考虑使用 NAT 法。HCV 检测阴性的血液透析患者每 6～12 个月用 EIA 法检测 1 次 HCV。

血液透析患者出现不明原因的丙氨酸氨基转移酶（ALT）和天冬氨酸氨基转移酶（AST）升高时，应该用 NAT 法检测 HCV。如果血液透析中心中新出现的 HCV 感染被怀疑是医源性的，那么应该用 NAT 法对所有暴露者进行 HCV 检测。首次检测阴性的患者建议 2～12 周内重复 NAT 法检测。

慢性肾脏病 5 期患者 HCV 感染率要比健康人群高得多。所有等待肾移植的透析患者都应该检测是否存在 HCV 感染（患病率低的区域，首次用 EIA 法，如果阳性，再用 NAT 法检测；患病率高的区域，首次用 NAT 法）。建议 HCV 感染的肾移植候选人在移植前要做肝功能评价，失代偿性肝硬化或临床代偿而肝活检确诊是肝硬化的 HCV 感染患者，需考虑肝-肾移植；肝活检提示无肝硬化的 HCV 感染患者可在有效抗病毒治疗后进行肾移植，等待肾移植期间也需定期用 NAT 法复查 HCV。

4. 治疗

发生急性 HCV 感染的慢性肾脏病患者（除了接受肾移植的患者）建议可以等待 12 周，以观察是否自发病毒清除（使用 NAT 法），但是如果超过 12 周病毒还没有得到清除，必须开始抗病毒治疗。

建议慢性 HCV 感染的维持性血液透析慢性肾脏病 5 期患者单独使用普通 IFN（干扰素）治疗，而不采用聚乙二醇 IFN 或加用利巴韦林。具体方案是 IFN-α2a 或 IFN-α2b 300 万 U 皮下注射，1 周 3 次，如果 12 周内获得早期病毒学反应（病毒滴度下降>2log），HCV 基因型 1 和 4 的患者治疗 48 周，基因型 2 和 3 的患者治疗 24 周；如果 12 周内不能获得早期病毒学反应，需考虑停用 IFN 治疗，研究表明，此类患者获得持续病毒学反应（sustained virological response，SVR）的机会<10%。已接受肾移植的 HCV 感染患者，由于以 IFN 为基础的抗病毒治疗会带来移植排异反应（如纤维淤胆性肝炎、危及生命的血管炎），所以只有在抗病毒治疗的益处远大于风险时才考虑使用。

目前大多数研究提示，IFN 治疗血液透析丙肝感染者的持续病毒清除率为 30%，IFN 的累积剂量大及治疗前 ALT 升高（反映患者免疫水平）者可获较好疗效。但血液透析患者对 IFN 治疗的耐受性较差，有相当比例（>50%）的患者可因严重副作用而停药，从而影响疗效的发挥。IFN 的主要副作用有头痛、流感样症状、血红蛋白下降、血小板减少、麻木感、抑郁和癫痫发作等。部分患者在剂量减半（每次 150 万 U）后可耐受治疗。

建议用 SVR 作为抗病毒治疗取得应答的标准，即完成抗病毒治疗后 6 个月仍保持 HCV-RNA 清除状态。获得 SVR 的患者，建议每年进行 NAT 法检测以评估病毒清除的持续时间，维持性透析的患者每 6 个月重复检查 1 次，这对感染控制很重要。对于已经接受抗病毒治疗的肾移植候选人来说，HCV 病毒血症每年的评估尤其重要。

所有 HCV 感染的患者不管是否治疗及对治疗反应如何，都应该随访 HCV 相关并发症。有临床和组织学肝硬化证据的患者应该每 6 个月随访 1 次，没有肝硬化的患者每年随访 1 次，复发的患者抗病毒治疗至少 1 年。

5. 预后

HCV 感染对血液透析患者死亡率的影响尚无定论，总体上血液透析伴丙型肝炎感染的患者中，进展性肝脏病变的发生并不很多见。葡萄牙一前瞻性研究观察 19 例急性 HCV 感染的血液透析患者向慢性肝病进展的情况，平均随访 3 年。结果 78.9%（15/19）的患者病毒血症持续阳性，11 例（57.8%）发展成慢性肝病（病毒血症加 ALT 升高），其中 5 例经肝活检证实为慢性活动性肝炎，1 例发展为肝硬化。值得注意的是，有 4 例（21%）病毒得以自然清除。在随访期间虽有 36.8%（7/19）的患者死亡，但是急性丙型肝炎感染不是血液透析患者短期内死亡的独立危险因素。日本一项前瞻性研究观察了 1470 例规律血液透析患者的死亡情况，随访 6 年。结果阳性组的死亡率明显高于阴性组（33.0%/23.2%），肝硬化和肝细胞肝癌的发生率两组差异显著（8.8%/0.4%、5.5%/0）。此研究显示，抗丙型肝炎抗体阳性是死亡的危险因素之一。另一葡萄牙研究发现，HCV 感染的血液透析患者 8 年生存率为 32%，低于感染组的 52%（$P=0.03$），阳性组 7% 的患者最终死于肝脏病，17.5% 的阳性者在肾替代治疗平均 10 年后发生肝硬化，距离首次 ALT 升高平均 7 年。该研究认为，对长期血液透析患者来说，HCV 的感染会增加死亡风险。

一项研究评价 252 例终末期肾衰竭患者 HCV 感染对血液透析或肾移植生存的影响，随访 5 年中无 1 例出现 HCV 感染导致的肝功能失代偿，阳性的肾移植患者 5 年生存率优于阳性的血液透析患者（$P<0.04$），阳性或阴性肾移植患者移植物 3 年存活率无显著差异，但阳性者 5 年时的慢性排异风险及移植物失功能情况均较阴性者严重。其结论是，HCV 阳性的终末期肾衰竭患者应首选肾移植治疗。移植后调整免疫抑制剂方案，加强随访早期发现，可减少 HCV 感染严重后果的发生。

6. 预防措施

研究显示，在血液透析单位，HCV 可在患者中传染，主要与没能严格执行感染预防控制措施有关。血液透析单位需制订感染控制程序，其中包括卫生预防措施，如共用设备及物品的消毒，这可以有效避免血液或者被血液污染的液体在患者间的传播，并且要定期审查感染控制操作执行情况。

另外，透析中心的设计要使环境便于感染控制程序的执行。必须配备足够的洗手设备和充足的分享空间以便于医务人员实现个体化治疗。在班次转换间，中心必须确保有充分的时间用来净化机器外部和其他公用设施的表面，必须在关键步骤的地方备有充足的手套以确保在紧急的情况下获取。在选择新设备的时候必须考虑到便于消毒。血液透析中心必须按照感染控制程序和教育的要求来决定医务人员与患者的比率和增加新人员。

不推荐隔离 HCV 感染患者以替代严格的感染控制程序来避免血源性病原体的传播。首先，抗 HCV 阳性并不能区分目前是否存在感染，而且丙型肝炎患者血中 HCV 的滴度是低的，不像 HBV 那样能有效地传播。要意识到"接受"隔离就不可能全面实施基本的卫生预防措施，这可能会导致除 HCV 以外的病原体传播。现有的研究表明，只要严格执行规范的感染控制措施（见 HBV 感染的预防措施），能够预防 HCV 感染的发生。2008年 K/DIGO 指南不推荐 HCV 感染的患者使用专用的透析机，但结合我国国情，我国 2010年血液净化标准操作规程要求 HCV 患者必须分区进行隔离透析。如果透析器重复使用不可避免，建议 HCV 感染患者的透析器可以复用，但是必须严格执行和遵守感染控制程序。

（三）庚型肝炎

有关血液透析患者庚型肝炎病毒（HGV）感染的情况报道不一，国外普通人群为0.2%~1.5%，血液透析患者为 3%~57%；国内普通人群为 0~4.2%，血液透析患者为4.7%~31%。本研究结果表明，血液透析患者 HGV 的感染率为 13.6%，明显高于普通人群。6 例 HGV 感染者中，仅 1 例同时抗-HGV 和 HGV-RNA 阳性。因此，同时检测抗-HGV和 HGV-RNA 对确定其真实的感染是很重要的。

相关因素分析表明，HGV 阳性组以女性多见，与年龄、HBV 感染及 HCV 感染无相关，HGV 阳性者均有输血史，输血次数较多，透析时间相对较长，但与阴性组比较差异无显著性，这与大多数文献报道一致。Huang 等对 160 例血液透析患者的研究表明，HGV感染者中至少有 50%在透析前已感染，而透析后 HGV 感染的发生率为≥2.6%/年，HGV感染与性别、年龄、透析时间、输血史及 HCV 感染均不相关，认为除经输血传播外，HGV还可能经透析中心患者与患者之间医院感染。由于 HCV 感染者输血次数明显增多、透析时间明显延长，因此我们去除 HGV 阴性组中 HCV 的影响，将单独 HGV 阳性组与全阴性组相比，结果发现其输血次数更加增多，透析时间明显延长（$P<0.05$）。Desassis 等对 120例血液透析患者的研究亦表明，HGV 感染率与透析时间、HCV 感染明显相关，而与年龄、HBV 感染无相关，血源中抗-HCV 的筛查可能同时降低了 HGV 的传播；而随访 18~78个月后，17 例病毒血症患者中有 16 例（94%）病毒持续存在，仅 1 例病毒被清除。Fernandez等认为，HGV 感染与输血相关，而与 HCV 感染无相关。Fabrizi 等总结认为，透析时间、输血和肾移植是血液透析患者中 HGV 感染的危险因素，且与 HCV 感染有关，血液透析患者 HGV 感染的年发生率为 3.07%~4%。

国内外研究发现，HGV 感染患者常无明显肝病表现，极少见血清 ALT 升高。因此，认为 HGV 感染与肝功能损害无关，表明庚型肝炎肝功能无特异性改变。

因此，为了减少血液透析患者 HGV 的感染，必须加强对献血员的筛选。使用 EPO改善慢性肾衰竭患者的贫血，减少输血量及输血次数，可减少 HGV 的感染率。防止透析器破膜，防止交叉感染。严格执行各种消毒措施，HGV 感染者应有固定的血透机、专用冲洗槽。

（四）GBV-C 肝炎

1995 年，美国学者 Simons 等和 Linnen 等两个独立的研究小组分别从肝炎患者血清中发现了一种单股正链 RNA 病毒，分别称作 GBV-C 和 HGV，由于这两株病毒核苷酸与氨基酸同源性很高，故认为是同一种病毒的不同分离株，现统称为 GBV-C，即 GB 病毒 C 型。研究表明，GBV-C 主要经输血及血制品方式传播。本研究以血液透析治疗的患者作为研究对象，用以研究 GBV-C 的传播途径及其在血液透析患者中的流行率，以及 GBV-C 的嗜肝致病性。

　　GBV-C 的主要传播途径为经血液传播，GBV-C 感染的高危人群为输血及应用血制品者、静脉吸毒者及器官移植者。调查北京地区血液透析患者中的 GBV-C 感染率为 16.42%。较文献报道的亚洲地区 GBV-C 在正常人群中的感染率（10.7%）偏高。透析次数在 GBV-C 阳性组中明显高于 GBV-C 阴性组，说明血液透析可以影响 GBV-C 的感染率。同时，GBV-C 和 HCV 的感染率均随透析次数的增多而显著升高。上述结果均表明，血液透析是 GBV-C 和 HCV 的传播途径之一，此结果与国外的报道一致。

　　GBV-C/HGV 可与其他肝炎病毒联合感染，其中以 GBV-C/HGV 合并 HBV、HCV 感染者居多。据统计，在成年慢性乙肝和丙肝患者中分别有 10%～20% 的人同时感染 GBV-C/HGV。在我国，有调查表明，临床乙肝、丙肝、非甲-戊型肝炎中，GBV-C/HGV 的感染率分别为 9%、10% 和 17%。虽然 GBV-C/HGV 能够引起慢性感染和病毒血症，但很少引起肝细胞的炎症，而且大多数感染的人都没有症状，ALT 水平通常是正常的。目前尚未发现 GBV-C/HGV 致病的组织学证据，也没有证据显示 GBV-C/HGV 可引起暴发型或慢性肝炎，并且 GBV-C/HGV 与 HBV、HCV 的合并感染并未加重病情。

（五）透析患者肝炎病毒重叠感染的问题

　　Garibaldi 等的前瞻性研究中发现，美国 15 个透析中心的血液透析患者与医务人员感染 HBV 的比例分别为 16.8% 和 2.4%，同时证明了 HBV 感染与输血的人数和维持血液透析的时间呈正相关。近年来，国内外学者对血液透析患者病毒性肝炎的流行病学进行了观察，并提出 HBV 的感染不仅增加肝组织对 HCV 的亲合力，还封闭了机体的免疫功能，使其对其他病毒的易感性增加。因此，透析患者非胃肠道传播性肝炎病毒的重叠感染是一个不容忽视的问题。

　　目前，国内外有关肝炎病毒重叠感染研究的焦点为：①透析患者肝炎病毒感染或重叠感染的临床意义；②透析患者肝炎病毒感染或重叠感染的病理学特征；③肝炎病毒感染或重叠感染的生物学标志及临床表现；④防治透析患者肝炎病毒重叠感染的策略。

　　1. 流行病学

　　透析患者血清 HBV 的感染率为 6.2%～45.5%，且 HBV-DNA 阳性率多与 HBeAg 阳性率相一致；透析患者 HCV 的感染率，国外报道为 12%～25%，国内为 27.0%～69.4%，明显高于健康人（2%）及非透析者（6%）。值得注意的是，这些 HCV 抗体阳性者中有 21%～36% HCV-RNA 阳性，其传染性较强；但也有少数患者 HCV 抗体阴性，而 HCV-RNA 阳性，此类患者的传染危险性则更大。因此，有学者主张，对血液透析患者除监测 HCV 抗体外，有条件时应做 HCV-RNA 检测。

　　一组观察了 8 年的研究发现，透析患者可先出现 HBV-DNA 阳性，然后出现 HCV-RNA 阳性，而同时感染 HCV 与 HBV 的（HCV-RNA 与 HBV-DNA 均阳性）的患者占 3.7%，提示大多数透析患者肝炎病毒的重叠感染可能是先后发生的。

　　近年来，人们更加注意到 GBV-C 等新型肝炎病毒在血液透析患者中的感染问题，国内报道，GBV-C 的感染率为 14%～31%，国外报道为 19%～31%；但目前国内尚未见透析患者 TTV（非甲-非庚型病毒，该病毒来自一份名为 TT 的输血后肝炎患者的血清而命名）感染的报道。

2. 易感因素

研究证明，透析患者存在细胞免疫、中性粒细胞功能和补体活性的缺陷，是多种感染的高危人群。由于 HBV、HCV 和 GBV-C 的传播途径相似，所以容易伴发三者之间的重叠感染。

在探讨透析患者肝炎病毒感染或重叠感染的途径上，已证明与下列因素有关：①医院内交叉感染。中东一项前瞻性研究观察了严格隔离 HCV 感染者对 HCV 医院内传播的影响，第一阶段回顾分析 189 例血液透析患者，透析时间为（73.0±6.3）个月的 HCV 感染率为 43.9%，年阳转率为 6.8%，阳性者与阴性者的透析时间分别是（48.5±14.2）个月和（25.0±8.6）个月，存在显著性差异；第二阶段对阳性患者进行隔离，包括专用房间和专用透析机，透析护士也是专职的，随访 1 年，结果阳转率为 1.01%（2/106），该研究的结论是高危血液透析环境下设备的共用可引起 HCV 医院内的传播，阳转率的下降则显示出隔离的重要性。因此，有学者建议在可能的条件下，血清抗 HCV 阳性者与阴性者应分别使用透析机，以减少交叉感染的发生。②与输血的关系。大量报道均证实，血液透析时间越长，输血次数越多，感染的机会越大，尤其是输入未能进行 HCV-Ab、GBV-C 筛查的血液和血制品。③透析室工作人员对肝炎病毒传播的作用。一些对照研究认为，对肝炎病毒阳性患者不隔离房间，仅使用专门的透析机，仍有较高的感染率，并进一步证实了透析护士的手在病毒交叉感染和传播中的作用，从而提出透析护士勤换手套具有重要的隔离保护意义。④透析机消毒盲区的影响。法国有研究发现，HCV 阳转情况与患者和阳性者共用透析机或在同一房间透析的次数密切相关，并且发现阳性者反流的血液会使透析机外置压力管装置上的传感器保护器潮湿，导致透析机压力感受部位的血液污染，而此处正是机器常规消毒的盲区。⑤透析器的复用与感染的关系。美国有研究观察了透析器的复用程序，并用 RT-PCR 的方法检测了复用的透析器上血液腔室侧帽子接头上 HCV 的存留情况。无论阳性患者的血液造成血液腔室侧帽子接头的人工污染，还是阳性患者透析器血液腔室内残余的血液直接污染接头，把受到污染的接头过夜浸泡在常规消毒液中，仍有一定比例的接头上能检测到 HCV 的残存，提示在消毒程序前若不能十分完全地清除血液腔室内的残余血液或血清，那么消毒程序后 HCV 仍可残存在复用的透析器上。因此，复用透析器的程序必须非常严格规范才能避免复用带来的传播问题。⑥其他。既往器官移植史或静脉内吸毒史等。

3. 组织学改变

HBV 重叠 HCV 感染常使病变迅速进展为肝硬化、肝衰竭、肝癌；临床上可出现纳差、黄疸、腹水、低蛋白血症，并以慢性活动性肝炎及失代偿期肝硬变最多见，或表现为重型肝炎。而在组织学上可观察到肝脏多小叶内桥形坏死、汇管区淋巴细胞浸润、纤维间隔形成、肝细胞脂肪变性、胆管明显损伤等病变特征；甲型肝炎病毒（HAV）重叠 HBV 感染可导致慢性肝病（CHB）病变激活，加重肝组织炎症活动度，但并不加重纤维化程度，亦不加速纤维化进展，HAV 对 HBV 的复制具有短暂抑制作用；HGV 对肝脏的致病作用较弱，但 GBV 重叠 HBV 感染者可出现肝细胞及毛细胆管的淤胆、双核及多核肝细胞、Kupffer 细胞增生、浆细胞的浸润等组织学变化。

4. 生物学标志及临床征象

（1）生物学标志：临床诊断分型依照 2000 年 9 月（西安）第十次全国病毒性肝炎与

肝病学术会议修订的病毒性肝炎防治方案，并排除 HAV、HDV、HEV、HGV、输血传播病毒（TTV）、巨细胞病毒（CMV）、EB 病毒（EBV）现症感染，以及酒精性、药物性、自身免疫性等肝病。

血清 HBV、HCV 标志物检测 HBV（HBsAg、抗 HBs、HBeAg、抗 HBe、抗 HBc、抗 HBc IgM）及 HCV 抗体均采用酶联免疫吸附试验（enzyme-linked immunosorbent-assay，ELISA）法检测。并同步常规检测肝功能指标的动态变化。

采用聚合酶链反应（polymerase chain reaction，PCR）、逆转录聚合酶链反应（reverse transcription-PCR，RT-PCR）法检测 HBV-DNA、HCV-RNA。目前认为，肝穿刺活检是判断肝脏损害的金标准，亦可采用肝组织免疫组化技术、肝组织定量 PCR 技术观察肝组织中病毒的感染、炎症活动度及纤维化程度。

（2）临床征象：CHB 患者同时出现下列征象应警惕 HCV 重叠感染。①病情好转后，突然出现黄疸；②ALT 持续不降或反复升高；③低白蛋白血症且进行性加重；④慢性肝炎出现亚急性重症表现；⑤肝硬变出现多种并发症；⑥e 抗原转化为 e 抗体后仍有肝脏炎症表现，在排除 e 抗原阴性的变异型 HBV 或 HDV 感染后，则常常存在 HCV 感染。

5. 防治

基础策略包括采取严格规范的隔离预防策略；肝炎病毒疫苗的免疫接种；减少输血及血制品，防止 HCV 感染。

标准 INF-α（干扰素-α）治疗方案，其方案是 INF-α 300 万 U 皮下注射，1 周 3 次，疗程 1 年。法国一临床实验发现，治疗 1 个月后所有治疗前 ALT 升高的患者 ALT 恢复正常。HCV 阴转率 1 个月时 41%，12 个月时 75%，停药 6 个月后仍有 33%持续阴性。HCV 的病毒基因型不能预测干扰素治疗的持续反应，但治疗早期（2 个月内）病毒 RNA 不能阴转是治疗失败的强烈预测指标。血液透析者存在急性丙肝感染、慢性 HCV 感染伴明显肝脏病变（纤维指数≥2）或伴症状性冷球蛋白血症及拟行肾移植者，无论肝脏病变严重性如何，都是干扰素治疗的适应证。然而在已实施肾移植患者中使用干扰素治疗是不合适的，可增加排异反应。

血液透析患者对干扰素治疗的耐受性较差，有相当比例（>50%）的患者可因严重副作用而停药，从而影响疗效的发挥。严重的副作用有流感样症状、血红蛋白下降、血小板减少、麻木感、抑郁和癫痫发作。部分患者在剂量减半（每次 150 万 U）后可耐受治疗。

是否可联合应用利巴韦林（三氮唑核苷、病毒唑）存在争议。有人认为，因有溶血性贫血的高度危险，不适宜使用。但也有人在 INF 治疗 4 周后加用利巴韦林 170~300mg/d，持续 28 周，维持血药浓度 10~15mmol/L，获得较单用干扰素更好的疗效，其加重贫血的副作用可用加大 EPO 剂量的方法解决。对确有 HCV 感染者，肾移植前应进行常规肝组织活检，若已有肝硬化，应实行肝-肾联合移植。

总之，HBV 重叠 HCV 感染可加重肝脏损伤及纤维化程度，迅速使病变进展为肝硬化、肝衰竭和肝癌；而透析室环境、医务人员的操作、各种器械用品及透析机均存在被肝炎病毒污染的潜在危险；因此，需要我们进一步研究透析患者肝炎病毒重叠感染的发生、发展机制，以期在透析之前就制定出消毒隔离、切断经血传播途径、改善透析生物相容性、保护患者免疫功能等综合措施，否则不管我们怎样改进透析技术和护理质量，透析患者肝炎病毒感染或重叠感染的发生率都将很难减少。

二、获得性免疫缺陷综合征（艾滋病）

在美国，1986 年以前开始透析的患者，若在治疗过程中输过血，则感染艾滋病病毒（HIV）的危险性很高。自 1986 年以后，政府对所有献血者都进行 HIV 抗体检测，从而大大减少了经输血途径感染 HIV 的情况。

（一）流行病学

据目前报道，普通人群 HIV 的感染率略低于血液透析患者。某些透析单位由于所在地区艾滋病盛行，故透析患者 HIV 的感染率更高。一些少数民族居住地区的艾滋病发病率较高。我国尚未报道透析患者感染 HIV。

（二）临床表现

HIV 感染患者临床表现呈两极化：无艾滋病的临床表现或出现典型的艾滋病综合征。在某些 HIV 感染的患者中，艾滋病相关的肾小球疾病是导致肾衰竭的重要原因。当艾滋病患者病情进行性恶化时，肾脏基础疾病是否加速了艾滋病的病程进展，临床上争议颇多。

（三）常规筛检

关于无艾滋病临床表现的血液透析患者是否都需接受 HIV 检测的问题，尚无肯定答案。CDC 认为不需要对每个透析患者进行检测，但在某些高危人群较集中的透析中心，应常规检测 HIV。

（四）HIV 感染患者的透析治疗

CDC 认为在决定尿毒症患者选择哪一种透析方式时不必考虑患者是否感染 HIV。家庭透析能够减少 HIV 在患者和医护人员中的传播，但 HIV 感染者的腹膜透析超滤液具有传染性，应当正确处置。若患者选择血液透析治疗时，CDC 只要求医护人员在接触此类患者时严格遵循关于预防感染的特殊操作，而不提倡专设透析机给 HIV 阳性患者使用，也不禁止其复用透析器。

三、透析患者抗生素和其他药物的使用

（一）一般说明

当透析患者使用主要经肾脏排泄或可经透析清除的药物时，所用剂量应做调整，尤其是万古霉素。鉴于上述原因，用药时需监测血药浓度，对有残余肾功能的患者尽可能测量肌酐或尿素氮的清除率。表 9-1 为透析患者用药指南。

（二）特别药物的说明

1. 四环素类

四环素类抗生素包括金霉素、土霉素、四环素和去甲金霉素，以及多西环素、甲烯土霉

素和米诺环素等半合成四环素，具有抗代谢作用，主要通过肾脏排泄，肾功能不全时易在体内积聚，可使血清尿素氮升高并加重酸中毒，故肾功能不全患者应避免使用四环素。但多西环素可安全用于肾功能不全者。尽管后者也有抗代谢作用，但它经肾排泄 40% 左右，且几乎不被透析清除。米诺环素和盐酸金霉素只有少部分经肾排泄，透析患者应用时不需调整剂量。

2. 红霉素

在非尿毒症患者中，红霉素经肾排泄 12%，故肾功能不全者不需调整剂量。

3. 青毒素类

肾功能正常时，青霉素类药物 40%～80% 经肾脏排泄，血液透析和腹膜透析治疗过程中药物可被中等程度清除，因此透析患者所用剂量应较正常人少，并且可以在透析后追加用药。萘夫西林和苯唑西林与其他青霉素类不同，它们由肝脏和肾脏共同排泄，肝功能正常时不必调整剂量。青霉素类药物在临床上应用广泛，通常均应监测血药浓度。

表 9-1 透析患者用药指南

药物	非尿毒症患者的常规剂量 [a]	半衰期（h）		透析患者所用剂量占非尿毒症患者的百分比（%）	透析患者的常规剂量 [a]	血液透析后追加量	CAPD方案
		非尿毒症患者	透析患者				
抗菌药							
阿米卡星 Amikacin	5～7.5mg/kg，q8～12h	3.1	86	10	1.0～1.5mg/kg，q24～48h	4.0～5.0mg/kg	18～25mg/L
阿莫西林 Amoxicillin	500mg，q8h	1.5	10～15	50～75	500mg，q12h	DAD	同血液透析 [b]
氨苄西林 Ampicillin	0.5～2.0g，q4～6h	1.0	10～15	50	0.5～1g，q12h	DAD	同血液透析
氨苄西林/舒巴坦 Ampicillin/Sulbactam	1.5g，q6h	同氨苄西林			1.5g，q12h	DAD	同血液透析
齐多夫定 Azithromycin	500mg，qd×1d；250mg，qd×1d	68	?	100	500mg，qd×1d；250mg，qd×1d	DAD	同血液透析
阿洛西林 Azlocillin	3g，q4～6h	1.0	6	50	2g，q8～12h	DAD	同血液透析
氨曲南 Aztreonam	0.5～2.0g，q8h	1.7	6	25～50	1g，q24h	500mg	同血液透析
头孢克洛 Cefaclor	0.25～0.5g，po，q8h	0.75	2.8	33	250mg，q12h	250mg	同血液透析
头孢羟氨苄 Cefadroxil	0.5～1g，q12h	1.4	22	25～50	0.5～1g，q24～48h	0.5～1g	同血液透析 [b]
头孢孟多 Cefamandole	0.5～2g，q4～6h	1.0	11	25	0.5g，q8～12h	500mg	同血液透析
头孢唑啉钠 Cefazolin sodium	0.5～1.5g，q8h	1.8	35	10～25	1.0～1.5g，q48～72h	DAD [c]	500mg，q24h
头孢吡肟 Cefepime	1～2g，q6～12h	2	18	25	0.25～1.0g，qd	500mg	?
头孢克肟 Cefixime	200mg，q12h	3.6	13	50	200mg，q24h	200mg	同血液透析

药物	非尿毒症患者的常规剂量[a]	半衰期（h）		透析患者所用剂量占非尿毒症患者的百分比（%）	透析患者的常规剂量[a]	血液透析后追加量	CAPD方案
		非尿毒症患者	透析患者				
头孢尼西钠 Cefonicid sodium	1.0～2.0g，q24h	4.4	17～56	10	250mg，q72h	无	同血液透析
头孢哌酮 Cefopeerazone	2g，q12h	2.1	2.9	100	2g，q12h	1g	同血液透析
头孢噻肟钠 Cefotaxime sodium	1～2g，q6h	1.0	2.6	50	1～2g，q24h	1g	0.5～1g，q24h
头孢替坦 Cefotetan	1～2g，q12h	3.0	14～35	25	1～2g，q48h	DAD	1g，q2h
头孢西丁 Cefoxitin	1～2g，q4～6h	0.7	18	15	0.5～1.0g，q24h	1g	同血液透析
头孢他啶 Ceftazidime	0.5～2.0g，q8～12h	1.6	18～34	15	1g，q48h	DAD	0.5g，q24h
头孢唑肟钠 Ceftizoxime sodium	1～4g，q8～12h	1.4	30	10～25	1～2g，q48h	DAD	1g，q24h
头孢曲松 Ceftriaxone	1～2g，q24h	8.0	15	50～100	1g，q24h	DAD	750mg，q12h
头孢夫辛 Cefuroxime	0.75～1.5g，q8h	1.7	17	33	750mg，q2～4h	DAD	同血液透析
头孢氨苄 Cephalexin	0.25～1.0g，po，q6h	0.9	30	25	500mg，q12h	DAD	同血液透析
头孢噻吩钠 Cephalothin sodium	0.5～2.0g，q4～6h	0.7	12	50	1g，q12h	DAD	同血液透析
头孢匹林钠 Cephapirin sodium	0.5～2.0g，q4～6h	0.7	2.6	50	1g，q12h	DAD	同血液透析
头孢拉定 Cephradine	0.5g，po，q6h	1.3	12	25	250mg，q12h	DAD	同血液透析
氯霉素 Chloramphenicol	1g，q6h	4.0	4.0	100	1g，q6h	无	同血液透析
环丙沙星 Ciprofloxacin	500mg，q12h，po；400mg，q12h，i.v.	4.0	5.8	50	250mg，q12h，po；200mg，q12h，i.v.	无	同血液透析
克拉霉素 Clarithromycin	250～500mg，q12h	3～7	?	50	250mg，qd	DAD	同血液透析
克林霉素 Clindamycin	600～900mg，q8h	2.7	4.0	100	600～900mg，q8h	无	同血液透析
双氯西林 Dicloxacillin	0.25g，q6h	0.7	1.3	100	0.25g，q6h	无	同血液透析
多西环素 Dixycycline	100mg，q24h	18	21	100	100mg，q24h	无	同血液透析
依喏沙星 Enoxacin	200～400mg，q12h	36	?	50	200～400mg，首剂；100～200mg，q12h	DAD	同血液透析
红霉素 Erythromycin	250～500mg，q6h	1.6	4.5	100（?）	250～500mg，q12h	无	同血液透析

续表

药物	非尿毒症患者的常规剂量[a]	半衰期（h）		透析患者所用剂量占非尿毒症患者的百分比(%)	透析患者的常规剂量[a]	血液透析后追加量	CAPD方案
		非尿毒症患者	透析患者				
盐酸乙胺丁醇 Ethambutol Hydrochloride	15mg/kg，q24h	3.1	9.0	60	15mg/kg，q48h	DAD	15mg/kg，q48h
硫酸庆大霉素 Gentarmicin sulfate	1.5mg/kg，q8h	3.1	60	10	见正文	见正文	见正文
亚胺培南 Imipenem	0.5～1.0g，q6～8h	1.0	3.7	50	125～280mg，q12h	DAD	同血液透析
异烟肼 Isoniazid	300mg，qd	1.4；5.2	2.3（快）；10.7（慢）	66～100[d]	300mg，qd	DAD	同血液透析
左旋氧氟沙星 Levofloxacin	500mg，qd	6～7	35	25	250mg，q48h	?	同血液透析
利奈唑胺 Linexolid	400～600mg，bid	?	?	100（ND）	?	DAD	?
洛美沙星 Lomefloxacin	400mg，qd	8	45	50	400mg×1d；200mg，qd	无	同血液透析
杏仁酸乌洛托品 Methenamine Mandelate	1g，po，q6h			肾衰竭患者避免使用			
甲硝唑 Metronidazole	500mg，q6h	8.5	8.5	50	250mg，q6h	DAD	同血液透析
美洛西林 Mezlocillin	3g，q4～6h	0.9	4.0	25	2.0g，q8h	DAD	同血液透析
拉氧头孢二钠 Moxalactam disodium	0.5～4.0g，q8～12h	2.3	21	25	1g，q24h	DAD	同血液透析
萘夫西林钠 Nafcillin sodium	0.5～1.0g，q4～6h	0.5	1.2	100	0.5～1.0g，q4～6h	无	同血液透析
萘啶酮酸 Nalidixic acid	1g，po，q6h			肾衰竭患者避免使用			
新霉素 Neomycin	6.6mg/kg，po，q6h			肾衰竭患者避免使用			
硫酸萘替米星 Netilmicin sulfate	1.3～2.2mg/kg，q8h	2.7	40	10	2.0mg/kg×1剂量 0.3mg/kg，q24h	1～2mg/kg	见正文
呋喃妥英 Nitrofurantoin	0.5～1.0g，po，q6h			肾衰竭患者避免使用			
氧氟沙星 Ofloxacin	200～400mg，q12h	7.0	35	25	100～200mg，q24h	DAD	同血液透析
苯唑西林钠 Oxacillin sodium	0.5～1.0g，q4～6h	0.4	1.0	100	0.5～1.0g，q4～6h	无	同血液透析
青霉素 G Penicillin G	0.3～5.0mU，q4～6h	0.5	10	25～50	1.5mU，q12h	DAD	同血液透析
青霉素 V Penicillin V	250mg，q6h	1.0	4.0	50	250mg，q12h	250mg	同血液透析
哌拉西林 Peperacillin	3～4g，q4～6h	1.2	4.2	50	3～4g，q8h	DAD	同血液透析

药物	非尿毒症患者的常规剂量 [a]	半衰期（h）		透析患者所用剂量占非尿毒症患者的百分比(%)	透析患者的常规剂量 [a]	血液透析后追加量	CAPD方案
		非尿毒症患者	透析患者				
哌拉西林/他唑巴坦 Piperacillin/Tazobactam	3.375g，q6h	1.2	4.2	50	2.25g，q8h	DAD	同血液透析
利福布汀 Rifabutin	300mg，gd	45	45	100	300mg，qd	?	?
利福平 Rifampin	600mg，qd	3.5	4.0	100	600mg，qd	无	同血液透析
司帕沙星 Sparfloxacin	负荷量400mg后200mg，qd	20	40	50	200mg，q48h	?	?
盐酸大观霉素 Spectinomycin Hydrochloride	2g/次	1.7	24	100	2g/次	无	同血液透析
硫酸链霉素 Streptomycin Sulfate	500mg，q12h	2.5	70	15	500mg，q72h	250mg	20～40mg/L
替卡西林 Ticarcillin	3g，q4～6h	1.5	15	25	1～2g，q12h	2g	同血液透析 [e]
替卡西林/克拉维酸 Ticarcillin/Clavullanate	3.1g，q6h		同替卡西林		负荷量3.1g后2g，q12h	3.1g	3.1g，q12h
妥布霉素 Tobramycin	1.5mg/kg，q8h	3.1	70	10	见正文	见正文	见正文
甲氧苄啶-磺胺甲噁唑 Trimethoprim（T）-sulfamethoxazole（S）	0.16g/0.8g，q12h	11（T）；11（S）	26（T）；35（S）	50	0.16g/0.8g，q24h	DAD	同血液透析
盐酸万古霉素 Vancomycin Hydrochloride	1g，q12h	5.6	200	<10	1g，q7～10d	见正文	见正文
抗病毒药							
阿昔洛韦IV Acyclovir IV	5～10mg/kg，q8h	3.0	19.5	15～20	2.5～5mg/kg，q24h	2.5mg/kg	同血液透析
阿昔洛韦PO Acyclovir PO	0.2～0.8g，qd×5d				0.2～0.8g，q24h	0.4g	同血液透析
盐酸金刚烷胺 Amantadine Hydrochloride	100mg，q12h	24	500	<10	100mg，qwk [f]	无	同血液透析
地拉维定 Delavirdine	400mg，q8h	6.0	?	100（ND）	?	?	?
去羟肌苷 Didanosine	200～300mg，bid	1.5	?	见正文	见正文	?	?
泛昔洛韦 Famciclovir	125～500mg，q8～12h	2.3	19	25	125～250mg，q48h	?	?
膦甲酸钠 Foscarnet sodium	60mg/kg，q8h×3周后90～120mg/kg，q24h	3.0	?	见正文	见正文	?	?
更昔洛韦 Ganciclovir	5mg/kg，q12～24h	2.7	29	25	0.625～1.25mg/kg，3次/周	DAD	同血液透析
印地那韦 Indinavir	800mg，q8h	1.8	?	100（ND）	?	?	?

续表

药物	非尿毒症患者的常规剂量[a]	半衰期（h）		透析患者所用剂量占非尿毒症患者的百分比(%)	透析患者的常规剂量[a]	血液透析后追加量	CAPD方案
		非尿毒症患者	透析患者				
拉米夫定 Lamivudine	150mg，q12h	5～11	20	12	负荷量50mg后25mg，qd	?	?
奈非那韦 Nelfinavir	750mg，q8h	2～3.5	?	?	?	?	?
尼维拉平 Nevirapine	200mg，qd×14d，然后200mg，q12h	40	?	100（ND）	?	?	?
利巴韦林 Ribavirin	200mg，q8h	30～60	?	50	200mg，q12h	DAD	同血液透析
金刚乙胺 Rimantidine	100mg，q12h	32	50	50	100mg，qd	无	?
利托那韦 Ritonavir	600mg，q12h	3.5	?	100（ND）	?	?	?
沙喹那韦 Saquinavir	600mg，q8h	1～2?	?	100（ND）	?	?	?
斯坦夫定 Stavudine	>60kg：40mg，q12h；<60kg：30mg，q12h	1.2	7	12	>60kg：20mg，qd；<60kg：15mg，qd	?	?
代昔洛韦 Valacyclovir	0.5～1.0g，q8～12h	3	14	15	500mg，qd	DAD	同血液透析
阿糖腺苷 Vidarabine	10～15mg/（kg·d）	3.5[g]	4.7[g]	75	无数据	DAD	同血液透析
扎西他滨 Zalcitabine	0.375～0.750mg，q8h	2	?	50	0.75mg，q24h	?	?
齐多夫定 Zidovudine	100mg，qd×1d；200mg，qd	30	?	100	200mg，qd	DAD	同血液透析
抗真菌药							
两性霉素B Amphotericin B	35～75mg，qd	24	24	100	35～70mg，qd	无	同血液透析
氟康唑 Fluconazole	400mg，qd×1d；200mg，qd	30	?	100	200mg，qd	DAD	同血液透析
氟胞嘧啶 Flucytosine	1.5g，q6h	4.2	100	10～25	0.5～1.0g，q48h	DAD	0.5～1.0g，q24h
伊曲康唑 Itraconazole	200mg，q12h	21	25	100	200mg，q12h	无	同血液透析
酮康唑 Ketoconazole	200mg，q12～24h	8.0	8.0	100	200mg，q12～24h	无	同血液透析
硝酸米康唑 Miconazole nitrate	多样	24	24	100	多样	无	同血液透析

注：CAPD，持续性非卧床腹膜透析；DAD，透析后不需追加剂量，透析日于透析后用药；ND，虽无数据或无足够的数据，但一般情况下不需减少药量。

a，治疗中度或重度感染的常用剂量；b，以血液透析患者的常用剂量给予；c，因半衰期延长，可每周3次在透析后使用；d，在对药物乙酰化速度较快者不需减少用药剂量；e，腹膜透析时可将药物剂量增加至3g，q12h；f，如无血药浓度的监测，则应避免长期使用；g，所示为药物黄嘌呤代谢产物的半衰期；?，目前尚不清楚。

4. 头孢菌素类

正常情况下头孢菌素类大部分（30%～96%）经肾排泄，透析患者几乎都需减少用药剂量。多数药物经透析而部分清除。近年来，一些较新的长效头孢菌素类药物（如头孢唑林、头孢他啶、头孢唑肟等）只需每周使用 3 次（如对每周透析 3 次的患者可在每次透析后给予）。

5. 氨基糖苷类

氨基糖苷类药物 90%以上经肾排泄，透析患者必须减少药物剂量。透析中药物大部分被清除，故在血液透析后需补充药量或在腹膜透析液中添加药物。这类药物有明确的耳毒性（包括前庭功能损害和听力减退）和肾毒性，有致残余肾功能丧失的危险，故尽量避免使用。

（1）庆大霉素和妥布霉素

1）血液透析患者：通常的负荷剂量为 1.5～2.0mg/kg，而后在每次透析结束后以 1.0mg/kg 的剂量给予。尽管庆大霉素和妥布霉素主要经肾排泄，但有报道透析患者 1 日的肾外排泄量可达 20～30mg。透析后的用药量包括透析过程中被透出的部分、肾外排泄的部分及残余肾组织排泄的部分，追加剂量的波动范围很大，可以 1.0mg/kg 的量追加，也可根据血药浓度调整。

2）腹膜透析患者：早期在无腹膜感染的持续性非卧床腹膜透析（CAPD）和持续循环性腹膜透析（CCPD）患者中使用上述抗生素时，常规静脉给予负荷量后，在每升腹膜透析液中加入 6mg 该药物。尽管该方法简单，但缺乏药效学和用药安全性的评价。另一种给药方法是 CAPD 和 CCPD 患者注射常规负荷量后，根据血药浓度予小剂量静脉推注或肌内注射，也可腹腔内给药。对非腹腔感染患者不主张腹腔内用药。

（2）阿米卡星：用药原则同庆大霉素和妥布霉素。负荷量为 5.0～7.5mg/kg。血液透析患者透析后的用药量为 4.0～5.0mg/kg。腹膜透析患者推荐的用药方案是在每升腹膜透析液中加入 18～25mg 该药物。目前趋向更小剂量用药。

（3）奈替米星：负荷剂量为 2.0mg/kg，透析后的剂量为 1～2mg/kg。腹膜透析患者的用量同庆大霉素和妥布霉素。

（4）链霉素：血液透析患者透析后通常给予正常剂量（非尿毒症者用量）的一半；对 CAPD 患者，可在每升腹膜透析液中加入 20mg。

（5）血药浓度监测：所有的血液透析患者使用氨基糖苷类药物时均需监测血药浓度，发生腹膜炎时腹腔用药可不必监测。当出现严重感染，且细菌只对氨基糖苷类敏感时，或因治疗疗程延长而导致听力减退和前庭功能受损的危险性升高时，血药浓度的监测尤为重要。

1）氨基糖苷类的血药峰浓度：透析患者的药物分布容积同非尿毒症患者。因此，在相近的血药谷浓度的基础上以同样的方式相同剂量给药后，其血药峰浓度应与非尿毒症患者相似。

2）氨基糖苷类的血药谷浓度：对非尿毒症患者，药物的剂量应根据血药曲线的谷值调整。庆大霉素、妥布霉素和奈替米星的血药浓度比治疗值高出 2μg/ml 或阿米卡星的血药浓度超出 10μg/ml 就有耳毒性危险。透析患者由于药动学发生改变，用药剂量的调整尤为重要，应将血药谷浓度纳入考虑范围。例如，当透析后给予庆大霉素后，药物的谷浓度与透析的频率、给药的剂量和药物的半衰期等相关。每日透析甚至隔日透析时，治疗药物的峰浓度（给药后 1 小时出现）为 4.0～6.0μg/ml，故治疗药物的谷浓度（下一次透析前的血药浓度）可＞2μg/ml。因此，若要达到有效的药物治疗浓度，透析前的血药浓度应＞2μg/ml。当透析前的血药浓度远＞2μg/ml 时是否会增加发生耳毒性的概率，目前尚无定论，但在疗程＞7～10 日时，尤其要注意上述毒副作用。

腹膜透析患者，尤其是腹腔注射氨基糖苷类药物，能使庆大霉素、妥布霉素和奈替米星的随机血药浓度＞2μg/ml，阿米卡星的血药浓度亦可＞8μg/ml。例如，在每升透析液中加入 6mg 庆大霉素可使血药浓度稳定在 3～6μg/ml，后者可能会造成听力和前庭功能损伤。因此，我们建议腹腔注射氨基糖苷类药物 1 日至多 1 次并在疗程延长时降低腹膜透析液中的药物浓度。

当获得最小抑菌浓度时，一旦明确病原体，即可获得氨基糖苷类药物的最小抑菌浓度（MIC）。在治疗上应保证血药浓度在 MIC 的 4 倍以上。用药上要保证血药浓度不超过治疗范围的上限，但某些情况下药物的 MIC 相当低，以至于在药物减量时不必考虑其治疗效果。

6. 甲氧苄啶-磺胺甲噁唑

甲氧苄啶 80%～90%自肾脏排泄。甲氧苄啶可使肾功能不全患者血清肌酐水平有所上升，主要是因为药物可抑制肾小管分泌肌酐，该现象不受肾小球滤过率下降的影响。肾功能正常者，磺胺甲噁唑 20%～30%由肾排泄。血液透析时上述两种药物都能被较好地清除，但腹膜透析对其清除效果差。

治疗尿路感染可 1 日 2 次口服甲氧苄啶 80mg 和磺胺甲噁唑 400mg。静脉大剂量用药（治疗卡氏肺孢子虫病）时，磺胺甲噁唑通常给予常规剂量（20mg/kg）的一半。药物可增加透析患者白细胞减少的发生率，因此需加强此类药物的监控。

7. 喷他脒

喷他脒近年来广泛地应用于合并卡氏肺孢子虫病的艾滋病患者。该药有潜在的肾毒性，经肾排泄量极少，血液透析时不被清除，常规剂量为每日 300～600mg。

8. 万古霉素

万古霉素用于治疗透析患者严重的革兰阳性细菌感染尤为有效。正常情况下该药经肾脏排泄，因而在肾功能不全时可延长用药间期。使用普通透析器时药物几乎不被透出，但高通量透析器可清除部分药物。目前临床上已不再提倡以往的用药原则（初始量为 20mg/kg，以 15mg/kg 的剂量追加，每 7 日 1 次）。有报道在每次高通量透析后给药 500mg，可成功地控制感染。但对于有残余肾功能或接受连续性肾脏替代疗法的患者，万古霉素的剂量要加大。为了达到有效的杀菌效果同时又避免耳毒性，应监测血药浓度，治疗所需的血药峰浓度和谷浓度分别为 30～40μg/ml 和 5～10μg/ml。对于严重感染的危重患者，开始以 20mg/kg 的剂量给予，1 小时后测量药物的峰浓度，之后连续 6 日测量血药浓度，根据测量结果指导下一步的用药方案。

腹膜透析时万古霉素也只有少量被透析，所用剂量与每周血液透析 3 次使用低通量透析器的患者相近。

9. 利福平

利福平在透析患者中的使用率有所上升，主要是由于皮肤出口处金黄色葡萄球菌感染。在非尿毒症患者中药物仅 7% 经肾排泄，故透析患者使用时不必调整用药剂量。

10. 异烟肼、乙胺丁醇、链霉素

异烟肼通过肾脏排泄的百分率取决于患者对药物乙酰化速度是快（肾排泄率为 7%）还是慢（肾排泄率为 30%）。异烟肼可被透析清除，肾功能不全时药物经肾排泄减少可通过透析时的清除所抵消，因此，通常不需调整剂量。但有些学者建议对药物乙酰化程度慢的透析患者可适当减少用药量，如要将 300mg/d 调整为 200mg/d。

肾功能正常时，乙胺丁醇和链霉素经肾排泄量分别为 80% 和 40%，在肾衰竭时需要减少用药剂量。

11. 西司他丁

西司他丁为肾脏二肽酶抑制剂，后者可降解亚胺培南。肾衰竭时，药物的半衰期可延长至 1~15 小时不等，但它可被透析清除。目前市场上供应的药品为西司他丁和亚胺培南 1∶1 的混合物。

12. 克拉维酸

克拉维酸是一种 β 内酰胺酶抑制剂，该药可延缓细菌对青霉素类和头孢类药物的耐药性。临床上广泛应用的奥格门汀和特美汀是克拉维酸和阿莫西林或替卡西林的混合物。肾衰竭时克拉维酸可被部分清除，它的半衰期为 0.075~5.0 小时。克拉维酸与青霉素的混合制剂的用量与青霉素用量相近。

13. 氟喹诺酮类

终末期肾病患者需减少左旋氧氟沙星的剂量。左旋氧氟沙星和右旋氧氟沙星的混合制剂现已很少使用，以往肾功能不全患者使用这种消旋药物时都需调整剂量。

14. 治疗流感的药物

金刚烷胺主要用于甲型流感的预防，药物几乎全部以原形经肾排除，因此血液透析患者使用它时要格外慎重。该药的分布容积很大，血液透析或腹膜透析时只有少量被清除。金刚乙胺为金刚烷胺的衍生物，作用与后者相似，但对甲型流感病毒的活性比后者强 2~4 倍，口服后约 25% 经肾排泄，其余通过肝脏排泄，血液透析时药物不被清除。透析患者预防和治疗流感的常规剂量为每日 200mg，连续用 5~7 日，在症状出现的 48 小时内用药效果最佳。

15. 抗逆转录病毒制剂

临床上使用最早的抗逆转录病毒药物是齐多夫定，它自 1987 年投入使用，现在已成功地应用于终末期肾病患者的病毒感染。肾功能正常时，本品先在肝内代谢成无活性的葡萄糖醛酸盐 3′-叠氮-3′-脱氧-5-O-D-葡萄糖吡喃糖苷胸腺嘧啶（GZDV），20% 的代谢产物以原形经肾排泄。然而在肾衰竭的患者中，由于药物的清除率降低，GZDV 在体内积聚，因而用药剂量需减量 50% 左右。临床上观察到透析患者 1 日 3 次，每次服用 100mg 齐多夫定会造成严重的粒细胞减少症。药物及其代谢产物均不能通过血液透析或腹膜透析清除。其他核苷逆转录酶抑制剂（双去氧腺苷、zalcitabine、拉米夫定等）在肾衰竭患者的应用中也需调整剂量。非核苷逆转录酶抑制剂，如尼维拉平、地拉维定等药物的肾清除率与核苷逆转录酶抑制剂不同。大多数蛋白酶抑制剂，如利托那韦、印地那韦、奈非那韦等在肾衰竭患者中也需要减少用量。但是，药物与药物之间的相互作用，药物与其经肝脏细胞色素酶 P_{450} 同工酶体系作用的代谢产物间的相互作用十分复杂，这些因素都会影响肾衰竭患者的用药剂量。

16. 阿昔洛韦、伐昔洛韦、代昔洛韦

这三种药物均用于治疗单纯疱疹病毒和带状疱疹病毒感染。根据文献和临床经验，透析患者尤其是持续性非卧床腹膜透析患者若使用常规剂量的阿昔洛韦（800mg，q12h）可能出现神经毒性等副作用，故普通人群的用药量对透析患者而言是过量了。目前，临床上推荐的阿昔洛韦使用量见表 9-1。伐昔洛韦和代昔洛韦同用需减少剂量。

17. 其他抗病毒药

一些抗病毒药（膦甲酸钠、丙氧鸟苷，cidofovir）目前主要用于治疗免疫缺陷患者的疱疹病毒感染和 CMV 病毒感染。丙氧鸟苷的剂量需减少 75% 左右。由于在血液透析治疗中药物可被大量清除，故通常在透析后给药。关于膦甲酸钠和双去氧肌苷在终末期肾病患者中的用药剂量所知甚少，但鉴于其半衰期的延长，理论上用药次数和用药总量应减少。在肾功能正常者中，Didofovir 治疗 CMV 感染的用法为：先以 5mg/kg 的剂量给药，每周 1 次，连续 2 周；随后以 5mg/kg 的剂量每 2 周 1 次维持。当内生肌酐清除率＜10ml/min 时，用药量要减少 90% 左右。血液透析或腹膜透析时该药物具体的清除率不详，患者均需密切随访血象，了解有无骨髓抑制的发生。

四、药物剂量减少与用药间期的延长

两种方式都无特殊的优势，所以选用任何一种方式都是可行的，但临床上常减少药物用量。

五、透析后追加

透析后所需追加的药物剂量罗列在表 9-1 中，追加的剂量都在维持量的基础上给予。表中推荐的透析后补充剂量是根据常规透析治疗（低通量透析器，历时 4 小时）时各种药物被清除的情况而制定的。在某些情况下，透析中药物被清除的量较少，若在透析后添加剂量容易使血药浓度过高，此时调整给药间期相对方便。一般情况下，腹膜透析和血液透析患者的用药剂量相近。

六、感染的综合预防

1. 感染控制知识培训与教育

对医务人员培训，每年至少 1 次。新进人员上岗前进行下列知识培训：合理的手卫生技术；合理使用个人防护设施；血源感染传播模式；血液透析单位感染控制规范与其他部门标准预防的差别；患者药物的合理操作与分发；HBsAg 阳性患者隔离措施，如隔离室、血透机、器材、药物与工作人员的隔离；关于初始操作、护理和通路维持的感染控制技术；使微生物传播最少的清洁与消毒技术；监测与预防实施记录汇总和保存，包括 HBV 与

HCV 血清学检查结果，HBV 预防接种情况，水与透析质量监测记录，菌血症事故和感染引起的通路消失及其他不良事故等。对患者及其家属的教育与培训应从入院时进行，以后每年至少 1 次，具体为：个人卫生与洗手技术，患者对通路护理的职责和感染预防控制知识，免疫措施与方法。

2. 医务人员的自我防护

进入血液透析室需更衣、换鞋、戴帽子与口鼻罩，严格洗手；接触血液、分泌物、排泄物或污染物时戴手套、口鼻罩、眼罩、帽，穿隔离衣、鞋；收集、整理与清洗污染物时加穿防水围裙与袖套；防止自身皮肤受注射针头、手术刀或其他利器和尖锐物刺伤、割伤，如不慎受患者血液污染，须立即处理；医务人员定期（每半年）体检（HBV 与 HCV 感染指标检测），接种乙肝疫苗，凡患有血源性传播疾病者，应按规定暂时或永久调离。

3. 对患者的具体预防控制措施

进行感染控制行为与效果、水质与透析液及事故监测。常规做 HBV 与 HCV 感染指标检测（不推荐做 HDV、HIV 检查），尽早做到不同病种患者隔离。工作人员不同时护理感染患者与易感患者，注重手与环境物体表面常规消毒。

病室内物品不共用，未使用过的物品（如注射器、药瓶、酒精棉球等）不应再带回到清洁区或用于其他患者；非一次性的不能清洁消毒的物品使用后应丢弃或单个患者使用。

制备、存放药物和清洁器材的区域应明确标示，与血液透析操作区域、存放污染（或用过的）器材及血样或有害生物容量的区域分开；限制使用仪器设备、器材、药物与药盘；分别分发各患者药物，病室内禁止使用制备与分发药物的手推车。

静脉内注射多剂量小药瓶不能多次穿刺（仅能穿刺 1 次），不将多个小药瓶内的残留药液集中使用，不携带多剂量小药瓶在患者间流动。病室内用以存放清洁器材的供应车应放在离患者有足够距离的地方以避免被污染，并不能在患者间移动分发器材。患者每次治疗时，使用外部压力变换过滤保护器，以预防透析机压力监测仪污染，不同患者之间更换过滤保护器不能复用（内部压力变换过滤保护器不需常规更换）。各患者治疗后应进行清洁消毒，特别注意消毒透析机控制面板及经常接触的可能被血液污染的表面，如机器（每次用后排水、冲洗与消毒）、医疗器械（剪、钳、夹、听诊器、血压计等）、台面、床、柜（包括顶部）、椅；丢弃所有液体，清洁消毒所有容器。需复用的透析器及其管道，应夹住管路，放入不漏水的容器内送至复用区。手套用后丢入不漏水的容器内，治疗、护理不同患者应更换手套，并用肥皂、流动水或消毒液洗手。及时处理溢出的血液，清除污物；潜在感染性废物放入防漏包装内由指定单位回收。

急性肾衰竭患者血液透析前应确定其是否有 HBsAg 感染，阳性者应在隔离室血液透析。

4. HBV 感染的预防控制（除针对所有血液透析患者的措施外）

（1）免疫保护：对所有 HBV 易感患者及工作人员应接种 HBV 疫苗。HBV 疫苗对工作人员的保护有重要意义，但血液透析患者对疫苗的反应较差，是预防 HBV 的补充措施。粒细胞-巨噬细胞刺激因子（GM-CSF）作为一种安全的疫苗辅助剂，可加速与提高血液透析患者的反应性，对血液透析患者的保护率可达 70%。完成 HBV 疫苗接种后 1～2 个月，如表面抗体（ABsAb）≥10mU/ml，认为反应充分；如接种者 HBsAb＜10mU/ml，应再接种。

（2）注重隔离措施：设隔离室、专职工作人员、专用透析机、设备与器材，室内所有物品专用。HBsAg 阳性患者应使用一次性透析器具，因复用可增加 HBV 易感工作人员的感染危险。美国 CDC 1976～1989 年监测资料表明，采取 HBsAg 阳性患者隔离的透析单位 HBV 感染发生率低于未隔离的透析单位（下降了 70%～80%）。

（3）发生 HBsAg 阳转时的处理：①分析周期住院所有患者常规实验室检查结果，并增加检查，以及早发现其他病例；②调查潜在感染源，如感染患者近期病史（输血、手术、住院）、高危行为（药物注射、性行为）及对感染控制规范的执行情况，以确定传播是否可能发生于血液透析单位内；③1～2 个月后复查 HBsAg 并做抗 HCV 检测，6 个月后再次复查 HBsAg 及抗 HCV，确定临床结论；如 HBsAg 转阴，患者不再具有感染性，可撤销隔离。

5. HCV 与 HIV 感染的预防控制（除针对所有血液透析患者的措施外）

人体感染 HCV 或 HIV 后不易产生保护性抗体，目前尚无疫苗预防，采用 CDC 的"普通预防"措施对防止 HCV 与 HIV 在血液透析单位的传播有重要作用。

（1）提高医务人员对感染危险的认识：医务人员应自觉采取预防控制措施，把任何血液都视为潜在危险，做好个人防护，严防利器刺伤而意外出血。让 HCV 感染者了解如何预防肝损害发展，预防将 HCV 传给他人。

（2）发生抗 HCV 或抗 HIV 阳转时的处理：分析同期住院的所有患者常规实验室检查结果，并在 6 个月内对抗 HCV 或抗 HIV 阴性患者进行抗 HCV 或抗 HIV 复查，以及早发现其他病例；调查潜在感染源。

6. 对各种物品进行严格消毒灭菌

（1）各种物品消毒灭菌方法：①污染透析器消毒，用 0.35% 的过氧乙酸或含有效氯 2000mg/L 的消毒剂浸泡消毒 1 小时；②透析器使用前灭菌，用 4% 的甲醛溶液浸泡 24 小时，2% 的戊二醛浸泡 10 小时或 0.35% 的过氧乙酸浸泡 3 小时以上；③血透机消毒，用 0.2% 的过氧乙酸或含有效氯 1000～2000mg/L 的消毒剂冲洗 20 分钟以上；④环境物体表面消毒，用含有效氯 2000mg/L 的消毒剂作用 1 小时。

（2）自我监测频率与评价标准：①必须每月对透析用水、透析液进行监测，当疑有透析液污染或有严重污染病例时，应增加采样点如原水口、软化水出口、反渗水出口、透析液配液口等，标准值为：透析用水的细菌菌落总数≤200CFU/ml，不得检出致病微生物；透析液的细菌菌落总数≤2000CFU/ml，不得检出致病微生物。②必须每季度对医疗用品与血液透析环境进行监测，并达到如下标准值：进入人体无菌组织、器官，或接触破损皮肤黏膜的医疗用品必须无菌；接触黏膜的医疗用品，细菌菌落总数≤20CFU/g 或≤20CFU/100cm²，不得检出致病微生物；接触皮肤的医疗用品，细菌菌落总数≤200CFU/g 或≤20CFU/100m²，不得检出致病微生物；无菌器械保存液必须无菌；空气（消毒后与医疗活动前采样）细菌菌落总数≤500CFU/m³；物体表面（消毒后 4 小时内采样）细菌菌落总数≤10CFU/cm²；医务人员的手（接触患者，从事医疗活动前采样）细菌菌落总数≤10CFU/cm²。

（柯剑婷　李　宓）

参 考 文 献

陈朝生, 唐少华. 2000. 维持性血液透析患者丙型肝炎病毒感染的研究[J]. 中华医院感染学杂志, 10 (3): 184-185.

陈丽盟, 李学旺, 彭立人, 等. 2002. 维持性血液透析的尿毒症患者乙型丙型肝炎病毒感染情况研究. 中国实用内科杂志, 22 (7): 408.

陈香美. 2010. 血液净化标准操作规程. 北京: 人民军医出版社: 4.

杜兰屏, 胡仲仪, 陈同均, 等. 1998. 血液透析患者中庚型肝炎感染的初步观察. 中华肾脏病杂志, 14 (14): 325.

刘惠兰, 李国刚, 段晓峰, 等. 1998. 血液透析患者乙、丙肝炎感染的状况. 中华内科杂志, 37: 758.

陆福明, 袁正宏, 樊淑玲, 等. 1998. 庚型肝炎病毒在血液透析患者中感染情况及基因通源性分析. 中华肾脏病杂志, 14: 278.

孟建中, 李丹丹, 彭侃夫, 等. 2003. 血液透析患者 PGE2 含量与 T 细胞亚群和 NK 细胞活性的关系. 中国血液净化, 2 (6): 386.

孟建中, 彭侃夫, 李丹丹, 等. 2004. 补体调节蛋白 CD59 基因表达及转化生长因子 β1 在血液透析中的变化及其意义. 中国免疫学杂志, 20 (3): 212-216.

商庆华, 于建国, 张学平, 等. 2002. 重叠甲型肝炎病毒感染对慢性乙型肝炎影响的对比研究. 解放军医学杂志, 27: 504-506.

孙阳, 李学旺. 1997. 透析与结核病. 国外医学内科学分册, 24: 156-160.

王勒, 龚晓霖. 2000. 113 例抗 HEV 阳性者重叠感染其他类型肝炎病毒的血清学分析. 上海医学检验杂志, 15 (1): 38.

王梅, 云锐, 左力, 等. 2002. 血液透析患者丙肝及乙肝预防控制措施的效果比较. 中华实用内科杂志, 20 (4): 208-210.

王质刚. 1992. 血液净化学. 北京: 北京科学技术出版社: 56-72, 369-373.

肖观清, 季大玺, 陈朝红, 等. 1997. 血液透析患者和透析中心工作人员丙型肝炎病毒感染的研究. 肾脏病和透析肾移植杂志, 6 (6): 525.

姚鹏, 陈乃玲, 贾克明. 1998. 丙型肝炎病毒与其它病毒的联合感染. 国外医海陆空流行病学传染病学分册, 25: 62-64.

袁莉, 梅长林. 2009. 慢性肾脏病并发丙型肝炎的诊断和防治——KDIGO 临床实践指南解读. 中华肾脏病杂志, 25 (1): 53-57.

战贤梅, 徐萍, 孙亚惠, 等. 2002. 28 所血液透析中心医院感染监测[J]. 中华医院感染学杂志, 12 (1): 38.

张晓莉, 府伟灵. 1999. 维持性血液透析患者丙型肝炎病毒感染的调查及危险因素探讨. 中华医院感染学杂志, 9 (2): 77.

中国华学会传染病学与寄生虫病学分会、肝病学分会联合修订. 2001. 病毒性肝炎防治方案. 中华传染病杂志, 19: 56-62.

中华人民共和国国家技术监督局. 1995. 医院消毒卫生标准 (GB15982-1995).

中华人民共和国卫生部. 2000. 医院感染管理规范 (试行) [S].

中华人民共和国卫生部. 2000. 医院消毒技术规范[S].

竺燕娟, 廖履坦. 1997. 血液透析患者丙型肝炎病毒标志检测. 中华肾脏病杂志, 13 (5): 282-285.

庄辉. 2002. 病毒性肝炎的流行病学及预防. 中国医学论坛报世界胃肠病学大会特刊, 28 (16): 28.

Al-Meshari K, Abu-Taleb N, Alfurayh O I, et al. 2003. Hepatitis C virus infection in a hemodialysis and kidney transplant patients: an 8 year follow-up report. Saudi Med J, 24 (2): 129.

Almorth G, Ekermo B, Mansson A S, et al. 2002. Detection and prevention of hepatitis C in dialysis patients and renal transplant recipients.A long-term follow up (1989-junuary1997).J Intern Med, 251 (2): 119-128.

Angelico M, Morosetti M, Passalacqua S, et al. 2000. Low levels of hepatitis C virus RNA in blood of infected patients under maintenance haemodialysis with high-biocompatibility, high-permeability filters. Dig Liver Dis, 32 (8): 724-728.

Arabi K, Oujemene K. 2001. Epidemiology of hepatitis C virus infection in the Menzel-Bourguiba region.Tunis Med, 79 (12): 672-675.

Barbiano-di-Belgiojoso G, Trezzi M, Scorza D, et al. 1998. HIV infection in dialysis centers in Italy: a nationwide multicenter study. J Nephrol, 11 (5): 249-254.

Barril G, Lopez-Alcorocho J M, Bajo A, et al. 2000. Prevalence of TT virus in serum and peripheral mononuclear cells from a CAPD population. Perit Dial Int, 20 (1): 65-68.

Beathard G A. 1999. Managemant of bacteremia associated with tunnel-cuffed hemodialysis catheters. J Am Soc Nephrol, 10: 1045.

Becker B N, Stone W J. 1997. Options for renal replacement therapy: special considerations. Semin Nephrol, 17 (3): 176-187.

Bloembergen W E, Port F K. 1996. Epidemiological perspective on infections in chronic dialysis patients J. Adv Ren Replace Ther, 3: 201.

Boelaert J R, van Landuyt H W, Gordts B Z, et al. 1996. Nasal and cutaneous carriage of Staphylococcus aureus in hemodialysis patients: The effect of nasal mupirocin. Infect Control Hosp Epidemiol, 17: 809.

Caribaldi R A, Forrest J N, Bryan J A, et al. 1973. Hemodialysis associated hepatitis. JAMA, 225: 304.

Catalano G, Urbani L, Biancofiore G, et al. 2004. Selection and preparation of candidates for combined liver-kidney transplantation: experience at a single center-two case reports. Transplant Proc, 36 (3): 539-540.

Da Roza G, Loewen A, Djurdjev O, et al. 2003. Stage of chronic kidney disease predicts seroconversion after hepatitis B immunization: earlier is better. Am J Kidney Dis, 42 (6): 1184-1192.

Dai C Y, Yu M L, Chuang W L, et al. 2002. Epidemiology an clinical significance of chronic hepatitis-relaid viruses infection in hemodialysis patients from Taiwan.Nephron, 90 (2): 148-153.

Darouiche R O, Raad L L, Heard S O, et al. 1999. A comparison of antimicrobial-impregnated central venous catheters. N Engl J Med, 340: 1.

Dave M B, Shabih K, Blum S. 1998. Maintenance hemodialysis in patients with HIV-associated nephropathy. Clin Nephrol, 50 (6): 367-374.

de Filippi F, Lampertico P, Soffredini R, et al. 2001. High prevalence, low pathogenicity of hepatitis G virus in kidney transplant recipients. Dig Liver Dis, 33 (6): 477-479.

Djordjevic V, Stojanovic K, Stojanovic M, et al. 2000. Prevention of nosocomial transmission of HCV infection in a hemodialysis units. A prospective study[J]. Int J Artif Organs, 23 (3): 181-188.

Djukanovic L, Radovic M, Bakovic J, et al. 2002. Epidemiology of end-stage renal disease and current status of hemodialysis in Yugoslavia[J]. Int J Artif Organs, 25 (9): 852-859.

Einollahi B, Hajarizadeh B, Bakhtiari S, et al. 2003. Pretransplant hepatitis C virus infection and its effect on the post-transplant course of living renal allograft recipients. Castroenterol Hepatol, 18 (7): 836-840.

EI-Sayed N M, Gomatos P J, Beck-Sague C M, et al. 2000. Epidemic transmission of human immunodeficiency virus in renal dialysis centers in Egypt. J Infect Dis, 181 (1): 91-97.

Espinosa M, Martin-Malo A, Alvarez de Lara M A, et al. 2001. Risk of death and liver cirrhosis in anti-HCV-positive long-term haemodialysis patients. Nephrol Dial Transplant, 16 (8): 1669-1674.

Fabrizi F, Martin P. 1999. GBV-C/HGV infection in end-stage renal disease. Nephrol, 12 (3): 131-139.

Fissell R B, Bragg-Gresham J L, Woods J D, et al. 2004. Patterns of hepatitis C prevalence and seroconversion in hemodialysis units from three continents: the DOPPS. Kidney Int, 65 (6): 2335-2342.

Gonzalez-Griego M, Penton E, Delgado G, et al. 2000. Impact of an anti-hepatitis B virus (HBV) immunization program in patients undergoing dialysis in Havana, Cuba Invest Clin, 41 (40): 237-244.

Hassan K, Shternberg L, Alhaj M, et al. 2003. The effect of erythropoietin therapy and hemoglobin levels on the immune response to Engerix-B vaccination chronic kidney disease[J]. Ren Fail, 25 (3): 471-478.

Henrich W L. 1999. Principles and Practice of Dialysis. 2nd Ed. Philadelphia: Lippincott Williams & Wilkins: 12-21, 41-59, 272-284.

Hsu Y S, Chien R N, Yeh C, et al. 2002. Long-term outcome after spontaneous HbeAg seroconversion. On 1 patients with chronic hepatitis B. Hepatology, 35: 1522-1527.

Hwang S J. 2001. Hepatitis C virus infection: an overview.J Microbiol Immuno Infect, 34 (4): 227-234.

Jadoul M, Cornu C, va Ypensele de Strihon C. 1993. Incidence and risk factors for hepatitis C seroconversion in hemodialysis: a prospective study. Kidney Int, 44: 1322.

Johnson R J, Willson R, Yamabe H, et al. 1994. Renal manifestations of hepatitis virus infection. Kidney Int, 46: 1255.

Kairaitis L K, Gottlieb T. 1999. Outcome and complications of temporary haemodialysis catheters. Nephrol Dial Transplant, 14: 1710.

Kidney Disease: Improving Global Outcomes (KDIGO). 2008. KDIGO clinical practice guidelines for the prevention, diagnosis, evaluation, and treatment of hepatitis C in chronic kidney disease. Kidney Int, (109): S1-99.

Levy J, Morgan J, Brown E, et al. 2001. Oxford Handbook of Dialysis. Oxford: Oxford University Press, 487-499.

Ly D, Jr Yee H F, Brezina M, et al. 2002. Hepatitis B surface antigenemia in chronic hemodialysis patients: effect of hepatitis B immunization.Am J Gastroenterol, 97 (1): 138-141.

Mailloux L U, Bellucci A G, Wilkes B M, et al. 1991. Mortality in dialysis patients: Analysis of the causes of death. Am J Kidney Dis, 18: 326.

Maki D G, Cobb L, Garman J K, et al. 1998. Attachable silver-impregnated cuff for prevention of infection with central venous catheters: A prospective randomized multicenter trial. Am J Med, 85: 307.

Marsa G S, Romina A D, Ernesto T Q, et al. 1998. Prevalence of hepatitis B and hepatitis C in hemodialysis patients.Nephrology, 4: 101-105.

Matos J P, Muller B A, Sowinski K M, et al. 2000. Effects of dialyzer reuse on the permeability of low-flux membranes. J Kidney Dis, 35 (5): 839-844.

Meyers C M, Seeff L B, Stehman-Breen C O, et al. 2003. Hepatitis C and renal disease: an update. Am J Kidney Dis, 42 (4): 631-657.

Morin P. 2000. Identification of the bacteriologicalcontamination of a water treatment line used for haemodialysis and its disinfection[J]. J Hosp Infect, 45 (3): 218-224.

Okuda K, Yokosuka O. 2004. Natural history of chronic hepatitis C in patients on hemodialysis: Case control study with 4-23 years of follow-up. World J Castroenterol, 10 (15): 2209-2212.

Owen W F, Pereira B J, Sayegh M H, et al. 2001. Dialysis and Transplantation. Beijing: Science Press, 81-107.

Ozer Etik D, Ocal S, Boyacioglu A S. 2015. Hepatitis C infection in hemodialysis patients: A review. World J Hepatol, 7(6): 885-895.

Perez G R, Perez G A, Verbeelen D, et al. 2002. AM3 (lnmunoferón) as an adjuvant to hepatitis B vaccination in hemodialysis patient.Kindey Int, 61 (5): 1845-1852.

Poignet J L, Desassis J F, Chanton N, et al. 1999. Prevalence of HIV infection in dialysis patients: results of a national multicenter study.Nephrology, 20 (3): 159-163.

Pol S, Vallet-Pichard A, Fontaine H, et al. 2002. HCV infection and hemodialysis. Semin Nephrol, 22 (4): 331-339.

Powe N R, Jaar B, Furth S L, et al. 1999. Septicemia in dialysis patients: Incidence, risk factors and prognosis. Kidney Int, 55: 1081.

Russo M W, Goldsweig C D, Jacobson I M, et al. 2003. Interferon monotherapy for dialysis patients with chronic hepatitis C: an analysis of the literature on efficacy and safety. Am J Gastroenterol, 98 (7): 1610-1615.

Saad T F. 1999. Bacteremia associated with tunneled. Cuffed hemodialysis catheters. Am J Kidney Dis, 34: 1114.

Sampietro M, Badalamenti S, Graziani G, et al. 1997. Hepatitis G virus infection in hemodialysis patients. Kidney Int, 51 (1): 348-352.

Sarnak M J, Jaber B L. 2000. Mortality caused by sepsis in patients with end-stage renal disease compared with the general population. J Kidney Int, 58: 1758.

Schwab S J, Beathard G. 1999. The hemodialysis catheter conundrum. Hate living with them, but can't live without them. Kidney Int, 56: 1.

Scott M K, Mueller B A, Sowinski K M. 1999. The effects of peracetic acid-hydrogen peroxide reprocessing on dialyzer solute and water permeability[J]. Pharmacotherapy, 19 (9): 1042-1049.

Su Y Y, Yan R X, Duan Z P, et al. 2013. Prevalence and risk factors of hepatitis C and B virus infections in hemodialysis patients and their spouses: a multicenter study in Beijing, China. J Med Virol, 85 (3): 425-432.

Tanaka M, Fujiyama S, Tanaka M, et al. 2004. Clinical usefulness of a new hepatitis C virus RNA extraction method using specific capture probe and magnetic particle in hemodialysis patients. Ther Apher Dial, 8 (4): 328-334.

Tanriover B, Carlton D, Saddekni S, et al. 2000. Bacteremia associated with tunneled dialysis catheters: Comparison of two treatment strategies. Kidney Int，57：2151.

Zacks S L，Fried M W. 2001. Hepatitis B and C and renal failure. Infect Dis Clin North Am，15（30）：877-899.

Zarski J P，Bohn B，Bastie A，et al. 1998. Characteristics of patients with dual infection by hepatitis B and C viruses. Hepatol，28（7）：27-33.

Zuckeerman M. 2002. Surveillance and control of blood-borne virus infections in hemodialysis units.J Hosp Infect，50（1）：1-5.

第十章　维持性血液透析患者免疫功能变化

终末期肾病患者体内各种尿毒症毒素蓄积及对多肽类激素如甲状旁腺激素（parathyroid homone，PTH）等的灭活减少，致机体免疫功能低下（主要是细胞免疫功能低下），表现为肿瘤发生率高、皮肤迟发型超敏试验无反应和感染发生率增加。另外，维持性血液透析患者长期接触非生理性的透析膜和透析液，对机体免疫系统持续性的刺激，也可引起免疫系统异常。

终末期肾病患者的中性粒细胞功能受损，对细胞内微生物的杀伤能力下降；外周血淋巴细胞对刀豆素和植物血凝素等有丝分裂原刺激的反应减弱，T 细胞总数降低、功能下降，外周血淋巴细胞产生 IL-2 的能力下降，而 IL-2 缺陷是引起淋巴细胞增殖反应低下的关键因素。透析疗法虽然可以消除部分尿毒症毒素，但是也可引起血液透析患者的免疫功能变化。透析过程中透析膜对补体的激活，血泵的机械性刺激，透析液中的细菌污染和透析液本身成分的影响均能引起补体激活，以致机体免疫系统异常。

第一节　尿毒症与免疫异常

尿毒症毒素可影响细胞的基本功能，引起组织器官的功能异常。常见的尿毒症毒素有小分子物质（分子质量<300Da），如尿素、肌酐、胺类（脂肪族胺、芳香族胺和多胺）、酚类，中分子物质（分子质量为 300～12 000Da），如 PTH、β_2-微球蛋白、晚期糖基化终末产物等，大分子物质（分子质量>12 000Da），如粒细胞抑制因子 I 、粒细胞抑制因子 II 、中性粒细胞抑制因子 I 、中性粒细胞抑制因子 II 等。

Ori 等（1999）的试验结果提示，终末期肾病患者白细胞 Ca^{2+} 泵活性减低，引起 Ca^{2+} 内流增加，外流减少，导致细胞内 Ca^{2+} 的浓度增加，细胞内高的 Ca^{2+} 浓度使细胞功能受损。T 细胞是 PTH 的靶细胞，血浆 PTH 升高使静止状态下外周淋巴细胞内的钙增加，细胞功能受损，产生 IL-2 的能力下降。有证据表明，PTH 是对淋巴细胞增殖起抑制作用的主要毒素，且随着 PTH 水平的增高其抑制作用增强。此外，PTH 对尿毒症患者淋巴细胞体外转化功能也有抑制作用。β_2-微球蛋白与血液透析相关性淀粉样变有关。而晚期糖基化终末产物修饰的 β_2-微球蛋白是淀粉样沉积物中的主要成分，并且可刺激巨噬细胞分泌肿瘤坏死因子-α（tumor necrosis factor-α，TNF-α）及 IL-1β，导致组织器官免疫功能下降。

第二节　透析膜与免疫异常

随着血液透析的迅速发展，人们对透析膜生物相容性的认识也在不断加深，从 20 世纪 60 年代初到 70 年代中期，对透析膜生物相容性的认识仅仅局限于血液和透析材料接触后引起的毒性物质释放入血或引起的凝血反应。70 年代末，随着免疫学实验技术的进步，人们认识到血液透析过程中补体旁路激活及由此引发的白细胞减少和脱颗粒作用,以及单核-巨噬细胞活化和细胞因子的产生。80年代中期至今,对血液透析过程中产生的细胞因子及吞噬细胞表面黏附分子表达增加有了更深的认识。1993年,膜生物相容性的概念被正式定义,即透析过程中血液和生物材料之间发生的特异或非特异反应。从广义上讲,膜生物相容性不仅包括血/膜间的生物相容性,还包括透析液成分及透析方式对生物相容性的影响。透析膜的生物相容性是引起长期血液透析患者免疫功能缺陷的危险因素之一。

一、补体系统

使用铜仿膜透析时通过旁路途径激活补体系统的现象首先由 Craddock（1977）报道,由于铜仿膜具有与细胞脂多糖相类似的多糖和羟基结构,血中少量自发产生的 C3b 极易沉积于该膜的表面,这样 C3b 就容易和 B 因子的裂解产物 Bb 相结合,形成旁路激活的C3 转化酶（C3bBb）,同时,血中的 D 因子促进 B 因子分解,加速 C3bBb 的形成,而对C3bBb 形成有抑制作用的 H 因子、I 因子与 Bb 的结合力减弱,进一步加速了补体的激活,最终形成膜攻击复和物（MAC）、C3a、C5a。而使用相容性较好的合成膜透析时,因其超滤系数大,吸附蛋白能力强,可大量吸附补体的活化产物,并阻止 B 因子的吸附,从而限制了补体的放大激活。补体激活后的作用表现在两个方面：①C3a、C5a 作为过敏毒素可以弥散到周围介质中并与某些细胞表面特异性受体结合,从而激活这些细胞。例如,它们可使肥大细胞激活,释放组胺、白三烯,导致平滑肌收缩,增加血管通透性,严重者可以导致过敏性休克。研究还发现,C3a、C5a 降解产物 C3a（des Arg）、C5a（des Arg）也可以促进炎性介质的释放。C3a、C5a 可以激活中性粒细胞,促进其脱颗粒并释放颗粒细胞酶,产生反应性氧族（ROS）,促进花生四烯酸代谢,产生血小板活化因子（PAF）。C3a、C5a 还可以激活单核-巨噬细胞,使 IL-1、TNF 的转录增加。Schindler 等的研究表明,用铜仿膜透析 5 分钟后,患者血中单核细胞对 IL-1βmRNA 表达增加,这种结果可被 C5a 的拮抗剂阻断,而用生物相容性较好的聚丙烯腈膜（PAN）无上述变化,两者有显著性差异（$P<0.05$）,从分子生物学水平证明了膜的生物相容性对补体激活的影响。②MAC 作为补体激活的终末产物,可致细胞膜穿孔,大量 Ca^{2+} 内流,激活磷酸激酶途径（PKC 途径）及钙依赖性磷脂酶,引起花生四烯酸代谢产物（PGI_2、PGE_2、$PEF_{2\alpha}$）增加,反应性氧族产生增加,与上述因素共同作用,引起低血压、低氧血症、呼吸困难等症状。近来 Schois的实验发现,用铜仿膜或 PMMA 膜透析产生的细胞因子与可溶性 MAC（SC5b-9）的量呈正相关,血浆中 SC5b-9 与 C3a、C5a 的量相一致。另一作者用铜仿膜孵育单核细胞,分别加入含 C8 或不含 C8 的正常人血清,结果发现两组的 TNF-α 产量具有显著性差异（$P<0.05$）。以上实验均表明,SC5b-9 同样具有介导其他细胞活化的作用。

二、中性粒细胞

血液透析对中性粒细胞的影响,也常用作评价透析膜生物相容性的指标。铜仿膜血液透析开始 0.5 小时会产生一过性严重白细胞减少。体外及体内实验已表明,这种效应与补体通过替代途径活化有关。活化的白细胞迁移至肺脏导致肺功能轻度障碍,特别是在使用乙酸盐透析液时更明显。研究发现，铜仿膜血液透析开始时（10～15分钟）血液一接触透析器后即出现血浆 C3a 的急剧上升（6000μg/L），并且上升程度与白细胞减少明显负相关。补体激活程度低的聚砜膜、聚丙烯腈或乙酸纤维素膜较少有白细胞减少及低氧血症。重复使用透析器也可减少补体的活化，主要因为血浆蛋白附着在透析膜上避免了补体与透析膜上羟基结合。补体激活后可进一步活化粒细胞，增加粒细胞对多种外源性表面的黏附性。活化的粒细胞及血小板聚集及迁移至肺中可形成微栓子。C5a 刺激白细胞活化及黏附于内皮细胞的作用通常是一过性的。

（一）中性粒细胞功能的变化

铜仿膜血液透析患者细胞吞噬功能也出现明显抑制，而非补体活化透析膜血液透析时细胞功能并无明显改变。在一项前瞻性研究中，Vanholder 和 Ringoir 发现，维持血液透析 12 周后，铜仿膜血液透析患者粒细胞糖分解反应及活性氧自由基产物比聚砜膜血液透析患者低很多；同时分离的粒细胞在金黄色葡萄球菌刺激后，产生氧自由基的量也较非补体活化膜血液透析者减少，但在铜仿膜血液透析后即刻患者 PMNL 自发性产生氧自由基显著升高。补体分解产物也会影响到细胞表面蛋白的表达，如特异性受体蛋白 CR1、Mac-1 表达上调，而 sialophorin（CD43）选择素 LAM-1 表达下调。Tielemans 测定了不同膜血液透析对循环白细胞上的 CD11b（Mac-1、CR3 或 C3bi 受体）、CD11a（白细胞功能抗原 1 或 LFA-1，或 gp180/95）、CD54（细胞内黏附分子 1 或 ICAM-1）及 CD45（白细胞共同抗原）的影响。结果显示，铜仿膜或乙酸纤维素膜血液透析上调 CD11b 或 CD45 表达，且 CD11b 表达与体外实验中白细胞与 C5a 降解产物培养后表达程度相同。相反，复用后的铜仿膜血液透析没有补体激活及 PMNL 的 CD11b 表达上调。铜仿膜血液透析中表达上调的还有 Mac-1。相反，粒细胞表面的 L-选择素表达在铜仿膜血液透析开始时迅速下降，3 小时后恢复至血液透析前水平，而聚砜膜血液透析则不影响 L-选择素水平。但有人提出循环中黏附分子的水平并不能作为评价膜生物相容性的指标。透析膜这种对膜受体蛋白的影响可能也与氧自由基的产生及释放有关。

血液透析过程中白细胞的活化还表现出脱颗粒现象，并且这个过程不依赖补体激活。PMMA 膜血液透析对补体活化程度比铜仿膜低得多，但白细胞的脱颗粒反应则两者相似；铜仿膜复用后可减少补体激活但不能减少脱颗粒反应；肝素剂量过小可引起血凝块形成及促进补体激活，但脱颗粒并不增加。目前认为这种脱颗粒与细胞内钙及脱颗粒抑制蛋白水平有关。钙通道阻滞剂可降低细胞内钙水平，即使存在补体激活时也可减少血液透析中、冠脉搭桥手术中白细胞脱颗粒；体外循环局部枸橼酸抗凝使 Ca^{2+} 降低可避免乳铁蛋白或髓过氧化物酶的释放。细胞内钙的变化影响脱颗粒的机制还不清楚。目前已明确的两种脱颗粒抑制蛋白为血管紧张素及补体因子 D，并且在终末期肾病患者体内都明显升高。低通量膜血液透析并不影响血浆中这两种蛋白水平，且白细胞释放乳铁蛋白只有轻度增加。而PMMA 或 PAN 膜血液透析可引起乳铁蛋白释放增加，这可能与这两种高通量透析膜都可显著降低血浆中抑制蛋白的水平有关。抑制蛋白水平的变化也可能是引起体外循环中白细胞脱颗粒的原因。AN69 膜血液透析使血浆血管紧张素比血液透析前下降 63.6%，因子 D 下降 27.5%，聚砜膜血液透析使血管紧张素下降 35.95%，而对因子 D 却无影响。这些数据表明，在以白细胞活化作为评价透析膜材料的生物相容性指标时，内源性 PMNL 抑制蛋白如血管紧张素及补体因子 D 的变化必须考虑。当然白细胞脱颗粒不仅仅与血浆抑制性蛋白水平变化有关，因为低通量透析膜并不影响这些蛋白水平但存在同样程度的白细胞脱颗粒。

（二）粒细胞的凋亡

尿毒症患者白细胞的凋亡也存在异常，在与自体血浆或 10%小牛血清培养时，细胞凋亡较健康人的白细胞明显增加。用健康人的白细胞与尿毒症患者的血浆或其他健康人的血浆培养时发现，前者细胞凋亡率明显增高，说明尿毒症患者的血浆可加速健康人白细胞的凋亡，导致与尿毒症患者相似的功能障碍。因此，尿毒症患者白细胞凋亡率的增高，既与细胞本身的功能障碍有关，也与这些患者血浆中的某些物质有关。近来还发现，与血液透析所用膜材料的生物相容性也有很大相关性。长期血仿膜血液透析患者细胞凋亡率较高，而改用聚砜膜血液透析后，细胞凋亡率出现下降。在采用不同膜材料（铜仿膜、血仿膜、乙酸纤维素、聚丙烯腈及聚砜膜）进行体外循环实验显示，单个核细胞经铜仿膜及血仿膜循环的凋亡率最高。

目前已发现血清中一些物质可增加细胞凋亡。血清糖修饰蛋白存在时 PMNL 细胞凋亡增加，通过硼酸色谱法从持续性非卧床腹膜透析（CAPD）患者的腹腔流出液中分离出的早期糖基化蛋白，在体外培养中可增加细胞的凋亡。有些资料表明，高通量血液透析可通过对流或吸附清除糖基化蛋白，从而降低 PMNL 的凋亡。最近 Cohne 等发现，游离免疫球蛋白轻链（IgLC）的两种类型 kappa 及 lambda 可通过剂量依赖性方式抑制自发性凋亡，增加活性 PMNL 的比例。而终末期肾病患者体内 IgLC 往往升高，可能抑制被活化 PMNL 的正常凋亡及可能干扰炎症的正常消散，导致终末期肾病患者长期处于慢性炎症状态。

三、自然杀伤（NK）细胞

NK 细胞是一类异质性、多功能的细胞群体，其功能为：①不依赖抗体、不受 MHC 的限制，直接发挥杀伤作用，达到抗肿瘤、抗感染的作用；②通过释放细胞因子对淋巴细胞的功能进行调解。对血液透析患者 NK 细胞的报道不一致，多数学者认为 NK 细胞的功能降低，并且使血液透析患者的病毒感染率、肿瘤发生率增高。Zaoui 通过对表达在 95%以上 NK 细胞表面的 CD56 的测量来观察 NK 细胞数目的变化，结果发现，用铜仿膜透析 2 周后的患者 NK 细胞数明显增多，而溶解 K562 细胞的能力却减低。作者还发现，患者血中出现表面标记 β_2-微球蛋白（β_2-MG）和 HLA 标记减少的细胞群，而正常情况下 NK 细胞对它们有杀伤作用，从而反映了 NK 细胞功能的降低，而使用 PAN 膜的患者未出现上述变化。

四、B 淋巴细胞

对血液透析患者 B 淋巴细胞功能改变的报道存在分歧。Simon 对用铜仿膜透析 6 个月的患者血中 IgG、IgM 含量的测定表明，透析后比透析前显著减少（$P<0.05$）。体外用美洲商陆刺激患者 B 细胞，IgG 产生减少，作者认为与 B 细胞功能减低有关。近来的研究

表明，长期血液透析患者 B 细胞表面 CD23 的表达量增加，提示 B 细胞处于一种活化状态，当用铜仿膜和 PAN 膜进行血液透析 2 个月后，发现血中 IgG、IgM、IgA 均增加，但与透析前没有显著性差异（$P > 0.05$），提示 B 细胞产生抗体的功能减低。

五、T 淋巴细胞

血液透析患者 T 淋巴细胞既具有活化状态又存在反应缺损现象，前者表现在 T 细胞表达 IL-2R（CD25）增多，且血中可溶性 IL-2R（sIL-2R）也增多；后者表现在对丝裂原反应缺损和 IL-2 生成下降。实验显示，当用铜仿膜和 PMMA 膜对两组患者进行透析 2 个月后，发现 T 细胞总数下降，并伴 T4/T8 比值下降，与透析前比较两者均无差异（$P > 0.05$）。Zaoui 用铜仿膜给患者透析 2 周后（Ⅰ期），再用 PMMA 膜透析 2 周（Ⅱ期），结果发现，Ⅰ期时血中 sIL-2R 最明显增加，与透析前比较，$P < 0.05$。Ⅰ期 IL-2 的含量减少，但Ⅱ期血中 IL-2 水平较Ⅰ期增多（$P < 0.05$），从而证明了不同膜生物相容性对 T 细胞功能的影响。

六、单核细胞

血液透析中单核细胞（MC）被活化同时伴有吞噬、趋化、杀菌功能下降，其激活因素有：①MC 与透析膜直接接触；②补体活化产物 C3a、C5a、MAC 作用于 MC；③细菌内毒素及其片段通过膜进入血液循环，作用于 MC。MC 被激活后发生以下变化：①吞噬功能减退。研究发现，长期应用铜仿膜透析的患者，周围血单个核细胞（PBMC）表面 C5a 受体数目减少，而且对 C5a 的敏感性降低。另据报道，生物相容性较差的膜能使 PBMC 的 Fc 受体功能损伤。目前对血液透析患者 PBMC 趋化性及氧爆炸能力的报道尚不一致，估计与实验方法、患者的基础疾病有关。②PBMC 表达的黏附分子增加。用铜仿膜透析 15 分钟后，PBMC 表达的 CD11b/CD18、CD11c/CD18 量增加，L-选择素减少。随着透析时间的延长，CD11c/CD18 的量逐渐减少，而 CD11b/CD18 量趋于不变，这为进一步阐明透析开始后白细胞数量减少提供了依据。③细胞因子表达增加。这方面的研究较多，现已明确，MC 对细胞因子的表达分为转录和翻译两个过程。Mahiout 研究表明，用铜仿膜透析的患者，PBMC 对 IL-1、IL-6、IL-8、TNF 的 mRNA 表达均增加，明显高于用 PS 膜透析的患者（$P < 0.05$），但只发现 IL-1 和 TNF 的量较透前增加，作者认为生物不相容性膜引起补体的激活，只影响 PBMC 对细胞因子的转录过程，而对其翻译过程的启动是由于透析液中内毒素进入血液而引发的。Schindler 报道，当使用常规透析液和超净化透析液用铜仿膜给患者透析时，前者产生的 IL-1 受体（IL-1Ra）（同 IL-1 的产生呈正相关）明显高于后者（$P < 0.05$）。但也有作者持相反观点，认为内毒素不能通过透析膜，翻译过程的机制有待进一步研究。④Carracedo 报道，分别用铜仿膜和 AN69 膜对终末期肾病患者进行透析，发现用铜仿膜组 MC 凋亡数明显高于 AN69 膜组（$P < 0.01$）。用 PMA（佛搏醇脂）刺激后，上述结果更明显，若加入磷酸激酸反应（PKC）抑制剂，两组的凋亡细胞数均减少（$P < 0.05$）。作者认为，生物不相容性膜会引起细胞凋亡，而且这种作用是通过 PKC 途径介导的。

用生物相容性好的聚砜膜透析的 T 细胞凋亡低于生物相容性差的血仿膜，高通量的聚砜膜低于低通量的聚砜膜，因为高通量透析可清除中、大分子毒素，而已证实这些毒素可引起血液透析患者调节性免疫紊乱。因此，血液透析对 T 细胞功能的影响与透析充分性、透析膜材料和通透性及透析液纯净度有关。采用生物相容性好、合成、高通量的透析膜及超纯透析液可提高中、小分子毒素的清除，进而改善 T 细胞功能。

七、细胞因子

长期血液透析患者血中 MC 在多种因素的刺激下，通过翻译、转录两个步骤产生多种细胞因子，如 IL-1、IL-6、TNF 等。目前认为，血液透析中产生的多种细胞因子可以引发患者的各种并发症，如发热反应；前列腺素（PGI_2、PGE_2）和 NO 可引起低血压；β_2-微球蛋白可引起淀粉样变；组织蛋白分解增加、骨骼肌氨基酸释放引起营养不良等。

1. IL-1

IL-1α、IL-1β 刺激 T、B 淋巴细胞增殖分化，促进炎性介质的产生和黏附分子的表达，IL-1 Ra 则通过与 IL-1 受体结合而达到阻止 IL-1α、IL-1β 的效应。关于膜生物相容性对细胞因子影响的报道尚不一致，Herelin 报道，终末期肾病的患者血中 IL-1 透前不增加，用铜仿膜透析后，IL-1 的量明显增加（$P<0.05$），而用 PS 膜透析的患者则无明显增加。Lonnemann 把血液透析患者的 PBMC 培养 24 小时，无外源性刺激的情况下，IL-1 也增加，当加入内毒素时，IL-1 的量是原来的 5 倍。作者认为内毒素及其片段在 IL-1 的翻译过程中是十分重要的。但也有作者报道，用铜仿膜或 PMMA 膜透析的患者无论透前还是透中，血中 IL-1 的量均无明显增加。此外，Frith 用铜仿膜或三乙酸纤维膜（CTA）对患者进行透析后发现，IL-1α、IL-1β 在两组中都没有显著变化，但透析开始 15 分钟后，CTA 组的 IL-1 Ra 的量明显高于铜仿膜组（$P<0.05$）。作者认为，IL-1 Ra 更能代表透析中机体对细胞因子的反应情况。Momoi 用患者透前和透析开始后 15 分钟的血液分别和正常人 PBMC 培养后发现，铜仿膜组的 IL-1βmRNA 的量明显高于 PMMA 膜组。作者认为，除铜仿膜激活补体产生 C3a、C5a 引起 MC 活化以外，由于 PMMA 膜孔径较大，故可以使刺激 MC 转录 IL-1βmRNA 的中、小分子蛋白被较多地清除，从而使本组 IL-1βmRNA 的量少于铜仿膜组。

2. TNF

关于膜生物相容性对 TNF 影响的报道尚不一致。Canivet 报道，首次使用铜仿膜和 AN69 膜给终末期肾病患者透析，取透析后 5 分钟的血液检验，发现 IL-1β、TNF 的 mRNA 表达明显高于透前水平（$P<0.05$）。作者认为，生物相容性差的膜通过补体激活及直接与 MC 细胞作用，促进 IL-1β、TNF 的 mRNA 表达。另一实验表明，体外用铜仿膜和 AN69 与 MC 细胞培养，铜仿膜组 TNF 的量亦明显高于 PMMA 组（$P<0.05$）。Herberlin 研究发现，终末期肾病患者在透析前血中 TNF 即有升高，但经过长期透析后，TNF 的量明显增加，作者认为这可能与透析过程中分泌型 TNF 增加有关。而 Schaefer 研究发现，用铜仿膜、PMMA 膜透析无论透前或透后 TNF 和 IL-6 都减少并低于正常对照组。作者分析，不同的结论有多方面原因，一方面受实验方法、测定时间及是否存在内毒素污染等因素影响；另一方面，透析过程 MC 细胞被激活，细胞本身发生肿胀，密度减低，使其不易用常规方法与多形核粒细胞（PMN）分离，而 PMN 产生细胞因子的能力只有 MC 细胞的 1%，故此影响了结果的准确性。另外，透析时间不同，MC 细胞的黏附

能力不同，故不同时间取血，血液中 MC 细胞的数量和成熟程度不同，也是导致结果不一致的原因。

3. IL-6

血液透析对 IL-6 影响的报道逐渐增多。Hakim 报道，IL-6 在透析患者中的出现迟于 IL-1，两者最高水平具有相关性。Poignel 报道，使用铜仿膜、血仿膜、AN69 膜组有显著性差异。而 Schaefer 研究发现，用铜仿膜、PMMA 膜透析无论透前或透后 IL-6 都减少，并低于正常对照组。结论不同的原因与 TNF 的解释相似，尚需进行深入研究。

4. IL-8 及其他细胞因子

近来研究认为，IL-8 可产生抗 IL-1β、TNF、内毒素及促进 L-选择素脱落的作用，它还可抑制白细胞与内皮细胞的黏附。Mahiout 研究表明，同铜仿膜透析的患者，PBMC 对 IL-8 的 mRNA 表达均增加，明显高于用 PS 膜透析的患者（$P<0.05$）。此外，还有作者发现，血液透析患者有转化生长因子（IL-1β）、粒-巨噬细胞集落刺激因子（GM-CSF）中度增加，血液透析中细胞因子变化的检测方法有待进一步提高。

八、黏附分子（AM）

AM 是一类来自不同基因的配体-受体分子，是介导细胞与细胞、细胞与细胞外基质（ECM）相互作用的一类膜表面糖蛋白，根据其结构又分：①整合素；②选择素；③免疫球蛋白超家族；④钙依赖黏附素；⑤其他黏附分子。目前认为与透析膜生物相容性有关的 AM 有整合素亚家族、L-选择素、免疫球蛋白超家族中的细胞间黏附分子（ICAM-1）、血管细胞间黏附分子（VCAM-1）。

1. 整合素

目前发现与透析相关的整合素主要是 β2 亚家族，包括 LFA-1（CD11a/CD18），MAC-1（CD11b/CD18），P150、95（CD11c/CD18）三种，它们分布在粒细胞、单核-巨噬细胞和 NK 细胞的表面上，介导上述细胞的趋化、黏附和吞噬反应。Amaout（1985）首先报道了纤维素膜血液透析而引发的中性粒细胞表面 MAC-1 表达的快速上调。Thylen 用铜仿膜和 PS 膜透析 15 分钟后发现，两组 MAC-1，P150、95 均升高，但铜仿膜组中性粒细胞表达的 MAC-1，P150、95 明显高于 PS 膜组（$P<0.05$），而 60 分钟时，P150、95 的量在两组中均减少，与透前无显著差别，整个过程中未发现 LFA-1 的明显变化。单核细胞表面整合素的变化稍晚于粒细胞，但与粒细胞基本一致。Von-Appenk 也得出与上述相似的结论。作者还发现上述变化与粒细胞减少、补体激活产物 C3a（des Arg）、C5a（des Arg）的升高过程相一致。作者认为生物相容性差的膜通过补体活化和细胞因子共同作用，诱发了上述变化。

2. 选择素

选择素是一组单链的膜表面糖蛋白，它表达在粒细胞、单核-巨噬细胞的表面，参与这些细胞与内皮细胞初始阶段的黏附反应。研究表明，生物相容性差的膜激活 L-选择素表达明显高于生物相容性好的膜，而且 L-选择素的增加是在 β2 整合素升高之前，随着 β2 整合素表达的增加，L-选择素的表达迅速下调。

3. ICAM-1、VCAM-1

ICAM-1、VCAM-1 都是大分子糖蛋白，分布在白细胞表面。Hamid 发现，用铜仿膜和 PMMA 膜透析后，铜仿膜组血中可溶性 ICAM-1、VCAM-1 浓度与白细胞减少相一致，作者分析原因可能有：①ICAM-1、VCAM-1 与白细胞表面的 MAC-1 结合，使可溶性 ICAM-1、VCAM-1 减少；②可溶性 ICAM-1、VCAM-1 吸附于透析膜或被透析清除，而 PMMA 膜组未见上述变化。

4. 其他黏附分子

新近研究表明，生物相容性差的膜还可以引起 CD45、CD54 的变化，从而使白细胞对炎症趋化能力降低，中性粒细胞表面活化标志（$MoF_{11}Ag$）与 MAC-1 的变化相一致，同时发现白细胞脱颗粒、氧爆炸能力、趋化能力减低，从而进一步影响机体的免疫功能。可见，透析过程中黏附分子的变化为观察膜生物相容性及机体免疫功能在分子生物学水平上提供了证据。

第三节　透析液与免疫异常

实验证明，乙酸盐透析液可刺激单核细胞产生 IL-1 和 TNF-α，乙酸盐及其代谢物可以引起：①无机磷向细胞内移动和沉淀；②糖和脂质代谢的紊乱；③氧化磷酸化解偶联和低氧血症。透析患者的单核细胞长期处于活化状态，有些患者同时存在营养不良、肌肉组织少，对乙酸耐受性差，更易刺激细胞因子的产生。用乙酸盐透析的患者产生 IL-2 的能力降低，血浆可溶性 IL-2R 的浓度明显增高，可能是通过结合 IL-2 的方式来封闭 IL-2 与 IL-2R 的结合，起到对此生物学反应系统的调节作用，致与 IL-2 有关的免疫功能下降。

碳酸氢盐透析液相对于乙酸盐透析液而言，大大减少了透析过程中的恶心、呕吐、头痛和低血压等并发症的发生率，心血管的生理稳定性好，而且可以减少因乙酸引起的细胞因子 IL-1 和 TNF-α 的产生，但是为了防止钙和磷沉淀，碳酸氢盐透析液也加入了非生理浓度的乙酸盐，使患者暴露在非生理性透析液的条件下，而且碳酸氢盐浓缩液易生长细菌，在高通量透析时易发生致热源反应及菌血症。

透析液中的微生物及其代谢产物如内毒素、内毒素片段，也是影响血液透析患者免疫细胞功能的另一重要因素。内毒素及内毒素片段包含脂质亚单位，可与内毒素结合蛋白结合，形成内毒素-结合蛋白-内毒素复合体，进而与单核细胞表面 CD14 受体结合导致细胞因子的合成。中性粒细胞产生细菌通透性抑制蛋白，与内毒素结合蛋白竞争结合内毒素上同一位点，由于细菌通透性抑制蛋白-内毒素复合物不能与 CD14 受体结合，无法激活单核细胞产生细胞因子。细菌通透性抑制蛋白与内毒素结合蛋白间的平衡决定了内毒素的活性。血液透析患者血浆细菌通透性抑制蛋白水平明显低于内毒素结合蛋白，无法抑制内毒素的激活作用。单核细胞激活后首先产生 IL-1 和 TNF-α，进一步产生大量的其他细胞因子。乙酸盐与内毒素有协同作用，20~40mmol/L 的乙酸盐能促使纯化人单核细胞分泌 IL-1 和 TNF-α，在内毒素存在的条件下此作用明显增强。

内毒素（分子质量＞100 000Da）、肽聚糖（分子质量＞20 000Da）及内毒素 A（分子质量为 71 000Da）不能通过低通量透析膜，但是内毒素单体如内毒素片段可以通过透析膜。少量的内毒素分子即可刺激单核细胞产生前炎症细胞因子（TNF-α 和 IL-1β）及急性时相蛋白如 CRP，引起一系列的病理生理过程。

第四节　血液透析患者 T 细胞功能异常

血液透析患者 T 淋巴细胞既具有活化状态又存在反应缺损现象，终末期肾病特别是 MHD 患者从抗原识别、信号传导、细胞分化、效应及免疫记忆形成等免疫反应的各阶段，均存在 T 细胞功能异常，是引起终末期肾病患者免疫功能下降的主要原因。

（一）T 细胞对抗原的识别功能异常

与 B 细胞对抗原的识别不同，T 细胞不能识别完整的天然抗原分子，需要抗原提呈细胞（antigen present cell，APC）先将抗原分解为肽段，并由主要组织相容性复合体（major histocompatibility complex，MHC）分子递送到细胞表面才能识别。这个过程包括抗原的加工和提呈、免疫突触的形成、T 细胞和 APC 间的相互作用及与 T 细胞受体（T cell receptor，TCR）分子间的相互作用等。

1. TCR 表达异常

T 细胞表面表达 TCR，以此识别抗原和介导免疫应答。血液透析患者 CD4$^+$T 细胞表面 TCR 数量减少、单核细胞 MHC II 表达减少与免疫功能紊乱有关。在每个 T 细胞和 APC 表面分别至少有 105 个 TCR 和 MHC 分子，但参与 T 细胞活化的 TCR 和 MHC 分子非常少，1 个 TCR-pMHC II 复合体就足以引起 CD4$^+$T 淋巴细胞活化，3 个这样的复合体就足以破坏靶细胞。理想的 T 细胞活化和免疫突触的形成仅需要 10 个复合体。尽管 MHD 患者 TCR 和 MHC 减少，但也足以能引起免疫识别。因此，这两种分子减少还不足以解释免疫功能缺陷。

2. 影响免疫突触的形成

免疫突触是指 T 细胞与 APC 之间形成一个复杂而有序的超分子结构，称多分子聚集体（supramolecular activation cluster，SMAC）。其特征是结构中间部分为包括 TCR-pMHC 复合物、CD80/86 和 CD28 等的各种信号分子，称中央 SMAC。四周围绕着整合素家族的黏附分子如淋巴细胞功能抗原 1（lymphocyte function antigen，LFA-1）和细胞间黏附分子 1（intercellular adhesion molecule-1，ICAM-1），称周边 SMAC。其意义在于加强和维持 T 细胞与 APC 细胞间的相互作用，继而激活 T 细胞。MHD 患者 CD4$^+$淋巴细胞表面 LFA-1 表达增加，但单核细胞 ICAM-1 表达下降，影响免疫突触的形成。

（二）T 细胞激活、分化异常

1. T 细胞激活异常

T 细胞的激活需要双重信号，即通过 TCR/CD3 复合体传递抗原识别信号，称第一信号；以 CD28 为主的 T 细胞表面受体分子识别相应 APC 表面的配体 CD80/CD86，传递协同刺激信号，称第二信号。缺乏第二信号传递，T 细胞凋亡或无法激活。从 MHD 患者外周血中分离 PBMC 进行培养，然后在培养体系中加入来源于健康人群的单核细胞或抗

CD28 抗体，可恢复 T 细胞增殖特性；MHD 患者单核细胞 CD86 表达水平下降，而且临床研究表明，CD86 表达水平与 MHD 患者对乙肝疫苗的反应有关。这些研究提示，CD28 不能正常识别 CD80/CD86，第二信号传递受阻，这可能是 MHD 患者免疫功能缺陷的原因之一。

T 细胞ζ链磷酸化是 TCR 识别抗原后早期最重要的事件，在信号转导过程中扮演重要角色。通过流式细胞分析检测 MHD 患者外周血 T 细胞ζ链平均荧光强度，显示其水平较正常人群明显下降，但 CD3 表位的平均荧光强度并没有改变，提示仅ζ链选择性表达下调；采用超抗原刺激 T 细胞，观察其增生水平和ζ链磷酸化的水平，发现 MHD 患者ζ链磷酸化的水平下降，继而引起 T 细胞增殖明显降低。因此，MHD 患者 T 细胞ζ链磷酸化水平下降及继而引起的 T 细胞增殖能力降低可能参与适应性免疫缺陷的发病机制。

2. T 细胞分化异常

初始 CD4⁺T 细胞经激活后，开始分泌 IL-2，T 细胞表面 IL-2R 表达增加，IL-2 通过与 IL-2R 结合，反过来作用于 T 细胞，引起 T 细胞持续激活，并把 T 细胞推入分裂周期，使之增殖分化，最终分化为四个亚群：Th1、Th2、Treg 和 Th17。Th1 主要分泌 INF-ã 和 TNF-á，通过作用于 CD8 细胞毒性 T 细胞（cytotoxic lymphocyte，CTL）或活化巨噬细胞，参与细胞免疫；Th2 主要分泌 IL-4，作用于 B 细胞参与体液免疫反应；Treg 不同于效应细胞，通常不对抗原的刺激直接起反应，而是以效应细胞为作用对象，调控后者介导的免疫应答；Th17 分泌 IL-17，作用于炎症细胞，参与炎症反应。MHD 患者 T 淋巴细胞分泌 IL-2 减少，导致 T 细胞分化受阻，抑制 Th1 和 Th2 增生。采用流式细胞仪检测 T 细胞内细胞因子发现，MHD 患者的 T 细胞向 Th1 分化，向 Th2 分化受阻，抑制 B 细胞功能，抗体产生减少。在临床中经常发现，给 MHD 患者接种疫苗失败，也进一步证实初始 CD4⁺T 细胞向 Th2 分化受阻。Sester 等发现，MHD 患者 IL-12 水平明显增高。IL-12 可作用于初始 CD4⁺T 细胞，INF-γ 产生增多，IL-4 产生减少，促进其向 Th1 分化。另外，最新的一项研究显示，MHD 患者生长激素（growth hormaone，GH）/胰岛素样生长因子 1（insulin-like growth factor-1，IGF-1）比例下降、催乳素（prolactin，PRL）水平增高促进 Th 向 Th1 分化，提示内分泌功能异常也可影响初始 T 细胞分化。也有相反的观点，刺激 MHD 患者外周血 CD4⁺T 细胞，检测培养的上清液中细胞因子浓度，结果提示，初始 CD4⁺T 细胞向 Th2 分化。进一步的研究发现，MHD 患者 Th1 比 Th2 明显减少，其原因为 Th1 的促凋亡标志物 Fas 表达增强和抗凋亡 bcl-2 表达减弱，引起 Th1 凋亡增加。最新的研究显示，Treg/Th17 比例失衡，即 Treg 减少及 Th17 增加，与 MHD 体内微炎症状态有关，参与动脉粥样硬化，可预测心血管事件的发生。

在适应性免疫应答过程中，特别是在免疫效应的后期，大部分效应性 T 细胞发生凋亡，其中一部分分化为抗原特异的记忆细胞保存下来，在抗原的再次刺激下快速增殖，为机体提供免疫记忆保护。根据记忆性 T 细胞表面分子的表达、功能不同，将记忆性 T 细胞分为两种：中枢记忆性 T 细胞（central memory T cells，TCM，CD45RA⁻CCR7⁺），主要存在于淋巴结、脾脏和血液，通过归巢到二级淋巴器官的 T 细胞区发挥作用，TCM 没有或只有很少的效应功能，但它们在抗原刺激时有非常强大的扩增和分化成效应细胞的能力；效应记忆性 T 细胞（effector memory T cells，TEM，CD45RA⁻CCR7⁻），存在于血液、脾脏和非淋巴组织，表达一些使细胞迁移至炎症部位的细胞因子受体和黏附分子，当受到抗原的刺激后能迅速地产生效应分子如穿孔素、颗粒酶及细胞因子如 IFN-γ、IL-4、IL-5 等。TEM 还有一种特殊的类型 TEMRA（CD45RA⁺CCR7⁻），可能属于一种过渡细胞，经活化增殖分化为效应细胞。Yoon 等初步探讨了终末期肾病患者记忆性 T 细胞的变化，发现 TCM 和初始 T 细胞明显减少，其原因为促凋亡标志物 Annexin V 表达增加，引起细胞凋亡，但 TEM 无明显变化；单次透析可使 CD8⁺TEM 减少，但 TCM 无明显变化。MHD 患者经接种乙肝疫苗 6 个月后，抗原特异性 CD4⁺TEM 的产生明显减少，提示终末期肾病患者体内存在记忆性 T 细胞变化，参与免疫功能缺陷的发生。

（三）T 细胞效应异常

T 细胞介导的效应有两种基本形式：一种是由 CTL 介导的特异性细胞裂解作用；另一种是 Th1 细胞介导的迟发型超敏反应，呈现以单个核细胞浸润为主的炎症反应。

激活诱导的细胞死亡（activation-induced cell death，AICD）是抗原特异性淋巴细胞克隆容量的限制因素。淋巴细胞一旦被激活，也就为自身的死亡创造了条件，但仅仅是被抗原活化并发生克隆扩增的一小部分。MHD 患者活化的 T 细胞（包括 Th 和 CTL）数量增加，其 Annexin V and CD95（Fas）表达增加，提示 MHD 患者的 T 细胞活化比例增加，凋亡增加，导致 T 细胞减少。目前认为，IL-2/IL-2R 比例失调可引起慢性血液透析患者 CD4⁺T 早期活化、增生。因此，MHD 患者过度活化的 Th1、CTL 可经 AICD 引起数目减少，影响 T 细胞效应。

（四）血液透析对 T 细胞的影响

血液透析的目的是清除体内的毒素，改善紊乱的内环境。用尿毒症患者的血清培养 T 细胞，其增殖能力下降、表面 TCR 密度减少，尿毒症血清经体外透析后可部分恢复 T 细胞增殖能力，其原因可能是血液透析仅清除小分子及部分中分子毒素，不能清除大分子、与蛋白结合力高和细胞内的毒素。一项临床研究也证明，在血液透析开始 6 周后，经 PHA 刺激，T 细胞增殖能力较透前明显恢复。未透析的尿毒症患者 T 细胞培养液中加入抗 CD28 抗体可恢复 T 细胞的增殖能力，提示血液透析可能提高 APC 表面共受体 CD80/CD86 的表达。

T 细胞凋亡受透析膜的材料和通透性影响。用生物相容性好的聚砜膜透析的 T 细胞凋亡低于生物相容性差的血仿膜，高通量的聚砜膜低于低通量的聚砜膜，因为高通量透析可清除中、大分子毒素，而已证实这些毒素可引起血液透析患者调节性免疫紊乱。因此，血液透析对 T 细胞功能的影响与透析充分性、透析膜材料和通透性及透析液纯净度有关。采用生物相容性好、合成、高通量的透析膜及超纯透析液可提高中、小分子毒素的清除，进而改善 T 细胞功能。

（五）甲旁亢对 T 细胞免疫的影响

MHD 患者甲旁亢也影响免疫功能。高水平 PTH 是 MHD 患者 T 细胞受损的重要原因，可引起 T 细胞总数下降，使 T 细胞处于前激活状态。6 例血液透析伴发甲旁亢的患者经行甲状旁腺切除后，T 细胞增殖能力恢复。进一步研究显示，终末期肾病患者 T 细胞 Ca^{2+} 泵活性减低，引起 Ca^{2+} 内流增加，外流减少，导致细胞内 Ca^{2+} 的浓度增加，细胞内高的 Ca^{2+} 浓度使细胞功能受损。T 细胞是 PTH 的靶细胞，血浆 PTH 升高使静止状态下外周淋巴细胞内的钙增加，细胞功能受损，产生 IL-2 的能力下降。有证据表明，PTH 是对淋巴细胞增殖起抑制作用的主要毒素，且随着 PTH 水平的增高其抑制作用增强。此外，PTH 对尿毒症患者淋巴细胞体外转化功能也有抑制作用。也有相反的结论，血液透析合并甲旁亢的患者 CD4/CD8 T 细胞的比例增加，经 PHA 刺激后，T 细胞的增殖反应能力增强。因此，MHD 患者 PTH 对免疫功能的影响目前尚无定论。

（六）贫血及其治疗对 T 细胞免疫的影响

贫血是终末期肾病患者最常见的并发症，血液透析可加重贫血的发生。EPO 是治疗肾性贫血的首选药物。近年来的研究发现，rHuEPO 可影响 MHD 患者的免疫功能。临床中观察到，接种乙肝疫苗后的血液透析患者在 EPO 治疗期间，其抗 HBs 抗体滴度增加，且与 CD4/CD8 比例（接受 EPO 治疗后增加）呈正相关。CD4/CD8 比例增加主要是由于 $CD8^+T$ 细胞经肿瘤坏死因子受体 I（TNFR-I）途径凋亡增加，导致其数目减少。EPO 还可引起 T 细胞 CD28 表达增加。此外，还发现 EPO 可提高 T 细胞依赖抗原如破伤风类毒素引起的抗体反应，而对非 T 细胞依赖抗原如肺炎双球菌多聚糖无效，提示其主要影响 $CD4^+T$ 细胞。

MHD 患者接受 EPO 治疗可提高 $CD4^+T$ 细胞的增殖能力和 IL-2 的水平，促进初始 T 细胞向 Th1 分化。因此，尽管 EPO 改善免疫功能异常的机制仍未完全阐明，但随着血红蛋白水平的增加，其免疫功能得到改善。

静脉补充铁剂是重要的治疗手段，而铁负荷是 MHD 患者细菌感染的独立危险因素之一，还可影响中性粒细胞和淋巴细胞的功能。体内外研究表明，铁在 T 细胞识别和活化过程中可调控表面标记物的表达，铁缺乏或过多均可引起免疫功能异常即淋巴细胞亚群比例失衡。Tsouchnikas 等观察了 19 例接受静脉铁剂治疗（根据 DOQI 指南）的维持性血液透析患者，发现在铁剂治疗前后 T 细胞、$CD4^+T$ 细胞、$CD8^+T$ 细胞及 CD4/CD8 比例无明显变化，提示铁负荷不引起 T 淋巴细胞主要亚群变化；自然杀伤细胞受体阳性的 T 细胞（NKR^+T）明显增加，NKR^+T 细胞具有抗肿瘤、促进炎症反应的作用，但 MHD 患者其增加的临床意义有待进一步研究。

（七）氧化应激对 T 细胞免疫的影响

终末期肾病氧化应激及其造成的组织损害普遍存在，尿毒症本身代谢紊乱、血液透析相关因素及一些药物作用进一步加重终末期肾病患者的氧化应激，活性氧的产生过多可导致淋巴细胞功能异常。终末期肾病尤其是 MHD 患者 T 细胞内活性氧增加，IFN-α、IL-4、IL-6 等细胞因子合成减少，且活性氧水平与细胞因子水平呈负相关，提示活性氧可破坏 T 细胞功能。最常见的产氧蛋白是氧化型低密度脂蛋白（ox-LDL）。ox-LDL 可引起内皮细胞、巨噬细胞和淋巴细胞凋亡。最近的研究表明，MHD 患者 ox-LDL 水平明显增高，抑制 CD4$^+$T 细胞 IL-2 表达，经 Fas、线粒体依赖途径诱导活化的 CD4$^+$T 细胞凋亡或功能下降；ox-LDL 还可抑制 CD4$^+$/CD25$^+$调节性 T 细胞（Treg）蛋白酶降解系统，引起细胞周期停滞和细胞凋亡，最终导致 CD4$^+$/CD25$^+$ Treg 细胞数量减少和功能下降。经采用抗氧化剂、维生素 E 包被的膜透析等干预，可降低 T 细胞内总抗氧化能力，改善 T 细胞功能，促进 Th1 细胞因子分泌，抑制 Th2 细胞因子分泌，进一步提示，氧化应激可抑制 T 细胞功能，改变 Th1/Th2 比例，是导致 MHD 患者免疫功能缺陷的原因之一。

第五节　血液透析患者红细胞免疫功能异常

红细胞（RBC）除具有呼吸功能外，尚具有识别和携带抗原、增强吞噬作用、清除循环免疫复合物、免疫调节作用、效应细胞样作用，是一种很重要的天然免疫细胞。它和淋巴细胞分别构成机体防御系统的两个子系统，两者只有彼此协调发挥作用才有利于机体消除异物、稳定内环境。红细胞通过其膜表面的 C3b 受体（C3bR）与 C3b 相黏附实现上述作用。因此，C3bR 是评价红细胞免疫黏附功能的重要指标。尿毒症患者红细胞免疫黏附功能明显降低，其原因可能有：①红细胞免疫抑制因子增多，免疫促进因子减少，导致 CR1 活性降低。②患者体内循环免疫复合物（CIC）大量堆积，红细胞 CR1 被大量占据，使 CR1 空位显著减少，活性降低。③EPO 分泌减少，红细胞生成减少、发育成熟不良，CR1 生成不足。④中分子毒素对生成红细胞和合成血红蛋白有抑制作用。⑤肉碱等缺乏致细胞能量代谢障碍，造成红细胞膜的功能障碍。有研究发现，维持性血液透析对 RBC-C3bRR、RBC-ICR 的影响不明显，单次透析对其影响较大，但仍未恢复正常。表明维持性血液透析只能暂时性地部分提高尿毒症患者红细胞免疫功能，可能与血液透析清除了体内 CIC、毒素，抑制了免疫抑制因子的活性，使部分红细胞膜上 C3bR 的功能得以改善有关。

（李　宏）

参 考 文 献

郭峰. 1990. 红细胞免疫及其调节功能的测定方法. 免疫学杂志，1：60-65.

李彪，汤天青，许晓东，等. 2006. 尿毒症患者淋巴细胞亚群改变的研究. 中国血液净化，5：248-251.

郑晓勇，严海东，刘东，等. 2002. 维持性血液透析患者外周血 T 细胞 Annexin V 和 FasL 的表达研究. 肾脏病与透析肾移植杂志，11：236-239.

周光炎. 2007. 免疫学原理. 上海：上海科学技术出版社，142-144.

Anderson M M, Hazen S L, Hsu F F, et al. 1997. Human neutrophils employ the myeloperoxidase-hydrogen peroxide-chloride system to convert hydroxyl-amino acids into glycoaldehyde, 2-hydroxypropanal, and acrolein. A mechanism for the generation of highly reactive alpha-hydroxy and alpha, beta-unsaturated aldehydes by phagocytes at sites of inflammation. J Clin Invest, 99：424.

Balakrishnan V S, Laber B L, Natov S N, et al. 1998. Interleukin-1 receptor antagonist synthesis by peripheral blood mononuclear cells in hemodialysis patients. Kidney Int, 54：2106.

Bohler J, Schollmeyer P, Dressel B, et al. 1996. Reduction of granulocyte activation during hemodialysis with regional citrate anticoagulation: Dissociation of complement activation and neutropenia from neutrophil degranulation. J Am Soc Nephrol, 7：234.

Carracedo J, Ramirez R, Madueno J A, et al. 2002. Cell apoptosis and hemodialysis-induced inflammation. Kidney Int, 61：89.

Cendoroglo M，Jaber B L，Balakrishnan V S et al. 1999. Neutrophil apoptosis and dysfunction in uremia.J Am Soc Nephrol，10：93.

Cheung A K，Faezi-Jenkin B，Leypoldt J K. 1994. Effect of thrombosis on complement activation and neutrophil degranulation during in vitro hemodialysis J Am Soc Nephrol，5：110.

Clark W，Gao D. 2002. Low-molecular weight proteins in end-stage renal disease：potential toxicity and dialytic removal mechanisms. J Am Soc Nephrol，13：S41.

Cohen G，Rudnicki M，Horl W H. 2001. Uremic toxins modulate the spontaneous apoptotic cell death and essential functions of neutrophils. Kidney Int，59：S48.

Daichou Y，Kurashige S，Hashimoto S，et al. 1999. Characteristic cytokine products of Th1 and Th2 cells in hemodialysis patients. Nephron，83：237-245.

Eleftheriadis T，Kartsios C，Yiannaki E，et al. 2008. Chronic inflammation and T cell zeta-chain downregulation in hemodialysis patients. Am J Nephrol，28：152-157.

Eleftheriadis T，Papazisis K，Kortsaris A，et al. 2004. Impaired T cell proliferation and zeta chain phosphorylation after stimulation with staphylococcal enterotoxin-B in hemodialysis patients. Nephron Clin Pract，96：c15-20.

Girmdt M，Heiset O，Kohler H. 1999. Influence of dialysis with polyamide vs haemophan haemodialysers on monokines and complement activation during a 4-month long-term study. Nephrol Dial Transplant，14：676.

Girmdt M，Kohler H，Schiedhelm-Weick E，et al. 1993. T cell activation defect in hemodialysis patients：Evidence for a role of the B7/CD28 pathway. Kidney Int，44：359-365.

Girmdt M，Lengler S，Kaul H，et al. 2000. Prospective crossover trial of the influence of vitamin E-coateddialyzer membranes on T-cell activation and cytokine induction. Am J Kidney Dis，35：95.

Girmdt M，Sester M，Sester U，et al. 2001. Defective expression of B7-2（CD86）on monocytes of dialysis patients correlates to the uremiaassociated immune defect. Kidney Int，59：1382-1389.

Hakim R M，Wingard R L，Husni L，et al. 1996. The effect of membrane biocom-patibility on plasma β_2-microlglobulin levels in chronic hemodialysis patients. J Am Soc Nephrol，7：472.

Henderson L W，Chenoweth D E. 1995. Cellulose membranes-Time for a change ? Contrib Nephrol，44：112.

Hirayama A，Noronha-Dutra A A，Gordge M P，et al. 2000. Inhibition of neutrophil superoxide production by uremic concentrations of guanidine compounds. J Am Soc Nephrol，11：684.

Horl W H. 2002. Hemodialysis membranes：Interleukins，biocompatibility，and middle molecules. J Am Soc Nephrol，13：S62.

Irvine D J，Purbhoo M A，Krogsgaard M，et al. 2002. Direct observation of ligand recognition by T cells. Nature，419：845-859.

Kimmel P L，Philips T M，Simmens S J，et al. 1998. Immundogic function and survival in hemodialysis patients. Kidney Int，54：236.

Lemeur Y，Longeot V，Aldigier J C，et al. 1999. Whole blood production of monocytic cytokines（IL-1β，IL-6，TNF-α，sIL-6R，IL-1 Ra）in haemodialysed patients. Nephrol Dial Transplant，14：2420.

Libetta C，Rampino T，Dal Canton A. 2001. Polarization of T-helper lymphocytes toward the Th2 phenotype in uremic patients. Am J Kidney Dis，38：286-295.

Liu M L，Xu G，Xue S R，et al. 2008. Plasma levels of Th1/Th2 type cytokine are associated with change of prolactin and GH/IGF-I in hemodialysis patients. Int J Artif Organs，31：303-308.

Lonnemann G. 2000. Chronic inflammation in hemodialysis：The role of contaminated dialysate. Blood Purif，18：214.

Makita Z，Bucala R，Rayfield E J，et al. 1994. Reactive glycosylation endproducts in diabetic urea mia and treatment of renal failure. Lancet，343：1519.

Maria A，Julia C，Rafael R，et al. 2004. The imbalance in the ratio of Th1 and Th2 helper lymphocytes in uraemia is mediated by an increased apoptosis of Th1 subset. Nephrol Dial Transplant，19：3084-3090.

Memoli B，Minutolo R，Bisesti V，et al. 2002. Changes of serum albumin and Creactive protein are related to changes of interleukin-6 release by peripheral blood mononuclear cells in hemodialysis partients treated with different membranes. Am J

Kidney Dis, 39 (2): 266.

Nicolle H R, Martin H, Marinus D, et al. 2008. Impaired immune responses and antigen-specific memory CD4[+]T cells in hemodialysis patients. J Am Soc Nephrol, 19: 1483-1490.

Pascal M, Dela G, Edouard B, et al. 2009. Oxidized LDL Modulates Apoptosis of regulatory T Cells in Patients with ESRD. J Am Soc Nephrol, 20: 1368-1384.

Pascal M, Spertini F, Blanc E, et al. 2007. Oxidized Low-density lipoproteins activate CD4[+]T cell apoptosis in patients with end-stage renal disease through Fas engagement. J Am Soc Nephrol, 18: 331-342.

Purbhoo M A, Irvine D J, Huppa J B, et al. 2004. T cell killing does not require the formation of a stable mature immunological synapse. Nat Immunol, 5: 524-530.

Schmaldienst S, Horl W H. 2000. Degranulation of polymorphonuclear leukocytes by dialysis membranes The mystery clears up ? Nephrol Dial Transplant, 15: 1909.

Telen M J. 2000. Red blood cell surface adhesion molecules their possible roles in normal human physiology and disease. Semin Hematol, 37: 130-142.

Theodoros E, Georgia A, Vassilios L, et al. 2007. Disturbances of Acquired Immunity in Hemodialysis Patients. Seminars in Dialysis, 20: 440-451.

Vanholder R, Ringoir S. 1992. Poly morphonuclear cell function and infection in dialysis. Kidney Int, 42: S91.

Wenisch C, Patruta S, Daxboch F, et al. 2000. Effect of age on human neutrophil function. J Leukoc Biol, 67: 40.

Witko-Sarsat V, Friedlander M, Khoa T N, et al. 1998. Advanced oxidation protein products as novel mediators of inflammation and monocyte activation in chronic renal failure. J Immunol, 161: 2524.

Yoon J W, Gollapudi S, Pahl M V, et al. 2006. Naive and central memory T-cell lymphopenia in end-stage renal disease. Kidney Int, 70: 371-376.

Zachwieja J, Zaniew M, Runowski D, et al. 2005. Abnormal cytokine synthesis as a consequence of increased intracellular oxi-dative stress in children treated with dialysis. Neph-ron Clin Pract, 101: c100-108.

Zhang J, Hua G, Zhang X, et al. 2010. Regulatory T cells/T-helper cell 17 functional imbalance in uraemic patients on maintenance haemodialysis: A pivotal link between microinflammation and adverse cardiovascular events. Nephrology, 15: 33-41.

第十一章 透析患者的营养问题及管理

第一节 概 述

维持性血液透析患者的住院率及死亡率都非常高,透析治疗患者因住院或并发症的治疗费用非常昂贵,目前透析患者的主要死亡原因仍然是心脑血管疾病。这种临床不良预后曾经一度被认为是由于传统的心血管危险因素诸如肥胖、高胆固醇血症等引起的。然而,最近的随机对照试验结果并未证明通过降低血清胆固醇(chol)水平能降低死亡率。而蛋白质-热能摄入不足导致的营养不良是维持性透析患者不良预后的重要因素。流行病学研究已经证实,维持性血液透析患者的营养状况与生存率呈强相关。

营养不良是维持性血液透析患者的主要并发症之一,是血液透析患者死亡的独立高危因素,其发生率高达 23%~75%。营养不良可导致患者虚弱、免疫力低下、易发感染、贫血,甚至造成多脏器功能衰竭。其发生不仅影响透析患者的生存质量和预后,而且与患者的住院率和死亡率密切相关。维持性透析患者的营养不良包括蛋白质营养不良、热能营养不良及两者同时并存的混合性营养不良。蛋白质-热能营养不良是指蛋白质和(或)热能摄入不足,伴有或不伴有脂肪消耗,或者因某些营养素摄入不足而导致体内的蛋白质储备降低的一种病理状态。尽管在肾功能不全时,体内的矿物质和维生素等微量营养素可能会正常或过量,但是很多蛋白质-热能营养不良的透析患者,其体内维生素和微量元素还是相对缺乏的。据统计高达 75% 的透析患者存在营养不良的体征或者症状。当患者饮食摄入的蛋白质和(或)热能不能满足机体需要时就会出现营养不良。因此,维持性透析患者的蛋白质-热能营养不良状况可通过额外的营养补充得到改善。

慢性肾脏病营养不良可能出现在肾替代治疗之前,大多数出现在慢性肾脏病(CKD)3 期,甚至更早的时候。一些观察性研究提示,当肾小球滤过率(GFR)<60mg/min时,患者营养状况开始进行性恶化。食欲下降和厌食是引起营养不良的主要原因,厌食与血中尿毒症毒素、循环中细胞因子的升高有关,也有人认为通过中枢促黑色素释放系统信号传导所致。与食欲正常的透析患者相比,胃纳差的患者循环中炎症标志物的水平包括 C 反应蛋白(CRP)和白细胞介素 6(IL-6)更高,死亡危险性亦增加近 2 倍。

在慢性肾脏病阶段,由肾脏病专家和营养师建议的低蛋白饮食,可能会导致蛋白质摄入低下。在进入透析治疗后,部分患者仍习惯于非透析阶段的低蛋白饮食方式,未能及时调整饮食结构。为了减少食物中磷的摄入而限制食物中富含磷的蛋白质成分也是透析患者蛋白质摄入减少的原因。此外,血液透析患者为避免高血钾而限制富含钾的新鲜水果和蔬菜的摄入,将会导致重要的抗氧化维生素和微量元素缺乏。此外,血液透析治疗本身亦导致营养不良的发生,尽管通过血液透析膜导致营养素丢失可能不是造成透析相关性营养不良的主要因素，但这一情况还是会加重或者促进营养不良的进展。血液透析患者的多种合并症和代谢紊乱（包括胰岛素抵抗和酸中毒）可能会导致体内高分解代谢和（或）营养物质的消耗。有报道，即使没有合并症的血液透析患者，其静息状态下的能量消耗也比正常人高，说明患者存在高分解代谢状态。

第二节　透析患者营养不良发生的原因和机制

引起维持性血液透析患者蛋白质-热能营养不良的可能原因及预后如下所述（表 11-1、图 11-1）。

表 11-1　引起维持性血液透析患者蛋白质-热能营养不良的可能原因

营养素摄入不足
食欲下降（厌食）
- 尿毒症毒素
- 胃排空受损（如糖尿病）
- 伴或不伴有合并的炎症
- 情绪和（或）心理障碍
饮食和食物摄入问题
- 饮食处方限制：低钾/低磷处方
- 社会因素制约：贫穷、饮食供应不足
- 生理缺陷：不能获得或准备食物，或不能进食
透析中营养丢失
- 通过透析膜丢失到透析液中
- 黏附于透析膜或导管上
- 丢失于腹膜透析液中
合并症导致高分解代谢
- 心血管疾病、慢性心力衰竭中出现的心脏恶病质
- 糖尿病并发症（胃轻瘫、反复感染）
- 感染和（或）败血症
- 其他合并症（如伴有恶病质的系统紊乱）
与透析治疗相关的高分解代谢
- 透析治疗导致的负氮平衡
- 负能量平衡
- 生物不相容性引起的蛋白分解代谢
尿毒症导致的内分泌紊乱和其他代谢紊乱
- 胰岛素抵抗
- 生长激素和（或）IGF-1 抵抗
- 血清胰高血糖素水平和敏感性提高
- 甲状旁腺功能亢进
- 血清瘦素水平增高
- 慢性炎症
- 氧化应激
代谢性酸中毒
血液透析治疗过程中营养素的丢失

注：IGF-1，insulin-like growth factor 1（胰岛素样生长因子-1）。

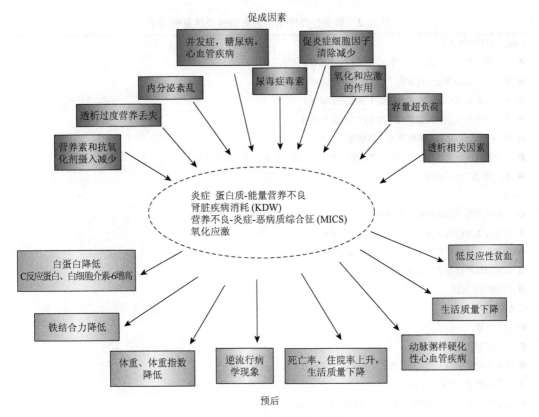

图 11-1　MICS 原因和预后

一、慢性炎症和肾脏疾病消耗

正常状态下，炎症是机体在受到损伤时，所产生的应激保护性反应。通过这种反应来破坏、稀释或分解损伤因子和受损伤的组织产物。这种重要的保护机制是机体的一种自然急性反应，通常随损伤痊愈而消失。然而，当这种保护性炎症反应转为慢性时，就会给机体带来损伤。证据显示，血液透析患者合并营养不良时，其血中炎症标志物和促炎症细胞因子如 CRP 和 IL-6 会异常升高，而这两者均被认为是患者不良预后的强预测因子。目前关于在血液透析患者中为何普遍存在慢性炎症反应的机制仍然不明。

透析患者体内的炎症反应可能与食欲减退有关。慢性炎症同时也会导致骨骼肌和其他组织中蛋白质的消耗，以及肌肉、脂肪的消耗增加，从而导致低蛋白血症、高分解代谢，最终导致肾脏疾病消耗（kidney disease wasting，KDW）。因为蛋白质-热能营养不良和炎症通常并存，血液内炎症标志物和机体蛋白质水平常表现出显著相关性，同时在透析患者中 KDW 又和动脉硬化性心脏病相关。因此，所谓"营养不良-炎症复合体（或恶病质）综合征"（malnutrition inflammtion complex syndrome，MICS）曾经用来强调这两者之间的紧密联系。然而，目前关于营养不良和炎症之间，以及它们与 KDW 和生存率之间共同的病理生理联系还没有一个权威的共识（表 11-2）。

表 11-2　维持性血液透析患者慢性炎症影响因子

GFR 下降时慢性炎症状态

● 促炎症细胞因子（IL-6、TNF-α、IL-1β）清除率下降

● 漏肠综合征超容量负荷状态下产生的内毒素血症

● 容量负荷过量引起的炎症（近似于慢性心力衰竭）

● 促氧化物质或抗氧化物质摄入缺乏产生的氧化应激

● 羰基应激（如晚期糖基化终末产物增加）

● 抗氧化物质水平降低（如维生素 E、维生素 C、类胡萝卜素、硒、谷胱甘肽）

● 蛋白质-热能营养不良

合并症

● 系统性疾病（如红斑狼疮或 HIV）

● 可能导致炎症的疾病（如 CVD、DM、老龄化）

● 因尿毒症致机体免疫力减弱而导致感染发生率增加

● 先前固体器官移植带来的残留移植物

透析相关炎症反应

血液透析

● 透析导管

● 生物相容性下降的透析膜

● 不纯的透析水和（或）透析液

● 污染菌的逆滤过和逆扩散

● 来自透析通路移植物的外来物体（如 PTFE）

● 静脉内导管

腹膜透析

● 明显或潜在的腹膜炎事件

● 腹膜透析导管作为一个外来物和其相关感染

● 持续暴露于腹膜透析液

注：CKD，chronic kidney disease；IL-6，interleukin-6；TNF-α，tumor necrosis factor alpha；IL-1β，interleukin-1β；GFR，glomerular filtration rate；SLE，systemic lupus erythematosus；HIV，human immune deficiency virus；CVD，cardiovascular disease；DM，diabetes mellitus.

二、透析患者肠道菌群改变与营养不良

除了传统的导致透析患者营养不良的原因外，最近的研究显示，透析患者肠道菌群的改变可能与患者能量及营养物质的生物利用度改变有关。

第三节　透析患者营养状况评价

血液透析患者的营养评估具有其特殊性，因为血液透析患者在接受治疗时，其机体内环境依赖人工肾机器调节，透析患者体内各种物质的含量尤其是水分和电解质无论是在透析治疗中还是在透析间期，变化都非常大。因此，即使是稳定的维持性血液透析患者，其体内各种物质的浓度也不应和正常人按同一标准来判断。然而，目前还没有制定针对透析患者的营养评估方法，仍然按照非透析人群的评估方法。所以，对评估结果的判断应根据

血液透析治疗患者的实际情况加以修正。

透析患者蛋白质-热能营养不良评价的方法和工具分为四个主要方面：食欲和饮食摄入的评价、生化和实验室指标的评价、人体构成测量、营养评分系统。

食欲正常是维持人体摄入充足食物和避免营养缺乏的基础。目前认为，食欲是一种内在的主观意识，受影响因素较多，所以目前仍没有一个被广泛接受的定量评价食欲的方法。普遍认为，尿毒症所致的食欲下降和厌食是导致透析患者营养不良的重要原因之一。对于慢性炎症是否会导致血液透析患者食欲下降仍存在争议。如果答案是肯定的，可以推论炎症可通过造成透析患者厌食而导致营养不良。

饮食评价是一种传统的营养评价方法之一，因为定性和定量评估摄入的营养素具有高度的可重复性。饮食评估方法（包括 24 小时饮食记录、3 日访问饮食记录法和食物频数问卷法）由于依赖于患者的配合，在透析患者中均很少使用。目前，在透析患者中，比较常用且可行的评估蛋白质摄入量的方法是利用总氮表现率（normalized protein nitrogen appearance，nPNA）来推算蛋白质摄入量，也被称为是标准化蛋白质分解代谢率（normalized protein catabolic rate，nPCR）。nPCR 是根据两次血液透析治疗间期尿素生成量来计算的。这种根据尿素动力学来评估蛋白质摄入量与血液透析患者的生存率有显著相关关系。nPNA 的局限性在于它与 K_t/V 存在着数学相关性，同时计算的前提条件是需要假设机体处于一个完全稳态系统（如没有残存肾功能和机体不存在负氮或正氮平衡）。

血生化检查如血清白蛋白、前白蛋白（transthyretin）、转铁蛋白（总铁结合力，TIBC）、胆固醇、尿素氮和肌酐可作为血液透析患者营养状态评价的指标和预后指标。然而，这些实验室数据可能会受到非营养因素，如炎症、氧化应激、铁储备、肝脏疾病、残存肾功能等的干扰。因此，在分析结果时要结合患者的实际情况来判断。血清白蛋白是透析患者死亡最敏感的预测指标之一。透析患者血清白蛋白浓度如在 6 个月内较基础值降低 0.6g/dl，其死亡风险增加 1 倍。另外，由于各种生化指标在体内都有一定的半衰期，尤其像白蛋白在体内半衰期为 7 日，利用血清生化指标来判断营养不良一般都是在营养不良已经发生后，均不能作为营养不良的预测指标，即使是像前白蛋白和转铁蛋白这些半衰期较短的物质，其浓度的变化也不能作为早期反应营养状况的准确指标。血尿素氮值需要特别关注，临床发现透析患者血尿素氮变化与患者前日蛋白质摄入量明显相关，在排除感染等高分解代谢状态外，尿素氮是反映蛋白质摄入量较早且敏感的指标。

人体测量和机体构成分析是透析患者营养状态评估常用的指标。身高推算的标准体重和体重指数（BMI=weight/height^2）计算非常方便而且也能用于预测透析患者的预后。然而，由于透析患者的特殊性，包括透析性骨病影响身高及透析时体内水分和电解质调节的准确性都会影响人体测量结果，所以，这种测量代表真实人体构成的可靠性仍存在疑问，部分是因为高 BMI 可存在高脂肪和高肌肉含量两种情况。此外，在透析患者中高 BMI 者具有较高的生存率，这与健康人情况相矛盾。这种与直觉相悖的观察结果，实际上强调了营养状况对透析患者生存率的重要影响。

钳式人体测量计（皮褶计）包括上臂肌容量和皮褶厚度的测量，其可重复性差。更可靠的方法，如水下称重和总氮量或钾的测量，尽管认为是营养测量的金标准，但花费大且实际操作困难，很少应用于透析患者中。

能量光束测量可能是一种较为适用的营养不良检测方法。便携式装置如基于生物电阻抗分析仪（BIA）或近红外线测量技术的测量价值较高，且患者易于接受，尽管双能 X 线吸收测量法是一种更加精确的方法，但花费高，且需要专门的技术人员操作。

近年来开发的几种营养评估的评分系统，已经被用于评价透析患者的营养情况。主观全面评价（SGA）可能是最常用的工具，这一工具已被 NFK-K/DOQI 营养指南推荐用来定期评价透析患者的营养情况。SGA 的局限性在于它的评价构成和半定量评分都带有主观色彩。透析患者的 SGA 的全面定量评分系统已有改进，包括透析营养不良评分（DMS）和营养不良炎症评分（MIS）。在透析患者中，DMS 尤其是 MIS 的可重复性和客观性要优于传统的 SGA（表 11-3）。

表 11-3　维持性血液透析患者营养不良的评价工具

营养摄入和食欲
- 食欲评估问卷
- 直接饮食评估：饮食回顾、饮食日记、食物频数问卷
- 非直接评估［如尿素氮表现率：nPNA（nPCR）］

人体构成
- 体重测量：身高比体重，BMI，去水、去脂体重
- 皮肤和肌肉测量（皮褶计）：皮褶厚度、四肢肌肉容量
- 体内元素总量测量：总钾含量、总氮含量
- 能量光束测量法：DEXA、BIA、NIR
- 其他方法：水下体重测量

实验室测量
- 内脏蛋白（负性急相反应物）：白蛋白、前白蛋白、转铁蛋白
- 体蛋白及氮代谢产物：肌酐、SUN
- 脂肪：胆固醇、三酰甘油、其他脂肪和脂蛋白
- 生长因子：IGF-1、瘦素
- 外周血计数：淋巴细胞计数及百分比

营养评分系统
- 常用法 SGA 和在此基础上的改进方法（如 DMS、MIS、CANUSA）
- 其他评分法：HD-PNI、其他（如 Wolfson、Merkus、Merckman）

注：nPNA, normalized protein nitrogen appearance；nPCR, normalized protein catabolic rate；BMI, body mass index；DEXA, dual-energy X-ray absorptiometry；BIA, bioelectrical impedance analysis；NIR, near infrared interactance；SGA, subjective global assessment of nutritional status；DMS, dialysis malnutrition score；MIS, malnutrition inflammation score；CANUSA, Canada-USA study based modification of the SGA；HD-PNI, hemodialysis prognostic nutritional index；SUN, serum urea nitrogen；IGF-1, insulin growth factor 1。

（一）蛋白质-热能营养不良的结局

透析患者伴蛋白质-热能摄入不足，除引起厌食、低蛋白血症、肾脏疾病消耗、营养不良外，还有很多其他重要的临床综合征。以下将对这些情况分别进行讨论。

（二）难治性贫血

在透析患者中，贫血的发生率非常高。贫血是造成透析患者生活质量下降，导致患者心脑血管疾病发病率增高的重要危险因素之一，而这些患者往往同时伴有营养不良和（或）

炎症状态。临床研究发现，营养不良和炎症状态可以加重贫血程度。机体对红细胞生成刺激剂（ESA）治疗反应不良通常与促炎症细胞因子如 IL-6 的水平增加有关。一项 Meta 分析显示贫血透析患者使用左卡尼汀在改善患者营养状况的同时，可提高血红蛋白水平及降低外源性 ESA 的需要量。在 ESA 没有应用于临床之前，促合成代谢激素如生长激素和雄激素曾成功用于改善透析患者的营养不良和贫血。

（三）动脉硬化性心血管疾病

合并冠心病的透析患者常常伴有低蛋白血症和血中炎症标志物水平升高。在普通人群和透析患者中炎症标志物如血清 CRP 的增加比高低密度脂蛋白胆固醇血症更能预示心血管事件的发生。一些观察者强调了透析患者中 MICS 和动脉硬化的关系，将两者看作一个总体，并引申出营养不良-炎症-动脉硬化综合征（MIA）这个名词。在这些个体中，慢性炎症反应与不良预后及高死亡率的因果联系常被忽视。实际上，慢性炎症状态可能是透析患者高死亡率的主要始动因子。

（四）逆流行病学现象

在工业化国家和富裕国家，蛋白质-热能营养不良在一般健康人群中并不常见。因此，在流行病学调查中，它并不是引起不良预后的常见原因，更多的心血管疾病风险和生存年限的缩短都与营养过剩有关。相反，在维持性血液透析患者中，营养不良却是不良心血管事件的最常见的危险因子之一。同样，在非透析人群中，某些标志物如 BMI 的下降（表 11-3）和血清 chol 水平降低可能预示低心血管事件和生存率的提高，但在透析患者中则是心血管事件和死亡增加的危险因子。因此，在透析患者中肥胖、高胆固醇血症、高血压等作为一种机体的保护性特征，伴随的可能是透析患者生存年限的延长和生活质量的提高。在透析患者中，这种营养状况与心血管疾病预后之间的关系，与在非透析人群中观察到的现象相反，称为"逆流行病学现象"。逆流行病学现象的可能原因包括在慢性肾脏病的进展过程中的生存选择和危险因子之间竞争性的时间差异（如营养不良相对营养过剩而言，短期内易于死亡，而营养过剩生存时间相对长些）。逆流行病学现象的出现也可能与透析患者本身特性及透析治疗的非生理过程有关。透析患者尤其是伴有蛋白质-热能营养不良时，传统的疾病预后的危险因子如 BMI、血清 chol 和高血压可能需要重新考虑制定新的标准或目标。

（五）透析患者饮食推荐摄入量

血液透析患者由于其体内代谢和生理过程与非透析人群不同，其对营养素量和质的需求也不同，表 11-4 列出了成人透析患者的推荐的饮食需要量。NFK-K/DOQI 指南推荐临床稳定的透析患者每日饮食蛋白质摄入量（DPI）为每千克体重 1.2g，至少 50% 以上是高生物价值蛋白（优质蛋白）。根据一项超过 5 万名透析患者的观察性研究结果显示，给予患者高蛋白摄入即平均 nPNA（nPCR）在 1.2～1.4g/（kg·d）3 个月，2 年内的生存率显著改善。

NFK-K/DOQI 指南推荐能量摄入为 30～35kcal/（kg·d）。NFK-K/DOQI 指南目前对

脂肪和大多数微量营养素的摄入（除外在骨疾病提出钙和磷的摄入）没有给出特别的建议。表 11-4 的建议主要根据作者和基于部分非透析人群资料制定。事实上，在某些内容（如维生素 A 和叶酸）存在不少相互冲突的观察结果。

表 11-4　成人维持性血液透析患者推荐的膳食营养素摄入量

宏量营养素和膳食纤维	
饮食蛋白质摄入量（DPI）	● 1.2g/（kg·d）（临床稳定患者）（至少 50% 为高生物价蛋白）
	● ≥1.2～1.3g/（kg·d）（急性疾病）
每日热能摄入量（DEI）[a]	● 35kcal/（kg·d）（<60 岁）
	● 30～35kcal/（kg·d）（≥60 岁）
总脂肪	● 占总热量 25%～35%
饱和脂肪	● 占总热量<7%
多不饱和脂肪酸	● 占总热量达 10%
单不饱和脂肪酸	● 占总热量达 20%
糖类	● 余下热量（宜选择复合糖类）
总膳食纤维	● >20～25g/d
矿物质和水（摄入范围）	
钠	● 750～2000mg/d
钾	● <80mg/d
磷[b]	● 10～15mg/（kg·d）
钙[b]	● ≤1000mg/d
镁	● 200～300mg/d
铁	● 见贫血章节
锌	● 15mg/d
水	● 通常 750～1500ml/d
维生素（包括膳食补充剂）	
维生素 B_1（硫胺素）	● 1.1～1.2mg/d
维生素 B_2（核黄素）	● 1.1～1.3mg/d
泛酸	● 5mg/d
生物素	● 30μg/d
烟酸	● 14～16mg/d
维生素 B_6（吡哆醇）	● 10mg/d
维生素 B_{12}	● 2.4μg/d
维生素 C	● 75～90mg/d
叶酸	● 1～5mg/d
维生素 A	● 无推荐
维生素 D[b]	● 无推荐
维生素 E	● 400～800U/d
维生素 K	● 无推荐

注：a，根据 NFK-K/DOQI 透析患者营养指南；b，按肾性骨病治疗。

第四节　透析患者营养不良的预防和治疗

营养不良和炎症反应均为透析患者死亡危险的强预测因子,故进行营养干预和抗炎治疗可能改善患者的不良预后。证据显示,维持足够的营养摄入对于任何原因引起的急性或慢性分解代谢性疾病的患者,均可改善其营养状况。在透析患者中是否能改善患病率和死亡率目前仍不清楚。目前尚无大范围的随机对照试验来验证。观察性研究数据显示,血液透析患者摄入比通常水平高的蛋白质 [1.2～1.4g/ (kg·d)],其生存率和生存质量会显著提高。

一、血液透析患者的膳食指导原则

(一)热量的摄入

血液透析患者必须保证摄取充足的热量,一般推荐热量为 30～35kcal/ (kg·d)。应多选含植物蛋白低而含热量高的食品,如淀粉类、番薯、芋头、粉丝和多价不饱和脂肪酸食品,如植物油、橄榄油,甚至牛油和猪油等。必要时可以补充市面上销售的高蛋白营养食品,如加蛋白粉、纽纤素等。这些食品含有高蛋白和高能量,且营养结构合理,容易吸收且生物利用度高。用餐时,建议少食多餐,分散每日营养素负荷,尽量完成每日能量摄入目标。

(二)蛋白质的摄入

血液透析治疗初期或病情较重的患者,每日蛋白质供给量为 40～50g,以优质蛋白质为主。如果 1 周定期血液透析 3 次,饮食中蛋白质供给量达到 1.2g/ (kg·d);如果 1 周定期血液透析 2 次,饮食中蛋白质供给量为 0.8～1g/ (kg·d),其中优质蛋白要占 80%以上。优质蛋白的来源主要为牛奶、鸡蛋、肉类等。

(三)脂肪的摄入

根据血液中 chol 和 TG 的水平,调节饮食中脂肪的比例。一般情况下,饮食中脂肪占热能比为<30%,每日 chol<300mg,如果存在高脂血症,则少选油腻及油炸食品,烹调以植物油代替动物油。

(四)无机盐的摄入

透析患者水分和体重管理非常重要,对少尿或无尿的患者,食盐每日控制在 2～3g,高盐饮食导致体内水负荷过重,引起高血压、肺水肿、心力衰竭,是急诊透析甚至导致患者死亡的主要原因。尽量选择含盐量少的食品,对于烧腊和盐卤食品应尽量避免,烹饪时尽量少放盐。注意蔬菜和水果中的水分和钾离子含量,根据血钾水平予以适当限制钾的摄入,建议钾的摄入量<1300mg/d,尤其是无尿的患者更应严格控制。高钾血症也是透析患者急诊透析及死亡的主要原因之一。对于尿量较多的患者,由于透析可清除体内的钾,如果饮食摄入不足常出现低钾,此时应该鼓励患者多吃富含钾的水果,如柑、橙、香蕉等,

亦可饮用果汁。同时还应注意饮食中钙、磷和镁的调节。

（五）维生素的摄入

鼓励患者进食含维生素丰富的水果和蔬菜,根据患者每次透析治疗前血钾情况和身体内水负荷情况,选择水果种类和进食量,一般每日进食一种 200~400g 水果,水溶性维生素可以通过透析膜而被清除,为避免维生素缺乏,最好以制剂补给。

（六）铁的摄入

动物性食品,如猪肝、蛋黄、瘦肉等含铁量多且铁吸收率高。另外,菠菜、海带等含铁丰富,可酌情选择。还可补充口服铁剂。

（七）其他

透析患者由于活动度差,尤其是老年人和糖尿病患者的消化功能差,且吸收功能存在一定障碍,可以针对性选择烹调方法,使食物易于消化吸收,也应选择容易消化吸收的食品。尽量减少对胃肠道的机械性刺激,减低消化道溃疡的发生率。

透析患者常伴有营养不良,尤其是老年、糖尿病或合并有其他慢性疾病的患者,这些患者的食欲通常较差,消化道功能也较弱,进食一般饮食往往达不到每日机体对能量和蛋白质的生理需要量,加上透析治疗中丢失葡萄糖、氨基酸、水溶性维生素、微量元素及其他营养物质,所以,补充一些健康食品甚至是肠内营养食品是非常必要的。通常市场上出售的营养食品有以下特点：高热量（单位重量含热卡较高）、高蛋白（富含氨基酸）且富含维生素和微量元素,而且专业的健康食品中的营养素经过加工处理（蛋白水解）,生物利用度非常高,在肠道内极其容易消化吸收。

常用的有雅培公司的加营素系列产品；华瑞公司肠内营养系列产品；雀巢公司肠内营养系列产品；纽迪西亚公司肠内营养系列产品。国产的有多缘康营养品系列；力衡全营养品系列。另外,婴幼儿营养品也适用于老年透析使用。

另外,还有专门为透析患者制造的低盐营养食品和低磷营养食品,患者都可以选择使用。

二、老年透析患者进食原则

老年透析患者由于体力活动度低,食欲低下,牙齿咀嚼功能差,胃肠消化功能弱,不喜欢油腻食物等特点,他们在接受透析治疗期间更容易发生营养不良,导致其生活质量下降。尤其是在发生营养不良之后,其感染发生率明显增高,住院频度增加,增加了家庭和社会的负担。所以对于老年患者除了透析中给予适当的静脉营养干预（如输注葡萄糖、氨基酸和脂肪乳剂）外,应鼓励老年透析患者少食多餐,分散每日需要的营养素负荷,同时注意烹调技巧,如煮软饭和容易消化吸收的食品,像鸡蛋、牛奶（包括奶制品）,采用含高热量的原材料如奶油、奶酪和动植物油等,也可以将市售的中长链脂肪酸作为烹调的原材料,尽量增加每单位体积食品的热量和营养素的含量。特别推荐老年人选择使用专业公司生产的健康营养食品。进食目标是完成每日所需的热量及各种营养素,将完成这一目标作为每日生活中的重要任务。

三、糖尿病透析患者的饮食原则

对于透析治疗的糖尿肾病患者，尤其是老年患者，我们推荐的饮食营养干预方案和普通透析患者基本相同，对于食品中的糖类含量比例不会加以特别限制，确保充足热量摄入[30～35kcal/（kg·d）]，适量地满足生理需要的蛋白质摄入量[0.8～1.2g/（kg·d）]，使患者营养状况改善，避免营养不良的发生。在此基础上，鼓励患者增加运动量，提高生活质量，采用适当的药物或者胰岛素控制血糖。

四、透析患者部分肠内营养支持

透析治疗是一种长期持续的过程。因此，长期持续的营养管理非常重要。患者大部分时间处在家庭自我管理，透析患者通常可以自行进食，但是每日的能量和营养物质摄入达不到推荐的标准，表 11-5 列出了在透析患者中已经尝试过和推荐可供选择的营养干预方法。无论通过饮食咨询或积极的支援来增强食物的摄取对改善透析患者的营养都是有帮助的，尤其是在透析中心，营养师在患者接受透析治疗前和透析治疗整个过程中的参与可能发挥重要作用。许多肾脏病专家和营养师提倡添加口服营养补充剂作为一个辅助治疗方法。然而，在透析治疗过程中，由于要通过饮食限制来控制钾、磷和（或）钙的摄入，或在治疗糖尿病和血脂紊乱时可能会干扰患者营养素的摄入，有时甚至会提出与前述饮食营养建议相反的处方，因而增加蛋白质和能量是重要的。这种尚未解决的自我矛盾对透析患者本身和健康照顾的提供者都是一个非常困惑的问题。

表 11-5　透析患者蛋白质-热能营养不良的营养治疗

口服营养干预	● 抗炎制剂（如琉璃苣油、己酮可可碱）
● 增加宏量营养素在食物中的摄入	● 抗氧化剂（如维生素 E、乙酰半胱氨酸）
● 口服膳食补充剂（日常饮食除外）	● 刺激食欲制剂（如甲地孕酮）
肠内营养干预	● 左卡尼汀
● 经管喂养（经鼻导管-NG-tube、经皮空肠胃造瘘-PEG）	● 其他（如鱼油）
肠外营养	营养咨询
● 透析中肠外营养（IDPN）	● 透析中心营养管理/咨询
● 其他肠外营养（如 TPN）	● 其他非直接饮食干预（如心理治疗）
激素	透析相关治疗
● 雄激素	● 增加透析剂量和次数（日间或夜间）
● 生长因子/激素	● 改进透析膜的相容性
非激素药物	

注：NG-tube, nasogastric tube；PEG, percutaneous esophago gastostomy；TPN, total parenteral nutrition。

经管饲营养和肠外营养干预对于食欲缺乏患者可能会增加蛋白质和能量的摄入。最近有一项代谢研究证明，对营养不良但不伴有炎症反应的血液透析患者进行透析中肠外营养支持（IDPN），可以显著提高机体内蛋白质的合成代谢，同时蛋白质的分解代谢明显降低。

　　然而，另一些作者的研究并没能证实 IDPN 能改善透析患者的营养状况或临床结局。

　　尽管有数据显示，饮食补充剂和抗炎治疗（表 11-6）尤其是同时使用促食欲药物如乙酸甲地孕酮或己酮可可碱（表 11-7）可能改善透析患者的营养状况和预后，但激素或药物干预由于可能伴有许多副作用，从而在使用上受到了限制。许多其他技术曾经被使用或推荐来预防和治疗蛋白质-热能营养不良，包括患者早期开始透析治疗、充分透析、避免透析间期酸中毒和积极地治疗伴随的分解代谢性疾病。

表 11-6　应用于伴有 MICS（包括低蛋白血症）的抗炎和抗氧化制剂

抗氧化维生素	类固醇/ACTH
● 维生素 E	NSAID
● 维生素 C	抗 TNF-α 制剂
● 维生素 A 和类胡萝卜素	沙利度胺
其他抗氧化制剂	他汀类药物
类花生酸物质（鱼油）	ACEI 和 ARB
γ-亚油酸（琉璃苣）	β 受体阻滞剂
乙酸甲地孕酮	N-乙酰半胱氨酸
己酮可可碱	

表 11-7　应用于伴有厌食和营养不良或肾脏疾病消耗的维持性血液透析患者的食欲刺激剂

● 乙酸甲地孕酮	● 赛庚啶
● 乙酸甲羟孕酮	● 黑皮素阻断剂
● 己酮可可碱	● 促蛋白合成类固醇
● 屈大麻酚	● 其他皮质类固醇

五、维持性血液透析患者的肠外营养支持的理论与实践

　　总的来说，有很多合理的理由来说明为什么在维持性透析患者中使用静脉营养治疗能改善患者的营养状况。患者每周透析 3 次，通过血管通路来进行营养输注而无须额外建立血管通路非常简单适用、易于输注、依从性好而且额外花费有限。

　　血液透析会明显降低血浆氨基酸水平，导致细胞内蛋白质合成障碍。此外，在透析过程中会发生肌肉蛋白水解来补充血浆中和细胞内氨基酸浓度的快速下降，透析过程的末段会出现明显的分解代谢状态。在透析过程中进行肠外营养支持亦已被证明能通过将血浆中氨基酸水平提高到正常值从而逆转这一急性分解代谢状态。此外，运动可提高肠外营养支持（IDPN）的有效性。Pupim 等报道，在透析前进行 15 分钟的运动可明显提高 IDPN 治疗后的体内合成代谢。

　　相对于在重症监护室或在家庭中因为肠功能衰竭而进行全肠外营养支持的患者，在透析中进行的营养支持时间相对较短（每周 10～15 小时）。因此，非肾病营养学家经常质疑透析中 IDPN 的有效性。

此外，IDPN 比口服和肠内营养支持要相对昂贵。而且，关键问题在于患者是否有足够的主动摄入水平［如能量＞20kcal/（kg·d）和蛋白质＞0.8g/（kg·d）］来补充非透析期间断的营养输注，同时也要注意 IDPN 可能会通过改变代谢状态和患者的食欲而影响主动摄食功能。

透析过程中进行肠外营养支持的有效性与长期营养状况、罹患率、死亡率的改善的关系仍未明了。事实上，蛋白质代谢在非透析日也会调整，某种程度上可能会弥补透析相关急性分解状态。在一些研究中，发现 IDPN 可以提高血清白蛋白浓度和改善患者的主动摄食功能，但是这些试验研究设计往往存在一些缺陷，从而导致研究结论受到质疑。因此，应该进行长期大样本随机研究来说明 IDPN 对维持性血液透析患者的营养状况和罹患率/死亡率改善的潜在效果。目前正在进行中的 FineS 研究，是最大规模的对维持性透析患者进行口服和透析中营养支持治疗的前瞻性随机对照试验，其结果可能会提供关于在这些患者中进行营养支持治疗的有效性和局限性信息。

（一）透析中肠外营养治疗指南

目前比较有价值的指南是根据 Wave Ⅱ欧洲最佳实践工作组推荐，步骤如下。

（1）在维持性透析患者营养干预治疗，应首先考虑口服和（或）肠内喂养（鼻胃管或经皮空肠胃造瘘-PEG）。

（2）当积极的饮食治疗、口服营养补充剂和肠内营养支持不能改善患者的营养素摄入水平且营养状况受损时，此时如果患者自主营养摄入能量＞20kcal/（kg·d）和蛋白质＞0.8g/（kg·d）时推荐使用 IDPN。

（3）如果患者自主摄入能量＜20kcal/（kg·d）和蛋白质＜0.8g/（kg·d），不推荐使用 IDPN，而应该考虑 24 小时全肠外营养输注治疗。

（二）透析中肠外营养治疗的管理

透析过程中 IDPN 的经典配方需输注 1L 溶液。通常包括 20%的脂肪 250ml（450kcal），10%的氨基酸溶液 500ml（200kcal），50%的葡萄糖 250ml（450kcal）的混合溶液。三种溶液被制作在一个三合一的分隔输液袋中，于输注前混合，并通过血液透析体外循环通路的静脉端输入，避免了单种营养液输注时渗透压过高，同时也减少了体外配制液体时细菌污染的机会。透析过程中应通过输液泵输注，能较好地调整液体输入的速度，避免出现高渗和高三酰甘油血症。

在 IDPN 治疗第 1 周时，输注速率应设定在 125ml/h，然后根据患者的耐受性来逐步增加到 250ml/h。输注速率不应超过 250ml/h，以避免脂肪饱和及高脂血症导致的恶心、呕吐等症状。输注时应注意在常规超滤量中加上等体积量的液体超滤来维持液体平衡。

（三）透析中肠外营养的监测和副作用

在 Fine 的随机对照研究中发现，IDPN 中有 15%～25%的患者有恶心和呕吐反应，降低输注速率至 125ml/h 及减少输入液量至半量，并维持 2 周，大部分患者的症状可以消失，然后恢复原治疗处方，患者未再次出现类似症状。在极少数情况下，由于透析过程未使用含钠透析液或失效导致低渗透压而出现肌肉痉挛现象，这时应该在 IDPN 中加入氯化钠溶液以保证每小时输注 1g 氯化钠。

在第一次透析期间和末段应常规检查葡萄糖代谢，以后每周 1 次。高血糖血症（＞16.7mmol/L）的出现是对高葡萄糖输注速率的反应，尤其是在胰岛素抵抗的患者。为预防这一现象，通常应使用低剂量的短效胰岛素（2～6U），有些患者由于内源性胰岛素的延迟反应，会出现输注后的低血糖反应。在这种情况下，IDPN 应在透析结束前 30～60 分钟停止。

当 IDPN 溶液中包含脂肪或者输注速率太快时可能会引起高三酰甘油血症。在已伴有脂代谢紊乱的透析患者，这一副作用可能会在开始实施 IDPN 时短暂出现，以后一直持续到药物纠正这一脂质代谢紊乱为止。同时，也可使用不含脂肪的溶液。当使用 IDPN 时应该每月监测血脂和肝酶情况。血清钾和磷在进行 IDPN 的第 1 个月应该每周监测，之后每月至少检测 1 次，以防止机体合成代谢反应包括细胞合成代谢增加，大量消耗这些复合物而导致其在血浆内的水平下降。

（四）全肠外营养支持指南

当患者主动摄食能量＜20kcal/（kg·d）和蛋白质摄入量＜0.8g/（kg·d），此时单纯透析中 IDPN 未能满足患者的营养需求，有时甚至可能因为这种透析治疗中错误的营养支持模式而给患者带来危害。此时应该考虑经鼻胃管或 PEG 进行持续的肠内营养治疗。如果这种肠内营养支持方法不可行的话，应该实施 24 小时全肠外营养支持。如果进行全肠外营养支持，营养素的量应该增加到满足患者的全日营养需要。除 IDPN 外，连续的肠外营养治疗必须注意根据身体内的储存和需要，对包括钠、钾、镁、水溶性维生素及微量元素进行适当的补充。

六、最新研究进展

最近，在肾病学界提出蛋白质-能量消耗（protein-energy wasting，PEW）的概念，旨在统一慢性肾脏病合并营养不良的概念，避免在临床研究和诊断时的混乱，同时也是为了早期认识、早期诊断和早期干预。

（一）PEW 的定义及诊断标准

PEW 是指各种原因导致的体内蛋白质和能量物质储备下降的状态，临床表现为以饮食营养和热量摄入不足、低体重指数（BMI）、低血清白蛋白血症、微炎症状态、进行性骨骼肌消耗为特征的综合征。患者常表现出消瘦、虚弱和疲劳感，伴有肌无力、肌萎缩等相关症状，显著影响患者的生存质量，并增加死亡率及其他合并症的危险。

慢性肾脏病患者易合并蛋白质-能量储备下降。导致这种状况的主要原因为蛋白质-热摄入不足。但新近的研究发现，炎症级联反应、透析相关因素等均扮演重要的作用。既往临床上曾使用多种术语来表达这种营养紊乱状态，如尿毒症性营养不良（uremic malnutrition）、蛋白质-热能营养不良（protein-energy malnutrition，PEM）、营养不良-炎症-

动脉粥样硬化综合征（malnutrition-inflammation-antherosclerosis syndrome，MIA）、营养不良-炎症复合体（或恶病质）综合征［malnutrition-inflammation complex（or cachexia）syndrome］等。鉴于此，国际肾脏营养代谢协会专家组经讨论将这种消耗综合征统一命名为蛋白质-热能消耗（PEW），用于定义各种原因导致的患者体内蛋白质-热能储备下降的状态。与传统意义上饮食蛋白质摄入不足而导致的营养不良（malnutrition）概念不同，PEW消耗则是强调机体蛋白质分解异常增高、蛋白质储备降低的状态，进展期慢性肾脏病患者处于持续性轻中度恶病质状态，并逐渐进展到重度恶病质，这主要是由于肾功能降低后继发的异常代谢状态所致。

PEW的诊断标准：①血清生化指标。血清白蛋白<38g/L、血清前白蛋白<300mg/L（仅对维持性血液透析患者，对于慢性肾脏病2～5期患者根据肾小球滤过率调整）、血清chol水平<2.59mmol/L。②体重。BMI<23kg/m²、3个月内体重下降>5%或6个月内>10%、体脂比例<10%。③肌肉质量。肌肉消耗（3个月内肌肉量减少>5%或6个月内>10%）、上臂围减少大于同类人群上臂围中位数的10%。④摄入量。透析患者饮食中蛋白质的摄入量<0.8g/（kg·d）或慢性肾脏病2～5期患者饮食中蛋白质的摄入量<0.6g/（kg·d）（至少持续2个月）、能量摄入量<25kcal/（kg·d）（至少持续2个月）。

以上四大项中至少满足其中三大项，每个大项中至少满足其中一小项，每项标准在不同的时间至少测量3次，方可诊断为PEW。

PEW的流行病学研究统一标准后，对患病率的调查发现，PEW在终末期肾病的发病率为70%～75%，而在维持性血液透析患者中的发病率>50%。

（二）PEW的病理生理机制

引起和加剧PEW的机制尚未完全明确。研究表明，其机制可能与尿毒素作用、厌食、胃肠道功能障碍、代谢亢进、代谢性酸中毒和胰岛素抵抗、神经内分泌系统紊乱、系统性微炎症状态、多种微营养物缺乏、透析相关的蛋白质、维生素丢失及社会心理因素等均有密切关系。

慢性肾脏病（CKD）患者体内蓄积大量的有害毒性物质（如尿素、肌酐、酚类、瘦素、甲状旁腺激素等），导致患者常常出现食欲下降、恶心、呕吐等症状，影响食物的摄入及吸收（图11-2）。

慢性肾脏病患者常常合并胃食管反流病、消化道肿瘤，易出现早饱感，从而导致食物摄入减少及吸收障碍。

代谢性酸中毒是慢性肾脏病/终末期肾病患者的PEW的重要发病机制。慢性肾脏病患者机体常常代谢紊乱，易合并低钙血症、代谢性酸中毒，从而影响食欲，导致摄入不足。代谢性酸中毒通过引起内分泌功能紊乱（如生长激素、胰岛素、胰岛素样生长因子-1、甲状腺激素），促进支链α-酮酸脱氢酶的表达增加和（或）活性增强，引起支链氨基酸水平下降，激活ATP依赖的泛素-核蛋白途径，促进炎症来抑制蛋白质合成，促进蛋白质分解。为此，临床上推荐血清碳酸氢根水平透析前为24mmol/L。

瘦素在调节机体能量代谢平衡中起着重要的作用，瘦素是由脂肪细胞产生的，分子质量为16kDa的分泌型蛋白质，由OB基因编码，主要是通过抑制神经元产生神经肽Y

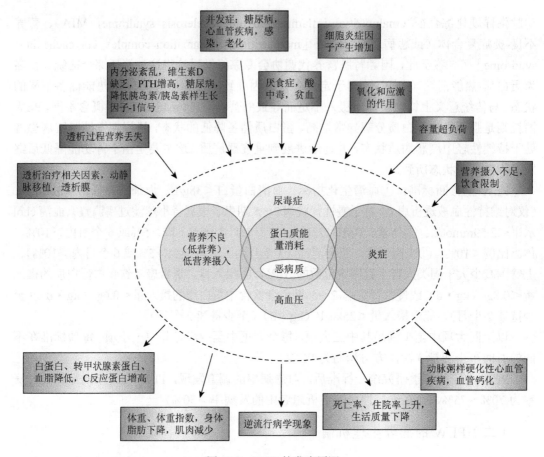

图 11-2　PEW 的发病原因

（NPY）、豚鼠肽基因相关蛋白（agouti-gene-related protein，AGRP）及刺激弓状核产生黑皮质素 4 受体（MC-4R）来抑制食欲，从而调节食物摄取和能量代谢，调节体重和减少体内脂肪储存。CKD/ESRD 患者体内瘦素增多，可导致食欲下降，营养物质摄入下降及消耗过多。

CKD/ESRD 患者胰岛素受体障碍、胰岛素样生长因子-1 减少、生长激素分泌下降，导致机体处于负氮平衡状态。生长激素（GH）是由垂体前叶合成及分泌的一种含有 191 个氨基酸，分子质量为 22kDa 的多肽类物质，通过激活ⅠA 型生长激素释放激素受体，促进神经肽基因表达及生长激素释放，从而促进蛋白质合成，减少蛋白质分解，同时生长激素可改善心功能、抑制交感神经活性、抑制炎症反应、调节胰岛素敏感性、降低动脉粥样硬化等维持机体代谢平衡。生长激素水平下降，氨基酸进入细胞水平下降，DNA、RNA 合成能力下降，使尿氮增加，机体呈现负氮平衡。

代谢亢进也与蛋白质-能量消耗有关。能量消耗 70% 来源于静息能量消耗（resting energy expenditure，REE），病情稳定的 CKD/ESRD 患者 REE 通常保持稳定。但慢性肾功能不全合并甲状腺功能亢进症、心血管疾病、脓毒血症等一系列并发症，以及透析过程本身，其 REE 消耗增加 12%～20%。终末期肾病患者，静息能量消耗起重要作用的是线粒体解耦联蛋白（UCPs），解耦联蛋白是由两个 32kDa 的 α 亚基组成的二聚体，属于线粒体阴离子载体蛋白家族，这种蛋白可介导线粒体内膜的质子渗透，抑制 ADP 磷酸化水平，减少 ATP 的生成，使能量向产热转化，影响能量代谢速率。

微炎症状态是引起和（或）加重肌肉消耗的重要因素。2000 年，Schoming 等发现 CKD/ESRD 患者体内细胞炎症因子水平升高，提示体内存在"微炎症状态"。维持性血液透析患者体内 IL-1α、IL-1β、IL-6、IL-8、TNF-α、CRP、核因子（NF-κB）、干扰素（IFN）-α 等水平明显升高。NF-κB 是引发炎症反应的关键转录因子，已被证实与终末期肾病患者恶病质的发生有密切关系，因此对于恶病质的患者而言，应积极治疗炎症反应。IL-6 是重要的炎症因子之一，它不仅可上调黏附分子及其他炎症因子的表达，而且参与调节炎症细胞的分化，从而加速炎症反应，导致蛋白质分解加速。在急性时相反应中，正性急性时相反应物（如 CRP、纤维蛋白原、血清淀粉样蛋白 A、补体 C3、α 酸性糖蛋白、结合珠蛋白、α 糜蛋白、肿瘤坏死因子、IL-6 等）增加；相反，负性急性时相反应物（血清白蛋白、甲状腺运载蛋白、转铁蛋白、维生素 A 结合蛋白、多种脂蛋白等）减少。相应的，患者机体代谢亢进、REE 增加、肌肉消耗增加，从而导致肌肉萎缩。

血液透析时，氨基酸、肽、矿物质及多种维生素也会有所丢失，其丢失程度与透析器、透析时间、血流量、透析频率等相关。有研究发现，使用低通气量透析器进行血液透析时，禁食和进食时分别丢失氨基酸 6～8g、8～10g。采用高通气量透析器时，禁食患者丢失（8.0±2.8）g 氨基酸，进食时丢失氨基酸（9.3±2.7）g。透析膜的生物相容性与血液透析患者的营养状况关系密切，研究表明，透析过程导致蛋白质-能量消耗，与血液透析膜接触刺激炎症介质释放有关。聚砜膜透析器较普通透析器，增加中分子物质的清除，导致脂蛋白酶活性增加、白蛋白合成增加；同时该高通量膜减少血液与膜接触所引起的蛋白质分解，减少炎症刺激，减少脂蛋白的合成，故聚砜膜及聚丙烯腈膜代替纤维素膜作为常用透析膜。

CKD/ESRD 患者受疾病本身、治疗结果、经济负担等因素的影响，导致患者常常出现抑郁、紧张、痛苦、焦虑、疲劳等情绪特征，从而影响食欲，导致营养不良程度加重。

（三）PEW 的评估及筛查

早期发现 PEW 并准确判断其严重程度，对临床治疗和估计预后十分重要。PEW 的评估及筛查需要结合病史和检查的各项指标来综合判定。

蛋白质-能量摄入情况可通过蛋白质-能量摄入情况调查（食谱调查法）来评估患者的膳食摄入情况，临床上常见的有 24 小时回顾法及 3～7 日日记法，一般以 24 小时回顾法为主，即准确记录每餐的摄食数量、种类，并计算出每日食物所含热量及蛋白质总量，检测频度为：未透析患者每 3～4 个月、透析患者每 6 个月。

身体组成成分测定被视为评估营养状态及判断临床预后的有效方法，如总体氮测定。含钾总量测定判断患者是否达到推荐营养剂量。肌肉质量测定显得尤为重要。儿童主要通过双能 X 线吸光法测定仪测量，成人用近似红外线分析仪及生物电阻抗方法（BIA）进行测量，这两种方法为瘦体重（LBN）测定的简便方法。

生化指标测定转铁蛋白（TF），半衰期为 8～9 日，受铁剂、EPO、输血等影响，是预测 CKD 患者死亡率的独立危险因素，转铁蛋白<2.0g/L 提示蛋白质-能量消耗；胆固醇（chol）<3.9mmol/L 提示热量摄入不足。其他生化参数还有瘦素、生长激素、氨基酸谱、CRP 等都能很好地反映透析患者的预后。

营养系统评分在临床上通常采用主观综合性营养评估法（subjective global assessment，SGA）及营养不良炎症评分方法（malnutrition inflammation score，MIS）来评估患者的营养状况，其中，SGA 法更能预测 CKD 患者的预后，对于非透析患者评估周期为 1～3 个月，而透析患者则为 6 个月。

（四）PEW 的治疗及预防

严密检测及营养咨询。在实施营养健康管理时，应当对患者的文化程度、对疾病知识的理解程度、经济状况等方面进行评估。根据患者的基本情况（如年龄、性别、体重、身高等）、临床特点（病史、既往史、个人史、消化系统症状、透析情况等），制定综合且个体化的饮食指导内容，包括每日摄入食物的质量、数量、热量、蛋白质含量、脂肪含量等。制定饮食指导内容时，务必做到合理、具体、方便，使患者具有良好的依从性，让患者认识到营养状况与预后的紧密联系。

充分透析、延长透析时间、增加透析次数均能改善患者的营养状况。美国国家健康研究所（National Institutes of Health，NIH）支持的研究 HEMO 发现充分透析可增加患者的食欲。

目前，炎症反应是 CKD/ESRD/MHD 患者蛋白质-能量消耗发生机制中主要的环节。血液透析患者易合并导管相关性菌血症、动静脉内瘘处血管炎、肺炎、急性胃肠炎等一系列并发症，其营养状态逐渐恶化，故积极的抗炎治疗显得至关重要。

血液透析患者可通过口服肠内营养措施来实施营养管理。对于 CKD/ESRD 患者，若无胃肠道功能下降、胃大切后，可首选经口服肠内营养支持。该方法具有促进胃肠道蠕动，恢复胃肠道功能，控制血糖，纠正电解质紊乱，有助于限制液体入量等作用。鼻饲及透析中全胃肠外营养在透析患者中的应用也较广泛。患者如出现吞咽功能下降、食欲下降等，通过口服无法达到人体生理需要量时，可通过胃管注入流质来达到机体需要量。该方法可减少感染风险、限制液体入量、减少住院费用，但对于胃肠道疾病患者（如胃轻瘫、胃大切、短肠综合征等）肠内营养很难达到 K/DOQ 指南的推荐剂量，故肠外静脉营养治疗对该部分患者至关重要。肠外营养制剂主要有糖类制剂、氨基酸制剂、脂肪乳剂、维生素制剂、全静脉营养制剂等。肠外静脉营养克服了口服及肠内营养的缺点，患者依从性好。临床上主要采用经深静脉置管和经浅静脉置管两种营养干预措施。肠外营养干预措施更能有效改善 MHD 患者的营养状况。此外，在营养支持治疗的同时，透析过程中给予重组人生长激素、胰岛素样生长因子-1、甲地孕酮均可促进食欲，也有助于改善患者的营养状况。

（肖　笑　刘　岩）

参 考 文 献

丁言联. 2012. 两种肠外营养途径在 64 例胃癌患者中的临床应用效果比较. 国际医药卫生导报, 18（16）：2368-2369.

胡明亮，郑智华，黄莺. 2007. 血液透析患者 3 种整体营养状况评估方法的比较研究.中国血液净化，6（12）：649-651.

黄琳，王振江，李玉珍. 2010. 肠外营养制剂的新进展及其安全应用. 中国执业药师，5（5）：387-389.

江杰，刘岩，钟小仕. 2009. 透析中肠外营养对血液透析患者营养状况的影响. 中国血液净化，9：481-485.

王会玲，王文龙，于秀峙. 2010. MIS 评分对血透患者营养不良-炎症状态及住院/死亡风险的相关性. 中国中西医结合肾病杂志，11（8）：695-699.

Akdaq I, Yilmaz Y, Kahvecioqlu S, et al. 2008. Clinical value of the Malnutrition-in-flammation-atherosclerosis syndrome for long-term prediction of cardiovascular mortality in patients with end-stage renal disease: a 5-year prospective study. Nephron Clin Pract, 108（2）：99-105.

Amaral S, Hwang W, Fivush B, et al. 2008. Serum albumin level and risk for hemodialysis. Clin Jam Soc Neprol, 3（3）：759-776.

Bonanni A, Mannucci I, Verzola D. 2011. Protein-energy wasting and mortality in chronic kidney disease. Int J Environ Pes Public Health, 8（5）：1631-1654.

Bonomini V, Albertazzi A, Vangelista A, et al. 1976. Residual renal function and effective rehabilitation in chronic dialysis. Nephron, 16（2）：89-102.

Bonomini V, Feletti C, Scolari M P, et al. 1985. Benefits of early initiation of dialysis. Kidney Int Suppol, 17：S57-59.

Cano N J, Miolane-Debouit M, Leger J, et al. 2009. Assessment of body protein-energy status in chronic kidney disease. Semin Nephrol, 29（1）：59-66.

Chazot C, Shahmir E, Matias B, et al. 1997. Dialytic nutrition: provision of amino acids in dialysate during hemodialysis. Kidney Int, 52（6）：1663-1670.

Chertow G M, Ling J, Lew N L, et al. 1994. The association of intradialytic parenteral nutrition administration with survival in hemodialysis patients. Am J Kidney Dis, 24（6）：912-920.

Cheung W, Yu P X, Little B M. 2005. Role of leptin and melanocortin signaling in uremia-associated cachexia. J Clin Invest, 115（6）：1659-1665.

Cuppari L, de Carvalho A B, Avesani C M. 2004. Increased resting energy expenditure in hemodialysis patients with severe hyperparathyroidism. J Am Soc Nephrol, 15（11）：2933-2939.

Fouque D, Kalantar-Zadeh K, Kopple J. 2008. A proposed nomenclature and diagnostic criteria for proteinenergy wasting in acute and chronic kidney disease. Kidney Int, 73（4）：391-398.

Ikizler T A, Flakoll P J, Parker R A, et al. 1994. Amino acid and albumin losses during hemodialysis. Kidney Int, 46（3）：830-837.

Ikizler T A, Greene J H, Wingard R L, et al. 1995. Spontaneous dietary protein intake during progression of chronic renal failure. J Am Soc Nephrol, 6（5）：1386-1391.

Kopple J D, Greene T, Chumlea W C, et al. 2000. Relationship between nutritional status and the glomerular filtration rate: results from the MDRD study. Kidney Int, 57（4）：1688-1703.

Krenitisky J. 2004. Nutrition in renal failure: Myths and management. Practical Gastroenterology, 9：40-59.

Malmström R, Taskinen M R, Karonen S L, et al. 1996. Insulin increases plasma leptin concentrations in normal subjects and patients with NIDDM. Diabetologia, 39（8）：993-996.

Mehrotra R, Berman N, Alistwani A, et al. 2002. Improvement of nutritional status after initiation of maintenance hemodialysis. Am J Kidney Dis, 40（1）：133-142.

Meyer C, Robson D, Rackovsky N, et al. 1997. Role of the kidney in human leptin metabolism. Am J Physiol, 273（5 Pt 1）：E903-907.

Neyra R, Chen K Y, Sun M, et al. 2003. Increased resting energy expenditure in patients with end-stage renal disease. JPEN J Parenter Enteral Nutr, 27（1）：36-42.

Nutrition work group. 2000. Nutrition in chronic renal failure. Am J Kidney Dis, 35（6）：1-140.

Stenvinkel P, Heimburger O, Paulter F, et al. 1995. Strong association between malnutrition, inflammation, and atherosclerosis in chronic renal failure. Kidney Int, 55（5）：1899-1911.

Tattersall J, Greenwood R, Farrington K. 1995. Urea kinetics and when to commence dialysis. Am J Nephrol, 15（4）：283-289.

Vannini F D, Antunes A A, Caramori J C, et al. 2009. Associations between nutritional markers and inflammation in hemodialysis patients. Int Urol Nephrol, 41 (4): 1003-1009.

Wang A Y, Sea M M, Tang N. 2004. Resting energy expenditure and subsequent mortality risk in peritoneal dialysis patients. J Am Soc Nephrol, 15 (12): 3134-3143.

Zygas S, Christopoulou G, Malliarou M. 2011. Malnutrition inflammation atherosclerosis syndrome in patients with end-stage renal disease. J Ren Care, 37 (1): 12-15.

第十二章 血液透析患者内分泌紊乱

血液透析患者存在有多个内分泌系统功能紊乱，常以综合征的形式出现。这些患者由于肾脏结构破坏及毒素的积聚，导致激素在肾脏的产生、降解与清除异常，同时激素在血中运输、激素抑制因子活性和数量、激素的肾外代谢、靶器官的敏感性、反馈调节等方面发生改变而出现一系列内分泌紊乱。

第一节 胰腺分泌异常

慢性肾衰竭（CRF）时胰腺存在形态异常，如腺泡增生、腺泡内分泌颗粒缺失、导管扩张及间质纤维化等，且透析不能改善上述变化。另外，长期透析患者胰腺损伤和胰腺炎概率增加，其机制尚不清楚，可能与胰腺长期暴露于尿毒症环境中有关。

一、胰岛素异常

（一）发病机制

胰岛素抵抗即胰岛素的敏感性降低。美国糖尿病协会将机体对胰岛素任何生理功能反应受损的现象定义为胰岛素抵抗，它包括糖、脂肪及蛋白质代谢，血管内皮细胞功能，以及基因表达等方面的功能异常。也就是指，胰岛素作用的靶器官如肝脏、脂肪组织等一定的胰岛素生物学反应低于正常预计水平。胰岛素介导的葡萄糖非氧化代谢减弱是胰岛素抵抗发展的早期特征。早期如果胰岛 B 细胞功能正常，胰岛素抵抗将导致代偿性高胰岛素血症以维持相对正常的葡萄糖代谢，逐渐 B 细胞分泌功能失代偿，尽管存在高胰岛素血症，也会出现高血糖症。目前认为，胰岛素抵抗、高胰岛素血症是糖耐量异常、向心性肥胖、脂质代谢紊乱、高血压、高凝倾向及动脉粥样硬化等 X 综合征的一部分。慢性肾衰竭患者可在胰岛素受体前水平、胰岛素受体水平及胰岛素受体后水平表现其胰岛素抵抗，即胰岛素的分泌、利用及灭活几方面的表现。

1. 胰岛素分泌异常

慢性肾衰竭时血浆胰岛素水平升高，主要由于慢性肾衰竭患者胰岛素代谢清除率下降，因此高糖刺激后血浆胰岛素水平不能反映真正的胰岛分泌功能。研究发现，慢性肾衰竭患者高糖刺激后胰岛素早期分泌相正常而晚期分泌相增强，或早期及晚期分泌相均降低，肌肉对葡萄糖的利用低于正常。这表明，慢性肾衰竭时胰岛分泌胰岛素功能受损。

慢性肾衰竭患者胰岛素分泌减少是多因素综合作用的结果。

（1）PTH 的作用：慢性肾衰竭患者的胰岛素分泌功能障碍与继发性甲旁亢有关。行甲状旁腺切除术后或 $1,25(OH)_2D_3$ 治疗使血 PTH 水平恢复正常，可使接受透析治疗的患者胰岛素分泌功能恢复正常。实验证明，血中过量的 PTH 是导致慢性肾衰竭患者胰岛素分泌减少的原因。

　　PTH 影响胰岛素分泌及胰岛糖代谢的机制：过高的 PTH 能引起胰岛细胞中 Ca^{2+} 升高，可引起胰岛 B 细胞分泌胰岛素功能障碍。其发生机制可能为以下两方面的原因：①高 PTH 抑制 Ca^{2+}-ATP 酶和 Ca^{2+}，K^+-ATP 酶的活性，使细胞内 Ca^{2+} 向外释放减少，造成细胞内 Ca^{2+} 浓度升高，高浓度的 PTH 可激活 L 型 Ca^{2+} 通道，使细胞外 Ca^{2+} 进入细胞内增加 Ca^{2+} 浓度，通道阻滞剂可抑制 Ca^{2+} 的内流。②高浓度的 PTH 可使磷脂肌醇通路异常，使细胞内某些亚细胞结构（主要是内质网中的钙池）中储存的 Ca^{2+} 释放到细胞浆中，使胞浆中 Ca^{2+} 浓度升高。

　　另外，葡萄糖进入胰岛后，在葡萄糖激酶的作用下生成 6-磷酸葡萄糖；通过磷酸葡萄糖异构酶作用转变为 6-磷酸果糖，再通过磷酸果糖激酶-1（PFK-1）的作用进一步磷酸化，生成 1,6-二磷酸果糖。这一系列过程需要大量的 ATP 和正常功能的 PFK-1，慢性肾衰竭患者由于高浓度的 PTH 引起胰岛细胞基础 Ca^{2+} 水平升高，从而使 ATP 含量及 PFK-1 的最大反应率都下降，引起胰岛细胞内糖代谢异常。葡萄糖要诱导胰岛素分泌，必须进入胰岛并进行正常的代谢，而动物实验证实，慢性肾衰竭大鼠胰岛细胞摄入葡萄糖是正常的。因此，葡萄糖诱导胰岛素分泌异常主要是胰岛的糖代谢存在异常。甲状旁腺切除后血钙正常的 CRF 大鼠及用维拉帕米（钙拮抗剂）治疗的大鼠，胰岛糖代谢可恢复正常。

　　（2）1,25(OH)₂D₃ 对胰岛糖代谢的影响：研究发现，1,25(OH)₂D₃ 可作用于胰岛细胞并调节胰岛素的分泌。葡萄糖诱导 B 细胞分泌胰岛素需要 Ca^{2+} 和能量，慢性肾衰竭患者长期维生素 D₃ 缺乏会导致低血钙和低胰岛素血症。其机制主要是维生素 D₃ 缺乏影响葡萄糖经三羧酸循环途径氧化，干扰线粒体代谢，对糖酵解途径也有一定影响。

　　2. 胰岛素的清除障碍

　　慢性肾衰竭时，肾脏清除胰岛素的能力明显下降，并与肾小球滤过率有关。当肾小球滤过降至 40ml/min 左右时，胰岛素清除率开始下降；当肾小球滤过率降至 20ml/min 以下时，血中胰岛素的半衰期明显延长。胰岛素也可在肌肉或肝脏清除，这一清除过程在慢性肾衰竭患者中受某些毒素的影响而引起肌肉和肝脏的清除能力下降，透析治疗后肌肉和肝脏的胰岛素清除力明显改善。胰岛素清除力下降可能是引起非糖尿病肾病的慢性肾衰竭患者容易出现低血糖反应的原因。

　　3. 尿毒素分子

　　尿毒素蓄积可能是导致胰岛素抵抗的重要原因。终末期肾病患者中外周肌肉对于胰岛素介导的葡萄糖摄取减少，尿毒素分子可影响信号转导，抑制胰岛素介导的葡萄糖利用，其中中分子物质是一类从尿毒素分子中发现的一类特异性成分，假尿苷影响胰岛素受体相关的钙调蛋白转导途径。腹膜透析治疗可以更有效地清除中分子物质，在终末期肾病患儿中，与血液透析组相比较，腹膜透析组具有良好的中分子清除能力、更高的胰岛素敏感性。慢性肾脏病患者中蛋白分解代谢产物亦可致使胰岛素抵抗，而低蛋白饮食及补充酮酸可以改善患儿胰岛素抵抗及糖代谢。

　　4. 贫血

　　贫血引发组织供氧减少，使得胰岛素敏感性下降，纠正贫血，改善组织供氧可以改善胰岛素抵抗（IR）。

　　5. 氧化应激、炎症与胰岛素抵抗

　　氧化应激是氧自由基产生过多与抗氧化物质过少失衡所致，在轻中度肾衰竭及透析患者中都存在不同程度的氧化应激。慢性肾脏病患者血浆中氧化应激标记物明显升高；在患者动脉粥样硬化斑块中可测出，如羟氯酸（HOCl）修饰过的脂蛋白及晚期糖基化终末产物（AGEs），同时慢性肾脏病患者中存在抗氧化系统缺陷，自由基氧化产物清除能力下降。慢性肾脏病致使氧化应激有众多可能机制，如尿毒素相关因素、补充静脉铁剂、透析相关因素和抗氧化系统缺陷等。氧化应激可影响信号通路活化，NF-κB 途径及其下游信号传导，可使胰岛素信号及胰岛素介导的糖摄取下调，导致胰岛素抵抗发生。活化 NF-κB 时可以上调急性相蛋白，包括 TNF-α、IL-6 及 CRP，此类炎症因子亦可诱发胰岛素抵抗及新发糖尿病。

6. 血液透析对于糖代谢的影响

透析可以降低患者血浆胰岛素浓度，长期透析可改善胰岛素抵抗。透析患者因肾脏功能衰竭，使胰岛素的代谢下降。因而糖尿病透析患者使用的胰岛素量较前减少，且胰岛素减少与残余尿量减少相关，胰岛素治疗的 2 型糖尿病透析患者低血糖事件的发生风险较透析前明显增加。糖尿病血液透析患者伴低血压、低蛋白血症、血液透析前血糖水平低者，发生低血糖的风险更高。

无糖透析液可导致透析过程中血糖水平波动，尤其是在血糖控制差的患病组中低血糖的发生率更高，而含糖透析液可以减少血液透析患者低血糖的发生。建议胰岛素治疗的透析患者使用含糖的透析液进行透析，有研究认为，使用无糖透析液透析 4 小时可清除血糖 120g，因此部分患者容易发生低血糖。

7. 腹膜透析对糖代谢的影响

腹膜透析作为肾脏替代治疗，具有简便易操作、安全的优点，含糖腹膜透析液作为主要渗透剂的应用已久，而持续高糖负荷被认为是导致胰岛素抵抗及机体糖代谢紊乱的潜在危险因素。腹膜透析治疗可以改善终末期肾病预后，但含糖腹膜透析液应用可加重胰岛素抵抗水平，同样带来新的一系列代谢紊乱。有研究发现，非糖尿病腹膜透析患者胰岛素敏感性与血液透析及正常对照组相比显著降低，新发高血糖在腹膜透析患者亦较普遍，且其空腹血糖与患者的预后相关。糖尿病腹膜透析患者，皮下注射胰岛素用量较透析前增加，其增加量与高渗含糖腹膜透析液的应用相关。为更好地保护腹膜功能、腹膜透析超滤及改善糖代谢，选取无糖腹膜透析液作为渗透剂，如氨基酸、多聚糖及艾考糊精（ieodextrine）等，可以明显降低腹膜透析患者血清胰岛素水平，增加胰岛素敏感性，渗透剂艾考糊精具备腹膜保护功能及超滤能力，具有一定的应用前景。

（二）临床意义

1. 低血糖反应

慢性肾衰竭患者无论是否有糖尿病均易发生低血糖。有机制可能是营养不良、糖原异生减少、糖原分解下降、胰岛素降解减少的原因；另外，服用普萘洛尔、异烟肼、利福平等药物也易引起低血糖。因此，对于血液透析患者，作者认为未进食者应使用有糖透析液，建议含糖量为 6.1～5.5mmol/L，以防低血糖发生。

2. 高血钾

慢性肾衰竭患者继发性甲旁亢和血 PTH 升高，影响肾外钾代谢，减少了钾进入胰岛细胞并影响其分泌胰岛素。因此，高甲状旁腺激素血症、肾外钾代谢障碍、胰岛素分泌减少三者相互作用，是引起慢性肾衰竭高血钾的原因之一。

　　3. 高脂血症

　　CFR 患者胰岛素分泌下降时或存在胰岛素抵抗时，脂蛋白脂酶活性下降（受胰岛素调节），致使循环中极低密度蛋白清除下降，代谢紊乱，引起血中 VLDL 和 LDL 升高和高三酰甘油血症。

　　4. 动脉粥样硬化

　　（1）高浓度胰岛素能促进血管内皮细胞内皮素和血管紧张素 II mRNA 的表达。

　　（2）胰岛素刺激胰岛素样生长因子诱导动脉平滑肌细胞增生。

　　（3）高浓度胰岛素能促进血管内皮细胞产生纤溶酶原激活物抑制因子-1，增加血栓形成倾向。

　　（4）胰岛素抵抗引起脂类代谢紊乱造成高三酰甘油血症、低高密度脂蛋白血症。

　　（5）胰岛素抵抗引起高血糖是引起动脉硬化的危险因素。因此，高胰岛素血症及胰岛素抵抗是引起慢性肾衰竭患者动脉硬化的重要因素。

（三）治疗

　　临床上可通过以下治疗方法改善胰岛素抵抗：①充分血液透析，排出毒素，提高胰岛素敏感性；②甲状旁腺穿刺或部分切除，降低血 PTH 浓度；③使用活性维生素 D_3；④适当控制高脂食物的摄入，适当活动，改善胰岛素抵抗；⑤服用钙拮抗剂。

　　国外 Meta 分析发现，对成人维持性血液透析患者使用促红细胞素刺激药物治疗，可纠正贫血并改善患者的运动能力和体力，且 ESA 与每分钟氧耗量呈正相关，而适当的有氧运动和机体能量的消耗能改善肥胖患者的胰岛素抵抗。因此，EPO 可通过其纠正贫血的作用使患者的运动强度得以增强，从而间接改善胰岛素抵抗。

　　不仅如此，近年来的研究还发现，EPO 可通过不同机制直接改善胰岛素抵抗。Nand 等给予糖尿病或非糖尿病维持性血液透析患者血液透析治疗后皮下注射 EPO，并测定空腹胰岛素水平，HOMA-IR（稳态胰岛素评估模型-胰岛素抵抗）值评估胰岛素抵抗程度，他们发现 6 个月后 EPO 治疗组空腹胰岛素水平下降、胰岛素抵抗有所改善，且 EPO 的这种作用与血红蛋白水平升高并无关联，但具体机制并未阐明。另有研究发现，EPO 可使非糖尿病维持性血液透析患者的空腹血糖、胰岛素水平及 HOMA-IR 值减少，同时伴随储存铁、铁蛋白、TNF-α 和 IL-6 水平的下降，推测 EPO 改善胰岛素抵抗的作用可能与铁负荷减轻及机体慢性炎症因子减少有关。另有学者研究指出，EPO 还可直接通过减弱血浆细胞膜糖蛋白-1（plasmacell-1，PC-1）活性等机制改善胰岛素抵抗。

二、胰多肽异常

　　胰多肽由散布在胰岛周围及整个外分泌胰腺细胞和胰岛管上皮内，以及胃肠黏膜上皮中的内分泌细胞产生，为含有 36 个氨基酸的蛋白质，分子质量为 4200Da，以内分泌方式发挥作用。血浆中氨基酸能刺激 PP 升高，葡萄糖和脂质则抑制 PP 水平升高。SS 对 P 细胞的分泌有抑制作用。PP 通过抑制 CCK 和胰液素的释放而达到抑制胆囊收缩和胰液分泌的作用。慢性肾功能不全时 PP 水平升高，透析对 PP 水平无影响。有作者以正常人作对照，研究 PP 在慢性肾衰竭和肝硬化患者的体内代谢，通过检测肝、肾动静脉血清中 PP 浓度和肝、肾血流量发现，肾动脉血 PP 浓度明显高于肾静脉血 PP 浓度（$P < 0.025$），正常情况下，PP 能完全被肾脏滤过。慢性肾衰竭时 PP 浓度明显升高，而肝硬化者不影响 PP 血浓度，提示肾脏对 PP 来说是重要的清除场所。

三、胰腺外分泌异常

尿毒症时淀粉酶、脂肪酶清除异常，但酶增高的程度并不与胰腺损伤的程度相关，这使得尿毒症的腹痛原因更加复杂化。胰酶的生理效应是在消化道内发挥作用，病理情况下，胰酶在血中的水平不能代表消化腔内的水平。因此，对此类患者仅通过血胰酶水平来判断是否并发急性胰腺炎应慎重。血液透析后患者淀粉酶、脂肪酶的浓度无明显下降，多考虑为血液透析对多种胰酶（属中分子结构成分）无清除能力，因此可以推断，血液透析治疗不能纠正高胰酶血症。血胰酶水平与胰腺外分泌功能状况、胰腺组织结构是否正常（使胰酶不外泄）及胰酶经过肾脏时的清除率等有关。尿毒症时胰腺外分泌功能的损害不是单一因素影响，有多种原因相互作用，包括尿毒症毒素分子、酸中毒、贫血、转移性钙化、营养不良和神经体液因素。肾小球滤过率的下降、肾小管病变等影响多种胰酶的清除。

第二节　垂体-性腺系统异常

慢性肾衰竭患者性功能损伤是机体性激素及促性腺激素代谢紊乱的结果。目前认为，慢性肾衰竭造成机体内环境紊乱既可影响性激素的合成和分泌率，同时也影响激素对靶器官的作用。

一、男性

（1）睾酮（T）：是影响男性性功能最直接的激素。该激素由睾丸间质细胞（leydigcell）产生。肝和肾是睾酮失活的场所。其代谢产物 17-酮类固醇亦从肾脏排泄。West 报道，静脉注射睾酮后 10 分钟，至少 90%从血液中消失，3 小时内从组织中（主要是脂肪库）消失。经放射性碳标记的睾酮在尿和粪便中出现，说明肾脏参与睾酮的失活和排泄。临床上男性慢性肾衰竭患者性功能紊乱主要表现为性欲减退、阳痿、睾丸缩小。实验室检查发现，患者睾酮水平下降与性功能紊乱同步出现。组织学上可看到睾丸胚芽细胞发育不全，精子再生不良，间质细胞脂色素变性，精子缺乏或活力减低。晚期尿毒症患者睾酮水平下降主要是尿毒症对间质细胞的直接毒性所致。Lowe 等认为，慢性肾衰竭患者阳痿与甲旁亢程度呈正相关。国内亦有人认为，睾酮水平下降与患者性欲减退、乳房发育有关。临床上，慢性肾衰竭患者经血液透析治疗后性功能可得到改善。Suzuki 等观察 13 例肾衰竭患者，经定期血液透析加促红细胞生成素 50~4000U 治疗 1 年后，患者睾酮由（2.4±0.1）ng/ml 上升到（2.6±0.2）ng/ml，25%的患者性功能明显改善。Kokot 亦报道，EPO 加血液透析治疗过程中，血浆睾酮上升主要发生在头6个月内。

（2）50%的男性慢性肾衰竭患者黄体生成素（LH）增高；卵泡刺激素（FSH）较少升高。

（3）50%的男性慢性肾衰竭患者催乳素（PRL）增高，与肾脏清除下降有关。另外，慢性肾衰竭患者多巴胺对垂体抑制作用减弱，导致垂体PRL分泌增多。

二、女性

（1）雌激素：主要由雌二醇、雌三醇组成。此外，孕酮与女性生殖有关。它们共同维持女性性功能。正常雌激素大部分在肝、肾失活。用肾组织切片培育雌激素或活体外用雌激素灌洗肾脏，结果使一部分激素失活。雌激素、孕激素及其大部分代谢产物从肾脏排泄。临床上，女性慢性肾衰竭患者性功能紊乱表现为性欲减退、月经周期紊乱或停经、不孕等。实验室检查患者血清雌激素、睾酮和孕激素水平降低，FSH、LH水平升高，促性腺激素释放的正常波动消失，说明女性患者性功能紊乱也继发于性腺和垂体两方面的缺陷。临床上观察到透析治疗后患者月经周期恢复并可怀孕，原有月经者维持血液透析治疗可发生卵巢囊肿，均提示随着代谢产物被清除卵巢功能恢复或增强。维持性血液透析加EPO治疗者月经量明显增多，甚至发生经血过多。有人观察4例定期血液透析者，其中2例恢复正常排卵周期。

（2）FSH、LH、PRL：均产生于垂体。其中，FSH和LH共同作用于靶腺，即男子的睾丸和女子的卵巢，使靶腺分泌足够的性激素。同时性激素对FSH、LH产生负反馈调节作用。女性慢性肾衰竭患者促性腺激素变化情况视有无月经而异。月经规则有排卵性激素周期变化；月经不规则及无排卵者，FSH和LH正常或降低；闭经者FSH、LH亦低；绝经者则高。其原因主要是性激素水平下降对垂体调节作用紊乱所致。临床上使用黄体生成素释放激素后患者FSH、LH明显增加。给男性患者注射clomiphene后血FSH、LH亦增加，提示垂体储存、释放促性腺激素功能正常，睾酮对下丘脑反馈作用完好。

（3）目前认为，LH和PRL与性功能紊乱的关系最大，其内在机制和因果关系尚不明了。Loew等认为，甲旁亢可增加LH分泌。给男性患者输注PTH可明显增加LH值。而LH增高时，阳痿加重。用药物抑制PRL，性功能可改善。Shaeper报道，用rHuEPO结合血液透析治疗慢性肾衰竭16例（女性9例，男性7例），在LH下降的同时，性功能得到改善。男性中4例性功能改善，女性中5例定期行经。Suzuki等观察13例定期透析加EPO治疗患者，发现FSH、LH有不同程度的增高（分别上升44U/ml和91U/ml），PRL则明显下降。

慢性肾衰竭患者性功能紊乱，其机制与代谢产物堆积对性腺的毒性损伤有关。肾脏本身对激素的代谢能力下降也是一个因素。随着代谢产物被清除，全身状态改善，性功能亦随之改善。

第三节　甲状腺功能异常

甲状腺激素（TH）对人体的生长、发育，对神经、心血管系统，对性腺及肾上腺皮质的功能，以及对糖、蛋白质、水、电解质、维生素、脂肪等物质代谢具有调节和促进作用。如甲状腺素的合成、分泌和代谢异常，可引起甲状腺功能紊乱，肾脏参与甲状腺激素的代谢活动，肾脏是甲状腺激素脱氧、脱羟及脱磺的主要场所。肾衰竭时，甲状腺功能就有异常。

一、发病机制及临床意义

（一）慢性肾衰竭与甲状腺功能异常

慢性肾衰竭患者甲状腺功能异常表现为总 T_4 和游离 T_4 正常或降低，血清 T_3 及游离 T_3 水平降低，TSH 及甲状腺素释放激素升高或正常，但其释放激素（TRH）的反应普遍偏低。其原因为：①T_3 与 T_4 是两种主要的具有生物活性的甲状腺素，T_4 由甲状腺分泌，T_3 仅约 20%由甲状腺分泌，约 80%由 T_4 经外环脱去一个碘原子转变而成的无活性的 γT_3，这种脱碘过程是在肾脏中的 5′-脱碘酶的作用下完成的，肾脏的损害势必会使 5′-脱碘酶活性下降，而影响 T_3 和 γT_3 的变化。②肾衰竭患者血清中一些如酚类或吲哚类物质影响 T_4 脱碘转化为 T_3。③尿毒症时过多的 γT_3 进入细胞内，使 γT_3 不增高甚至下降。④慢性肾衰竭患者长期大量丢失蛋白，加之慢性消耗出现明显的低蛋白血症，使甲状腺结合球蛋白（TBG）和甲状腺结合前蛋白降低，亲和力下降，形成 T_4 低水平。⑤慢性肾衰竭时肾小球通透性增加，肾小管重吸收减弱，尿蛋白增加，T_3、T_4 与 TBG 复合物随尿蛋白排出体外，造成 T_3 和 T_4 的损失。有些作者还认为，慢性肾衰竭的甲状腺激素变化可能是外周组织-下丘脑-甲状腺轴功能共同变化的结果，具有保护机体的作用，这种低代谢综合征有利于节约能量，减少蛋白消耗产生非蛋白氮。由此可见，甲状腺激素减少的出现预示着疾病的危重程度，可以作为慢性肾衰竭病情发展的判断及估价预后的重要指标之一。

CKD 患者血清无论是促甲状腺激素的昼夜节律和还是 TSH 的糖基化都有改变。后者可能影响促甲状腺激素的生物活性。CKD 患者原发性甲状腺功能减退（简称甲减）的患病率较高。不管是临床甲减还是亚临床甲减，但一般不会引起甲状腺功能亢进。事实上，原发性甲减主要表现为亚临床形式，其患病率随着肾小球滤过率的下降而增加。研究显示，肾小球滤过率≥90ml/（min·1.73m²）时，亚临床甲减的患病率为 7%；肾小球滤过率<60ml/（min·1.73m²）时，其患病率增加至 17.9%。甲减常见于女性，和高滴度的抗甲状腺抗体相关的一项研究表明，对于非透析的 CKD 3～5 期患者，有 10.7%存在亚临床甲减，其中，23.3%存在抗甲状腺抗体的升高，说明 CKD 患者亚临床甲减和甲状腺免疫性疾病的患病率均很高。许多老年 CKD 患者的甲状腺激素的变化与营养不良、少肌症、贫血、抑郁等虚弱症状有关，甚至有甲状腺激素的异常可引起脆弱综合征（frailtysyndrome）的假说。HUNT 研究表明，TSH 和 GFR（eGFR）呈负相关，即使甲状腺功能在正常范围（TSH=0.5～3.5mU/L），TSH 的升高也和肾功能的降低相关。甲减患者肌酐升高的原因除了 GFR 下降之外，还与合并肌病引起横纹肌溶解有关，从而造成 eGFR 假性进一步下降。慢性肾衰竭患者血清碘浓度常升高，与甲状腺肿和甲减相关。碘暴露增加可促进慢性肾病患者甲减的发展。

（二）肾脏替代治疗与甲状腺功能的异常

肾脏替代治疗包括血液透析、腹膜透析和肾移植。

　　大多数血液透析患者甲状腺功能正常。血液透析患者甲减并非不常见。然而，血液透析患者甲减的诊断不仅需要 T_4 和 T_3 水平的降低，还需要 TSH 的明显升高。20%的尿毒症患者 TSH>5mU/L 且<20mU/L，可能提示非甲状腺疾病综合征，而不是甲减。血液透析和循环中甲状腺激素的浓度相关。通常血清总游离 T_3 浓度降低，这种减少与全身性酸中毒、透析时间，一些内皮细胞损伤和炎症指标有关。甲状腺激素降低是机体的一种保护性适应机制，可减少蛋白质消耗和产生过量的非蛋白氮。因此，甲状腺激素不适当的补充可能会导致过多的蛋白质消耗。血液透析影响甲状腺激素的细胞转运。这种效应可以作为一种代偿机制，以消除甲状腺功能减退，维持甲状腺功能的正常状态。血液透析患者有时 FT_4 升高，因为在血液透析中需要使用抗凝剂，肝素可抑制 T_4 与蛋白的结合。一项关于血液透析的新近研究表明，FT_3 和颈动脉粥样硬化呈负相关，并且，在非糖尿病的透析患者，FT_3 和动脉硬化呈负相关。随着 FT_3 的降低，动脉粥样硬化的患病率较高。

　　腹膜透析患者最常见的甲状腺功能紊乱是原发性甲减，尤其是亚临床甲减（占27.5%），可能和腹膜透析患者的心功能不全有关。与正常 TSH 水平相比，这些患者表现出较低的左室射血分数和心内膜水平缩短分数。甲状腺功能检查的其他常见的改变是低 T_3 综合征（占所有腹膜透析患者的 16%）。透析引起的大量蛋白质丢失可能与甲减的发病率升高相关。在腹膜透析患者的重要问题之一是大量的蛋白质从腹腔丢失。然而，在这些患者中甲状腺球蛋白（TGB）的浓度保持在正常范围内。当甲减程度加重，可以损害左心室功能。

　　肾移植与甲状腺功能异常相关，主要是 T_3 浓度的下降。T_3 与血管内皮功能障碍有独立的关系。甲状腺体积和血清游离 T_3 浓度与移植肾功能有关。已发现，血清肌酐和甲状腺体积之间呈正相关。移植前的患者 T_3 的下降和移植失败的风险增加相关，从而表明，T3 的定量可能是这种风险的潜在标志。但是 T_3 的治疗并没有使现移植肾功能延长。

（三）甲状腺功能的异常对慢性肾脏病患者预后的影响

　　甲减的严重程度可能是慢性肾脏病预后不良的指标。T_3 水平越低，慢性肾脏病患者的病情越严重，甚至在 TSH 正常的情况下也如此。血液透析和腹膜透析均不能改善的甲状腺功能异常。FT_3 降低与终末期肾脏病患者的炎症状态密切相关，FT_3 与 IL-6、CRP 呈负相关，FT_3 降低增加透析患者心血管并发症和心血管病死率，并且是血液透析患者独立的死亡预测因子和预后不良指标。T_3 升高 1pg/ml，患者死亡危险度下降 50%。因此，监测血清甲状腺激素水平可作为判断慢性肾衰竭病情严重程度和预后的有意义指标。中重度慢性肾脏病患者的 T_3 下降往往标志着血管内皮功能障碍。慢性肾脏病患者炎症、营养状况和血管内皮激活与血清 T_3 水平密切相关。这些患者 T_3 的下降与炎症标志物（超敏 CRP、IL-6 和血管黏附分子-1）、营养状况（白蛋白和 IGF-1 降低）和心脏功能相关，T_3 浓度越低，炎症程度越高，营养状况和心功能越差。因此，T_3 与生存率相关。尿毒症患者的营养不良和并发症的进程和血清 T_3 下降也密切相关。而 T_4 与生存率之间的关系尚未确定。甲状腺功能低下的患者容易引起高脂血症、动脉粥样硬化，增加肾损伤的危险。有研究认为，在甲状腺功能正常的慢性肾脏病患者中，总 T_3 浓度的降低与全因死亡和心血管疾病死亡率的增加相关，但与游离 T_3 浓度的降低无关。总 T_3 和游离 T_3 是血液透析和腹膜透析患者的生存率指标。肾移植前 T_3 水平降低与移植肾的存活率下降也有关联。

二、治疗

（一）补充甲状腺素

当慢性肾衰竭患者肾小球滤过率＜15ml/min 时，水肿、贫血、疲乏无力、便秘为其常见症状。由于甲减早期起病隐匿，进展缓慢，故极易被忽视，导致漏诊。尤其老年肾衰竭患者甲减容易漏诊，早期缺乏特征，直到患者出现典型临床表现，如胫前黏液性水肿、脱发等，经实验室检查才明确诊断，此时患者可能已经存在甲减所致的肾损害。因此，长期透析患者临床上若给予充分透析、补足造血原料等常规治疗仍不能有效缓解，需警惕甲减存在的可能。

Suher 等证实，原发性甲减患者肾小球滤过率较正常人减少 10%～20%，应用左旋甲状腺素片后，随甲状腺功能的改善而明显上升；DenHollander 等研究发现，甲减患者补充甲状腺素后肾功能能得到明显改善。透析合并甲减的患者经补充甲状腺素后，患者不仅甲减得到纠正，同时代谢得到改善，肌酐、尿素氮下降，肾小球滤过率略有提高。因此，维持性血液透析患者合并甲减病因复杂，表现多样，症状隐匿，如能及时发现，应该及早补充甲状腺素可取得较好的疗效。

（二）EPO

EPO 可作用于下丘脑-垂体-甲状腺轴，使血 T_3、FT_3 等指标的下降程度减轻。KOKTO 等对长期使用 EPO 的维持性血液透析患者在治疗前及治疗后 3、6、9、12 个月分别测定血浆中多种激素的水平，他们观察到血 TSH 及 T_4 显著升高，而 T_3 水平无明显改变。研究结果不同可能与 EPO 使用的剂量、观察时间、血液透析等影响因素有关。由此可见，在 EPO 对甲状腺激素的调节方面需要进行更深入的研究。

第四节　生长激素异常

慢性肾衰竭患者由于肾脏对生长激素（GH）的代谢清除减少，血浆生长激素水平升高，同时生长激素对各种刺激生长激素的释放素的反应增强。慢性肾衰竭患者 GFR 下降，使 IGFBP3 水平升高，其与 IGF 有高度的亲和力，患者血游离 IGF-1 水平及活性升高，表现为生长激素抵抗，导致生长障碍。

一、发病机制及临床意义

人生长激素（HGH）是由 217 个氨基酸的前生长素经酶解切去 26 个氨基酸的前肽后转变而成的。生长激素的合成和释放来源于脑垂体，受下丘脑的生长激素释放激素（GHRH）和生长激素释放抑制因子（SRIF）的双重调控，并受血液中生长激素和胰岛素样生长因子-1 浓度的负反馈调节。最近发现了一种新的含有 28 个氨基酸残基的生长激素释放肽——ghrelin，其主要作用是刺激生长激素释放、增加食欲、调节能量代谢。生长激素与其受体结合直接或通过靶细胞生长介素（SM）促进生长发育。生长介素是生长激素诱导靶细胞产生的一种具有促进生长作用的肽类物质，其化学结构与胰岛素近似，又称胰岛素样生长因子。生长激素的生理作用主要通过胰岛素样生长因子介导产生。血液循环中的胰岛素样生长因子-1 主要由肝脏产生。大多数循环中的胰岛素样生长因子-1 与胰岛素生长因子结合蛋白-3（IGFBP-3）、不耐酸亚基（ALS）结合，组成分子质量约 150kDa 的大分子复合物，目前被认为是胰岛素样生长因子的储存库，调节着血液循环中胰岛素样生长因子的生物效应。

（一）生长激素的促生长作用

生长激素是对机体生长起关键作用的调节因素。通过促进骨、软骨、肌肉及其他组织细胞分裂增殖，蛋白质合成增加而促进生长。生长激素对代谢的作用：生长激素可加速蛋白质合成，增强钠、钾、氯、钙、磷、硫等重要元素的摄取和利用，抑制糖的消耗，加速脂肪分解，使机体的能量来源由糖代谢向脂肪代谢转化，有利于生长发育和组织修复，生长激素及胰岛素样生长因子轴与肾脏生长激素/胰岛素样生长因子/胰岛素样生长因子结合蛋白系统在肾脏结构和功能中起重要作用。生长激素受体（GHR）在近端小管和髓袢升支粗段表达，而胰岛素样生长因子-1 受体（IGF-1R）在肾脏有丰富的表达，分布在肾小球和近端肾小管、远端小管和集合管。外源性的重组人生长激素（recombinant human growth hormone，rHGH）可以提高肝脏胰岛素样生长因子-1 mRNA 的表达，使得血液中和肾脏局部的胰岛素样生长因子-1 浓度升高。通过与肾小球胰岛素样生长因子-1 受体结合，诱导内皮细胞合成和释放一氧化氮（NO），降低出球、入球小动脉阻力，增加肾单位血流量。

（二）慢性肾衰竭患者的生长激素轴紊乱

慢性肾衰竭时，生长激素/胰岛素样生长因子-1 轴发生了显著改变。内源性生长激素的基础水平正常或增加，但生长激素生物利用度降低，致生长激素抵抗现象。①肝脏和软骨上的生长激素受体的基因表达下降；②细胞内信号通路改变，蛋白络氨酸激酶（JAK）—转录活化因子（STAT）信号转导缺陷，胰岛素样生长因子-1 表达下降，最终导致胰岛素样生长因子-1 抵抗；③肾脏对胰岛素样生长因子-1 的结合蛋白类（IGFBPs）清除减少，使其在血浆中积聚，游离的胰岛素样生长因子-1 水平减低，使循环中胰岛素样生长因子-1 的生物活性下降。

（三）生长激素与慢性血液透析患者的营养状况

1. 血液透析患者营养不良的发病率、机制及评估指标

慢性血液透析患者营养不良的发生率至少 12%～40%，大约 33% 的维持性血液透析患者存在轻至中度营养不良，6%～8% 的患者存在重度营养不良，其原因与摄食减少、慢性分解代谢状态、炎症、激素的紊乱和代谢性酸中毒等有关。并提出"蛋白质-能量营养不良——血液透析患者死亡率的预警器"如白蛋白≥40g/L。

2. 生长激素与营养不良

据统计，20%～75% 的血液透析患者合并蛋白质-能量营养不良，生长激素和胰岛素样

生长因子-1 是正常成年人合成代谢强有力的调节器。由于慢性肾衰竭时生长激素合成代谢抵抗，从而导致患者的能量、肌量、骨量丢失。临床研究报道，重组人生长激素（rHGH）对成人维持性血液透析患者的机体生物合成、肌肉蛋白的合成有益，rHGH 可改善长期血液透析患者机体的蛋白质内环境。Koppie 等利用氮平衡技术证实，生长激素对维持性血液透析患者有促进合成代谢的作用。其对 6 位蛋白质-能量营养不良的维持性血液透析患者，进行了为期 28～35 日的研究，在应用 rHGH 治疗期间，血清胰岛素样生长因子-1 增加了 225%，显示出很强的氮平衡及血尿素氮降低功能。最近的一项关于生长激素用于血液透析患者的大型双盲、随机、安慰剂对照、多中心临床试验研究进一步为我们提供了生长激素治疗可靠的证据。纳入研究的个体高达 2500 例维持性血液透析患者，来自 22 个国家，为期 104 周，观察指标涉及维持性血液透析患者的血清蛋白及炎性标志物水平、住院天数及时间、心血管事件的发生率、瘦体重、锻炼能力、健康相关生活质量。通过首次大规模随机临床试验观察，生长激素能改善血液透析患者的低蛋白血症、炎症状态和整体健康状况，并能降低透析患者的发病率和死亡率。

3. 生长激素与肌肉萎缩

肌肉萎缩是尿毒症性恶病质的标志之一，rHGH 长期用于成人维持性血液透析患者，通过胰岛素样生长因子-1 生物活性的增加，减少了肌肉萎缩的发生，改善了患者的营养状况。rHGH 可以改善长期血液透析患者机体的蛋白质内环境。给予 rHGH 治疗的受试者，在透析前蛋白质内环境整体改善，同时这些受试者透析间期肌肉氨基酸丢失显著下降。

（四）生长激素对儿童透析患者的影响

40%～60%的小儿在透析初期已表现为生长速度减慢，身高低于正常儿童标准身高 3.0 标准差。终末期肾病儿童生长迟缓也是预后不良的一个标志。目前已证实，婴幼儿身高增长与热量摄取明显相关，而年长儿身高增长与热量摄取无关，认为主要是尿毒症导致的内分泌紊乱影响了生长激素的分泌，同时也影响胰岛素和其他生长介质的分泌。应用 rHGH 治疗严重生长迟缓的透析小儿，身高有明显增长。Haffner 对 38 名慢性肾衰竭儿童［平均10.4 岁，骨龄平均 7.1 岁，身高低于正常（3.1±1.2）标准差］rHGH 治疗＞5 年，并随访直到达到成人身高，结果显示，长期疗效明显。

从长远观点来看，终末期肾衰竭患儿长期透析并非上策，因为它对患儿生活质量的影响较大。欧洲透析移植协会统计透析小儿全日上学率（53%）明显不如移植小儿（86%）。多数透析小儿在接受一段时间透析后最终行肾移植，这个时期以 0.5～1 年为宜。在青春期前移植有利于生长和性发育。和透析治疗相比，肾移植具有可以获得正常生活和较好职业的优点。

二、治疗进展

（一）低剂量 rHGH 对尿毒症患者心肌的保护作用

心血管疾病是终末期肾脏病最常见的死因之一，表现为左室肥大或扩张型心肌病及缺血性心脏病，最终发展为充血性心力衰竭。尿毒症似乎直接改变心脏功能，影响心肌细胞舒张和 Ca^{2+} 内流。尿毒症状态下存在心脏对生长激素的抵抗，从而诱发心肌病的产生，生长激素相对缺乏，会导致大动脉的内皮功能障碍，出现血管硬化、心血管疾病的死亡率增加。应用生长激素治疗对心血管疾病发病率相关的生物学指标（转铁蛋白、高密度脂蛋白、同型半胱氨酸）和患者的生活质量均有益。低剂量生长激素可预防颈动脉壁变厚。

（二）生长激素治疗的安全性

生长激素治疗儿童生长障碍是临床常规、安全、有效的治疗手段，但是透析患者长期使用药理剂量的生长激素是否可能引起不良反应尚不明确。有研究显示，生长激素治疗后出现短暂血糖上升，并没有诱发高血糖症。如果给予生长激素治疗的患者应用胰岛素来控制血糖，可能会选择性引起促蛋白合成，其对合成代谢改善可被视为一个生长激素治疗潜在的好处。此外，还有应用大剂量生长激素治疗引起水钠潴留的报道；亦有观点提出，生长激素诱发肿瘤并促进其增殖分化；生长激素治疗增加 ICU 患者的死亡率也有报道。

第五节　肾上腺功能异常

慢性肾衰竭患者肾上腺功能异常的表现如下所述。

一、皮质醇异常

（一）发病机制

肾小球滤过率下降使皮质醇的代谢产物在体内蓄积，血浆皮质醇半衰期延长，引起总皮质醇和游离皮质醇升高；其中游离皮质醇升高明显，说明皮质醇结合蛋白浓度下降；皮质醇肝分解代谢减少及血 17-羟皮质类固醇水平升高，同时 β-羟类固醇脱氢酶活性减弱，使得皮质醇的代谢产物蓄积，这类物质的蓄积与临床症状的联系目前尚不清楚；尿毒症患者外周组织对皮质醇的抵抗可以抵消部分血浆水平升高；高皮质醇血症导致胰岛素抵抗、蛋白分解代谢加强和脂质代谢紊乱。

（二）临床检测

透析患者血浆皮质醇水平升高与促肾上腺皮质激素（ACTH）的激活有关，可使用地塞米松抑制试验进行检测。值得注意的是，由于尿毒症患者对常规剂量的地塞米松（1mg）敏感性下降，建议口服 8mg 或静脉推注 1mg，可使皮质醇水平下降 58mmol/L。

（三）临床表现

透析患者通常缺乏典型的临床症状和体征，当合并库欣综合征时可进行地塞米松抑制试验。

二、醛固酮异常

慢性肾衰竭患者血醛固酮浓度可以增高、正常，也可以降低，其变化受血钾和肾素浓度的影响，如慢性肾衰竭高血钾则常有低肾素，此时为低醛固酮。当血容量不足、体位改变或输注 ACTH 或血管紧张素时，醛固酮合成可以反应性增加。透析时血醛固酮受血钾浓度及血容量变化的影响，其值也随之变化。

三、肾上腺素和去甲肾上腺素异常

肾脏是儿茶酚胺代谢的重要器官，慢性肾衰竭患者血浆去甲肾上腺素和肾上腺素水平升高，但升高原因还不清楚。合成增加、儿茶酚胺降解减少、神经元摄取减少和肾排泄减少都可能在其中起作用。目前研究认为，肾脏排泄减少和儿茶酚胺-O-甲基转移酶活性降低致使肾上腺素和去甲肾上腺素的降价受阻都可能造成血浆儿茶酚胺浓度升高，透析后血中肾上腺素、去甲肾上腺素随血容量等因素的变化而变化，这些因素在透析患者高血压中的作用仍不清楚。还有一些患者透析中常发生低血压，这可能与透析中肾上腺素被清除及效应器对神经递质的反应力下降有关。近年来有学者认为，患者外周高儿茶酚胺血症与死亡率上升有关。

第六节　胃肠肽激素的异常

广义的胃肠肽激素包括胃肠激素、胃肠神经肽、胃肠生长因子和胃肠道产生的细胞因子/淋巴因子四大类。它们都属于生物活性肽，因此也可统称为胃肠肽。消化道分泌多肽的细胞称为 APUD 细胞，除胰岛细胞聚集在一起外，余均个别地散布于胃肠道黏膜上皮之间，尤以小肠上部和胃窦较多。胃肠肽除了以经典的内分泌方式起作用外，还以旁分泌、神经递质、自分泌方式起作。其不仅受神经调节，也存在相互调节，如促胃液素释放肽（GRP）刺激促胃液素、胆囊收缩素（CCK）、神经降压素（NT）的释放，而生长抑素（SS）抑制上述激素的释放。这种相互间的调节通过两个途径发挥作用：一是直接作用于内分泌细胞相应受体，如 CCK 作用于 D 细胞上的 CCK 受体，刺激 SS 释放；另一途径为间接通过神经递质，即所谓的生理反馈机制。

慢性肾衰竭患者胃肠道症状是最早和最常出现的临床表现，经过充分血液透析治疗后部分患者仍存在某些胃肠道症状，黏膜损害的发生率也未下降，提示除与尿毒症毒素有关外，还有其他因素参与，其中胃肠肽激素可起重要作用。

（一）慢性肾衰竭患者胃肠肽激素的变化

许多研究证明，慢性肾衰竭时胰多肽（PP）、促胃液素、CCK、糖依赖性胰岛素释放肽（GIP）、GRP、酪酪肽（PYY）、P 物质（SP）血清水平明显高于对照组，其机制认为是由于慢性肾衰竭时肾脏对肽类激素清除减少和尿毒症毒素直接刺激某些多肽激素的分泌所致。有学者以正常人做对照，研究 PP 在慢性肾衰竭和肝硬化患者体内的代谢，通过检测肝、肾动静脉血清中 PP 浓度和肝、肾血流量，发现肾动脉血 PP 浓度明显高于肾静脉血中的浓度（$P<0.025$）。正常情况下，PP 能完全被肾脏滤过。一方面，慢性肾衰竭时 PP 浓度明显升高，而肝硬化者不影响 PP 血浓度，提示肾脏对 PP 来说是重要的清除场所；另一方面肾脏中存在某些胃肠肽激素，如 SP 的特殊降解酶，当慢性肾衰竭时 SP 降解酶减少，导致 SP 增高。此外，尿毒症患者调节胃肠肽的细胞受体下调也影响其血清水平。

另有一些肽类激素，如 SS、NT 等的血清水平并不升高，其原因可能与尿毒症毒素导致分泌细胞的反应性下降或肾外代谢的代偿性增加有关，如 Franceschini 等观察显示，慢性肾衰竭患者 SS 分泌细胞对糖反应缺乏和 SS 释放量减少。

1. 促胃液素异常

促胃液素 1905 年由 Eclkins 首次发现并命名，GAS 为研究最广泛的胃肠激素，有三种主要形式，分别由 34（G-34）、17（G-17）和 14（G-14）个氨基酸组成，其生理活性可由氨基酸链的 C 端表示出来。它由胃窦黏膜中的 G 细胞产生，以内分泌为主要作用方式。肾脏是 GAS 的主要排泄场所，慢性肾衰竭时 GAS 血清水平升高已被许多研究的观察所证实，并以 G-34 占优势，循环中的主要存在形式是 G34-LI，而 G-17 的水平无改变。其高 GAS 血症除了与肾脏清除率下降有关外，壁细胞功能异常诱导的胃酸负反馈机制的减弱导致 GAS 产生增加或壁细胞对 GAS 敏感性下降亦参与其中。G-17 不增高，与其主要在肾外组织代谢有关。慢性肾衰竭时血清 GAS 水平升高，但胃酸反而减少，胃内液体和固体食物排空延缓，而肠道运动亢进，导致胃肠功能失调。有学者观察了 15 例血液透析患者透析 4 小时前后的部分胃肠肽激素血浆浓度的变化，发现透析后 GAS 水平比透析前明显升高，大 GAS（G-34，分子质量为 3800Da）和小 GAS（G-17，分子质量为 2100Da）可通过透析器部分清除。文献报道，有 2/3 常规血液透析患者的血清 GAS 水平高于正常对照组，且 GAS 水平与血液透析次数没有明显相关性。又有学者专门研究了血液透析和非血液透析的尿毒症患者的血清 GAS 水平，发现血液透析组血清 GAS 浓度明显高于非血液透析组，提示尽管血液透析能清除部分 GAS，但清除量要比每日的生成量少。生成量的增加可能与血液透析本身的刺激有关。但亦有报道透析后 GAS 水平下降者，且指出血液透析滤过较血液透析清除 GAS 的效果好。

2. 生长抑素异常

生长抑素由胰、肾及小肠上段的 D 分泌细胞产生，在下丘脑中也存在，以胃肠神经肽为主要作用方式。通过抑制靶细胞 cAMP 的生成、Ca^{2+} 转运、K^+ 外流等途径而抑制如 SS、甲状腺素、胃动素、胰高血糖素和胰岛素等肽类激素释放。通过抑制 GAS 的释放而减少胃酸的分泌。胃酸亦作用于 D 细胞，产生 SS 而抑制 GAS 分泌。SS 在胃肠黏膜中以胃窦部含量最高，胃窦黏膜中 D 细胞释放 SS，抑制 G 细胞释放促胃液素，对胃黏膜有明显保护作用。推测慢性肾衰竭和血液透析患者胃黏膜病变与胃窦黏膜产生 SS 含量下降；促胃液素和胃酸分泌增多；胃黏膜内自由基清除酶——谷胱甘肽过氧化酶活性减弱，导致细胞膜的脂质过氧化等有关。

（二）血液透析对胃肠肽激素的影响

血液透析过程中胃肠肽激素的血浆浓度受多种因素影响，如透析方式、用药等。

1. 血液透析

Kenneth 等观察了 15 例血液透析患者透析 4 小时前后的部分胃肠肽激素血浆浓度的变化，发现透后促胃液素、胰岛素、血钙水平比透前明显升高，而 GIP、VIP、SS、胃动素、NT 透析前后比较无统计学差异。对血液透析中促胃液素的研究较多，大促胃液素（G-34，分子质量为 3800Da）和小促胃液素（G-17，分子质量为 2100Da）可通过透析器部分清除，文献报道有 2/3 常规血液透析患者的血清促胃液素水平高于正常对照组，且促胃液素水平与血液透析次数没有明显相关性。又有作者专门研究了血液透析和非血液透析的尿毒症患者血清促胃液素的水平，发现血液透析组血清促胃液素浓度明显高于非血液透析组，提示尽管血液透析能清除部分促胃液素，但清除量要比每日的生成量少。生成量的增加可能与血液透析本身的刺激有关。持续性非卧床腹膜透析患者亦有同样的情况，虽然持续性非卧床腹膜透析患者腹膜透析流出液有大量促胃液素，但血清促胃液素水平并未下降。

2. 肝素

Hegbrant 等以生理盐水做对照，研究普通肝素对胃肠肽激素的影响，在给肝素前和后 45 分钟分别从动静脉瘘处取血标本，发现肝素组血浆胃动素浓度明显下降，SP 上升。

3. EPO

有作者研究血液透析患者 EPO 治疗对胃肠肽激素的影响，使用 EPO 3 个月后与治疗前比较，胰岛素分泌增加，胰高血糖素分泌减少，促胃液素、PP 处于低水平。EPO 治疗 12 个月，PP 水平仍低，促胃液素分泌反应也低。EPO 治疗 6 个月与非 EPO 治疗组对照，胰岛素、胰高血糖素、PP 均下降。

另外，透析液的温度、缓冲剂、透析膜及非匀速超滤等均影响胃肠肽激素的血浆水平。

（三）胃肠肽激素变化在消化道运动功能紊乱和黏膜损伤中的作用

慢性肾衰竭患者常伴有恶心、呕吐、消化不良和消化道出血等症状。消化道黏膜炎症性病变有较高的发生率，血液透析并不能减少黏膜损伤的发生率，并常有胃肌电异常和胃排空延迟。Ravellin 发现 11 例慢性肾衰竭患者中有 6 例表现胃肌电活动异常，包括各种类型的节律紊乱：胃电过速、快速节律紊乱和胃电过缓。又有作者研究发现，有胃电活动异位起搏点的存在。血液透析有导致胃肌电活动恶化的趋势。这些胃肠结构和功能的异常除了与尿毒症毒素有关外，血浆某些胃肠肽激素变化也参与其发生。慢性肾衰竭和血液透析时多种胃肠肽激素之间发生不成比例的变化导致体内生理平衡的破坏，自我调节功能削弱，从而引起胃肠运动功能异常，是引起黏膜炎症的重要因素之一。如慢性肾衰竭时血清促胃液素水平升高，但胃酸反而减少，胃内液体和固体食物排空延缓，而肠道运动亢进，导致胃肠功能失调。另外，胰高血糖素水平升高，其能对抗胃动素，抑制胃的收缩活动，抑制小肠自发性运动和大肠蠕动。高水平的 GIP 能抑制胃酸分泌和胃排空等。初步研究表明，血液透析患者胰液碳酸氢盐的减少和胃蛋白酶分泌的增加或有关胃黏膜对酸的防御机制的削弱可能解释正常胃酸水平患者黏膜病变的高发生率。胃黏膜出血可能与氧供减少及血液透析中产生的氧自由基有关。关于胃黏膜的防御功能，目前许多资料表明，胃肠道自身合成和释放的肽类激素对消化器官具有明显的保护作用，对于防止黏膜损伤及加强损伤后的修复过程起重要作用。如 SS 在胃肠黏膜中以胃窦部含量最高，胃窦黏膜中 D 细胞通过旁分泌途径释放 SS，抑制 G 细胞释放促胃液素，对胃黏膜有明显的保护作用。推测慢性肾衰竭和血液透析患者胃黏膜病变与胃窦黏膜产生 SS 含量下降，对促胃液素和胃酸分泌的调节功能缺陷或减弱了胃黏膜内自由基清除酶——谷胱甘肽过氧化酶的活性，导致细胞膜的脂质过氧化损伤有关。总之，在消化道功能紊乱和黏膜损伤中有多种胃肠肽激素参与，彼此综合调节。如几个多肽激素的血浆水平包括调节胃肠动力的促胃液素、CCK

和调节饥饿和饱足感的胰高血糖素和 CCK 升高，直接刺激肠平滑肌或中枢神经系统的特殊区域，导致胃肠动力异常。

肾脏是胃肠肽激素降解和清除的场所，慢性肾衰竭时的内环境紊乱包括胃肠肽激素在体内水平的变化。此外，血液透析时许多因素对其水平有影响，这些激素对消化道运动的调控和黏膜防御体系的影响是复杂的。关于慢性肾衰竭和血液透析时机体胃肠肽激素分泌代谢紊乱与胃肠道症状和疾病之间的相关性，还有待于深入研究。

第七节　内源性阿片样物质异常

内源性阿片样物质是指有吗啡样活性的多肽，是中枢神经系统的神经递质，调节几乎所有重要的激素分泌，甲硫啡肽和亮啡肽是最小的有阿片样活性的多肽。慢性肾衰竭时患者血甲硫啡肽升高，而亮啡肽水平较低。β-内啡肽主要产生于垂体，慢性肾衰竭患者 β-内啡肽水平升高。阿片样肽类物质也调节血流和动脉血压，它们对肾小球滤过率也有一定作用。

（李　宓）

参 考 文 献

师爱枝. 2007. 持续性血液透析患者血浆肾上腺髓质素与血压关系的研究. 中国危重病急救医学, 19（9）: 560.

Abe M, Kaizu K, Matsurnoto K. 2007. Plasma insulin is removed by hemodialysis: evaluation of the relation between plasma insulinandglucc6, e by using a dialysate with Or without glucose.Ther Apher Dial, 11（4）: 280-287.

Chonchol M, Lippi G, Salvagno G, et al. 2008. Prevalence of subclinical hypothyroidism in patients with chronic kidney disease. Clin J Am Soc Nephrol, 3（5）: 1296-1300 .

Diaconescu M R, Glod M, Costea I, et al. 2004. Minimally invasive approach of the cervical endocrine glands. Chirurgia（Bucur）, 99（6）: 557-562.

Dzuk R, Spustva V, Lajdova I. 1993. Inhibition of glucose utilization in isolated rat soleus muscleby pseudouridine: implications for renal failure.Nephron, 65（1）: 108-110.

Gangji A S, Windrim R, Gandhi S. 2004. Successful pregnancy with nocturnal hemodialysis. Am J Kidney Dis, 44（5）: 912-916.

Grzegorzewska A E, Mlot M. 2004. Ratio of cyclase activating and cyclase inactive parathormone（CAP/CIP）in dialysis patients: correlations with other markers of bone disease. Rocz Akad Med Bialymst, 49: 190-192.

Johansen K L, Finkelstein F O, Revicki D A, et al. 2010. Systematic review and meta-analysis of exercise tolerance and physical functioning in dialysis patients treated with erythropoiesis stimulating agents . Am J Kidney Dis, 55（3）: 535-548.

Jovanovic D B, Pejanovic S, Vukovic L, et al. 2005. Ten years' experience in subtotal parathyroidectomy of hemodialysis patients. Ren Fail, 27（1）: 19-24.

Kato Y, Yamaguchi S, Yachiku S, et al. 2004. Efficacy of whole PTH assay and 1-84/non-（1-84）PTH ratio in patients on hemodialysis or undergoing parathyroidectomy. Hinyokika Kiyo, 50（11）: 755-762.

Mahesh S, Kaskel F. 2008. Growth hormone axis in chronic kidney disease. Pediatr Nephrol, 23: 41-48.

Mak R H. 1996. Insulin resistance in uremia: effect of dialysis modality. Pediatr Res, 40（2）: 304-308.

Manley H J, Cannella C A. 2005. Nondialysis(home)medication utilization and cost in diabetic and nondiabetic hemodialysis patients. Nephrol News Issues, 19（2）: 27-28, 33-34, 36-38.

McCullough L, Arora S. 2004. Diagnosis and treatment of hypothermia. Am Fam Physician, 70（12）: 2325-2332.

Mingulle Z C，Lopez—Sudrez A，Soto M J. 2007. Renal failure and insulin resistance：effect of the dialysis dose.Rev Clin Esp，207（9）：440-444.

Nand N，Jain P，Sharma M. 2012. Insulin resistance in patients of end stage renal disease on hemodialysis effect of short term erythropoietin therapy. J Bioeng Biomed，2（2）：1-4.

Pupim L B，Flakollnal P J，Yu C，et al. 2005. Recombinant human growth hormone improves muscle amino acid uptake and whole.body protein metabolism in chronic hemodialysis patients.Am J Clin Nutr，82：1235-1243.

Riveline J P，Teynie J，Belmouaz J，et al. 2009. Glycaemic control in type 2 diabetic patients on chronic haemodialysis：use of a continuous glucose monitoring system. Nephrol Dial Transplant，24（9）：2866-2871.

Shoji T，Nishizawa Y. 2004. Vitamin D and survival of hemodialysis patients. Clin Calcium，14（9）：64-68.

Stefanovic V，Djordjevic V，Ivic M，et al. 2005. Lymphocyte PC-1 activity in patients on maintenance haemodialysis treated with human erythropoietin and 1-alpha-D3. Ann Clin Biochem，42（Pt1）：55-60.

Tonelli M，Wiebe N，Culleton B，et al. 2006. Chronic kidney disease and mortality risk：A systematic review.J Am Soc Nephrol，17：2034-2047.

Wang X，Peesapati S K，Renedo M F，et al. 2004. Hemoglobin A1c levels in non-diabetic patients with end-stage renal disease（ESRD）receiving hemodialysis. J Endocrinol Invest，27（8）：733-735.

第十三章　血液透析呼吸系统并发症

维持性透析患者均为终末期肾衰竭患者，可危及全身各系统出现相应的并发症；血液透析治疗可使肺部的多种并发症好转，但透析过程中也会出现低氧血症、呼吸窘迫综合征（ARDS）、肺水肿等并发症。另外，本章对目前研究的热点问题——肺高血压，进行了详细阐述。

第一节　低 氧 血 症

低氧血症的病因、机制及防治措施如下。

（一）透析膜生物不相容性

血膜接触激活补体，肺内白细胞滞留，引起通气灌注失调。其发生机制主要为复杂的免疫反应，它与白细胞活性变化及其表面黏附分子表达增加有关，参与这一过程的因素如下。

（1）补体活化：主要通过旁路途径，激活补体 C3a、C5a。

（2）趋化作用：C3a、C5a 及白三烯等均为白细胞趋化因子，致白细胞聚集。

（3）细胞因子 TNF、IL-1、IL-6 和 IL-8 等均可激活内皮细胞，使细胞间黏附分子（ICAM-1）表达增加。

（4）黏附分子表达增加：使白细胞黏附于肺毛细血管，如 L-选择素、P-选择素、ICAM-1、CD11a、CD11b 等。

（5）中性粒细胞活性的改变：有作者报道，中性粒细胞的活性标志 $MoF_{11}Ag$，在血液透析开始时增加，而此时外周血白细胞计数下降，血液透析结束后 90 分钟，白细胞计数恢复正常，而 $MoF_{11}Ag$ 表达亦下降。除了上述原因之外，也有不同的发现。如有作者发现用 PAN 膜或复用纤维素膜，外周血白细胞计数无明显减少，但低氧血症仍发生。行序贯透析时，有较明显的低氧血症，而白细胞计数反而升高。更有作者发现，肺毛细血管内白细胞滞留并不发生于低氧血症的高峰，而是在低氧血症之后。近年有作者比较三种不同生物相容性透析膜（聚砜膜、乙酸纤维膜、铜仿膜）对低氧血症的影响发现，尽管补体激活水平不同，但低氧血症和白细胞计数减少仍发生，提示除补体外，各种过敏毒素产生的动力学改变可能是参与因素。

（二）透析液

血液透析过程中发生低氧血症的机制虽有许多不同的看法，但二氧化碳分压（PCO_2）降低后肺通气减少是主要原因。目前研究较多的是乙酸盐透析"CO_2 去负荷"引起的通气障碍，表现在乙酸盐透析液的 PCO_2 平均为 4.1mmHg，透析时血液内的 CO_2 向透析液内扩散的量较大，血 PCO_2 下降明显，肺通气量减少，出现低氧血症。而碳酸氢盐透析液的

PCO_2 平均为 35mmHg，透析时 PCO_2 保持恒定，透析时无低氧血症，但部分学者认为碳酸氢盐透析仍可引起低氧血症，这可能取决于透析液中碳酸氢盐的浓度。如透析液中碳酸氢盐浓度过高，pH 升高可导致换气功能降低。

（三）自主神经功能紊乱

血液透析时发生低氧血症与自主神经功能紊乱有关，表现为靶器官（心脏、血管等）对交感神经反应性下降，使呼吸减慢。严重低氧血症可引起呼吸困难、发绀、心律失常及心肌梗死。对原有心肺功能不全的慢性肾衰竭及老年患者，透析时的低氧血症可促使产生低血压或透析不耐受，应引起高度重视。使用碳酸氢盐透析液及生物相容性较好的膜，充分给氧及复用透析器等均有利于预防低氧血症的发生。

第二节　透析成人呼吸窘迫综合征

血液透析患者进行血液透析后即出现透析成人呼吸窘迫综合征（ARDS），临床报告逐渐增多，若处理不当，可危及生命。

一、发病机制

ARDS 的临床表现均为急性呼吸窘迫、难治性低氧血症，发展迅猛，如不及早诊治其死亡率高达 50% 以上，血液透析后即发生 ARDS 的机制尚不明确。

（1）在尿毒症时，其血中各种毒素物质的含量与组织中应该是平衡的，而在血液透析后，血液中的溶质迅速被清除，肺间质内溶质物质清除相对缓慢而浓度较高，从而导致血中与肺间质中形成浓度差，水分从低渗的血液中扩散到高渗的肺间质中，产生肺水肿，是一种特殊的失衡。

（2）可能与血液透析时血液与透析膜之间发生特异或非特异性反应，即生物不相容性反应有关，已有实验证实，透析中周围血液多形核白细胞减少，白细胞在肺内聚集，中性粒细胞产生活性氧增多，损伤肺泡毛细血管膜，通透性增加，发生渗透性肺水肿。

（3）患者可产生肺微血栓形成，矫正酸中毒导致氧气的运转通气改变（Bohr 效应），肺的微循环水平改变，补体激活，引起透析中肺泡-动脉氧梯度升高，这些均可导致 ARDS 的发生。

所以血液透析患者在透析后即发生 ARDS 可能与上述多种原因有关。

二、临床表现

（1）呼吸困难：呼吸频率＞40 次/分。
（2）低氧血症：常规给氧不能改善其症状。
（3）胸部 X 线检查显示两肺弥漫浸润阴影。
（4）强心剂治疗无效。
（5）透析后即刻发生。

三、防治

（1）糖皮质激素的应用：肾上腺糖皮质激素可减轻过敏、炎症反应，缓解支气管痉挛，抑制 PMN，减少溶酶体及有关介质的释放。而且，糖皮质激素可减轻血/膜反应中的补体激活。我们的用量为地塞米松 10～30mg/d，24 小时后停药，症状未完全控制的可继续应用达 3 日。

（2）胶体溶液的应用：透析中输血或白蛋白提高血浆胶体渗透压，有利于肺间质内的水分进入血液而经透析清除。

（3）增大超滤量：透析中增加超滤，减少患者体内容量，迅速改善肺水肿的状态。

（4）氧疗法：仍然相当重要，最好应用双正压呼吸机给氧。终末期肾病患者必须透析解决体内尿毒素蓄积问题，而透析时由于血/膜反应，可进一步加重缺氧，故透析中乃至发生 ARDS 后的一段时间内保证供氧或呼气末正压（2～4cmH$_2$O）是非常必要的。

（5）透析器的选择：对发生 ARDS 的患者，在透析中应换用生物相容性较好的合成膜透析器，如聚砜膜、聚丙烯腈膜；或者对透析器进行复用处理，因为复用透析器的生物相容性相对好于新透析器。

第三节　肺　水　肿

一、病因及发病机制

（1）肺泡-毛细血管渗透性增加：尿毒症时中分子毒素潴留，使肺泡毛细血管弥漫性受损，通透性增加，水分及纤维渗出而致肺水肿。

（2）容量负荷增加：Pastemach 结扎输尿管产生急性肾衰竭的动物模型出现肺水肿提示主要机制是水分潴留。慢性肾衰竭时由于 GFR 下降，水钠潴留，容量负荷过多而致肺水肿。

（3）血浆胶体渗透压降低：大量蛋白尿、营养不良、合并贫血等使血浆胶体渗透压下降。但根据 Strarling 公式，若此时血管周围间质的胶体渗透压也相应降低，则不产生肺水肿；只有当血浆胶体渗透压降低，并伴有肺血管内静水压增高时，才诱发肺水肿。

（4）左心功能不全：尿毒症时心肌功能障碍，左心功能不全导致肺毛细血管压升高，引起肺水肿和肺顺应性下降。60%的患者胸部 X 线存在心血管异常，临床表现为平卧时呼吸困难，单纯用强心剂治疗无效，充分透析脱水有效，说明左心功能不全导致肺水肿。

（5）氧自由基增多：尿毒症时由于残存肾单位减少，肌酐代谢和易感染等因素使氧自由基产生增多，同时由于患者全身抗氧化能力显著下降，不能迅速有效地清除这些超氧阴离子，导致在清除异物的同时，加剧组织损伤。其中，次氯酸（HClO）进一步使肌酐代谢为血中甲基胍，极易穿入细胞内发生细胞毒作用而损伤组织。肺对 HClO 具有高敏性，在中性粒细胞所致的肺组织损伤中起主要作用。

（6）细胞因子和黏附分子：血液透析时使用生物相容性较差的膜，可激活补体，致白细胞聚集于肺微循环，释放各种溶酶体酶，造成肺损害。进一步的研究表明，白细胞聚集于肺微循环及其表面黏附分子表达增加，如 CD11a、L-选择素、P-选择素及细胞间黏附分子（ICAM-1）与白细胞活性增加有关。

二、临床表现

（1）咳嗽，咳痰最常见，发生率＞50%，其次是呼吸困难，发生率为 30%～50%。尤其以平卧时气急为主要特征，常为轻至中度，严重时出现发绀，呈深大呼吸。少数（10%～20%）表现为咯血。可伴有单侧或双侧胸腔积液，基本病变是浆液纤维素性渗出，偶为血性。

（2）胸部 X 线常分为 5 期，即肺泡性肺水肿期、肺淤血期、间质性肺水肿期、肺间质纤维化期和心脏扩大期，尤以肺泡性肺水肿期和心脏扩大期多见，常发生心力衰竭。典型的胸部 X 线以肺门为中心，形成蝶形或蝙蝠样阴影，并可在短期内迅速变化，随充分透析脱水而迅速消失，与感染不相称。

（3）外周血白细胞计数不高，中性分叶亦正常，若同时合并肺部感染者，血象可增高。

（4）痰培养无病原菌。

（5）血气分析为低氧血症和代谢性酸中毒。

（6）肺功能表现为限制性通气功能障碍和弥散功能障碍。

三、治疗

肺水肿伴少尿或无尿者应尽早采用血液透析或腹膜透析，清除毒素，排出过多水分，减轻心脏负荷，可迅速改善肺水肿的症状。对心血管功能不稳定者，应采用单纯超滤除水或应用持续性血液滤过或持续性动静脉血液滤过（CAVH）治疗，可取得良好的效果，肺水肿控制迅速。也可以应用硝酸甘油等血管扩张剂及利尿剂减轻心脏前后负荷，并给予吸氧。严格限制水分摄入，是预防肺水肿的主要环节。加强透析和纠正低白蛋白血症有利于肺水肿的恢复。

第四节　胸　腔　积　液

一、病因及发病机制

透析患者出现胸腔积液大致有以下三种原因，但肺与胸膜肿瘤或肺栓塞也是胸腔积液的病因之一，需仔细鉴别。

（一）水潴留

体内水分过多所致胸腔积液，胸液多为渗出液，蛋白和乳酸脱氢酶含量高，有时呈血性。而非尿毒症患者体液过多引起的胸腔积液多是漏出液。治疗上，首先是超滤脱水，不一定需要治疗性胸腔穿刺，充分的透析有利于胸液的消除。

（二）特发性

一些特发性患者既无体内水潴留，也无其他原因，如没有结核、恶性肿瘤和肺栓塞等证据。常表现为血性积液，不伴水负荷过度。胸膜活检多提示有慢性纤维素性胸膜炎的改变。其病因不明，可能与疾病过程中伴发的分解代谢亢进或病毒感染有关。治疗上应做胸穿抽液和化验检查排除漏出液及强化透析治疗，胸腔积液可以逐渐消退，但有时尽管采取各种措施也会复发。有少数进展型患者的血性积液变为凝胶状，并形成一层较厚的纤维素膜，使胸膜增厚，可使肺容量受到限制，致使呼吸困难逐渐加重，肺功能进行性减退，最后需由外科手术剥离胸膜才能使症状缓解，消除严重的呼吸困难。

（三）结核性

透析患者免疫功能受损害，结核的发病率较高。结核病在胸部 X 线上可表现为无实质浸润的胸腔积液，部分患者 X 线检查有陈旧性结核病变，包括钙化灶、硬结病变、胸膜增厚或肺门部阴影。血清抗 PPD-IgG 阳性。凡具有上述病变的患者应接受预防性抗结核治疗。

二、治疗

透析中出现胸液时，无论透析或超滤效果均较差，需增加透析次数或提高透析效率。序贯透析——超滤或高钠透析可有助于胸液的吸收，血液滤过（HF）对不明原因的渗出性胸液的治疗效果满意，血液透析治疗中产生的胸液可改做腹膜透析；反之，腹膜透析治疗中产生的胸液（与腹膜透析本身无关）也可改为血液透析，可能会有效。

第五节　肺部感染

一、病因及发病机制

由于尿毒症毒素、营养不良及维生素 D 缺乏等原因，尿毒症透析患者的淋巴细胞和粒细胞功能存在多方面的损害，发生细菌性感染比非尿毒症患者更为常见，且病情进展快、缓解慢。肺部感染中，肺炎及肺结核的发生率明显增加。常见的感染为肺炎、支气管炎、支气管肺炎，发病率为 60%～70%，痰培养以革兰阴性菌为主。

二、治疗

应定期对透析患者进行胸部 X 线检查，以及时进行诊断及调整治疗。

第六节　空气栓塞

血液透析时由于血管回路破损，血泵的抽吸作用致使空气进入血管，或透析结束回血操作不当，致空气侵入血管，或在透析中有静脉输液空气进入血管。空气进入血管可引起空气肺栓塞，呼吸衰竭乃至死亡。

第七节　高血钾、低血磷及糖负荷引起的呼吸衰竭

（一）高钾血症

严重高血钾（血清钾＞6.5mmol/L 以上）时，由于引起呼吸肌无力出现急性呼吸困难，如同时伴有体内液体超负荷，呼吸衰竭的发生率会增加，治疗给予低钾透析液或口服降钾树脂等。

（二）低磷血症

透析患者出现低磷血症常见于两种情况：高营养和长时间频繁透析，尤其是使用大面积透析器。严重的低磷血症（血清无机磷＜0.17mmol/L）时，将损害组织的氧合作用（血红蛋白对氧的亲和力减低）和呼吸功能，从而导致呼吸衰竭。透析前血磷水平低或正常偏低时可在透析液中加入适量磷酸盐来纠正，严重低血磷时可以通过静脉输入磷酸盐制剂来预防。

（三）糖负荷过多

一些病情严重的患者，难以排出体内代谢产生的 CO_2，因而引起 CO_2 蓄积。如全胃肠道外营养或行腹膜透析患者，由于大量的糖被机体吸收，会增加 CO_2 的生成，将会因清除额外产生的 CO_2，需要患者过度通气，从而引起患者呼吸困难。一般认为，对于呼吸功能严重受损的患者，每日摄入来自糖类的总热量应＜8373.6kJ（2000kcal）。患者接受营养时，应考虑从腹膜透析液吸收的糖产生的能量，以免糖负荷过多。

第八节　睡眠呼吸暂停综合征

睡眠呼吸暂停综合征是指成人睡眠时，上呼吸道无气流通过的时间超过 10 秒，有或无胸腹呼吸运动。临床表现为清晨头痛，白天嗜睡、疲劳，伴反复打鼾；睡眠时伴有明显低氧血症和心律失常。睡眠呼吸暂停综合征在透析患者中较为常见。产生的原因可能包括：慢性代谢性酸中毒的影响、血压升高、尿毒症毒素对呼吸控制中枢敏感产生的影响及上气道狭窄的发生率增加等。效果明显的处理措施尚无定论，传统的睡眠呼吸暂停综合征的治疗是采用鼻腔连续性正性气道压力通气，该方法可能是有效的。另外，应定期询问透析患者的睡眠习惯，对于那些病史中存在睡眠呼吸暂停可能性的患者应避免服用可导致呼吸抑制的药物。

第九节　肺　高　血　压

维持性血液透析患者肺高血压（pulmonary hypertension，PH）的发生率为17%～56%，有的甚至高达 77%。其临床症状隐秘，不常为临床医生所观察到，同时治疗手段有限，严重影响患者预后，一旦发生，预后不良，是导致维持性血液透析患者死亡的独立危险因

素。本文就维持性血液透析患者中肺动脉高压的发病及研究现状进行综述。

一、肺高血压的定义及分类

2010 年我国参照 2009 年美国和欧洲的肺高血压诊治指南及专家共识公布肺高血压诊治指南及专家共识，将肺高血压定义为：整个肺循环，任何系统或者局部病变而引起的肺循环血压增高均可称为肺高血压（简称肺高压），包括肺动脉高压（PAH）、肺静脉高压和混合性肺高血压。目前可将肺高血压分为五大类。第一类：肺动脉高压是指孤立的肺动脉血压增高，而肺静脉压力正常，主要原因是小肺动脉原发病变或其他的相关疾病导致肺动脉阻力增加。第二类：左心疾病引起的肺高血压，如严重的左心衰竭、风湿性瓣膜病、心肌梗死后等。第三类：肺疾病和（或）慢性缺氧导致的肺高血压，如慢性阻塞性肺疾病、肺间质纤维化等。第四类：血栓栓塞性肺高压，如急、慢性肺栓塞。第五类：原因或者机制不明的肺部疾病，包括透析相关的慢性肾衰竭、结节病等。

二、目前肺高血压的检查方法

（1）目前肺高压的诊断及分类仍以右心导管为金标准。诊断标准：在海平面状态下，静息时，右心导管检查肺动脉平均压（mPAP）≥25mmHg。正常人 mPAP 为（14±3）mmHg，最高不超过 20mmHg。

（2）超声心动图具有无创性、常用性、敏感性及特异度高，与右心导管检查结果有良好的相关性，目前作为诊断肺高血压的常用手段。该方法是采用三尖瓣反流压差法检测三尖瓣最大反流速度，根据 Bernoulli 简化方程计算出三尖瓣反流压差和肺动脉压。国外的文献大多以三尖瓣最大的反流速度≥2.5m/s 或者肺动脉收缩压（PASP）≥35mmHg，诊断为肺高血压。三尖瓣最大的反流速度≥3.0m/s 或者 PASP≥45mmHg 定义为严重的肺高血压。

（3）多层螺旋 CT 和电子束 CT 扫描速度快，肺血管肺动脉扩张可作为肺动脉压升高的一个间接征象，CT 测量肺动脉直径≥19mm 可诊断肺动脉高压，其敏感度和特异度分别为 87% 和 89%；如果同时在 3 个或 3 个以上肺叶中，节段性肺动脉和气管直径比＞1，则诊断肺动脉高压的特异性上升至 100%。

（4）MRI 可以对肺动脉形态、功能及肺灌注进行半定量评估，对局部室壁运动或心肌收缩能力进行动态评估，测量右心室容积，而不受肺气肿和肥胖的影响，可通过形态和功能评估肺血管重塑和右心室功能对治疗的反应。

此外，胸部 X 线及心电图可以评估肺高血压，但其敏感性及特异性均不高，可用于初步筛查。

三、维持性血液透析患者肺高血压的研究现状

（一）血液透析患者中肺高血压的发病率

Rajiv Agarwal 对 288 例血液透析患者进行超声心动图检查，发现肺高血压的发病率达

到了38%。Ramasubbu在对90例维持性血液透析患者行超声心动图检查时发现47%的患者存在肺高血压。Tarrass等对86例经动静脉内瘘血管通路长期进行血液透析的终末期肾病患者进行超声心动图检查，检出肺动脉高压占26.7%。Amin等对51例经动静脉内瘘血管通路长期进行血液透析的终末期肾病患者，排除心肺疾患继发肺动脉高压后，发现肺高血压占29%，且女性的发生率高于男性。Stefan Pabst对31例维持性血液透析（透析持续时间＞1年）患者进行肺血压检查的金标准——右心导管检查时发现，有77%的患者存在肺高血压。我国维持性血液透析患者的肺动脉高压的发生率也在20%～37%不等。与腹膜透析相比较，血液透析患者肺高血压的发生率更高。Havlucu等对51例经动静脉内瘘血管通路进行维持性血液透析的终末期肾病患者研究，发现56%的患者存在肺高血压，而维持性腹膜透析患者中，39%的患者存在肺高血压。Etemadi发现41.1%的血液透析患者存在肺血压增高，而在腹膜透析中只有18.7%的患者存在肺血压增高。

（二）血液透析患者中肺高血压的影响因素及发病机制

1. 动静脉内瘘与肺高血压

近心端内瘘的血流量一般在800～1500ml/min，有的甚至高达2000ml/min；远心端内瘘的血流量一般在400～800ml/min。使用内瘘的血液透析患者，由于存在明显的左向右分流，并且随着分流量逐渐增加，心排血量增加，肺循环血量增加；而尿毒症本身导致的激素、内环境改变，使肺血管解剖及功能均发生改变，肺舒张能力下降，心排血量的升高超出肺循环调节能力。两者共同导致肺血压增高。这是目前绝大多数学者都认可的机制。

Yigla等发现671例维持性血液透析患者的肺动脉高压患者中，约10%与动静脉内瘘血管通路有关。Beigi等提示维持性血液透析患者由于内瘘存在导致心排血量明显增高，且内瘘血流量的改变与肺血压的改变呈正相关。Nakhoul等发现一些因接受肾移植而使动静脉瘘关闭的患者肺血压显著下降。Abolghasemi等建议对内瘘流量过大引起心脏分流过多从而导致肺血压显著升的患者，进行手术纠正或改变血管通路类型以减少回心血量来降低肺动脉压。

然而有学者对上述观点持不同的意见，Beigi等认为动静脉内瘘与肺高血压无关，并且内瘘血流量越大，肺动脉压越低，可能是由于提高了血液透析充分性，维持了内环境的稳定，从而减少了毒素对肺动脉压的影响。

2. 心脏的结构、功能改变与肺高血压

文献表明，维持性血液透析患者发生肺血压升高与心排血量增高、心排血指数增加有关。由于内瘘、容量负荷、透析干体重的评估欠佳、贫血、低蛋白血症、毒素等影响导致心率增加，左心室、左心房的内径逐渐增大，心脏肥厚，左心室舒张或者收缩功能不全，心室射血分数减低，肺部动静脉血压差减低，肺部静脉压逐渐升高，导致肺血压也逐渐升高。缪初升等发现维持性血液透析患者中左心室肥厚及左心房扩大的发生率高达91.7%。Rajiv Agarwal发现肺高血压与左心房的大小明显相关，提示左心的结构、功能明显影响肺高血压的发生。Movlli等对36例血液透析患者动静脉瘘关闭后分析，发现左心室舒张期内径及左心室的重量明显下降，左心室的收缩功能上升。Nakhoul、Yigla等发现肺高压组患者的射血分数及左心排血量明显升高，进行肾脏移植或者内瘘关闭后，心排血量明显下

降，进一步说明内瘘对心脏结构和功能的影响。

也有学者持不同意见，Duran 发现对 22 例行内瘘手术的透析患者，连续追踪 2 年，左、右心室的收缩或者舒张功能并无明显改变。Tarrass 等却发现肺高血压组的左心室射血分数及血压却是降低的，且与内瘘的位置无关。

3. 肺循环的异常与肺高血压

维持性血液透析的尿毒症患者存在肺部病变，包括肺通气及换气功能下降、呼吸肌的功能改变、肺部微循环的血管紧张度增加导致肺血管的收缩、肺毛细血管床的减少引起血流阻力增加，发生肺高血压。同时，维持性血液透析患者存在钙磷代谢及 iPTH 异常，容易在肺内异位钙化，导致肺间质、气道、血管壁增厚，肺血管舒张功能及气道顺应性下降，肺血压升高。Coger 等在维持性血液透析患者肺部发现了过量的钙化、肺血压升高，发生率甚至达到了 75%。Yigla 等发现 49 例终末期肾病患者，通过 ^{99m}Tc MDP 闪烁扫描观察肺血管钙化程度与 PAH 的关系，发现 57.1%的患者存在肺血管钙化，但两者之间无明显相关性，说明肺血管钙化还与尿毒症患者的其他因素如血管内皮损伤、粥样硬化等有关。

4. 血管内皮因子与肺高血压

Giaid 等研究发现在维持性血液透析患者中，内皮素的水平是显著升高的。Nakhoul 等对 42 例透析患者分析发现，血液透析患者的内皮素-1（ET-1）水平明显高于健康对照组，且透析前后无明显变化。Stefanidis 等认为内皮素-1 在透析过程中容易引起血压升高，同时引起肺动脉收缩，导致肺动脉血压升高。而 Bosentan（波生坦）作为血管内皮素受体拮抗剂，能明显改善患者预后。Rubin 等报道波生坦可明显减低维持性血液透析患者的肺动脉压，从而缓解症状，从另外一方面也证明了 MBD 患者中发生肺高血压的病因中有血管内皮素的参与。Vaziri 等认为维持性血液透析患者肺部一氧化氮产生（NO）相对不足或者肺动脉对 NO 的敏感性下降导致肺循环血管舒张功能下降，不能代偿由于内瘘所增加的心排血量，从而导致肺动脉血压升高。

5. PTH 及钙磷代谢异常与肺高血压

PTH 参与了慢性肾衰竭多系统、脏器损害的发生发展过程。PTH 可通过 G 蛋白激活磷脂酶 C，启动磷酸肌醇途径，使 1，4，5-三磷酸肌醇和二酰甘油产生增多，两者均促进细胞储存 Ca^{2+}的释放，使胞质中的 Ca^{2+}升高；PTH 还可使压力依赖性钙受体激活，进一步促进 Ca^{2+}内流。细胞内 Ca^{2+}含量增加后，造成线粒体氧化功能受损，细胞内 Ca^{2+}持续升高，且形成恶性循环。PTH 还可以造成肺的弥散功能下降，平均肺楔压升高。

Akmal 设置了正常组、慢性肾衰竭、切除甲状旁腺组的慢性肾衰竭小鼠，右心导管监测 mPAP，发现慢性肾衰竭组的 mPAP 明显升高，其 iPTH 同样较高，两者有明显的相关性，认为 iPTH 的升高导致了肺高血压的发生。Amin 等报道，长期血液透析的患者肺摄取 ^{99m}Tc MDP 异常升高，表明有肺动脉钙化，推测血液透析患者 PTH 水平升高可引起肺动脉钙化。维生素 D 受体激动剂可降低肺血压。Rajiv Agarwal 发现肺高血压组活性维生素 D_3 的使用量明显低于肺血压正常组。

6. 全身微炎症状态与肺高血压

终末期肾疾病患者存在全身微炎症状态，炎症因子可以引起内源性 NO 释放下降，引起肺血管的舒张功能下降。Tung-Min Yu 等检测 39 例血液透析患者的 12 个炎症指标，发现肺高血压组患者的 4 个炎症指标（hs-CRP、IL-6、IL-1β、TNF-α）明显升高，且有统计学差异；同时检测间接提示肺部炎症的指标——部分呼气中一氧化氮分数（FE_{NO}）亦明显增高，认为全身微炎症状态是肺高血压的致病因子。

7. 营养不良、慢性炎症、动脉粥样硬化（MIA 综合征）与肺高血压

据报道，营养不良在维持性血液透析患者中的发生率为 23%～76%，慢性炎症反应的发生率可达 53%，与患者的心血管疾病和高死亡率显著相关。Etemadi 等发现在维持性血液透析患者中肺高血压组血红蛋白的量、白蛋白及血清铁比正常组要低。可能与部分患者营养状况差有关，不仅导致白蛋白的生成减少，其他微量元素如镁、锌元素，维生素类如维生素 B_{12} 的摄入不足，也导致血流动力学改变、心肌营养不良等，从而心功能下降。另外，贫血明显加重心脏负荷、增加血流速度，加重心力衰竭。但是，另外一些研究者不支持这个结论，Kumbar 等发现肺高血压组与肺血压正常组血红蛋白及白蛋白并无显著性差异。国内文献也得出类似结果。此外，还有 Buemi 发现肺高血压与 EPO 的使用有关，认为 EPO 有抗肺高血压的作用。然而有些学者却对此持反对意见，认为 EPO 可以活化血管内皮及血管平滑肌细胞受体，从而导致肺血压升高。

8. 血液透析本身影响肺高血压

Barak 等发现肺高血压与血液透析过程中产生的微小气泡有关，认为透析管路及透析器在血液透析过程中可产生许多肉眼观察不到的微小气泡，这些气泡进入肺循环可以阻塞毛细血管，引起局部组织缺血，激发炎症反应，激活补体，引起血小板聚集，造成局部血栓形成，最后导致组织、细胞损伤，肺血压升高。

透析器材料的不同也影响肺血压。Ahmet 等比较了聚砜膜和乙酸纤维素膜，发现聚砜膜组透析后肺血压明显下降。材料不同其生物相容性不同，激活补体、白细胞、单核细胞、血小板，引发炎症反应的程度不同，导致 NO 及 ET-1 的浓度差别，肺部血管舒张功能及气道顺应性下降，从而影响肺血压的改变。

此外，透龄也明显影响肺高血压的发生。有研究认为，随着透龄的增长，肺高血压的发生率也明显上升。

9. 透析充分性与肺高血压

充分的血液透析能明显降低肺血压。透析过程中水清除不充分或者液体的入量控制欠佳的患者，可引发肺高血压。邵咏红等发现肺高血压组透析间期体重较肺血压正常组明显增加。

此外，毒素的清除效果也影响肺血压。Rajiv Agarwal 对 288 例患者的分析发现，肺高血压组尿素清除率明显低于肺血压正常组。

10. 其他与肺高血压有关的因素

维持性血液透析患者的年龄、原发疾病、性别、BMI 等均可能影响肺血压。Nakhoul 发现在糖尿病肾病的维持性血液透析患者肺高血压的发生率明显高于非糖尿病组。

四、维持性血液透析患者发生肺高血压的预后及治疗

维持性血液透析患者的年死亡率为 20% 左右。Rajiv Agarwal 对 288 例血液透析患者

平均追踪 2.15 年，发现肺高血压组的死亡率为 53%，而肺血压正常组的死亡率为 22%，风险评估发现肺高血压是死亡的独立风险因子之一。Yigla 等对 127 例使用动静脉内瘘进行血液透析同时伴肺动脉高压的患者平均随访 3 年，发现死亡率高达 30.14%，而肺血压正常组死亡率仅 8.15%，两者有显著差异，认为肺动脉压升高是预测透析患者死亡的独立危险因素。Ramasubbu 等观察 90 例维持性血液透析患者，诊断肺高血压后，12 个月内，肺高血压组的死亡率为 26%，而肺血压正常组的死亡率为 6%，两组对比有显著差异性。且肺血压升高越明显，死亡率越高。Issa 等对 215 例肾脏移植患者的回顾性分析发现，移植前有严重肺高血压的患者，其死亡风险为正常组的 3.75 倍。同时发现发生肺高血压的透析患者，移植后生存率及生存时间下降，提示移植时机的选择问题。因此，早期发现肺高血压可避免严重的并发症出现，改善患者的预后。

目前维持性血液透析肺高血压的治疗手段包括常规手段（如充分透析、抗凝、利尿、强心、吸氧、钙离子拮抗剂类降压药）及血管扩张剂，如内皮素受体拮抗剂、前列腺素类等，研究较多的肺血管扩张剂主要集中在以下四类。

（1）ET-1 受体拮抗剂：可以有效预防和逆转肺血管床结构的重建，通过阻断内皮素受体而抑制其活性，证明是改善内皮功能、治疗肺高血压的有效方法。波生坦是第一个可口服的双重内皮素受体拮抗剂（内皮素受体 A 和 B 拮抗剂），能显著改善肺高血压患者的运动能力、症状和功能，并能延缓病情恶化。Liefeldt 等的研究表明，血液透析并发肺动脉高压的患者服用波生坦 12 个月后，肺动脉压（mPAP）从 48mmHg 降至 27mmHg，同时药动学研究认为，终末期肾病患者不必调整剂量。Yamanaka 等认为，波生坦安全有效，可考虑临床使用。

（2）前列环素类药物：前列腺素是花生四烯酸的代谢产物，其不仅可以扩张血管，降低肺动脉压，同时可抑制血小板聚集。主要有曲罗尼尔（treprostinil）、贝前列素（beraprost）和伊洛前列素（iloprost）。

（3）NO 及其前体吸入剂：NO 可选择性扩张肺血管，明显降低肺动脉压力和肺循环阻力，改善肺血流/通气比，而不影响体循环压力和阻力。其与吸入性的伊洛前列素联用，扩张肺动脉的作用会更加明显。

（4）5-磷酸二酯酶抑制剂：该药通过增加细胞内的 cGMP 浓度来舒张肺部血管，目前临床较少应用。

（李　宓　贺艳军）

参 考 文 献

何长民, 张训. 1999. 肾脏替代治疗学. 上海：上海科学技术文献出版社：89-90.
兰颖, 赵连玉, 杨云华, 等. 2011. 血液透析对尿毒症患者肺动脉压的影响.中华高血压杂志, 19（1）：84-86.
刘连升, 杨仲方, 胡岗, 等. 2009. 维持性血液透析患者肺动脉高压的相关危险因素.浙江实用医学, 14（5）：389-412.
罗慰慈. 1997. 现代呼吸病学. 北京：人民军医出版社：928-935.
缪初升, 林茂思, 陈咏华, 等. 2008. 68 例中老年尿毒症患者超声心动图的临床分析. 当代医学, 14（11）：4-5.
邵ынь红, 王飞, 孔耀中, 等. 2009. 血液透析患者并发肺动脉高压的相关因素分析.南方医科大学学报, 29（9）：1932-1934.
曾宇然, 王伟鸿, 谭凤娇, 等. 2011. 维持性血液透析患者并发肺动脉高压影响因素分析.西部医学, 23（3）：471-473.

张本立，梅长林. 1992. 透析手册. 上海：上海科学普及出版社：383-387.

Abdelwhab S，Elshinnawy S. 2008. Pulmonary hypertension in chronic renal failure patients. Am J Nephrol，28（6）：990-997.

Abolghasemi R，Sang-Sefidi. 2007. Pulmonary hypertension in chronic hemodialysis patient. Iranian Journal of Kidney Diseases，
　　1（Suppl 9）：S47-55.

Ahmet A K，Mehmet H. 2010. Pulmonary hypertension in hemodialysis patients without arteriovenous fistula：the effect of dialyzer
　　composition.Renal Failure，32（10）：1148-1152.

Akmal M，Barndt R R，Ansari A N，et al. 1995. Excess PTH in CRF induces pulmonary calcification，pulmonary hypertension and
　　right ventricular hypertrophy.Kidney Int，47（1）：158-163.

Allegra A，Giacobbe M S，Corvaia E，et al. 2005. Possible role of erythropoietin in the pathogenesis of chronic cor pulmonale.
　　Nephrol Dial Transplant，20（12）：2866-2867.

Amin M，Fawzy A，Hamid M A，et al. 2003. Pulmonary hypertension in patients with chronic renal failure：role of parathyroid
　　hormone and pulmonary artery calcifications.Chest，124（6）：2093-2097.

Barak M，Katz Y. 2005. Microbubbles：pathophysiology and clinical implications. Chest，128（4）：2918-2932.

Beigi A A，Sadeghi A M，Khosravi A R，et al. 2009. Effects of the arteriovenous fistula on pulmonary artery pressure and cardiac
　　output in patients with chronic renal failure. J Vasc Access，10（3）：160-166.

Bozbas S S，Akcay S，Altin C，et al. 2009. Pulmonary hypertension in patients with end-stage renal disease undergoing renal transpl-
　　antation. Transplant Proc，41（7）：2753-2756.

Buemi M，Senatore M，Gallo G C，et al. 2007. Pulmonary Hypertension and Erythropoietin. Kidney Blood Press Res，30（4）：
　　248-252.

Conger J D，Hammond W S，Alfrey A C，et al. 1975. Pulmonary calcification in chronic dialysis patients：Clinical and pathologic
　　studies.Ann Intern Med，83：330-336.

Dangirdas J T，Ing T S. 1997. Handbook of dialysis. 3rd ed. USA：Lippincott Williams & Wilkins：598-603.

Duran M，Unal A，Inanc M T，et al. 2011. Hemodialysis does not impair ventricular functions over 2 years. Hemodialysis Int，
　　15（3）：334-340.

Eiser A R，Lieber J J，Neff M S. 1997. Phlebotomy for pulmonary edema in the dialysis patients. Clin Nephrol，47（1）：47-49.

Etemadi J，Zoflfaghari H，Firoozi R，et al. 2012. Unexplained pulmonary hypertension in peritoneal dialysis and hemodialysis
　　patients.Rev Port Pneumol，18（1）：10-14.

Farber H W，Foreman A J，Miller D P，et al. 2011. REVEAL registry: correlation of right heart catheterization and echocardiography
　　in patients with pulmonary arterial hypertension. Congest Heart Fail，17（2）：56-64.

Giaid A. 1998. Nitric oxide and endothelin in pulmonary hypertension. Chest，114：S208-212.

Haag-Weber M，Horlw H. 1994. Effect of biocompatible membranes on neutrophil function and metabolism. Clin Nephrol，
　　42（SI）：S31.

Hagg-Weber M，Mai B，Deppisch R，et al. 1994. Studies of biocompatibility of different dialyzer membranes：role of complement
　　system，intracellular calcium and inositol-triphosphate. Clin Nephrol，41：245.

Havlucu Y，Kursat S，Ekmekci C，et al. 2007. Pulmonary hypertension in patients with chronic renal failure. Respiration，74（5）：
　　503-510.

Herbelin A，Nugyen N T，Zingraff J，et al. 1990. Influence of uremia and hemodialysis on circulating interleukin-1 and tumor necrosis
　　factor alpha. Kidney Int，37：116.

Herbelin A，Urena P，Nguyen A T，et al. 1991. Elevated circulating levels of interleukin-6 in patients with chronic renal failure. Kidney Int，39：954.

Huang C C，Tsai Y H，Lin M C，et al. 1997. Respiratory drive and pulmonary mechanics during haemodialysis with ultrafiltration in ventilated patients. Anaesth Intensive Care，25（5）：464-447.

Issa N，Krowka M J，Griffin M D，et al. 2008. Pulmonary hypertension associated with reduced patient survival after kidney transplantation.Transplantation，86（10）：1384-1388.

Kumbar L，Fein P A，Rafiq M A，et al. 2007. Pulmonary hypertension in peritoneal dialysis patients. Adv Perit Dial，23：127-131.

Ley S，Kreitner K F，Fink C，et al. 2004. Assesent of Pulmonary hypertension by CT ard MR imaging.Eur Radiol，14（3）：359-368.

Mahdavi M M，Alijavad M S，Yahyazadeh H，et al. 2008. Pulmonary hypertension in hemodialysis patients. Saudi J Kidney Dis Transpl，19（2）：189-193.

Movilli E，Viola B F，Brunori G，et al. 2010. Long-term effects of arteriovenous fistula closure on echocardiographic functional and structural findings in hemodialysis patients：a prospective study .Am J Kidney Dis，55（4）：682-689.

Nakhoul F，Yigla M，Gilman R，et al. 2005. The pathogensis of pulmonary hypertension in haemodialysis patients via arterio-venous access.Nephrol Dial Transplant，20（8）：1686-1692.

Niwa T，Miyazaki T，Sato M，et al. 1995. Interleukin-8 and biocompatibility of dialysis membranes. Am J Nephrol，15：181.

Odetti P，Monacelli F，Storace D，et al. 2006. Correlation between pentosidine and endothelin-1 in subjects undergoing chronic hemodialysis.Horm Metab Res，38（12）：817-820.

Poulikakos D，Theti D，Pau V，et al. 2012. The impact of arteriovenous fistula creation in pulmonary hypertension：Measurement of pulmonary pressures by right heart catheterization in a patient with respiratory failure following arteriovenous fistula creation. Hemodialysis Int，16（4）：553-555.

Rajiv Agarwal. 2012. Prevalence，determinants and prognosis of pulmonary hypertension among hemodialysis patients. Nephrol Dial Transplant，0：1-7.

Ramasubbu K，Deswal A，Herdejurgen C，et al. 2010. A prospective echocardiographic evaluation of pulmonary hypertension in chronic hemodialysis patients in the United States：prevalence and clinical significance. Int J Gen Med，3：279-286.

Rubin L J，Badesch D B，Barst R J，et al. 2002. Bosentan therapy for pulmonary arterial hypertension. N Engl J Med，346（12）：896-903.

Stefan P，Christoph H，Felix H，et al. 2012. Pulmonary Hypertension in patients with chronic kidney disease on dialysis and without dialysis：Results of the PEPPER-Study.PLoS One，7（4）：e35310.

Stefanidis I，Wurth P，Mertens P R，et al. 2004. Plasma endothelin-1 in hemodialysis treatment-the influence of hypertension. J Cardiovasc Pharmacol，44（Suppl 1）：S43-48.

Tarrass F，Benjelloun M，Medkouri G，et al. 2006. Doppler echocardiograph evaluation of pulmonary hypertension in patients undergoing hemodialysis. Hemodial Int，10（4）：356-359.

Tomic M，Galesic K，Markota I. 2008. Endothelin-1 and nitric oxide in patients on chronic hemodialysis. Ren Fail，30（9）：836-842.

Vaziri N D. 2001. Effect of chronic renal failure on nitric oxide metabolism. Am J Kidney Dis，38（4）：S74-79.

Villa G，Capodaglio E M，Jurisic D，et al. 1998. Functional state and indications for a rehabilitation program of patients in a dialysis center：a multidisciplinary study with ergonomic，physiatrical and psychological evaluation，G Ital Med Lav Ergon，20（1）：31-38.

Weiner P，Zidan F，Zonder M B. 1997. Haemodialysis treatment may improve inspiratory muscle strength and endurance. Isr J Med

Sci，33（2）：134-138.

Yamanaka A，Tasaki H，Suzuki Y，et al. 2006. Bosentan improved syncope in a hemodialysis patient with pulmonary hypertension and mild aortic stenosis.Int Heart J，47（6）：911-917.

Yigla M，Abassi Z，Reisner S A，et al. 2006. Pulmonary hypertension in hemodialysis patients：an unrecognized threat. Semin Dia，19（5）：353-357.

Yigla M，Dabbah S，Azzam Z S，et al. 2000. Background diseases in 671 patients with moderate to severe pulmonary hypertension. Isr Med Assoc J，2（9）：684-689.

Yigla M，Fruchter O，Aharonson D，et al. 2009. Pulmonary hypertension is an independent predictor of mortality in hemodialysis patients. Kidney Int，75（9）：969-975.

Yigla M，Keidar Z，Safadi I，et al. 2004. Pulmonary calcification in hemodialysis patients：Correlation with pulmonary artery pressure values.Kidney Int，66：806-810.

Yigla M，Nakhoul F，Sabag A，et al. 2003. Pulmonary hypertension in patients with end-stage renal disease.Chest，123（15）：1577-1582.

Young P R，Rohr M S，Marterre W F. 1998. High-output cardiac failure secondary to a brachiocephalic arteriovenous hemodialysis fistula. Am Surg，64（3）：239-241.

Yu T M，Chen Y H，Hsu J Y，et al. 2009. Systemic inflammation is associated with pulmonary hypertension in patients undergoing haemodialysis. Nephrol Dial Transplant，24（6）：1946-1951.

第十四章 慢性肾脏病及透析患者脂质代谢问题

一、慢性肾脏病与脂质代谢紊乱

脂质代谢紊乱与肾脏病有密切关系，它既是许多原发或继发性肾脏病的常见临床表现，本身又参与了肾脏病的进展。早在 1827 年 Bright 就报道了脂质代谢异常与肾功能的关系，1982 年 Moorhead 等提出高脂血症是肾小球硬化发生发展的独立致病因素。患者心血管并发症对其长期生存的影响极大，近 20 年来，50%以上的尿毒症患者死于心血管系统并发症，随着细胞分子生物技术的飞速发展，越来越多的研究证实脂质代谢紊乱在慢性肾衰竭的进展中起重要作用。

（一）慢性肾衰竭与脂质及脂蛋白异常

慢性肾衰竭患者常发生脂质代谢紊乱，多为中等程度的高三酰甘油（TG）血症，其 TG 的平均值约为 2mmol/L，80%以上的慢性肾衰竭患者可能发生高三酰甘油血症，当肾小球滤过率减至 50ml/min 以下时，高三酰甘油血症的发生就会增加。慢性肾衰竭患者有特殊的异常脂蛋白血症类型，即以 VLDL、IDL 的蓄积，TG 含量增多，chol 中 HDL 含量减少为特征。Alabakovska 等证实，终末期肾衰竭患者血浆 LDL 和 HDL 亚型分配发生改变，相对分子质量小的亚型增多是与动脉粥样硬化相关的主要脂质异常，通常表现 HDL2b 亚型减少而 HDL3c 水平升高，这种改变同样也会出现在冠状动脉疾病中。

（二）慢性肾衰竭与载脂蛋白（APO）异常和脂质颗粒（LP）异常

血浆脂质代谢的异常，实质上是构成脂蛋白的蛋白质部分——载脂蛋白的代谢异常。慢性肾衰竭患者中，载脂蛋白较其他指标能够更敏感地反映出脂质代谢紊乱，而且载脂蛋白比血脂水平能更好地预测冠心病的发生。目前研究证实，慢性肾衰竭的脂质代谢，已从脂质到脂蛋白，由脂蛋白向载脂蛋白的方向发展。载脂蛋白的生理功能除维持脂蛋白的结构外，还有运输脂质、调节酶的活力和被细胞受体识别的功能。其主要包括 ApoA、ApoB、ApoC、ApoD 和 ApoE 等。ApoA 主要分布于 HDL 中，是 HDL 的主要载脂蛋白，尿毒症患者中，ApoA I 和 ApoA II 的平均血浓度是减低的，这与 HDL 的减低有直接联系。ApoB 存在于 LDL、VLDL 中，有人将 ApoB（主要是 ApoB100）称作致动脉粥样硬化和冠心病因子。未透析尿毒症患者中，血 ApoB 的浓度正常或中度升高，TC 的水平也随之正常或中度升高。

脂蛋白（a）[LP（a）]是一种独立的脂蛋白，它是由 ApoA 与 ApoB100 通过二硫键结合而形成的。ApoA 的分子结构与血浆纤溶酶原高度类似，这种结合上的特殊性可能与 LP（a）致动脉粥样硬化的作用有关。国外研究证实，LP（a）是预示动脉硬化性心血管疾病的独立遗传性危险因素，尿毒症患者及进行血液透析治疗的患者，其 LP（a）浓度为正常人的 3 倍。Trenkwalder 等认为，肾脏可能参与了 LP（a）的分解代谢，慢性肾衰竭时 LP（a）从尿中排除降低，使血中 LP（a）浓度升高。国内亦有研究表明，慢性肾衰竭患者血 LP（a）水平升高可能发生在肾衰竭早期，而且血 LP（a）水平的升高与超声心动图异常、心电图及心脑血管事件的发生呈正相关。

载脂蛋白是反映慢性肾衰竭中异常脂蛋白血症的重要指标，慢性肾衰竭起始阶段已存在某些脂蛋白的异常，这些患者高三酰甘油血症出现前就有 ApoA I、ApoA II 的降低及 ApoCIII 的升高，甚至在只有轻度肾功能损害时就已升高，并随肾功能的恶化而进一步上升。ApoA I/ApoCIII 比值的降低也是肾衰竭患者发生脂质代谢紊乱的良好指标。ApoA I/ApoB 的比值显著降低，提示患者存在发生心血管疾病的高危因素。Kimak 等研究发现，在肾脏病早期血浆 ApoA 降低而 ApoB 及 LP（a）升高提示已有明确的动脉粥样硬化发生，LP（a）浓度升高会导致一些非特异性脂质合成与分解代谢紊乱。

（三）慢性肾衰竭与 TG 代谢

慢性肾衰竭患者高 TG 的主要原因首先是富含 TG 的脂蛋白降解代谢减弱和（或）组织细胞对其摄取功能障碍，其次才是内源性脂蛋白合成增加。

1. 脂蛋白降解代谢减弱

（1）酶活性的减弱：尿毒症时脂蛋白酶（LPL）的活性减弱，肝素试验能检测 LPL 活性，尿毒症患者血中使用肝素后的脂肪分解活性（PHLA）降低。即使血中 TG 水平尚未升高，这种 PHLA 活性的减低在肾小球滤过率为 50ml/min 时即已被观察到，LPL 活性的减弱与以下因素有关：①尿毒症中存在胰岛素抵抗或胰岛素的相关缺陷，可能造成酶合成的障碍。在尿毒症动物模型中使用胰岛素后，其脂肪组织的 LPL 活性升高。②VLDL 和 IDL 中 ApoCIII 含量增加及 ApoC II/ApoCIII 比值减低，即使并不存在 ApoC II 的内在缺陷也会导致尿毒症中 LPL 活性减弱。③LPL 功能异常可能是由于某些不可透析的循环中的抑制物存在造成的。肝三酰甘油酶（HTGL）的活性也受到抑制，并导致富含 TG 的脂蛋白降解代谢延缓。

（2）细胞对脂蛋白摄入减少：ApoE 可促进而 ApoC 则延缓细胞对脂蛋白的摄入。尿毒症患者载脂蛋白的组成发生异常改变，ApoCIII/ApoE 比值的增高使组织细胞对脂蛋白摄入减少。另外，脂肪分解过程中产生的脂肪酸一般为外周细胞和脂肪组织吸收，高三酰甘油血症的尿毒症患者其游离脂肪酸结合入脂肪组织的速度慢于血 TG 水平正常的尿毒症患者，血游离脂肪酸水平上升，会减慢富含 TG 的脂蛋白的分解代谢，产生高三酰甘油血症。

2. 脂蛋白生成增加

高胰岛素血症可能与肝脏合成 TG 增加有关。多数高三酰甘油血症患者内源性 TG 合成高于血 TG 水平正常的尿毒症患者，具体机制需进一步研究。

（四）慢性肾衰竭与 chol 代谢

chol 代谢最重要的异常与 HDL 及 TC 的逆向转运有关。目前认为，慢性肾衰竭中 HDL 的降低仅仅是高三酰甘油血症的结果。HDL 的主要部分如 ApoA、ApoC、磷脂、chol 等来自于富含 chol 的脂蛋白降解代谢的产物，因此，脂肪分解过程减弱导致慢性肾衰竭中

HDL2 减少。正常情况下，ApoA I 激活胆固醇卵磷脂酯酰转移酶（LCAT），在 LCAT 的作用下，HDL3 颗粒表面的游离胆固醇不断酯化为 chol 并转运入其核心，从而转变为HDL2。此过程消耗的 chol 不断从富含 TG 的脂蛋白降解过程中及周围组织细胞得到补充。成熟的 HDL 亚型易于和肝细胞表面结合并被摄取，经肝脏分解代谢后排出体外，这就是 chol 的逆转运。另一方面，在胆固醇酯转运蛋白的作用下，HDL2 可将 chol 酯化并转移给 VLDL 和 LDL，后者可通过相应受体被肝脏摄取。因此，不仅 HDL，VLDL 和 LDL亦参与了此转运过程。

（五）透析与脂质代谢异常

现已明确，脂质代谢异常是血液透析患者并发心脑血管疾病（CCVD）的关键因素，直接影响血液透析患者的长期生存质量。Shoji 证实，血液透析患者以血浆 VLDL 升高，HDL 降低导致 TG 增高为特征性改变，而血浆 LDL 很少升高，若 LDL 升高则要考虑 IDL的因素，因为一般监测方法 LDL 中均含有 IDL，虽然患者 LDL 不升高，但 IDL 已明显升高，IDL 是预测大动脉硬化的最可靠指标。有报道，血液透析中发生的脂质代谢异常有肝素因素参与。LPL、LCAL 分别是 TG、chol 分解代谢的关键酶，当 LPL 活性降低时，TG分解减少，而当 LCAT 活性受到抑制时，则 HDL-C 合成不足，chol 水平升高。透析过程中需要反复肝素化，长期使用肝素会抑制外周血管内皮细胞合成 LPL、LCAT，并降低其活性。除此之外，作为 LPL 的激活剂——Apo-C2 及 LCAT 的激活剂——Apo-A1 这类分子物质（分子质量为 26 000～28 000Da）在透析中持续丢失，也影响脂酶的活性变化。HDL-C 合成过程中产生的大量溶血卵磷脂需与白蛋白结合才被清除，否则将影响 HDL-C合成。血液透析患者常合并低蛋白血症，因此临床上易出现 HDL-C 降低及由于低蛋白而促进肝脏合成 ApoB 等物质的现象，而 ApoB 及 Apo-A I 分别是 LDL 及 HDL 的结构蛋白。有学者研究指出，用低分子肝素（LMWH）替代传统肝素，长期使用 LMWH 并不加重血脂紊乱；相反，随透析时间延长，可使部分已升高的血脂成分降低，尤其对 TG 效果好。LMWH 组 LPL 及 LCAT 明显升高，缓解部分脂质代谢异常。

血液透析患者通常 LP（a）增加，且随透析时间延长，有进一步升高的趋势。Rronen-berg 等研究发现，LP（a）的升高与透析中蛋白丢失量呈正相关，营养不良是促进肝脏合成 LP（a），导致透析患者高脂蛋白（a）血症的主要原因。

血液透析患者发生脂质代谢异常的机制是非常复杂的，透析液的选择也非常重要，使用乙酸盐透析的患者较使用碳酸氢盐透析液者血中脂蛋白水平升高更为明显。

（六）脂质代谢紊乱及进行性肾损伤

大量临床现象及动物试验表明，脂质具有"肾毒性"，脂质代谢紊乱可能在慢性肾脏病进行性恶化、肾小球硬化的发生、肾衰竭的进展中具有重要作用。目前认为，脂质肾毒性的机制可能有以下几个方面。

1. 损伤内皮细胞及肾小球基膜

已知血浆 LDL 水平渐进升高，可以改变内皮细胞的胆固醇/磷脂比例，导致细胞膜脆性增加。另外，高血脂时血中脂质过氧化产物丙二醛显著增加，提示内皮细胞受氧自由基的氧化损伤加重。在内皮细胞受损及丢失的情况下，大量带阳电荷的 LDL 及 VLDL 与肾小球基膜上富含阴电荷的氨基聚糖结合以损伤肾小球基膜，增加其通透性。

2. 诱导血小板聚集

研究发现，血小板凝集率与血脂浓度有关。LDL/HDL 比值增大，可使血小板凝集率显著增高。聚集的血小板可以释放血小板活化因子，血栓烷 A_2、肝素酶、血小板因子Ⅳ及血小板源生长因子等，从而影响肾小球的结构和功能。尤其是当血小板源性生长因子持续存在时，可引起系膜细胞增殖，合成更多的基质，并最终导致肾小球硬化。

3. 诱导单核-巨噬细胞浸润及泡沫细胞形成

体外研究发现，LDL 可以增加单核细胞与内皮细胞的黏附率，在许多高血脂的动物模型中发现肾小球内巨噬细胞浸润增加，提示高脂血症可诱导单核-巨噬细胞参与肾小球损伤。巨噬细胞参与肾小球损伤可能通过以下途径：①释放溶酶体水解酶、中性蛋白酶和溶细胞蛋白酶等炎性介质；②产生活性氧；③产生一系列细胞因子，如花生酸衍生物、IL-1、血小板活化因子、干扰素、肿瘤坏死因子及血小板源性生长因子等；④通过促进内皮细胞膜促凝血活性的表达导致凝血；⑤导致肾小球内纤维素沉积；⑥细胞吞噬作用，巨噬细胞可通过清道夫受体摄取经化学修饰的 LDL 形成泡沫细胞，而泡沫细胞也可通过释放活性氧直接损伤肾小球。目前已在局灶节段性肾小球硬化、糖尿病肾病及遗传性肾炎等肾脏病的肾小球内发现了泡沫细胞。

4. 导致系膜细胞增殖和细胞外基质积聚增加

在高脂伴局灶性肾小球硬化的各种实验中，系膜细胞的损伤与增殖几乎是关于局灶性肾小球硬化出现，提示局灶性肾小球硬化是系膜细胞损伤增殖的结果。系膜细胞可以通过产生前列腺素，合成及分解肾小球基膜，吞噬大分子物质，并可通过自分泌方式释放多种细胞因子及生长因子，如 IL-1、血小板源性生长因子等。故系膜细胞不但可以改变肾小球滤过率，而且可以通过合成大量系膜基质导致肾小球硬化。Oda 指出，系膜细胞能使花生四烯酸通过细胞色素 P-450 单氧化酶系统的代谢途径产生环氧化物，如 14,14-环氧二十碳三烯酸，它能以剂量依赖方式促进细胞增殖。Okada 证实，LDL 不仅刺激系膜细胞增殖，同时也使系膜细胞产生的细胞外基质增加，LDL 能刺激大鼠系膜细胞 TGF-βmRNA 表达增加。Keane 认为，氧化低密度脂蛋白（ox-LDL）而不是 LDL 能增加系膜细胞胶原合成且其程度与 LDL 的氧化程度有关，与系膜细胞的增殖状态无关。Tsumura 也证实，慢性肾衰竭患者发生 LDL 和 HDL 的氧化改变源于一些小分子的脂蛋白，而 ox-LDL 和 ox-HDL 水平增加是慢性肾衰竭患者脂质代谢紊乱的主要原因。

5. 影响花生酸类似物的产生和释放

花生酸类似物是肾内一类重要的局部激素，主要包括前列腺素（PG）——PGE_2、$6Keto-PGF1_2$ 及血栓烷 A_2、血栓烷 B_2 两组。前组扩张血管，抑制血小板凝集；后组的作用则相反。动物实验表明，富含多不饱和脂肪酸饮食可以显著增高 PGE_2/血栓烷 B_2，从而使肾功能及肾小球病理损伤减轻。以上研究提示，PGE_2/血栓烷 B_2 比例影响肾功能。体外试验表明，高胆固醇血症可以降低内皮细胞产生 PGE_2，LDL 还可以影响系膜细胞释放花生酸类似物。

二、透析患者脂质代谢紊乱

肾衰竭透析患者其动脉粥样硬化会不断发展并加重，心血管疾病（CVD）是透析患者最常见、最重要的并发症之一。许多研究已表明，透析患者的动脉硬化与脂代谢紊乱有关。

（一）透析患者的异常代谢特点

多中心研究报道，透析患者脂代谢特点有：

（1）Ⅳ型高脂血症和血清 TG 中等增加而总胆固醇（TC）还在正常范围内。

（2）脂蛋白再分配异常，以极低密度脂蛋白（VLDL）和中间密度脂蛋白（IDL）的胆固醇（chol）显著升高，低密度脂蛋白（LDL）和高密度脂蛋白（HDL）的胆固醇显著降低。

（3）TG 水平在 VLDL、IDL、LDL 中显著升高，其原因可能为 TG 合成增加，和（或）富含 TG 的脂蛋白清除减少，这主要是乳糜微粒（CM）和 VLDL 代谢被干扰，因为其结构、脂解酶或受体的改变，导致 VLDL 和 IDL 的积聚，残粒未完全清除，而肝合成 TG 过多的影响相对较小。

透析患者脂蛋白中由于载脂蛋白（Apo）的组成发生变化而变化。载脂蛋白中，主要是 ApoCⅡ减少，ApoCⅢ尤其是 $ApoCⅢ_2$ 增加，则 ApoCⅡ/CⅢ显著下降。这些使脂蛋白的大小、密度和结构改变，如 LDL 变得小而致密，与 LDL 受体亲和力较正常低；又如 VLDL 除了 ApoC 的变化外，$ApoB_{48}$ 增加，则电泳中迁移速度减慢，称为 β-VLDL，因而它们具有比非尿毒症患者更强的致动脉粥样硬化作用。IDL 的异常在以往报道中较少提到，其增加的原因有分解减少，细胞摄取不足，以及被巨噬细胞吞饮，促使巨噬细胞形成泡沫细胞和分泌大量活性因子而致动脉粥样硬化。

透析患者的主要特点是富含 TG 的 ApoB 脂蛋白代谢障碍。含 ApoB 的脂蛋白有两种：一是单纯含 chol 的脂蛋白（Lp-B），二是含有 chol 和 TG 的复合体（Lp-Bc）。Lp-B 在 LDL 中存在较多，Lp-Bc 则在 VLDL、IDL 和 LDL 中较多。含 ApoA 的脂蛋白减少，如 HDL，尤其是 ApoAⅠ水平降低。因为 ApoE 主要存在于 CM、VLDL、IDL 中，与 LDL 受体和 ApoE 受体结合，参与脂蛋白代谢，其浓度也与血浆 TG 含量呈正相关，故高三酰甘油血症中 ApoE 水平升高。此外，已有相当多的报道提出，慢性肾衰竭及透析患者的血浆脂蛋白（a）[Lp（a）]升高，Lp（a）≥30mg/dl 在 1094 名血液透析患者中占 28%，在 232 名持续性非卧床腹膜透析患者中占 37%。

（二）透析患者脂质代谢紊乱的发生机制

现在已肯定，造成透析患者脂质水平异常原因的关键是脂蛋白脂酶（LPL）、肝脂酶（HTGL）和卵磷脂—酰基转移酶（LCAT）的活性下降。外周胰岛素抵抗、甲状旁腺功能亢进、肝素的应用、L-肉碱的减少等可引起脂酶活性的变化。

血中清除 TG 的速率主要依靠 LPL 的活性，HTGL 进一步催化 VLDL 中 TG 水解，并参与 IDL 向 LDL 转化。这两者活性下降可使残粒的清除和肝脏摄取含 TG 的脂蛋白障碍，造成 VLDL、IDL 的积聚，而同时 LDL 减少。LCAT 参与 chol 反转运旁路，将 HDL 接受的游离 chol 酯化成胆固醇脂。LCAT 活性下降会使新的 CE 合成率（NCET）减慢，改变含 ApoB 脂蛋白的组成，但是这在持续性非卧床腹膜透析患者中未见。

1. 载脂蛋白组成异常对脂代谢的影响

载脂蛋白组成的变化会影响脂酶的活性。透析患者 LPL 的辅助因子 ApoC II 减少，抑制因子 ApoCIII 增加，ApoC II/ApoCIII 比值下降，使 LPL、HTGL 活性降低。ApoE 的增加也可影响 LPL 的活性。LCAT 的辅助因子 ApoA I 的减少，也使 LCAT 活性降低。载脂蛋白的变化也影响受体介导的细胞摄取脂蛋白、清除残粒的过程。LDL 中 chol 含量增加或 ApoB 的赖氨酸残基的氨甲酰化，使成纤维细胞对其摄取减少，而在血管壁内皮下滞留，同时泡沫细胞中胆固醇酯积聚。ApoCIII 可与 ApoE 竞争 LDL 受体和 ApoE 受体，当 ApoCIII/ApoE 比值增加时，细胞摄取含 ApoB 脂蛋白减少而导致高脂血症。

2. 内分泌紊乱对脂代谢的影响

透析患者对多种激素清除障碍，胰岛素水平可蓄积、升高，而高胰岛素血症促进脂质合成、TG 增加。也有报道胰岛素通常可激活 LPL，但由于尿毒症毒素干扰胰岛素作用，使外周组织对胰岛素抵抗性加强，使 LPL 活性下降，则 TG 的清除率降低，导致高三酰甘油血症。PTH 升高可抑制 LPL 活性，低钙血症和甲旁亢可部分抑制 HTGL 活性，引起 IDL 积聚和 HDL 亚型分布异常。低钙血症还使 LCAT 活性降低，影响 HDL 的亚组分。故低钙血症、高磷血症和甲旁亢在尿毒症患者的动脉粥样硬化过程中起到"毒素"样作用。

3. 抗凝剂对脂代谢的影响

血液透析患者需长期应用肝素抗凝，但长期使用肝素会消耗 LPL 的储存，最终会减少脂质分解；而且肝素通过阻断脂蛋白受体介导的分解途径和抑制新合成的脂蛋白的重摄取，而使含 TG 的脂蛋白积聚。

4. 氧化应激对脂代谢的影响

氧化应激标志物或许也能够解释血液透析者脂代谢紊乱为何区别于普通人群，以及血液透析者脂代谢紊乱与普通人群有何区别。无论是测量脂质过氧化、氧化蛋白、高级糖基化终末产物，还是测量其他下游产物，毫无疑问，血液透析者较非透析人群体内存在明显的氧化应激反应。血液透析者使用的透析器、亚临床感染、内置导管、肾素-血管紧张素-醛固酮系统活化、一氧化氮系统失调等均可导致自由基的产生增加，内生氧和氮发生一系列变化。对脂质代谢紊乱而言，LDL 和 HDL 的氧化尤其重要。LDL 进入内皮下被巨噬细胞吞噬后，巨噬细胞变形为泡沫细胞，导致动脉粥样损伤。低密度脂蛋白一旦进入动脉管壁并被氧化修饰即可导致巨噬细胞趋化、血小板聚集、粥样斑块不稳定。事实上，在普通人群中氧化的 LDL 与心血管事件之间呈正相关，而血液透析者体内氧化的 LDL 水平明显升高，势必引起血液透析者体内巨噬细胞活化、血小板聚集及粥样斑块不稳定。过氧化同样可以导致高密度脂蛋白胆固醇损伤，极大地影响其从动脉粥样斑块向外运输 chol 的能力。由于血液透析者体内氧化应激水平较高，氧化的 LDL、氧化的 HDL 可能导致绝对脂蛋白水平被掩盖。当体内占主导地位的氧化过程被阐释清楚，下一步就是用何种方法来抑制或反转 LDL 和 HDL 在体内的氧化，以及如何建立临床治疗效果的评价标准。

氧化反应可能是终末期肾病和透析患者脂代谢异常和动脉硬化的刺激因素之一。研究表明，许多因素如血液与透析膜的接触和急性期反应会引起透析患者的脂质过氧化产物增加，如富含丙二醛的 LDL（LDL-MDA）、氧化 LDL（ox-LDL）及其产物（过氧化胆固醇酯及过氧化卵磷脂）。脂质过氧化产物促使脂质在巨噬细胞中积聚，形成泡沫细胞——致动脉粥样硬化的脂蛋白。透析治疗中，小而致密的 LDL 和糖化 LDL 对氧化敏感性更强。通过 ApoB 结合蛋白的氧化修饰进一步减少受体介导的 LDL 摄取，引起 LDL 在血管内积聚。而 LDL 在循环中滞留时间过长，经未饱和的清道夫受体的摄取从而促使动脉粥样硬化的发展。

5. 肉碱和赖氧酸在透析中丢失对脂代谢的影响

肉碱和赖氧酸在透析中丢失也加重高脂血症。赖氧酸是合成肉碱的原料，而后者的缺乏，影响了脂肪酸氧化，引起 TG 升高。

6. 感染对脂代谢的影响

在肾衰竭的任何阶段，伴发感染出现的急性期反应物如血浆 CRP 和细胞因子，如 TNF、IL-1、IL-2 对 LPL 有抑制作用，从而引起高三酰甘油血症。

7. 腹膜透析对质代谢的影响

很多研究发现，持续性非卧床腹膜透析患者中 TG、TC 水平普遍都升高，这与血液透析患者大多数 TG 水平升高不同。持续性非卧床腹膜透析的 Lp-B 水平较血液透析显著升高，Lp-Bc 轻度升高，预示持续性非卧床腹膜透析使含 chol 的脂蛋白进一步增加，而与 TG 水平无关。持续性非卧床腹膜透析的 ApoCIII 水平较血液透析低，暗示其含 TG 的脂蛋白清除可能更多。造成持续性非卧床腹膜透析与血液透析脂质水平差异的原因有三点：一是腹膜腔长期的葡萄糖吸收可导致持续的高胰岛素血症，并加重胰岛素抵抗，还能增加肝脏合成含 ApoB 的脂蛋白；二是持续性非卧床腹膜透析时大量蛋白质丢失，反应性肝脏合成脂蛋白增加；三是透析液中大分子物质的丢失，据报道每日 ApoA I 较 ApoB 减少两至四成。

（三）透析患者高脂血症与其相关因素分析

一些研究探讨了糖尿病、PTH 水平、营养状况、透析时间、性别因素与高脂血症的相关性。

（1）有糖尿病的血液透析患者比其他原因的血液透析患者的动脉硬化危险性更高。血液透析患者中有糖尿病的 TG 水平比无糖尿病更高，而 HDL-C 水平更低。在血糖升高的情况下，LDL 的 ApoB 被晚期糖基化终末产物（AGEs）修饰或糖化，而减少了对 LDL 受体的亲和力。

（2）甲旁亢是动脉硬化的独立危险因素。曾有报道高磷血症是颈动脉、股动脉的内膜中层厚度（IMT）增加的独立危险因素。低钙血症据报道亦是血液透析患者动脉顺应性的独立相关因素。血钙磷乘积与血液透析患者腹主动脉钙化相关。

（3）有研究表明，透析患者的血清白蛋白水平与 TC 和 ApoB 显著相关，持续性非卧床腹膜透析患者血清白蛋白与 HDL-C 显著负相关，但血液透析患者没有，这之间差异的原因仍不明。血清白蛋白是透析患者动脉粥样硬化的独立预示因素。所以如果过度补充白蛋白会加重动脉硬化。

（4）透析时间与高脂血症并无相关性。有人分别观察了透析开始的第1～4年的脂质变化，致动脉粥样硬化的危险因子TC-HDL-C，ApoA/ApoB均不随透析时间的延长而恶化。

（5）其他：女性透析患者中TC水平显著升高，IDL-C水平升高，动脉压升高。吸烟与透析患者颈动脉硬化相关。由于影响透析的脂代谢的因素较多，现仍需进一步探讨。

（四）透析患者高脂血症与心血管疾病的关系

多元分析显示血液透析低水平的HDL-C，高水平的ApoB和低分子量的ApoA表型是心血管疾病的独立预示因素。低分子量ApoA表型和高水平的Lp（a）与冠状动脉粥样斑块形成有关。而腹膜透析与心血管疾病关系的研究较少，且有争议。比较肯定的是，多元回归分析中Lp（a）是CAD的独立危险因素，ApoAⅠ是发现冠心病最有价值的标志。

（五）血液透析患者血脂评价工具

埃瓦尔多方程是评价低密度脂蛋白胆固醇的传统方法旧引，该方程用TC减去HDL和VLDL得出LDL值。VLDL是一个估计值，包含了20%的TG。因为LDL是经计算得出而非直接测得，因此这样的结果不十分准确，导致TG水平被高估。这对经常出现TG明显升高的需要透析者来说非常重要。该计算公式也经常过高地评估了IDL，IDL也是血液透析者动脉粥样硬化的危险因素。磁共振、基本血脂分析是较埃瓦尔多公式更为精细的工具，可应用于临床。除LDL、HDL、TG等传统脂滴外，磁共振还可通过脂滴大小、数量等信息定性分析超过12种脂蛋白微粒。该方法在很多研究中被证实具有更好的预测价值。更完整的脂滴特征信息能够给临床提供更有效的干预基础理论。然而，到目前为止，尚无血液透析者的磁共振、基础血脂资料被收集分析。尽管血液透析者存在某些脂蛋白紊乱，然而相应的定量资料却很缺乏。例如，LDL之所以被称为"坏"脂蛋白，是因为它是动脉粥样斑块形成的基本成分，然而并非所有的LDL均等同于更易导致动脉粥样硬化的密集低密度脂蛋白脂滴。因此，在血液透析者中使用磁共振精确测量LDL及其他形式的脂蛋白可以克服传统方法的弊端。

（六）透析患者高脂血症的治疗

目前，国际上通常采用美国胆固醇教育规则（NCEP）关于成人高脂血症检测、评估和治疗的第二次专项调查报告（成人治疗专项调查Ⅱ或ATPⅡ）。NCEP以LDL-C水平来确定具有不同程度CAD危险性的患者是否需要治疗及要达到的目标水平。当LDL-C≥100mg/dl时，提倡饮食疗法；LDL-C≥130mg/dl时，结合药物治疗，目标水平是LDL-C≤100mg/dl。NCEP第一级方案是对有肾病的高脂血症患者进行饮食控制，第二级方案是对于多数肾病患者，尤其是血液透析、腹膜透析患者还需结合药物治疗。

1. 饮食疗法与运动

选择低糖类，高P/S饮食（多不饱和脂肪酸/饱和脂肪酸），可减少空腹和餐后的血浆TG，减少VLDL和LDL，HDL则增加。但这并不能解决VLDL、TG脂代谢紊乱的根本问题。且持续性非卧床腹膜透析患者由于腹透液中葡萄糖的吸收（150～200mg/d），蛋白质丢失（7～14g/d），使饮食控制更复杂。有人做过研究，经过12个月锻炼，可增加葡萄糖分解率（18%），降低空腹胰岛素（52%），减少血浆 TG（32%），增加 HDL。所以运动是第二种非药物治疗。也有人做过比较，饮食疗法可减少 TG 和 TC；运动也减少 chol，但 TG 下降相对较少。另外发现，ω-3 多不饱和脂肪酸可降低 TG、TC 水平，并显著降低舒张压，在部分血液透析患者可增加 LDL。

2. 药物疗法

（1）烟酸类：在血液透析患者中，烟酸类制剂是降低 TG，升高 HDL 最有效的药物。它抑制环磷腺苷生成，而抑制三酰甘油脂酶，使脂肪酸和甘油释放减少，进而反馈抑制 TG 合成；抑制 VLDL-C 合成，LDL-C 水平也降低；抑制肝脂酶活性，使 HDL-C 水平升高。因为大部分烟酸从肾脏排泄需根据肾功能来调整烟酸剂量。其副作用有肌酸激酶（CK）升高的肌病，胰腺炎发生的危险性也增加了。

（2）贝特类：药理作用是抑制外周脂肪分解，降低肝脏脂肪酸水平，从而减少肝脏产生 TG；使 LDL 活性增强，加强 VLDL、TG 分解代谢；还可抑制 chol 合成，增加 chol 从肠道排泄，使 TC 含量减少。在临床应用中，为避免过量及副作用，一般予苯扎贝特 200mg/次，1 周 3 次；吉非贝齐在持续性非卧床腹膜透析患者中应低于 600mg/d；而非诺贝特不适于在透析患者中应用，因为不能控制它在肾脏中的积聚。Beclobrate，一种新的纤维酸衍生物，常用剂量是 100mg/d，相当于 300mg 非诺贝特、600mg 苯扎贝特、900mg 吉非贝齐，可在不同程度的肾功能不全者中使用。Beclobrate 在持续性非卧床腹膜透析患者中应用时，一些患者血 CK 中度增高，血清尿素也明显上升，其副作用还有待进一步研究；但有人提倡无论其副作用如何，即使有再好的降脂效果，也不应在持续性非卧床腹膜透析患者中应用。

（3）HMG-CoA 转换酶抑制剂：在腹膜透析患者中是最有效降低 TG 和 LDL-C 水平的药物，降低 IDL-C 水平的效果也较其他药物好，是首选药物。它对 HMG-CoA 还原酶（chol 合成限速酶）特异性竞争抑制，从而减少 chol 合成；使细胞内 chol 含量减少，从而刺激 LDL 受体合成加速，导致血中 VLDL 残粒及 LDL 清除加强。主要排泄途径是肝脏，肾脏排泄很低，如辛伐他汀的排泄率<0.5%，所以是适合透析患者的。HMG-CoA 转换酶抑制剂的副作用也较小，监测生物化学参数 12 个月，其中肌酸磷酸激酶（CPK）在正常范围内轻微升高，亦无严重临床症状，如横纹肌溶解。但为避免其副作用发生，仍需监测 CPK 和其他生化参数。

（4）L-肉碱：是第四代铵化合物，在线粒体膜转运脂肪酸。使用低剂量的 L-肉碱，可避免非生理性的血脂浓度升高，同时发现血清 TG 水平未再有升高，L-肉碱的副作用少，通常可在血液透析患者中应用。

（5）低分子肝素（LWMH）：有人曾给予血液透析患者 LMWH 治疗，TC/HDL-C 明显下降，LDL-C/ApoB 明显增高，表示高三酰甘油血症患者的 LDL 颗粒趋于大而轻。亦有人发现 LMWH 应用后第 6 个月时，LPL 较使用普通肝素增加了 47%。其原因可能有四点：①可增加 LDL 的活性，但作用只有肝素的一半；②予 LMWH 后脂肪分解减少，而使 LPL 储存相对肝素较少地耗竭；③LMWH 对经脂蛋白受体介导的代谢途径的抑制作用相对肝素较弱；④LMWH 可相对肝素较少抑制新合成脂蛋白的重摄取，从而减少肝脏合成脂蛋白。在非糖尿病透析患者中应用 LMWH 是有争议的，需进一步探讨，但有研究表明即使血糖不能理想控制，LMWH 对糖尿病透析患者的高脂血症在一定时间后是有改善的。

（6）促红细胞生成素（EPO）：rEPO 除了对透析患者的贫血有一定改善，还能减少血清 chol 和 LDL-C。但也有人研究发现，长时间 rEPO 治疗对血液透析患者的脂质水平无持久的影响。究竟 EPO 对脂代谢有无影响还需研究。

3. 其他

采用高通透性的聚酰胺透析膜，可能增加 LPL 活性，减少 ApoCⅢ，从而减少血清 TG 和 chol 水平，ApoB 也明显减少，HDL-C 水平显著增高，进而明显改善血液透析患者的脂代谢紊乱。但还需进一步证实。

还有研究发现，胸腺素 α-1、胸腺素 F_3 可通过激活 LDL 受体途径降低血浆高 chol 水平；胸腺素 α-1 还可抑制 HMG-CoA 还原酶从而减少内源性 chol 合成，改善高胆固醇血症。

总之，透析患者的脂蛋白代谢紊乱主要是 TG 增加，表现为 VLDL、IDL 积聚，同时伴 HDL 的减少的高三酰甘油血症，且持续性非卧床腹膜透析比血液透析表现更明显。高脂血症使透析患者发生动脉粥样硬化和心血管并发症的危险性大大增加。所以我们要采取药物及非药物疗法改善高脂血症，降低心血管疾病的发生率，提高透析患者的生存率。

（李　宓）

参 考 文 献

常巨平，张军，余学清. 2001. 促红细胞生成素对血液透析患者脂质代谢的影响. 广东医学，22（3）：213-214.

汤金娣，徐培桢，邵智萍，等. 1995. 透析患者脂蛋白 A 增高意义的探讨. 临床泌尿外科杂志，10：146-148.

王刚，王质刚. 2000. 高通量透析对血脂代谢影响的临床观察. 肾脏病与透析肾移植杂志，9（2）：138-141.

邬碧波，钱家麒，倪兆慧. 2001. 血透与腹透患者血清脂蛋白（a）的变化及意义. 肾脏病与透析肾移植杂志，10（3）：233-237.

余学清，沈清瑞，李惠群，等. 1996. 不同透析方法对透析病者血浆脂蛋白和载脂蛋白的影响. 中山医科大学学报，17：120-125.

袁伟杰，叶志斌. 2001. 上海地区透析患者血脂改变的调查. 中华肾脏病杂志，17（2）：101-104.

袁伟杰，湛冯岚，张小瑛，等. 2000. 低分子肝素对血液透析患者脂质代谢影响的临床研究. 中华肾脏病杂志，16（3）：152-155.

Bartens W, Wanner C. 1994. Lipoprotein（a）: new insights into an atherogenic lipoprotein. Clin Invest，72（8）：558-567.

Cheung A K, Sarnak M J, Yan G, et al. 2000. Atherosclerotic cardiovascular disease risks in chronic hemodialysis patients. Kidney Int，58（1）：353-362.

Collins A J, Foley R, Herzog C, et al. 2008. Excerpts from the United States Renal Data System 2007 annual data report. Am J Kidney Dis，51：1-320.

Cressman M D, Heyka R J, Pagnini E P, et al. 1992. Lipoprotein（a）is an independent risk factor of cardiovascular disease in hem -odialysis patients. Circulation，86（2）：475-482.

de Precigout V, Higueret D, Larroumet N, et al. 1996. Improvement in lipid profiles and triglyceride removal in patients on polyamide membrane hemodialysis. Blood Purif，14：170-176.

Diop M E, Viron B, Bailleul S, et al. 2000. Lp（a）is increased in hemodialysis patients according to the type of dialysis membrane: a 2-year follow-up study. Clin Nephrol，54（3）：210-217.

Hugue V, Kandoussi M, Parra H J, et al. 1996. Alteration of the lipid and apolipoprotein contents of lipoprotein（a）in haemodialysis patients. Nephrol Dial Transplant，11：825-829.

Kagan A, Elimalech E, Lemer Z, et al. 1997. Residual renal function affects lipid profile in patients undergoing continuous ambulatory peritoneal dialysis. Perit Dial Int, 17: 243-249.

Kim S B, Yang W S, Kang E S, et al. 1997. Lipoprotein (a) and apolipoprotein (a) phenotypes in patients with end-stage renal disease. Perit Dial It, 17: 236-342.

Koniger M, Quaschning T, Wanner C, et al. 1999. Abnormalities in lipoprotein metabolism in hemodialysis patients. Kidney Int, 71 Suppl: S248-S250.

Kronenberg F, Konig P, Neyer U, et al. 1995. Multicenter study of lipoprotein (a) and apolipoprotein (a) phenotypes in patients with end-stage renal disease treated by hemodialysis or continuous ambulatory peritoneal dialysis. J Am Soc Nephrol, 6 (1): 110-120.

Milionis H J, Elisaf M S, Tselepis A, et al. 1999. Apolipoprotein (a) phenotypes and lipoprotein (a) concentrations in patients with renal failure. Am J Kidney Dis, 33 (6): 1100-1106.

Monzani G, Bergesio F, Ciuti R, et al. 1996. Lipoprotein abnormalities in chronic renal failure and dialysis patients. Blood Purif, 14: 262-272.

Nishikawa O, Mune M, Miyano M, et al. 1999. Effect of simvastatin on the lipid profile of hemodialysis patients. Kidney Int, 71 (Suppl): S219-S221.

Oda H, Keane W F. 1998. Lipid abnormalities in end stage renal disease. Nephrol dial Transplant, 13 (Suppl 1): 45-49.

Ong A L, Sirisalee K, Shayakul C, et al. 1994. Comparison of lipid abnormalities in continuous ambulatory peritoneal dialysis and hemodialysis patients. Transplant Proc, 26: 2077-2079.

Sakurai T, Akiyama H, Oka T, et al. 1999. Serum lipids status in patients with diabetic uremia on 10 years of maintenance hemodialysis. Kidney Int, 71 (Suppl): S216-S218.

Schachter M. 1997. The pathogenesis of atherosclerosis. Int J Cardiol, 62 (S2): 3-7.

Sezer S, Ozdemir F N, Arat Z, et al. 2002. Triad of malnutrition, inflammation, and atherosclerosis in hemodialysis patients. Nephron, 91 (3): 456-462.

Siamopoulos K C, Elisaf M S, Bairaktari H T, et al. 1995. Lipid parameters including lipoprotein (a) in patients undergoing CAPD and hemodialysis. Perit Dial Int, 15: 342-347.

Stenvinkel P, Heimburger O, Paultre F, et al. 1999. Strong association between malnutrition, inflammation and atherosclerosis in chronic renal failure. Kidney Int, 55 (5): 1899-1911.

Stenvinkel P, Heimburger O, Tuck C H, et al. 1998. Apo (a) -isoform size, nutritional status and inflammatory markers in chronic renal failure. Kidney Int, 53 (40): 1336-1341.

Tanaka H, Nishikawa O, Yukawa S, et al. 1999. Effects of hemodialysis membrane on serum lipid profile of maintenance hemodialysis patients. Nihon Jinzo Gakkai Shi, 41: 1-7.

Vesela E, Racek J, Trefil L, et al. 2001. Effect of L-carnitine supple mentation in hemodialysis patients. Nephron, 88 (3): 218-223.

第十五章　血液透析患者糖代谢、蛋白代谢及微量元素问题

第一节　糖代谢问题

见第十二章。

第二节　蛋白质代谢问题

长期维持性血液透析（long-termmaintenancehemodialysis，LMHD）的患者会出现不同程度的蛋白质营养不良，是导致感染等并发症发生、影响患者康复和生活质量、增高死亡率的重要原因。引起长期维持性血液透析患者蛋白质营养不良的因素是多方面的：既有尿毒症患者普遍存在的蛋白质摄入不足，也有某些毒素的作用、感染、内分泌紊乱、酸碱失衡及水电解质代谢紊乱而引起蛋白质合成代谢减少，分解代谢增加；不仅有透析过程中蛋白质成分的丢失，而且存在着由透析液引起的或血液与透析膜（血-膜）相互作用导致的蛋白质分解、破坏。

一、病因及发病机制

（一）蛋白质摄入不足

正常健康人每日蛋白质的最低需要量为 0.6g/kg；非透析的尿毒症患者每日最低需要约 0.6g/kg 才能维持氮平衡，而且必须摄入优质蛋白；对于没有并发症的血液透析患者即使每日摄入 1g/kg 优质蛋白，部分患者仍会出现营养不良。如果长期维持性血液透析患者由于过于严格的饮食控制，长时间的恶心、呕吐、味觉改变、精神压抑、体力活动减少而导致食欲下降，药物和尿毒素对胃肠道的刺激等因素，都会引起蛋白质的摄入和吸收减少。

（二）蛋白质合成减少

体内各种毒素如胍类及中分子物质的积聚、酸碱失衡、内分泌的紊乱、感染、心功能不全等并发症均可引起蛋白质合成减少和分解代谢增加。

（三）血液透析对蛋白质代谢的影响

（1）透析过程中氨基酸的丢失：透析膜是一种半透膜，在透析过程中，有一定数量的游离氨基酸及部分多肽结合的氨基酸通过半透膜进入透析液中而丢失。有研究表明，每次透析有 5~8g 的游离氨基酸丢失于透析液中，其中 1/3 为必需氨基酸；同时还有 4~5g 的多肽结合氨基酸丢失。因此，每做一次血液透析治疗，氨基酸的总丢失量为 9~13g。然而，透析过程中游离氨基酸和结合氨基酸的丢失量难以解释血液透析患者相对于非尿毒症

患者及非透析的尿毒症患者对蛋白质需求量的大量增加。因此，血液透析过程中必然存在着与透析有关的导致氨基酸丢失的因素。

（2）透析液被内毒素污染或使用乙酸盐透析液：许多实验证明，使用被内毒素污染的透析液或单纯使用乙酸盐透析液均可导致血液透析患者单核细胞释放 IL-1 和 TNF 等细胞因子，这些细胞因子会导致局部前列腺素 E_2（PGE_2）等炎症介质释放，通过溶酶体酶的作用引起蛋白质的分解、破坏。

（3）血-膜相互作用：透析膜是一种人工半透膜，与人体的血液接触会产生一系列的生物学效应，如补体激活、粒细胞脱颗粒、酶的释放、一过性白细胞减少、血小板激活、凝血系统激活和纤溶系统亢进等。血-膜相互作用而引起的这一系列生物学效应的程度被称为透析膜的生物相容性，常被用作透析膜的性能指标之一。这一系列生物学效应的结果必然会导致组织、细胞的缺血和缺氧，炎症介质释放，细胞释放溶酶体酶，最终引起蛋白质的分解破坏。

在血-膜相互作用引起蛋白质合成减少和分解增加的机制中，IL-1、TNF 等细胞因子可能起着关键性的作用。许多研究表明，血液透析可以诱导 IL-1、TNF 等细胞因子释放，而且其水平与血浆中 C3a 的水平有关；另外在体外实验证实，C3a/C3a des Arg 可诱导培养单核细胞产生和释放 IL-1。Betz 等和 Luger 等用正常健康人的单核细胞与铜仿膜在没有血清存在的培养基中培养发现，单核细胞因被膜诱导产生 IL-1，从而显示了直接的膜效应。IL-1 和 TNF 等细胞因子通过局部释放 PGE_2，从而引起溶酶体酶释放，导致蛋白质分解。另外，补体本身也可能参与了刺激 PGE_2 的合成，促进溶酶体性的蛋白质分解。

近年来许多学者的研究证明，血液透析患者体内蛋白质分解代谢增强，而合成代谢减弱。Lofberg 等于 1990 年在行无肝素血液透析的慢性肾衰竭和尿毒症患者中，通过测定活检取得的肌肉组织中核糖体的含量和游离氨基酸的含量，发现一次透析后肌肉组织中丙氨酸的浓度下降20%（$P<0.05$）；每毫克 DNA 的核糖体总浓度比透析前减少31%（$P<0.01$）；多核糖体的浓度比透析前下降7%（$P<0.01$），大部分氨基酸在血浆中的浓度明显下降，表明了血液透析过程，患者骨骼肌细胞中蛋白质合成减少，而分解代谢增强。

为排除透析过程中氨基酸丢失及透析液成分改变等其他因素的影响，Gutierrez 等于 1990 年用模拟血液透析的方法，即让血液通过没有透析液循环的透析器，分别采用铜仿膜（Cu 组，$n=10$）和聚丙烯腈膜（AN 组，$n=8$），另有 6 例同样采用铜仿膜但血液透析前 60 分钟和开始后 150 分钟分别经直肠给予吲哚美辛（Cu-IND 组，$n=6$），通过测定下肢的血流量及下肢动静脉中氨基酸的浓度推算出，下肢氨基酸的净溢出量。发现 Cu 组酪氨酸和苯丙氨酸的腿部净溢出量分别为（3.4±0.8）nmol/(min·100g) 和（3.6±0.8）nmol/(min·100g) 组织；在血液透析开始后 345 分钟增加至（7.8±1.8）nmol/(min·100g) 和（8.3±1.8）nmol/(min·100g) 组织（$P<0.01$），而所有氨基酸的净溢出量也由（148±31）nmol/(min·100g) 增至（309±50）nmol/(min·100g) 组织，证实了血液与铜仿膜体内的相互作用可以导致蛋白质分解的加速；而 Cu-IND 组，氨基酸的净溢出量在血液透析前后没有显著变化，提示其机制是通过 PG 的释放实现的；AN 组腿部氨基酸的净溢出量在血液透析前后改变不显著，说明血-膜相互作用引起蛋白质分解与各种生物膜的生物相容性有关。

　　不同的生物膜有不同的生物相容性，通常以它对补体激活的能力作为生物膜的生物相容性大小的指标。Gutierrez 等于 1992 年仍采用在健康志愿者行模拟血液透析的方法，分别使用铜仿膜（Cu 组，N=8）、聚砜膜（PS 组，N=8）和乙酸纤维膜（CA 组，N=8），发现 Cu 组从腿部释放出氨基酸的净溢出量在血液透析前为（167±21）nmol/(min·100g) 组织，在血液透析后 345 分钟增加至（308±41）nmol/(min·100g) 组织，而 CA 组和 PS 组没有显著改变，进一步证实了血-膜相互作用引起的蛋白质分解破坏与透析膜的生物相容性有关。

　　（4）糖的丢失：当采用低糖透析液或无糖透析液透析时，每次（4 小时，膜面积 1m²）约有 26g 糖丢失，而用含糖（11mmol/L）的透析液透析，患者每次可以得到糖约 30g，为避免症状性低血糖的发生，细胞外丢失的糖必须通过摄取糖类、分解肝糖原和利用氨基酸糖异生来补充，后者增加蛋白质的分解和尿素的合成。Wathen 的观察表明，无糖透析液透析可以刺激糖异生。然而，Ward 和 Farrell 等报道，不管透析液含糖与否，尿素出现率对糖异生亦有同等程度的刺激作用。

　　（5）长期维持性血液透析患者蛋白质营养不良的发生与体内激素水平的关系密切：尿毒症患者因毒素的作用和血液透析的影响可导致内分泌功能的紊乱和激素的破坏和丢失，这些激素水平的改变会通过不同途径引起体内蛋白质合成减少、破坏增加。尿毒症患者促红细胞生成素生成减少，导致慢性贫血，从而使组织供氧不足，机体的并发症增多，必然会干扰蛋白质的正常合成代谢，使蛋白质分解破坏。Riedel 等曾报道，用重组人促红细胞生成素（rHuEPO）在纠正贫血的同时可以促进蛋白质和氨基酸的代谢，对蛋白质的代谢有同化作用。Barany 等用 EPO 治疗合并贫血的长期维持性血液透析患者，观察治疗前、贫血纠正后及维持 EPO 治疗 1 年后患者的营养状况，发现患者体重及皮下脂肪明显增加，肌肉中蛋白质的含量增多，血清中白蛋白增加，说明用 EPO 纠正长期维持性血液透析患者的贫血，对蛋白质营养不良有明显的改善作用。生长激素可促进蛋白质合成，减少尿素的形成和促进氮平衡。一些学者认为，长期维持性血液透析患者的生长激素分泌会有不同程度的减少。Ziegler 等和 Schulman 等用重组人生长激素治疗长期维持性血液透析患者的营养不良，发现治疗后各项指标比治疗前明显改善，证实了生长激素与该类患者营养不良的发生密切相关。

　　（6）肾组织丧失：正常肾组织参与氨基酸代谢，如苯丙氨酸脱氢氧化成酪氨酸，甘氨酸转变成丝氨酸。慢性肾衰竭患者的血浆和肌肉中游离酪氨酸降低，苯丙氨酸/酪氨酸比值升高，血浆中丝氨酸降低，甘氨酸增加。Bergstrom 观察到，血液透析患者丝氨酸严重缺乏。肌肉细胞内丝氨酸水平较非透析尿毒症患者和持续性非卧床腹膜透析患者明显降低，这说明非透析患者和持续性非卧床腹膜透析患者仍有部分有功能的残存肾组织，而血液透析患者残存肾组织逐渐减少，甚至完全丧失。

　　（7）感染尿毒症时机体免疫功能明显下降，感染的机会也相应增加，感染可以影响蛋白质的摄入，并促进其分解。

二、防治

　　由于营养不良可以直接影响维持性血液透析患者的生活质量，增加患者的住院率和死亡率，因此应积极采取措施以降低或消除导致营养不良的因素。

（1）补充足够的热量和蛋白质：热量摄入≥146.44kJ/(kg·d)，蛋白质摄入≥1.2g/(kg·d)。如严重营养不良，可采用肠道或肠道外补充热量和氨基酸，可在透析中补充氨基酸、糖和脂肪。

（2）加强透析：用大面积透析器增加清除率或适当延长透析时间，或增加透析次数，以达到充分透析。

（3）纠正代谢性酸中毒：可采用口服 NaHCO₃，或其他碱性药物，以及增加透析液中碱基浓度，或尽量采用碳酸盐透析。

（4）尽量采用生物相容性好的合成膜透析器进行透析。

（5）Riedel 报道，用 rHuEPO 在纠正贫血的同时，可以改善循环血中氨基酸水平的异常。Fisher 报道，EPO 可显著改善患者的蛋白质代谢，对蛋白质合成有同化作用。Barany 用 EPO 治疗维持性血液透析患者，1 年后发现患者营养状况明显改善，肌肉蛋白含量增加，血清白蛋白增加。因此，认为 EPO 对血液透析患者蛋白质营养不良有明显的治疗作用。但 Garibotto 等则得出完全相反的结论，他们在 10 例规律性血液透析的患者用 EPO〔150～250U/(kg·w)〕治疗，在治疗前、治疗中每 3 个月和 1 年后检测血中氨基酸水平，发现整个治疗过程中氨基酸水平持续异常，仅有丝氨酸在治疗中轻度增加。因此认为，rHuEPO 在治疗血液透析患者贫血的过程中，并不能改善患者的氨基酸代谢异常。

（6）重组人生长激素（rHGH）有改善氮平衡、促进蛋白质合成代谢的作用。Schulman 等应用 rHGH 治疗维持性血液透析患者的营养不良取得良好效果。胰岛素样生长因子-1（insulinlike growth factor-1，IGF-1）是 rHGH 发挥作用的中介物质，它在营养不良和应激状态下有刺激细胞生长、分化，逆转分解代谢转为合成代谢的作用。Peng 等应用重组人 IGF-1 治疗 6 例持续性非卧床腹膜透析伴营养不良患者,结果氮平衡改善。联合应用 rHGH 和 IGF-1，结果发现，较单独一种药效果更好。由于尿毒症患者内分泌功能紊乱和多种激素水平改变，所以这些激素的治疗作用值得进一步研究。

总之，维持性血液透析患者都有不同程度的营养不良，其原因是多方面的，治疗方法各异，有的机制还不太清楚，有待于进一步研究，以便指导临床透析工作。

第三节　微量元素变化

尿毒症是慢性肾功能不全后期的严重临床综合征，以重症肾衰竭、代谢产物潴留、电解质酸碱失衡及多器官功能损害为表现，病情复杂，死亡率高，应用血液透析疗法，死亡率明显下降。

肾脏是人体微量元素代谢的重要器官，尿毒症时出现各种微量元素的代谢异常，并有一定规律。目前研究较多的是，多种微量元素与肾脏有相互作用；在生理情况下，肾与微量元素的相互作用；血液透析前后的微量元素变化及这一变化对肾衰竭转归的影响。

一、锌

锌在人体内含量为 2～2.5g。人体含锌的酶约有 100 余种，锌参与酶的结构、调节和激活。它是构成生物膜脂蛋白的成分，影响某些膜结构酶（如 Na⁺-K⁺-ATP 酶和 Ca²⁺-ATP

酶）的活性，通过与这些酶的相互作用维持细胞膜的稳定性，维持血管内皮的完整性。锌是体内许多重要金属酶的组成成分或激活剂。在体内锌与 DNA、RNA 聚合酶、超氧化物歧化酶（SOD）等的活性相关，尤其作为 SOD 的必要组成成分，对体内自由基和过氧化脂质的清除起重要作用。由于锌值的降低，使锌酶的活力降低，患者易受病毒和细菌感染。锌是 RNA 聚合酶和 DNA 聚合酶呈现活性所必需的，对细胞分裂、生长和分化过程发生影响；锌是性器官和性功能正常发育所必需的；锌还能促进食欲，参与机体免疫功能。锌能促进脾淋巴细胞 IL-22 的生长，而它能激活各种免疫细胞，特别是能诱导 T 淋巴细胞增生与发挥免疫效应，促进 B 淋巴细胞的免疫应答和 NK 细胞与单核细胞等增生，而增强免疫功能。锌能促进细胞再生和组织修复。缺锌可使免疫功能明显受损，感染机会增加和组织修复延迟。低锌可使体内自由基产生增加，脂质过氧化程度加强。同时，维持性血液透析患者机体常处于应激状态，儿茶酚胺、肾上腺糖皮质激素、甲状腺素、胰高血糖素等分泌增加，胰岛素分泌相对不足，合成代谢受抑，分解代谢增强，使蛋白质分解增多，锌载体减少，排出量增多，也使锌量减少。另外，锌能提高胰岛素的稳定性，缺锌会使后者稳定性下降，易变性，亦可导致胰岛素水平下降。锌是 80 余种酶的组成成分或激活因子，直接参与核酸及蛋白质的合成，能量代谢及氧化还原过程。缺锌必然引起上述功能紊乱或障碍，使免疫功能降低，影响整个机体代谢。

尿毒症时血清锌下降，其下降程度与尿毒症严重程度呈一致性改变。尿毒症患者血锌下降与胃肠道锌吸收障碍及尿毒症时锌从血浆转移到体内其他组织库如毛发、心、肝、睾丸有关（同时检测这些组织中并不缺锌）。血液透析后血清锌较透前减低，血液透析不能纠正锌的下降。有学者观察口服锌剂同时血液透析，虽然实验组较对照组血清锌高，但仍未达到健康人血锌水平，这与胃肠道吸收障碍有关。因此，在透析液中直接加入一定的锌，可能是纠正尿毒症低锌的有效方法。

二、铜

铜的发现稍早于锌，每个健康成人体内含铜 100～150mg，以金属酶如细胞素氧化酶等形式存在，大部分与血浆铜蓝蛋白结合，仅有 7%～9%是可滤过的。铜是造血、中枢神经系统发育、骨、结缔组织形成所必需的，也担负动员储存铁，促进血浆铁交换及铁氧化时的触媒作用。主要经肝代谢，极少经尿排出。

Willson 病和 ICC 病（印第安儿童硬化症）是铜慢性过量的主要临床表现，出现肝硬化、胆汁淤积，最后死于门脉高压。急性铜中毒可见到由突发性血管内溶血而引起的黄疸及广泛的肝坏死。

尿毒症患者无论透析与否血铜均增高，也有报道血铜与正常无差别。Sondheimer 观察持续血液透析（HD）、持续性非卧床腹膜透析（CAPD）及未做透析的进展期慢性肾衰竭（CRF）患者血清铜及铜蓝蛋白情况，发现三组尿毒症患者（HD、CAPD、CRF）血铜水平均明显升高，三组间无差异。尿毒症高铜血症与透析与否及透析方式无关，可能是尿毒症通过某种不为透析所逆转的方式损害了铜的肝内代谢。血浆铜蓝蛋白也不能解释血铜的升高；因为尿毒症是唯一不伴有铜蓝蛋白升高的血铜升高情况。尿毒症血铜的上升程度是否会导致毒性作用，如何减低铜的蓄积，对尿毒症的转归都是非常重要的。

三、铝

透析患者由于肾脏排铝机制的障碍及胃肠道屏障作用的减弱可致体内铝含量增加而积聚。随着水处理的改善及含钙磷结合物替代了氢氧化铝，透析患者的铝积聚已很少见，但迄今为止，世界各地透析中心仍有急性铝中毒的报道，并发现即使低水平铝积聚仍可致PTH水平改变、成骨细胞功能异常及血红蛋白合成障碍。铝中毒主要表现为神经系统症状、铝相关性骨病和贫血。

因此，认识铝中毒的早期症状和体征，定期监测血铝水平，杜绝致高血铝的危险因素乃是预防铝中毒的重要措施。

（一）铝中毒的临床表现

（1）神经系统脑病：是铝中毒最突出和严重的表现。早期表现为间歇性言语障碍（口吃），后期可发生持续性语言障碍、扑翼样震颤、肌阵挛、癫痫发作、性格改变、痴呆。脑电图示多灶性突发性慢波或δ波，常伴有尖峰。在去铁胺（DFO）治疗期间，可因铝动员后重新分布于脑而使神经系统症状更为突出。神经系统症状也可在服用含铝抗酸剂、磷结合物及枸橼酸后发生。

（2）骨病：铝相关性骨病的症状和体征主要表现为严重和弥漫性骨痛、肌无力（特别是上肢）及自发性骨折。实验室检查中血钙可轻度升高，碱性磷酸酶（AKP）正常。甲状旁腺切除后可发生持续性高钙血症、血铝升高及DFO试验阳性。骨活检显示骨动力异常或非矿化物量增加（骨软化），四环素双标记示骨形成率减少，骨小梁表面铝染色阳性（若铁负荷过多时可呈假阳性），骨铝量增加。铝相关性骨病的诊断主要依据骨活检。近年来铝积聚所致的明显骨病已不存在，但铝的积聚干扰了甲状旁腺的功能和骨的转化。

（3）贫血：典型的铝性贫血为小细胞性贫血，血清铁蛋白水平正常。铝可造成铁的利用障碍，并干扰储存铁的生物利用度。铝性贫血可引起EPO治疗抵抗。

（二）铝中毒的危险因素

（1）甲旁亢：由于铝积聚于骨骼，破骨细胞的活力被抑制，因此，继发性甲旁亢对铝相关性骨病有抵抗性。尽管甲状旁腺切除后，铝中毒引起的骨软化并不常见，但由于铝中毒时甲状旁腺释放PTH受限制，因此，在继发性甲旁亢者中铝相关性骨病仍可发生。

（2）铁缺乏：应用EPO纠正贫血时常伴有铁的消耗。在缺铁情况下，组织中（如甲状旁腺）转铁蛋白受体水平上调，铝与转铁蛋白的结合增加，铝的摄取增加。

（3）糖尿病：糖尿病患者铝相关性骨病的敏感性增加，体内铝的积聚也增加。

（4）儿童：在儿童肠道对铝的吸收率增加，且不能被含磷结合物纠正。

（5）枸橼酸摄入：枸橼酸能增加肠道铝的重吸收，并能诱导急性铝性脑病。

（三）铝负荷的诊断

（1）铝的检测：由于铝广泛存在于自然界中，因此在制备铝测定标本时必须避免铝的污染，以求测值的准确性。常用的测铝方法是石墨炉原子吸收光谱法。目前，世界各地的透析中心不常规测定血铝，但仍不能忽视透析用水铝污染的可能。某些透析中心常规每6～12个月测血铝一次。若患者疑有铝中毒的临床表现时应及时检测血铝水平。尤其当患者有不能解释的高血钙及低PTH时。

（2）铝测定的参考值：国际药典委员会规定透析用水含铝量应<10μg/L，血铝水平的临床意见如下（表15-1）。

表 15-1 血铝水平诊断参考值

血铝（μg/L）	临床意义
<30	有铁负荷时需考虑伴铝相关性骨病，推荐做DFO试验
30～60	相当可能有铝相关性骨病，特别当低PTH时宜做DFO试验
>60	可能存在铝相关性骨病
>100	很可能有铝相关性骨病，脑电图检查以视有无神经系统病变

（四）去铁胺试验

1. 基本原理

去铁胺（desferrioxamine，DFO）为金属元素螯合剂，可与体内组织中的铝螯合而释放至血液中，对体内的金属元素，尤其是铁、铝，无论是结合的或游离的均有强大的结合力，形成复合物铝胺。药动学表明，静脉注射DFO后，铝胺的浓度逐渐上升，输注后48小时为最高。

2. 方法

（1）透析前获取基础血铝水平。

（2）血液透析最后1小时静脉输入DFO 5mg/kg（用5%葡萄糖溶液150ml稀释），腹膜透析患者采用持续性非卧床腹膜透析（CAPD）方式于交换的最后1小时以上述剂量DFO静脉输入。

（3）输注DFO 44小时后（血液透析前）抽取第二次血标本。

（4）DFO输入中若发生低血压，宜暂停并给予扩容。

3. 意义

DFO输入后44小时测定血铝水平（△AL），若△AL较基础血铝值增加50μg/L，为DFO试验阳性。DFO试验后血铝增加的临床意义如下（表15-2）。

表 15-2 DFO试验铝增加的意义

血铝增加	意义
<50μg/L	无铝负荷存在
>50μg/L，iPTH>650ng/L	存在铝负荷，铝中毒可能性小
>50μg/L，iPTH150～650ng/L	铝中毒危险性增加，需随访iPTH
>50μg/L，iPTH<150ng/L	需骨活检以排除铝相关性骨病，并给予DFO 5mg/kg
>300μg/L	心电图示神经系统紊乱，建议DFO隔日治疗

注：iPTH，全段PTH。

（五）铝负荷的治疗

1. 一般原则

一线治疗是停用含铝磷结合物，选用含钙磷结合物，减少饮食中磷摄入，采用大面积透析器或通过增加透析时间增加磷的清除。为增加含钙磷结合物对磷的结合量防止高钙血症，含钙磷结合物宜在餐中服用。Renagel 为不含钙或铝的有效磷结合物，可避免高血钙的发生。另外，低钙透析液可能对高钙血症者有益。

2. DFO 治疗

血液中的铝 80%～90% 以与蛋白结合形式存在，透析难以清除，应用 DFO 后，铝被其螯合形成铝胺（分子质量为 583Da），通过血液透析或腹膜透析可以清除。同时，DFO 可使粪便中铝的排泄显著增加。

（1）指征：临床上考虑或活检证实有铝相关性骨病者应予以 DFO 治疗。如骨铝染色阴性，骨形成率不减少，而 DFO 试验阳性者，则必须行 DFO 治疗。

（2）方法：开始剂量为 5mg/kg DFO（溶于 5% 葡萄糖溶液 150ml 中），在透析的最后 1 小时由静脉端输入，并注意观察生命体征。若基础血铝值＞300μg/L，用 DFO 前需停服含铝磷结合物以使血铝值降至 300μg/L 以下。若 DFO 应用后，血铝增高达 300μg/L 以上，则 DFO 宜在血液透析前 4～5 小时给予。腹膜透析患者给药方法一般同血液透析患者。DFO 可加入腹膜透析液中，选留腹最长的时段为宜，如持续性非卧床腹膜透析（CAPD）者夜间留腹时将 DFO 加入腹膜透析液中，持续循环式腹膜透析（CCPD）者则加入白天的腹膜透析液中。但 DFO 长期腹腔应用的安全性有待进一步探讨。

DFO 治疗宜每周 1 次。一般于 DFO 治疗 4 周后需重复 DFO 试验每 3 个月 1 次。若在 2 次 DFO 试用期间（间隔 1 个月），DFO 应用后 48 小时血铝值增加＜50μg/L，则可停止 DFO 治疗。DFO 治疗一般需维持 6～12 个月。在大多数病例治疗后数周，铝相关性骨病的临床表现可获改善，治疗 6～12 个月后，实验室检查可有如下变化。

1）由于 iPTH 分泌不受铝的抑制，iPTH 可升高，AKP 升高。

2）骨矿化增加，血钙下降。

3）DFO 应用后，伴随着铁的祛除，血清铁蛋白水平下降。

4）平均红细胞体积（MCV）和血细胞比容轻度增加。

5）重复骨活检示铝染色减低，骨形成率增加，成骨细胞数增加、活力增强。

（3）DFO 治疗的副作用

1）铝相关性脑病。

2）耶尔森败血症和毛霉菌病易感性增加。

3）神经性高频听力丧失。

4）视敏度下降。

5）辨色力下降。

6）黄斑变性。

7）急性精神症状。

应用小剂量 DFO（5mg/kg）上述副作用的危险性可明显减少，对需 DFO 治疗的患者宜听力测定及检眼镜检查，并在治疗过程中需定期重复。

（六）铝中毒的预防

定期检测透析用水铝含量，使铝浓度＜10μg/L。对高磷血症患者应选择含钙磷结合物，避免应用含铝磷结合物。对应用含钙磷结合物胃肠道不耐受者或有高钙血症者宜应用Renagel。

四、铁

铁是自然界最丰富的金属之一，也是人体内含量最多的元素。它构成人体血红蛋白、肌红蛋白、红细胞色素及与氧代谢有关的蛋白，在人体的代谢过程中，微量元素铁起着相当重要的作用。铁缺乏常见于生长发育旺盛的婴幼儿、少年期，也好发于育龄妇女、孕妇、乳母和老年人。临床上常出现疲乏、纳减、消化吸收力差、免疫力减弱、易得各种感染性疾病。铁过多或超负荷可见于遗传性血色病及获得性血色病，后者由于长期过量摄入铁、长期大量输血、肝病引起铁代谢障碍等造成。慢性铁负荷增加可致心、肝、胰、性腺及皮肤损害，临床上发生心力衰竭、肝硬化及皮肤色素沉着等。

尿毒症血液透析患者常伴有微量元素铁代谢障碍。

（一）血液透析患者铁缺乏的原因

1. 铁储备减少
2. 慢性贫血
（1）透析管路和透析器血液残留。
（2）检查所需血标本的抽取。
（3）与血管通路相关的血液丢失。
（4）外科手术。
3. 胃肠道隐匿性失血
4. 饮食中铁吸收不良
（1）磷结合物抑制铁吸收。
（2）H_2受体拮抗剂、质子泵抑制剂及功能性胃酸缺乏影响铁吸收。
（3）尿毒症时肠道铁吸收障碍。
5. 铁需求增加
（1）EPO的应用使红细胞生成率增加。
（2）组织中储存铁释放障碍。

（二）铁状态检测指标

血清铁蛋白和转铁蛋白饱和度是透析患者最常见的铁状态检测指标，但不能精确地估计铁缺乏。若静脉应用铁剂，需在2周后方能检测。

（三）缺铁的临床意义

铁在机体内可作为血红蛋白、肌红蛋白、细胞色素A和呼吸酶的成分，参与体内氧和一氧化碳（CO）的转运、交换及组织呼吸。铁能促进体内 β 胡萝卜素向维生素 A 转化、嘌呤与胶原的合成及产生抗体。铁缺乏时，红细胞中血红蛋白合成受阻，红细胞脆性增大、溶血增加，红细胞寿命缩短，引起人体缺铁性贫血。缺铁还会出现人体抗感染力下降、心慌、眼花、头晕、注意力不集中等症状。铁能维持淋巴器官功能和结构的完整，能增强中性粒细胞的杀菌和吞噬功能，是多种酶和酶系（如过氧化氢酶、单氨氧化酶等）的辅基，参与氧化还原反应，影响免疫防御功能。缺铁时，吞噬细胞的吞噬功能和杀菌功能均降低，机体免疫功能下降。同时，缺铁可以引起胸腺和淋巴样组织萎缩，胸腺中淋巴细胞明显减少。铁主要由十二指肠和小肠上段吸收，与蛋白质结合形成的乳铁蛋白，可破坏细菌的细胞质，阻止细菌在白细胞和吞噬细胞内生长繁殖，从而抑制微生物对机体的毒害，增强吞噬细胞的活性，提高免疫功能。铁还与组织的能量代谢有关。因此，对维持性血液透析患者要重视铁剂的补充。

（四）铁缺乏的治疗

一般而言，常规血液透析患者需要补充铁剂，若血清铁蛋白>500ng/ml，转铁蛋白饱和度>50%，需停用。

1. 口服法

常用口服铁剂有硫酸亚铁、富马酸亚铁、琥珀酸亚铁和葡萄糖酸亚铁。口服铁剂方便且相对价格便宜故选用较多，但效果不持久。常见副作用有便秘、消化不良、腹泻，甚至影响患者营养状态。

美国肾脏基金会透析质量评估标准（NKF-DOQI）主张大多数血液透析患者应定期给予静脉铁剂治疗，但仍建议在血液透析初始阶段口服铁剂。对于腹膜透析患者，口服铁剂不失为最方便的途径。

口服铁剂剂量一般为 20mg/d，饭前 1 小时服用。维生素 C 可与铁形成可溶的螯合物促进铁吸收。膳食中丰富的钙可保护铁吸收。宜每 3 个月检测血清铁蛋白及转铁蛋白饱和度。

2. 静脉法

常用静脉铁剂为右旋糖酐铁、葡萄糖酸铁和蔗糖铁。静脉铁剂价格较贵，并且右旋糖酐铁可致严重过敏反应，发生率约 0.7%，葡萄糖酸铁和蔗糖铁过敏反应较右旋糖酐铁少见。对 EPO 有抵抗的患者宜选用静脉铁剂，但血清铁蛋白应<150ng/ml，转铁蛋白饱和度<20%。

（1）右旋糖酐铁的用法

1）每次血液透析时给药 100mg，连续 10 次。

2）一次给药 500mg 或 500mg 以上。

3）每周给药 25～100mg，至少维持 2 周。给药前均需检查血清铁蛋白及铁结合力。

副作用中过敏反应常见，通常在用药 5 分钟内发生，甚至在用药后 45 分钟或更长时间发生。过敏反应可致低血压、晕厥、紫癜、呼吸困难甚至呼吸停止、发绀。轻度过敏反应表现为皮肤瘙痒、荨麻疹。延迟反应有淋巴结肿大、肌痛、关节痛、发热和头痛等。剂量在 250mg 者一般不发生延迟反应。

（2）葡萄糖酸铁：在欧洲已应用多年。此药安全，疗效佳。过敏反应较右旋糖酐较少。

用法：葡萄糖酸铁 125mg 加生理盐水 200ml 静脉滴注，血液透析后给药，一般连续 8 次。14 次后血细胞比容达峰值。

（3）蔗糖铁：与葡萄糖酸铁一样，在欧洲已应用多年。曾提出用药后发生血清转铁蛋白过饱和，但已被近年来的研究所否定。若做转铁蛋白饱和度检测需在用药 2 周后进行。

五、硒

硒是人体所需的微量元素，不同的地理环境，不同的国家，由于饮食和生活习惯的差异，人体硒的浓度可有差别。近年来，在同一实验室检测发现，意大利人血硒水平高于德国人。在中国的某些地区，因土壤中缺乏硒而流行克山病。

肾脏在维持硒的内环境稳定中起重要作用。人体从饮食中摄入的硒 55%～60% 从尿中排出，当肾功能不全时，随着尿中蛋白质的丢失伴随硒的丢失。Mario 等发现，慢性肾衰竭和尿毒症血液透析患者血硒水平均低于正常人，且无年龄及性别差异。血硒水平与血清肌酐水平呈负相关。血液透析患者，血硒水平与蛋白分解率 $[PCR < 1.2g/（kg·d）]$ 呈正相关，但与透析持续时间及透析器无明显相关性。硒的摄入与总的糖类和所摄入的蛋白质呈相关关系，平均每日蛋白质摄入和硒的摄入呈正相关。血总硒水平与血清白蛋白呈正相关。

血液透析患者血硒水平降低的原因除蛋白质摄入不足、营养不良外，尚有胃肠道对硒的吸收障碍、硒转运蛋白量的减少或结合力异常。

硒的缺乏可致肿瘤发生的危险性增加、贫血、充血性心肌病、免疫功能改变，骨骼肌病变及心血管疾病的发生率增加。补充硒可使尿毒症患者避免上述并发症的发生。

六、硅

硅是胶原和葡糖胺聚糖的基本元素，在代谢活跃的成骨细胞线粒体中硅浓度很高，参与骨基质的形成。

肾脏是硅的主要排泄器官，硅几乎全部由肾小球滤过，肾功能不全时血硅浓度升高，并与血清肌酐水平呈平行。据文献报道，尿毒症时肾小管分泌硅，血液透析患者的血硅水平高于非透析者，血液透析患者发生硅中毒的危险性增加。

血硅与血铝水平呈正相关，血硅与 β_2-微球蛋白呈相关关系。硅可能具有潜在的神经毒作用，在血液透析患者的脑脊液中发现硅水平增高，但与透析性脑病似无相关关系。

血硅高的患者 PTH 水平降低，推测硅像铝一样抑制 iPTH 释放。血液透析患者血硅增高，可发生硅相关性透析综合征，表现为高钙血症、低 PTH 血症或头发生长迟缓、疼痛性结节性皮疹。

七、锶

自然界中微量元素锶的含量排第 15 位。人体锶主要通过胃肠道吸收，从肾脏排出。

Patrick 等研究观察到血液透析患者的骨活检组织学定量分析显示，在骨软化患者中骨锶/钙化率明显增加。锶所致的特殊类型骨软化称锶相关性软骨病，不同于钙或磷缺陷所致的骨软化。锶相关性软骨病用维生素 D 不能纠正。

　　有关研究表明，锶可抑制 1，25 (OH)$_2$D$_3$ 的生物合成。在大组的临床研究中观察看到，血液透析患者锶水平变异很大，应用含锶量高的透析液可致高血锶；同时，饮食、药物、环境及其他某些因素在一定程度上也参与了终末期肾衰竭患者锶的积聚。

　　最近，骨活检临床研究观察到，骨中锶含量增高仅见于骨软化者，而在无力型骨病中不高，提示锶影响骨的形成，并非干扰骨的钙化过程而是影响骨的矿化。

　　在锶负荷鼠的骨组织化学分析中发现。在钙化骨接近骨样组织的矿化前沿有锶的沉着，提示锶干扰骨的矿化，并抑制羟磷灰石的生长。

　　锶相关性软骨病中锶究竟是原因还是参与因素，抑或锶相关性软骨病为肾性骨病的一种特殊类型目前尚不清楚，有待进一步探讨。

（李　宓）

参 考 文 献

Barary P，Petersson E，Ahiberg M，et al. 1991. Nutritional assessment in anemic hemodialysis patients treated with recombinant human erythropietin. Clin Nephrol，35：270-279.

Bergstrom J，Alvestrand A，Furest P. 1990. Plasma and muscle free amino acids in maintenance hemodialysis patients without protein malnutrition. Kidney Int，38：108-114.

Bergstrom J，Lindholm B. 1993. Nutrition and adequacy of dialysis. How do hemodialysis and CAPD compare? Kidney Int suppl，43（suppl 40）：39-50.

Berkehammer C H，Baker J P，Leither L A，et al. 1987. Whole-body protein turnover in adult hemodialysis patients as measured by $_{13}$C-leucine. Am J Clin Nutr，46：778-783.

Bibrey G L，Cohen T G. 1989. Identification and treatment of protein calorie malnutrition in chronic hemodialysis patients. Dial Transplant，18：669-677.

Bonomini M，Forster S，Manfaini V，et al. 1996. Geographic factors and plasma selenium in uremia and dialysis. Nephron，72：197-204.

Borah M F，Schoenfeld P Y，Gotch F A，et al. 1978. Nitrogen balance during intermittent dialysis therapy of uremia. Kidney Int，14：491-500.

D'Haese P C，de Broe M E. 2001. Aluminum Toxicity. In：Daugridas J T，Blake P G，Ing T S，et al. Handbook of Dialysis 3nd ed. Lippincott Williams & Wilkins. Philadephia：549-561.

D'Haese P C，Schrooten I，Goodman W G，et al. 2001. Increased bone strontium levels in hemodialysis patients with osteomalacia. Kidney Int，57：1107-1114.

Fischer C H，Scigalla P，Park A，et al. 1989. Influence of rH-Epo therapy on the protein metabolism of hemodialysis patients with terminal renal insuficieney. Contrib Nephrol，76：250-256.

Garibotto G，Gurreri G，Robaudo C，et al. 1993. Erythropoietin Treatment and Amino Acid Metabolism Hemodialysis patients. Nephron，65：553-536.

Gonzaleg R J，Casares M，de Paula M. 2000. Biochemical and hematological changes in low-level aluminum intoxication. Clin Chem Lab Med，38：221-225.

Gutierrez A，Bergstrom J，Alvestrand A. 1994. Hemodialysis-associated protein catabolism with and without glucose in the dialysis fluid. Kindey Int，46：814-819.

Haeffner-cavaillon N，Cavaillon J M，Ciancloni C，et al. 1989. In vivo induction of interleukin-1 during hemodialysis. Kidney Int，35：1212-1218.

Kausz A T，Antonsen J E，Hercz G，et al. 1994. Screening plasma aluminum levels in relation to aluminum bone disease among asymptomatic dialysis patients. Am J Kidney Dis，34：688-689.

Kupker S，Underwood L E，Baxter R C，et al. 1993. Enhancement of the anabolic effects of growth hormone and insulin-like growth factor-1 by use of both agents simultaneously. J Clin Invest，91：391-395.

Laude-sharp M，Caroff M，Simard L. 1990. Induction of IL-1 during hemodialysis，Trans-membrane passage of intact endotoxins（LPS）. Kidney Int，38：1089-1094.

Lim V S，Bier D M，Flanigan M J，et al. 1993. The effect of hemodialysis on protein metabolism. J Clin Invest，91：2429-2432.

Lindsay R M，Bergstrom J. 1994. Membrane biocompatibility and nutrition in maintenance hemodialysis patients. Nephrol Dial Transplant，9（Suppl 20）：150-156.

Lowrie E G，Lew N L. 1990. Death risk in hemodialysis patients. The predictive value of commonly measured variables and an evaluation of death rate differences between facilities. Am J Kidney Dis，15：458-482.

Macdonald C，Rush D N，Bernstein K N，et al. 1993. Tumor necrosis factor and dialysis. Nephron，65：273-277.

Marckmann P. 1989. Nutrition status and mortality of patients in regular dialysis therapy. J Intern Med，226：429-432.

Peng S，Fougue D，Kopple J. 1994. Insulin-like growth factor-1 causes anabolish in malnourished CAPD patients（Abstract）. J Am Soc Nephrol，4：414.

Riedel E，Hampl H，Seigalla P，et al. 1989. Correction of amino acid metabolism by recombinant human erythropoietin therapy in hemodialysis patients. Kidney Int，36：S216-S221.

Saldanha L F，Gonick H C，Rodriguez H J，et al. 1997. silicon-related syndrome in dialysis patients. Nephron，77（1）：48-56.

Schrooten I，Cabrera W，Dauwe S，et al. 1998. Strontium causes osteomalacia in chronic renal failure rats. Kidney Int，54：448-456.

Schulman G，Winard R L，Hutehinson R L，et al. 1993. The effects of recombinan human growth hormone and intradialytic parenteral nutrition in malnourished hemodialysis patients. Am J Kid Dis，21：527.

Slomowitz L A，Monteon F J，Grosvenor M. 1989. Effect of energy intake on nutritional status in maintenance hemodialysis patients. Kidney Int，35：704-711.

van Landeghem G F，D'Haese P C. 1998. Al and Si：their speciation distribution and toxicity. Clin Biochem，31：385-397.

第十六章　血液透析患者神经系统并发症

血液透析患者的神经系统并发症包括：透析相关脑病、透析相关脑血管疾病、自主神经系统病变及周围神经病变。本章将就上述疾病的发病、病因、机制、临床表现及防治进行逐一论述。

第一节　血液透析相关脑病

一、血液透析失衡综合征

透析失衡综合征（dialysis diseqilibrium syndrome，DDS）最早由 Kennedy 于 1962 年报道，是由快速血液透析诱导的血脑屏障两侧渗透压的改变引起，以脑水肿为特征，临床表现为神经系统功能障碍的一种临床综合征。早期对血液透析失衡综合征的研究结果表明，透析可以快速降低血浆尿素浓度，从而引起脑水肿。尿毒症动物透析模型研究表明，透析失衡综合征的临床表现是由于在透析过程脑组织含量的增加引起的，颅内尿素清除较血液缓慢可以解释透析诱导的脑水肿。最近有学者运用各向同性重量弥散磁共振成像技术（isotropic diffusion-weighted magnetic resonance imaging）进一步研究表明，透析后脑水肿是间隙性水肿而不是细胞毒性水肿（cytotoxic edema）。20 世纪 70 年代，Arieff 认为反向尿素效应不是透析失衡综合征的主要原因，其证据是血液透析时尿素从大脑的缓慢清除并不能完全解释组织含量的增加，脑水肿是由于特发渗透物质（可能是有机酸）形成所致。

（一）发病机制

1. 尿素反向效应学说

（1）尿素透过血脑屏障时缓慢扩散：尿素透过血脑屏障的过程发生于脑血管内皮细胞，这些细胞的紧密连接，使得吞饮囊泡减少，转运通道缺乏，造成水溶性和极性溶质很难进入大脑。近来，小分子有机物质的广泛研究揭示了尿素透过血脑屏障的主要转运特征。物质透过血脑屏障的能力可以用血脑转运系数（blood-brain transfer coefficient）K_i（每分钟每克脑重量清除了某种物质的组织毫升数）来表示，尿素的 K_i 值约为 $5 \times 10^3 \text{ml}/(\text{g} \cdot \text{min})$，相当于每公斤脑组织（约含有 800ml 水）每分钟有 5ml 组织中的尿素被清除。另一种衡量物质渗透能力的方法是检测该溶质在膜两侧产生的有效渗透压，用反射系数（reflection coefficient）来表示，表示实测渗透压与标准渗透压的比值，其范围是 $0 \sim 1$，1 表示该物质完全不能通过该膜，尿素的反射系数是 $0.44 \sim 0.59$，而尿素透过心脏血管壁的反射系数为 0.1。在脑实质中尿素透过突触膜的弥散能力是每秒 $1.5 \times 10^6 \text{cm}$，而水是每秒 $4.5 \times 10^3 \text{cm}$。可见尿素透过血脑屏障和脑组织的速度要比水慢得多。

（2）快速血液透析后脑/血尿素浓度梯度的形成：当血尿素浓度急剧升高时，尿素进入大脑的速度依然很慢。Kleeman 发现，将尿素注入兔子血管内 3 小时，其脑/血尿素浓度之比约为 0.5；肌肉组织与血浆中尿素的平衡时间约为 1 小时，脑/血尿素的近似平衡时间约为 8 小时。Pappins 等学者第一次研究了透析后脑水肿的发病机制。在狗的实验透析研究中，其透析前血浆尿素水平为 140～280mmol/L，血液透析 2 小时后血尿素水平降低了一半，脑/血尿素浓度的比值由透析前接近于 1，增加到透析后白质是 1.27，灰质是 1.50，透析后 1 小时其比值恢复正常。Pappins 等学者的结论和反向尿素效应学说是一致的。Arieff 等学者在狗的实验性透析研究中，将血尿素水平在 100 分钟内由 72mmol/L 降到了 24mmol/L，观察到动物脑组织含量的增加（灰质增加了 14%），脑/血尿素浓度的比值灰质从 1.0 增加到 1.31，白质从 0.9 增加到 1.54，如果去除脑组织含量增加的稀释性影响，其比值灰质应是 1.49，白质应为 1.71。Silver 等学者用大鼠的快速透析模型探讨了透析失衡综合征的发病机制，尿毒症小鼠在血液透析 90 分钟后血尿素水平从 72mmol/L 降到了 34mmol/L，脑组织含量增加了 6%。脑/血尿素浓度比值从 0.8 增加到了 1.3，这一浓度的差别可以解释脑组织含量的增加。Silver 等学者用液相色谱分析法测定尿素和其他有机渗透物质，脑/血尿素浓度比值从 0.65 增加到了 1.32。所有实验均表明，大脑和血浆之间在快速血液透析后形成了较大的尿素浓度的梯度。

（3）脑/血尿素浓度梯度与透析后脑水肿：由于透析后脑/血尿素浓度梯度很快形成，血脑屏障两侧产生渗透压差，这一差别的维持时间是短暂的，因为 $1mmol/(kg \cdot H_2O)$ 可产生约 20mmHg 的静水压，血尿素浓度每变化 10mmol/L，就会引起细胞与间隙间 0.03L 液体交换。脑/血尿素浓度梯度产生强而有力的驱动力，使水很快通过屏障并迅速达到血/脑间渗透压的平衡。Fenstermacher 提出的数学模型提示，将不能透过血脑屏障的溶质注入血管内使血浆渗透压从 $300mmol/(kg \cdot H_2O)$ 升高到 $350mmol/(kg \cdot H_2O)$，40 分钟后血脑屏障两侧可重新达到渗透平衡。同理推测，血浆渗透压的变化将诱导脑渗透压的相同变化，最终血脑屏障两侧渗透压达到平衡。Silver 和 Zhou 的实验研究表明，在快速透析后，脑内尿素的大量潴留可以解释脑水肿的发生，而在透析液中掺入尿素进行透析以增加血浆渗透压，可以预防脑水肿的发生。

综上所述，由于快速透析使血/脑间产生渗透压差，进而使脑组织含量增加，出现以脑部症状为主的血液透析失衡综合征。同理推测，快速血液透析也可以诱导产生血/肺泡间渗透压差，使肺水含量增加，形成急性肺水肿，急性左心衰竭综合征。临床透析失衡综合征也常伴有急性左心衰竭的出现，透析失衡综合征可分为两型，即脑型和肺型。肺型多发生在首次血液透析后，透析前患者可无肺水肿，透析后 4～6 小时患者呼吸困难逐渐加重，不能平卧，甚至出现发绀、大汗淋漓，直至发生急性肺水肿。早期肺部可无啰音，重者肺部可闻及或大或小的水泡音。如果透析前患者有心力衰竭、心肌病或伴有明显的低蛋白血症，特别容易发生透析后肺型透析失衡综合征，但这一推论有待实验室进一步证实。

2. 特发性渗透物质学说

（1）Arieff 研究指出，快速透析后测定的灰质脑组织含量增加约是预测值的 2 倍，用尿素反向效应不能完全解释透析后脑水肿，可能还存在其他机制。支持特发渗透物质（idiogenic osmole）假说的证据：①在非透析动物中脑/血尿素浓度也并不相等；②尽管在透析后脑脊液中有尿素存留，但皮质、灰质中的尿素可很快被清除；③透析后脑/血尿素浓度差异太小，不能完全解释脑水肿的发生；④透析后脑组织渗透压升高水平不能用尿素和电解质浓度的增加来解释；⑤透析后脑组织细胞内 pH 降低，证实了特发渗透物质的存在。

（2）特发性渗透物质的形成：用高钠和尿素透析的动物模型也存在着透析后脑/血渗透压的差异，其值约为 28mmol/(kg·H$_2$O)。在这些实验中，脑组织内尿素和电解质含量的变化可以解释脑组织含量的变化。但 Arieff 用稀释沸腾的组织样本冰点降低法（freezing point depression of diluted and boiled tissue samples）测定脑内渗透压，发现实测值比用尿素和电解质预测的脑内渗透压明显增高，故透析后脑水肿不能完全用尿素反向效应来解释。透析后脑水肿主要是因为新的特发性渗透物质的快速生成引起的。Arieff 进一步研究了血液透析对中枢神经系统 pH 的影响并提出，由于细胞内和脑脊液酸中毒的结果，快速透析后脑组织有机酸（不包括乳酸）含量的增加，使脑内渗透压增加，从而引起脑水肿。

但是有研究表明，在高钠高渗的体液环境中大脑有机渗透物质（主要包括肌酸、肌醇、牛磺酸、谷氨酰胺和谷氨酸）的水平是增加的，这一过程需要几天时间才能完成。在纠正高渗的过程中，由于大脑肌醇和氨基酸维持较高水平，从而引发了脑水肿。在低钠血症中，有机渗透物质水平在 24 小时内开始下降，48 小时后肌醇谷氨酰胺和牛磺酸的大脑含量降低 60%～80%，由于有机物质合成缓慢，在快速纠正低钠血症时容易引起脑脱水。这一研究表明，脑细胞适应了机体低渗状态，不能在血清钠浓度增加时保持同步而快速合成有机渗透物质。大脑有机渗透物质的合成过程是相对缓慢的，它取决于转运子基因编码的转录和翻译过程，有机渗透物质的分泌和合成是大脑对渗透压变化的适应性反应。对急性尿毒症小鼠的研究表明，大脑有机渗透物质增加可能是一种保护性机制，当透析使血尿素水平迅速下降时，大脑中有机渗透物质随着尿素的潴留而增加，进而能够引起隐性脑水肿来减轻尿素的毒性作用。这种假设机制明显不同于特发渗透物质学说。进一步的研究表明，快速透析并不引起脑内已知有机酸的迅速增加（如肌酸、牛磺酸等），但是不除外仍有一些未知渗透物质在起作用。

3. 脑细胞内 pH（pHi）的变化在 DDS 发病中的作用

有学者用 C^{14} 标记二甲噁唑烷二酮测定脑组织的分布和大脑中 CO$_2$ 的分布，以及用磁共振光谱学测定脑细胞 pHi，结果显示：在急、慢性肾衰竭患者和实验动物中，不管细胞外是否有代谢性酸中毒，所测定的脑细胞内、骨骼肌细胞内 pHi 及脑脊液 pH 均是正常的，细胞内缓冲系统总能使细胞内 pHi 保持在正常范围。Arieff 实验表明，在快速透析的尿毒症患者和动物中脑脊液 pH 是降低的，脑细胞内 pHi 也随之降低。大脑细胞内 pHi 在缓慢透析后有轻度下降，而快速透析后细胞内 pHi 有非常明显的下降，而骨骼肌细胞内 pHi 并未受影响。Arieff 的进一步研究指出，对于快速透析的患者和急性肾衰竭的动物模型，透析失衡综合征发生时其动脉血和脑脊液中没有 PCO$_2$ 发生变化。由此得出结论，在快速透析期间脑脊液 pH 的降低不是因为脑脊液 PCO$_2$ 的增加而是由于碳酸氢盐浓度降低，而脑脊液碳酸氢盐的降低并不是由于乳酸的增加而是因为有机酸阴离子的增加。

随着脑脊液 pH 的下降，脑细胞 pHi 也降低，在快速透析后，脑皮质灰质和脑脊液的 pH 明显下降，脑细胞 pHi 降低，细胞内 H$^+$ 明显增多并伴有脑渗透物质的增加，从而引起脑组织含量的增加（这一原因在引发脑水肿的机制中是第 2 位的）。其机制可能是：①由于脑内有机酸的增加，细胞中 H$^+$ 取代 Na$^+$、K$^+$ 与蛋白阴离子结合，游离 Na$^+$、K$^+$ 渗透性增强，引发脑水肿；②有机酸和未知渗透物质的增加使脑渗透压增高，引起脑水肿。

4. 透析失衡综合征的其他可能发病机制

在透析后脑水肿的发病机制中,其他的机制可能有助于解释脑水肿与神经系统兴奋性异常的关系。大脑渗透压少许的下降（约 10mmol/kg）能够增加海马旁回的兴奋性,升高脑渗透压可以使兴奋性恢复正常,大脑渗透压的降低可以引起脑细胞水肿。细胞内间隙减少,可以增加癫痫发作的可能,其机制为:①细胞外水含量减少,增加了细胞外的电阻,引起放电神经元电压的增高;②细胞外水含量减少,增加了细胞外 K^+ 的浓度;③细胞水肿可以引起局部缺血和神经系统兴奋性介质的释放。以上这些机制均可引起癫痫发作频率的增加。Na^+ 的过度丢失也可以引起透析失衡综合征,其机制是细胞外渗透压的降低引发脑水肿所致。

（二）临床表现

初起症状为头痛、恶心、呕吐,多伴有血压的升高,随后可出现视物模糊、肌肉痉挛、定向力障碍、肌阵挛或呈扑翼样震颤、意识模糊、谵妄或昏迷等;部分患者可有抽搐,可为全身性或局灶性肌体抽搐;此外,还可发现眼底视乳头水肿和颈项强直。

（三）预防和治疗

透析失衡综合征的处理包括预防和治疗两部分。首次透析的患者其透析时间应控制在 2～3 小时为宜;采取降低血流速度和透析液流量的方法透析或选用表面积小低效透析器可减少透析失衡综合征的发生;透析中如果适量输入高渗物质如甘露醇、甘油、白蛋白和果糖等,对透析失衡综合征可起到预防和治疗作用;使用 $NaHCO_3$ 透析液替代乙酸钠或乳酸钠透析液的方法,以及选择序贯透析（先超滤后透析）或血液滤过的治疗方式均可明显减少透析失衡综合征的发生;此外,持续性非卧床腹膜透析（CAPD）很少发生透析失衡综合征,所以,若条件允许,也可考虑做 CAPD 治疗;首都医科大学附属友谊医院曾报道使用高钠透析液（血钠 155～160mmol/L）进行首次透析可避免透析失衡综合征的发生,首次透析治疗达 6 小时（可以不通过诱导）而获得满意的临床效果,值得借鉴。

对于仅表现为恶心、呕吐、头痛、焦躁及小腿肌肉痉挛为主的轻症患者,通常给予 50% 的葡萄糖溶液 60～100ml 或 10% 的氯化钠溶液 10～20ml 静脉注射,常奏效迅速;对已出现抽搐者,可使用抗癫痫药物如苯巴比妥（0.2g 肌内注射）或丙戊酸钠,每次 0.2g 口服,3 次/日;重症患者脑水肿症状明显时应静脉滴注甘露醇,同时采取保护神经元的措施,如头部低温及适量使用肾上腺皮质激素等;条件允许应监测血浆渗透压及酸碱平衡并及时矫正;必要时终止透析。发生透析失衡综合征时多伴有高血压,此时注意积极降压治疗,应用药物也要防止血压升高的负面作用。

二、透析性痴呆（透析性脑病）

（一）发病机制

1972 年,Aifrey 等在长期透析患者中发现一例快速进行性神经精神症状伴有脑电图改变的患者,预后较差,最后导致死亡。这种特殊的脑症状称为透析性脑病。血铝定量＞100μg/L，故有人认为透析脑病与铝中毒有关。脑组织中铝浓度往往比一般脑病患者高 2～3 倍。脑组织铝升高的原因常常是由于长期使用高浓度铝的透析液和服用大量含铝食物及服含铝药物如氢氧化铝凝胶等。

铝对脑细胞有高度亲和力，是一种选择性神经毒剂，易在脑组织蓄积而不易被清除；铝在体内主要是通过转铁蛋白运载穿过血脑屏障而进入脑细胞内，定位在细胞核，导致神经元细胞核异染色，即 DNA 和染色体结构的变化，干扰 DNA 的复制，封闭基因表达或使其表达错误，导致神经系统功能障碍；铝还能抑制己糖激酶，乙酰胆碱酯酶，DNA-Ⅰ、Ⅱ和 RNA 酶的活性，从而减少脑组织的能量供应并影响了神经递质合成，DNA 的重组、复制和基因表达；铝还可以导致神经细胞的神经纤维缠结蛋白的表达增加并引起氧化性损伤；此外，铝可降低超氧化物歧化酶（SOD）的活性，并能影响体内磷化物代谢，干扰细胞和组织内磷酸化过程；铝通过对氨基酸代谢及吡多醛系统（Py-CHO）所起的催化作用而产生的 PyCHO-Al^{3+}的代谢产物 CH$_3$CHO 和氨对大脑功能起损伤作用。

（二）临床表现

初期表现为口吃，并进行性加重，常在透析中出现，数小时后消失。严重时出现震颤、肌痉挛、记忆力丧失、幻觉、失语、全身痉挛，多死于机体极度衰竭。从发病到死亡不超过 1 年，平均为 6 个月。近年来发现除脑病外还有骨、肌肉、造血系统受累，成为多系统受累疾病。脑电图改变主要是多灶性突发性高振幅慢波，持续数秒钟，少数病例有棘波和慢波。

神经影像学检查多数患者正常，部分患者可有大脑皮质及皮质下多发性脑梗死改变；脑电图早期即有特征性的变化，呈现为阵发性的尖波、棘波和棘慢波，α波活动消失，背景波减慢。脑脊液检查，铝含量增高，可达 1.5～1.8μmol/L（40～50μg/L）。

神经病理学特点的主要改变为脑萎缩，部分患者表现为脑组织海绵样变性；少数患者有神经元纤维融合、增粗、扭曲、断裂而形成神经元纤维缠结（neurofibrillary angles），但未发现 β$_2$-MG 沉积；组织化学和组织病理学证实，在脑部、内分泌器官及周围神经组织均有高浓度的铝沉积；组织化学检查也有明显改变，大脑皮质铝含量增加，为无脑病患者的 11 倍；骨组织及其他软组织中铝含量亦增高。

（三）防治

为了防止铝中毒应用反渗透装置或去离子器制备透析用水，进入反渗装置前水铝浓度应＜50μg/L。尽量不用单纯的水软化装置，必要时可用 DFO 疗法。因血中铝约 80%与蛋白质结合，血液透析、血液滤过及血液灌流也不能充分清除。DFO 是一种螯合剂，静脉注射后与血中铝结合，与铝结合的 DFO 容易弥散到透析液中，因此可通过透析来清除血中的铝。一般用 DFO 0.5～2g 加入 0.9%盐水 200ml 中，透析结束前 30 分钟静脉滴注，每周 2～3 次，0.5～1 年内透析脑病的症状改善，同时骨软化症和贫血也有所好转。

三、Wernicke 脑病

Wernicke 脑病（WE）又称脑型维生素 B$_1$ 缺乏病，是一种由维生素 B$_1$ 缺乏所致的急性出血性脑灰质炎，典型 WE 表现为精神异常、眼球运动障碍和共济失调。

（一）病因

维生素 B_1 缺乏是 WE 的主要原因，以往多见于慢性酒精中毒所致的维生素 B_1 缺乏，亦见于艾滋病患者。现发现在维持性透析患者（HD 或 CAPD）中也并不少见，推测可能与维生素 B_1 摄入不足及在透析过程中丢失过多有关。Hung 等在 2001 年连续观察了 30 例因精神异常而住院的透析患者，分析其出现无法解释的脑病的潜在原因，其中 10 例患者经初步检查后被暂时诊断为不明原因的脑病；结果发现，所有 10 例患者都存在维生素 B_1 缺乏，其中 7 例患者的血浆维生素 B_1 水平 [（35.3±6.0）nmol/L] 明显低于血液透析对照组 [（85.6±12.2）nmol/L，$P<0.001$] 和健康人群 [（96.8±18.6）nmol/L，$P<0.005$]；9/10 例患者在补充维生素 B_1（200mg/d，肌内注射，随后口服 100mg/d 维持治疗）后，临床症状显著改善。

（二）发病机制

维生素 B_1 在体内 80% 以 TPP 的形式存在，其作为 α-酮酸氧化脱羧酶系中的辅酶及转酮酶参与葡萄糖旁路的代谢，由于维生素 B_1 缺乏，TPP 减少，糖代谢发生障碍，导致以糖代谢为主要能量来源的神经细胞能量缺乏，从而造成神经细胞变性坏死；由于磷酸戊糖旁路代谢障碍，使烟酰胺核苷酸的 H^+ 产生减少，影响了神经纤维磷脂类的合成与更新，使中枢神经和周围神经组织出现脱髓鞘和轴索变性。由于其病变常累及：①第 3、4 对颅神经核及相邻的被盖区，故常引起双侧眼外肌麻痹，偶尔可见到核间眼肌麻痹；②脑干腹侧核团受损，引起眼震及平衡障碍；③小脑皮质或中脑病变，常引起以肢体为主的共济失调；④周围神经损害，引起多发性神经病。

（三）临床特征

初起可能仅表现为恶心、呕吐；病情发展渐出现精神异常、舞蹈症、视觉障碍及进行性智力衰退（包括定向力障碍、远近记忆力、理解力和自知力减退或丧失等）；并可有肌阵挛和惊厥；意识障碍出现较晚，表现为意识模糊、嗜睡、昏迷，直至死亡；但并非一定按上述次序出现，可有所侧重，如能及时正确治疗，可以迅速逆转，如处理不当还可能转化为 Korsakoff 综合征（近记忆缺失和虚构为主的遗忘综合征），又称为 Wernicke-Korsakoff 综合征。

（四）诊断

透析患者普遍存在维生素 B_1 缺乏，但由于临床表现不典型，容易被医生忽视而延误诊断；当透析患者出现无法解释的精神异常或眼球运动障碍或共济失调时，除注意与透析失衡综合征、透析性痴呆和 UE 进行鉴别外应充分考虑到维生素 B_1 缺乏的可能性，必要时可行诊断性维生素 B_1 治疗，即给予维生素 $B_1$100mg，肌内注射，每日 1 次，对精神异常或意识障碍及眼球运动障碍常有戏剧性效果，一般治疗 2 周无效可基本排除本病；若在使用维生素 B_1 前测定血浆维生素 B_1 的含量明显低于正常基本可确立诊断。此外，维生素 B_1 严重缺乏者常可出现乳酸酸中毒、血丙酮酸浓度和红细胞转酮酶酸活性降低，如能测定亦有诊断价值；CT、MRI 及脑电图检查缺乏特异性；有学者回顾了有关 Wernicke 脑病的文献，发现大多数患者为死后病理学诊断，生前多误诊。

（五）预防与治疗

透析患者应常规服用维生素 B_1，特别是在伴发下列情况时：①糖尿病；②营养不良；③胃肠疾病引起的食欲下降；④感染和手术等代谢增加时；⑤心力衰竭伴体液潴留；⑥出现无法解释的精神异常及周围神经炎时，更应及时补充维生素 B_1，可避免发展为 Wernicke 脑病。维生素 B_1 的常规使用方法为每日 100mg，肌内注射；待症状完全缓解后继续口服维生素 B_1，每日 50～100mg，连续服用至少 6 周；最好同时补充叶酸和其他 B 族维生素。注意在本病治疗过程中严禁示未补充维生素 B_1 而先给予葡萄糖，因给糖后可使丙酮酸脱羧酶系统（PPCH）活性进一步降低，促发患者昏迷；也严禁使用肾上腺皮质激素，因其可阻碍丙酮酸氧化，加重病情。

四、Na^+ 代谢异常

在长期接受血液透析或持续性非卧床腹膜透析治疗的尿毒症患者可因 Na^+ 代谢紊乱而引发脑水肿及神经精神异常，临床上表现为低钠或高钠综合征。其发生原因主要由于对患者病情及营养状况估计不足，透析过程中对超滤脱水量把握不准，而又未及时监测血浆渗透压及血钠浓度并加以处理有关。其引发的低血钠、低渗透性脑水肿或高血钠、高渗透性细胞内脱水可造成严重的神经系统损害；一般情况下当血钠浓度<120mmol/L、血浆渗透压<240mmol/(kg·H_2O)时可出现症状，初起可能仅感疲劳、乏力、恶心、呕吐等，但很快便出现神经精神症状，如肌肉痉挛、易激动、不合作及嗜睡等，检查可发现肌力减退、腱反射迟钝等；当血钠<110mmol/L 时，可出现意识模糊、木僵、抽搐，并可出现病理征阳性；当血钠进一步下降到 105mmol/L 时，患者多已有严重低渗性脑水肿，如未及时发现并加以纠正，可因惊厥、昏迷，甚至并发脑疝而死亡。急性高钠血症主要表现为中枢神经系统功能障碍，不少患者可有发热，常伴恶心、呕吐，多有呼吸困难，并烦渴明显。重症高钠血症可因细胞内严重脱水而出现神志恍惚、肌张力增高、腱反射亢进、抽搐、癫痫样发作，昏迷以致死亡。所以，应严格按照个体化的原则制定透析处方，正确估计患者细胞外液容量状况，在条件允许的情况下，应根据患者的具体情况调整透析液的 Na^+ 浓度并在透析过程进行血浆渗透压或 Na^+ 浓度的监测，发现问题及时纠正。

第二节　血液透析脑血管并发症

过去我们对于终末期肾病（end stage renal disease，ESRD）患者脑血管问题的研究，远不如对其心血管问题的研究深入。近来由于终末期肾病心血管事件发生率的有效降低，加上接受肾脏替代治疗患者的生存时间显著延长，终末期肾病脑血管病的防治工作显得越来越重要。终末期肾病患者与普通人群相比，中风的发生率要显著增高。事实上，近年对终末期肾病脑血管病的流行病学、危险因素及发病机制已经有了不少新认识，给预防和治疗提供了有益的指导。

一、流行病学

在与肾脏病有关的脑血管事件中，以终末期肾病脑血管病最为常见。近 10 年来，其发病率已显著增加。美国肾脏病数据系统（USRDS）的数据显示，在 1994 年以前，与脑血管事件有关的死亡率在慢性透析患者中占 4.8%。而 1998 年的一项对 1064 名维持性血液透析患者进行的回顾性分析中，脑血管病导致的死亡数占血液透析总人数的 19.2%。KI 杂志 2003 年发表了对 USRDS 和美国出院患者调查（NHDS）的数据进行的以人群为基础的队列研究，结果表明，透析患者脑卒中的住院率高于普通人群 5~10 倍，其中缺血性脑血管病比出血性脑血管病发生率高。

最近有日本学者对持续性非卧床腹膜透析患者卒中发生情况进行了观察，并与血液透析患者进行了对比，发现持续性非卧床腹膜透析患者卒中发生率为 15.7/1000 人年，而血液透析患者大约是 12/1000 人年，卒中的持续性非卧床腹膜透析患者较血液透析患者年龄轻 [（52±12）岁 vs.（62±11）岁]，他们认为在预防卒中发生方面持续性非卧床腹膜透析与血液透析相比不具有任何优势。

一项对 1979~2000 年 403 名接受 1 次或 1 次以上肾移植的患者进行的追踪观察结果发现，移植后 10 年内脑卒中的患病率是 7.97%（19/403）；从接受肾移植到发生卒中的平均时间是 49.3 个月；移植前所患肾脏疾病为糖尿病肾病和常染色体显性遗传多囊肾（ADPKD）、外周血管疾病、年龄>40 岁、高血压是发生卒中的危险因素；肾移植后脑出血比一般人群发生率高，且卒中后死亡率高。

当终末期肾病的原发疾病是 ADPKD、Alport 综合征和 Fabry 病等遗传性疾病时，这些疾病本身就可发生脑血管病变。ADPKD 患者最常见的神经系统并发症为动脉瘤破裂所致的颅内出血，在不同研究中，ADPKD 患者颅内动脉瘤的发病率自 4%~40%不等。

二、发病机制

与非终末期肾病的高血压和动脉粥样硬化患者相比，终末期肾病患者在高血压和动脉粥样硬化的脑血管病变方面具有特殊性，这些特殊病变是终末期肾病脑血管病发生的重要基础。不适当降压治疗可增加终末期肾病脑血管并发症。

终末期肾病本身的病理生理改变参与脑血管病的发病机制。终末期肾病本身可存在高胆固醇血症、高同型半胱氨酸血症、肾素-血管紧张素系统活性增加、贫血、凝血功能异常、感染与炎症状态等病理生理改变，都参与脑血管病的发病机制。终末期肾病患者微量白蛋白尿和血清肌酐浓度也是脑血管病危险性增加的因素。多囊肾、Alport 综合征和 Fabry 病等慢性肾脏疾病本身的病理变化中就包括脑血管病变，增加脑血管病的发生。

（一）脑血管病理改变

1. 脑血管结构与血流动力学异常

近期临床的非侵入性研究显示，有终末期肾病的高血压患者与无终末期肾病的高血压患者相比，颈动脉受损和顺应性减低更为常见，并由此引起颈动脉对降压药物反应性差。

在肾性高血压大鼠模型，大脑小动脉壁发生肥厚，外径变小，壁内纤维成分增加，从而造成大脑小动脉弹性增加。另有学者在双肾单侧钳夹的肾性高血压大鼠模型中发现，慢性肾性高血压引起小脑蚓部和大脑皮质局部区域的血脑屏障损害。动物实验表明，慢性肾性高血压大鼠存在中枢性去甲肾上腺素能神经支配的脑血管收缩，下丘脑室旁核参与此病变机制，可能与 γ-氨基丁酸（GABA）释放增加有关。

2. 动脉粥样硬化

与肾功能正常的动脉粥样硬化患者相比，终末期肾病动脉粥样硬化患者颈动脉粥样硬化更加严重，而与是否进行透析治疗无关。终末期肾病诱导氧化应激，氧化应激促进动脉粥样硬化发生，与终末期肾病颈动脉斑块形成有关。终末期肾病患者同型半胱氨酸水平升高，后者是冠脉、脑血管、周围血管粥样硬化的独立危险因素。二酰甘油蛋白激酶 C 途径不仅在大血管病变而且在微血管病变中起重要作用，在糖尿病动物模型中应用蛋白激酶 C 抑制剂对于肾、视网膜及动脉粥样硬化病变可以起到保护作用，提示蛋白激酶 C 在动脉粥样硬化发生中的作用及其抑制剂的治疗作用。终末期肾病可发生左室肥厚，而左室肥厚是发生卒中的强预测因素。因此，终末期肾病通过诱导动脉粥样硬化和左室肥厚，增加了卒中的危险性。

（二）高血压

1. 血压控制不良

临床研究发现，降压药物反应的差异对于脑血流及脑血管病发生的相关性，比起与心血管病的相关性来说更重要。由于终末期肾病高血压患者颈动脉受损和顺应性减低更为常见，并由此引起颈动脉对降压药物的反应性差，这是终末期肾病患者血压控制不良的重要因素之一。

终末期肾病患者与普通人群相比，脑卒中的发生率要显著增高，其中血压控制不良造成的血流动力学改变异常占有重要地位。血液透析患者的心血管系统对于血管收缩物质反应降低、血管收缩物质相应受体水平下调、血管舒张物质增加（包括 NO、adrenomedullin），因此体循环血压下降，脑灌注降低进而导致脑梗死发生。

持续性非卧床腹膜透析患者比普通人群更易发生脑卒中的主要原因见于血压控制不良，部分是因为脱水过度。发生脑卒中的持续性非卧床腹膜透析患者在腹膜透析期间平均动脉压升高。

2. 不正确降压

著名的脑血管疾病专家 Simon 教授指出，过去我们对于卒中及其与高血压关系的认识，如果不是不科学的，就是过于简单了。现在发现，不适当降压治疗可增加高血压脑血管并发症。临床研究发现，降压药物反应的差异与脑血流及脑血管病的相关性，比起与心血管病的相关性更重要。现在发现，不适当降压治疗可增加高血压脑血管并发症。

（1）长期重度高血压患者：对于长期重度高血压患者，卒中发生的时间通常是在降压治疗开始或治疗加强后不久，舒张压水平<80mmHg 时卒中复发率增高。伴有夜间一过性低血压的患者卒中（特别是腔隙性卒中）复发率比睡眠期间血压维持正常的患者要高。过度降压治疗与卒中复发的关系会在治疗后 1～2 年消失。这种现象可能与有效的降压治疗

使脑血管自动调节功能得到长期改善有关。

（2）老年高血压患者：老年人都存在脑血管自动调节功能减退和动脉僵硬度增加。当睡眠期和餐后血压正常下降时，自动调节功能受损与压力感受器功能紊乱可共同导致脑组织灌注下降。对于老年高血压患者，舒张压＜60mmHg 时出现包括卒中在内的心脑血管病发作的反常性增加（J 形曲线），治疗的益处与过度治疗危险的临界点为舒张压＜65mmHg。

（3）伴有重要脑动脉闭塞或严重狭窄的患者：对这些患者过度降低舒张压也可引起脑缺血。不仅腔隙性卒中的复发率与舒张压水平之间存在 J 形曲线关系，而且动脉粥样硬化血栓性卒中的复发也与舒张压之间存在这种关系。

（4）舌下含服硝苯地平治疗高血压的方法已被放弃，因为其能引起血压突变下降，从而引发心肌梗死（MI）、短暂性脑缺血发作（TIA）和卒中。

（三）血液因素

终末期肾病本身存在的血液学异常改变参与了终末期肾病脑血管并发症的发生。

1. 贫血

动脉粥样硬化社区研究（ARIC）显示，慢性肾脏疾病同时合并有贫血者发生中风的危险性增加。终末期肾病及其引起的贫血分别是卒中发生的危险因素，当这两种因素共同存在时，发生卒中的危险性增高。贫血是终末期肾病发展的一种结果，可以认为是终末期肾病持续时间、严重程度，以及其促使中风发作的病理生理效应的一个标志。因此，发生中风的危险性取决于终末期肾病的持续时间和严重程度。此外，中风的发生与 EPO 有关。EPO 增加可抵消由贫血引起的脑损害。在缺血诱导的中风和脑损伤动物模型中，EPO 具有神经元保护作用。然而，肾功能减退时，肾脏生成 EPO 的功能受损，因而降低 EPO 的神经元保护作用，不能抵抗由贫血诱导的中风发作。因此，贫血和肾功能降低可互相作用，更易发生中风且临床症状更为严重。

EPO 治疗尿毒症患者贫血引起的高血压也参与了脑血管事件的发生。

慢性肾衰竭伴贫血患者存在脑血管舒张能力下降，表明慢性脑缺氧性损害可能在脑血管对 CO_2 的反应减弱中起一定作用。

2. 血液流变学异常

经颅多普勒血流黏度研究结果表明，终末期肾病患者动脉血氧含量的变化引起不同个体间大脑中动脉血流黏度的差异，并引起同一个体大脑中动脉血流黏度的改变。

3. 凝血功能异常

尿毒症本身及血液净化治疗过程中的多种因素参与终末期肾病患者脑出血发病机制，其中包括：①尿毒症本身引起的凝血功能障碍和出血倾向；②抗凝剂加重凝血功能障碍和出血倾向；③透析器引起血小板和凝血因子消耗；④药物及其他专科治疗措施对凝血功能的影响。

值得注意的几种危险情形是，在患者接受长期血液净化治疗的过程中不定时检测患者凝血功能；医生未对每位长期透析治疗患者进行全身一体化的治疗管理，因而当患者有出血倾向时未被发现而未能及时检测患者凝血功能；患者在接受连续性肾脏替代治疗（CRRT）治疗过程中反复发生血滤器凝血阻塞，但未监测血小板与凝血功能；对于 ICU 或其他专科接受 CRRT 治疗的患者缺乏各科医生的共同管理；忽略对血液净化治疗患者（特别是 ICU

或其他专科接受 CRRT 治疗的患者）各专科治疗的相互影响及对各专科用药的综合管理。

（四）代谢异常

1. 高脂血症

众所周知，高脂血症参与终末期肾病脑血管病的发生机制。

2. 胰岛素抵抗及糖尿病

部分终末期肾病患者的原发病为 2 型糖尿病，后者并发脑血管病的危险因素包括：年龄（＞45 岁）、糖尿病的时间（＞5 年）、收缩压（＞125mmHg）、TG 水平（＞1.7mmol/L）。

上海的调查研究结果显示，胰岛素抵抗（IR）综合征（或称代谢综合征）在 40 岁以上人群中的发病率为 13%。该病患者可发生血管性肾硬化，同时存在高血压、高脂血症、动脉硬化、高尿酸血症、冠心病、卒中等病症。代谢综合征存在的胰岛素抵抗参与终末期肾病脑血管病发生的机制主要有：①高血糖血管内皮毒性；②高胰岛素血症致纤溶酶原激活物抑制物-I（PAI-I）增多，纤溶系统受损；③高胰岛素血症致血管收缩和血管硬化；④胰岛素抵抗致 VLDL 增多。

3. 高同型半胱氨酸血症

在特发性高同型半胱氨酸（Hcy）血症引起的终末期肾病患者或终末期肾病继发高同型半胱氨酸血症的患者，高同型半胱氨酸血症是冠脉、脑血管、周围血管粥样硬化的独立危险因素，其机制为：①对血管内皮的毒性作用；②刺激血管平滑肌细胞（SMC）增殖；③增加血小板黏附性；④PAI-I 增多，纤溶系统受损。

（五）肾素-血管紧张素系统

肾素-血管紧张素系统参与终末期肾病脑血管病的发生，这就不难理解 HOPE 研究和 PROGRESS 研究所观察到的血管紧张素转换酶抑制剂（ACEI）对 2 型糖尿病终末期肾病患者的脑血管保护作用。临床上使用 ACEI 控制高血压的治疗方法已得到共识，但是发生缺血性脑损害的情况下使用 ACEI 反而加重脑缺血。

（六）感染与炎症状态

尿毒症患者存在 MIA 综合征，感染和炎症状态使脑卒中发生的危险性增加。肺炎衣原体、巨细胞病毒和幽门螺杆菌感染是缺血性卒中的危险因素。Ridker 等的研究结果表明，具有卒中高度危险性的男性患者血浆 CRP 基础水平较正常显著增高（分别为 1.38mg/L 和 1.13mg/L）。Di Napoli 等报道，血浆 CRP 水平显著增高的男性缺血性卒中的相对危险性较正常者增高近 2 倍（RR=1.9；P=0.02）。血浆 CRP 增高是缺血性卒中预后的独立预测因素。

（七）遗传性肾脏病

1. 多囊肾

终末期肾病的原发疾病为常染色体显性遗传多囊肾（ADPKD）的患者，最常见的神经系统并发症为动脉瘤破裂所致的颅内出血，ADPKD 患者动脉瘤最常见的部位是大脑中动脉，而普通患者最常见的部位是颈内动脉。ADPKD 患者都有阳性家族史，而在普通患者中比例为 14%。ADPKD 患者较大动脉瘤要比普通患者多见，ADPKD 患者动脉瘤超过

10mm 的比率是 27%，而普通患者为 7%。ADPKD 合并颅内出血不是仅由颅内动脉瘤所致，部分病例与高血压未被良好控制有关，严格控制血压也非常重要。但部分 ADPKD 合并蛛网膜下腔出血（SAH）的患者血压正常，提示高血压不一定是 ADPKD 患者动脉瘤发展的必要因素。

2. Alport 综合征

Alport 综合征可出现反复暂时性缺血发作、白质缺血性脑卒中。本病血管病变的机制与脑血管基膜Ⅳ型胶原异常表达有关。脑血管病理改变包括：大脑前、中动脉阻塞，颈动脉管腔狭窄。

3. Fabry 病

该病患者多数在 40～50 岁进入终末期肾病，但脑损害和卒中可出现在 20～30 岁，提示该病本身的中枢病变可能是脑损害和卒中的原因。

（八）移植肾

对研究结果的单变量统计分析结果显示，移植前所患肾脏疾病为糖尿病肾病和常染色体显性遗传多囊肾（ADPKD）、外周血管疾病、年龄＞40 岁、高血压是发生卒中的危险因素。多变量统计分析结果则显示，糖尿病肾病、外周血管疾病和年龄＞40 岁是卒中的高危因素。而原发病是间质性肾炎的患者不发生卒中。肾移植后脑出血比一般人群发生率高，且卒中后死亡率高。

三、诊断

近年来，多模式神经影像学技术极大地提高了脑血管疾病的诊断水平。梯度回波（GRE）MRI 有可能取代 CT 成为识别脑出血的手段，这打破了人们认为 MRI 识别脑出血不如 CT 敏感的误解。对脑血管病的血管学检查，现在也多采用多模式结合，包括经颅多普勒超声、MRI、CT 血管造影和导管血管造影等。

四、预防

由于终末期肾病患者在高血压和动脉粥样硬化的脑血管病变方面具有的特殊性是终末期肾病脑血管病发生的重要基础，不适当降压治疗可增加终末期肾病脑血管并发症，且终末期肾病本身可存在高胆固醇血症、高同型半胱氨酸血症、肾素-血管紧张素系统活性增加、贫血、凝血功能异常、感染与炎症状态等病理生理改变都参与脑血管病的发病机制，以及多囊肾、Alport 综合征和 Fabry 病等慢性肾脏疾病本身的病理变化中就包括脑血管病变，因此，终末期肾病脑血管病的预防应是针对这些因素的全面细致的工作，包括健康教育、正确降血压、降低 chol 水平、纠正贫血、防治感染、监测和控制血糖、改善胰岛素抵抗、治疗高同型半胱氨酸血症、应用血管内微创介入治疗等。具体措施归纳为以下几方面。

（一）终末期肾病脑血管结构异常的诊断和防治

由于终末期肾病存在脑血管结构和脑血流动力学及其调节异常，有终末期肾病的高血压患者颈动脉病变更为常见，有终末期肾病的动脉粥样硬化患者颈动脉粥样硬化更加严重，因此对终末期肾病患者更应重视动脉粥样硬化的防治措施，同时应注意对终末期肾病患者颈动脉的影像学检查。对 Alport 综合征患者应特别重视对大脑前、中动脉，颈动脉的影像学检查。ADPKD 患者动脉瘤最常见的部位是大脑中动脉。血管内微创介入治疗可用于治疗终末期肾病患者脑血管结构异常，包括颈动脉狭窄、颅内血管狭窄、颅内动脉瘤等。

对有症状的颈动脉狭窄可施行颈动脉内膜切除术。6143 例经血管造影证实为轻、中或重度颈动脉狭窄的患者，在症状出现 4～6 个月内对颈动脉内膜切除术和最佳药物治疗的疗效进行比较。结果发现，外科治疗的益处与颈动脉狭窄程度有关，对于严重狭窄患者（造影示狭窄程度＞70%），外科治疗几乎能完全消除此后几年内手术侧发生卒中的危险。对于中度狭窄者（造影示狭窄程度为 50%～70%）亦能从外科治疗中得到部分益处。轻度狭窄患者（狭窄程度＜50%）不能从颈动脉内膜切除术获益。

（二）正确降压

由于长期重度高血压患者卒中发生的时间通常是在降压治疗开始或治疗加强后不久，舒张压水平＜80mmHg 时卒中复发率增高。伴有夜间一过性低血压的患者卒中（特别是腔隙性卒中）复发率比睡眠期间血压维持正常的患者要高。因此，临床医生在终末期肾病长期重度高血压患者降压治疗开始阶段或加强降压治疗的初期，不要使舒张压水平＜80mmHg。

由于老年高血压患者存在脑血管自动调节功能减退、动脉僵硬度增加，并可能存在压力感受器功能紊乱，在过急过强降压或当睡眠期和餐后血压正常下降时，出现脑组织灌注下降。因此，对于老年高血压终末期肾病患者，舒张压不宜＜65mmHg。对于伴有重要脑动脉闭塞或严重狭窄的终末期肾病患者，过度降低舒张压也可引起脑缺血，因此，更应谨慎降低这些患者的舒张压。

需要提请大家注意的是，JNC7 已经删除了 JNC6 中的老年人高血压和收缩期高血压项目，增加了高危心血管病及预防脑卒中复发项目，并指出有些高血压患者需减少初始药物剂量以避免不良反应。

总之，对于伴有长期严重高血压和（或）高脂血症或糖尿病的终末期肾病患者，或已有脑血管病表现的终末期肾病高血压患者，或存在其他引起脑血管病的病因和诱因的终末期肾病高血压患者，应该在制定降压方案之前，充分进行必要的脑血管检查和评价，根据病情可采用 CT、MR、多普勒超声等检查，指导降压方案的制订。降压方案应该个体化，不可千篇一律。

（三）凝血功能监测

注意对接受长期血液净化治疗的患者定时检测患者凝血功能。对每位长期透析治疗患者进行全身一体化治疗管理，及时发现出血倾向并及时检测患者凝血功能。如果患者在接受 CRRT 治疗过程反复发生血滤器凝血阻塞，应加强监测血小板与凝血功能。各有关专科医生应共同管理 ICU 或其他专科接受 CRRT 治疗的患者。对血液净化治疗患者（特别是 ICU 或其他专科接受 CRRT 治疗的患者），应注意各专科治疗的相互影响及对各专科用药的综合管理。

（四）纠正贫血

客观地说，过去许多医生并不认为终末期肾病患者的贫血需要完全纠正。事实上在长期接受治疗的终末期肾病患者中，相当多数仍处于中至重度贫血状态。应该更加重视终末期肾病患者贫血的治疗效果。EPO 治疗肾性贫血的意义不止是纠正贫血，同时 EPO 是一种有效的神经保护剂，有抗氧化、抗炎症和其他有益作用。临床研究表明，EPO 具有神经元保护作用，能使卒中患者在功能等级评分表上临床转归更好，MRI 证实梗死体积的发展更少。

对更有效的 EPO、水剂口服铁和静脉铁的进一步开发，对透析不充分、感染、酸中毒、营养不良等影响终末期肾病贫血治疗效果的各种因素的及时诊断和有效治疗，在预防终末期肾病脑血管并发症方面具有重要作用。

（五）纠正代谢紊乱

由于高脂血症参与终末期肾病脑血管病的发生机制，为此应该更加重视对终末期肾病高脂血症的治疗。应用叶酸治疗可有效降低终末期肾病患者原发和继发的高同型半胱氨酸血症，对预防终末期肾病脑血管病的发生也有意义。

对糖尿病肾病患者应有效控制血糖，而且应该重视对代谢综合征的诊断和对胰岛素抵抗的治疗，防治这些患者同时存在的高血压、高脂血症、动脉硬化、高尿酸血症、高胰岛素血症等增加脑血管并发症的发生。胰岛素增敏剂如噻唑烷二酮类（TZD）药物（如匹格列酮、罗格列酮等），既可改善胰岛素抵抗和控制血糖，同时能显著地降低血压，升高 HDL，使 LDL 从小而致密的 LDL 转变成大而轻的 LDL 颗粒，改善内皮细胞功能和纤溶活性，减轻炎症反应。这些作用正是针对终末期肾病脑血管并发症的危险因素。

（六）ACEI

ACEI 在有效治疗肾性高血压的同时，可恢复脑血流的调节，不影响基础脑血流。国际上著名的 HOPE 研究观察了雷米普利预防 2 型糖尿病患者的心脑血管事件及肾脏保护作用，结果肯定了雷米普利对 2 型糖尿病患者的心脑肾保护作用。另一项著名的研究 PROGRESS 的结论认为，培哚普利能有效预防中风复发。JNC7 指出 ACEI 和噻嗪类利尿剂联合应用可降低中风复发率。

（七）抗氧化治疗

终末期肾病诱导氧化应激，氧化应激促进动脉粥样硬化发生，与终末期肾病颈动脉斑块形成有关，提示抗氧化治疗对终末期肾病脑血管病预防有价值。

（八）防治感染

已知肺炎衣原体、巨细胞病毒和幽门螺杆菌感染是缺血性卒中的危险因素，慢性感染可能是脑梗死重要的可干预危险因素，提示肾科医生应加强感染防治特别是肺炎衣原体、巨细胞病毒、幽门螺杆菌感染的检查和治疗。

（九）新的研究方向

动物研究结果为临床预防终末期肾病脑血管病提供了新的途径。如盐皮质激素受体拮抗剂——螺内酯和依普利酮，能够显著减少有卒中倾向的自发性高血压大鼠模型的蛋白尿和脑血管病；在自发性高血压模型大鼠给予钠通道阻断剂阿米洛利，结果使治疗组大鼠在观察期内无一例发生脑卒中，提示钠通道在此大鼠模型的脑血管病发病机制中起重要作用，同时提示钠通道阻断剂可能成为临床治疗高血压和预防卒中的药物。

已在动物模型中证实血管紧张素Ⅳ能够逆转由 ACEI 引起的急性缺血性脑卒中。

脑室内注射反义寡核苷酸减少脑内血管紧张素原和血管紧张素Ⅱ受体Ⅰa，能显著减低肾性高血压大鼠的收缩压。

五、治疗

动脉内溶栓（IA）和（或）静脉内溶栓（Ⅳ）效果优于单纯Ⅳ。临床常用的有效溶栓药物包括尿激酶、尿激酶原、链激酶、阿克法司、tPA。JNC7 和 2003 年版美国卒中学会（ASA）缺血性卒中的早期处理指南都指出，急性中风时血压不宜下降太低，应控制在中间水平（大约 160/100mmHg）。ASA 还指出，其他抗血小板药物包括噻氯匹定、氯吡格雷、双嘧达莫不能代替阿司匹林。20 例大脑中动脉卒中患者症状出现 8 小时内用重组人促红细胞生成素（rHuEPO）进行的探索性试验的 2 期结果显示，rHuEPO 治疗的患者在功能等级评分表上临床转归更好，脑损伤标志物 S100 蛋白的血清水平更低，而且 MRI 证实梗死体积的发展更少。

实验研究为脑血管病的治疗提示了新的发展方向。他克莫司软膏（FK506）在多种脑缺血模型中都显示出神经保护特性。

在大脑中动脉闭塞前 2 小时或闭塞前立即应用非受体结合雌激素类似物（ZYC3），可显著缩小梗死体积，增加双侧脑组织局部脑血流，显示出有效的神经保护和血管扩张作用。

神经生长因子（NGF）经鼻腔的嗅觉通路给药，是近年新发现的一种中枢神经系统（CNS）给药途径，NGF 能有效进入 CNS。神经干细胞（NSC）移植打开了脑血管疾病治疗的大门，利用基因工程转染脑源性神经营养因子（BDNF）修饰体外培养的 NSC，可使之向神经元分化的比例大大提高。

第三节　血液透析患者自主神经病变

尿毒症血液透析患者可出现自主神经功能损害。自 20 世纪 60 年代末，Hennessey 和 Siemsen 等首先用非创伤性心血管反射试验报道了慢性肾衰竭患者的心脏自主神经功能损害以来，国外关于慢性肾衰竭患者自主神经病变（autonomic dysfunction，AD）的研究陆续有报道。

一、发病情况及流行病学

慢性肾衰竭患者自主神经受累的发病率较高，尤其是血液透析延缓了终末期尿毒症患者的生命，则自主神经病变的表现越来越明显。文献报道，其发生率在 40%～50%。Vita 等分别用6种心脏自主神经功能检查发现，自主神经病变单独引起心率调节障碍者占14%～24%，合并血压控制反射弧损伤者占 18%～26%，而用模式识别分析（pattern recognition analysis）方法检测则自主神经病变发生率达 55%。发病与性别无关，但随年龄增长而发生率增高，特别是老年慢性肾衰竭患者，其自主神经病变程度比青、中年患者更广泛。

二、发病机制

慢性肾衰竭患者自主神经病变的发病机制尚未明确，可能与以下因素有关。

（一）尿毒症毒素

自主神经病变与慢性肾衰竭引起的代谢紊乱有关。有人通过研究血液透析对慢性肾衰竭患者心率变异性的影响，发现血液透析可清除某些干扰心率调节的代谢物质，使控制心率的自主神经功能损伤得以改善。更进一步的研究认为，引起自主神经病变的代谢产物应为中分子物质，依据有：①即使有能较好地移除小分子毒素如血肌酐、尿素氮等的治疗措施，也不一定能有效改善神经损害；②延长透析时间，增加中分子物质透出可使神经病变得到控制；③有人发现持续性非卧床腹膜透析（CAPD）的患者神经病变发生率低，因为持续性非卧床腹膜透析能更好地移除中分子物质。但也有人认为血液透析与持续性非卧床腹膜透析患者的自主神经病变并无差异。

（二）甲状旁腺激素（PTH）

最近有人提出，甲旁亢可能是心血管自主神经功能损害的一个因素，体外与体内的实验均提示过量的 PTH 可导致自主神经病变。慢性肾衰竭患者常出现继发性甲旁亢，且常出现自主神经病变。Massry 等提出 PTH 可能作为慢性肾衰竭的一种毒素，对自主神经系统有损害作用。在一些研究中发现，PTH 是血管舒张因子，在继发性甲旁亢，PTH 可使血管对去甲肾上腺素（NE）和血管紧张素Ⅱ的加压反应减弱。在实验性鼠尿毒症中，也得出同样的结论。因此，推测可能与直立性低血压或透析中低血压发作有关。

但也有人发现，血液透析患者 PTH 与 Vaisalva 指数间无相关性。对发生继发性甲旁亢的慢性肾衰竭患者行甲状旁腺切除术后，其自主神经病变也无长期显著改善，因而认为 PTH 不是引起自主神经病变的主要因素。

（三）透析液因素

透析液种类和电解质浓度可能损害自主神经系统。有学者提出乙酸盐透析液、高钠或高钾透析液均可导致自主神经病变。其理由是：①当采用低钠透析液（130mEq/L）进行透析时，碳酸氢盐透析远比乙酸盐透析有显著的血流动力学稳定性，而采用高钠透析液（140mEq/L）进行透析时，则无差别；②乙酸盐透析液、高钠及高钾透析液可阻碍 NE 释放，并可使血管对 NE 的反应受到损害；③在乙酸盐透析期间，可能发生酸碱平衡的改变，氧分压（PO_2）的降低可刺激动脉化学感受器，导致通气过度和儿茶酚胺水平增高，从而影响自主神经功能。

（四）其他因素

如血浆中儿茶酚胺水平增高,反映肾上腺素能神经活性的多巴胺 β 羟化酶浓度降低等都有可能与自主神经病变有关。

三、病理

目前还不能确定慢性肾衰竭患者自主神经病变的病理定性是轴突的原发性损害伴有继发性脱髓鞘,还是最先引起施万细胞的损害。其病理定位依据是临床表现及自主神经功能检查。大量的临床和动物实验均证明,自主神经病变的损伤部位是广泛的,交感和副交感神经纤维均可受累,但以副交感神经受累为主,也可无交感神经的损害。压力感受器敏感性降低,传入、传出支传导阻滞。也有人认为其损伤机制在对 NE 应答的后突触水平,或靶器官对 NE 的耐受。至于慢性肾衰竭患者其病程及病情严重程度与病理学上的变化之间有何关联,至今尚无这方面的研究。

四、临床表现

慢性肾衰竭患者可出现多种自主神经功能障碍的症状,其严重程度和症状多少与肾功能不全的程度和进展速度不完全成比例。临床症状与病理损害程度也常不一致。临床上有无明显的自主神经功能障碍取决于自主神经受累部位是否重要和是否引起患者注意,以及与患者的敏感性和耐受性有关。大多数患者的症状常隐匿和呈非特异性,因此可长期漏诊,其主要表现有:①直立性低血压或透析中低血压发作;②胃肠功能紊乱,如胃蠕动减弱、排空延迟及胃内容物残留;③汗腺分泌障碍;④膀胱受累,尿潴留或残余尿增多;⑤性功能减退或阳痿;⑥瞳孔改变;⑦各种心律失常,甚至猝死。

五、诊断方法

通过自主神经功能试验来验证并决定其发生频率,分析临床症状出现的价值、病理定位及预后估计。

(1) 整个自主神经反射弧(传入和传出支)完整性检查:①Valsalva 试验(心率);②立卧位血压差;③立卧位心率差。

(2) 交感传出支功能检查:①握力试验(血压);②冷压试验(血压);③泌汗试验;④亚硝酸异戊酯吸入试验(心率)。

(3) 副交感传入支功能检查:①深呼、吸心率差;②心率变异性;③30:15 率(心率)。

(4) 副交感传出支功能检查:阿托品试验。

(5) 探测 NE 的肾上腺外沉积:酪胺试验。

(6) 模式识别分析:由电脑综合分析上述自主神经功能检查结果,来评价整个心脏自主神经反射功能,增加诊断的可靠性,可提供自主神经病变的早期诊断、自然病程及预后判断。

1）自主神经病变与外周神经病变的关系：自主神经病变与外周神经病变都可发生在慢性肾衰竭病程中，两者共存约占慢性肾衰竭患者中的 60%，有效的血液透析及肾移植可逆转。有人发现，Valsalva 指数及心率变异性等心脏自主神经反射试验与腓侧神经运动传导速度（MCV）呈正相关。自主神经系统的压力受体敏感性变化与 MCV 变化也存在明显正相关。因此，认为自主神经病变是全身神经病变的一部分，其与外周神经病变的发病机制是一致的。但也有相反的报道。

2）自主神经病变与透析中低血压发作的关系：血液透析所致的低血压其原因是多方面的，自主神经病变可能是低血压加重或原发的病因。有人认为，具临床自主神经功能损害的患者，更易引起透析中低血压发作。Agarwal 等认为，血液透析低血压发作可能是由于压力反射弧的感受器受损，对于正常压力反射的感受阈值增高，使传入阻滞，这样当透析引起的循环容量减少时，心血管系统不能适当地发生反应而引起低血压发作。透析前即已有自主神经功能障碍或透析前使用拟交感或血管扩张药，则透析中更易发生低血压。最近有人发现，血液透析中低血压可分为两部分：一部分为容量依赖型，输注盐水后可使低血压纠正，此部分患者无明显的自主神经病变；而另一部分低血压则为非容量依赖型，其自主神经功能检查明显异常。Zoccali 等认为，血液透析患者自主神经病变可使血浆心钠素（ANF）水平升高，通过压力感受器机制，对抗血管紧张素 II 及 NE 对血管的紧张性，舒张血管。体内、外实验都表明 ANF 与自主神经病变有着密切的关系。

3）尿毒症三种治疗方法对自主神经病变的影响：关于治疗慢性肾衰竭的不同方法，即血液透析、持续性非卧床腹膜透析和肾移植对自主神经病变的影响，很少被人注意。Campese 等发现自主神经病变在透析患者比在坚持保守治疗的患者为少。虽然人们注意到在进行血液透析和持续性非卧床腹膜透析治疗的慢性肾衰竭患者仍具有持续的自主神经功能损害，Zoccali 等发现血液透析能够终止副交感神经损害的进一步发展。一般认为，持续性非卧床腹膜透析能更好地清除中分子物质，因此在治疗慢性肾衰竭自主神经系统并发症方面比血液透析更优越。但也有人认为，持续性非卧床腹膜透析与血液透析对自主神经功能的影响无差别。成功的肾移植可以逆转大多数慢性肾衰竭患者的神经并发症，使其功能明显改善，且远比血液透析和持续性非卧床腹膜透析优越。对于糖尿病慢性肾衰竭患者，尽管行慢性透析治疗，但自主神经病变仍会进行性发展，可能与糖尿病本身病变有关。

六、治疗及预后

严重的自主神经病变很难治疗，但通常损害相对较轻，因此不需治疗。轻症直立性低血压患者在晚上抬高床头，可缓慢提高血管紧张素 II 水平，改善容量稳定性；重症患者可用拟交感神经药物（如麻黄碱或前列腺素合成抑制剂）、氟氢可的松、联合应用 H_1 和 H_2 受体拮抗剂，都有增加血容量或直接缩血管的作用。对血液透析所致的顽固性低血压，用赖氨酸血管加压素治疗可获较好疗效。另有人报道，用重组人促红细胞生成素（rHuEPO）治疗后，血浆多巴胺 β 羟化酶活性增加，因而自主神经系统活性和对血管紧张素 II 的敏感性均增加。也有人报道，给予每日口服维生素 B_{12}1500μg 3～6 个月，其自主神经病变有显著改善。

　　慢性肾衰竭患者的自主神经病变被认为是可逆性的，但具有自主神经病变的患者其总的预期寿命下降，严重者可发生猝死。特别是症状性直立性低血压患者的预后较差，但由于现代透析方法的改进，自主神经病变患者的预后将明显改善。

第四节　血液透析患者周围神经病变

一、多发性周围神经病变

　　多发性周围神经病变是尿毒症及长期维持性透析患者的常见并发症。

（一）发病机制

　　周围神经病变，可分为多神经病变和单神经病变。其发病机制可能与某些大（如甲状旁腺激素等）、中（分子质量为 700~1000Da 的物质）、小（如胍类、酚类、肌醇等）分子物质神经毒素在体内蓄积，水、电解质、酸碱平衡失调有关，致使发生脑内血循环障碍、脑及周围神经代谢紊乱、生物膜上 Na^+-K^+-ATP 酶和 Ca^{2+} 泵异常，从而引起尿毒症性周围神经病变，且常不能完全为肾脏替代疗法所纠正；相反，透析又可诱发新的异常。

（二）临床表现

　　尿毒症患者常常有感觉障碍，最初可表现为对称性手套样或袜套样感觉障碍，以及深部发痒，刺痛感，多见于小腿，也可见于大腿，下肢重于上肢，远端重于近端，活动后可好转，有的患者有不自主的小腿乱动，故称为多动腿综合征。本病也可出现下肢痉挛性痛。同时肢体远端呈烧灼样刺痛和肿胀感也称为烧灼足综合征。除了感觉障碍外也可以表现运动障碍、肌力减退、肌肉萎缩、跨越步态、深部腱反射消失，最后发展到弛缓性截瘫和运动能力丧失。发生原因与尿毒症毒素及中分子物质有关，特别是神经毒性物质潴留。

（三）预后及防治

　　多发性周围神经病变恢复较慢，合并慢性肾衰竭预后较差。因此，多发性周围神经病变的预防尤为重要。终末期肾衰竭患者应尽早到肾专科就诊，适时透析，避免神经毒素在体内蓄积。应重视血液透析患者透析处方的个体化，血尿素氮、肌酐较高者首次血液透析时应用小面积及低效透析器，尽量不使用低钠和（或）低钙透析液，血流量、超滤量应尽可能小，缩短透析时间，透析过程中可反复多次给予高渗葡萄糖（静脉推注或持续性静脉滴注），尽量减少血流动力学状态及内环境的急剧改变，延长血液透析的诱导时间（1~3 周）；改善患者的营养状态，纠正贫血，提高机体免疫力。一旦发生了多发性周围神经病变，除充分血液透析和内科综合治疗外，及早应用糖皮质激素治疗措施，其机制可能与减轻局部渗出、水肿、炎症及免疫抑制有关。急性期后可给予针灸、热疗、功能锻炼等物理疗法，有助于神经损伤的恢复。对于较重患者，血浆置换或连续性肾脏替代治疗可改善预后。

二、单神经病变

单神经病变是指单一神经的损害，多因邻近解剖结构的压迫、扭曲、牵拉而受损，尤其是在神经通过狭窄的地方时更易发生（嵌压性神经病）。机械因素及缺血在构成局部损害中分别起多大的作用尚不明确。发病率相对较低，不具有多发性神经病的特性。其症状和体征均符合其神经分布，可分为单神经痛与单神经炎两种，单神经痛在神经传导及病理上无改变，多为神经炎的早期表现。临床上要详细检查神经通路上及周围组织的病变，如肌肉、筋膜及骨隆起均可引起神经干的损害，对不典型的神经损害可以做感觉神经传导速度（SCV）及运动神经传导速度（MCV）检查，将有助于诊断。尿毒症患者可有单神经损害，多发生在颅神经如视神经、动眼神经、听神经和前庭神经，神经受累后可出现暂时性的眼震、瞳孔缩小、斜视和脸型不对称，有的还可表现为耳聋等。对急性压迫性神经病，应注意及时纠正潜在的系统病因，并避免加重因素。有学者采用皮质类固醇激素做局部封闭治疗取得了一定的效果。对进行性神经功能缺失或电生理检查发现无力肌肉有部分失神经改变的患者，手术解压可能有效。

第五节　血液透析腕管综合征

1975 年，Warren 和 Ofieno 首次报告腕管综合征（carpel tunnel syndrome）最初出现正中神经支配区域感觉异常，有麻木及疼痛，夜间加重，也可出现运动障碍，握力降低，肌肉萎缩，手指屈曲受限，拇指对掌运动障碍。如使腕关节保持强烈屈曲位则感觉异常和疼痛加重称为腕屈曲试验阳性。也可用血压计袖带加压到 26.6kPa（200mmHg），维持 2 分钟放开，正中神经支配区发生疼痛和麻木感称为止血带试验。所以腕管综合征诊断并不困难。此症常发生在长期透析患者，一般在 5 年以上，男性较多，男：女为 17：6，多发生在动静脉瘘侧，也可发生在两侧。主要发病机制为淀粉样物质沉着引起腕管相对狭窄，正中神经受压而出现一系列症状。

轻者可在腕管内封闭激素或对症治疗，但只能缓解暂时症状；严重者需手术治疗。行屈肌支持带（腕横韧带）切开减压。

第六节　血液透析营养不良引起神经系统改变

维持性透析可有效地排除代谢产物，改善全身营养状态。但在透析过程中可丢失氨基酸、维生素、叶酸等物质。大量维生素 B_1 丢失可引起视丘乳头体、小脑和脑干的导水管周围病变，表现为双侧眼肌麻痹、步态蹒跚和精神错乱，称为 Wernicke 脑病（见本章第一节）三联症。

叶酸缺乏可表现为脱髓鞘、轴突变性、神经元坏死，可侵犯脊髓、外周神经和中枢神经系统，也可出现代谢性脑病症状。维生素 B_{12} 缺乏同样可以出现上述相似症状。所以在长期透析过程中一定要注意患者有无营养不良，并需补给各种维生素，尤其是维生素 B_1、

维生素 B_2、维生素 B_{12} 及叶酸等药物。

总之，血液透析过程中所出现的神经系统疾病症状是多种多样的，发病原因是复杂的，故临床医生一定要严密观察，区别是透析不充分引起的，还是透析过程中的合并症，以便及早处理。

（李　宓　邹和群）

参 考 文 献

唐健，朝锦楣. 1994. 第八届国际神经肌肉病会议纪要. 中华神经病杂志，27：327.

王质刚. 1992. 血液净化学. 第 2 版. 北京：北京科学技术出版社：96-99.

邹和群，史艳玲. 2005. 重视 ESRD 维持性血透患者脑血管病变问题. 中国血液净化杂志，4（6）：295-297.

邹和群. 2005. 慢性肾脏病患者脑血管病的预防. 中华肾脏病杂志，21（3）：169-171.

1994. United States Renal Data System：USRDS 1994 annual data report. Am J Kidney Dis，24（suppl 2）：88-95.

Abramson J L，Jurkovitz C L，Vaccarino V，et al. 2003. Chronic kidney disease，anemia，and incident stroke in a middle-aged，community-based population：The ARIC Study. Kidney Int，64（2）：610-615.

Arieff A I，Guisado R，Massry S G，et al. 1976. Central nervous system pH in uremia and the effects of hemodialysis. J Clin Invest，58：306-311.

Arieff A I，Kerian A，Massry S G，et al. 1976. Intracellular pH of brain：alterations in acute respiratory acidosis and alkalosis. Am J Physiol，230：804-812.

Baumbach G L，Hajdu M A. 1993. Mechanics and composition of cerebral arteriole in renal and spontaneously hypertensive rats. Hypertension，21：816-826.

Bromberg J E，Rinkel G J，Algra A，et al. 1995. Familial subarachnoid hemorrhage：distinctive features and patterns of inheritance. Ann Neurol，38（6）：929-934.

Cohen G. 1997. Immune dysfunction in uremia. Kidney Int，62：S79.

Dalmay F，Pesteil F，Nisse-Durgeat S，et al. 2001. Angiotension IV decreases acute stroke mortality in the gerbil. Am J Hypertension，14（4）：56A.

Fenstermacher J D. 1985. Flow of water and solutes across the blood-barrier. In：Dacey RG，ed. Trauma of the central nervous system. Ed 1. New York：Raven Press：123-140.

Gubitz G，Sandercock P. 2000. Regular review：Prevention of ischemic stroke. BMJ，321：1455-1459.

Gyenge C C，Bowen B O，Reed R K，et al. 1999. Transport of fluid and solutes in the body. Am J Physiol，277：H1215-H1227.

Haywood J R，Mifflin S W，Craig T，et al. 2001. Gamma-Aminobutyric acid（GABA）function and binding in the paraventricular nucleus of the hypothalamus in chronic renal-wrap hypertension. Hypertension，37：614-618.

K/DOQI. 2001. Clinical pratice guidelines for hemodialysis adequacy. Am J Kidney Dis，37（Suppl 1）：S64.

Kagiyama S，Varela A，Phillips M I，et al. 2001. Antisense inhibition of brain rennin-angiotensin system decreased blood pressure in chronic 2-kidey，1 clip hypertensive rats. Hypertension，37（2）：371-375.

Kawamura M，Fijimoto S，Hisanaga S，et al. 1998. Incidence，outcome，and risk factor of cerebrovascular events in patients undergoing maintenance hemodialysis. Am J Kidney Dis，31：991-996.

Kennedy A C，Linton A L，Eaton J C. 1962. Urea in cerebrospinal fluid after hemodialysis. Lancet，1：410-411.

Kiil F. 1982. Mechanism of osmosis. Kidney Int，21：303-308.

Kimmel P L，Mauri J M，Cohen G，et al. 1998. Immunologic function and survival in hemodialysis patients. Kidney Int，54：236.

Loveras J，Roquer J，Puig J M，et al. 2003. Stroke in renal transplant recipients：epidemiology，predictive risk factors and outcome. Clin Transplant，17（1）：1-8.

Magott M. 1998. Homocysteine as a nonlipid factor in the pathogenesis of atherosclerosis. Postepy Hig Med Dosw，52（3）：259-267.

Metry C S，Attman P，Lonroth P，et al. 1993. Urea kinetics during hemodialysis measured by microdialysis-A novel technique. Kidney Int，44：622-629.

Sakanak M，Wen T C，Matsuda S，et al. 1998. In vivo evidence that erythropoietin protects neurons from ischemic damage. Proc Natl Acad Sci USA，95：4635-4640.

Seliger S L，Gillen D L，Longstreth W T，et al. 2003. Elevated risk of stroke among patients with end-stage renal disease. Kidney Int，64（2）：603-609.

Silver S M，Desimone J A，Smith D A，et al. 1992. Dalysis disequilibrium syndrome in the rat：role of the "reverse urea effect"．Kidney Int，42：161-166.

Silver S M. 1995. Cerebral edema after rapid dialysis is not caused by an increase brain organic osmolytes. J Am Soc Nephrol，6：1600-1606.

Somes G W，Pahor M，Shorr R I，et al. 1999. The role of diastolic blood pressure when treating isolated systolic hypertension. Archives of Internal Medicine，159：2004-2009.

Toyoda K，Fujii K，Ando T，et al. 2004. Incidence，etiology，and outcome of stroke in patients on continuous ambulatory peritoneal dialysis. Cerebrovascular Diseases，17（2-3）：98-105.

Ursino M，Coli I，Brighenti C，et al. 2000. Prediction of solute kinetics，acid-status，and blood volume changes during profiled hemodialysis. Ann Biomed Eng，28：204-210.

Winbeck K，Poppert H，Etgen T，et al. 2002. Prognostic relevance of early serial C-reactive protein measurements after first ischemic stroke. Stroke，33：2459-2464.

第十七章 血液透析消化系统并发症

血液透析患者常发生消化系统并发症，本章对胃肠道、胰腺、肝脏的相关并发症的发病机制、流行病学、临床表现及防治进行阐述。

第一节 胃肠道并发症

一、发病机制

（一）血液透析患者胃酸分泌异常

慢性肾衰竭患者在透析状态下胃酸水平的研究，如 1972 年 Venkateswaran 等对 10 例血液透析患者进行了五肽促胃液素刺激试验研究，其高峰酸排出量为 18.1～57.3mmol/h（平均为 33.6mmol/h），而 8 例对照组为 6.4～30.8mmol/h（平均为 18.1mmol/h），两者具有显著性差异。由此认为，接受长期透析治疗的患者其胃酸分泌增加。临床上尿毒症患者溃疡病的发生率并不随透析治疗时间的延长而减少，反而有增加的趋势，提示透析患者有胃酸分泌增加的趋向。同年，Gorden 等对 78 例慢性肾衰竭患者接受维持性血液透析治疗的患者的胃酸分泌情况进行了研究，显示男性的胃酸分泌峰值水平为 12.8mmol/h，与正常对照无明显差别；女性的胃酸分泌峰值水平为 12.0mmol/h，较对照组升高近 2 倍（女性正常对照值为 6.1mmol/h）。在男性患者中 30%胃酸分泌为低水平。Kang 等测定了 114 例慢性肾功能不全维持性血液透析患者的胃酸分泌情况，基础胃酸排出量为 0～24.3mmol/h，高峰排出量为 1.0～49.1mmol/h，两者均分布在一个较大的范围内，同时还发现低胃酸分泌的患者多为老年人及男性患者。

以上研究显示，不同的研究，得出不同的结论，没有获得相似的结果，其原因可能与以下因素有关：①受个体差异的影响，如性别、年龄等，不同年龄壁细胞功能可能有较大的差异；②受研究方法的影响；③受研究例数的影响，研究样本数量小，很难说明其结果的正确性；④壁细胞抗体存在的干扰，特别是在合并有慢性胃炎的情况下，壁细胞抗体的存在与否，在一定程度上影响其结果。

（二）血液透析患者胃肠肽的变化

广义的胃肠肽激素包括胃肠激素、胃肠神经肽、胃肠生长因子和胃肠道产生的细胞因子/淋巴因子四大类。它们都属于生物活性肽，因此也可统称为胃肠肽。消化道分泌多肽的细胞称为 APUD 细胞，除胰岛细胞聚集在一起外，余均个别地散布于胃肠道黏膜上皮之间，尤以小肠上部和胃窦较多。胃肠肽除了以经典的内分泌方式起作用外，还以旁分泌、神经递质、自分泌方式起作用。其不仅受神经调节，也存在相互调节，如促胃液素释放肽（GRP）刺激促胃液素、胆囊收缩素（CCK）、神经降压素（NT）的释放，而生长抑素（SS）抑制上述激素的释放，这种相互间的调节通过两个途径起作用：一是直接作用于内分泌细胞相应受体，如 CCK 作用于 D 细胞上 CCK 受体，刺激 SS 释放；另一途径为间接通过神经递质，即所谓的生理反馈机制。

慢性肾衰竭（CRF）患者胃肠道症状是最早和最常出现的临床表现，经过充分血液透析治疗后部分患者仍存在某些胃肠道症状，黏膜损害发生率也未下降。提示除与尿毒症毒素有关外，还有其他因素参与，其中胃肠肽激素可起重要作用。

1. 慢性肾衰竭患者胃肠肽激素的变化

许多研究证明，慢性肾衰竭时胰多肽（PP）、促胃液素、CCK、糖依赖性胰岛素释放（GIP）、GRP、酪酪肽（PYY）、P 物质（SP）血清水平明显高于对照组，其机制认为是由于慢性肾衰竭时肾脏对肽类激素清除减少和尿毒症毒素直接刺激某些多肽激素的分泌所致。如有作者以正常人作对照，研究 PP 在慢性肾衰竭和肝硬化患者的体内代谢，通过检测肝、肾动静脉血清中 PP 浓度和肝、肾血流量，发现肾动脉血 PP 浓度明显高于肾静脉血中 PP 浓度（$P<0.025$），正常情况下，PP 能完全被肾脏所滤过。一方面，慢性肾衰竭时 PP 浓度明显升高，而肝硬化者不影响 PP 血浓度，提示肾脏对 PP 来说是重要的清除场所。另一方面，肾脏中存在某些胃肠肽激素如 SP 的特殊降解酶，当慢性肾衰竭时 SP 降解酶减少导致 SP 增高。此外，尿毒症患者调节胃肠肽的细胞受体下调也影响其血清水平。另有一些肽类激素如 SS、NT 等血清水平并不升高，其原因可能与尿毒症毒素导致分泌细胞的反应性下降或肾外代谢的代偿性增加有关，如 Franceschini 等观察慢性肾衰竭患者 SS 分泌细胞对糖反应缺乏和 SS 释放量减少。

促胃液素是研究最早、最多的肽类激素，以多种分子形式存在，其中以 17 肽促胃液素（G-17）和 34 肽促胃液素（G-34）为主。肾脏是促胃液素的主要排泄场所，慢性肾衰竭时促胃液素血清水平升高已被许多作者的观察所证实，并以 G-34 占优势，循环中的主要存在形式是 G34-LI（G34-like immunoreactivity），而 G-17 水平无改变。其高促胃液素血症除了与肾脏清除率下降有关外，壁细胞功能异常诱导的胃酸负反馈机制的减弱导致促胃液素产生增加或壁细胞对促胃液素敏感性下降亦参与其中。G-17 不增高，与其主要在肾外组织代谢有关。

2. 血液透析对胃肠肽激素的影响

血液透析过程中胃肠肽激素的血浆浓度受多种因素影响，如透析方式、用药等。

（1）血液透析：Kenneth 等观察了 15 例血液透析患者透析 4 小时前后的部分胃肠肽激素血浆浓度的变化，发现透后促胃液素、胰岛素、血钙水平比透前明显升高，而 GIP、VIP、SS、胃动素、NT 透析前后比较无统计学差异。对血液透析中促胃液素的研究较多，大促胃液素（G-34，分子质量为 3800Da）和小促胃液素（G-17，分子质量为 2100Da）可通过透析器部分清除，文献报道，有 2/3 常规血液透析的患者血清促胃液素水平高于正常对照组，且促胃液素水平与血液透析次数没有明显相关性。又有学者专门研究了血液透析和非血液透析的尿毒症患者血清促胃液素的水平，发现血液透析组血清促胃液素浓度明显高于非血液透析组，提示尽管血液透析能清除部分促胃液素，但清除量要比每日的生成量少。生成量的增加可能与血液透析本身的刺激有关。持续性非卧床腹膜透析患者亦有同样的情况，虽然持续性非卧床腹膜透析患者腹透流出液有大量促胃液素，但血清促胃液素水平并未下降。

（2）肝素：Hegbrant 等以生理盐水做对照，研究普通肝素对胃肠肽激素的影响，在给肝素前和后 45 分钟分别从动静脉瘘处取血标本，发现肝素组血浆胃动素浓度明显下降，SP 上升。

（3）促红细胞生成素（EPO）：有作者研究血液透析患者 EPO 治疗对胃肠肽激素的影响，使用 EPO 3 个月后与治疗前比较，胰岛素分泌增加，胰高血糖素分泌减少，促胃液素、PP 处于低水平。EPO 治疗 12 个月，PP 水平仍低，促胃液素分泌反应也低。EPO 治疗 6 个月与非 EPO 治疗组对照，胰岛素、胰高血糖素、PP 均下降。

另外，透析液的温度、缓冲剂、透析膜及非匀速超滤等均影响胃肠肽激素的血浆水平。

3. 胃肠肽激素变化在消化道运动功能紊乱和黏膜损伤中的作用

慢性肾衰竭患者常伴有恶心、呕吐、消化不良和消化道出血等症状，消化道黏膜炎症性病变有较高发生率，血液透析并不能减少黏膜损伤的发生率，并常有胃肌电异常的胃排空延迟。Ravellin 发现 11 例慢性肾衰竭患者中有 6 例表现胃肌电活动异常，包括各种类型的节律紊乱：胃电过速、快速节律紊乱和胃电过缓，又有作者研究发现有胃电活动异位起搏点的存在。血液透析有导致胃肌电活动恶化的趋势。这些胃肠结构和功能的异常除了与尿毒症毒素有关外，血浆某些胃肠肽激素变化参与其发生。慢性肾衰竭和血液透析时，多种胃肠肽激素之间发生不成比例的变化导致体内生理平衡破坏，自我调节功能削弱，从而引起胃肠运动功能异常，是引起黏膜炎症的重要因素之一。如慢性肾衰竭时血清促胃液素水平升高，但胃酸反而减少，胃内液体和固体食物排空延缓，而肠道运动亢进，导致胃肠功能失调。另外，胰高血糖素水平升高，其对抗胃动素，抑制胃的收缩活动，抑制小肠自发性运动和大肠蠕动。高水平的 GIP 抑制胃酸分泌和胃排空等。初步研究表明，血液透析胰液碳酸氢盐的减少和胃蛋白酶分泌的增加或有关胃黏膜对酸的防御机制的削弱可能解释正常胃酸水平患者黏膜病变的高发生率。胃黏膜出血可能与氧供减少及血液透析中产生的氧自由基有关。关于胃黏膜的防御功能，目前许多资料表明，胃肠道自身合成和释放的肽类激素对消化器官具有明显的保护作用，对于防止黏膜损伤及加强损伤后的修复过程起重要作用。如 SS 在胃肠黏膜中以胃窦部含量最高，胃窦黏膜中 D 细胞通过旁分泌途径释放 SS，抑制 G 细胞释放促胃液素，对胃黏膜有明显保护作用。推测慢性肾衰竭和血液透析患者胃黏膜病变与胃窦黏膜 SS 含量下降，对促胃液素和胃酸分泌的调节功能缺陷或减弱了胃黏膜内自由基清除酶——谷胱甘肽过氧化酶活性，导致细胞膜的脂质过氧化损伤有关。总之，在消化道功能紊乱和黏膜损伤中有多种胃肠肽激素参与，彼此综合调节。如几个多肽激素的血浆水平包括调节胃肠动力的促胃液素、CCK 和调节饥饿和饱足感的胰高血糖素和 CCK 升高，直接刺激肠平滑肌或中枢神经系统的特殊区域，导致胃肠动力异常。

（三）幽门螺杆菌

目前已公认幽门螺杆菌（Hp）为慢性胃炎的主要病因，在消化性溃疡，特别是十二指肠溃疡的发病中可能起重要作用，与非溃疡性消化不良也可能有一定的关系。慢性肾衰竭患者经常伴有胃炎、消化性溃疡及消化不良症状。由于 Hp 是胃内唯一产生活性尿素酶的细菌，因而人们曾设想尿毒患者的高尿素水平更可促进 Hp 所造成的胃黏膜炎症及溃疡的形成。Hazell 和 Lee 提出如下理论，即 *Hp* 聚集在胃上皮细胞内，产生具有高度活性的尿素酶，快速水解尿素，形成大量的氨，在胃黏膜形成跨膜氨梯度，使上皮细胞周围环境发生变化，细胞表面 pH 升高，从而阻滞 H^+ 由黏膜向胃腔内分泌，并促进 H^+ 逆向扩散，从而使细胞保护减少，造成黏膜炎症，导致溃疡形成。有报道指出，31%的尿毒症患者胃中有 *Hp*，这些患者 68%伴有胃炎，2.5%伴有十二指肠炎。但近年来的另一些研究发现，无论是通过血清抗 H^3 抗体测定或胃活检组织 *Hp* 染色，均未发现慢性肾衰竭透析患者 *Hp* 的发生率高于非尿毒症患者。1993 年，Gladziwa 等观察了 164 例胃镜证实有胃溃疡、糜烂性胃炎的患者，其中 84 例肾功能正常，45 例肾功能异常，35 例因尿毒症行维持性血液透析治疗，经胃镜检查收集活检标本，通过进行组织染色、组织培养及标本直接显微镜下观察等方法，确诊是否存在 *Hp* 感染，结果发现，*Hp* 感染率在肾功能正常和肾衰竭患者之间无显著差异，且在不同程度肾功能不全患者之间均无显著差异。因而，目前认为 *Hp* 在慢性肾衰竭患者的胃炎、溃疡病的发病中并不起重要作用。

（四）胃肠屏障

1. 肠屏障功能的组成

正常胃肠屏障功能的维持依赖于完整的肠黏膜上皮、肠腔内正常菌群、分泌型 IgA（SigA）、肠道相关淋巴组织（GALT）及肝脏网状内皮系统，其中最关键的是肠黏膜上皮屏障。正常情况下，肠黏膜表面定植大量厌氧菌，抑制其他侵入性致病性微生物的增殖与过度生长；杯状细胞分泌的黏液形成一层保护功能的黏液胶；肠道富含各种 B 或 T 淋巴细胞亚群、浆细胞、巨噬细胞、中性粒细胞等免疫活性细胞，分泌的 SigA 和细胞免疫应答都利于防止肠腔内致病微生物入侵；覆盖在黏膜和绒毛表面并衍生到腺管的黏液胶和相邻肠上皮细胞顶端之间的紧密连接（tight junction，TJ）封闭了顶部的细胞间隙。紧密连接由蛋白质复合体组成，对物质转运起选择性作用，其开放和关闭受肠腔内物质、细胞因子等各种病理生理刺激的调节，具有相当大的可控性。

2. 肾功能不全对肠黏膜屏障的影响

Magnusson 研究发现，慢性肾衰竭患者口服聚乙二醇（polyethylene glycol，PGE）后，大分子 PGE 在尿液中复检比例高于小分子 PGE，屏障滤过率为 50%时 PGE 断点（break-point）向高分子量侧偏移，提示尿毒症患者肠黏膜屏障对大分子物质的通透性增高，黏膜屏障受损。肾衰竭患者常由于厌食致热量摄入不足，机体处于负氮平衡，可引起肠上皮细胞 DNA 含量减少，细胞增生减弱，肠腔内黏液层厚度变薄、绒毛长度缩短、隐窝加深、肠黏膜萎缩；患者细胞免疫功能下降，单核细胞、淋巴细胞、中性粒细胞功能障碍，影响肠道局部和全身免疫功能。合并血流动力学障碍时，肠黏膜组织低灌注缺血缺氧，黏膜和黏膜下水肿，糖酵解率增加引起细胞内酸中毒、ATP 耗竭，破坏以肌动蛋白丝为基础的细胞骨架的正常功能。酸中毒通过抑制谷胱甘肽过氧化酶和谷胱甘肽还原酶促进脂质过氧化和氧化剂介导的细胞损伤，同时还可促进 H^+-Ca^{2+} 交换，激活 pH 依赖的胞膜 Ca^{2+} 通道，增加细胞内 Ca^{2+} 浓度，松解 TJ 及提高肠上皮通透性。IL-4、IFN-γ 等炎症因子生成增加，刺激 NO 合成，高浓度的 NO 可破坏肌动蛋白细胞骨架、抑制 ATP 生成。肠道致病微生物感染概率增加，一些肠道致病菌黏附于肠上皮细胞后，在肌凝蛋白轻链激酶（myosin light chain kinase，MLCK）的催化下发生磷酸化反应，刺激细胞骨架和 TJ 周围肌动蛋白环（actomyosin ring）收缩，TJ 复合物成分跨膜蛋白 occludin 移位至胞质，致 TJ 结构松解。

3. 肠黏膜屏障功能改变对肾功能的影响

肠黏膜通透性增高，导致寄居在肠道的细菌和内毒素易位。内毒素可以激活补体、激活凝血系统、产生血管活性激肽、产生激活巨噬细胞的 IL-1 和恶病质素（cachectin）。当门静脉血内毒素浓度增高时，又可使肝脏免疫功能受损，同时肝脏库普弗细胞吞噬毒素后可释放一系列花生四烯酸产物及细胞因子，引起全身多脏器损害。肾脏血管 α 受体密度高，内毒素具有拟交感神经作用，刺激 α 受体造成肾脏血管的持续痉挛，致使肾脏低灌注缺血缺氧加速肾功能恶化。内毒素可诱导血管内皮细胞表达黏附分子，使中性粒细胞等炎症细胞贴壁并在肾小球内滞留，细胞激活后释放溶酶体蛋白水解酶和产生超氧阴离子引起局部组织细胞的损伤；同时可激活磷脂酶 A2 引起花生四烯酸代谢产物的合成与释放，加重舒缩血管活性物质的比例失衡，致使组织微循环淤滞状态难以纠正，肾脏损伤呈持续加重。内毒素造成肠系膜血流量下降，可使肠黏膜通透性进一步增高，形成瀑布级联似反应的恶性循环从而加重病情。内毒素持续不断的"漏"过肠黏膜，引起炎症的激活及细胞介质的释放，导致全身炎症反应综合征（SIRS）、多器官功能障碍综合征（MODS），甚至多器官功能衰竭（MOF），因而肠道是系统性炎症反应的中心器官这一观点得到普遍认同。

（五）淀粉样变

长期血液透析超过 10～15 年的患者该并发症多见，而在早期接受肾移植的患者中并不常见。淀粉样蛋白的成分主要来源于 β_2-微球蛋白，它可沉积于包括舌、食管、胃、小肠、结肠和直肠在内的消化道任何部位，并引起相应的临床症状。文献报道，相关的表现有消化道出血、腹泻、肠坏死、肠穿孔、大便失禁、便秘、胃扩张、胃轻瘫和回肠麻痹、假性肠梗阻等。淀粉样蛋白主要沉积于消化道浆膜层、壁层肌肉，而黏膜组织学表现基本正常，因此胃肠道淀粉样变的诊断相对困难。

（六）假黑皮症

假黑皮症是一种少见的并发症，是大量黑色素聚集在定位于胃肠道黏膜的巨噬细胞中形成的病理改变，以 X 线电子探针对巨噬细胞中的颗粒进行分析，发现色素中铁和硫的含量很高。病变多发生于十二指肠，另有少数病例胃活检时亦发现有胃黏膜色素沉着。目前推测该病变的原因是尿毒症患者口服含铁制剂后红细胞对铁的失利用导致铁颗粒在十二指肠沉积。

（七）微生态改变

1. 胃肠道微生态的生理作用

正常人由于胃酸的杀菌作用，胃及小肠上段细菌很少，空肠一般也只有少量的细菌，至下段回肠细菌数量明显增多，结肠细菌数量显著增多，每克结肠内容物或粪便可含细菌 1010～1012 个，主要菌种是厌氧菌，厌氧菌与兼性厌氧菌的比例为 2000：1。胃肠道的微生态平衡是宿主生长发育的必需条件。宿主维生素、氨基酸、糖类都可以从其正常的肠道微生物获得，细菌还参与蛋白质代谢，菌体蛋白也可被宿主利用。肠道菌群可通过细菌酶的化学反应对外源性及内源性物质进行代谢。细菌的 β 葡萄糖醛酸酶、硫化酶对多种化合物的肠肝循环起重要作用。菌群还具有免疫刺激作用，对肠黏膜的发育有重要作用，并构成生物学屏障，阻止致病菌和条件致病菌的定植和入侵。健康人肠道微生物菌落在定性和定量上是相对恒定有规律的，但是在宿主的病理状态下，将引起菌群的异常。

2. 肾衰竭胃肠道微生态的改变

Michael 等对终末期肾病患者与非尿毒症患者的小肠细菌进行比较，发现前者小肠细菌既有质的不同又有细菌数量的增多，非尿毒症患者细菌含量为 103～104/ml 小肠内容物，尿毒症患者的为 105～108/ml 小肠内容物，其中大肠杆菌高达 107～108/ml 小肠内容物，链球菌高达 106～107/ml 小肠内容物。William 等认为，尿毒症时肠道细菌尤其是结肠部分的细菌数量明显增多。但 Setala 等则认为尿毒症患者与正常人相比结肠细菌没有质和量的不同，但能降解尿素和肌酐的细菌数量增多。细菌过度生长的可能原因为：①尿毒症时肠腔内高浓度尿素和肌酐导致菌群失调；②肾功能受损时肠道代替肾脏成为最大的蛋白质代谢器官，经肠道排出的非蛋白氮化合物为细菌的生长繁殖提供了足够的营养生长条件诱导细菌生长；③机体和肠道局部免疫功能受损，细菌过度繁殖。过度生长的肠道菌群竞争性利用摄入的糖类、蛋白质，减少机体吸收量，将肠内胆汁中的结合型胆酸盐转变为游离胆汁酸，后者易被小肠吸收或沉积在小肠造成胆汁酸缺乏、脂肪吸收障碍，引起宿主消化不良。

细菌在特定的生长环境下表型将发生改变，称为非遗传变异，其中酶分泌变异最为重要。国内相关的研究发现，慢性肾衰竭患者肠道大肠杆菌为适应肠道环境的改变，将肠道内氮源性代谢产物作为生长繁殖的营养物质，同时这种高毒素环境也诱导大肠杆菌产生一系列变化，产生降解尿素、肌酐和尿酸的酶。尿毒素环境诱导细菌变异在肾功能不全的治疗中有重要价值。Kieulstrand 等利用尿素酶和氨的吸附剂磷酸锆制成微胶囊，治疗慢性肾衰竭患者取得一定疗效，被称为可吞咽的人工肾。国内学者体外诱导谷氨酸棒状杆菌产尿素酶制成微胶囊治疗肾衰竭，结果血尿素和肌酐都有不同程度的下降，同时菌群的代谢作用在参与氮循环过程中发生改变，有利于尿毒症患者达到机体正氮平衡。微生物利用积聚在体内的非蛋白氮化合物作为自己的能量来源，消耗肠道内毒素起“自洁”作用，但是在代谢废物的同时，也可将从食物进入或排泌至肠腔的化合物转化为潜在毒性物质。因此，胃肠道微生物既有病理状态下的适应性改变以达到宿主内环境的平衡，又可加剧尿毒症的症状。如何促进有益于宿主的菌群生长，抑制制毒菌，促进尿毒素的分解和清除，以及减少毒素的吸收再循环，对尿毒症的治疗具有极其重要的意义。

二、临床表现

胃肠道并发症常见的症状如下：

（1）食欲不振：为尿毒症非特异性症状，是尿毒症及透析过程中的某些因素所致。

（2）恶心、呕吐：透析治疗期间，水、电解质、酸碱平衡异常，透析不充分，透析中低血压，乙酸盐透析可引起恶心、呕吐。

（3）消化不良：主要症状有上腹疼痛不适、腹胀、嗳气。常见于消化性溃疡、胃食管反流性疾病、胃炎、十二指肠炎、糖尿病、胃轻瘫。

（4）便秘：透析患者常出现便秘，主要原因是限制水和含钾高的水果及蔬菜摄入，食物中纤维素含量减少，应用钙剂、铁剂、镇痛剂，活动量少，精神状态改变。

（5）腹泻：透析患者腹泻伴发热，应考虑感染性腹泻，如高血压、糖尿病患者，血液透析中出现血性腹泻、发热、败血症和低血压提示缺血性肠病或肠梗阻。

（6）呃逆：尿毒症患者代谢异常如低钠血症及膈肌受刺激可导致难治性呃逆。

（7）口腔异味：尿毒症胃炎、口炎、腮腺炎和干燥综合征、营养不良均可引起口腔异味。

三、常见消化系统并发症

（一）上消化道疾病

1. **胃、十二指肠炎和消化性溃疡**

经 X 线检查及胃镜和组织学发现，大约 50% 的透析人群中存在胃、十二指肠炎或消化溃疡，促发因素可能有：

（1）尿毒症透析患者胃酸分泌升高；

（2）胃肠激素水平紊乱；

（3）幽门螺杆菌感染；

（4）胃轻瘫、胃潴留；

（5）高尿素水平引起胰腺分泌和胃蛋白酶原释放，促进胃黏膜损伤。

2. **胃、十二指肠炎或消化性溃疡的治疗**

（1）有胃、十二指肠炎者可给予雷尼替丁治疗，每晚 150mg，口服。

（2）抗幽门螺杆菌治疗：可用一种或几种抗生素配合 H_2 受体拮抗剂或质子泵抑制剂。避免应用铋制剂，因其经肾脏排泄，肾衰竭时易蓄积中毒。上述治疗可使胃泌素水平降至正常。

（3）胃潴留：与自主神经功能紊乱有关，胃动力药物可以通过阻断多巴胺能受体刺激食管、胃和小肠上段运动来治疗胃潴留。此类药物有多潘立酮和甲氧氯普胺，多潘立酮的中枢神经系统不良反应少，推荐使用。西沙必利较前两种药物疗效更好，但因有延长 QT 间期的不良反应，偶可见致命性心律失常，应慎用。

（二）下消化道疾病

1. **小肠**

维持性血液透析患者小肠结构改变各异，包括黏膜水肿、出血、坏死的假膜或溃疡病灶。发病机制为多因素，包括凝血、细菌感染、氨的直接毒素作用和严重高血压造成黏膜下小动脉坏死。以上表现多见于非透析患者，在透析患者少见。小肠功能异常包括酶活性、吸收功能、胆汁酸成分和微生物菌丛的改变。慢性肾衰竭患者十二指肠、空肠微生物菌群

（厌氧、非厌氧）增加。由于细菌过度生长影响肠吸收，临床主要表现为腹泻。也可见由于动脉粥样硬化血管病变致肠系膜缺血和非梗阻性肠系膜梗塞。慢性肾衰竭患者，特别是长期维持性血液透析治疗者出现淀粉样变，这些淀粉样物质沉积全身各组织、器官，也会造成胃肠道症状。Maher 等报道 2 例患者在血液透析 7 年和 10 年后，分别出现黑便和持续性腹泻，证实小肠有大量淀粉样蛋白沉积。

2. 大肠

血液透析患者尸体解剖调查发现结肠性溃疡和假膜性结肠炎的发生率高，临床上有尿毒症并发非特异性结肠溃疡、自发性结肠穿孔、由肠憩室引起的结肠穿孔及麻痹性肠梗阻的病例报道。

3. 缺血性肠病

尿毒症透析患者可出现肠系膜缺血和梗塞，主要原因为：①动脉粥样硬化影响肠系膜血液循环，心脏病变造成低血流量状态及糖尿病血管病变引起；②药物影响如地高辛（digoxin）和血管扩张剂造成"偷窃综合征"使肠系血流量减少；③血液透析治疗由于超滤造成的低血压，特别是有自主神经病变者易诱发肠缺血及梗阻；④其他原因，如呕吐、腹泻致容量丢失可出现肠梗塞，严重的缺血造成肠坏死，应用免疫抑制剂及渗透性导泻剂、树脂灌肠剂可诱发肠坏死。患者可表现为腹痛、低血压、血性腹泻及脓毒血症等症状和体征，动脉造影可确诊。

4. 肠梗阻

在血液透析患者肠梗阻和假性肠梗阻经常会由慢性便秘引起，使用铝制剂是常见和主要原因。此外，高龄、电解质紊乱和自主神经病变也可致大肠运动受损，造成梗阻。

5. 憩室病和憩室炎

透析患者右侧肠憩室病较常见，饮食中限制水、蔬菜、水果或应用磷结合剂等造成便秘，易发生憩室病。

多囊肾患者憩室病发病明显增加，有报道 83%的多囊肾透析患者有憩室病，与非多囊肾透析患者相比多 2 倍。憩室病可并发憩室炎和结肠穿孔，憩室炎是腹膜透析的相对禁忌证，憩室病症状包括腹痛、发热和白细胞升高，常与囊内出血、感染相混淆。憩室造成的穿孔由于症状轻微常会误诊，应予警惕。

6. 自发性结肠穿孔

自发性结肠穿孔的常见原因包括憩室病、淀粉样变、便秘、结肠溃疡及缺血性肠病。若透析患者出现腹痛，应想到肠穿孔的可能性，其病死率很高。

7. 难辨梭状芽胞杆菌感染

难辨梭状芽胞杆菌（clostridinm difficile）在医院一般病房及透析中心具有致病性，在肾衰竭患者免疫功能低下和胃肠道运动减慢时，均可诱发难辨梭状芽胞杆菌感染，常为暴发性腹泻，但也可没有任何临床表现。因此，有在透析单位蔓延的危险性，对腹泻患者应做粪便检查以除外之。

8. 血管再生不良

血管再生不良被认为是尿毒症胃肠道获得性损伤，影响了黏膜下或黏膜血管。这些损害通常多而小（<5cm），常局限于盲肠和右半结肠。血管造影或内镜检查对诊断有帮

助。>50 岁的终末期肾病患者可引起急性和慢性失血，治疗上除了纠正血小板功能障碍，减少肝素用量外，用小剂量雌激素（每日口服复合雌激素制剂 0.3～0.625mg）可使出血停止。因肠道多处损伤，故不宜行肠切除。损伤部位电烧术有助于控制出血。

（三）全消化道疾病

1. 血管功能不良

在慢性肾衰竭患者血管功能不良（angiodysplasia）的发病明显增加。一项研究表明，慢性肾衰竭患者上消化道出血的 20%由血管功能不良引起，而肾功能正常者仅为 5%。所包括的血管有胃、小肠、结肠等，在透析患者造成血管功能不良的因素有血管钙化、便秘、由于体液超负荷所致慢性静脉淤血等，发生机制尚不清楚。

2. 淀粉样变

淀粉样变（amyloidosis）为透析患者远期并发症。据报道长时间透析的患者，58%有 β_2-微球蛋白在内脏蓄积，也见于全肠道，可造成大量腹泻及肠道出血，偶见肠梗阻。淀粉样变的诊断靠活检病理检查证实。无特殊治疗方法，仅为对症、支持治疗。

3. 消化道出血

消化道出血是尿毒症患者常见且严重的并发症，即使透析治疗患者也常见，原因是多方面的。

（1）上消化道出血的临床特点：①出血前往往临床上没有消化道症状；②X 线检查显示多发性溃疡发生率高，胃、十二指肠溃疡比例为 1∶6～1∶12，十二指肠溃疡发生率较一般患者人群为高；③胃、十二指肠溃疡发生率可以逆转；④出血常于移植后高度排异危险期发生，此时也是皮质激素用量最大时；⑤常伴胃肠黏膜糜烂，在尸体解剖中可见 40%～50%的病例有消化道黏膜糜烂；⑥常出现于移植手术后早期，提示溃疡病的发生与皮质激素应用有关；⑦临床消化性溃疡的表现多不典型。

（2）上消化道出血的原因：除与原发或继发某些疾病有关外，还与尿毒症本身代谢异常和透析相关因素有关。

1）出血素质：尿毒症患者血小板功能明显障碍，血小板第Ⅲ因子受抑制及凝血因子减少，均可造成出血、凝血障碍及全身出血倾向。Lewicki 等报道，12 例死于消化道出血的尿毒症患者中，7 例死前存在全身出血倾向。有学者应用核素 [15] 铬标记研究发现，尿毒症患者既未找到失血症，也无出血的临床表现，但血液从上消化道丢失。观察 10 例血液透析患者，每日丢失血液 6.27ml；6 例尿毒症非透析患者，每日丢失血液 3.15ml；4 个正常志愿者，每日丢失 0.83ml 血液。这种多于正常人的丢失，分析可能是由于尿毒症血小板功能障碍造成的全身出血倾向。

2）透析因素：对尿毒症维持性血液透析患者，如肝素抗凝剂应用不当，会造成出血。Zukerman 等在 42 个月观察了 482 例上消化道出血患者，其中 59 例患者中，有 14 例（24%）经内镜检查发现胃血管发育不良，而非尿毒症患者有 29 例（5%）发现血管发育不良，两者有显著差别（$P<0.001$）。血管发育不良是导致消化道出血的原因之一，其发病机制目前尚不清楚。

3）消化道肿物：胃肠道肿瘤是造成出血的另一个原因，依赖透析长期存活的患者，可见肿瘤并发症，可能与尿毒症患者免疫功能低下及应用免疫抑制剂有关。

　　4）上消化道炎症：尿毒症造成的上消化道出血，也常常由于上部胃肠道炎症引起。Negri 等检查 21 例维持性血液透析患者，上消化道出血后 24～48 小时进行胃镜检查，发现 8 例为胃糜烂性胃炎（38%），5 例为胃溃疡（24%），3 例为十二指肠溃疡（24%），2 例为胃溃疡（9.5%），2 例为食管静脉曲张（9.5%），1 例为 Mallory-Weiss 综合征。

　　5）治疗：与非尿毒症患者相同。①应用抑制胃酸分泌的药物，如 H_2 受体拮抗剂、质子泵抑制剂等。H_2 受体拮抗剂包括：西咪替丁、雷尼替丁、法莫替丁和尼加替丁，这些药物部分经肾脏排泄，终末期肾病患者应减量 50%。奥美拉唑每日口服 20mg，可通过抑制 H^+-K^+-ATP 酶使胃酸分泌减少。肾衰竭患者不用减量，加尼替丁，建议 150mg，隔日 1 次口服（非终末期肾病患者 150mg，每日 2 次）。②抗酸制剂、氢氧化铝和氢氧化镁可促进溃疡愈合，但为避免铝中毒和高镁血症，透析患者应禁用。③应避免致溃疡的危险因素，如 NSAIDs、阿司匹林、吸烟等。

　　（3）下消化道出血：可由结肠溃疡引起，常见部位为盲肠，也可由巨细胞病毒感染引起，抗菌药物诱发假膜性肠炎和肠淋巴瘤引起。血管发育异常可以影响胃黏膜和盲肠、升结肠黏膜血循环，特别易引起老年患者消化道出血，这种情况在血液透析患者中的发生率高，特别是高龄、血管钙化、钙磷代谢异常和服用氢氧化铝引起便秘的情况容易促发。在慢性肾衰竭患者常可见憩室病变引起出血，特别是多囊肾患者，这些患者要尽量避免便秘（表 17-1）。

表 17-1　尿毒症消化道出血的原因

上消化道出血	憩室病
胃炎	结肠溃疡
十二指肠炎	自发性穿孔
消化性溃疡	炎症性肠道疾病
食管炎	痔疮
食管静脉曲张	上、下消化道出血
Mallory-Weiss 综合征	血管功能不良
下消化道出血	淀粉样变
缺血性结肠炎	感染
肠梗阻	新生物

第二节　胰腺病变

　　慢性肾衰竭患者胰腺组织学和外分泌功能改变常见。20 世纪 40 年代已报道，在死于尿毒症的尸体解剖中发现＞50%的患者有胰管扩张、组织变性和增生、间质炎症和纤维化，这些改变的临床意义不能肯定，但非尿毒症者仅 12%出现类似改变。20 世纪 70 年代以后发现血液透析患者胰腺组织有类似变化的报道，并认为与甲旁亢有关，但此后有人提出这些变化并非尿毒症的特异性改变。

透析患者常可出现胰腺炎，尸体检查的发生率为 28%，临床报道 10 年透析患者胰腺炎的发生率为 2.3%，而对照组为 0.5%，腹膜透析患者胰腺炎的发生率高于血液透析患者。尿毒症患者胰腺炎的死亡率为 20%，透析患者发生胰腺疾病的原因仍然不清，可能的诱发原因有：①胰腺小动脉粥样硬化；②甲旁亢；③尿毒症的代谢异常及肠道激素的变化等。典型的临床表现为腹痛，恶心，呕吐，血清淀粉酶、脂酶升高。但由于淀粉酶通过肾脏排泄，由于肾功能的减退或消失，许多透析患者可出现无症状性、持续性淀粉酶升高，所以在透析患者淀粉酶、脂酶水平超过正常值 2～3 倍，并有典型的症状才能诊断胰腺炎。胰腺同工酶在肾衰竭时也可升高，诊断价值不大。腹膜透析及有腹水者，腹腔引流液胰酶存在有助于胰腺炎诊断。劝告患者要避免大量饮酒，以防急性胰腺炎发病。

应减少胰酶的合成和分泌，或降低胰水解酶的活性，以减少胰腺自身消化，使胰腺休息。具体治疗同非透析患者。

第三节　腹　　水

透析患者若排除充血性心力衰竭、肝硬化或腹部恶性肿瘤等疾病，出现腹水时应考虑为透析相关性腹水。其原因不清，可能与水过多、恶病质或低蛋白血症有关。特发性透析相关性腹水的发病机制可能是多方面的。容量负荷过重和低蛋白血症造成血浆胶体渗透压下降、毛细血管静水压升高及腹膜通透性异常，均可促进腹水产生。

透析患者腹水的治疗主要有：充分透析、保持液体平衡（限制水和单纯超滤）、改善营养状态等，充分透析的患者胃肠道症状少，有利于营养的摄入。

腹水的清除很困难，因为：①患者对限制水摄入的顺从性差；②腹水影响心功能和静脉回流，使腹压升高；③若腹水中蛋白质含量高，则腹水压力增大。消除腹水的其他方法有：腹膜透析、腹颈静脉分流或肾移植。

第四节　肝　脏　病

见第九章。

（李　宓）

参 考 文 献

Bailie G R，Mason N A，Elder S J，et al. 2006. Large variations in prescriptions of gastrointestinal medications in hemodialysis patients on three continents：the Dialysis Outcomes and Practice Patterns Study（DOPPS）. Hemodial Int，10（2）：180-188.

Jansson K，Jansson M，Andersson M，et al. 2005. Normal values and differences between intraperitoneal and subcutaneous microdialysis in patients after non-complicated gastrointestinal surgery. Scand J Clin Lab Invest，65（4）：273-281.

Kaplan B，Martin B M，Livoff A，et al. 2005. Gastrointestinal beta2microglobulin amyloidosis in hemodialysis patients： biochemical analysis of amyloid proteins in small formalin-fixed paraffin-embedded tissue specimens.Mod Pathol，18（12）：1610-1617.

Manzanera M J，Gutierrez E，Dominguez G B，et al. 2005. Digestive haemorrhage due to angiodysplasia in dialysis patients. Treatment with conjugated estrogens. Nefrologia，25（4）：412-415.

Pisani A，Spinelli L，Sabbatini M，et al. 2005. Enzyme replacement therapy in Fabry disease patients undergoing dialysis：effects on quality of life and organ involvement. Am J Kidney Dis，46（1）：120-127.

Pljesa S，Golubovic G，Tomasevic R，et al. 2005. "Watermelon stomach" in patients on chronic hemodialysis.Ren Fail，27（5）：643-646.

Rivera M，Lucero J，Guerrero A，et al. 2005. Octreotide in the treatment of angiodysplasia in patients with advanced chronic renal failure. Nefrologia，25（3）：332-335.

Sandberg A S. 2005. Methods and options in vitro dialyzability：benefits and limitations.Int J Vitam Nutr Res，75（6）：395-404.

Stefanidis I，Liakopoulos V，Kapsoritakis A N，et al. 2006. Gastric antral vascular ectasia（watermelon stomach）in patients with ESRD. Am J Kidney Dis，47（6）：e77-82.

第十八章 血液透析眼部及耳部并发症

长期血液透析患者可因基础疾病、血液透析引起不同程度的眼部病变。常见并发症有：眼压变化、青光眼、视神经病变、眼底视网膜病变、白内障、角-结膜钙化、去铁胺治疗和全身感染引起眼损伤。

第一节 眼 压 变 化

一、透析液对眼压的影响

乙酸盐透析在 20 世纪 80 年代早期占血液透析的主导地位，目前已逐渐被碳酸氢盐透析替代。有研究比较了乙酸盐透析和碳酸氢盐透析对于透析患者眼压和前房深度的影响，发现乙酸盐透析患者的前房深度显著变浅。血液透析后血尿素氮迅速下降，尿素氮从细胞内转到细胞外，引起眼内 pH 下降，进而可能影响房水生成。乙酸盐透析 pH 升高迟缓，而碳酸氢盐透析后血 pH 稳定升高，往往能更快纠正眼内酸中毒，恢复正常房水动力平衡。因此，对易感患者而言，如青光眼患者、近期行眼部手术患者，乙酸盐透析可能对眼动力学平衡产生负面影响。这些患者应考虑使用甘露醇治疗及采用碳酸盐透析。

二、透析中眼压的变化

从理论上说，血液透析改变了全身血液的渗透压及动力学，对眼压应该有影响，临床观察和研究也发现血液透析期间和血液透析后的眼压变化，但各报道间有差别，以眼压升高为多见。

（一）眼压在透析期间升高的报道

Sitprija 等于 1964 年最早研究并发现了血液透析中患者眼压的变化。动物研究发现，41.8%的尿毒症狗在透析中眼压较对照组高，而临床研究发现，大多数尿毒症患者平均眼压升高 4～8mmHg。Bum 观察到约 1/3 的长期血液透析患者出现眼压升高。Cecchin 等发现，8%的患者血液透析期间出现眼压升高，房角检查所有这些患者均为窄房角。Leiba 等报道，血液透析结束后眼压升高 0.35mmHg，超滤后眼压降低 1.48mmHg。Tawara 等发现了 5 只房水流出障碍的患眼出现眼压显著升高，但是 8 只房水流出正常的患眼眼压未发生明显改变。Ikeda 等报道了一例右眼剥脱综合征患者在血液透析期间右眼眼压反复升高，最高达 56mmHg，并指出对此类患者应加强眼压监测，及时给予药物或手术治疗。Masuda 等的报道与之相仿。Tovbin 等发现，在 19 例伴有血液透析后尿素氮反弹和血细胞比容下降患者中，有 7 例患者出现眼压升高。

（二）眼压在透析期间降低的报道

Gutmann 和 Vaziri 分析了血液透析患者的眼压值，并与正常对照组比较，发现血液透析患者的眼压明显比对照组低。在透析 2 小时出现轻度眼压降低，全透析结束后眼压轻度高于基线。Costagliola 等发现，血液透析后出现显著眼压降低，从（19.2±2.1）mmHg 降到（14.6±2.2）mmHg。Tokuyama 等发现，血液透析后眼压平均降低 1.8mmHg，有统计学意义。

（三）眼压在透析期间无明显改变的报道

Rever 于 1981 年报道，在 4 小时的透析中，无论乙酸盐透析还是碳酸氢盐透析，眼压都没有发生明显变化。de Marchi 等发现，他们研究的大多数患者（41/55）眼压没有发生明显变化，10 例患者眼压升高 7.8～12.8mmHg，4 例患者眼压降低 3.1～5.1mmHg。据 Austin 等报道，除渗透压的明显改变外，16 例患者在透析期间或透析后均没有发生明显的眼压改变。Hojs 和 Pahor 也没有发现透析前后眼压出现明显变化。最近一次关于透析期间眼压改变的研究是由 Pelit 等做出的，没有发现眼压在透析前后有明显变化。

三、透析中眼部参数变化与眼压的关系

目前只有很少一部分文献报道了除眼压以外其他眼科参数检查及它们与眼压变化的可能关系。

（一）前房深度

Rever 等报道，乙酸盐透析期间前房深度明显变浅，并在给予甘露醇后维持稳定。但研究没有比较前房深度与眼压变化之间的关系。Costaliola 等没有发现眼压与前房深度有明显相关性。

（二）前房角

Cecchin 等发现 6 例窄房角患者出现眼压升高。de Marchi 等发现 10 例窄房角患者在血液透析期间出现眼压明显升高（7.8～12.5mmHg），而房角正常患者眼压没有变化或下降。

（三）房水流畅度

Costagliola 等没有发现房水流畅度与血液透析前后眼压变化有明显相关之处。而 Tawara 等则发现 5 只房水流出严重障碍患眼血液透析 90 分钟后平均眼压显著升高，180 分钟后眼压开始降低；8 只房水流畅度正常患眼在血液透析期间未出现明显眼压改变。Yoon 等的研究认为，房水流出障碍患者血液透析期间更易出现眼压升高。

（四）视野

Costagliola 等应用 Octopus 视野计划研究血液透析患者视野改变已超过 5 年，没有发现任何患者的平均光敏感度出现明显改变。部分患者出现平均光敏感度的生理性下降，但

是透析前后的检查结果差异没有统计学意义,提示慢性肾衰竭患者因血液透析引起的眼压改变可能并不会引起青光眼性视野损害。Pelit 等应用 Humphrey 视野计对尿毒症患者血液透析前后的视野改变进行比较,发现血液透析后视野明显改善,主要表现在平均缺损值,但模式标准差和校正模式标准差只有轻微改善,并出现短期波动。作者建议血液透析患者在透析后应进行视野检查。

(五) 其他眼部参数

Costagliola 等通过研究发现,房水流出阻力、角膜及晶状体在血液透析前后可出现无统计学意义的改变。目前还没有文献报道视神经和视网膜神经纤维层在血液透析时的变化。

四、透析中血中生化指标变化与眼压的关系

(一) 血浆渗透浓度

以往对于血浆渗透浓度改变与眼压的关系尚有争论。Sitprija 等发现,当透析中的尿毒症狗血浆渗透浓度下降速率为 11mmol/(kg·H$_2$O·h) 时,可伴有眼压下降,而下降速率为 8.5mmol/(kg·H$_2$O·h) 时,则未发现明显眼压改变。Austin 等发现,即使透析后血浆渗透浓度出现明显的下降 [(7.7±2.2)mmol/(kg·h)],眼压仍未出现明显变化。Leiba 等发现,透析后血浆渗透浓度明显下降,但在超滤时维持稳定,透析期间眼压的改变与渗透浓度改变明显相关。Tawara 等发现,房水流出障碍的眼在透析开始后血浆渗透浓度即下降明显,眼压在透析 90 分钟后明显上升,但眼压改变与血浆渗透浓度改变不相关;房水流出正常的眼血浆渗透浓度下降明显,眼压未见明显变化。

(二) 血浆胶体渗透压

Tokuyama 等首先研究了血液透析期间血浆胶体渗透压与眼压的关系。他们发现血液透析期间眼压降低的同时伴有血浆胶体渗透压升高,据此推断血浆胶体渗透压和眼压之间可能存在某种联系。在另一项研究中,他们还发现血液透析后出现血浆胶体渗透压的明显升高。目前认为,血液透析期间眼压改变与血浆胶体渗透压及体重改变相关。另外,血浆胶体渗透压改变与体重改变明显相关。

(三) 透析后尿素氮反弹和血细胞比容

透析后尿素氮反弹(PDUR)即透析后 1 小时的血尿素氮值减去透析结束时的血尿素氮值。Tovbin 等认为,PDUR 与透析期间眼压改变呈正相关。在他们的研究中发现 7 名 PDUR 升高>9mg,并且血细胞比容下降<8%的患者出现眼压升高;12 名 PDUR 升高>9mg 的患者眼压变化与血细胞比容呈负相关;14 名血细胞比容下降<8%的患者发现眼压变化与 PDUR 呈正相关。这表明,PDUR 与透析期间眼压改变明显相关,并且可以预测血细胞比容下降可能引起眼压升高。

(四) 其他参数

Costagliola 等研究了另外一些参数与眼压的关系。研究未发现眼压与心脏收缩压、舒

张压及碳酸氢盐有相关性，但发现眼压与右房压之间存在明显相关性；眼压与 pH 不相关，但与体重明显相关。

五、血液透析期间眼压改变的相关学说

尽管目前尚无明显结论认为血液透析与眼压变化一定相关，但临床观察确实发现部分血液透析患者在血液透析时及血液透析后出现眼压波动，主要是眼压升高，其机制尚不明确。既往各研究由于在病例选择、透析时间、眼压测量方法和测量时间、统计分析等方面不同，得出的结果和结论有差异是可以理解的，他们也相应地提出了一些相关的学说，试图说明和解释这些临床现象。

早期研究把血液透析期间眼压升高归因于血浆渗透浓度的快速下降，或者房水尿素氮浓度升高，也可能与细胞外液转移至前房有关，类似于透析失衡综合征。透析失衡综合征是血液透析治疗常见的并发症之一，通常表现为烦躁、头痛、恶心、呕吐、视物模糊及肌肉抽搐等。其发生机制尚有争论，目前多认为是血液透析时血浆渗透压明显下降，形成血浆与细胞内液、脑脊液等其他体液之间的渗透梯度，导致体液重新分布，进而引起脑脊液压力升高、脑水肿而产生一系列临床症状。

Burn 首先提出房水流出功能对眼压的影响。血液透析期间眼压升高与血浆渗透浓度快速下降引起脑水肿有关，如果房水循环系统正常，眼压升高幅度就小，而对于虹膜前粘连或窄房角引起房水流出不畅的患者，眼压可能会急剧升高，甚至诱发急性青光眼。Rever 等随后也提出了相似的学说。透析期间血浆渗透浓度迅速下降形成血浆和眼内的渗透压梯度，导致水分渗入眼内。正常的眼睛通过调节房水循环系统，增加房水排除量，以维持正常眼压，而房水出路梗阻则会引起眼压升高。透析技术的改进可提供相对稳定的血浆渗透浓度，眼压变化也相应减少。

Tovbin 等则认为 PDUR 与透析期间眼压改变明显相关，并且预测血细胞比容下降可能引起眼压升高。因为在透析过程中，细胞内尿素氮的清除迟于细胞外尿素氮的清除，造成细胞内外尿素氮浓度水平梯度，从而导致水分进入细胞内。但这种情况在透析后逆转，此时水分从细胞内渗出细胞外，导致血液稀释，渗透压下降，眼内水含量增加，眼压上升。

六、预防措施及眼科指导原则

用碳酸氢盐透析、腹膜透析、高渗钠透析、静脉用甘露醇、解除房水流出障碍、变换透析参数如用超滤法或在透析开始时加胶体溶液及减慢尿素氮移除速度等都可以在透析期间预防眼压急剧升高。乙酰唑胺可以预防眼压升高，但是不足以让眼压在血液透析后降至正常水平。而且由于乙酰唑胺会影响肾外缓冲系统导致代谢性酸中毒，故血液透析患者一般尽量避免使用。

如何治疗血液透析患者眼压急剧升高，对此类患者实施长期随访以预防可能发生的视神经损害，是需要眼科医师和肾内科医师共同解决的问题。血液透析期间眼压升高的发病率高低至今仍未达成共识。对于青光眼、窄房角、近期眼部手术及房水流出障碍患者，血

液透析期间给予上述一些预防或治疗措施是明智的。血液透析期间出现眼压明显升高应考虑到房水流出道阻塞的可能，对这些患者应予密切随访。虽然没有证据表明非青光眼血液透析患者会出现视野损害，对青光眼血液透析患者也没有进行类似研究，但对后者要高度警惕，因为青光眼视神经对眼压的剧烈波动十分敏感，理论上长期行血液透析治疗的青光眼患者较易引起视神经损害。视盘与杯盘比较大或视野进行性缺损的年长患者血液透析期间视神经损害风险更大。更多的结果有待于进一步研究揭示。

第二节　青　光　眼

一、发病机制

尿毒症患者在常规血液透析中发生青光眼临床罕见，可能与下列因素有关。

（1）视网膜微循环障碍，视网膜缺血、缺氧被认为是新生血管形成的两个主要刺激因素，肾性高血压可致视网膜血管呈痉挛性改变，视网膜贫血可导致视网膜微循环障碍，使细胞缺血、缺氧而产生血管形成因子。血管形成因子进入玻璃体及房水中，在瞳孔缘虹膜和小梁表面生长形成新生血管网，导致房水排出障碍。

（2）尿毒症患者体内代谢产物的毒素，如胍类、酚酸等抑制血小板因子的释放，以及二磷腺苷（ADP）聚积，同时有血小板内 5-羟色胺（5-HT）和 ADP 水平下降，环磷酸腺苷（cAMP）升高和花生四烯酸代谢产物致血小板产生血栓素 A_2（TXA_2）减少，影响尿毒症患者的凝血机制，导致视网膜微循环障碍。

（3）血液透析过程中，血小板被人工透析膜激活，并被体外循环所需要的抗凝物质消耗，导致视网膜微循环障碍。

（4）尿毒症患者长期限制饮食，蛋白质、维生素、铁剂、叶酸等摄入不足，造成低蛋白血症、贫血，导致视网膜缺血、缺氧，视网膜微循环障碍，释放血管形成因子，引起虹膜产生新生血管，使小梁网被纤维血管阻塞，房水排出障碍。

（5）透析过程中应用肝素，加重了视网膜及眼内出血，引起眼压增高。

（6）透析引起血浆渗透压下降。血液与眼内液体相比，渗透压降低，液体顺渗透压梯度移至眼内，引起房水增加。

（7）尿毒症患者残存的肾单位代偿产生较多的依前列醇（PGI_2），致血管扩张，血-房水屏障通透性增加，眼压增高。

二、治疗

（一）药物治疗

局部应用 β 肾上腺能受体阻滞药、$α_2$ 肾上腺能受体激动药，局部或全身应用碳酸酐酶抑制药和高渗药物等，以降低眼压。局部应用皮质类固醇和阿托品可减轻炎症反应和疼痛。对于新生血管性青光眼，因能引起充血和炎症反应，一般不主张用缩瞳剂。对眼痛剧烈而且无视力的患者，可采用球后注射无水乙醇、异丙嗪或利多卡因注射液等。但对房角关闭的患眼,单纯应用药物治疗不能成功地控制眼压和病情进展。有研究认为,房角为窄Ⅰ度、窄Ⅱ度,经药物治疗眼压均能得到有效控制;而窄Ⅲ度或Ⅳ度者药物治疗均无法控制眼压,改行手术治疗。

(二)手术治疗

1. 全视网膜光凝术

近年来应用全视网膜光凝术或直接凝固房角新生血管,通过光凝视网膜,减少视网膜对氧的需要,从而提高虹膜的供氧,减少虹膜新生血管形成,防止房角进一步关闭,减少了新生血管性青光眼的发生。但此技术需专用手术设备。

2. 小梁切除术

为减少滤过泡手术滤过区成纤维细胞超常增生、纤维化、瘢痕等形成瘢痕化导致手术失败,可在术中应用丝裂霉素。有研究者应用此法后,眼压均得到有效控制,但远期效果需要进一步随访观察。

3. 引流阀植入术

可防止滤过瘢痕化,保持前房与结膜下的滤房通畅,但术后易并发眼球萎缩、引流口阻塞、角膜内皮代偿和滤泡纤维化等。

4. 睫状体冷凝术

对降低眼压和缓解疼痛有效,但手术易造成眼球萎缩。

5. 眼球摘除术

在房角完全粘连,眼压升高无视力的情况下,镇痛成为治疗的主要目的。因此,对于顽固性眼痛,如药物、手术不能控制者可摘除眼球。

此外,对尿毒症患者须加强支持治疗,注意改善患者的营养状况,适当补充维生素、蛋白质、铁剂和叶酸,积极寻找和去除导致贫血的因素,纠正低蛋白血症和贫血是非常重要的。在开始透析前应详细询问眼疾病史,定期复查眼压、眼底情况及血小板和凝血因子,一旦发现有出血倾向,可采用低分子肝素或无肝素血液透析。对定期血液透析的患者,应力求以最短的时间和最有效的方法清除体内毒素,透析中应尽量减少和防止失血,避免大量脱水,保持体内环境的相对稳定,以减少眼并发症的发生。

第三节　眼底病变

长期维持性血液透析患者眼底视网膜血管硬化、眼底出血、视网膜变性非常普遍,简称眼底病。

眼底即眼球内通过检眼镜可以窥见的内表面,是人体中唯一能够直接观察到动/静情况的部位。它包括视网膜、视网膜血管、视神经乳头及其他相邻的组织。视网膜内层的血管为人体终末极血管,局部及全身病变均极易引起其损害,视网膜血管的损害除了引起视功能改变外,还可以通过血管和组织损害情况为疾病诊断、治疗成效、预后方向提供比较客观的证据。

一、病因

（一）继发于高血压

国内许多文献认为，血液透析患者的眼底病变继发于高血压，并与肾素-血管紧张素系统的作用有关。

（二）尿毒素作用

血液透析患者血液中尿素氮、肌酐及其他中分子物质堆积，往往是造成机体代谢紊乱的基础。特别是中分子物质的积聚可导致神经轴索的肿胀、断裂、后索变性，抑制细胞膜上酶的活性，加重眼底病变，导致眼底出血。有学者曾对尿毒症患者的眼底进行了仔细的观察后指出，该患者眼底出血的形态多呈梭条状、点片状，严重者出血斑含有白色中心或与渗出相融合，出血及渗出的部位绝大多数位于眼底后极部，不超过赤道部，这可能与视网膜后极部血管较为集中有关。这与高血压所导致的眼底出血不同，后者眼底出血的形态则呈棉絮状、火焰状，渗出/出血的部位比较广泛，无局限化倾向。在比较肾移植前后眼底改变后认为，血压相同而尿素氮水平不同，血尿素氮高者发生眼底改变多而且重。在肾移植后眼底出血可吸收，但视网膜血管硬化征象改善不明显，说明血液尿素氮、肌酐及中分子物质对于眼底病变有影响。

（三）继发于脂质代谢紊乱

维持性血液透析患者常常伴有脂质代谢紊乱，这个认识在国内外文献上是一致的。

国内有一组较大样本的统计认为血液透析患者存在的脂质代谢紊乱是导致透析患者心、脑血管并发症高发生率的重要因素之一。众所周知，动脉硬化组织病理学变化是内皮细胞损伤、平滑肌细胞增生和内膜下迁移、泡沫细胞形成，造成细胞坏死和大量脂肪沉积。TG/LDL-ch 能诱导和促进白细胞与血管内皮细胞之间的黏附，且氧化或糖基化的修饰脂蛋白的作用更为明显，具有细胞毒作用，促使血管硬化的形成。血液透析患者原发病以肾脏疾病为主，可能在透析之前就存在脂质代谢紊乱的情况，血液透析后由于对 TG 的清除作用减少，肝素的应用使蛋白脂酶、肝三酰甘油酶的活性降低，透析时肉毒碱的丢失，致使对脂肪酸氧化作用影响，TG 合成增多等多因素作用有关。动脉硬化的表现可从眼底病变中直接观察到。因此，脂质代谢紊乱也是造成血液透析患者眼底加重的因素之一。

二、防治

控制血压，充分透析及纠正脂质代谢紊乱可以防治血液透析患者的眼底病变。

第四节　角—结膜钙化

透析患者常见角—结膜钙化，尤多见于血钙升高者，钙磷乘积＞（3.8～4.0）$mmol^2/L^2$

者。钙盐多沉积于睑裂部暴露区的球结膜和角膜，沉积于角膜者又称为带状角膜变性。患者通常无症状，少数会出现畏光、流泪等眼部刺激症和（或）结膜炎（红眼症）。

治疗可给予磷结合剂以降低钙磷乘积，肾移植可显著改善病情。对难治病便可行表层角膜切除术，或局部使用乙二胺四乙酸（EDTA）螯合沉积的钙盐。

第五节 白 内 障

透析患者白内障仍以老年性白内障及糖尿病性白内障为主。另外，慢性肾衰竭患者血液透析后，也可有白内障发生，有时可以很快发生，也有在透析后 1~2 个月出现晶体前后皮质混浊，后极部有彩色小点。少数患者在很短时间内双眼晶体全部混浊。

一、病因

有学者认为，透析患者白内障可能与血液透析时渗透压改变、钙代谢障碍、红细胞己糖激酶活性降低有关。

二、治疗

一般患者以手术治疗为主，手术在局部麻醉下进行，并发症较少，术后应使用无肝素透析至少 1~2 次，以减少出血等并发症。

第六节 去铁胺引起的视力及听力损伤

透析患者铝过多是引起透析脑病、维生素 D 抵抗的重要原因，由于 EPO 的广泛使用，目前透析患者已较少出现反复输血导致的铁负荷过多。作为螯合剂，去铁胺（DFO）从 20 世纪 60 年代应用至今，在治疗铝、铁离子过多所导致的疾病方面十分有效。

但皮下或静脉注射 DFO 可造成视网膜和听力损害。

一、临床表现

DFO 视力损伤表现为视力下降、暗视力减退（夜盲症）和色觉减退或色盲，有些患者可以无症状。

眼部检查可发现视盘肿胀、黄斑脱色及整个眼底高色素或低色素（色素性彩斑）。

二、防治及预后

透析患者 DFO 时应定期进行眼底检查，发生眼部病变时应及时停药，停药后视力下降有可能恢复而色觉障碍恢复的机会相对较小。

（李　宓）

参 考 文 献

董德长. 1999. 实用肾病学. 上海：上海科学技术出版社，754.

关娟. 1997. 肾移植前后眼底观察. 中华眼底病杂志，13（3）：142.

贾淑珍，贾慧琴，施莉. 2001. 肾性视网膜病变并发新生血管性青光眼 1 例. 临床眼科杂志，9（1）：77.

金丽霞. 2004. 新生血管性青光眼研究进展. 山西医科大学学报，35（2）：210.

宋振英. 1985. 眼科诊断学. 北京：人民卫生出版社，381.

唐朝枢. 1998. 第五次全国肾脏学术会议专题讲座汇编，9：16-17.

叶任高，沈清端，余学清，等. 1994. 肾脏病诊断与治疗学. 北京：人民卫生出版社，647.

俞香宝，王笑云，梁平，等. 1996. 维持性血液透析患者 42 例眼底观察的临床分析. 南京医科大学学报，16（20）：184-185.

袁伟杰，叶志斌. 2001. 上海地区透析患者血脂改变的调查. 中华肾脏病杂志，17（2）：101-104.

张舒心，刘磊. 1998. 青光眼治疗学. 北京：人民卫生出版社，235.

Austin J N, Klein M, Mishell J, et al. 1990. Intraocular pressure during high-flux hemodialysis. Renal Failure, 12: 109-112.

Burn R A. 1973. Intraocular pressure during hemodialysis. Br J Ophthalmol, 57: 511-513.

Cecchin E, de Marchi S, Tesio F. 1986. Intraocular pressure and hemodialysis. Nephron, 43: 73-74.

Costagliola C, Cotticelli L, di Benedetto A, et al. 1989. The influence of hemodialysis on intraocular pressure: a study of the correlation of selected parameters. Claucoma, 11: 142-145.

Costagliola C, di Benedetto A, Piccione V, et al. 1991. The influence of hemodialysis on intraocular pressure: Ⅱ. Evaluation of visual field modifications over five years. Glaucoma, 13: 6-8.

Costagliola C, Mastropasqua L. 1991. The influence of hemodialysis on intraocular pressure: Ⅲ. Aqueous humor dynamics and tissue hydration. Ann Ophthalmol, 23: 31-34.

Cutmann S M, Vaziri N D. 1984. Effect of hemodialysis on intraocular pressure. Artif Organs, 8: 62-65.

Damji K F, Muni R H, Munger R M. 2003. Influence of corneal variables on accuracy of intraocular pressure measurement. J Glaucoma, 12: 69-80.

de Marchi S, Cechin E, Tesio F. 1989. Intraocular pressure changes during hemodialysis: prevention of excessive dialytic rise and development of severe metabolic acidosis following acetazolamide therapy. Renal Failure, 11: 117-124.

Dujic M, Markoivic N, Jovanovi D, et al. 1997. Changes in intraocular pressure during dialysis. Srp Arh Celok Lek, 125（9-10）: 257.

Hill M B. 2001. Dialysis disequilibrium syndrome. Nephrol Nurs J, 28: 348-349.

Hojs R, Pahor D. 1997. Intraocular pressure in chronic renal failure patients treated with maintenance hemodialysis. Ophthaologica, 211: 325-326.

Hugue V, Kandoussi M, Parra H J, et al. 1996. Alteration of the lipid and apolipoprotein contents of lipoprotein（a）in haemodialysis patients. Nephrol Dial Transplant, 11（5）: 825-829.

Ikeda N, Saito T, Hayasaka S, et al. 2001. Unilateral symptomatic elevation of intraocular pressure and prevention using a hyperosmotic agent during hemodialysis. Jpn J Ophthalmol, 45: 659-661.

Kao S F, Lichter P R, Bergstrom T J, et al. 1987. Clinical comparison of the Oculab Tono-Pen to the Goldmann applanation tonometer. Ophthalmology, 94: 1541-1544.

Keane W F, Mulcahy W S. 1991. Hyperlipidemia and progressive renal diseases. Kidney Int, 39（suppl 31）: 41.

Leiba H, Oliver M, Shimshoni M, et al. 1990. Intraocular pressure fluctuations during regular hemodialysis and ultrafiltration. Acta Ophthalmol, 68: 320-322.

Masuda H, shibuya Y, Ohira A. 2000. Markedly increased unilateral intraocular pressure during hemodialysis in a patient with ipsilateral exfoliative glaucoma. Am J Ophthalmol, 129: 534-536.

Minguela I, Andonegui J, Aurrekoetxea B, et al. 2000. Prevention of intraocular pressure elevations during hemodialysis. Am J

Kidney Dis，36：197-198.

Monzani G，Bergesio F，Iuti R，et al. 1996. Lipoprotein abnormalities in chronic renal failure and dialysis patients. Blood Purif，14：262-272.

Pelit A，Zumrutdal A，Akova Y. 2003. The effect of hemodialysis on visual field test in patients with chronic renal failure. Curr Eye Res，26：303-306.

Rever B，Fox L，Bar-Khayim Y，et al. 1981. Adverse ocular effects of acetate hemodialysis. Kidney Int，19：157.

Sitprija V，Holmes J H，Ellis P P. 1964. Changes in intraocular pressure during hemodialysis. Invest Ophthalmol Vis Sci，3：273-283.

Tawara A，Kobata H，Fujisawa K，et al. 1998. Mechanism of intraocular pressure elevation during hemodialysis. Curr Eye Res，17：339-347.

Tokuyama T，Ikeda T，Ishikawa H，et al. 1997. Marked decrease in intraocular pressure in a neovascular glaucoma patient during hemodialysis. Jpn J Ophthalmol，41：101-103.

Tokuyama T，Ikeda T，Sato K. 1998. Effect of plasma colloid osmotic pressure on intraocular pressure during hemodialysis. Br J Ophthalmol，82：751-753.

Tovbin D，Belfair N，Shapira S，et al. 2002. High postdialysis urea rebound can predict intradialytic increase in intraocular pressure in dialysis patients with lowered intradialytic hemoconcentration. Nephron，90：181-187.

Yoon Y H，Sohn J H，Lee S E，et al. 2000. Increases in intraocular pressure during hemodialysis in eyes during early postvitrectomy period. Ophthalmic Surg Lasers，31：467-473.

第十九章　维持性血液透析患者的精神心理问题

终末期肾衰竭维持性透析患者的精神及心理并发症主要表现在以下几个方面：抑郁、应对问题的能力减弱、精神行为异常、治疗依从性下降和家庭问题，最终表现为生活质量的缺陷。同时亦有是否终止终末期肾衰竭患者的透析治疗的有关伦理方面的讨论。精神药物的治疗使用需要引起足够的重视。青少年会面临更加严重的身体及心理发展问题。肾脏病学家需要重视终末期肾衰竭患者的心理健康的各个方面。

一、生活质量和行为依从性问题

（一）透析期间的生活质量

终末期肾衰竭患者较普通人群经历了较低的生活质量，帮助他们恢复理想的生活质量是终末期肾衰竭患者治疗计划中的一个重要项目。据报道，50%～70%的维持性透析患者经历着健康状况和社会关系、社会职责的重压及职业的压力。低生活质量的透析患者最终会导致治疗的不依从性和治疗失败。医疗、社会及心理方面的困难显著影响了他们原本即较差的生活质量，有众多的原因造成患者心理上的压力，包括慢性疲劳；其他一些终末期肾衰竭患者所特有的身体不适、过度依靠他人、失去原有的社会角色和对未来的迷茫。

维持性透析患者的社会心理适应性与医疗适应性不同。不论他们的医疗情况是否保持稳定或恶化，适当的社会心理干预将会对他们的心理调试起积极作用。要提高维持性透析患者的生活质量，内科医生应评估什么是患者最重要的社会心理压力，是透析中最需要解决的医疗问题。除透析之外的社会心理干预对解决他们最感压力的心理问题是有很大帮助的。一旦患者出现严重的心理问题，则需要专科心理医生的治疗。肾移植可以帮助很多患者。因据报道，接受肾移植的终末期肾衰竭患者的生活质量会高于透析患者。但内科医生尤其要注意那些曾经肾移植失败复又重新返回透析治疗的患者的心理问题，他们的生活质量亦在逐步下降，同时出现抑郁、消沉。

（二）透析患者的治疗不依从性和破坏行为

依从性下降是透析患者治疗中常见的问题，面对复杂的治疗计划，许多患者很难坚持必要的饮食控制和长期的药物治疗及定期的随访，它与年龄、性别、籍贯和社会心理调节能力，既往的精神病史有关。依从性良好的患者，显示出良好的家庭关系，从配偶处得到更多的关怀。通常年轻的患者较年长者容易忽略治疗，良好的依从性通常是受社会支持的影响及疾病严重性的影响。透析患者依从性最常见的问题是液体摄入量的控制，透析间期体重增长过快，血清尿素、钾、磷和透析间期体重的增长通常被当作估计依从性的客观指标。

许多透析患者的心情是不愉快的，对他们的疾病产生一种怨恨的情绪，一部分患者对少数医务人员的小的差错即可放大成一种愤怒的情绪反应，同样的，对生活失意茫然也许会干扰治疗计划。愤怒和不依从也许是患者对失去独立能力恐惧的表现。对于此合适的疾病治疗建议，行为矫正疗法和小剂量的镇静剂是必要的。

以下的指导意见可以帮助临床内科医生解决透析患者的依从性问题。

第一，医生应该警惕存在于患者和他们家庭成员及全体透析人员之间的矛盾，有时患者的愤怒和攻击行为是以治疗的不合作为表现的。第二，对于患者不能理解及接受的治疗建议则应该取消。在治疗计划中对饮食的管理和限制准则是很难被掌握的，甚至是对那些受教育程度较高、既往治疗很合作的患者亦是如此。运用多种形式反复与患者交流透析的医学信息（如周会、小组会、图表和录像带等）是很重要的。第三，不要将消极的情绪传递给本已依从性差的患者，因为它可引起患者和医务人员的良好医患关系恶化，患者有权利做选择，甚至是坏的选择，我们的任务是确保患者能够得知他们选择的结果。第四，不要经常打乱治疗计划（如不要经常地改变服药的时间和频率），这样患者的依从性会得到提高。第五，内科医生应该注意的是不依从行为可能是由于认知损伤所导致的抑郁或其他神经精神障碍的结果。

通常在内科医生的指导下结合辅助的心理治疗可以很有效地解决透析患者治疗中的不依从问题，当一个精神病学诊断不明确或内科医生对患者毫无办法感到特别困惑时，这时一个正式的精神病学咨询即是明智的。通常依从性差的问题总是与患者复杂的在透析治疗以外的生存状况有关，行为认知方法对解决依从性问题是很有效果的，因为坚持治疗方案对患者的生存是至关重要的，对不同行为依从方式的研究是很有必要的，它可以使透析的充分性得到提高，透析中的不依从可能是今后肾移植不依从性产生的最好预言，所以对既往有过治疗不依从病史的患者肾移植时需在这些问题得到解决后再考虑。

医务人员偶尔也需要处理一些精神混乱行为异常的患者，他们经常扬言要中断自己的治疗，有时甚至会威胁到医务人员的安全和一些其他正在接受治疗的患者的安全，对终末期肾衰竭患者给予恰当的治疗是很重要的，但是其他患者的需要和权利也是应该受到尊重的。任何一个终末期肾衰竭患者的治疗计划均是由每一个参与者，包括患者和他/她的家庭、医务人员和其他共同使用透析设备的患者及设备本身所组成的一个共同努力承担责任的整体。

透析小组处理这类患者时需要同对待其他相关透析技术因素一样悉心对待他们的心理问题。尽管要因人而异，但一贯稳定的治疗规范在处理这类患者时是很有帮助的。教育和训练是解决这类患者精神行为异常所必需的，直接照顾患者的护理人员具有最高的风险性，他们会受到来自患者的精神异常的直接伤害，然而他们却又最不容易受到这种培训。

这类患者的治疗应该是由一个团队来完成的，它们应该包括内科主诊医生、行政管理者、肾脏病专业护士和社会工作者，如有可能精神和心理学家亦应参加。当患者首次发生精神混乱症状时即应召开一个有患者参加的病历讨论会。有患者和家人共同参与的讨论会议对患者更有帮助，在"生存质量"讨论专题中治疗团队讨论对患者有益的选择并做出决定。有时医患双方应签订一个相对正式的治疗协议书，用非常详尽的语言去表达双方所希望达到的治疗目标。这种协议必须简明扼要，可以根据情况灵活地改变形式。调解，一个有专业的、中立的、患者三方共同参与协调的过程，帮助不利的一方达到预期的目标，对精神行为异常的患者很有帮助。

应该要记住的是，行为混乱的患者亦是病态的，患者不知道什么是他们所希望的，同时无理性行为也许是患者焦虑与害怕的表现，一些患者也许有病态人格，较弱的自我控制力和其他一些尚未被诊断出的心理疾患，终止治疗和参考一些其他的方法应该是所有的努力均无效时的最后选择。

二、对于慢性透析患者的一些伦理学问题

在经过了心血管疾病之后，透析终止是导致终末期肾衰竭患者死亡的第二个原因，占总死亡率的17%。这些患者通常年龄较大，有多种复杂联合的身体疾患，而且近况不好，且65岁左右的老年患者坚持透析的生存期也仅有3.5年。然而，在美国大约52%的患者开始透析的年龄在60岁或60岁以上，因为随着透析患者年龄的不断增长，在将来停止治疗的情况将越来越普遍。

什么是停止治疗的标志呢？曾经对这个问题有过很多争论，目前归纳为以下五点。

（1）征询患者的意见：关于如何治疗，即使他们无力选择的时候，要很具体地询问，是否/何时他们可以停止透析。

（2）当患者的病情恶化不能逆转时，与他们的家庭保持联系，讨论患者的状态和征询他们对治疗的态度和看法。

（3）如果情况不能逆转和好转且患者已不能同家人及医生交流时，终止治疗是合适的。

（4）如果在透析过程中有难以耐受的各种透析反应且超出了透析本身所带来的利益时，这时也应该停止透析。

（5）劝说这种决定不单是由医生单独决定的，而是在其他专业人员的共同讨论后做出的（如护士及社会工作者共同讨论）。

终末期肾衰竭患者的"预留医疗指示"也许会简化有关心肺复苏和终止透析的讨论，同时他们也许会帮助终末期肾衰竭患者、家庭和全体医护人员做出终止生命的决定。尽管能够实际做出正式"预留医疗指示"的终末期肾衰竭患者的数目非常少。但患者可以通过他们自己的情感来表达、授权。在生命即将结束时他们会有更多的自主权。一项研究表明，患者通常在停止透析1周后死亡，不再经历痛苦和精神的困惑，有机会和支持他们的家庭和医务人员充分交流，在爱的关怀下死去。

三、维持性透析患者常见的精神心理问题

（一）抑郁

抑郁是终末期肾衰竭患者维持性透析治疗过程中最常见的精神心理问题，尽管对它的普遍性的估计有各种各样的数据资料，但在肾脏疾病患者中，中等及较低水平程度的抑郁仍有较高的发生率，通常有6.5%的患者为重度抑郁，17.7%为轻度抑郁，在这两者之间的

程度占 43%。抑郁的情绪可以影响到透析患者免疫系统的功能、营养吸收和治疗的依从性，甚至可以提高透析患者早期死亡的风险。

对于肾功能正常人群的抑郁症发病机制，最新的研究认为，细胞因子通过调节单胺类神经递质的合成、代谢与重摄取，引起下丘脑-垂体-肾上腺皮质轴的过度激活并使负反馈调节受损，破坏神经形成等引发抑郁。终末期肾衰竭患者抑郁的确切发病机制仍不明确，肾衰竭引起全身多系统的病变，如水、电解质代谢紊乱，贫血，心力衰竭，恶心呕吐等，这些应激源使机体处于慢性应激状态，激活外周及中枢免疫系统，释放细胞因子等大量炎症介质。有研究提示，抑郁症的透析患者其炎症介质白细胞介素-6（interleukin-6，IL-6）比非抑郁症患者更高。同时由于终末期肾衰竭的肾小球滤过率下降，经肾排除上述细胞因子或神经递质的代谢产物的能力降低，造成体内代谢产物积聚，可能高于正常上限，如堆积的色氨酸可分解成犬尿氨酸，后者可自由通过血脑屏障，而其水平的升高与抑郁的发生有关。对于终末期肾衰竭患者，犬尿氨酸的水平升高是与抑郁有关，还是与肾小球滤过功能下降有关尚不清楚。同时，近 10 年来 5-羟色胺（5-hydroxyt-tryptamine，5-HT）假说越来越受到重视。Hsu 等在研究透析患者 5-HT 的代谢产物血清硫酸吲哚酚（indoxyl sulfate，IS）的水平时，发现抑郁透析患者与非抑郁透析患者的 IS 水平之间有差异，且 IS 水平与抑郁程度呈负相关，IS 水平越低，抑郁程度越重，而且白蛋白和 chol 均比非抑郁症患者低。提示终末期肾衰竭患者的低蛋白饮食，低色氨酸可能引起低 5-HT 和低 IS，从而诱发患者的抑郁症状。

这里有几种对终末期肾衰竭患者抑郁发生可能的解释，心理上的困惑和实际上肾脏功能的丢失、在工作和家庭中角色的转换、性功能的改变均可以导致抑郁的发生。

终末期肾衰竭患者抑郁最常见的临床表现有消化道症状、疼痛及睡眠障碍等，但是，由于肾小球滤过功能降低，体内毒素清除减少及血钙磷代谢障碍，终末期肾衰竭患者也可出现消化道症状及肾性骨病，这些躯体症状与抑郁患者的表现相似，给抑郁的诊断带来困难。因此，临床工作者需要密切观察患者的精神状态，必要时进行抑郁量表评分，以尽早明确诊断，使患者得到及时治疗。

在实际工作中对透析患者的抑郁发生的诊断并不是很容易，因为缺乏实际的诊断标准，特别是在患有严重身体疾患的患者中。抑郁兼有身体和心理双重的症状，许多严重的抑郁实际上是尿毒症的后遗症或临床表现，这样诊断就更加困难。医生也许会有各种各样简洁的对于透析患者抑郁症的自我判断标准，通常终末期肾衰竭患者对他们的疾病有很强烈的忧郁感，有时甚至超过疾病本身，这可以作为判断抑郁程度的指标，重要的是将抑郁症的症状与尿毒症本身的症状区别开来，因为许多尿毒症的临床症状如疲乏、食欲减退，睡眠规律的紊乱，也是抑郁症的显著特征。另外，睡眠呼吸暂停、贫血或治疗手段本身也会引起与抑郁症相同的症状，这时鉴别诊断是很重要的（如不充分的透析、甲减、高钙血症、低钠血症、维生素 B_{12} 缺乏、大剂量铁剂治疗时出现的肌张力减低、腱反射亢进，严重时可发生痉挛和昏迷；合并感染时抗菌药物的不恰当使用等）。

分级根据《美国精神障碍诊断和统计手册（第四版）》要求，至少有 2 周的抑郁情绪或者失去了对事物的兴趣及愉快的心情。另外，5/9 的抑郁症状（表 19-1）不能被物理学检查或实验室检查所解释，一定要引起注意，如果内科医生察觉到了这种症状，则精神病学的咨询一定要实施，而且他们对精神系统的情况评估要更加精确。请教一个熟悉复杂透析患者心理状况的及熟悉他们常规治疗的精神病学家是很有帮助的，在诊断建立之后，即应该谨慎地开始抗抑郁治疗。

表 19-1　抑郁症的症状和体征

抑郁的心情	精力明显减退，无原因的持续疲乏感
对日常活动丧失兴趣，无愉快感	自我评价过低，或自责，或有内疚感，可达妄想程度
食欲不振，或体重明显减轻；体重增加	失去了思考和集中精力的能力，优柔寡断，联想困难
失眠与嗜睡	反复发生的想死的念头、自杀的意念、自杀的企图或自杀的特殊计划
精神运动性迟滞或激越	

当透析患者被诊断为精神抑郁后，一定要采取有效的治疗措施，包括行为认知的干预和抗抑郁药物的治疗，这些药物包括三环类抗抑郁药、选择性 5-羟色胺重摄取抑制剂（SSRIs）、奈法唑酮、精神兴奋药如哌甲酯、安定剂和锂制剂如碳酸锂。三环类抗抑郁药如去甲替林、地昔帕明、丙米嗪，它们都有潜在的镇静作用和中等度的抗胆碱能副作用，可被用作一线抗抑郁药，尤其是当失眠、焦虑、易怒等抑郁症的表现很明显时。虽然维持性血液透析患者对相关药物的副作用比较敏感，但 5-羟色胺重摄取抑制剂（包括氟西汀、盐酸舍曲林、帕罗西汀、氟伏沙明）和奈法唑酮仍可以使用，这些药物总体上的副作用较少，自杀的副作用相对较低，尽管有不断的宣传证明发作性抑郁症的进行性上升，内科医生需要等待 2~4 周的时间去评估药物的疗效，有时这个时间是漫长的，如果患者不能忍受药物的副作用或者他们的抑郁非常严重，不能等待 2 周观察他的延迟效果，在这种情况下使用精神兴奋药或电休克的治疗方法可以被看作是治疗抑郁的一个良好的选择方法。另外，由于终末期肾衰竭患者肾功能下降，药物代谢产物经肾排出减少，以及透析时可能使部分药物滤过，对于治疗终末期肾衰竭抑郁患者的药物，目前还没有精确且安全的剂量，可对透析的抑郁患者予以经验性用药。另外，心理治疗尤其是来自家庭的关怀可能对透析患者的抑郁症状有较大帮助。

（二）谵妄和认知障碍

通常在终末期肾衰竭患者当中普遍存在认知障碍，常表现为注意力不集中、记忆力下降、反应性减低、易疲劳。有认知障碍的患者是需要经常看精神病科医生的，因为充分的认知是治疗依从性的核心，它可以使患者获得相对最好的生活质量。这些认知障碍通常存在终末期肾衰竭患者中，它通常是由抑郁症引起的，轻症患者可表现为焦虑、烦躁、易怒、注意力分散、睡行症等一系列的认知障碍前临床症状。谵妄的临床特征包括进一步的认知障碍、发散的思维、从轻微的构音障碍到语言障碍直至缄默，同时有幻觉、妄想、精神活动的迟钝或兴奋、偏执、不稳定的情绪，在脑电图上可以看到异常的缓慢的三相波。《美国精神障碍诊断与统计手册（第四版）》诊断谵妄的标准如下（表 19-2）。

表 19-2　谵妄的诊断标准

意识障碍（意即对于周遭环境察觉的程度下降），致使注意力之集中、维持与转移能力下降

认知变化（如记忆缺损、定向感异常、语言障碍）和知觉障碍，但不是原先既有或进行中痴呆症所致

障碍发生的时间很短，且在一日之内呈现波动趋势

从病史、物理学检查及实验室检查结果，障碍的发生系由于一般身体问题所直接造成之生理后遗症所致

　　很多因素均可引起患者的谵妄症状，特定的谵妄诊断范围很广，因此对终末期肾衰竭患者精神谵妄的一个审慎的评估是很有必要的（表 19-3）。

表 19-3　患者谵妄的评估

身体状况

　　病史

　　一般体格检查和神经精神系统检查

　　复习重要体征和手术后麻醉记录

　　复习病历、用药纪录和相关意识行为的改变

精神状况

　　访视和认知测定

基础的实验室检查

　　血的生化检查（电解质、糖、钙、铝、尿素氮、肌酐、血清谷草转氨酶、胆红素、碱性磷酸酶、镁、硫酸根、有关性病的检查等）

　　血常规，血细胞计数

　　血药浓度（如地高辛、氨茶碱、巴比妥类药物、环孢素）

　　血气分析

　　尿检及尿培养和尿敏试验

心电图和胸部 X 线检查

尿中药物的筛选

其他实验室检查

　　脑电图、腰穿、CT、MRI、血的生化检查（维生素 B_{12}、叶酸水平测定，红斑狼疮的有关检查，ANA，卟啉类物质的检测，HIV 有关检测）

　　部分已经充分透析的尿毒症患者，其主观上仍会感觉到注意力及记忆力的下降。慢性肾衰竭患者通常认知力下降的原因尚不清楚，但据最近的研究报道，即使正常无学习能力障碍的患者仍会在处理一些问题时出现一些不明原因的错误，MRI 脑图像研究中，大脑的损害在慢性血液透析患者中经常被发现，会出现一个干扰模式的血流图，尽管凭借单一的 MRI 图像并不能说明认知障碍的严重性。

　　尿毒症脑病和透析相关性痴呆与慢性肾功能不全毒素代谢有关，当慢性肾衰竭下降至正常的 10%时或长期的透析不充分尿毒症脑病就会发生，尿毒症患者在认知能力的评估测试显示有一定程度的损害，但仍保持着注意力集中，感觉知觉的灵敏，学习及记忆的能力和一定的创造性，而口头的语言表达能力却大大减弱，而这种减弱有时是普通测试所不能测试出的。情感和个人因素也与尿毒症患者的有关注意力及记忆力障碍有关。

透析本身至少与中枢神经系统的三个显著的功能紊乱有关：失衡综合征、透析性痴呆和进一步的智力障碍。失衡综合征常见于刚开始透析时的一段时间，它和血液循环中尿素氮清除过快有关。透析性痴呆是在至少透析 2 年以上的患者中发生的认知能力下降的一个显著表现，常在症状出现后 6 个月死亡。有作者报道在透析相关性脑病患者的脉络膜上皮细胞的胞质中，神经胶质、神经细胞中发现有超量的铝，它是引起透析性痴呆的主要原因，内科医生应该对此保持高度警惕，尤其注意透析液中铝盐的含量，它可以加速透析性痴呆的发生和发展。进一步的智力障碍是存在于部分慢性肾功能不全维持性透析患者的认知能力下降的一个显著表现。其口头表达能力仍维持原状，但智商的测定值却下降了，记忆力，尤其是有效的记忆力受到影响。

（三）睡眠障碍

维持性血液透析患者经常出现睡眠障碍，白天思睡，大脑应激力下降，可影响白天的工作和生活。失眠、不安腿综合征、睡眠呼吸暂停是透析患者常见的睡眠障碍。

失眠在大多数透析患者中是较轻微的，短暂的失眠与社会心理的紧张性刺激有关。由中等度的失眠至焦虑和抑郁在透析患者中是很常见的，因为抑郁在透析患者中很常见。一些药物如抗高血压药、利尿剂、可乐定、西咪替丁、甲状腺素片、类固醇激素等均可引起失眠。尝试一下肌肉的放松、生物反馈法、催眠法及改善睡眠习惯均有利于透析患者的失眠治疗，通常一个很简单的生活习惯改变或睡眠环境改变都会有利于失眠的治疗（表 19-4）。苯二氮䓬类包括氯硝西泮、劳拉西泮、硝西泮、奥沙西泮。替马西泮可以用来治疗失眠；唑吡坦是一种镇痛剂，尽管需要减少剂量但亦被用于治疗终末期肾衰竭患者的失眠。

表 19-4　促进健康睡眠的建议

建立规律的作息时间
确定最佳的睡眠时间，不宜过长或过短
规律进食，睡前如有饥饿感可进食少量零食
坚持锻炼但睡前应避免激烈运动
停止午睡
鼓励晚间的有益活动，无论是室内或室外，但应避免情绪的波动，睡前不要做过多的交谈
睡前进行热水浴或饮一杯热的牛奶会有助于睡眠，有催眠作用
在睡前尽量避免摄取刺激性的饮料，如咖啡、茶、可乐类饮料、可可粉等
避免在入睡前于床上看电视或听广播
学习一些放松促进睡眠的技巧，减轻睡眠时的焦虑和紧张
创造一个良好的睡眠环境，包括舒适的被褥、床垫，周围避免强光、噪声，室内温度不要过高或过低等

近年来已经认识到大约 50%的终末期肾衰竭维持性透析患者患有睡眠呼吸暂停，他们感觉到白天疲乏，在睡眠时呼吸暂停，而它通常认为是与代谢有关，当发生代谢性酸中毒，或过度换气导致体内酸性物质减少，即发生呼吸节律的改变或引起不规律的呼吸抑制。另外，尿毒症毒素或其他代谢异常可以影响呼吸的调节，对它的治疗对于透析患者的将来

很重要，但透析对此的效果仍存在争论。

不安腿综合征亦是伴随终末期肾衰竭患者的众多扰人症状中常见的一种，大约有20%的终末期肾衰竭患者存在严重的不安腿综合征，患者通常感觉双腿疼痛，局部表面皮肤感觉麻木或感觉不均匀，常在四肢的远端，夜间症状明显，严重干扰睡眠。严重的不安腿综合征患者中有80%的患者有间歇性跛行，肢体活动障碍，在夜间睡眠时每20~40秒发生一次相应患病肢体的不自主活动。左旋多巴对此可能有较好的疗效并可有助于睡眠，每日100mg可以有很好的疗效，且不会出现其他副作用。卡马西平在临床使用中效果也很显著。

夜间肌肉抽搐在进行血液透析治疗的患者中较少发生，每日300mg的硫酸奎宁就可以很好地控制症状，或可以根据血药浓度调整剂量。

（四）自杀

经历透析的患者较正常人群易出现自杀倾向，据粗略估计有1/1000~2/1000的透析患者曾经有过自杀的行为，但有过自杀意图的患者比例却远高于此。一项研究表明，估计透析患者的自杀比例较正常人群高10~25倍，推测可能有以下原因。

（1）维持性血液透析较低的生活质量导致患者抑郁，血液透析中众多的机体不适症状、性的问题及焦虑均可以导致患者的自杀倾向。

（2）血液透析患者有很多很容易的方法来结束自己的生命，而其他人却没有此便利的手段。

（3）透析患者通常年龄较大，而自杀比例会随着年龄的增长而增长。

要阻止透析患者的自杀倾向，仔细客观地评价患者，包括广泛的社会及心理评估，当患者开始准备透析或在透析的早期即应使他们接触到相关的医学知识及做早期的心理辅导，一些有关精神治疗类的药物即可以使用，如有自杀倾向的患者应及时给予精神及心理治疗。

（五）性功能障碍

慢性肾衰竭患者在经历了肾脏疾病后经常会感到性功能较前下降，终末期肾衰竭患者性功能障碍的原因尚未完全明了。众多的心理问题、锌的缺乏、自主神经病变、阴茎血供的改变、荷尔蒙的分泌障碍、下丘脑-垂体-性腺轴的功能障碍、甲状腺功能亢进及抗高血压药物的使用均可引起性功能障碍；内科医生经常会给患者使用抗抑郁药，因为在终末期肾衰竭患者中抑郁症的发生是很常见的，三环类抗抑郁药偶可引起男性阴茎勃起障碍、射精困难和延迟女性性高潮。选择性5-羟色胺再吸收抑制剂也可以在某种程度上降低性欲，减弱性兴奋，引起男性阴茎勃起障碍、射精困难和延迟女性性高潮。单胺氧化酶抑制剂也有同样的作用，尽管这些药物的副作用是剂量依赖性的，但内科医生在选择这些药物时仍需谨慎。

终末期肾衰竭患者如出现慢性性功能障碍可以导致更严重的情感问题和婚姻内部的冲突，加剧患者的抑郁和不依从情况，从而影响到患者对肾移植治疗的接受。另外一方面，一些学者认为约35%的伴有性功能障碍的终末期肾衰竭患者在经过透析治疗后情况有所好转，但是对确切的效果仍存在争议。

四、透析患者的精神用药

随着现代医学的发展，抗精神病类药物不断增多，使患者获得了更多的选择机会（表19-5）。但此类药物的不良反应较多，如使用不当，反而可能使病情加重。如何合理使用这类药物，以下几个方面可供参考。

（1）剂量恰当，单一用药：以中等剂量为宜，从小剂量逐渐加量，速度过快部分患者会出现四肢肌张力增高、活动减少、坐立不安、排尿困难、视物模糊等不良反应，对于首次发作的患者，加药更要慎重，7～10日加至治疗量。对于反复发作、长期用药的患者，加减药的速度可以酌情加快，具体用法应严格遵照医嘱执行。尽量单一用药。

（2）疗程合理，定期复查：抗精神病药物在体内吸收起效的时间为10～14日。当精神症状大部分或完全消失时的药量称为"治疗量"，此量维持的时间对精神患者的疗效和预后非常重要，一般要维持8周以上，连续服用3个月，称为"一个疗程"。此后视病情稳定程度，逐渐将药减至治疗量的1/2～1/3，作为"维持量"，长期坚持服用避免出现病情的反复发作，并定期检查肝肾功能。

（3）用足疗程，谨慎换药：抗精神病药的使用通常是6～8周，频繁换药是很不明智的。当某种抗精神病药物治疗效果不理想或因某些原因要更换药物时，要缓慢减药和加药，不能突然停药或换药速度过快。换药方法不妥，患者会出现多种躯体不适，极少数患者可出现高热、大汗、心率加快、意识不清、全身肌肉强直震颤、尿失禁、脱水以至急性肾衰竭等情况。

表 19-5　新型抗抑郁药的品种、规格、剂量及用法

药名	剂量	商品名	用法	规格
氟西汀	一日20～60mg	百优解、奥麦仑、优克	一日1次（早餐后）	20mg/片（粒）
帕罗西汀	一日10～40mg	赛乐特、乐友	一日1次（早餐后）	20mg/片
舍曲林	一日50～200mg	左洛复	一日1～2次（早、晚）	50mg/片
氟伏沙明	一日50～300mg	兰释	每晚1次或一日2次，渐增量	50mg/片
西酞普兰	一日10～40mg	喜普妙	一日1次（早餐后）	20mg/片
艾司西酞普兰	一日5～20mg	来士普	一日1次（早餐后）	10mg/片
文拉法辛	一日75～300mg	怡诺思、博乐欣	一日1～2次（早、中）	25，75，150mg/粒
度洛西汀	一日60～120mg	欣百达	一日1次（早餐时）	60mg/片
米氮平	一日15～45mg	瑞美隆	每晚1次	30mg/片

（一）抗抑郁药

1. 三环类抗抑郁药

抑郁是维持性透析患者最常见的精神心理问题。三环类抗抑郁药（TCAs）经过肝脏代谢、排出，且不能被血液透析清除，使用时不必减少剂量，但是对于患者刚开始使用时

仍需谨慎，应从低剂量开始，此类患者有时对三环类抗抑郁药的副作用非常敏感。增加吸收代谢后有活性的药物形式的浓度及延迟其排泄、异常的药物分布、药物活性形式的代谢等均可引起显著的超敏反应，特别是当葡萄糖醛酸化物发挥辅助的药理作用时。但三环类抗抑郁药对严重抑郁患者的疗效仍非常显著。

去甲替林、丙咪嗪、阿咪替林是常用的三环类抗抑郁药。去甲替林成人使用剂量为75～100mg/d；丙咪嗪、阿咪替林为150～250mg/d，尽管效果很好，但因为它的明显的抗胆碱能副作用而致患者的耐受较差。三环类抗抑郁药的常见副作用包括直立性低血压、性功能障碍和抗胆碱能作用如口干、视物模糊、便秘。这些副作用通常在老年人中表现突出。

2. 选择性 5-羟色胺重摄取抑制剂、单胺氧化酶抑制剂和苯基哌嗪衍生物

（1）选择性 5-羟色胺重摄取抑制剂（SSRIs）：很少有抗胆碱能副作用，但是恶心、头痛、神经过敏、失眠仍是其常见的副作用，因为它们大部分从肝脏代谢，因此对透析患者不需要调整剂量。选择性 5-羟色胺重摄取抑制剂包括氟西汀、氟伏沙明（fluvoxamine）、帕罗西汀（paroxetine）、舍曲林（sertraline）、齐美定（zimeldine）和曲唑酮（trazodone），目前临床应用最为广泛。口服易吸收，与血浆蛋白结合率高，半衰期较长，显效快，作用强，疗效与三环类抗抑郁药相似，但副作用明显低。在国内上市的有氟西汀、帕罗西汀及舍曲林，后两者对老年患者更有效。帕罗西汀适于各型抑郁症包括重症抑郁和伴焦虑者，且对心血管无影响，虽然地高辛可使帕罗西汀血药浓度达峰时间延长 13%，但地高辛自身浓度无改变。每日服药 1 次，20mg/d，最大量40mg/d，宜从 10mg/d 起应用。

（2）单胺氧化酶抑制剂（MAOIs）：吗氯贝胺（moclobemide）是目前该类药的唯一代表。此药在体内高度选择性和可逆性地抑制 A 型单胺氧化酶起抗抑郁作用。口服吸收快，不受食物影响，血药达峰时间 0.5～2 小时，血浆蛋白结合率 50%，半衰期 1～3 小时，酶抑制率 90%，持续 14～16 小时，抗抑郁谱广，对内、外源性抑郁症都有效，对双相和单相性抑郁症效果较好，特别适用于精神运动抑制的老年抑郁患者，对不能耐受三环类抗抑郁药者是一种很好的替代药物，但不宜长期用药。它克服了反苯环丙胺和异卡波肼等经典MAOI 抗抑郁药的肝脏毒性和奶酪效应的致命缺陷。吗氯贝胺选择性地作用于 MAO-A，对 MAO-B 的抑制作用短暂而轻微。MAO-A 是中枢去甲肾上腺素（NA）和 5-HT 的代谢主酶，该药物使中枢单胺类介质破坏减少，在突触间隙内的浓度增加，从而使情绪提高。它对其他部位如胃肠道黏膜和肝脏中 MAO 的抑制作用轻微而短暂，从而使奶酪增压效应明显减少，使患者在用药期间无须严格控制奶酪饮食，同时不产生明显的肝脏毒性。

（3）苯基哌嗪衍生物：代表药奈法唑酮（nefazodone）对 5-HT 具双重作用，既像选择性 5-羟色胺重摄取抑制剂抑制 5-HT 的再摄取，又阻断突触后 5-HT 2 受体，故有抗抑郁、抗焦虑双重作用。口服吸收率 80%，血药达峰时间 1～3 小时，半衰期 3～6 小时，经肾排泄，每日须给药 2 次。抑制 NA 回收作用抵消了阻断 α 受体所致的直立性低血压反应，也没有阴茎勃起的副作用。对 H_1 受体的影响较小，嗜睡反应轻；拮抗 5-HT2 受体的作用很强，因而不会抑制性欲。肾功能损伤不会影响其血内的稳定状态，透析患者开始可每日100mg，分两次服用，有效范围在 300～600mg/d，它不可以与 MAOI 合用或在其停止 14日后才可以使用，也不要与洋地黄类药物同用。

3. 兴奋剂

上述抗抑郁药物通常需要 2~4 周的时间才可以起效。兴奋剂如右旋安非他命、苯异妥因（匹莫林）和盐酸哌甲酯（利他林）经常被使用，尤其是在已经进行药物治疗的抑郁症患者他们希望在短期内即可取得疗效。对此类药物已经有广泛的研究甚至在医疗情况不甚稳定且需要特殊医疗照顾的患者当中使用。盐酸哌甲酯已经有使用在老年维持性透析患者中的报道，它在肝脏中代谢，从肾脏中排出。终末期肾衰竭患者每日 5~10mg，分 1~3 次服用。此药必须在医生的指导下使用。

4. 锂制剂和卡马西平（叉颠宁）

（1）锂制剂：可以用来治疗已对其他抗抑郁治疗抵抗的患者，它可抑制 NA 从神经末梢的释放，并促其再摄取，使突触间隙 NA 含量减少，干扰脑内磷脂酰肌醇系统的代谢[抑制肌醇的生成，减少磷脂酰肌醇-4，5-二磷酸（PIP2）的含量]，影响 Na^+、Ca^{2+}、Mg^{2+} 的分布，影响葡萄糖代谢。碳酸锂口服吸收快而完全，在体内无代谢变化，经肾脏排泄，在近曲小管与钠竞争重吸收，增加钠盐，可促进锂排出。由于它从肾脏排出，所以它对终末期肾衰竭患者有潜在的危险性，它很容易被透析所清除，为明确合适剂量，需在透析前测定其血药浓度；每次在透析后需追加单次剂量 600mg。碳酸锂主要用于抗躁狂，但有时对抑郁症也有效。碳酸锂的不良反应包括：①胃肠道反应：恶心、呕吐、腹泻等（与锂盐刺激黏膜有关）。②锂盐中毒：锂盐安全范围较窄，易出现中毒症状。临床表现：恶心、呕吐、腹痛、腹泻和细微震颤。较严重的毒性反应涉及神经系统，包括精神紊乱、反射亢进、明显震颤、发音困难、惊厥，直至昏迷与死亡。抢救措施：立即停药，洗胃导泻补充生理盐水，促锂盐排出。必要时进行血液透析。③锂盐中毒预防：每日进行血锂浓度监测，并调整剂量。用药期间保持钠的摄入量，避免使用排钠利尿剂。

（2）卡马西平（叉颠宁）：在治疗抑郁症及控制其复发方面的效果是得到肯定的。每日 200~600mg 单独使用或联合三环类抗抑郁剂及单胺氧化酶抑制剂效果显著，它大部分从肝脏代谢，但内科医生仍需注意在少数患者会发生急性肾衰竭；神经系统的副作用包括头晕、头痛、复视。当它同 Ca^{2+} 拮抗剂及血管紧张素转换酶抑制剂合用时也许会出现恶心、呕吐。

（二）镇静剂和抗焦虑药物

苯二氮䓬类是应用最广泛的抗焦虑药物。氯硝西泮、劳拉西泮、硝西泮、奥沙西泮、替马西泮初始剂量应是肾功能正常者的 2/3；地西泮、氟西泮、氟氮䓬则可在慢性肾功能不全患者体内蓄积导致作用时间延长，因此应避免长时间使用此类药物。老年患者尤其要注意它在认知方面所引起的副作用，内科医生也需要注意其在老年透析患者中的此类更强的副作用。唑吡坦是新一代非苯二氮䓬类催眠药，是 γ-氨基丁酸 A-苯二氮䓬受体激动剂，选择性作用于大脑的 ω1 苯二氮䓬受体亚型，具有较强的镇静催眠作用和轻微的抗焦虑、肌肉松弛和抗惊厥作用。研究表明，γ-氨基丁酸是中枢神经系统最重要的神经递质之一，大约 50%突触的神经递质为 γ-氨基丁酸。γ-氨基丁酸受体在药理学上可分为 γ-氨基丁酸 A 和 γ-氨基丁酸 B（或 ω1/ω2）受体。γ-氨基丁酸 A 受体能被蝇蕈和槟榔次碱激动，被抗惊厥药荷包牡丹碱和印防己毒素抑制。γ-氨基丁酸 B 受体与 Cl⁻ 通道有关。γ-氨基丁酸

受体由 α、β、γ 亚单位组成，唑吡坦与其他催眠药如苯二氮䓬类、佐匹克隆和扎乐普隆一样都作用于 α 亚单位。唑吡坦口服吸收迅速，起效快，半衰期短（2 小时），生物利用度约为 70%，在慢性肾功能不全患者中需减量。

巴比妥类药物不建议终末期肾衰竭患者使用，因为它们的半衰期较长，对终末期肾衰竭患者有潜在险性。

（三）精神抑制药

精神抑制剂通常不能被透析所清除，其代谢和从体内清除均需经过肝脏。它们有较高的血浆蛋白结合率，在组织中的分布水平不均一，对于慢性肾衰竭的患者的潜在危险性较高，因此通常从一般剂量的 2/3 开始使用。氟哌啶醇，是治疗躁狂的首选药物，起始剂量为 1.0～5.0mg，每日 2～3 次，在情况严重时可以增加剂量。氟哌啶醇的主要副作用是急性肌张力障碍和椎体外系症状，如动作缓慢、面具脸、肌肉无力及发僵、步态异常、震颤、静坐不能，但这些副作用在通常剂量下的发生率很低，当症状好转后仍必须持续用药 1～5 日（见表 19-5）。

五、有关儿童和青少年维持性透析患者的精神心理问题

儿童和青少年终末期肾衰竭患者通常不会长期维持性透析，因为他们的最终目标是肾移植。持续性非卧床腹膜透析对学龄儿童终末期肾衰竭患者是优于血液透析的选择，因为它可以帮助孩子返回学校，给他们一个相对正常的生活，但他们始终存在着一系列的生长发育和形体问题。随着腹膜透析时间的延长他们会承受越来越沉重的心理压力。缺乏自信心，对学校生活的强烈不适应；抑郁、焦虑会相继出现。这些问题还会影响到其他家庭成员、双亲的关系等。高度的抑郁、焦虑和他们承受的心理压力均应受到高度的注意。但同时，家庭中其他健康孩子所受到的关注将进一步下降。

血液透析的青少年患者容易出现愤怒，有很多身体形象问题，与同龄人隔阂，与父母关系紧张，治疗不依从。这些差异反映了青少年患者对前途发展存在的巨大心理压力的事实。

不依从是儿童和青少年患者透析治疗时的主要问题，行为矫正疗法如恰当的鼓励、奖励对提高患者的治疗依次性有很好的效果，尤其是针对终末期肾衰竭患者的较严格的饮食管理有很大的帮助，可以很好地控制透析时的抗拒行为，但是这些方法的效果都是短暂的，需要制定一个长期的计划，给父母和孩子更多的心理指导和咨询及家庭心理治疗是有很好效果的。

儿童终末期肾衰竭患者对尿毒症神经心理方面的影响尤其敏感，视觉运动障碍，注意力、记忆力的损伤，这些认知方面的不足和心理障碍严重干扰了他们的学习和学业的完成及社会认知力。早期的透析、合时的营养对婴儿及儿童终末期肾衰竭患者的神经心理发育有确切的疗效，对青少年也同样有提高的作用。但医生仍需注意的是一些神经心理方面的损害是永久的，因为在开始透析前，慢性肾功能不全已经存在很久了。

慢性肾衰竭对于正处于快速发育的儿童的神经系统特别是大脑的发育存在极大的不利影响。在先前的研究中，发育迟缓、癫痫发作、肌肉张力减低、小头畸形、运动障碍、

脑电图异常、严重的骨营养不良的体征及甲旁亢在一些终末期肾衰竭患儿中发现。营养不良、透析液中含有铝盐均是患儿发育迟缓的原因。因此，儿童终末期肾衰竭患者透析中应十分谨慎地限制铝盐的使用。

对于儿科终末期肾衰竭患者，充分的教育机会及职业训练是他们在成人后独立生活的重要先决条件。家庭透析、成功的肾移植手术、无并发症、良好的健康恢复状况等因素都可以帮助评定他们将来是否可以顺利完成学业、就业，成为一个不依赖于父母，建立家庭以外的有长期稳定的友谊关系的社会成年人。儿童和青少年终末期肾衰竭患者治疗的最终目的是尽可能使他们成为一个充满自信的人。

从儿童到成年，有很多神经精神病学范畴的讨论呈现在终末期肾衰竭患者面前。成功的治疗一定是涉及每一个问题的每一个细节，甚至是对透析液电解质的选择或一个常用的安定剂的选择使用，全体医务人员及社会工作者及每一位家庭成员对患者的悉心照顾会使他们有一个良好的预后状态。

（杜　艺）

参 考 文 献

American Psychiatric Association. 1994. Diagnostic and statistical manual of mental disorders. 4th ed. Washington，DC：American Psychiatric Press，Inc.

Baskin S. 1994. Ethical issues in dialysis：guidelines for treating the disruptive dialysis patient. Nephrol News Issues，8（3）：43-50.

Burns G C. 1995. Empowering dialysis rofessionals in the management of the aggressive and disruptive patient. Dial Transplant，24（4）：184-186.

Catalano C，Goodship T H，Graham K A，et al. 1996. Withdrawal of renal replacement therapy in Newcastle upon Tyne：1964-1993. Nephrol Dial Transplant，11：133-139.

Cohen L M，McCue J D，Germain M，et al. 1995. Dialysis discontinuation. Arch Intern Med，155：42-47.

Cohen L M，McCue J D，Germain M，et al. 1997. Denying the dying：advance directives and dialysis discontinuation. Psychosomatics，38：27-34.

Cramond W A，Knight P R，Lawrence J R. 1967. The psychiatric contribution to a renal unit undertaking chronic hemodialysis and renal hemo-transplantation. Br J Psychiatry，113：1201-1212.

Craven J L，Rodin G M，Johnson L，et al. 1987. The diagnosis of major depression in renal dialysis patients. Psychosom Med，49：482-492.

Farmer C J，Bewick M，Parsons V，et al. 1979. Survival on home hemodialysis：its relationship with physical symptomatology，psychosocial background and psychiatric morbidity. Psychological Med，9：515-523.

Gudex C M. 1995. Health-related quality of life in end stage renal failure. Qual Life Res，4（4）：359-366.

Hartman E，Becker M. 1978. Non-compliance with prescribed regimen among chronic hemodialysis patients：a method of prediction and educational diagnosis. Dial Transplant，9：978-987.

Hinrichsen G A，Lieberman J A，Pollack S，et al. 1989. Depression in hemodialysis patients. Psychosomatics，30：284-289.

Holcomb J L，MacDonald R W. 1973. Social functioning of artificial kidney patients. Soc Sci Med，7：109-119.

House A. 1989. Psychiatric referrals from a renal unit：a study of clinical practice in a British hospital. J Psychosom Res，33：363-372.

Israel M. 1986. Depression in dialysis patients：a review of psychological factors. Can J Psychiatry，31：445-451.

Johnstone S，Searnon V J，Halshaw D，et al. 1997. The use of mediation to manage patient-staff conflict in the dialysis clinic. Adv Renal Replacement Ther，4：359-371.

Kaplan D A. 1982. Psychological adjustment to illness scale（PAIS）：a study of chronic hemodialysis patients.J Psychosom Res，26：11-22.

Kaye M，Lella J W. 1986. Discontinuation of dialysis therapy in the demented patient. Am J Nephrol，6：75-79.

Kimmel P L，Peterson R A，Weihs K L，et al. 1995. Behavioral compliance with dialysis prescription in hemodialysis patients. J Am Soc Nephroi，5：1826-1834.

Kimmel P L，Peterson R A，Weihs K L，et al. 1996. Psychologic functioning，quality of life，and behavioral compliance in patients beginning hemodialysis. J Am Soc Nephrol，7：2152-2159.

Kimmel P L，Weihs K，Peterson R A. 1993. The role of depression. J Am Soc Nephrol，3：12-27.

Lamping D L，Campbell K A. 1990. Hemodialysis compliance：assessment，prediction，and intervention，Part I. Semin Dial，3：52-56.

Levy N B. 1995. Central and peripheral nervous systems in uremia. In：Massry S G，Glassock R J，eds. Textbook of Nephrology. 3rd ed. Baltimore：Williams & Wilkins，1325-1338.

Lowry M R，Atcherson E. 1980. A short-term follow up of patients with depressive disorder on entry into home dialysis training. J Affective Disorder，2：219-227.

Nissenson A R. 1993. Dialysis therapy in the elderly patient. Kidney Int，40（suppl）：S51-57.

Radoff L S. 1977. The CES-D scale：a new self report depression scale for research in the general population. Appl Psychol Meas，1：385-401.

Rodriguez A，Diaz M，Colon A，et al. 1991. Psychosocial profile of noncompliant transplant patients. Transplant Proc，23（2）：1807-1809.

Rundell J R，Wise M G. 1996. Textbook of Consultation-Liaison Psychiatry. Washington，DC：American Psychiatric Press，Inc.

Rutecki G W，Rodriguez L，Cugino A，et al. 1994. End of life issues in ESRD：a study of three decision variables that affect patient at-titudes. ASAIO J，40（3）：M798-802.

Sensky T，Leger C，Gilmour S. 1996. Psychosocial and cognitive factors associated with adherence to dietary and fluid restriction regimens by people on chronic hemo-dialysis. Psychother Psychosom，65（1）：36-42.

Soucie J M，McClellan W M. 1996. Early death in dialysis patients：risk factors and impact on incidence and mortality rates. J Am Soc Nephrol，7（10）：2169-2175.

Steele T E，Baltimore D，Finkelstein S H，et al. 1996. Quality of life in peritoneal dialysis patients. J Nerv Ment Dis，184：368-374.

Stoudemire A，Moran M G，Fogel B S. 1990. Psychotropic drug use in the medically ill，Part I. Psychosomatics，31：377-391.

Streltzer J，Hassell L H. 1988. Noncompliant hemodialysis patients：a biopsychosocial approach. Gen Hosp Psychiatry，10：255-259.

Wolkott D L，Nissenson A R，Landsverk J. 1988. Quality of life in chronic dialysis patients：factors unrelated to dialysis modality. Gen Hosp Psychiatry，10：267-277.

第三篇　血液净化中一些应该特殊注意的问题

第二十章　连续性血液净化的并发症

连续性血液净化（CBP）的并发症包括技术并发症及临床并发症。这两种并发症在临床实践中常常同时存在。1985年前管道连接不良占整个并发症的8%。而现在这种并发症的发生率很低，占整个并发症的0.5%。这些并发症的发生率与设备及医护人员技术水平有关。

一、技术并发症

技术并发症的发生率与所采用的治疗方法密切相关。如CAVH中常见的最严重的并发症是与动脉通路相关的，而采用静脉-静脉通路时相应的并发症的发生率有所减低。

（一）血管通路不畅

血管通路血流不畅是一严重并发症，可导致体外循环中的血流量下降。CAVH中动脉通路血流通畅是保证足够血流量的关键。动脉内径缩小、插管长度较长或扭曲都可导致血流量急剧下降。CVVH中，因为有血泵辅助，这种并发症少见，但双腔导管可引起血流的再循环，增加体外循环中血流的黏滞度，使滤器凝血，超滤停止。精确地检测循环血流量的压力，采取措施恢复正常的血管通路功能可以克服这一缺陷。

（二）血流量下降和体外循环凝血

由于CAVH中依靠动静脉压力差驱动血流循环，常出现血流量不足和凝血。管道内径减小或扭曲，也会使血流量下降或停止，导致体外循环凝血。现在由于血泵的应用，使此类并发症的发生大为减少。

（三）管道连接不良

体外循环中，血液流量高达50～350ml/min。血路中任何部位都可发生连接不良，如在血泵作用下偶尔因压力变化使管道破裂，都可危及生命（尤其是在无报警和监测条件下）。因此，整个管道必须在可视范围（未被遮蔽），确保整个管道连接密闭完好。

（四）空气栓塞

现代化泵辅助的CBP，由于有特殊的空气监测和报警系统，可以预防空气栓塞的发生。除非有机械缺陷，否则一旦有气体进入系统中，机器就会立即停止工作。在CAVH虽然无血泵，但由于持续正压的存在，亦可以避免空气栓塞，但当静脉通道连接不良时，吸气相负压还是可以将气体吸入静脉系统形成空气栓塞。

（五）水、电解质平衡失调

CBP的另一危险因素是容量负荷突然增多或减少，配液差错引起电解质紊乱。现代化设备一般有液体平衡系统，可精确调控容量负荷，此并发症的发生率正在逐渐降低。关键是对每一位患者需准确评估其临床情况和危重程度，严密监测液体进出量。另外，要避免因配置大量置换液时出现差错导致的容量和电解质失衡。

（六）滤器功能丧失

CAVH 滤器是在低血流量及超滤压力平衡的条件下工作的。这使得 CAVH 中滤器凝血的发生率高，膜功能低下，通透性能显著下降，对溶质的筛选系数趋于减低，系统的有效性减弱。此时，即使可以维持高水平的超滤，但对溶质的有效清除比预期的要低。使用血泵则避免了此类问题，滤器阻力已不再成为循环中的一大问题。

二、临床并发症

（一）出血

应用 Seldinger 技术置管可导致出血甚至使动静脉穿孔，特别是局部动脉粥样硬化的血管，损伤血管壁和斑块，可出现严重出血。因此，当怀疑局部有严重的动脉粥样硬化时需选择其他通路。在血滤过程中，抗凝剂的使用是引起出血的另一危险因素，对有出血倾向的重症患者，可采取特殊疗法以维持体外循环中的抗凝作用，如采用无肝素加生理盐水冲管、依前列醇、低分子肝素、枸橼酸、前稀释及其他技术抗凝，以减少出血的风险。CAVH 治疗结束后拔除动脉导管时必须小心持续按压，以防出血；如果出血持续，需尽早手术，一旦出现颈部或股部大血肿感染所致脓肿，则难以治疗。

（二）血栓

血管局部血栓的发生较为常见（约 3%），特别是在动脉硬化者其发生率更高。有时可影响穿刺侧肢体的血液灌注，需立即手术。在 CVVH 时，静脉局部亦可出现血栓，并有可能扩展至腔静脉。因此，应常规监测血管灌注情况（多普勒超声），持续监测体外循环中的静脉压力，有助于早期发现血栓并发症。

（三）感染和脓毒症

局部感染（特别是血肿感染）是严重的并发症，可直接威胁动脉灌注。ICU 中患者由于免疫抑制，易于感染。体外循环可成为细菌感染源，管道连接、取样处和管道的外露部分成为细菌侵入的部位。一旦细菌侵入，导致体内内毒素水平升高，患者即可发生脓毒症，污染的透析液中的内毒素可从透析膜小孔进入体内。因此，行体外循环时需高度谨慎，避免出血和血肿。

（四）生物相容性和过敏反应

血液长时间与人工膜及塑料导管接触，由于碎裂的塑料颗粒与血、膜的反应及残存消毒液的作用可产生一系列副作用，激活多种细胞因子、补体系统，甚至引发全身性炎症反应综合征，对机体造成严重损伤。目前，CBP 中多使用生物相容性较好的膜，以最大限度地避免这种并发症的出现。另外，用血管紧张素转换酶抑制剂（ACEI）治疗时，由于缓激肽蓄积，也可使循环中细胞因子水平增加，需特别加以注意。

（五）低温

超滤时大量液体交换可致体温下降。计算能量摄入及评估营养和能量平衡时需考虑体温的负平衡作用。加热置换液可减少此并发症的发生。

（六）营养丢失

CBP 治疗时平均每周丢失 40～50g 蛋白质，并不比腹膜透析及间歇血液透析治疗时多，而且不会明显改变总蛋白和白蛋白浓度，但在肝合成蛋白障碍及长期治疗时，营养丢失就显得比较突出。而维生素丢失，目前尚无报道，真正的缺乏综合征也不常见。经常监测超滤液和血液中的一些电解质、营养素及药物浓度，及时在置换液中加以补充，即可避免这些物质的不平衡。

（七）血液净化不充分

CAVH 由于超滤不足，对有高分解代谢的患者，不能充分清除体内的毒素。随着技术的发展，CVVH、CVVHD、CVVHDF 等的广泛应用，血液净化不充分不再成为制约 CBP 应用的原因。

由于 CBP 技术的进步，CBP 已成为治疗复杂性急性肾衰竭（ARF）及非肾脏疾病重症患者的主要方法之一。多数作者主张放宽指征，尽早行 CBP 治疗，可改善预后。与间歇性治疗相比，CBP 并发症更为少见。应用 CBP 时，要注意由于侵入性治疗带来的一系列并发症。严密监测、加强护理、精确制定治疗方案有助于预防大多数潜在危险及并发症。

（李　宓）

参 考 文 献

Bellow R，Ronco C. 1996. Acute renal failure in the ICU: adequacy of dialysis and the case for continuous therapies. Nephrol Dial Transplant，11: 424-428.

Frankenfield D C，Reynolds H N，Wiles C E，et al. 1994. Urea removal during continuous hemofiltration. Crit Care Med，22: 407-412.

Hakim R M，Wingard R L，Parker R A. 1994. Effect of the dialysis membrane in the treatment of patients with acute renal failure. N Engl J Med，20: 1338-1342.

Langenecker S A，Felfemig M，Werba A，et al. 1994. Anticoagulation with prostacyclin and heparin during continuous venovenous hemofiltration. Crit Care Med，22: 1774-1781.

Millar A B，Armstrong L，van der Linde J，et al. 1993. Cytokine production and hemofiltration in children undergoing cardiopulmonary bypass. Ann Thorac Surg，56: 1499-1502.

Ronco C. 1993. Continuous renal replacement therapies for the treatment of acute renal failure in intensive care patients. Clin Nephrol，4: 187-198.

Schiffe H，Lang S M，Koenig A，et al. 1994. Biocompatible membranes in acute renal failure: prospective case-controlled study. Lancet，344: 570-572.

Stork M，Harte W H，Zimmerer E，et al. 1991. Comparison of pump-driven and spontaneous continuous hemofiltration in postoperative acute renal failure. Lancet，4: 1413-1420.

第二十一章　儿童血液净化及并发症

伴随着成人血液净化技术的快速发展和广泛应用，儿科血液净化技术也取得了显著进步，在儿童肾脏疾病及非肾脏疾病的治疗中发挥越来越重要的作用。腹膜透析由于其毒素清除率较低、并发症较多，现已逐渐被血液透析取代。然而，儿童由于其生理特点如血管纤细、血流量小、生长发育等与成人不同，血液净化设备及技术有专门要求，血液净化过程中会出现各种与成人不尽相同的并发症。为提高儿童血液净化技术水平，减少血液透析并发症的发生，本文主要就儿童维持性血液透析与连续性血液净化，结合国内外最新文献报道作一介绍。

第一节　儿童血液透析及并发症

一、儿童慢性肾脏病流行病学情况

慢性肾衰竭是多种泌尿系统疾病进行性发展的最终结局。小儿血液透析始于 1955 年，我国自 20 世纪 80 年代开始开展小儿血液透析。国外报道，0~16 岁儿童慢性肾脏病的发病率为 3~14/10 万，随年龄而增加。近年来由于经济的发展、环境的变化，我国儿童慢性肾脏病的发病率呈上升趋势。2004 年，中华医学会儿科分会肾脏病学组在 1991~2002 年曾对全国 91 家医院儿童慢性肾衰竭的流行病学进行调查研究，共统计 1658 例，其中男女比例为 1.49∶1，平均发病年龄为 8.2 岁；病因与小儿年龄密切相关，<5 岁常为先天性泌尿系统解剖异常，>5 岁以肾小球疾病为主，主要原发病为慢性肾炎、肾病综合征（52.7%），先天性/遗传性疾病占 25%，其中以肾发育异常和囊性病变为主；确诊时的主要临床表现为贫血、胃肠道反应、水肿、高血压、体格发育落后；肾脏替代治疗 200 例，仅不足 1/6，以血液透析为主（70.5%）。2013 年，中华医学会儿科分会肾脏病学组再次对全国 28 家大型儿童医院进行流行病学调查，慢性肾炎、肾病综合征仍是主要病因，肾脏替代治疗人数呈上升趋势，仍以血液透析为主（80.2%），血液透析总人数明显上升，但与发达国家相比仍有较大差距，机构设计、装备及专业技术人员培训均落后于临床需要。

二、适应证及禁忌证

（1）紧急血液透析：①少尿或无尿 2 日以上；②出现尿毒症症状，尤其是神经精神症状；③严重水钠潴留或有充血性心力衰竭、肺水肿和脑水肿；④血尿素氮（BUN）>35.7mmol/L 或 BUN 每日增长速度>9mmol/L，肌酐>620mmol/L；⑤难以纠正的酸中毒；⑥血钾>6.5mmol/L；⑦急性药物或毒物中毒，要通过半透膜清除药物或毒物。

（2）慢性透析：①患儿肌酐清除率（Ccr）降至 15ml/（min·1.73m^2）时，即使临床症状不明显，也应开始透析治疗，以防发生营养不良和尽可能保证小儿正常生长；②贫血（Hb<60g/L）、严重酸中毒（HCO_3^-<10mmol/L）、高磷酸血症（血磷>3.2mmol/L）；③严重高血压、肾性骨病、水潴留和心包炎；④生长速度减慢、头围小，达不到发育指标。

（3）禁忌证：无绝对禁忌证，在血流动力学不稳定和出现以下情况时不用：①严重感染、出血或严重贫血、未控制的严重糖尿病；②严重低血压、休克及严重心功能不全；③严重高血压及脑血管病或恶性肿瘤；④大手术术后未过 3 日；⑤精神不正常。上述情况最好选用腹膜透析。

三、儿童血液净化中心的建设及资格要求

儿童血液净化中心的建设必须经过县级或以上卫生行政部门批准并通过该级卫生行政部门的定期校正。应该具备的功能区类似成人，包括清洁区、半清洁区、污染区。必须配备具有资质的儿科医生、护士。透析中心的工作人员应通过专业培训达到从事儿童血液透析的相关条件方可上岗。其中，医生应由儿科肾脏病专业的主治医师及以上人员负责；长期血管通路的建立手术必须由二级及以上医院进行；护士应严格执行操作规程，执行透析医嘱，熟练掌握血透机及各种血管通路的护理、操作，最多可同时负责 5 台透析机。具有传染病的患儿如乙肝、丙肝、梅毒、艾滋病必须分机隔离透析。目前，国内建设成熟的儿童血液净化中心有首都医科大学附属北京儿童医院、复旦大学附属儿童医院、浙江大学附属儿童医院等，有维持性血液透析患儿 10～20 人。

四、儿童血液净化设备及技术

（一）血液透析装置

1. 透析机

目前常用的小儿透析机有美国百特、瑞典金宝、德国费森尤斯等。儿童血液透析成功的关键之一在于血容量稳定，因其血流量小，要求体外循环血流量少于总血容量的 10%，即 8ml/kg，透析血流速度为 3～5ml/（kg·min），超滤量为 3%～5%体重。

2. 透析器及管路

通常采用高生物相容性透析器，以聚砜膜及 PAN 膜常用，根据患儿体重大小选用合适面积的透析器。体重<20kg、20～30kg、30～40kg 分别选用 0.1～0.4m²、0.4～0.8m²、0.6～1.0m² 透析器。透析管路通常直径小、血流速度低，为防止低血压的出现，可选用生理盐水、血浆或白蛋白、全血预冲。

（二）血管通路

功能良好的血管通路是肾衰竭患儿的生命线。理想的血管通路建立要求血流量充分、可反复应用、并发症小。目前，国内小儿做血液透析已无技术上的困难，小婴儿甚至新生儿都能实施血液透析。国内文献报道一例成功实施血液透析的新生儿，体重仅为 1.8kg。但儿童血管纤细，建立血管通路并发症较成人多、成功率较低。

（1）临时性血管通道：常用于急性肾衰竭、肝衰竭和药物中毒患儿。常用深静脉置管、动静脉直接穿刺，其中深静脉置管最常用，可经皮穿刺锁骨下静脉、颈内静脉、股静脉，新生儿可经脐静脉将导管送至腔静脉。股静脉因操作简单、并发症小，临床最常用。合适的导管选择直接影响透析效果。双腔中心静脉导管的内径为（6.0+0.1 体重）F，单腔静脉导管为 4～5F。双腔中心静脉导管置管操作简单，再循环率小，透析时血液从静脉到静脉，透析后不存在动静脉短路，对心血管系统干扰小。小儿好动，自控能力差，故感染也是常见并发症，还容易发生脱管。所以对已建立临时性血管通道的小儿，应严格实行无菌操作，注意管道的固定，防止脱出。

（2）半永久性血管通路：带 cuff 套的中心静脉导管，国内文献尚无相关报道，西方国家的维持性血液透析患儿多选择此类。

（3）永久性血管通道：包括动静脉内瘘、移植血管内瘘、A-V 外瘘。儿童首选动静脉内瘘，其操作步骤同成人。在非惯用侧上肢行桡动脉、头静脉端侧吻合建立动静脉内瘘，也可用肱动脉或尺动脉。体重＜20kg 的患儿，动静脉内瘘建立较困难，且成熟时间长。体重 5～10kg 的患儿可将大隐静脉远端和股动脉侧壁吻合建立静脉袢瘘。首都医科大学附属北京儿童医院对 61 例自体动静脉内瘘成形术的终末期肾衰竭患儿的回顾性分析发现，经典桡动脉-头静脉最常用，占 88.7%，首次动静脉内瘘的成功率可达 80.65%，常见的急性并发症为渗血、血栓。有报道应用显微外科方法可在很小的婴儿身上建立动静脉内瘘，但成熟需要 6 个月，如患儿需要立即透析，可用临时性血管通道或腹膜透析（PD）过渡。小儿不宜过早使用内瘘，以免造成血肿、假性动脉瘤。

（三）抗凝剂的种类、剂量及合理选择

（1）普通肝素或低分子肝素：由于其抗凝效果好、价格低廉，普通肝素仍是目前临床最常用的抗凝剂，但临床易引起肝素诱发的血小板减少症，出血风险高，特别是小婴儿。建议临床上没有出血性疾病的发生和风险、没有显著脂代谢和骨代谢异常、AT-Ⅲ活性＞50%、血小板计数及凝血功能正常，推荐选择普通肝素或低分子肝素作为抗凝剂；常用首剂 25～50U/kg，维持 10～25U/（kg·h），血液灌流、血浆置换需加倍使用，及时根据 ACT、APTT 调整，维持 ACT 在 250～300 秒，APTT 延长 50%～100%。低分子肝素需根据抗 Xa 活性调整，控制抗 Xa 活性在 300～500U/L。

（2）枸橼酸钠：由于其对血小板及凝血功能影响小，出血风险小，而被 KDIQO 指南推荐在连续性肾脏替代治疗（CRRT）中使用，但禁用于肝衰竭、代谢性碱中毒、高钠血症。对于临床存在明显活动性出血性疾病或明显的出血倾向，凝血功能明显异常的患者推荐使用枸橼酸钠作为抗凝剂。4%枸橼酸钠其输注速度为 1.2～1.5 倍血泵速度，滤器后补充 10% $CaCl_2$ 0.1 倍血泵速度，控制滤器前游离 Ca^{2+} 浓度为 0.25～0.35mmol/L，体内游离钙离子浓度为 1.0～1.35mmol/L。

（3）阿加曲班：是直接的凝血酶抑制剂，不受年龄、性别、肾功能影响，出血风险小，对于临床有明确活动性出血疾病或明显的出血倾向，可选择阿加曲班。而且其有良好的剂量耐受性，在相当宽的剂量和浓度范围内无出血不良反应，一般首剂量 250μg/kg，追加剂量 2.0μg/（kg·min），根据 APTT 的监测调整剂量。其对肝功能有损害。

（4）无抗凝剂：用于凝血因子、血小板减少或缺乏，具有出血倾向的患儿。治疗前给予 40mg/L 的肝素生理盐水预冲，保留灌注 20 分钟后，再给予生理盐水 500ml 冲洗。血液净化治疗过程中每 30～60 分钟给予 100～200ml 生理盐水冲洗管路和滤器。

（四）透析用水

儿童血液透析的水处理系统及水质量控制均参考成人血液透析标准执行。可参考 2008 年美国 AAMI 标准。采用干粉配置浓缩液（A 液、B 液），透析液成分及浓度同成人，与人体内环境成分类似。

（五）血液透析实施方案

（1）紧急血液透析方案：小儿血液透析的一次透析时间为 2～4 小时，一般婴儿的血流量为 40～60ml/min，幼儿 80～100ml/min，学龄儿童 100～200ml/min。透析液流速为 500ml/min。

（2）慢性血液透析方案：小儿维持性血液透析治疗每周 2～3 次，每次透析时间 3～4 小时。选择透析器、管路的类型及血流速度等与紧急透析相同。小儿血液透析充分性的评价指标包括临床综合指标及尿素清除指标。其中，临床综合指标包括食欲、体力、水肿、血压、贫血、生长发育、营养状况、电解质、酸碱等；尿素清除指标包括尿素下降率、K_t/V，其中尿素下降率至少 65%，目标为 70%，K_t/V 至少为 1.2，目标为 1.4。透析间期常规监测血常规、肝肾功能、电解质、铁指标、iPTH、营养状态、超声心动图等。

（六）血容量状态的评估

血液透析的目的是清除透析间期体内潴留的多余水分，使机体恢复正常的水化状态，在透析结束时达到干体重，既无容量负荷，也无容量过多。而血容量的准确评估是儿童维持性血液透析成功的关键。目前评估患儿血容量状态的方法有生物电阻抗法、血浆心房钠尿肽的水平、超声心动图下下腔静脉直径测定等。首都医科大学附属北京儿童医院焦丽萍等利用生物电阻抗对 91 例次维持性血液透析患儿的研究发现，维持性血液透析患儿存在液体分布异常，主要表现为细胞外液显著增加，普通血液透析主要清除多余的细胞外液，而对细胞内液无明显影响。

五、儿童血液透析的并发症

（一）紧急血液透析并发症

（1）失衡综合征：首次透析患儿，由于透析过快，脑内 H^+ 增加，脑细胞内酸中毒导致脑渗透压增高，引起脑水肿；此外，由于存在血脑屏障，尿素从脑脊液清除比血液慢，导致脑脊液浓度升高，脑渗透压升高，脑水肿。轻者恶心、呕吐、头痛，严重者可抽搐、昏迷，婴幼儿可表现为癫痫发作。处理：①控制血流速度和透析时间、增加透析频次，以减少溶质排除效率和避免血 pH 快速改变；②透析液的钠浓度等于或稍高于患儿血浆钠浓度；③若透析前患儿 BUN 已达到 35.7～71.4mmol/L，为防止透析过程中渗透压下降，可静脉滴注甘露醇 0.5~1.0g/kg，30%在透析开始后 1 小时内滴入，其余在透析过程中均匀滴入。

（2）低血压：是血液透析过程中最常见的并发症，国内外报道其发生率为 20%~30%。低血压的发生与有效循环血量不足、超滤过多、自主神经功能不良、血管反应性下降、内源性血管活性物质失衡等多种因素有关。频繁的低血压使透析患者死亡率明显增加。临床表现以头晕头痛、恶心呕吐、烦躁最多见，抽搐甚至昏迷少见。控制体外循环的血容量<8ml/kg 及超滤脱水不超过体重的 5%。发生低血压时可从静脉管道快速注入生理盐水 20~100ml 或白蛋白、高渗糖水，降低超滤率。袁林等对 400 例儿童血液透析自身交叉对照研究发现，可调钠透析可提高胶体渗透压、改善血容量再充盈从而减少血液透析儿童低血压、失衡综合征的发生，而对透析充分性无影响。

（3）高血压：多与透析时液体超滤量不足或液体摄入量限制不严格有关。其他因素可能有血钠降低、血浆肾素活性增高、透析反应及神经紧张。高血压多发生在透析中、后期，很少自行缓解，对降压药反应较差。可交替口服硝苯地平、卡托普利等降压药，或配合使用镇静剂及冬眠疗法。严重高血压经药物治疗仍不能控制，应终止透析。

（4）恶心和呕吐：常见于透析低血压、透析失衡综合征、透析器反应、糖尿病导致的胃轻瘫、透析液受污染或电解质成分异常。病因处理基础上采取对症处理，如使用止吐剂，其次是加强对患儿的观察、护理，避免发生误吸事件，尤其是神志欠清者。

（5）皮肤瘙痒：尿毒症患儿发生皮肤瘙痒的发病机制尚不完全清楚，与尿毒症本身、透析治疗及钙磷代谢紊乱等有关。其中透析中发生的皮肤瘙痒需要考虑与透析器反应等变态反应有关。一些药物或肝病也可诱发皮肤瘙痒。除针对病因处理外，可采取对症处理，包括应用抗组胺药、外用含镇痛剂的皮肤润滑油等。

（6）血液透析通路并发症：国外数据显示，儿童透析血管通路使用中，中心静脉导管使用率近 80%，较动静脉内瘘、动静脉移植明显增高。Joshua 等对 51 例维持性血液透析患儿的分析发现，中心静脉导管通路感染发生率、管路堵塞发生率较动静脉内瘘明显增高，而生存质量方面无差别。KDIGO 指南推荐维持性血液透析患儿使用动静脉内瘘。

（二）慢性血液透析并发症

随着透析技术的不断进步，透析患儿的生存龄不断延长。远期并发症与成人大致相同。但婴幼儿处于生长发育时期，故心血管事件、营养不良、贫血、生长迟缓及精神情绪障碍等并发症就更为突出。

（1）心血管事件：透析患儿较正常儿童全因死亡风险增加 100 倍，心血管死亡风险增加 1000 倍，可能由于动脉粥样硬化、心肌肥厚、心脏收缩舒张功能减低等。主要原因与传统心血管风险因子如肥胖、高血压、高血脂不同，多与高磷血症继发甲旁亢、维生素 D 缺乏、充血性心力衰竭、缺血性心脏病等有关。其中，FGF-23 与心肌肥厚有关。On-line 血液透析滤过能清除中分子毒素，改善钙磷代谢，强化透析可改善心功能。

（2）营养不良：终末期肾病儿童易有营养不良，目前其诊断标准尚不一致，其发生率为 5%~80%。接受血液透析治疗后虽提高了生存率，但血液透析也可导致恶心、呕吐，透析患儿胃排空延迟也可加重厌食。在血液透析时葡萄糖、氨基酸、水溶性维生素和少量血浆蛋白质等物质会从透析液中丢失。此外，终末期肾病患者存在蛋白质合成代谢紊乱，且其与微炎症状态相互恶化进一步增加营养不良的发生率。小儿代谢率比成人快，尤其是<2岁的婴儿和青少年更易发生营养不良。为保证接受血液透析患儿的营养摄取，每日蛋白质摄入量应在 1.5～2.0g/(kg·d)，其中 70%应是优质蛋白，必要时补充氨基酸。能量的供给至少要高于同龄健康儿，可给男童 251kJ/(k·d)、女童 201kJ/(kg·d)、婴儿需 419kJ/(kg·d)（可通过鼻饲喂养）。

（3）生长迟缓：大多数长期透析的患儿生长速度低于正常同龄儿。影响生长的因素主要是热量和蛋白质摄取不足及长期血液透析所致。当生长速度（>6个月时）低于平均年龄 1 个标准差或发生肾性骨病时，应采用重组人生长激素（rHGH）治疗。一旦应用 rHGH 治疗就要持续用至肾移植，或持续到患儿达到正常生长速度第 50 个百分位或达到最终成人身高标准方能终止。

（4）肾性骨病：是一综合征，主要由继发性甲旁亢及不同程度的铝中毒所致。若不及时治疗可因骨钙化不良引起胫骨和股骨弓变形和与髋滑脱有关的畸形，当髋部受累后可出现跛行，身高生长速度减低。幼儿可出现典型的维生素 D 缺乏的临床和 X 线特征。

因此，血液透析患儿应每月检测血清钙、磷、碱性磷酸酶和碳酸氢盐浓度，定期检测血清甲状旁腺激素（PTH）水平，每年摄 X 线片检查骨损害和骨龄。需做到：①补充钙剂，血清钙浓度保持在 2.62～2.80mmol/L。②小儿血磷应<1.94mmol/L，通过控制饮食和口服磷酸盐结合剂控制血清磷的水平，婴儿和青少年蛋白质摄入量较大，由于很多蛋白质食物含磷丰富，故限磷较困难。婴儿磷摄入量应限制在 96.6～129.2mmol/L，儿童在 161.5～323.0mmol/L，尽量少用含铝的磷酸盐结合剂，可用碳酸钙结合磷。③补充维生素 D。陈鹭等对北京儿童医院 19 例慢性维持性透析患儿的分析发现，血磷、血钙、iPTH 达标率只有 52.6%、78.95%、52.63%，而联合透析滤过方案可以改善钙磷代谢。

要警惕骨病的治疗增加血管钙化。Goodman 指出，年轻的透析患者容易发生冠状动脉钙化，16 例 20～30 岁的血液透析患者，电子束 CT 证实 14 例冠状动脉钙化，有冠状动脉内膜粥样硬化斑块或是中层的弥漫性钙磷沉积；14 例透析年龄均>5 年，血磷钙乘积、每日钙制剂摄入量都显著增高，而与 PTH 无关。必要时降低透析液钙浓度，降压药物以钙拮抗剂和血管紧张素转化酶抑制剂为主，积极预防动脉硬化和冠心病。

（5）贫血：由于细胞生成素合成障碍，终末期肾病患儿贫血较明显，加上血液透析时的失血、红细胞寿命缩短和溶血，故接受血液透析治疗的终末期肾病患儿更易发生贫血，其发生率比成人高。在 rHuEPO 未普及使用之前，多数长期血液透析患儿需每月输血 1 次，才能将血细胞比容维持在 0.20，但有发生血源性传染病的危险。rHuEPO 的使用可有效地改善肾性贫血并避免输血，从而提高透析患儿的生活质量。接受血液透析的患儿在血细胞比容为 0.30 时就应开始用 rHuEPO。开始剂量为 50～150U/kg，每周 1～3 次，皮下或静脉注射。当血细胞比容为 0.33～0.36 时，减量并延长治疗间隙，维持量每周 100～200U/kg，用 rHuEPO 的同时应给予铁剂。

（6）精神-心理障碍：长期接受血液透析的患儿，诸多因素都易造成恐惧感、精神抑郁、情绪低落，甚至失去生活信心和勇气，应注意预防和给予相应的心理治疗。

第二节　儿童连续性血液净化

近年来，随着连续性血液净化（continous blood purification，CBP）技术的日趋成熟，其作为一种有效的治疗手段，在危重患儿中的应用范围越来越广泛。其临床应用范围已远远超过了肾脏替代的治疗领域，扩展到各种临床常见危重病的急救。肾科适应证如急性肾功能损害，非肾科适应证如多脏器功能障碍（MODS）、脓毒症、急性呼吸窘迫综合征、重症急性胰腺炎、先天性代谢性疾病等。已有临床经验提示应用连续性血液净化治疗儿童危重病对改善预后有益，尤其在严重脓毒症救治中显示出了良好的前景。

连续性血液净化能连续、缓慢地清除急性肾衰竭患儿体内蓄积的代谢产物、清除炎症介质。在清除水钠潴留和细胞组织水肿、纠正代谢性酸中毒及电解质紊乱方面较血液透析安全彻底，且连续性血液净化对血流动力学影响小，出现低血压、失衡综合征等并发症少，对维持机体内环境稳定具有重要意义。对于年龄小、病情危重并 MODS 患儿较有利。目前临床发现，对 MODS 患儿应尽早进行连续血液净化，其有利于稳定机体内环境、阻断疾病的恶性循环、恢复脏器功能。国内复旦大学附属儿童医院陆国平等对 22 例严重脓毒症患儿进行连续性血液净化治疗，病死率为 22.8%，较常规治疗明显下降，难治性休克患儿心血管功能、呼吸功能指标明显改善。Goldstein 等一项多中心前瞻性的随机对照研究（RCT）发现，连续性血液净化治疗 MODS 的存活率可达 60%。连续性血液净化治疗脓毒性休克及 MODS 的机制可能与以下因素有关：①清除细胞因子、炎症介质等中分子物质，阻止炎症反应的放大；②脱水，减轻脑水肿、肺水肿的组织水肿；③纠正电解质紊乱及酸中毒，改善内环境；④维护血流动力学稳定，恢复血管壁张力，改善组织器官灌注。

连续性血液净化治疗时机的选择目前尚无统一标准。2012 年 KDIGO AKI 指南推荐在 RIFLE 分级的损伤阶段或 AKIN 的 2 期开始连续性血液净化治疗；参考指标：①脓毒症性急性肾损伤（AKI）；②严重脓毒症合并急性呼吸窘迫综合征、肝衰竭、严重脑水肿；③严重脓毒症液体复苏超负荷超过 10%；④严重水、电解质及酸碱失衡；⑤临床考虑患者病情或数值可由连续性血液净化治疗后改善者。实施方案如下。

置换液剂量：肾治疗剂量 20～35ml/(kg·h)，严重脓毒症、MODS 剂量 35ml/(kg·h) 以上，不超过 100ml/(kg·h)，推荐使用 45ml/(kg·h)。置换液/透析液速度为血流速度的 1/5～1/10。液体清除，无尿或少尿且无液体潴留，1～2ml/(kg·h)，有液体潴留 2～5ml/(kg·h)，以不影响血流动力学稳定为前提。抗凝基本同慢性透析，KDIGO 推荐使用局部枸橼酸抗凝。

市面常用儿童连续性血液净化滤器及管路容量如下表（表 21-1）。

表 21-1　儿童连续性血液净化滤器及管路容量

型号	金宝 KitPAN 膜			费森尤斯 Fresenius 聚砜膜			可乐丽/旭化成 PAN 膜		
	M10	M60	M100	F3	AV400S	AV600S	APF-01D	AEF-03	AEF-07
膜面积（m²）	0.3	0.6	0.9	0.4	0.75	1.4	0.1	0.3	0.7
体外预冲容量（ml）	60	84	107	72	92	140	49	76	102
适合体重（kg）	新生儿	>5	>15	新生儿	>5	>15	新生儿	>5	>10

　　目前儿童连续性血液净化治疗中出现的并发症相关报道较少，Satiago 等对 174 例接受连续性血液净化治疗的危重症患儿单中心回顾性分析发现如下常见并发症。

　　（1）血管通路并发症：主要表现为置管时并发症如出血、误穿动脉、心律失常，留置导管相关并发症如管路阻塞、肢体缺血、气胸、血肿、出血、感染等。以 1 岁或 10kg 以下患儿发生率高，而与疾病严重程度、病死率、预后等无关。小儿血管纤细，置管成功率较成人低，Finck 报道＞6 个月婴儿锁骨下静脉置管成功率为 96%，而＜6 个月婴儿置管成功率下降为 78.8%。超声引导下深静脉置管可提高成功率、减少并发症。

　　（2）低血压：发生率为 41.3%，最多见于开始连接管路透析时，即使使用盐水、白蛋白、血浆或全血预冲。低血压的发生与心脏疾病、原发疾病的严重程度有关，而与体重、年龄、膜面积无关，影响患儿预后，导致病死率增加。国内报道体重不足 10kg 易发生低血压，但年龄小或体重低并不是连续性血液净化的禁忌证，国内报道成功透析的新生儿最小体重仅为 1.8kg，发生低血压时即刻扩容处理、增加血管活性药物量、减慢泵速等处理。

　　（3）出血：发生率为 10.3%，临床表现有局部血肿、穿刺部位出血、脑室内出血、肺出血等。与多种原因有关，如不适当抗凝、基础疾病导致组织灌注不良、肝素使用量、体外管路循环、抗凝，与年龄、性别、疾病严重程度、血小板减少无关，发生出血组较未出血组死亡率明显增高。

　　（4）电解质紊乱：发生十分普遍，表现为低钠、低氯、低磷、高钙等，但并没有明显的临床表现，调整置换液/透析液后得以纠正，且随访 9 年未发现神经系统、肾脏后遗症。国内置换液多采用改良 port 配方，其不含磷，不含维生素，长时间透析需补充磷、维生素。

　　此外，还有低体温、堵膜、营养丢失等并发症。

（贺艳军）

参 考 文 献

陈慧，陶少华，王斌，等.2011. 连续性静脉-静脉血液滤过治疗儿童多脏器功能障碍综合征. 实用儿科临床杂志，26（6）：398-400.

焦莉平，陈鹭，马军梅，等.2014. 维持性透析患儿钙磷代谢和甲状旁腺功能的变化. 中国血液净化，13（9）：636-638.

梁颖，孙宁，王辉，等. 2015. 终末期慢性肾脏病儿童血液透析用动静脉内瘘回顾性研究.中国血液净化，14（01）：33-36.

陆国平，蔡小狄. 2012. 连续血液净化在危重症患儿中的应用. 实用儿科临床杂志，27（18）：1387-1389.

陆国平，陆铸今，张灵恩，等.2006. 脓毒症患儿的持续血液净化治疗 22 例分析.中华儿科杂志，44（8）：573-578.

全国儿童常见肾脏病诊治现状调研工作组. 2013. 慢性肾衰竭肾脏替代治疗现状调查多中心研究. 中华儿科杂志,51（7）：491-494.

夏正坤，何旭. 2009. 血液净化技术在儿童肾脏疾病中的应用.临床儿科杂志，27（4）：307-309.

袁林，焦莉平，刘小梅，等.2011. 可调钠透析预防儿童血液透析急性并发症的研究. 临床儿科杂志，29（8）：780-784.

中国医师协会重症医学医师分会儿科专家委员会，中华医学会儿科学分会急救学组，中华医学会急诊医学分会儿科学组. 2012.
　　连续血液净化治疗儿童严重脓毒症的专家共识. 中华儿科杂志，50（9）：678-681.

中华医学会儿科学分会肾脏病学组. 2004.91 所医院1990～2002 年小儿慢性肾衰竭1268 例调查报告. 中华儿科杂志,42(10)：
　　724-730.

钟桴，高岩，邓颖敏，等. 2010. 连续性静脉-静脉血液滤过治疗儿童急性肾衰竭的疗效[J]. 实用儿科临床杂志，25（17）：
　　1327-1329.

Ardissino G，Dacco V，Testa S，et al. 2003. Epidemiology of chronic renal failure in children：data from the Ital kid project. Pediatrics，111（4 Pt 1）：e382-e387.

Bagshaw S M，Berthiaume L R，Delaney A，et al. 2008. Continuous versus intermittent renal replacement therapy for critically ill patients with acute kidney injury：a meta-analysis. Crit Care Med，36（2）：610-617.

Canpolat N，Caliskan S，Sever L，et al. 2013. Malnutrition and its association with inflammation and vascular disease in children on maintenance dialysis. Pediatr Nephrol，28（11）：2149-2156.

Combe C，Mccullough K P，Asano Y，et al. 2004. Kidney disease outcomes quality initiative（K/DOQI）and the dialysis outcomes and practice patterns study（DOPPS）：nutrition guidelines，indicators，and practices. Am J Kidney Dis，44（5 Suppl 2）：39-46.

Fadel F I，Makar S H，Zekri H，et al. 2015. The effect of on-line hemodiafiltration on improving the cardiovascular function parameters in children on regular dialysis. Saudi J Kidney Dis Transpl，26（1）：39-46.

Favia I，Garisto C，Rossi E，et al. 2010. Fluid management in pediatric intensive care. Contrib Nephrol，164：217-226.

Fernandez C，Lopez-Herce J，Flores J C，et al. 2005. Prognosis in critically ill children requiring continuous renal replacement therapy. Pediatr Nephrol，20（10）：1473-1477.

Furth S L，Hwang W，Yang C，et al. 2001. Relation between pediatric experience and treatment recommendations for children and adolescents with kidney failure. JAMA，285（8）：1027-1033.

Goldstein S L. 2001. Hemodialysis in the pediatric patient：state of the art. Adv Ren Replace Ther，8（3）：173-179.

Goodman W G，Goldin J，Kuizon B D，et al. 2000. Coronary-artery calcification in young adults with end-stage renal disease who are undergoing dialysis. N Engl J Med，342（20）：1478-1483.

Haffner D，Schaefer F，Nissel R，et al. 2000. Effect of growth hormone treatment on the adult height of children with chronic renal failure. German Study Group for Growth Hormone Treatment in Chronic Renal Failure. N Engl J Med，343（13）：923-930.

Modem V，Thompson M，Gollhofer D，et al. 2014. Timing of continuous renal replacement therapy and mortality in critically ill children. Crit Care Med，42（4）：943-953.

Rinat C，Becker-Cohen R，Nir A，et al. 2012. B-type natriuretic peptides are reliable markers of cardiac strain in CKD pediatric patients. Pediatr Nephrol，27（4）：617-625.

Santiago M J，Lopez-Herce J，Urbano J，et al. 2009. Complications of continuous renal replacement therapy in critically ill children：a prospective observational evaluation study. Crit Care，13（6）：R184.

Santiago M J，Lopez-Herce J，Urbano J，et al. 2010. Clinical course and mortality risk factors in critically ill children requiring continuous renal replacement therapy. Intensive Care Med，36（5）：843-849.

Vandevoorde R G，Barletta G M，Chand D H，et al. 2007. Blood pressure control in pediatric hemodialysis：the Midwest Pediatric Nephrology Consortium Study. Pediatr Nephrol，22（4）：547-553.

Verrina E，Brendolan A，Gusmano R，et al. 1998. Chronic renal replacement therapy in children：which index is best for adequacy? Kidney Int，54（5）：1690-1696.

Zaritsky J J，Salusky I B，Gales B，et al. 2008. Vascular access complications in long-term pediatric hemodialysis patients. Pediatr Nephrol，23（11）：2061-2065.

第二十二章　老年血液透析及并发症

随着老年人口及寿命的增加，动脉粥样硬化及代谢性疾病的发病比例呈增长趋势。老年人由于各系统的生理性退化及病理性损伤，使其对各种应激状态的适应能力明显下降，血液透析并发症的发生率及病死率明显高于非老年人群，在某种程度上制约了老年人血液净化治疗的开展，影响了老年终末期肾病患者的预后。Dopps 报道，65 岁以上老龄透析患者的死亡危险度较非老年组高 1 倍以上。

一、老年血液透析患者死亡相关因素

在美国，糖尿病肾病占慢性肾衰竭病因的第 1 位，其次为高血压及动脉硬化造成的缺血性肾损害，而肾小球肾炎居第 3 位。我国的研究资料显示，老年尿毒症患者的发病因素中缺血性肾损害居首位，肾小球肾炎居次位，糖尿病肾病居第 4 位，说明目前我国老年尿毒症患者继发性肾脏疾病所占比例有高于原发性肾小球疾病的趋势。由于高血压及糖尿病都存在着比较明显的心脑血管并发症，因此对透析的耐受性降低、透析并发症明显增加，而且会影响到其远期预后。国内有研究发现，中药性肾损害占老年维持性血液患者的 20%，占第 3 位原发病因，应引起高度重视，其原因：大部分患者同时伴有高血压及动脉硬化，有小管间质损害的病理生理基础，长期应用马兜铃酸的中成药，其中大部分患者服用龙胆泻肝丸或冠心苏合丸。

在导致老年透析患者死亡的原发病中糖尿病肾病居首位，而非糖尿病各组的死亡率则无显著差异，可能与糖尿病患者开始诱导透析时间相对较晚、合并症多、血管通路条件差、透析并发症多等因素密切相关。普通人群维持性血液透析患者中死亡首位病因为心血管疾病，而老年血液透析患者首位死亡因素为感染，特别是肺部感染，往往起病隐匿，发展迅速，容易引发心力衰竭而导致多脏器功能衰竭。第 2 位死亡原因为心血管疾病、高血压和左室肥厚，是导致冠心病、加速心血管疾病死亡的主要原因，但在死亡相关因素分析中室间隔厚度、射血分数及心电图左室高电压均未显示出相关性。长期慢性炎症状态是心血管事件高发的重要相关因素，而慢性炎症状态及营养不良是影响透析患者远期生存的重要因素。

临床工作中应更加注意纠正老年患者营养不良及炎症状态，特别要及时纠正严重感染及加强对微炎症状态的监测。

二、老年血液透析患者心血管并发症

（一）低血压

低血压是老年患者血液透析过程中的常见并发症。低血压发生率为 10.2%，透析前均无低血压。多数老年患者有营养不足，血容量不足，透析时对脱水的耐受性差，原有心脏疾病，心脏代偿能力不足，动脉硬化，自主神经功能低下致血管收缩不良，动脉引血过快，预充不足，超滤过多、过快也是发生低血压的原因。患者有头晕、恶心、周身不适，个别无任何感觉。发生低血压时，即取平卧位，减低负压，减少或停止超滤，并吸氧，血容量不足可补充生理盐水、白蛋白等。对易发生透析后低血压的患者，控制超滤量和超滤速度，每次超滤量不超过体重的 4%～5%，透析前不用降压药，有明显低血容量者补液、输血，明显减少了低血压的发生，心功能欠佳者建议做血液滤过。

（二）高血压

血液透析中高血压的发生率为 3.01%，这里指透析中发生的血压升高，而非尿毒症患者原有的高血压。具有变化迅速、越透越高、难以处理的特点。透析中血压升高可能与原有高血压、水钠潴留、肾素分泌增多、交感神经活性增加、肾内降压物质减少、血黏度增加有关，其他原因与失衡综合征、精神紧张有关，多见于原有高血压者。预防透析所致高血压很重要，透析前适当控制血压，限钠摄入，调整理想的干体重，充分透析，调整超滤，选用序贯透析。有文献报道，进行每日夜间透析可减少透析高血压的发生。药物治疗同一般高血压，可联合使用 ACEI、β 受体阻滞剂、钙离子拮抗剂等。

（三）心力衰竭

血液透析能消除肾衰竭体内的水钠潴留，纠正代谢性酸中毒，减少尿毒症毒素，是治疗心力衰竭的有效措施。但透析中内环境的改变，也易诱发心力衰竭。有报道认为，老年血液透析患者的心力衰竭发生率高于中青年患者。血液透析中血压升高、心律失常常诱发心力衰竭。对于老年尿毒症合并心力衰竭者，不应单纯考虑容量因素，更应注意严重高血压、贫血、营养不良、老年动脉硬化、器质性心脏病、透析期间体外循环负担过重、动静脉分流增加心脏负荷及透析相关性低氧血症，以上因素可同时存在，互为因果，相互加重。因此，应积极防止各种诱因，控制高血压，改善贫血，维持水电解质酸碱平衡。对动静脉瘘分流过多，应手术修整，以减少心力衰竭的发生。发生心力衰竭时，给予吸氧、扩血管药物，小剂量使用强心苷；高血容量者，可改用单纯超滤。

（四）严重心律失常

此并发症在老年中多见，心电图以室性期前收缩、心房颤动多见。老年尿毒症患者多存在心脏基础疾病，常合并有高血压、冠心病，尿毒症的各种毒素对心肌及传导系统也有直接的损伤作用，同时水、电解质酸碱平衡紊乱，易致各种心律失常，其特点为多样性、易发性。血液透析中，酸中毒纠正过快，K^+ 迅速向细胞内转移致低血钾，也是血液透析中心律失常的原因。治疗：这些患者充分透析，选择适当含钾透析液，高钾时用低钾透析液，低钾时用含钾 3.5mmol/L 的一般透析液，纠正水、电解质酸碱平衡紊乱，同时治疗原发病，纠正贫血，常可减少心律失常的发生。发生心律失常时，针对不同的心律失常选用不同的抗心律失常药物。

（五）心绞痛

老年维持性血液透析患者冠心病的危险因素同一般人群，包括高血压、高脂血症、糖尿病、吸烟，再加上尿毒症高同型半胱氨酸血症、慢性炎症状态及钙磷代谢紊乱引起的血管钙化，甲旁亢，血液透析中低血压和超滤、体外循环，循环血量下降致冠脉供血不足，均可诱发心绞痛，甚至心肌梗死。对于经常在透析中发生心绞痛者，透析前服用硝酸酯类药物。透析中发生心绞痛，应给予吸氧、减慢流速、停止超滤，含服硝酸甘油，伴血压低者适当补液。

（六）心包炎

透析后心包炎占尿毒症心包炎的 40%，多发生于血液透析 3 个月后，心包积液多为血性，一般认为是透析不充分，或合并感染，透析期间应用肝素引起。透析中突然出现心脏压塞症状，应及时停止透析，使用鱼精蛋白中和肝素，必要时心包穿刺引流。透析过程中肝素量要小，或使用低分子肝素，对防止心包积血有一定作用。

三、老年血液透析患者营养状况

老年血液透析患者营养不良问题严重且相当常见，合理评价血液透析患者的营养状况及对有关影响因素进行分析是改善血液透析患者营养状况的关键。通过对 35 例老年患者营养状况的调查，发现透析不充分的患者 TSF、AC、Scr、BUN、RBC、Hgb、Hct、Alb等营养有关的指标均低于透析充分的老年血液透析患者。由于老年尿毒症进入透析时间较晚，大多数患者在透析前就有较严重的营养不良，热量和蛋白质摄入不足，微炎症状态、体力活动减少、透析过程中丢失蛋白质等均可导致营养不良的发生。透析不充分，使患者食欲下降，摄入蛋白质、热量明显减少，而透析充分的患者胃肠道症状轻，从而减少酸中毒和其他并发症的发生，营养状况好，贫血的发生减少或严重程度减轻，因此，透析充分的患者贫血的情况较轻。

四、老年血液透析血管通路问题

尽管老年人周围血管疾病的发生率明显高于年轻人，动静脉内瘘仍是首选的血管通路方式。Wing 等报告其成功率达 82%，但也有报告仅为 25%～30%者。造瘘的时机是肌酐清除率（Ccr）为 10～12ml/min 时。糖尿病、心血管疾病易并发心力衰竭及高钾血症者Ccr 在 15ml/min 时即应进行。吻合口应＜8mm。

有严重周围血管疾病者可采用血管移植。Windus 报告，非糖尿病患者（65 次/50 例）血管寿命 1 年为 88%，2 年为 77%；糖尿病患者（73 次/51 例）1 年为 70%，2 年为 67%。血栓形成为主要并发症。人造血管（PTEE）1 年的寿命为 69%，并发症有栓塞、感染、血流量降低、假性动脉瘤等。

五、老年血液透析患者胃肠道出血

老年人憩室、毛细血管扩张、癌的发生率高于青年人，因之胃肠道出血的发生率也增高。出血原因以出血性胃炎占首位，其次为毛细血管扩张，可发生在任何部位，常为多发性，确诊靠内镜检查。结肠憩室穿孔的症状不典型，以低热和模糊的腹痛为初发症状，需提高警惕。

六、老年人血液透析患者感染问题

透析患者免疫功能低下，随年龄增长，T 细胞功能进一步减退，加之营养不良，感染更易发生。主要表现为败血症与肺部感染。败血症的细菌来源有血管通路、胃肠道与泌尿生殖系。此外，结核感染的发生率也较高。铁负荷过度与应用去铁胺者易发生感染。

七、低氧血症

老年透析患者均发生低氧血症，对一般患者无任何临床意义，但对老年心肺功能低下者有一定的影响，应避免使用乙酸盐透析液和铜仿膜透析器。

八、硬膜下血肿

老年人反复应用肝素后易发生硬脑膜下血肿，当患者出现无法解释的痴呆、持续头痛、神志改变者警惕此并发症。

九、透析相关性淀粉样变

年龄＞40 岁的长期透析患者，应用铜仿膜透析器时易发生此并发症。表现不一，如腕管综合征、侵蚀性脊柱关节病、骨囊肿、病理性骨折与肩胛肱骨关节病等。

十、精神心理问题

慢性疾病的存在导致了患者对治疗的依赖性，维持性血液透析患者则更多依赖医生、护士，依赖透析机。由于疾病自身及由此产生的依赖性，他们不得不进行调整，改变生活方式，并寻求在新的水平上的平衡。这常常是不舒服的，并由此产生一系列心理问题。国内统计资料表明，老年透析患者常存在着焦虑和抑郁，常有一些模棱两可的感情和行为，特别是那些机体活动受阻而致功能损害，不得不依赖他人者。国内资料显示，老年血液透析患者抑郁、焦虑自评量表总分，明显高于中青年组，血液透析患者情感障碍严重者可影响康复及预后，更加严重的是可造成血液透析治疗中并发症的发生率增多，使血液透析中不稳定因素增加，治疗的风险性加大。尤其应注意的是，老年患者血液透析时高血压发生率较高，Kennedy 发现抑郁症增加冠心病患者心源性猝死的危险性。有研究发现抑郁症患者在血液透析中心律失常的发生率明显增加，中青年患者出现抑郁症时，虽然心律失常增加，但更多则表现为胃肠反应。

临床上绝大多数疾病背景下的抑郁未获得及时诊断和治疗，因此对患者抑郁症发作的再认识已是临床上不可忽视的问题。老年血液透析患者抑郁症的产生使临床医生面临更为复杂的医疗环境。两种疾病的并存和相互影响使得对躯体疾病治疗的难度增加。因此，肾内科医生应以新的医学模式角度去看待躯体疾病，在治疗肾衰竭的同时，要兼顾患者的情绪反应和严重的情感障碍的诊断和治疗。

十一、老年终末期肾病患者血液透析时的注意事项

（1）血流量控制在 150～200ml/min。

（2）超滤量<1L/h。

（3）透析间期体重增加应<2kg。

（4）应用碳酸氢盐透析液。

（5）应用钙通道阻滞剂和转换酶抑制剂防止左室肥厚。

（6）预防甲旁亢，防止高磷血症，口服 1，25(OH)$_2$D$_3$。

（7）应用 EPO 纠正贫血。

（8）充分透析，改善营养状况。

（李　宓）

参 考 文 献

Chazot C，Vo-VAN C，Blanc C，et al. 2006. Stability of nutritional parameters during a 5-year follow-up in patients treated with sequential long-hour hemodialysis. Hemodial Int，10（4）：389-393.

El-Khatib M，Duncan H J，Kant K S. 2006. Role of C-reactive protein，reticulocyte haemoglobin content and inflammatory markers in iron and erythropoietin administration in dialysis patients.Nephrology（Carlton），11（5）：400-404.

Kowalewska J，Lichodziejewska-Niemierko M，Liberek T，et al. 2006. Encapsulating peritoneal sclerosis-a serious complication of peritoneal dialysis with not characteristic symptoms .Wiad Lek，59（5-6）：419-421.

Mahadevan K，Pellicano R，Reid A，et al. 2006. Comparison of biochemical，haematological and volume parameters in two treatment schedules of nocturnal home haemodialysis. Nephrology（Carlton），11（5）：413-418.

Odar-Cederlof I，Bjellerup P，Williams A，et al. 2006. Daily dialyses decrease plasma levels of brain natriuretic peptide（BNP），a biomarker of left ventricular dysfunction. Hemodial Int，10（4）：394-398.

Roberts M A，Macmillan N，Hare D L，et al. 2006. Cardiac troponin levels in asymptomatic patients on the renal transplant waiting list. Nephrology（Carlton），11（5）：471-476.

Robin J，Weinberg K，Tiongson J，et al. 2006. Renal dialysis as a risk factor for appropriate therapies and mortality in implantable cardioverter-defibrillator recipients. Heart Rhythm，3（10）：1196-201.

Tarrass F，Benjelloun M，Medkouri G，et al. 2006. Doppler echocardiograph evaluation of pulmonary hypertension in patients undergoing hemodialysis. Hemodial Int，10（4）：356-359.

第二十三章　家庭血液透析

家庭血液透析（home hemodialysis，HHD）是肾脏替代治疗的一个部分，指患者在自己家中进行血液透析的体外循环治疗，清除水分和毒素。目前 HHD 最盛行的两种透析模式为：短时每日血液透析（short daily hemodialysis，SDHD）和夜间长程血液透析（nocturnal home haemodialysis，NHHD）。

一、HHD 的发展

HHD 的历史源于血液透析本身。在 20 世纪 50 年代和 60 年代初期，西米诺和布雷西亚报道自体内瘘技术。在第二次世界大战结束时，科尔夫博士首次将人工肾技术成功用于治疗慢性肾衰竭患者。基于医院的设施有限，为了治疗更多的患者，血液透析渐渐走进了家庭。HHD 最早于 1961 年出现在日本，1963 年波士顿和西雅图，1964 年伦敦，1967 年澳大利亚，1969 年新西兰。在 70 年代，HHD 是英格兰和威尔士的主要透析方式。当时，在世界各地，挽救了许多患者的生命。其中最卓有成效的计划主要有伦敦的谢尔登、波士顿的梅里尔及西雅图的斯克里布纳博士。随后，持续增长，并在 20 世纪 70 年代初时达到最高峰。

当时，在美国有 40%的血液透析患者在使用这种治疗方式。从这一时期开始，HHD 的应用率渐渐下降。造成这一现象的原因很多，其中最为重要的是：①慢性肾衰竭的患者在数量、发病率和死亡率上持续增加；②腹膜透析中心的建立与发展；③政府财政政策的改变。此外，在 20 世纪 70 年代末和 80 年代初期，持续性非卧床腹膜透析（CAPD）技术的发展，作为一种全新的透析方式，由于技术简单，患者可以在家里进行治疗。HHD 开始进入了衰退期。直到 20 世纪 90 年代中期，常规的 1 周 3 次的中心透析模式，在降低肾病患者中的发病率和死亡率方面有其局限性，又重新引起了大家的重视。时间更长频次更多的现代血液透析方式，成了一种理想的模式。为了尽量缩短两次透析之间的间隔时间而不增加治疗费用的支出，将血液透析放在患者家中进行，可增加透析次数。只有当出现相关并发症需要医生做出处理时，才转到医院或中心透析。

二、HHD 患者的选择

HHD 适用于各个年龄层的患者。有工作能力的年轻患者，可以有效地安排自己的时间，做到工作、治疗两不误。已经出现严重并发症的老年患者，可以和家人在一起渡过人生的最后阶段。关于医疗费用的标准应该是与时俱进的。本着这一目的，美国成立了医学教育研究所，研制了 MATCH-D，作为患者入选标准。其中，在 2013 版的 MATCH-D 中指出了三组选择标准，建议三种不同状态的患者选择 HHD。

（一）HHD 绝对禁忌证

（1）无家可归的患者或居住的地方没有水或电供应的患者；

（2）患者的卫生条件差（包括个人和家庭）；

（3）患有严重神经系统疾病的患者（精神病或痴呆）；

（4）癫痫患者；

（5）等待肾移植的患者。

（二）HHD 相对禁忌证

（1）失明、聋、文盲；

（2）处理障碍；

（3）卫生条件不良；

（4）滥用药物、嗜酒；

（5）神经系统疾病（除精神病和痴呆外）。

对于无禁忌证的患者如果有愿意进行 HHD，医护人员必须对其进行一系列专业的评估，包括视觉、听觉、灵活性、穿刺技巧等评估。此外，患者在透析治疗过程中血流动力学稳定、干体重和心血管风险等，也是评估的一个重要方面。

三、患者的培训与教育

成功的 HHD 计划，必须要有一个多学科的团队去推动，包括肾科医师、透析护士、营养师、生物工程技人员、社区工作者。

（一）患者培训

培训时间的长短主要取决于患者既往的透析治疗经验。平均训练时间为 1 个月。没有经验的患者所需的时间要比有自我护理经验的患者长。前者一般需要 6 周。培训内容包括自我能力培训和技术培训两方面。患者必须与自己的培训医生和护士保持密切联系。培训可以在家里或医院或独立的透析中心进行。一名护士平均可以负责培训 1.5 名患者。定期对患者评估，以确认患者是否正确地进行透析操作和有效地处理故障。

（二）血管通路

良好的血管通路，至关重要。自体动静脉内瘘是最佳的选择。其次是人工血管和带隧道带涤纶套中心静脉导管。非隧道无涤纶套导管不能作为通路。根据血流量，选择穿刺针大小。夜间长程透析可选择 17G 的细穿刺针。动静脉内瘘患者，推荐培训绳梯式穿刺，可延长内瘘使用寿命。由于绳梯式穿刺技术难度增加，大部分患者无法掌握，因此，扣眼技术在 HHD 患者中得到广泛应用。对有穿刺困难的患者，可带隧道带涤纶套中心静脉导管。但必须告知患者，导管会增加感染的风险，对发病率和死亡率也有影响（表 23-1）。

表 23-1　　扣眼穿刺操作步骤与规范

步骤	操作规范
洗手	洗手最少 40 秒，使用肥皂或抗菌剂
穿刺前对内瘘皮肤消毒	用消毒剂（2%氯己定）冲洗至少 30 秒或擦拭三遍
除痂	用如消毒镊子等无菌器械除痂，不可用针或指甲
扣眼穿刺	一旦扣眼隧道形成，必须改用钝针穿刺

四、透析设备

（一）透析系统

所有的透析设备必须易于安装，使用简单，性能可靠，易于维护，可以提供充分可靠的治疗。屏幕应易于阅读和机器操作应可从就座位置进行，使得患者可在透析椅子或床上直接处理。在 200ml/min 透析液流和血液流速 100～200ml/min 速率下的 NHHD，透析设备应该要提供最大的舒适度，确保患者的睡眠质量。透析护士应指导患者简单学习透析系统的使用。初步了解对常见报警的处理流程。

实际上，理想的透析机还应该是易于运输的，让患者有去旅游的机会。许多全新 HHD 技术已经被开发使用。这方面的例子包括 NxStage（美国劳伦斯）、费森尤斯 2008 HHD（美国沃尔瑟姆）、金宝 AK 95（瑞典隆德）和 Bellco 多莫斯家庭护理系统（意大利米兰多拉）。每个系统的开发，旨在使程序更容易。通过电脑监控，为远程监控和数据下载互联网连接。配合杀菌技术、生物反馈和控制系统，使治疗更安全。可佩戴式人工肾也正在美国几个机构进行测试。这些易于使用的系统将帮助患者，克服与机器的复杂性有关的障碍。由美国食品和药物管理局（FDA）唯一批准使用的透析机是费森尤斯 2008 K@Home 和 NxStage 机。NxStage 机是当今使用最广泛的透析机，世界上第一台便携式血液透析机。

（二）水处理系统

水处理系统是 HHD 中的另一个重要问题。在每周 3 次常规血液透析的患者需要 360L，NHHD 患者每周透析 6 次需要约 840L。因此，必须确保装在家里的水处理设备的功效是至关重要的。

通常用于 HHD 有两种类型的水处理系统：便携式反渗透（RO）系统和去离子（DI）系统。水处理系统的选择应该考虑到水处理系统的售后支持和服务，以及系统的安全性和可靠性。便携式反渗透（RO）系统是 HHD 最常用的。它应当适合于家庭使用，体积小，噪声小，并与患者的血液透析机兼容。SDHD 患者水处理可安装于与血液透析机相邻。而对 NHHD 患者，为了不影响患者睡眠，水处理系统可以安装在不同的房间。

每月必须采集水样。对水质进行评估，检测项目包括氯胺、微生物、内毒素、矿物质和大肠杆菌的含量等。

五、远程监控

现代远程监控系统集成的检测功能也越来越多，第一时间可感知这样的事件的发生，启动安全程序，提醒患者，同时对不良事件进行应急处理。例如，自动的体外循环回路夹紧，自动调整补液量等，避免了患者的生命受到威胁。由于经济昂贵，远程实时监控在当今时代已经不作为 HHD 的常规监测手段使用。经验数据表明，是非常安全的，而远程监控对严重的不良事件也不可能避免。根据患者的自身情况，有目的地选择远程监控，有助于改善患者的临床症状，可以增强患者的操作信心。无论是在医院或门诊随访，HHD 团队都必须让 HHD 患者感到安全支持。

监测的基本要求包括：安装电话线，调制解调器，电脑与互联网连接。医院 HHD 单元需要有一个服务器，以及与适当的软件系统多路复用调制解调器。要进行远程监控，须将患者通过专用电话线，在家庭和医院之间初始连接进行监控。每日 22：00～08：00 监视室要留值班人员。一旦连接建立，血液透析机被打开，大约每 20 秒机器参数就在医院观察显示屏进行更新。由医院监控人员通过访问患者的各个屏幕的详细资料。触发可听报警的不良事件，可以很容易地检测到。如果患者未能在指定时间内响应报警，监控小组将致电患者家里。如果无人接听电话，监控团队会调用一个应急预案或当地紧急电话号码，前往患者家中进行检查。

此外，HHD 机上必须安装两个重要的安全装置：用于监测水的供应情况的水探测器和用于监测血液、透析液和水的渗漏湿度的报警传感器。

研究结果表明，所有患者 NHHD 治疗前 3 个月可进行远程监测。以后应根据患者自身需要和心理特点，决定是否继续使用。

六、基础设施

（一）技术支持

必须培训特殊的生物工程技术人员，上门安装机器，并制定标准的机器维护程序。每年 2 次或根据需要对透析机维修保养。设备故障必须在 24 小时内上门排查。一个生物医学工程师要负责 25 名患者。HHD 培训护士通常提供每年 1～2 次家访进行评估，以确保技术和家庭环境仍然适当。每个护士随访不超过 20 例患者。2～3 名远程监控程序人员可以为 100 个患者服务。所有 HHD 团队成员，包括肾脏科医师，护士和社会工作者每月至少召开一次会议，讨论 HHD 患者的治疗情况。会议的频率取决于 HHD 患者的数量。

（二）家庭环境

对 HHD 患者家庭环境的评估包括以下几方面：①供水管道和水质水量，饮用水源应符合标准的水质要求，水压充足能够反渗透水处理系统使用，下水道有专门的排污口；②电力供应，电路板保险丝在 100A；③透析空间和储存空间，门＞0.9m，地板要有一定的承重能力；④物品表面和空气的清洁度。

决定在哪里设置 HHD 设备是很重要的。通常将透析机和水处理设备放于住宅的地板上，便于使用和维护。此外，患者的偏好部位、治疗模式（如每日与夜间活动）、方便性、对现有建筑物的服务能力、生活空间精加工和环境条件也应考虑在内。出于环保目的，一次性用品如透析器和管道要足够的存储空间，应建立医疗废物处置流程与措施。

七、透析方案的选择

可以根据患者的意愿及清除率和超滤量的需要，选择不同的透析方案。常用的透析方案包括以下几种：

（1）每日短时透析（每周透析 5～6 日，每日透析 2.5～3 小时）；

（2）夜间长程透析（每周透析 5～6 日，每日透析 6～8 小时）；

（3）常规的透析方案（每周透析 3 次或隔日透析 1 次，每次 4 小时）。

透析方式的选择主要取决于患者的实际情况。从患者的角度考虑，方便患者的生活，不影响其工作、学习、睡眠和社会活动等。夜间长程透析更适合高磷血症和液体负荷过多的患者（表 23-2）。

表 23-2　标准透析处方

治疗参数	SDHD		NHD/EDHD	
	NxStage	2008 K@Home	NxStage	2008 K@Home
次数（周）	5～6	5～6	4～6	4～6
时间（h）	2.5～4.0	2.5～4.0	5.0～8.0	5.0～8.0
血流量（ml/min）	300～450	300～450	63～200	200～300
透析液钙浓度（mmol/L）	1.5	1.5～1.75	1.5	1.5～1.75
透析液（mEq/L）	乳酸盐，40～45	碳酸盐，28～35	乳酸盐，40～45	碳酸盐，28～35
透析液钾浓度（mmol/L）	1.0/2.0	2.0	1.0/2.0	2.0
透析液总量（L）	20～30	75～192	30～60	60～144
最大超滤量（L）	达标	达标	400～600L	400～600L

八、透析液

标准的 SDHD 治疗，透析液成分无须特殊改变。可根据 HHD 机使用标准。xStage 系统（美国劳伦斯医药公司）使用的是 5L 包装袋（无菌）或在由 PureFlow SL 生成 40L、50L 或 60L 的批次产生超纯自包含系统透析液。标准的透析液应含有钠 135mmol/L，钾 2mmol/L，碳酸氢根 30～33mmol/L，钙 1.5～1.75mmol/L，磷 0.32～0.65mmol/L。

（1）磷：透析患者常出现高磷血症。在透析初始 90 分钟，磷是由血浆和透析液之间的浓度梯度驱动的，可以较快清除，在这之后清除速率变慢。在传统每次 4 小时，每周 3 次透析治疗平均除磷 1800～3600mg。NHHD 每周去除约 5638mg 磷，归因于增加的频率和透析的持续时间长。患者可能会出现低磷血症。可根据患者血磷水平来调整透析液中磷的含量。

（2）钙：有证据表明，患者 NHHD 需要含钙较高的透析液。NHHD 患者在含钙 1.25mmol/L 的透析液透析出现轻度低钙血症和甲旁亢是显著的。当透析液钙增加修正到 1.75mmol/L 时，可迅速抵制甲状旁腺激素（PTH）的释放。理想的 Ca^{2+} 浓度为 1.6mmol/L。

九、透析安全

（一）报警器

患者或家属必须能听见透析机的各种报警声。如果使用远程监控，报警器必须连接到监控中心。

（二）穿刺针的固定

患者或家属独立完成通路穿刺后，必须严格按照要求将穿刺针固定于皮肤表面。夜间长程透析的患者，使用特别设计的弹力网套套实穿刺肢体及针管，可有效防止脱针。

（三）管路的意外脱落

使用专用的螺旋锁定盒。在透析机周围放置湿度传感器，用于监测血液、透析液和水的渗漏。

（四）防止空气栓塞

导管患者使用含裂孔隔膜的导管帽，可降低空气栓塞的风险。

十、HHD 前期展望

任何肾脏替代治疗技术的目的，都是为了最大程度地降低发病率和死亡率，以获得最佳的生存质量。HHD 的方式，有利于实施频次更多的透析治疗方案。患者可以接受到高剂量的透析治疗，同时，与中心透析相比，医疗费用减少。而且，避免了患者往返医院或中心与家庭之间的奔波劳顿及漫长的等候时间。这样有助于提高患者的生活质量。许多研究已经证明，增加血液透析的透析频次，可以相应地带来许多有益的影响。其中比较显著的有以下几个方面。

（1）更好地控制尿毒症毒素，提高患者对透析的耐受性，避免了透析结束后乏力综合征的出现；

（2）可以用更小剂量的促红细胞生成素（EPO）改善患者的贫血状况；

（3）可以用更小剂量的磷结合剂，控制慢性肾衰竭相关的骨营养不良和骨代谢障碍；

（4）改善患者的营养状况；

（5）降低降压药物的使用剂量，更好地控制血压，有助于更好地控制干体重，保护患者的残余肾功能；

（6）改善心肌功能，减少左室肥大的发生；

（7）提高生存质量；

（8）降低发病率和死亡率；

（9）减少医疗费用。

总而言之，增加血液透析频次，更加符合人体的生理需要。透析在家中进行，患者可以根据自己的日常工作、生活、休息等时间表，灵活安排透析时间，无须外出治疗。在发达国家，居住地与医院或中心的距离是 HHD 发展的一个重要因素。但在大都市，患者同样可以获得相同的技术和治疗。毫无疑问，HHD 的技术，对增强患者的自我保健能力有巨大的作用。值得一提的是，在现有的两种家庭透析技术中，血液透析和腹膜透析不是相互竞争的关系；相反地，两种透析技术是相互影响，彼此增强的关系。当 HHD 增加时，家庭腹膜透析也相应地增加。

（罗杏英）

参 考 文 献

2012. Hemodialysis Network（FHN）randomized trials. Clin J Am Soc Nephrol，7（5）：782-794.

Agar J，Hawley C，Kerr G. 2011. Home hemodialysis in Australia and New Zealand：how and why it has been successful. Semin Dial，24：658-663.

Ayus J C，Achinger S G，Mizani M R，et al. 2007. Phosphorus balance and mineral metabolism with 3 h daily hemodialysis. Kidney Int，71（4）：336-342.

Chan C T，Floras J S，Miller J A，et al. 2002. Regression of left ventricular hypertrophy after conversion to nocturnalhemodialysis. Kidney Int，61（6）：2235-2239.

Chertow G M，Levin N W，Beck G J，et al. 2010. In-center hemodialysis six times per week versus three times per week. N Engl J Med，363（24）：2287-2300.

Collins A J，Foley R N，Chavers B，et al. 2014. US renal data system 2013 annual data report. Am J Kidney Dis，63（1 Suppl）：A7.

Culleton B F，Walsh M，Klarenbach S W，et al. 2007. Effect of frequent nocturnal hemodialysis vs conventional hemodialysis on left ventricular mass and quality of life：a randomized controlled trial. JAMA，298（11）：1291-1299.

Daugirdas J T，Chertow G M，Larive B，et al. 2012. Effects of frequent hemodialysis on measures of CKD mineral and bone disorder. J Am Soc Nephrol，23（4）：727-738.

Fagugli R M，Reboldi G，Quintaliani G，et al. 2001. Short daily hemodialysis：blood pressure control and left ventricular mass reduction in hypertensive hemodialysis patients.Am J Kidney Dis，38（2）：371-376.

Finkelstein F O，Schiller B，Daoui R，et al. 2012. At-home short daily hemodialysis improves the long-term healthrelatedquality of life. Kidney Int，82（5）：561-569.

Galland R，Traeger J，Arkouche W，et al. 2001. Short daily hemodialysis rapidly improves nutritional status in hemodialysis patients. Kidney Int，60（4）：1555-1560.

Heidenheim A P，Muirhead N，Moist L，et al. 2003. Patient quality of life on quotidian hemodialysis. Am J Kidney Dis，42（1 Suppl）：36-41.

Karthik K，Christopher T，Simon P. 2012. Intensive home haemodialysis：benefits and barriers. Nat Rev Nephrol，8（9）：515-522.

Kaysen G A，Greene T，Larive B，et al. 2012. The effect of frequent hemodialysis on nutrition and body composition：frequent Hemodialysis Network Trial. Kidney Int，82（1）：90-99.

Kjellstrand C，Buoncristiani U，Ting G，et al. 2010. Survival with short-daily hemodialysis：Association of time，site，and dose of dialysis. Hemodial Int，14（4）：464-470.

Kjellstrand C M，Buoncristiani U，Ting G，et al. 2008. Short daily haemodialysis：survival in 415 patients treated for 1006 patient-years. Nephrol Dial Transplant，23：3283-3289.

Komenda P，Gavaghan M，Garfield S，et al. 2012. An economic assessment model for in-center，conventional home，and more frequent home hemodialysis. Kidney Int，81：307-313.

McGregor M S，Agar J W，Blagg C R. 2006. Home haemodialysis-international trends and variation. Nephrol Dial Transplant，21：1934-1945.

Mitra S，Brady M，O'Donoghue D. 2001. Resurgence in home haemodialysis：perspectives from UK. Nephrol Dial Transplant Plus，4（Suppl3）：iii1-3.

Nesrallah G E，Mustafa R A，MacRae J，et al. 2013. Canadian Society of Nephrology guidelines for the management of patients with ESRD treated with intensive hemodialysis. Am J Kidney Dis，62（1）：187-198.

Ocak G，Halbesma N，le Cessie S，et at. 2011. Hemodialysis catheters increase mortality as compared to arteriovenous accesses especially in elderly patients. Nephrol Dial Transplant，26（8）：2611-2617.

Osterlund K，Mendelssohn D，Clase C，et al. 2014. Identification of facilitators and barriers to home dialysis selection by canadian adults with ESRD. Semin Dial，27（2）：160-172.

Rodríguez Hernández J A，González Parra E，Julián Gutiérrez J M，et al. 2005. Sociedad Espanola de Nefrología. Guías de acceso vascular en hemodiálisis. Nefrologia，25（Suppl 1）：3-97.

Schwartz D I，Pierratos A，Richardson R M，et al. 2005. Impact of nocturnal home hemodialysis on anemia management in patients with end-stage renal disease. Clin Nephrol，63（3）：202-208.

第二十四章　血液透析患者的麻醉

晚期肾脏疾病或肾功能不全（RI）患者有时也需要麻醉手术，肾毒性药物不同程度地影响肾功能。因此，对这类患者围术期的处理就必须对肾生理，以及麻醉与手术对肾功能的影响有所了解，尤其是某些麻醉药对肾功能的潜在损害就更不容疏忽。另外，麻醉医师还要熟悉晚期肾脏疾病和肾功能不全患者的病理生理，以及药物对肾功能的影响，从而对药物进行调整，以免进一步加重肾脏损害。这些患者可能还伴有高血钾或血容量超负荷、心肌病、贫血或尿毒症伴血小板功能不全，围手术期更不能掉以轻心。而且这类患者在围手术期药物清除发生变化，药物之间的相互作用也可对肾功能产生一定影响。文献报道，心血管手术过程中并发肾衰竭可达 30%，其死亡率为 20%～100%，因此，选择麻醉时必须警惕，不应因麻醉而加重肾脏损害。

一、晚期肾脏疾病的临床表现及病理生理改变

晚期肾脏疾病可由肾脏自身疾病发展而来，也可系全身性疾病（如糖尿病、高血压、系统性红斑狼疮）累及肾脏，引起肾功能损害。晚期肾脏疾病患者不仅肾功能极其低下，而且常伴有心、肺、肝脏等重要脏器及凝血功能受损，如①肾衰竭：主要表现为肾小球滤过率降低，血肌酐（Cr）、尿素氮（BUN）水平显著升高，少尿无尿，肾脏保钠排钾和调节酸碱平衡能力降低导致体内水、电解质、酸碱严重失衡。②高血压：多因肾衰竭所致水钠潴留，随着肾素-血管紧张素系统激活及酸中毒使血管收缩，血压将进一步升高。③低血压：乃长期反复透析治疗不适当所致，常与有效循环量减少、自主神经和内分泌功能紊乱、血浆渗透压下降、血液黏稠度降低、血管反应性迟钝等因素有关。④贫血：因肾功能损害时体内 EPO 生成减少，骨髓内红细胞的生成/成熟受抑且畸形红细胞生成比例增多，结果血液中正常红细胞数量少且寿命短。⑤出血倾向：晚期肾脏疾病往往伴有血小板代谢异常和结构缺陷，以及由血管壁合成的依前列醇活性增加致血小板聚集能力降低，结果出血时间明显延长；出血倾向又会使贫血程度加重，严重时甚至可导致患者意识障碍或昏迷。⑥低蛋白血症：肾小球通透性增加使原先不能被肾小球滤过的蛋白质分子随尿液大量排出，肝功能异常使得血浆蛋白合成受抑，加重了低蛋白血症。

上述种种因素既增加了晚期肾脏疾病患者的手术麻醉风险，也增加术后死亡率和麻醉并发症，为此在临床上主张在术前采取以下措施：①手术麻醉前透析治疗降低血 Cr、BUN 水平，积极纠正水、电解质、酸碱失衡，对有效控制和防止麻醉期间可能出现的高血压有积极意义；②β 受体阻滞剂如艾斯洛尔（Esmolo）和血管紧张素转化酶抑制剂（ACEI）卡托普利降血压效果可靠；③重组人促红细胞生成素（rHuEPO）在提高晚期肾脏疾病患者血细胞比容的同时，可减少或避免术中输血，对纠正贫血、治疗和预防贫血所致意识障碍或昏迷有确切效果；④精氨酸加压素（DDAVP）通过刺激内源性促血小板黏附功能保护因子（VWF-VUI）的释放，增强凝血功能和改善出血倾向。

二、肾功能异常时麻醉应注意的问题

肾功能异常时麻醉应注意的问题即药物反应的改变。

（1）药物的清除率、作用时间、药效强度都受肾衰竭影响，因此通过肾排泄的药物及其代谢物，其药理作用明显延长。肾衰竭患者的表现分布容积降低，药物有效浓度较高，所以药效增强。肾衰竭患者因为精神状态已有改变所以可增强镇静药和催眠药的反应。因此，术前用药必须谨慎并需认真观察，防止出现过度镇静、通气量不足和气道保护反应降低。因此，对诱导、术中、术后用镇痛药包括阿片类药物及吸入麻醉药量都要做出相应调整。

（2）应用肌松药也必须考虑肾衰竭或肾功能不全的影响。如潘库溴铵经肾排泄，用于肾衰竭患者则作用延长。不可忽视药物相互作用也可延长肌松药的效能，特别应该注意伍用的吸入醉药，氨基糖苷类、镁盐、抗生素、呋塞米或局部麻醉药等。

（3）肾衰竭患者酸碱失衡可改变药物的作用。血浆中游离药物及其代谢物的排出可因酸中毒、蛋白结合及血容量分布改变而下降，甚至对腰麻、硬膜外注用局部麻醉药的时效可能都有影响。特别要注意对心脏的毒性或引起惊厥抽搐等。肾衰竭患者交感神经阻滞后的低血压危害性更大，要注意预防。另外，必须考虑肾衰竭患者凝血机制的异常，特别是血小板功能不全。

三、肾毒反应

许多药物都有潜在性的肾毒性作用，特别是脱水状态。损害肾脏的机制可能是缺血和直接对肾小管细胞的毒性或免疫介导的损伤。对乙酰氨基酚因抑制前列腺素可能诱发肾病态。血管紧张素转换酶抑制药（ACEI）可能导致继发肾缺血损害肾功能。免疫抑制药，包括环孢菌素也可改变肾血流致缺血性肾损害，所以使用这些药物时必须避免低血容量，原有肾衰竭患者的用量应相应减少。

四、药物选择

现今临床常用的静脉麻醉药往往经肝、肾代谢及排泄，而晚期肾脏疾病会严重影响药物清除，麻醉药物联合应用不当也可使药物肾毒性作用加重，因此在实施麻醉时选药须谨慎，理想的麻醉药应具备：①不损害肾功能；②不明显降低肾血流；③其原形或代谢产物不经或仅微量经肾代谢/排泄；④无体内蓄积作用；⑤对血流动力学影响小等条件。

（一）镇痛药

一般情况下，常用剂量芬太尼、阿芬太尼（alfentanil）和舒芬太尼（sufentanil）不会明显影响血压及肾血流量。此类药物亲脂性较强，可与血浆蛋白结合，主要经肝脏代谢并随尿液/胆汁排出，极少部分以原形从尿中排泄。与芬太尼相比：①舒芬太尼镇痛效价增强5～10倍，作用时间延长2倍，血浆蛋白结合率更高，慢性肾衰竭时在体内的分布容积及清除半衰期与肾功能正常者比较无显著差异；②阿芬太尼脂溶性较低，但与血浆蛋白结合率较高，且体内分布容积小、消除半衰期短，作用持续时间仅为芬太尼的 1/3，可经肝脏迅速灭活，不到 1%以原形从尿中排泄，且很少有蓄积，用于晚期肾脏疾病患者时其清除率和（或）半衰期与肾功能正常者相比差异不显著。芬太尼药效持续时间介于舒芬太尼、阿芬太尼之间，虽也曾用于晚期肾脏疾病患者麻醉且无严重并发症，但反复多次给药后可于体内蓄积，药物作用时间明显延长，且可出现迟发性呼吸抑制，应慎用。

雷米芬太尼（remifentanil）是目前国内外最受关注的麻醉性镇痛药。它是一种新型强效 μ 阿片受体激动药，起效迅速，单次注射 1.5 分钟即达作用高峰，血脑平衡时间短，体内分布容积小，药动学符合三室开放模型。此药分子结构酸性链可经血液和组织中的非特异性酸酶进行快速、彻底水解，对循环、呼吸、神经系统的作用为剂量依赖型，对肝肾功能无害，连续静脉给药时间长短并不影响连续输注敏感半衰期（context sensitive half time），且苏醒良好，初级代谢产物虽可在体内蓄积，但其作用甚微。尽管目前对雷米芬太尼能否用于晚期肾脏疾病患者仍有分歧，但多数人还是持赞同意见。

（二）镇静药

（1）异丙酚：具有稳态下体内分布广、代谢率高等特点，经肝脏降解后药效迅速降低，因而患者即使长时间静脉给药后也能快速苏醒。由于此药能通过抑制体内 ET-1（内皮素-1）水平对肾功能起到保护作用，因而目前被广泛用于晚期肾脏疾病患者。Nathan 等发现丙泊酚用于晚期肾脏疾病患者时药动学变化小且蓄积小，但有时也会偶因急剧血钾及酸碱平衡改变诱发血流动力学变化，其程度与药物剂量、注射速度、心血管功能状态和血容量等因素有关，临床用药时要照顾个体差异并缓慢给药。Ickx 等也证实，晚期肾脏疾病患者的丙泊酚药代学、药效学与健康人相比无明显差异。尽管也有人持不同观点，如 Hachenberg 等观察到肾功能障碍患者丙泊酚分布容积和消除半衰期高于正常人，且苏醒时间延长，其代谢产物 88%需经肾排泄，认为晚期肾脏疾病患者应减少丙泊酚用量。但总体上看，丙泊酚目前仍不失为晚期肾脏疾病患者可取的选择。

（2）咪达唑仑：起效快，镇静作用强，消除半衰期短，虽诱导后识别能力恢复明显慢于乙托咪酯及丙泊酚，但也可用于晚期肾脏疾病患者。

（3）乙托咪酯：起效/恢复快，但可通过抑制肾上腺皮质功能显现免疫抑制作用，且晚期肾脏疾病患者常因用免疫抑制剂治疗致使免疫功能低下，故不适用。

（4）硫喷妥钠：作用时效长，心血管系统抑制作用强，具有二次分布特点，其药效随尿毒症严重程度而显著延长，剂量不易掌握，不适用于晚期肾脏疾病患者。

（三）肌肉松弛药

晚期肾脏疾病患者全身肌肉易疲劳，尤其是当合并代谢性酸中毒时，肌肉松弛药使用更应慎重。琥珀酰胆碱本身并不会使肾衰竭患者血钾升高，可用于血钾<5.5mmol/L 的晚期肾脏疾病患者，但禁用于高血钾（>5.5mmol/L）的患者。目前晚期肾脏疾病患者麻醉诱导及维持多选用非去极化肌肉松弛药，例如，①米库氯铵（mivacurium）：一种新型短效非去极化肌肉松弛药，起效快，作用时间短，恢复迅速，无蓄积作用，对自主神经和心血管功能影响小，经血浆酯酶及肝脏代谢后失活，通过肾脏排泄。肌松作用强度是维库溴铵（vecuronium）的 0.8 倍、阿曲库铵（atrcurium）的 4 倍，肾衰竭时其作用时间延长 1.5 倍，但目前未见用于晚期肾脏疾病患者的报道。②阿曲库铵：为中效去极化肌肉松弛药，半衰期短，经血浆酯解或 Hoffmann 方式代谢，仅小部分以原形通过肾脏排泄、代谢为非器官依赖性，体内清除基本不受肾功能影响，药动学个体差异很小，且对肌松恢复过程无影响。早期研究证实，此药用于晚期肾脏疾病患者与肾功能正常患者相比，其清除率、清除半衰期等均无差异。顺阿曲库铵（cisatracurium）是阿曲库铵的同分异构体，具有与阿曲库铵相似的肌松效应和代谢方式，效价约为阿曲库铵的 3 倍，且无组胺释放作用，临床应用更安全。肝、肾功能状态对顺阿曲库铵药效学、药代学的影响轻微。Body 等发现，肾衰竭患者静脉注射顺阿曲库铵肌颤搐抑制 90%所需的时间较正常人延迟约 1 分钟，临床无统计学意义，且肾衰竭基本上不影响此药肌松作用消退时间。③维库溴铵：24 小时通过肾脏排泄约 30%，单次用药时肾衰竭患者与肾功能正常者作用时间相同，但大剂量或持续输注时消除率降低、半衰期延长，这是由于其代谢产物 3-羟基维库溴铵仍具有神经肌肉阻滞活性（达维库溴铵的 60%）及排泄减少所致。④瑞库溴铵（rapacuronium）：类似维库溴铵，起效快，时效短，反复用于肾衰竭患者，有蓄积作用。⑤罗库溴铵（rocuronium）：药效持续时间与维库溴铵相似，体内约 33%经肾脏排泄，在肾衰竭患者体内消除半衰期延长 5 倍，应慎用。⑥哌库溴铵（pipecuronium）：为中长效肌肉松弛剂，肾脏排泄高达 38%，肾衰竭患者消除半衰期较正常人延长 100 分钟，消除率明显降低。⑦潘库溴铵（pancuronium）：肌松作用时间长，给药后主要以原形从尿中排除，不适于肾衰竭患者。

五、临床应用

（一）给药方法

晚期肾脏疾病患者实施麻醉时，除麻醉药物合理选择外，给药方法也是关键。静脉麻醉药剂量应根据个体差异，同时充分考虑年龄、血容量等因素，缓慢注射，尽量保持血药浓度恒定，以免造成剧烈波动，影响肾脏血流。静脉麻醉靶控输注（TCI）为麻醉提供了一个科学的给药方法。TCI 是在药动学和药效动力学的基础上，通过微机实施相应的目标浓度（靶浓度）调控，麻醉医师可以方便地控制静脉麻醉深度。目前临床上通过 TCI 静脉输注丙泊酚、芬太尼、雷米芬太尼、阿曲库铵、顺阿库铵等药物，已积累了丰富的经验并取得了满意的临床效果。

（二）术前准备和监测

晚期肾脏疾病患者手术麻醉前应进行充分准备，术前一日应进行血液透析，血钾应 < 5.5mmol/L，控制高血压，积极纠正水、电解质及酸碱失衡，并适当补充血容量。手术麻醉期间应监测心率（HR）、心电图（ECG）、血氧饱和度（SpO_2）、呼气末二氧化碳浓度或分压（$ETCO_2$）、中心静脉压（CVP）、平均动脉压（MAP）、体温和尿量，必要时应进行血气分析。注意防治高血压、低血压、缺氧和或 CO_2 蓄积，避免加重肾损害。麻醉深度

的监测除根据临床征象判断外，还可利用电脑双频指数（bispectral index，BIS）及听觉诱发电位（auditory evoked potentials，AEP），以获得更准确的信息。

（李　宓）

参 考 文 献

陈秉学，莫利求，黄文起. 2000. 新的中效肌松药-顺式阿曲库铵. 国外医学麻醉学与复苏分册，21（3）：170-172.

邓硕曾，肖少华，周发刚. 1996. 肾脏病与肌松药. 国外医学麻醉学与复苏分册，17（3）：139-140.

李治贵，麻伟青，黄海波. 2001. 异丙酚在家兔肾下主动脉阻断术中对肾功能的保护作用. 临床麻醉学杂志，17（10）：559-561.

刘俊杰，赵俊. 1997. 现代麻醉学. 第二版. 北京：人民卫生出版社：923-924.

盛娅仪. 2001. 瑞芬太尼的药理学和临床. 中国新药与临床杂志，17（10）：480-484.

杨保仲，刘保江. 2001. 瑞库溴铵的临床应用. 国外医学海陆空麻醉学与复苏分册，22（6）：324-325.

Adamson J W，Eschbach J W. 1998. Erythropoietin for end-stage renal disease（Editorrial）. N Eng J Med，339：625-627.

Ashraf A，Karl Oettl，Von Klobucar F，et al. 2002. End-stage renal failure reduces central clearance and prolongs the elimination half life of remifentanil. Can J Anaesth，49（4）：369-374.

Ashraf A，von Klobucar F，Peter H. 1999. Total intravenous anesthesia with remifentanil，propofol，and cisatracurium in end-stage renal failure. Can J Anaesth，46（7）：696-700.

Body A H，Eastwood N B，Parker C J，et al. 1995. Pharmacodynamics of the IR cis-I'R cis isomer of atrcuronium in health and chronic renal failure. Br J Anaesth，74（5）：400-404.

Byrick R J. 1999. Anesthesia and end stage renal failure：Is TIVA an advance? Can J Anaesth，46（7）：621-625.

Davis P J，Richard L，Stiller R L，et al. 1988. Pharmacokinetics of Sufentanil inpatients with chronic renal failure. Anesth Analg，67（4）：268-271.

Davis R J，Stiller R L，Look D R. 1989. Effects of cholestatic hepatic disease and chronic renal failure on alfentanil pharmacokinetics in children. Anesth Analg，68（5）：579-581.

Hackenberg T. 2000. Perioperative management with short-acting intravenous anesthetics. Anaesthesiol Reanim，25（2）：144.

Hoke J F，Shlugman D，Dersbwitz M. 1997. Pharmacokinetics and pharmaco dynamics. Anesthesiology，879（3）：533-541.

Ickx B，Cockshott I D，Barvais L，et al. 1998. Propofol infusion for induction and maintenance of anesthesia in patients with end stage renal disease. Br J Anaesth，81（6）：854-858.

Nathan N. 1994. Use of Diprivan inrenal in sufficiency. Ann Fr Anesth Reanim，13（4）：480-482.

Suksompong S，Prakanrattana U，Sriyoschatis S，et al. 2001. Anesthetic management for coronary bypass patients on hemodialysis. J-Med-Assoc-Thai，84（5）：745-747.

第二十五章　维持性血液透析患者妇产科及男科问题

维持性血液透析患者由于各种毒素排泄障碍和激素代谢异常，出现性功能障碍、生育能力下降，生活质量受到影响。女性患者还出现月经紊乱、功能性子宫出血、妇科肿瘤等，妊娠也非常少见。随着透析技术的发展，如透析方案改进、超纯水应用等，患者的上述问题得以改善，加上产前围生期护理的加强及 EPO 的应用，有关透析妇女妊娠的报道也有所增多。

第一节　血液透析患者的妊娠

维持性血液透析女性常常面临着尿毒症毒素、容量负荷、不规则月经周期、恶性高血压、先兆子痫及妊娠期间增加的胎儿代谢废物等不良情况，或者由于患者本人的疏忽、妊娠试验的不敏感及医师不主张妊娠等因素，透析患者的妊娠往往会早期终止或早期流产。自 1971 年 Corfortini 等报告第一例长期透析患者成功妊娠以来，有关报道逐渐增多，为临床肾病科、妇产科及小儿科医师对透析患者的妇产科问题提供了更为清晰及乐观的认识。

一、妊娠发生率及结果

要准确评估透析患者的妊娠发生率是非常困难的。因为发表报道的病例常是成功妊娠的报告，另一方面组织登记的病例常是少数国家的部分患者，而且这些数据并不完全，因有些妊娠通常在确诊之前已造成流产。

Hou 总结了 1993 年以前文献中透析患者的妊娠结果，欧洲 1980 年以来，共有 1.3 万透析的妇女，共发生妊娠 115 次，妊娠率为 0.9%，其中终止妊娠 45 例次，余 70 次妊娠 16 例最终活产（仅 23%）。对 1994 年美国 194 个透析中心的 1281 名育龄透析患者进行分析，结果活产率达 37%。沙特阿拉伯报告已婚 50 岁以下的长期透析妇女妊娠为 7.3%（资料来自此国家 50% 的透析患者）。Okundaye 等收集了美国国家透析患者妊娠登记处（NRPDP）在案 930 个单位（约总透析人数的 40%）的透析资料，从 1992~1995 年，共 6230 名 14~44 岁育龄妇女（其中 1699 名接受腹膜透析，4531 名接受血液透析）中，318 名妇女发生妊娠 344 例次，其中 8 名妇女发生 2 次妊娠，9 名妇女发生 3 次妊娠，总妊娠发生率为 2.2%。在 344 妊娠例次中，结果 42% 胎儿最终活产，7.5% 发生新生儿死亡，6% 死产，32% 自然流产，10.5% 治疗性流产，到统计时为止，仍有 2% 处于妊娠中。只有比利时以发放调查表的形式对全国 32 个透析中心的全部透析患者妊娠结果进行了统计，结果每年的妊娠发生率为 0.3%。

美国 NRPDP 的数据表明，血液透析患者妊娠的概率高于腹膜透析患者 2~3 倍，许多妊娠发生在开始透析的头几年，也有透析长达 20 年的女性怀孕，在透析治疗过程中反复怀孕也不少见。虽然经期规则的女性更易于怀孕，但也有报道女性患者在闭经 9 年后怀孕。与透析患者相比，大约 12%的生育年龄女性移植接受者怀孕。

总的来说，透析患者的妊娠后果都不太好。妊娠终止的主要原因为自发性流产，一半多发生在孕中期，其他均为死产及新生儿死亡。新生儿死亡通常是由于早产合并症的结果。曾连续发现妊娠后开始透析的妇女比在透析中妊娠的后果好，前者的成功率高于 80%。

二、避孕

早期文献报道，生育年龄女性透析患者仅有 10%来月经。但是最近的文献报道，来月经的频率提高到 42%。长期透析患者妊娠多发生在月经规律者，但也有报告长期无月经妇女发生妊娠，由于长期透析患者妊娠的风险极大，故除非患者强烈要求生育，否则应积极采取节育措施。

口服避孕药不仅防止怀孕，而且可以治疗雌激素缺乏、使激素周期变得规则，在理论上还可以防止骨丢失。但准备做肾移植的高血压妇女或患有血栓栓塞性疾病危险的女性患者使用雌激素应当慎重，这些药物可能增加血管栓塞或诱发狼疮活动的危险。

透析患者同样可以使用避孕套或阴道隔膜的方法避孕。宫内避孕器在血液透析患者可增加与肝素有关的出血，而持续腹膜透析的患者因有上行感染的危险应避免使用。

三、诊断

透析患者的早孕反应常因尿毒症症状如恶心、呕吐、腹部不适而混淆，因此诊断常延迟，平均诊断时间约为 16.5 周。评价育龄妇女腹部症状在进行广泛射线检查前应做妊娠试验，检测血绒毛膜促性腺激素（HCG）单位浓度。无尿的患者无法进行尿妊娠试验，即使进行血妊娠试验，也可能出现假阳性和假阴性。妊娠妇女 HCG 水平可升高超出孕龄比率，一旦做出妊娠诊断应使用超声波评价孕龄。

四、母亲的问题及处理

（一）高血压

几乎 80%的透析患者妊娠时血压超过 140/90mmHg。近 50%的透析妊娠妇女出现超过 170/110mmHg 的严重高血压、恶性高血压，这类患者在产后需加强护理治疗。妊娠透析患者血压可突然升高，应教会患者自己测量血压，超出 140/90mmHg 时应告知医生。但高血压，即使是重度高血压也不一定要终止妊娠。一旦出现高血压后应按如下措施进行处理。

1. 控制容量

母亲的干体重应随时根据孕龄的改变进行重新评估和调整。推荐妊娠时体重较原理想体重增长 12～16kg。在妊娠的前 3 个月，体重至少增加 1～1.5kg，在前 3 个月以后几乎应以每周 0.45kg 或 1 磅的速度增加。在妊娠后期可应用超声评估胎儿的体重及生长情况。在每次透析后监测母亲的血压及心率，也可准确地估计超滤量，以防止高血压的发生。

2. 药物治疗

如果除水不能纠正血压，可以开始药物治疗。我们有多种降压药物在怀孕透析患者身上使用的经验（表 25-1）。在所有广泛使用的降压药物当中，仅有血管紧张素转换酶抑制剂（ACEI）和血管紧张素受体拮抗剂（ARB）强烈禁用于妊娠患者，也不主张使用利尿剂。

表 25-1　用于怀孕患者的降血压药物

药物（种类）	评价
慢性高血压	
ACEI（D）	禁忌；妊娠中间 3 个月和后 3 个月使用可致肺发育不全、颅盖骨发育不全、肾发育不良、新生儿无尿、肢端挛缩
α 甲基多巴（C）	安全；40 年使用经验；研究胎儿期暴露于该药的 4 岁、7 岁儿童，罕见 Cooms（+）溶血性贫血、肝炎
β 受体阻滞剂（C）	可能安全；胎儿心动过缓、低血糖症、出生时呼吸窘迫、宫内生长受限？↓胎儿缺氧耐受性
拉贝洛尔（C）	妊娠头 3 个月经验有限；心动过缓和生长受限较 β 受体阻滞剂少
可乐定（C）	可能安全；妊娠头 3 个月经验有限
钙通道阻滞剂（C）	与镁剂联用时可致血压显著下降；经验有限；仅用于严重高血压
肼屈嗪（C）	孕妇使用安全、经验悠久；不增加出生缺陷；单药使用无效
米诺地尔（C）	经验很有限；1 例婴儿多毛症、先天性异常
哌唑嗪（C）	经验有限；没有问题记录
噻嗪类利尿剂（D）	氯噻酮↑先天性异常；血管内容量不足；新生儿血小板减少；溶血性贫血
高血压危象	
肼屈嗪（C）	使用 40 年没有严重副作用
拉贝洛尔（C）	使用时间相对较短；看来安全
硝普钠（C）	胎儿氰化物毒性
二氮嗪（C）	有报道致胎儿母体低血压；有限剂量 30mg 弹丸式注射；↓子宫收缩；新生儿高血糖

（1）ACEI/ARB：动物实验中，ACEI 和 ARB 类药物的致畸率高达 80%～93%。在人类，这组药物和羊水减少相关，导致了一些并发症的发生。羊水是胎儿肺部发育必需的，羊水过少最严重的后果是肺发育不全，导致新生儿呼吸衰竭而死亡。羊水过少同时使暴露于药物的婴儿患肢端挛缩。子宫肌肉对胎儿颅骨的直接压力可导致颅骨异常钙化。有几例报道出现动脉导管未闭，考虑与 ACEI 影响前列腺素代谢有关。妊娠中间 3 个月和后 3 个月期间暴露于 ACEI 会有严重后果，而妊娠头 3 个月则没有证明有致病作用。有两个研究，分别纳入 46 个婴儿和 86 个婴儿，显示在妊娠头 3 个月暴露于 ACEI 没有不良作用。其后报道 4 例有先天性畸形，这与预计的 3 例没有显著性差异。

（2）α 甲基多巴：用于妊娠女性已长达 40 多年，现在仍是原发性高血压的首选药物。对胎儿期暴露于 α 甲基多巴的 4 岁、7 岁儿童的发展研究没有发现问题。

（3）β 受体阻滞剂：有几例报道新生儿心动过缓、高血糖、呼吸受阻与 β 受体阻滞剂相关，但是这些问题基本上可以由新生儿科专家轻易解决。有混合数据关注 β 受体阻滞剂是否与宫内生长受限相关。有报道用 β 受体阻滞剂的患者产下的小于胎龄儿没有相应的生长受限。也有动物模型数据表明，β 受体阻滞剂可使胎儿对缺氧应激的耐受能力降低。上述情况都不是人类妊娠期使用这类药物的主要禁忌证。胎儿心动过缓会干扰我们解读胎监结果，因为胎监依赖于胎儿心率的变化。

（4）拉贝洛尔：不会产生胎儿心动过缓和发育阻滞，而且它比 β 受体阻滞剂更广泛使用。但是，关于这种药物在妊娠头 3 个月使用的数据仍比较有限。另外，对照研究显示，它的降压效能并不比其他降压药物强。

（5）可乐定：中枢活性 α_2 激动剂，有一项研究报道其有效性和安全性与甲基多巴相似。据有限的可乐定使用经验观察，可乐定并不优于 α 甲基多巴。

（6）哌唑嗪：没有报道阐述使用哌唑嗪对胎儿的不良作用，但是使用哌唑嗪的经验比拉贝洛尔、α 甲基多巴、β 受体阻滞剂更有限，而且哌唑嗪没有显示出任何优势。这个药物可用于妊娠时血压控制较好时的维持治疗。

（7）钙通道阻滞剂：硝苯地平、尼卡地平和维拉帕米曾用于严重高血压。目前未显示出妊娠头 3 个月使用这类药物会使相关先天性畸形增加。这些药物曾用于妊娠末 3 个月治疗早产。地尔硫卓的使用经验有限。钙通道阻滞剂可能导致低血压、镁的神经肌肉传导阻断，当用于可能发生先兆子痫的患者时，需要牢记药物的相互作用。由于使用这组所有药物的经验有限，它们最好限用于对其他药物无效的严重高血压。

（8）血管扩张剂：肼屈嗪曾安全地使用在孕妇身上长达 40 年。单独口服使用肼屈嗪降压无效，但是在一线药物不能充分降压时，可加用肼屈嗪。米诺地尔是更有力的血管扩张剂，有 1 例报道它和多毛症、先天性异常相关，它只有在和利尿剂、交感神经阻滞剂联用时才有效。

高血压急症的处理：①肼屈嗪常作为妊娠高血压危象的首选。通常 5～10mg，每 20～30 分钟静脉给予。但个别研究报道了在子痫妇女应用此药时，较拉贝洛尔有较高的恶性室性心律发生率。②拉贝洛尔常作为妊娠高血压急诊的二线药物。首先给予 20mg 负荷量，然后每 30 分钟给予 20～30mg 或以 1～2mg/min 静脉维持。偶有胎儿心动过缓和低血压的报道，在新生儿中应监测这些问题。③二氮嗪在妊娠中有广泛的应用经验，但是目前该药已基本绝迹。150～300mg 的剂量可导致至少 1% 的母体死亡率（低血压），同时可导致子宫收缩减弱和新生儿高血糖。其仅有的优势是活性持续时间长，因此在监护条件不足的情况下转送患者或其他药物无效时可考虑使用。用法：以每 1～2 分钟 30mg 剂量弹丸式注射，直到达到目标血压。

（二）先兆子痫

维持性血液透析患者妊娠后发生先兆子痫的危险性很大，目前还没有发现可防止发生先兆子痫的可靠方法。对于高血压的妊娠妇女可放宽入院指征，通过住院观察及血压控制做出生育的决定。目前阿司匹林是否能预防先兆子痫尚在探讨之中。有学者推荐在中孕（第 2 个 3 个月）开始给予 80mg/d 的阿司匹林。

（三）贫血

50% 的正常妊娠红细胞产生不增加，对 70～100g/L 血红蛋白是否为妊娠副反应的结果尚有争论。慢性肾衰竭的妊娠妇女几乎都发生或加重贫血，血红蛋白常降低至 60g/L，血细胞比容降低明显，对母亲及胎儿均有害，故应积极纠正贫血。

在过去，伴有危险的输血是改善贫血的唯一治疗。自 1990 年第一例报道促红细胞生成素（EPO）成功用于妊娠透析患者以来，现已广泛应用。妊娠期间使用 EPO 的数据有限，但是很可靠，没有 EPO 致畸的报告。EPO 也不会增加难治性高血压或婴儿红细胞增多症的发生率。目前，EPO 在这类患者应用的剂量尚有争议。有些学者采用低剂量法：2000～4000U，每周 2 次；有些学者采用大剂量法：40～60U/kg，每周 6 次。每周 100U/kg 分次给予的中等剂量法似乎是一个合理的起始点，随后根据血细胞比容和临床耐受情况给予增减。既往应用 EPO 的患者，怀孕期间 EPO 需求量增加，一旦怀孕诊断明确，EPO 处方剂量即应增加 50%～100%。推荐血细胞比容的目标值为 35%（正常妊娠妇女为 32%～34%）。

血液透析患者妊娠期间血清铁和铁蛋白通常下降，常需补充静脉铁剂。以前的数据表明，铁剂可不成比例地转移给胎儿，静脉铁剂需要谨慎地给予小剂量以避免急性铁中毒。叶酸缺乏可造成胎儿神经管畸形，正常孕妇对叶酸的需求量增大，血液透析可使叶酸丢失增加。因此，血液透析孕妇叶酸应加倍补充（4mg/d）。

（四）营养不良

长期频繁透析使营养物质大量丢失，加上孕妇营养物质需求量增加，极易造成营养不良，应注意这类患者蛋白质、维生素及微量元素等的摄取。一般推荐每日摄取蛋白 1.8g/（kg·d），应该增加水溶性维生素的补充。正常妊娠通常处方补充维生素 A，透析患者维生素 A 的排泄减少，并且不能通过透析清除，极大剂量的维生素 A 可导致先天性畸形，故妊娠透析患者不应给予补充。锌缺乏可导致畸形，妊娠后期锌缺乏可导致早产和张力缺乏性子宫出血，应补充 15mg/d。

（五）出血

透析患者有增加出血的问题。血液透析患者肝素的剂量不需常规减少，如发生阴道流血则应减量。持续性非卧床腹膜透析患者甚至未用肝素也可发生出血。妊娠有关的出血有时为血性透析液，可预示自发流产或发生胎盘剥离。如有血性透析液，患者应住院观察。

（六）早产

早产是女性肾脏病患者产下的婴儿发病和死亡的最重要原因，几乎所有透析患者的婴儿均为早产儿。早产可在孕早期，也可在孕中期，常有羊水过多。如没有高血压，可用激动剂控制早产。如无效或有禁忌，可用吲哚美辛（indomethacin），而且对羊水过多的患者有特别疗效。但是对于有残存肾功能的透析患者而言，可能造成肾功能的减退、高钾血症，需要增加透析剂量。吲哚美辛还可导致孕妇羊水减少和胎儿右心扩张，因需长期应用，须超声监测胎儿是否存在右心扩张，若发生羊水过少，需停用吲哚美辛。

曾广泛应用镁控制透析患者的早产，但使用有危险，血液透析患者可一次推注，每次透析后补充，当多次给予或因疏忽连续镁推注常发生中枢抑制、迟缓性麻痹、低血压等镁中毒的一系列临床症状。

（七）感染

透析患者在妊娠期面临感染的危险。40% 有尿路感染，这些患者应每月进行尿培养。

如存在症状性菌尿，应治疗 2 周，并在以后的妊娠或进行抑制剂量的抗生素治疗。在生产期，尽量避免器械检查。文献报道腹膜炎可导致胎儿早产或死亡。但有的在产后出现腹膜炎。

（八）分娩

我们治疗的目标是尽量阴道分娩，尽量在存在异常产科情况的时候进行剖宫产术，而不能因肾脏病本身而进行手术。对腹膜透析患者施行剖宫产术时，应尝试使用腹膜外进路。可以在手术分娩 24 小时后尝试低交换量腹膜透析，如果有切口渗漏，患者应改用 2 个星期的血液透析。

五、胎儿的问题及处理

透析患者很少妊娠到足月分娩，多数新生儿是早产儿，这类早产儿与其他早产儿面临的问题相似，生于透析母亲的婴儿常少于孕龄，20%～50%低于孕龄的 10 个百分点，其平均孕龄各家报道不一，Susan 最近报道 85%的平均孕龄为 32.4 周，36%体重在出生时＜1500g。

透析患者的子女常发生胎儿窘迫。死产是胎儿死亡的主要原因，因而在胎儿生存有某些改变时应进行胎儿监测（26～28 周），非应力试验是监测胎儿最简单的方法，但可给胎儿窘迫的假象。应避免收缩应力试验，因要给催产素于已经有高度早产危险的母亲，如非应力试验可凝，应做生物物理检查测试。

对于终末期肾病母亲的婴儿一个独特的问题是产后渗透性利尿，在母体时母亲和胎儿的血清肌酐是相似的，产后婴儿很快利尿，大量水盐丢失造成容量收缩或低钠血症。渗透性利尿婴儿要适当在高危育儿室观察。

六、透析方案

（一）透析方式

腹膜透析避免了血液透析时的抗凝、液体失衡、容量负荷等，提供了胎儿更稳定的生化及内环境，且高血压、贫血发生率低，但增大的子宫使腹腔容积减少，腹膜透析不充分。既往研究认为，在新生儿存活率和出生胎龄方面，腹膜透析和血液透析患者之间无差异。但近年来较多研究报道，血液透析可达到更高的新生儿存活率。虽然妊娠后不必改变透析方式，但为已妊娠妇女选择血液透析可能更合适。腹膜透析患者还可在妊娠后期进行补充性血液透析治疗。

（二）透析剂量

妊娠透析患者应加强透析。来自沙特阿拉伯的报道发现，27 名女性患者中，成功怀孕的患者透析时间显著长于未成功怀孕的患者（12 小时比 10 小时）。来自 NRPDP 的有限数据表明，想要得到预后的任何改善，透析时间必须增加到每周至少 20 小时。

增加透析次数可使血尿素氮维持在较低水平（20mmol/L，最好在 15mmol/L 以下），避免透析间期容量负荷过多，降低透析中低血压的发生率，并且允许患者摄入更多蛋白质，满足胎儿生长的需要。有条件的患者建议每日透析，推荐 $Kt/V1.5\sim1.7$。

（三）透析液

如果使用强化透析，就需要对透析液配方进行调整。如果饮食增加的钾不足以抵消增加的丧失量，血清钾会降低，这时需要提高透析液钾浓度。每日透析情况下，如果使用 Ca^{2+} 浓度为 1.75mmol/L（3.5mEq/L）的透析液，患者会表现为轻度的正钙平衡。胎盘能分泌骨化三醇，会导致血钙进一步升高。每日透析的孕妇如果服用含钙的磷结合剂，推荐使用钙浓度为 1.25mmol/L（2.5mEq/L）的透析液。司维拉姆和碳酸镧在妊娠的透析患者中尚无使用经验。

透析液碳酸氢盐浓度用以抵消 2 日的酸性产物，每日透析会导致过度的碳酸氢盐增加，怀孕患者正常情况下也有呼吸性碱中毒。每日透析应调整透析液碳酸氢盐浓度为 25mmol/L，并且需要更频繁测定血碳酸氢盐浓度，必要时调整透析液配方。

（四）抗凝

妊娠处于高凝状态，更容易发生体外循环凝血或内瘘堵塞，肝素不能通过胎盘且没有致畸性，因此，如果没有严重阴道出血等并发症，不需要减少肝素用量，但推荐使用最小剂量。

第二节 血液透析患者的妇科问题

尿毒症患者性激素水平异常，表现为男性患者血睾酮下降、睾酮与雌激素比值降低、黄体生成素升高；女性患者雌激素水平下降。血清泌乳素水平增高，女性更为显著，可高达正常的 4～10 倍或以上，血液透析和腹膜透析均不能使其恢复正常。另外，由于尿毒症患者免疫力降低，血液透析需要抗凝等原因，使得透析患者更容易罹患一些妇科或男科疾病。

一、性交困难

一些女性透析患者由于雌激素缺乏和由此带来的阴道干涩或阴道萎缩，出现性交困难。可通过阴道内使用雌激素（每日 2～4g）或口服雌孕激素复合物纠正。每日 0.625g 雌激素和 2.5g 甲羟孕酮可提供足够的雌激素以防止性交困难。如果这种联用方案产生突发性出血，可增加孕激素至 5mg。使用阴道内雌激素的患者实质上也有全身性吸收，因此也应使用孕激素。

二、性功能障碍

55 岁以下的女性透析患者 50%性功能活跃，她们中大部分存在某些性功能障碍，经受性欲低下和难以达到性高潮的痛苦。导致性功能障碍有多种原因，包括高泌乳素血症、性腺功能不全、情绪低下、甲旁亢及体型改变等。高泌乳素血症可见于 75%～90%的女性透析患者，性功能障碍的患者平均血清泌乳素水平高于性功能正常的患者。

有报道多巴胺激动剂溴隐亭治疗高泌乳素血症可改善男性及女性透析患者的性功能。因为血液透析患者对此药的低血压副作用尤其易感，所以没有得到广泛应用。溴隐亭的使用首剂 1.25mg/d，并于夜间服用，随后应逐渐增加剂量。每日 2 次、每次 2.5g 的剂量应足以抑制泌乳素的分泌。

三、功能障碍性子宫出血

（一）发生率

许多女性患者肾小球滤过率<10ml/min 时发生闭经，一旦开始透析，大约 50%的绝经前女性恢复月经来潮。有月经的终末期肾病女性超过一半月经过多，60%月经周期紊乱。这些患者功能障碍性子宫出血很普遍，可能是子宫内膜癌的早期征象，应引起重视。虽然 EPO 用于功能障碍性子宫出血效果明显，但即使是使用 EPO 的患者，血液丢失也可导致严重的贫血。

（二）处理

根据患者的年龄和是否停经筛查恶性肿瘤。40 岁以上、发生出血 1 年前已停经的患者恶性肿瘤的风险高，应实行诊刮术；40 岁以上、发生出血 1 年前未停经的患者恶性肿瘤的风险中等，不需要常规进行诊刮，行子宫内膜多处活检；40 岁以下的患者恶性肿瘤的风险相对较小，每年 1 次巴氏涂片检查。因肾脏疾病或移植肾排斥需要免疫抑制治疗的患者患恶性肿瘤的风险增加。

月经、排卵、各种原因的子宫出血均可导致腹膜透析患者表现为血性腹透液，除腹透液不加肝素外，无须特别处理。极少严重病例，需要抑制排卵。月经或排卵期间可出现无菌性腹膜炎。

患者月经期间进行血液透析应给予最低抗凝剂量的肝素。某些患者也可以使用无肝素技术和枸橼酸盐抗凝。月经量多的患者，贫血往往用足量 EPO 仍难以纠正，需静脉补充铁剂，必要时需要输血。

近年来的研究证实，激素治疗透析女性功能障碍性子宫出血有可靠的疗效。口服避孕药是最安全的一线用药，理论上雌孕激素复合物还对防止子宫恶性肿瘤和骨质疏松症有益，但应避免用于难治性高血压和有深静脉血栓形成病史的患者。对口服激素治疗无反应的患者而言，甲羟孕酮是最好的二线药物。肌内注射每周 1 次 100mg，连续 4 周后改每月 1 次；口服每日 1 次 10mg，月经周期前 10 日应用。许多透析患者存在出血倾向，肌内注射甲羟孕酮可能导致血肿形成，而且肌内注射的半衰期不可预知。对口服避孕药或孕激素无反应的患者，可使用促性腺激素释放激素拮抗剂。每月 1 次肌内注射长效乙酸亮丙瑞琳（抑那通）7.5mg 或每日 1 次喷鼻。该药价格昂贵。对于急性过度失血的病例，可用大剂量雌激素治疗，静脉注射雌激素结合物 25mg，每 6 小时 1 次，出血通常在 12 小时内减轻。当急性失血出血时间延长时，可用去氨基精加压素，剂量为 0.3pg/kg，溶于 50ml 生理盐水中，每 4～8 小时 1 次，用 3～4 次。

子宫内膜激光消融术可安全、有效替代子宫切除术。术前给予患者达那唑（200mg，每日 4 次，4~6 周）或促性腺激素释放激素拮抗剂治疗。这项操作对技术要求较高，会导致永久性不孕。

绝经后透析患者可选择子宫切除术。随着子宫内膜激光消融术的出现，子宫切除术目前主要用于子宫平滑肌瘤或其他子宫及盆腔病变继发出血的患者。对于等待肾移植的绝经前患者而言，子宫切除术仅能在抢救生命的情况下应用，因为移植后患者往往恢复生育能力。

四、激素替代治疗

健康女性进行激素替代治疗轻微增加乳腺癌的风险，同时减少骨质疏松和心脏疾病的风险。目前未知透析患者患乳腺癌的风险是否大于健康女性，但是得心脏疾病和骨疾病的风险是明确增加的。虽然缺乏针对性的数据，这些风险使得透析的绝经女性进行雌激素-孕激素周期治疗存在合理性。据报道，许多年龄<55 岁的女性存在雌激素缺乏，激素替代治疗是卵巢切除术后的绝经前女性的常规治疗。虽然还没有广泛应用，但是有各种理由认为雌激素缺乏的透析患者应给予激素替代治疗。

五、妇科肿瘤

良性肿瘤如子宫肌瘤十分常见，年龄 30 岁以上的女性发生率大约为 25%，没有慢性肾衰竭患者发病率的资料。透析患者没有严重合并症的情况下，子宫肌瘤的处理与没有肾衰竭的患者相似。既往认为女性透析患者子宫内膜癌的发生率增加，但是近来的研究表明，这些人群中乳腺癌、子宫内膜癌、卵巢癌的发生率并没有增加。

（一）恶性肿瘤的筛查

乳腺癌筛查指南和普通人群相似。透析患者应每年进行巴氏涂片以筛查子宫颈癌。因为移植或基础肾脏疾病进行免疫抑制治疗，或患艾滋病的患者子宫颈癌的发生率增加，应每 6 个月进行巴氏涂片检查。子宫内膜癌通常表现为功能障碍性子宫出血，宜按年龄及是否停经进行筛查（如前述）。卵巢癌通常表现为模糊的腹部症状，后期表现为卵巢肿块。卵巢癌导致的腹部不适、恶心、体重减轻起初会被误认为尿毒症或透析不充分的症状。腹膜透析的患者卵巢癌可表现为血性腹透液、腹膜细胞计数异常或腹透液颜色改变。高度疑似患者应进行检查，以早期发现可治疗的卵巢癌。

（二）诊断性检查注意事项

1. CT

如果 CT 扫描或血管造影需要静脉注射对比剂，透析患者不是禁忌。对比剂的使用会增加血管内容量和渗透压，如果必要的话，检查后可立即进行透析。腹膜透析的患者若需要进行腹部 CT 扫描，可保留腹内的腹透液。

2. 盆腔和腹部超声

疑有盆腔或卵巢损伤的腹膜透析患者可经受这些部位的超声扫描。在一些需要膀胱充盈才能看到盆腔病变的病例，可通过导尿管充盈膀胱。超声科医护人员误让患者饮水以充盈膀胱可导致容量负荷过重、低钠血症。

　　3. 经阴道内超声

　　我们进行经阴道内超声检查时，因为超声探头可更接近盆腔器官、阴道穹窿相对较薄，还可以使用高频超声，从而能更清晰地看清盆腔病变。另外，经腹超声探头可显示更全景的盆腔图片，显示出盆腔器官和它们的病变之间的主要解剖结构关系。经阴道超声探头可以提供感兴趣器官的更聚焦影像，不过允许的有效成像深度不超过 7～10cm。膀胱排空时经阴道内超声检查效果更好。除非置入导尿管向膀胱内滴注液体，否则许多透析患者难以充盈膀胱，因此疑有盆腔病变时应首选经阴道内超声，当经阴道内超声不能提供足够信息时再进行经腹盆腔超声检查。持续性非卧床腹膜透析患者进行经腹超声检查时应保留腹透液，经阴道内超声检查时则应排空。

（三）治疗

　　治疗方式包括手术治疗及化疗。手术需根据充分评估患者的出血风险，妥善调整术前术后透析方案。可通过腹腔内给药化疗，腹腔内化疗导致局部药物浓度比循环浓度高出 10～20 倍，也使门静脉药物浓度升高。已用于腹腔内的药物包括 5-FU、顺铂、阿糖胞苷和多柔比星。5-FU 和多柔比星腹腔内给药时与常规剂量相同，但是顺铂应减至常规剂量的 25%。

　　因为免疫抑制剂增加患肿瘤的风险，恶性肿瘤治愈后的患者需等待 2～5 年再行肾移植。早期子宫颈癌不是移植禁忌，但是应在子宫颈癌治愈后再进行移植，其他肿瘤必须根据其预后进行个体化处理。

六、妇科感染

　　肾衰竭和透析导致药物代谢异常，治疗血液透析患者的妇科感染时应根据药物的代谢特点进行调整。

　　白色念珠菌是外阴阴道炎最常见的病因，治疗主要是局部用药，不受肾衰竭或透析的影响，阴道栓剂及外阴清洗参照一般妇科用法。滴虫性阴道炎治疗需口服甲硝唑（每日 3 次 250mg 口服，共 7 日），甲硝唑可被血液透析部分清除，应在透析后使用。

　　衣原体和支原体往往是甲硝唑治疗无反应性非特异性阴道炎的病因。另外，它们通常是不孕和盆腔炎症性疾病的主要病因。治疗可给予强力霉素每日 100mg，疗程 14 日。其他四环素类药物应避免用于透析患者。可选择的治疗方案包括阿奇霉素（单次剂量 1.0g）、氧氟沙星（每日 150mg，用 7 日）、红霉素（500mg/次，口服，每日 4 次，用 14 日）。性伴侣亦应同时治疗。

　　生殖器疱疹感染首次治疗可口服阿昔洛韦，能减轻病情及缩短病程。阿昔洛韦正常情况下通过肾脏排泄，并可被透析清除，应减量至 200mg 口服，每日 2 次，其中 1 次应在透析后用药。

　　淋病常常因为青霉素耐药淋球菌的增加，需首选头孢曲松，每次肌内注射 250mg，透析患者也不用改变剂量。对于非耐药菌株，青霉素仍不失为首选，与常规剂量相同。若患者对青霉素过敏，可以用常规剂量强力霉素。

梅毒的治疗与非肾衰竭患者相同。因继发性梅毒易通过血液接触造成传染，故继发性梅毒患者透析后，应使用甲醛或次氯酸钠清洁透析机。

人类乳头瘤病毒（HPV）感染已成为美国最常见的性传播疾病之一，患者表现为尖锐湿疣或巴氏涂片异常。常用治疗方法包括冷冻切除、外科切除、激光切除、腐蚀剂腐蚀等，但难以根治。HPV 感染的女性患者可考虑肾移植，但是移植后病情有可能加重。

第三节 血液透析患者的男科问题

与女性患者类似，尿毒症男性也容易罹患一些男科疾病。

一、性功能障碍

50%以上的男性血液透析患者发生部分性或完全性阳痿，以血管性为主。应用 EPO 改善贫血能有效逆转一些患者的阳痿。一些降压药物如甲基多巴、可乐定、β 受体阻滞剂容易引起阳痿，而 ACEI、钙通道阻滞剂、α 受体阻滞剂、肼屈嗪、米诺地尔等药物则致阳痿发生率低。西地那非（万艾可）是一种 V 型磷酸二酯酶抑制剂，目前已被广泛用于治疗阳痿。已有临床试验证实，西地那非可有效用于透析患者，常用量为 50mg。注意服用长效硝酸酯类药物禁止同时服用西地那非，因两药同服增加心血管事件的发生。溴隐亭治疗高泌乳素血症也可改善男性透析患者阳痿（具体用法见本章第二节）。

二、生育能力降低

男性不育在血液透析患者中较常见，50%的患者有精子数目减少、活动度减弱及形态异常。血液透析患者睾丸萎缩、间质纤维化及睾丸间质细胞失调发生率明显增加。其发病机制尚未明确，但存在一些可治疗的病因，如高泌乳素血症、促性腺激素分泌不足、精索静脉曲张、逆行射精、输精管堵塞、感染、出现抗精子抗体等。治疗首先针对病因。目前，锌剂、氯米芬、人绒毛膜促性腺激素、EPO 等治疗血液透析男性患者不育尚有争议，似乎只有肾移植才能从根本上解决这一问题。

三、阴茎异常勃起

维持性血液透析患者容易出现阴茎持续异常勃起，其原因不明。阴茎持续勃起超过4～6 小时，应紧急从阴茎海绵体内抽血。若阴茎仍持续勃起，应立即海绵体内注射 α 受体阻滞剂。若仍无效，需急诊手术处理。有报道海绵体内注射 1～5mg 间羟胺或持续硬膜外巴比妥-芬太尼麻醉可以治疗血液透析患者自发性阴茎持续勃起。使用上述药物时，需进行心血管监护。

（柯剑婷 李 宓）

参 考 文 献

Anantharaman P, Schmidt R J. 2007. Sexual function in chronic kidney disease. Adv Chronic Kidney Dis, 14 (2): 119-125.

Bellinghieri G, Savica V, Santoro D. 2006. Vascular erectile dysfunction in chronic renal failure. Semin Nephrol, 26 (1): 42-45.

Chou C Y, Ting I W, Hsieh F J, et al. 2006. Haemoperitoneum in a pregnant woman with peritoneal dialysis. Nephrol Dial Transplant, 21 (5): 1454-1455.

Gangji A S, Windrim R, Gandhi S, et al. 2004. Successful pregnancy with nocturnal hemodialysis. Am J Kidney Dis, 44 (5): 912-916.

Haase M, Morgera S, Bamberg C, et al. 2005. A systematic approach to managing pregnant dialysis patients-the importance of an intensified haemodiafiltration protocol. Nephrol Dial Transplant, 20 (11): 2537-2542.

Kozminski P, Malinowski W, Obrebski K, et al. 2003. Successful pregnancy in a patient with chronic renal insufficiency treated with repeated hemodialysis. Med Wieku Rozwoj, 7 (3 Suppl 1): 287-290.

Kubo K. 2004. Pregnancy and delivery in patients with hemodialysis. Nippon Rinsho, 62 (Suppl 6): 429-434.

Malik G H, Al-Harbi A, Al-Mohaya S, et al. 2005. Pregnancy in patients on dialysis-experience at a referral center. J Assoc Physicians India, 53: 937-941.

Moranne O, Samouelian V, Lapeyre F, et al. 2004. Pregnancy and hemodialysis. Nephrologie, 25 (7): 287-292.

Moranne O, Samouelian V, Lapeyre F, et al. 2006. A systematic approach to managing pregnant dialysis patients--the importance of an intensified haemodiafiltration protocol. Nephrol Dial Transplant, 21 (5): 1443.

Ralph C. 2000. Pregnancy in a hemodialysis patient with an ethical/cultural challenge. CANNT J, 10 (1): 35-38.

Sam R, Patel P. 2006. Sidenafil in dialysis patients. Int J Artif Organs, 29 (3): 264-268.

Smith WT, Darbari S, Kwan M, et al. 2005. Pregnancy in peritoneal dialysis: a case report and review of adequacy and outcomes. Int Urol Nephrol, 37 (1): 145-151.

Susan H, Susan G. 2007. Obstetric and gynecologic issues//John T, Peter G, Todd S. Handbook of Dialysis. 4th ed. Philadelphia: Lippincott Williams & Wilkins Press: 672-684.

第二十六章　特殊血液净化方式的并发症

血液净化除血液透析、血液滤过等方式外还包括一些特殊的血液净化方式，如血浆置换、免疫吸附、血液灌流、血脂净化、生物及非生物人工肝等。本章对目前常用的血浆置换、血浆吸附、血液灌流及细胞净化中常见并发症进行介绍。

第一节　血浆置换相关并发症

血浆置换（plasma exchange，PE）是一种用来清除血液中大分子物质的血液净化疗法。其基本过程是将患者血液经血泵引出，经过血浆分离器，分离血浆和细胞成分，去除致病血浆或选择性地去除血浆中的某些致病因子，然后将细胞成分、净化后血浆及所需补充的置换液输回体内。血浆置换包括单重血浆置换、双重血浆置换（double filtration plasmapheresis，DFPP）。单重血浆置换是利用离心或膜分离技术分离并丢弃体内含有高浓度致病因子的血浆，同时补充同等体积的新鲜冰冻血浆或新鲜冰冻血浆加少量白蛋白溶液。DFPP是使血浆分离器分离出来的血浆再通过膜孔径更小的血浆成分分离器，将患者血浆中相对分子质量远远大于白蛋白的致病因子，如免疫球蛋白、免疫复合物、脂蛋白等丢弃，将含有大量白蛋白的血浆成分回输至体内，它可以利用不同孔径的血浆成分分离器来控制血浆蛋白的除去范围。DFPP能迅速清除患者血浆中的免疫复合物、抗体、抗原等致病因子，调节免疫系统，清除封闭性抗体，恢复细胞免疫功能及网状内皮细胞吞噬功能，使病情得到缓解。

血浆置换的并发症大致有以下三类：①血浆置换技术本身相关并发症；②与应用抗凝剂相关并发症；③血管通路相关并发症。

（一）血浆置换技术本身相关并发症

（1）过敏和变态反应：系大量输入异体血浆所致，表现为皮疹、皮肤瘙痒、畏寒、高热，严重者出现过敏性休克。可在血浆输入前适量应用糖皮质激素预防；出现上述症状时减慢或停止血泵，停止输入可疑血浆或血浆成分，予以糖皮质激素、抗组胺类药物治疗，出现过敏性休克的按休克处理。

（2）低血压：与置换液补充量不足、血管活性药物清除或过敏反应有关，根据不同的原因进行相应处理，考虑置换液补充量不足者，应正确计算需要补充的血浆量，治疗开始时，减慢放血速度，阶梯式增加，逐渐至目标流量，对于治疗前已经有严重低蛋白血症患者，根据患者情况可酌情使用人血白蛋白、血浆，以提高血浆胶体渗透压，增加有效血容量，管路用生理盐水预充。考虑血管活性药物清除所致者，必要时适量使用血管活性药物。考虑过敏者按过敏处理。

（3）溶血：查明原因，予以纠正，特别注意所输注血浆的血型，停止输注可疑血浆；应严密监测血钾，避免发生高血钾等。

（4）重症感染：在大量使用白蛋白置换液进行血浆置换时，导致体内免疫球蛋白和补体成分缺乏。高危患者可适量补充新鲜血浆或静脉注射大剂量免疫球蛋白。

（5）血行传播病毒感染：主要与输入血浆有关，患者有感染肝炎病毒和人免疫缺陷病毒的潜在危险。

（6）出血倾向：血浆置换过程中血小板破坏、抗凝药物过量或大量使用白蛋白置换液置换血浆导致凝血因子缺乏。对于高危患者及短期内多次、大量置换者，必须补充适量新鲜血浆。

置换液的补充应考虑以下原则：①等量置换；②保持血浆胶体渗透压的正常；③维持水、电解质平衡；④适当补充凝血因子和免疫球蛋白；⑤减少病毒污染机会；⑥无毒性，没有组织蓄积。

（二）与抗凝剂相关并发症（参照血液净化的抗凝治疗章节）

应该注意的是，由于血浆含有枸橼酸盐抗凝剂，所以治疗中常会发生低钙综合征，临床上表现为：心律失常、低血压和四肢麻木感，以及由用枸橼酸盐引起的代谢性碱中毒。可于血浆置换的同时输入钙剂以防低钙血症的发生，我们的经验是如血浆置换量为2500ml（异体血浆），可输入10%的葡萄糖酸钙20ml，以防低钙血症的发生。

（三）血管通路相关并发症（参照血管通路的建立章节）

第二节　血浆吸附相关并发症

血浆吸附是血液引出后首先进入血浆分离器将血液的有形成分（血细胞、血小板）和血浆分开，有形成分输回患者体内，血浆再进入吸附器进行吸附清除其中某些特定的物质，吸附后血浆回输至患者体内。血浆吸附根据吸附剂的特性主要分为两大类：一类是分子筛吸附，即利用分子筛原理通过吸附剂携带的电荷和孔隙，非特异性地吸附电荷和分子大小与之相对应的物质，如活性炭、树脂、碳化树脂和阳离子型吸附剂等；另一类是免疫吸附，即利用高度特异性的抗原-抗体反应或有特定物理化学亲和力的物质（配基）结合在吸附材料（载体）上，用于清除血浆或全血中特定物质（配体）的治疗方法，如蛋白A吸附、胆红素吸附等。

一、血浆吸附治疗临床上常用于以下疾病的治疗

（1）肾脏和风湿免疫系统疾病：系统性红斑狼疮和狼疮性肾炎、抗肾小球基膜病、Wegener肉芽肿、新月体肾炎、局灶节段性肾小球硬化、溶血性尿毒症综合征、免疫性肝病、脂蛋白肾病、冷球蛋白血症、类风湿关节炎、单克隆丙种球蛋白血症、抗磷脂抗体综合征等。

（2）神经系统疾病：重症肌无力、Guillain-Barrè综合征等。

（3）血液系统疾病：特发性血小板减少性紫癜、血栓性血小板减少性紫癜、血友病等。

（4）血脂代谢紊乱：严重的家族性高胆固醇血症、高三酰甘油血症等。

（5）肝衰竭：重症肝炎、严重肝衰竭尤其是合并高胆红素血症者等。

（6）器官移植排斥：肾移植和肝移植排斥反应、群体反应抗体（PRA）升高、移植后超敏反应等。

（7）重症药物或毒物的中毒：化学药物或毒物、生物毒素，对于高脂溶性而且易与蛋白结合的药物或毒物，可选择血浆灌注吸附，或与血液透析联合治疗效果更佳。

（8）其他疾病：扩张型心肌病、β_2-微球蛋白相关淀粉样变、银屑病、甲亢等。

二、血浆吸附相关并发症及处理

（1）低血压：多由体外循环引起，对本身存在低血容量的患者，在上机前酌情补充必要的胶体和晶体溶液。

（2）过敏反应：治疗前各种滤器要充分预冲，并且预冲时注意检查吸附器。治疗过程中出现上述症状时给予糖皮质激素和抗组胺类药物、吸氧等对症治疗，必要时终止血浆吸附治疗，严重者出现休克时按过敏性休克处理。

（3）溶血：应该查明原因，并予以纠正，如为滤器破膜，及时更换。

（4）出血：多为抗凝剂过量所致。

（5）凝血：包括血浆分离器、血浆吸附器、透析器内凝血和留置管凝血，多与治疗前肝素使用剂量不足，或患者处于高凝状态，或伴有高脂血症有关。治疗中密切观察跨膜压变化，调整肝素追加量。如跨膜压短时间内迅速升高，可临时追加肝素量。若出现滤器破膜，应立即更换。

（6）穿刺局部血肿、气胸、腹膜后出血。肝衰竭患者凝血功能差，可酌情于治疗前输血浆、凝血酶原复合物等补充凝血因子。治疗中注意肝素用量。术中、术后要卧床休息，减少穿刺部位的活动，或局部止血。

第三节　血液灌流相关并发症

血液灌流技术（HP）是将患者血液从体内引到体外循环系统内，通过灌流器中吸附剂吸附毒物、药物、代谢产物，达到清除这些物质的一种血液净化治疗方法或手段。与其他血液净化方式结合可形成不同的杂合式血液净化疗法。

一、血液灌流临床上常用于以下疾病的治疗

（1）急性药物或毒物中毒。

（2）尿毒症，尤其是顽固性瘙痒、难治性高血压。

（3）重症肝炎，特别是暴发性肝衰竭导致的肝性脑病、高胆红素血症。

（4）脓毒症或系统性炎症综合征。

（5）银屑病或其他自身免疫性疾病。

（6）其他疾病，如精神分裂症、甲状腺危象、肿瘤化疗等。

二、血液灌流相关并发症及处理

（一）生物不相容性及其处理

吸附剂生物不相容的主要临床表现为灌流治疗开始后 0.5～1 小时患者出现寒战、发热、胸闷、呼吸困难、白细胞或血小板一过性下降（可低至灌流前的 30%～40%）。一般不需要中止灌流治疗，可适量静脉推注地塞米松、吸氧等处理；如果经过上述处理症状不缓解并严重影响生命体征而确系生物不相容导致者应及时中止灌流治疗。

（二）吸附颗粒栓塞

微粒栓塞是早期血液灌流最为常见的不良反应，由于使用未包裹的活性炭所造成。近年来，随着各种各样包裹材料的发明，应用包裹的活性炭进行灌流已很少发生微粒栓塞的问题。另外，由于操作程序的规范化，在开始血液灌流治疗前，使用大量的生理盐水冲洗灌流器，将微小的颗粒预先冲出，也减少了该并发症的发生。

治疗开始后患者出现进行性呼吸困难、胸闷、血压下降等，应考虑是否存在吸附颗粒栓塞。在进行灌流治疗过程中一旦出现吸附颗粒栓塞现象，必须停止治疗，给予吸氧或高压氧治疗，同时配合相应的对症处理。

（三）出凝血功能紊乱

未包裹的活性炭灌流也很容易导致血小板减少，这与其血液相容性差有关。应用未包裹的活性炭进行灌流，血小板减少一般发生于灌流开始后的 2 小时内，以 0.5～1 小时最为显著，血小板计数可降低到灌流前的 30%～40%；而应用微囊技术包裹的活性炭，可使血小板减少在 30%以下。张氏等研究发现，用吸水性好的甲基丙烯酸树脂包裹活性炭进行灌流，可不影响血小板的数量，但能引起一过性白细胞减少。

活性炭也能够吸附某些凝血因子（如纤维蛋白原）和纤连接蛋白。临床观察发现，应用血液灌流治疗肝性脑病可能产生严重的凝血，这与血小板的聚集有关；血小板聚集可能导致活性物质释放，引起血压下降。在灌流前，预先服用抗血小板聚集药物如双嘧达莫、阿司匹林，可阻止血小板与活性炭的黏附。依前列醇作为肝素的辅助抗凝剂，对肝性脑病血液灌流的患者特别适用。该药可以防止灌流时的低血压、血小板减少及其他凝血紊乱。

血液灌流治疗能够导致患者血钙、血糖的降低，吸附循环中的氨基酸、激素（甲状腺激素、胰岛素及生长激素等）、微量元素等，尤以对色氨酸、蛋氨酸等芳族氨基酸吸附量最大，占总吸附量的 70%左右。短期灌流一般不致对身体造成多大影响，长期的灌流治疗则需要考虑营养物质丢失的问题，应及时补充或纠正。

（四）贫血

通常每次灌流治疗均会导致少量血液丢失。因此，长期进行血液灌流的患者，特别是尿毒症患者，有可能诱发或加重贫血现象。

（五）体温下降

灌流过程中体温下降可能与体外循环未用加温装置及过多的盐水输入体内有关,这些问题都可通过相应的处理而加以防止。

（六）空气栓塞

主要源于灌流治疗前体外循环体系中气体未完全排除干净、治疗过程中血路连接处不牢固或出现破损而导致气体进入到体内。患者可表现为突发呼吸困难、胸闷气短、咳嗽,严重者表现为发绀、血压下降,甚至昏迷。一旦空气栓塞诊断成立,必须立即停止灌流治疗,吸入高浓度氧气、必要时可静脉应用地塞米松,严重者及时进行高压氧治疗。

（七）发热

早期的血液灌流治疗,由于使用未加包裹的活性炭,在灌流过程常出现致热反应。近年来,由于采用了先进的膜材料包裹技术,由于活性炭本身引起的致热反应已经很少见了。不过,如使用前管道消毒剂冲洗不干净,微粒脱落或体外循环系统受到污染,也可见到寒战、发热等致热反应现象的出现。对于长期应用血液灌流治疗的患者（如尿毒症等）,由于每次治疗后灌流器内至少残留 3~7ml 血液,故可加重贫血。

第四节　细胞净化及相关并发症

近年来通常将血浆置换、免疫吸附血浆净化和细胞净化三项技术通称为免疫净化疗法,其在免疫性疾病、重症肝病、干细胞移植等疾病的治疗方面获得了广泛的应用。

血浆置换、免疫吸附血浆净化主要是对血浆成分进行免疫净化,而细胞净化是指通过应用药物或血细胞分离技术减少 T 辅助淋巴细胞和 B 淋巴细胞数量,使自身活化 T 细胞减少,T 细胞产生自身抗体能力下降,从而达到调整或恢复 CD4/CD8 比值,并减少活化免疫细胞释放的炎性细胞因子,减轻对机体的免疫攻击,起到免疫调节作用。或直接对造血干细胞进行免疫净化,如高剂量化疗联合自体造血干细胞移植已极大地提高了恶性血液系疾病和某些实体瘤的近期疗效,但由于回输的移植物中含有残留的肿瘤细胞,因而复发率高,患者的长期无病生存受到严重影响,在体外用免疫学的方法消除移植中残留肿瘤细胞的措施称为细胞免疫净化。与其他净化方法相比,它具有特异性高、杀伤力强的优点,在自体造血干细胞移植的体外净化中占有重要地位,主要包括正向免疫净化、负向免疫净化和双向免疫净化。

一、正向免疫净化

利用免疫学方法将正常造血干细胞从移植物中纯化。目前从移植物中分离造血干细胞和祖细胞主要依靠其表面的 CD34 和 CD133 抗原,CD34$^+$抗原分子是一种酸性糖基化膜蛋白,CD34$^+$mRNA 高水平表达于造血干细胞和祖细胞,随着细胞的分化成熟,其表达强度逐渐下降。目前临床进行 CD34$^+$选择的方法多已商品化，以抗 CD34 单克隆抗体为探针，利用免疫附柱、免疫磁珠、免疫荧光及间接免疫包被方法分离得到高纯度 CD34$^+$细胞，这一过程可以清除数个对数级的肿瘤细胞。

二、负向免疫净化

利用免疫学方法将肿瘤细胞从自体移植物中清除。常用的方法主要有五种：①补体介导的细胞毒作用。将移植物细胞与一种或多种特异性单抗（mcAb）共同孵育，将 mcAb 与肿瘤细胞结合后再加入补体，补体激活的经典途径使靶细胞溶解破坏，清洗去除溶解的细胞，从而杀死肿瘤细胞，达到净化造血干细胞移植物的目的。②免疫磁珠法。用抗肿瘤 mcAb 与磁性颗粒结合，在磁场作用下，使与免疫磁珠相连的肿瘤细胞从移植物中分离出来。③免疫毒素介导的细胞毒作用。用于体外净化的免疫毒素是由特异性抗体与细胞毒素结合而成的，结合物中的抗体能特异地识别肿瘤细胞，使毒素对其产生选择性杀伤效应。④双特异抗体（BsAb）法。BsAb 法能识别肿瘤靶细胞和免疫效应细胞，因此兼有抗体特异性和介导效应细胞的细胞毒作用双重功能，经过合理设计的 BsAb 能结合和聚集效应细胞于肿瘤部位，激活效应细胞的活性，诱导肿瘤细胞溶解。⑤细胞因子与抗癌抗体激活的免疫效应细胞。目前，以 IL-2 为基础的肿瘤生物疗法是临床应用最多且最有效的疗法，其抗肿瘤作用依赖于其在体内外激活的 LAK、NK、CTL 等抗肿瘤细胞。

三、双向免疫净化

将正、负免疫净化法结合起来进行移植物体外净化称为双向免疫净化。

另外介绍一种新的吸附型血液净化技术——白细胞去除疗法（LCAP），即通过过滤、吸附等方法选择性去除外周血液的白细胞［包括中性粒细胞、淋巴细胞和（或）单核细胞］，从而减轻这些致炎细胞对机体的免疫攻击，同时也减少了这些致炎细胞释放的致病性蛋白酶、氧自由基及细胞因子等，达到保护器官的目的。LCAP 的特点是高效率地吸附外周血中的白细胞而保留红细胞，其白细胞吸附的确切机制还不很清楚，主要是物理学和生物学相结合的过程。目前在日本和欧洲已经上市的两种产品均产自日本：一种商品名为 Cellsorba，吸附介质是由亲水性高分子微纤维无纺布制备的滤过柱，以吸附淋巴细胞和粒细胞为主；一种商品名为 Adacolumn，吸附介质是由乙酸纤维素珠状物浸泡在生理盐水中制成的吸附器，以吸附单核细胞和粒细胞为主，也有称其为粒细胞去除术（granulocytapheresis，GCAP）。两种血液吸附器外壳都有血液入口和出口，外壳的设计必须保证血液与吸附介质充分接触，但不会滞留血液，抗凝血经过特制的吸附介质时，可以选择性捕捉并吸附被激活的，有致炎作用的白细胞和部分血小板，经过净化后的血液回输到体内，这些被吸附的白细胞不再释放过多的细胞因子，减轻了组织炎性病损，达到治疗疾病的目的。

Sawada 研究了 LCAP 治疗溃疡性结肠炎（ulcerative colitis，UC）的机制。通过流式细胞仪检测 LCAP 治疗前后白细胞计数的变化，发现白细胞计数在 LCAP 的第 1 个 30 分钟减少了 40%，但治疗后 20 分钟增加到治疗前的 170%。流式细胞仪的研究显示，被吸附的白细胞主要是激活的和黏附因子阳性的白细胞,而治疗后快速补充的白细胞是机体自身稳定控制过度现象;这些来自于血管壁、脾脏和淋巴结释放的白细胞是未激活的白细胞,不是 HLA-DR 和黏附因子阳性白细胞,即缺乏致炎能力的白细胞。比较 LCAP 治疗 UC 有效组和无效组,发现有效病例普遍存在治疗前细胞因子 TNF-α、IL-1β、IL-2、TNF-γ 和 IL-8 增高,治疗后减低,而无效的病例没有看见此改变,说明 LCAP 的疗效是通过减少激活的白细胞(粒细胞、单核细胞、淋巴细胞、血小板)数量,进而减弱白细胞的渗透能力,同时减少细胞因子产量以达到减轻肠黏膜组织炎症的作用。

LCAP 的治疗方式与其他血液灌流方法一样简单,以 Cellsorba 为例,是用血液净化设备从患者的肘正中或股静脉,以 30~50ml/min 的缓慢血流速度连续抽出 2000~3000ml 血液,让其通过 Cellsorba 过滤器,滤器内由亲水性高分子微纤维无纺布缠绕的滤过柱引导血液从 10~40μm 的外部纤维过滤进入 0.8~2.8μm 的内部纤维,纤维可捕捉并吸附白细胞和部分血小板,处理后的血液再输回患者另一胳膊肘静脉或下肢静脉。整个过程历时 1~2 小时,1 周 1 次,5 次为 1 个疗程,治疗中仅需要使用防止血液在体外凝固的抗凝固剂,不需要其他额外的药物。

与皮质类固醇激素等免疫抑制剂相比,LCAP 是一种副作用比较少的治疗方法,副作用有恶心、呕吐、血压下降、发热等生物不相容性反应,几乎都是一过性的。实行 LCAP 期间,因为除去了激活的白细胞而使血液中的白细胞数量一时下降,但是因为体内有制造功能,到治疗结束时白细胞会上升到正常水平,因此不会发生白细胞减低所致的细菌感染。但同时也需要防止抗凝剂的出血倾向、治疗时感染的发生、对生物材料的过敏现象的发生。

(杜 艺)

参 考 文 献

陈香梅. 2010. 血液净化标准操作规程. 北京:人民军医出版社.

董德长. 1999. 实用肾脏病学. 上海:上海科学技术出版社,1375-1379.

王质刚. 1992. 血液净化学. 北京:北京科学技术出版社,219-230.

林善锬. 2001. 当代肾脏病学. 上海:上海科技教育出版社,899-904.

张凌. 2007. 吸附型血液净化技术的新进展——白细胞去除疗法. 透析与人工器官,18(2):22-25.

Baer M R, Stewart C C, Dodge R K, et al. 2001. High frequency of immuno phenotype changes in acute myeloid leukemia at relapse: implications for residual disease detection (Cancer and Leukemia Group B Study 8361). Blood, 97(11): 3574-3580.

Feller N, VanderPol M A, Waaijman T, et al. 2005. Immunologic purging of autologous peripheral blood stem cell products based on CD34 and CD133 expression can be effectively and safely applied in half of the acute myeloid leukemia patients. Clin Cancer Res, 11(13): 4793-4801.

Hidaka T, Suzuki K, Matsuki Y, et al. 1999. Filtration leukocyteapheresis therapy in rheumatoid arthritis: a randomized, double blind, placebo-controlled trial. Arthritis Rheum, 42: 431-437.

Hidaka T, Suzuki K. 2003. Leukocytapheresis for rheumatic disease. Ther Apher Dial, 7(2): 161-164.

Isidori A, Motta M R, Tani M, et al. 2007. Positive selection and Transplantation of autologous highly purified CD133(+) stem cells in resistant/relapsed chronic lymphocytic leukemia patients results in rapid hematopoietic reconstitution without an adequate leukemic cell purging. Biol Blood Marrow Transplant, 13(10): 1224-1232.

Pineda A A. 2006. Developments in the apheresis procedure for the treatment of inflammatory bowel disease. Inflamm Bowel Dis, 12: S10-15.

Saniabadi A R, Hanai H, Takeuchi K, et al. 2003. Ada column, an adsorptive carrier based granulocyte and monocyte apheresis device for the treatment of inflammatory and refractory diseases associated with leukocytes. Ther Apher Dial, 7: 48-59.

Sawada K, Kusugam I K, Suzuki Y, et al. 2005. Leukocyteapheresis in ulcerative colitis: results of a multicenter double-blind prospective case-control study with sham apheresis as placebo treatment. Am J Gastroenterol, 100: 1362-1369.

Shin O, Ken Y, Kazuo K, et al. 2006. Investigation of the clinical effect of large volume leukocyte apheresis on methotrexate-resistant rheumatoid arthritis. Ther Apher Dial, 10 (5): 404-411.

Shirokaze J. 2002. Leukocyteapheresis using a leukocyte removal filter. Ther Apher, 6 (4): 261-266.

Xie Z, Guo N, Yu M, et al. 2005. A new form at of bispecific antibody: highly efficient hetero dimerization, expression and tumor cell lysis. J Immunol Methods, 296 (1-2): 95-101.

第二十七章　血液透析相关淀粉样变

透析相关淀粉样变（dialysis related amyloidosis，DRA）是长期血液透析患者常见而严重的并发症。该病症主要表现为关节和关节周围骨组织的淀粉样沉淀，导致骨和关节的致残性病变，由于这类淀粉样纤维中的主要成分是 β_2-微球蛋白（β_2-microglobulin，β_2-MG），故又被称为"β_2-MG 淀粉样变"。该并发症的发病率随透析时间和患者年龄增长而增加，透析超过 10 年的患者 65%有该病症的临床或病理学征象，超过 15 年 100%发生该并发症，严重影响患者的生活质量，甚至导致死亡。随着血液透析治疗的普及和技术的发展，我国血液透析的患者逐年增加，DRA 的发病亦逐渐增多，是值得重视和研究的并发症。本章就 DRA 的研究现状进行介绍。

一、发病机制

DRA 的发病机制尚不完全清楚。经研究证实，可能与尿毒症时 β_2-MG 的蓄积和（或）结构改变，也可能与促使 β_2-MG 转化为淀粉样纤维的某些循环或局部因素有关。有研究发现，DRA 淀粉样沉积中的 β_2-MG 被晚期糖基化终末产物（advance glycation end product，AGEs）所修饰（β_2-MG-AGE），这种被 AGEs 修饰的 β_2-MG 可通过吸引单核、巨噬细胞，刺激其分泌 IL-1、TNF，从而在 DRA 的发生过程中起了重要作用。

（一）慢性肾衰竭时 β_2-MG 潴留

慢性肾衰竭时 β_2-MG 潴留被认为是 DRA 发病的主要原因。β_2-MG 是由 100 个氨基酸组成，含有一个二硫键的小分子蛋白质，其分子质量为 11 800Da，属于小分子蛋白，组织相容性 I 类抗原的细胞均能生成 β_2-MG。正常情况下成人每日体内产生 150～200mg 的 β_2-MG，几乎全部经肾小球滤过，而后由近端肾小管重吸收，经溶酶代谢、降解。当肾功能减退时，由于肾小球滤过率降低，β_2-MG 清除障碍从而造成蓄积。长期透析治疗患者，由于透析膜对 β_2-MG 的清除能力有限，另外加上某些透析因素的参与，使血循环中的 β_2-MG 水平明显增高，可达正常人的 40～60 倍。高浓度的 β_2-MG 可通过与胶原组织结合，选择性沉积于骨、关节组织，形成淀粉样纤维。

血液透析致 β_2-MG 异常增高的原因如下。

（1）一般血液透析只清除小分子物质，而 β_2-MG 的分子质量为 11 800Da，为中分子物质，因此，血液透析不能有效清除 β_2-MG。

（2）透析中使用生物相容性差的透析膜，如铜仿膜、未改良的纤维素膜等，促使循环细胞活化、细胞因子释放、补体激活等，均可致 T 淋巴细胞产生的 β_2-MG 明显增加，从而加速淀粉样沉积的形成，引发 DRA。

（3）透析使用的水质不纯，透析液中的内毒素可穿过透析膜，激活淋巴细胞，引起炎

症反应促进 β_2-MG 的合成与释放。

（二）透析过程中 β_2-MG 生物化学与形态结构的改变

β_2-MG 在血液中的蓄积是 DRA 发生的基础。近年来一些研究发现，长期维持性透析患者体内的淀粉样物质中的 β_2-MG 尚有生物化学与形态结构上的变异。

高浓度的 β_2-MG 是淀粉样纤维形成的必要条件。当 β_2-MG 显著增高时，通过自发形成淀粉样纤维而在体内导致淀粉样沉积。由于 β_2-MG 本身结构的改变，使某些蛋白酶及抑制物能够使 β_2-MG 的氨基酸裂解为赖氨酸残基，从而增加 β_2-MG 的疏水性而导致淀粉样纤维的形成；被 AGEs 修饰的 β_2-MG 能通过共价交换而在组织中形成纤维而长期沉积。此外，一些循环和局部因素也可能促使 β_2-MG 形成纤维。

组织内沉积的 β_2-MG 可被糖基化氧化反应产物——AGEs 所修饰，β_2-MG 与被 AGEs 所修饰的胶原具有高度亲和力。β_2-MG 与 AGEs 结合的量取决于 β_2-MG 的浓度和胶原蛋白中 AGEs 的含量。正常 β_2-MG 一旦与 AGEs 胶原结合，可在原位被 AGEs 修饰。由于胶原蛋白是构成骨、关节组织的主要成分，当发生 DRA 时，循环中高水平的 β_2-MG 首先通过吸引单核/巨噬细胞，刺激其分泌 IL-1β 和 TNF-α 等引起局部的"炎症样反应"，从而使其具有亲胶原性。而骨与关节部位富有胶原组织，故淀粉样物质易于骨、关节处沉着。由于 β_2-MG 的含量随年龄增长和透析时间延长而增加，因此，DRA 的发病率随着年龄及透析年限的增长而增长。

（三）β_2-MG-AGE 在 DRA 骨、关节炎症和损伤中的作用

β_2-MG-AGE 通过与单核细胞表面 AGE 受体（AGER）的相互作用，增加单核细胞的趋化性并刺激巨噬细胞产生炎症因子 IL-1β_2、TNF-α，当这些炎症因子达到一定浓度时，可诱导关节滑膜细胞产生降解细胞外基质的胶原酶，从而导致骨、关节组织的炎症和破坏性改变。β_2-MG-AGE 除了对单核/巨噬细胞有直接刺激作用外，还能对关节固有组织发生作用，导致局部组织的炎症反应。同时，β_2-MG-AGE 还可能通过调节滑膜细胞趋化因子和黏附分子的表达，以及通过诱导滑膜微血管的氧化性损伤导致关节组织的炎症和病理改变。局部组织的损伤坏死，又导致炎症细胞的浸润，继而这些炎症细胞产生细胞因子加重组织损伤，进入恶性循环。再吸收的骨和周围组织中富含胶原，成为 β_2-MG 沉积部位，导致 β_2-MG 淀粉样变的形成。

AGEs 还通过增强破骨细胞的活性，增加破骨细胞吸收形成骨陷窝的数量，从而加速骨吸收的进程、血管平滑肌的增殖及血小板聚集。β_2-MG 也能刺激破骨细胞，引导它直接作用引起质破坏，β_2-MG 呈剂量依赖性上调 TNF-α 和 IL-1 的表达，TNF-α 中和抗体能阻断 β_2-MG 诱导破骨细胞的形成。

二、临床表现与诊断

淀粉样变物质虽然可以沉积于人类多个器官，但较多损害骨、关节及周围组织，尸体解剖证实，组织的淀粉样物质沉积常较疾病的临床症状和放射性影像学表现为早。

（一）腕管综合征

腕管综合征（carpal tunnel syndrome）多为 DRA 的早期临床表现，主要由 β_2-MG 淀粉样物质沉积在腕管内的腱鞘、滑膜、屈肌腱或屈肌韧带，造成腕管腔相对狭小，腕管内压上升，正中神经受压，故出现正中神经支配部位的手痛、麻木、感觉迟钝、鱼际肌萎缩和功能障碍。叩击腕部正中神经不仅可引起局部疼痛，而且可以引起叩击部位远端正中神经分布区域的疼痛和感觉迟钝（Tinel 征阳性）。让患者手腕屈曲，两手相对，则可引起示指、中指和环指桡侧感觉丧失（Phalen 征阳性）。如压迫未能及时解除，将会发展为掌部关节病变、运动障碍、鱼际肌萎缩，最后手功能丧失，往往在透析时间长的高龄患者发生率为高。

（二）骨与关节病

在长期血液透析的患者中常常出现骨关节病，以慢性关节疼痛为突出的临床首发症状，占 25%～50%，主要累及肩关节，多为双侧性。DRA 患者 80% 有肩关节疼痛和僵硬，约 1/3 患者在透析时疼痛加重。由于淀粉样物质沉积于旋肌腱鞘和滑膜增厚，可导致关节活动度减低。随病变发展，导致慢性手指屈肌肌腱滑膜炎，会造成病变手指伸肌功能的渐进性丧失，伴有"扳机指"症状。

慢性关节肿胀是 DRA 的另一类重要征象，由于 β_2-MG 淀粉样沉积所致的滑膜囊肿胀，常在骨囊性病变之前发生，常累及肩、腰、腕、肘、踝及指关节。关节渗出液中含少量细胞成分，也有复发性关节囊积血。滑膜活检显示刚果红阳性的 β_2-MG 淀粉样沉积物。非特异性滑膜囊肿往往是 DRA 最早的放射学改变。最常见于肩关节，可导致三角肌下脂肪垫侧向性移位及肩峰下间隙增宽。超声检查有助于发现关节周围软组织和滑膜囊增厚。

1. 囊性骨损害与病理性骨折

淀粉样骨损害的特征为多发性的、对称性软骨下溶骨性改变。绝大多数发生于滑膜关节附近，并常累及邻近关节囊和韧带、髋、腕和肩关节等部位。

囊性骨损害主要的放射学表现为多发性软骨下溶骨性改变，或关节侵蚀性改变。通常发生在透析 5～16 年的患者中，透析超过 10 年者 5%～60% 的 X 线检查可见这种典型的骨病变。国内有研究发现，透析超过 10 年的 13 例患者，X 线平片检查发现囊性骨损害发病率为 69.23%，CT 检查发病率为 100%。

骨活检显示囊性病变中含 β_2-MG 淀粉样沉积物。发生于股骨颈的 β_2-MG 淀粉样沉积可导致病理性骨折，膝关节附近的囊性病变常累及胫骨和髌骨，肩关节附近的侵蚀性病变也较常见。

2. 破坏性脊柱关节病

破坏性脊柱关节病多发生在透析 10 年之后，其病变主要累及颈椎。病变特点常为多发性、进行的椎间隙变窄，伴有邻近椎板受到破坏性的骨侵蚀。但无骨的赘生物形成，病变可呈快速进行性加重。病变累及棘突关节，少数棘突后弓受累者可导致脊椎移位、脊髓脊神经根病变甚至脊髓压迫等神经系统并发症。

放射影像学改变出现较早，但临床常常无明显症状或仅有轻微的疼痛、僵硬感，偶可引起严重的神经并发症。其他周围大关节的破坏性关节病变也往往呈复发性，以关节间隙变窄为特征，伴或不伴关节附近的软骨下骨囊性损害。X 线平片可发现颈椎间隙变窄，CT 或 MRI 检查可有颈椎间隙变窄并颈椎齿状突膨大，被软组织取代，严重者可压迫颈端延髓致骨破坏。

（三）全身性 β_2-MG 淀粉样变

透析超过 10 年的慢性肾衰竭患者，可发生关节外全身 β_2-MG 淀粉样沉积物，并累及心、肝、脾、肺、血管等多处组织。但程度通常较轻。也有极少数病例可引起肠梗阻、心肌病变、胃肠道出血、穿孔等严重并发症。有时大块的 β_2-MG 淀粉样沉积物与草酸盐沉积并存于皮肤中，引起软组织钙化。

三、诊断

（一）病理学检查

病理学检查是诊断 DRA 的金指标。其特征为受累部位组织刚果红染色和抗 β_2-MG 抗体染色阳性的淀粉样物质沉积。

（二）X 线检查

非特异性滑膜囊性肿胀往往是 DRA 最早的放射学改变，最常见于肩关节。而软骨下囊性骨损害或关节的侵蚀性改变是主要的 X 线表现。透析超过 10 年的患者 50%~60%X 线检查可见这种典型的骨病变。

（三）超声检查

可见肩、颈等部位关节周围软组织肿胀和滑膜囊增厚等改变。据研究报道，采用超声显像技术检测 77 例血液透析患者的肩关节，并认为血液透析患者肩关节袖厚度超过 8mm 和肩袖与肌腱间出现增强回声，是提示骨、关节组织 β_2-MG 淀粉样沉积的可靠指标。

（四）CT 扫描和磁共振

上述检查能发现普通 X 线检查不易发现的病变，如枕、颈结合部的损害。可判断软骨下侵蚀改变及囊性病变的范围，为诊断 DRA 的病变程度提供比较可靠的定量方法。

（五）同位素技术

采用 ^{123}I 标记的 P 成分或 ^{123}I 标记的 β_2-MG 进行闪烁照相具有较高的诊断特异性，放射性同位素定位于淀粉样沉积所在的部位，这些技术有助于早期发现淀粉样沉积，并能有效观察病变的发展情况。

（六）血浆 AGEs

有学者采用双抗体夹心酶联免疫吸附法和荧光分光度计法测定血浆 β_2-MG-AGE 水平，结果发现，透析患者血浆 β_2-MG-AGE 水平明显增高，而 DRA 的患者血浆 β_2-MG-AGE

水平更高，提示血浆 β_2-MG-AGE 水平的测定，有助于诊断 DRA。

四、治疗与预后

DRA 目前缺乏特效的药物治疗，非甾体类消炎镇痛药有助于缓解关节疼痛，但远期效果甚差，秋水仙碱或小剂量长程口服糖皮质激素治疗可缓解症状，但其远期疗效及副作用尚缺乏研究。由于 β_2-MG-AGE 在 DRA 的发生中具有重要作用，故用药物抑制 β_2-MG 的非酶性糖基化反应可能为 DRA 防治提供一种新的方法。

肾移植仍是目前中止 DRA 发展最有效的方法，多数患者肾移植术后症状缓解，关节功能改善。但 β_2-MG 淀粉样沉积一旦形成，即使行肾移植，术后骨、关节病变 X 线改变依旧存在，淀粉样沉积物亦不会消失。

对于无法接受肾移植而长期透析患者，如何预防 DRA 发生，其主要措施包括两方面：一是通过透析有效清除血浆中 β_2-MG。不同血液净化模式对于 β_2-MG 的清除能力有所不同，多个研究发现血液透析滤过、高通量血液透析清除效果显著，血液透析+血液灌流的清除效果尚有争议，而单纯血液透析对 β_2-MG 的清除效果较差；二是避免由于透析膜生物不相容性及透析液中内毒素所致的 β_2-MG 释放增加，尽量选用生物相容性较好的高通透性膜可能有助于减少 β_2-MG 的合成或释放，从而降低 DRA 发生。有研究证实，肝素对 AGEs 刺激下单核细胞分泌 TNF-β 和 IL-1β 具有阻断作用，这种阻断作用有剂量依赖性，随肝素浓度升高，阻断作用增强，从而延缓 DRA 的发展，具有潜在的治疗价值。另外，去除透析液中的内毒素可能是另一种有助于降低循环中 β_2-MG 水平的方法，从而能减少 DRA 发生。

由于腹膜透析时透析液流率和对流转运率均较低。持续性非卧床腹膜透析（CAPD）患者 β_2-MG 的清除量仅 30～40mg/d，因此就清除 β_2-MG 而言，CAPD 不是理想的方法。

总之，DRA 的发病机制目前尚未完全清楚，可能与尿毒症时 β_2-MG 因素有关，同时被 AGEs 所修饰的 β_2-MG 在 DRA 的发生中起重要作用。目前肾移植是中止 DRA 发展最有效的方法，而血液透析疗法可通过清除 β_2-MG 来达到减少 DRA 的发生。随着研究的不断深入，药物治疗可能会成为防治 DRA 的新方法。

（柯剑婷　李　宓）

参 考 文 献

程永衡. 2012. 不同血液净化方法对维持性血液透析患者血清 β_2-微球蛋白和甲状旁腺激素清除率的探讨. 中国血液净化，（08）：433-435.

郭献日，郑光非. 2003. 磁共振诊断透析相关性淀粉样变的价值. 中华肾脏病杂志，19（3）：177.

郝继英. 2000. β_2M 与透析相关性淀粉样变. 国外医学泌尿系分册，20（3）：120-122.

侯凡凡，郭君其. 2001. 晚期糖基化终产物修饰的 β_2M 对人关滑膜细胞的病理生物学作用. 中华肾脏病杂志，17：237-241.

侯凡凡，张训. 1998. 糖基化终产物修饰的 β_2M 在透析相关性淀粉样变发病机制中的作用. 中华内科杂志，37（8）：560.

侯凡凡. 2001. 透析相关性淀粉样变发病机制的新认识. 肾脏病与透析肾移植杂志，15（10）：461.

侯凡凡. 2002. 如何预防透析相关性淀粉样变. 中国血液净化，（4）：9.

蒋建平，侯凡凡. 2000. 循环晚期糖基化终产物的检测方法和评价. 中华肾脏病杂志，10（2）：132.

任昊，侯凡凡. 2002. 肝素抑制晚期糖基化终产物诱导的单核细胞促炎症细胞因子释放. 中华肾脏病杂志，17（6）：408-411.

汤京华，方莉，冯曦. 2009. 不同血液净化方式对血清 β_2-微球蛋白和甲状旁腺激素的影响. 中国中西医结合肾病杂志，（07）：627-628.

王海燕. 2009. 肾脏病学. 第 3 版. 北京：人民卫生出版社；2039.

杨燕，林跃萍. 2000. 超声诊断透析相关性淀粉样变. 中华超声影像学杂志，10（2）：132.

张东亮，王质刚. 2001. 不同透析膜吸附功能的临床研究. 中华肾脏病杂志，17：313-317.

赵丽. 2003. 透析相关性淀粉样变. 中日友好医院学报，17（3）：169.

Farrel J，Bastani B. 1997. β_2-microglobulin amyloidosis in chronic dialysis patients：a case report and review of the literature. J Am socnephrol，8：509-514.

Garbar C，Jadoul M，Noel H，et al. 1999. Histological characteristics of sternoclavicular β_2-microglobulin amyloidosis and clues for its histogenesis. Kidney Int，55：1983-1999.

Hou F F，Boyce J，Chertow G M，et al. 1998. Aminoguanidine inhibits advanced glycation end produce formation on β_2-microglobulin. Amsoc Nephrol，9（2）：227.

Menaa C，Esser E，Spraque S M. 2008. Beta2-microglobulin stimulates osteoclast formation. Kidney Int，73（11）：1275-1281.

Miyata T，Jadoul M，Kurokawa K，et al. 1998. β_2-microglobulin in renal disease. Am Soc Nephrol，9（9）：1723.

Miyma T，Maeda K. 1995. Pathogenesis of dialysis-related amyloidosis. Curr Opin Nephrol Hypertens，4（6）：493.

Zhang X，Hou F F. 1999. The Pathogenesis of dialysis-related amyloidosis：what is new. Clin Med J，112（12）：1059.

第二十八章　血液透析患者的皮肤问题

长期进行透析的患者常出现皮肤病理损害，其中以皮肤干燥症、瘙痒、皮肤感染、皮肤色素沉着最为多见。此外，尚有肾性系统性纤维化、结节性痒疹、紫癜、口角炎、尿毒症冻疮等，在这些患者还可以发生类似于多形性红斑样皮肤病、大疱性皮肤病、迟发性皮肤卟啉症等临床表现，其中大疱性皮肤病的特点是在手足背部出现与创伤无关的中度疼痛性大疱，病因不清，有学者认为与日光照射有关。

第一节　皮　肤　瘙　痒

50%～75%的终末期肾病患者存在皮肤瘙痒，其中37%的患者可表现为令人心烦的瘙痒，乃至影响患者的生活质量。此外，有 41%的终末期肾病患者曾经有过瘙痒历史，发生在透析中或透析后不久。局部用药或口服抗瘙痒药物通常效果不佳，只有少数患者（大约 18%）的症状可以得到部分缓解或减轻。由于近年各透析中心普遍提高了患者的透析充分性，瘙痒患者的发生率已经明显下降，但瘙痒仍是长期透析患者一个令人烦恼的临床问题。

一、病因与发病机制

瘙痒的原因与发病机制不完全清楚。瘙痒分为末梢性瘙痒和中枢性瘙痒两类。末梢性瘙痒是由于存在于真皮和表皮交界处的感觉神经纤维（C 纤维）受到各种刺激而引起的，如温度刺激、胺类（组胺、5-HT3）、蛋白酶（类胰蛋白酶、胃促胰酶等）、肽（P 物质、缓激肽、内腓肽等）和细胞因子（IL-2）等。中枢性瘙痒是由于类阿片肽-类阿片受体系统的活化而产生的，β2 内啡肽与 μ2 受体结合而诱发瘙痒。到目前为止，透析患者发生皮肤瘙痒的机制尚未完全明了，可能是多种原因综合作用的结果。

（一）组胺等生物活性物质释放过多

研究发现，透析患者的皮肤存在多种病理性变化，皮肤肥大细胞增多，活化后发生脱颗粒现象，释放组胺、蛋白酶、IL-2、TNF 等生物活性物质，这可能与终末期肾病患者微炎症状态有关，有研究证实合并皮肤瘙痒的透析患者外周血中 CD4$^+$T 细胞比例明显升高，且血浆中 CRP、IL-6、IL-2、TNF-α 亦明显高于无皮肤瘙痒的患者。而且，体外循环设备（如透析器、血路管等）也可活化循环中的粒细胞并释放多种生物活性物质如组胺等，用酮替芬（肥大细胞稳定剂）在一定程度上可减轻患者的瘙痒症状，提示透析患者瘙痒可能与体内组胺释放、活性水平升高有关。

（二）内源性阿片物质

内源性阿片物质在瘙痒的神经传递和调控中都发挥了重要作用。刺激皮肤和中枢神经

系统中的 μ 阿片受体，可引起瘙痒，而其拮抗剂则能缓解血液透析患者的皮肤瘙痒。

（三）皮肤钙、镁、磷等矿物质沉着

皮肤活检还发现瘙痒的透析患者皮肤钙、镁、磷等矿物质含量增高，用紫外线照射皮肤后，不仅可以缓解瘙痒，而且皮肤磷也降至无瘙痒透析患者水平，表明钙、镁或磷酸盐在皮肤沉着参与了透析患者皮肤瘙痒的发病过程。

（四）皮肤微血管病变

微血管病变也可见于尿毒症或透析患者的皮肤损害而产生相应的皮肤症状，皮肤瘙痒的患者成功肾移植后大多可缓解症状或改善微血管病变。

（五）甲旁亢

继发性甲旁亢可导致肥大细胞增殖、磷酸钙在皮肤沉积，皮肤中钙、镁、维生素 A 水平升高亦可导致肥大细胞脱颗粒、释放胺类物质。甲状旁腺次全切除后可以减轻，提示甲旁亢参与了透析患者瘙痒的发病。

（六）其他

透析患者的皮肤瘙痒还可能与缺铁性贫血、维生素 A 过多、周围神经病变（病理改变主要为周围神经轴突变性伴脱髓鞘）有关。

（七）β_2-微球蛋白、氮质代谢产物潴留

二、治疗

目前，血液透析患者皮肤瘙痒的治疗尚无肯定的有效手段，但治疗的基础是规律、充分、有效透析。

（一）静脉注射利多卡因

据文献报道，在接受双盲试验研究的患者，静注利多卡因后有部分患者的瘙痒可以完全消失，另外一部分患者瘙痒明显减轻，但用药后的第 1～2 日瘙痒常复发，除偶有低血压外，无其他不良反应。

（二）加巴喷丁

加巴喷丁（gabapentin，格巴品亭）是一种人工合成的氨基酸，可经钠通道通过肠黏膜和血脑屏障，结合于大脑皮质、海马树突及小脑，影响中枢神经细胞膜的氨基酸转运而抑制中枢神经系统，常用于治疗癫痫、神经痛，以 100mg，每周 3～4 次（透析后）的小剂量以避免不良反应。

（三）色甘酸钠

色甘酸钠（cromolyn sodium）可稳定肥大细胞膜，是多种变态反应疾病的常用药物。

已有大量研究证实，透析患者皮肤瘙痒可能与肥大细胞释放组胺有关，因此抗组胺药已作为该病的常规治疗，但使用色甘酸钠治疗的报道较少。Rosner 等于 2006 年报道了 2 例严重皮肤瘙痒的血液透析患者使用色甘酸钠后得到缓解，但停用后复发，再次使用仍然有效。但目前仍缺乏随机对照的大样本研究。

（四）他克莫司软膏

Kuypers 等根据皮肤瘙痒的部分机制为免疫介导的微炎症状态，假想免疫抑制剂药膏［他克莫司软膏（tacrolimus ointment，FK506）］治疗可能有效，并设计了有 25 例参与的一项前瞻性实验，其中 21 例完成了为期 6 周的治疗期及其后 2 周的洗脱期。结果令人鼓舞，在 6 周治疗结束时患者的瘙痒得分下降约 81.8%，在 2 周洗脱期后瘙痒得分再次上升至基础水平的 72.7%，在治疗过程中少数患者有短暂的皮肤刺激或烧灼感、轻微的皮疹，未见其他明显不良反应。

（五）辣椒碱软膏

辣椒碱通过影响神经肽 P 物质的释放合成和储藏而起镇痛和止痒作用，P 物质是一种十一肽，广泛分布于传入的感觉神经纤维、后根神经节和脊髓神经后角，是一种重要的神经传导介质，辣椒碱主要作用于 C 型感觉神经元上的 P 物质。基于该药的作用机制，Tarng 等设计了双盲、对照、交叉试验，入选了 19 例中重度透析瘙痒的患者，瘙痒局部使用 0.025% 辣椒碱软膏（capsaicin ointment），每日 4 次，其中 17 例患者完成了试验，有 14 位患者瘙痒得到缓解，明显优于安慰剂，且停止治疗后 8 周仍有效，未见明显不良反应。同样认为局部使用辣椒碱治疗可有效缓解皮肤瘙痒。因此，大多数学者都认为该药物可作为常规治疗用药。

（六）考来烯胺

考来烯胺对透析患者的瘙痒有一定疗效。考来烯胺在体内可以结合有机酸，提示透析患者的皮肤瘙痒可能与体内某些有机酸类化学物质的潴留有关。考来烯胺也可治疗阻塞性黄疸引起的瘙痒（可能与结合胆酸有关），也可减轻真性红细胞增多症引起的瘙痒。但考来烯胺可加重代谢性酸中毒。

（七）口服药用炭

口服药用炭（每日 6g）也可缓解尿毒症性皮肤瘙痒症状。其机制可能与药用炭吸附大量的有机或无机化合物，进一步增加患者肠道清除尿毒素的作用有关。

（八）静脉滴注肝素

静脉滴注肝素可在一定程度上缓解透析患者的瘙痒症状。

（九）减少透析液镁浓度

当将透析液中 Mg^{2+} 浓度降至 0.2mmol/L 时，则引起患者血钙浓度下降，也可减轻患者的瘙痒症状。

（十）紫外线照射

可选用 UVA 或 UVB 阈红斑量照射，每周 2～3 次，持续 2～6 周。照射后大多数患者几乎可完全解除瘙痒，一般 6 次见效。停止治疗后瘙痒至少缓解 1 个月。瘙痒复发后，再照紫外线仍有效。治疗前后，常规化验检查均无改变。紫外激光产生光化学作用，使化学键断裂，可能作用机制为减少肥大细胞作用，且与剂量成正相关。亦有研究认为可能与减少表皮中过量的维生素 A 有关。但波长＜300nm 的紫外激光，不良反应可引起皮肤红斑老化，过量时可使皮肤癌变。所以建议治疗时选用更安全的致癌作用小的 UVA。

（十一）应用磷结合剂

（十二）甲状旁腺次全切除

如果伴有甲旁亢者行甲状旁腺次全切除效果满意。

尽管如此，肾功能不全患者皮肤瘙痒的治疗效果各地报道不一。除上述方法外，还可以试用抗组胺药、安定药、镇静药物等。如血液透析患者瘙痒严重导致入睡困难者，可在睡前进行温水洗浴，也可用洗剂如炉甘石，但应避免局部应用麻醉药。也有报道应用环丙甲羟吗啡酮、昂丹司琼治疗可良好缓解皮肤瘙痒者，但治疗肾性皮肤瘙痒症的根本方法还是肾移植。

第二节 皮 肤 干 燥

尿毒症患者无论是透析与否，一个常见的现象就是皮肤干燥，然而导致皮肤干燥的具体原因尚不十分清楚。国外学者 Park 等对 18 名血液透析患者与 10 名正常人分别采用角质层测定仪、皮肤表面水分测定仪测定了尿毒症患者皮肤表面脱水情况、角质层尿素浓度及促汗腺药对汗腺分泌的诱导作用（毛果芸香碱）。结果发现，尿毒症患者皮肤水含量明显减少。尽管尿毒症患者皮肤角质层尿素水平明显升高（$28.2\mu g/cm^2$ vs. $5.04\mu g/cm^2$，$P<0.05$），另有研究发现，尿毒症患者皮肤分泌的汗液中尿素的水平可高达血清浓度的 50 倍之多，并出现皮肤角质层的脱水、外观干燥，从而导致皮肤继发性瘙痒。但湿化治疗对缓解皮肤瘙痒的效果尚难定论，因为人为干预并不能改善角质层的功能。尿毒症患者对排汗药物的反应也低下。总之，汗腺功能失常，是部分导致皮肤干燥的原因。

第三节 迟发性皮肤卟啉病

皮肤卟啉病是血红素生物合成过程中因遗传缺陷或后天原因致其中间产物——卟啉和（或）卟啉前体产生和排泄增多并在体内积聚而产生的一组以光敏性皮肤损害表现为主的疾病，包括红细胞生成性原卟啉病（EPP）、迟发性皮肤卟啉病（PCT）、先天性红细胞生成性卟啉病（CEP）、混合性卟啉病（VP）和遗传性粪卟啉病（HC）。其中以 EPP 和 PCT 较多见。此外，无皮肤损害而以腹痛和神经精神症状表现为主的急性间歇性卟啉病（AIP）在国内也较多见，其余的则很罕见。患者有光敏性皮损、肝病、红尿和溶血性贫血等表现，尿液中可分离出卟啉结晶物。

Brivet 等在 1978 年报道，透析患者可发生迟发性皮肤卟啉病，其特征为光暴露部位皮肤突然出现水疱和皮肤脆性增加，可能与透析治疗不能充分排除血卟啉而导致血中卟啉浓度升高有关，严重者可引起致残性皮肤病变。铁负荷过多可能是诱因，因为铁负荷可以加重或诱发体内的氧化应激反应而产生活性氧基，后者进一步氧化损伤多种机体细胞成分（如红细胞）及酶类活性。本症用氯喹治疗无效，目前尚缺乏有效的治疗手段。Praga 等在 1987 年报道 1 例患者采用去铁胺治疗后症状明显改善，但尚缺乏长期与大样本的随机观察。

此外，还可以出现假性迟发性皮肤卟啉病或称迟发性卟啉病样综合征，皮肤症状与迟发性皮肤卟啉病相似而不同的是，患者血清、尿、粪便中尿、粪卟啉的含量正常。病理表现为早期皮损位于真皮乳头浅层的表皮下裂隙，其上表皮正常，可以伴有角质形成细胞坏死，进展期患者皮损主要表现为表皮下大疱，呈彩球状，内有红细胞、淋巴细胞、中性粒细胞等，疱顶表皮内毛虫样小体仅见于其进展期，真皮层血管扩张但无管壁增厚，而在迟发性皮肤卟啉病则常出现真皮层血管壁的增厚现象。多种药物如呋塞米、萘啶酸、氨苯蝶啶、胺碘酮、阿维 A 酯、维生素 B_6、环孢素、氟尿嘧啶等，血液透析与腹膜透析本身，以及过量的紫外线照射均可以诱发假性迟发性皮肤卟啉病。

第四节　钙　化　防　御

钙化防御（calciphylaxis）是一种严重威胁患者生命的皮肤小动脉钙化性小血管病变，常发生于需要维持性血液透析的慢性肾衰竭患者，或者是肾移植失败的患者。其损伤的特征为下肢皮肤，特别是大腿与臀部皮肤，但也有报道称出现在腹部、骨骼肌者，也常伴有坏疽。在病程的发展过程中，首先出现皮肤疼痛性青网状改变，继而发生皮肤溃疡，发病率与死亡率很高。钙化性尿毒症性动脉病变常与原发性肾脏病有关，也包括糖尿病。但是在非肾衰竭的其他情况下很少发生这些病变，如原发性甲旁亢、酒精相关性肝硬化。虽然报道了不少这样的病例，但尚未形成一致的发病机制与治疗体系。

一、发病率

截止到 1996 年，文章报道的出现钙化防御的患者总数达 155 例，而从 1963～1999 年共报道了 285 例，由于命名不统一所带来的困难，具体的发病患者数与发病率无法统计，但钙化防御的发病率在逐年上升是肯定的，每年大约有 1% 的透析患者发生钙化防御，女性居多，男女比为 1:3。目前生物医学资源统计库仍然在采用"钙化防御"的概念，有学者提出不一定合适，对发病机制与临床处理均造成一定的误解，是否可以更名为"伴皮下组织与皮肤梗死的钙化性皮下微动脉病"仍待商讨。

二、发病机制

钙化防御的发病机制不清楚，可能与血清钙、磷、PTH 水平增加有关，但这些因素在钙化防御发病中的重要性仍存在争议。因为钙化防御也可以发生于那些血清钙、磷或 PTH 不高的患者。也可能与某些治疗措施有关，如蛋白质、金属盐、局部的创伤、皮质激素等。白蛋白、血液制品、铁负荷过多、免疫抑制/细胞毒制剂或皮质激素也可以加重或激发钙化防御。功能性蛋白 C 缺失也参与了钙化防御的发病过程。因为蛋白 C 功能缺失后可以导致机体出现高凝状态，从而诱导小血管内出现微血栓，继而引发皮肤缺血、坏死、坏疽等病理变化。

（一）营养障碍性动脉钙化

营养障碍性动脉钙化（dystrophic arterial calcification）较静脉钙化更为常见，这主要与动脉和静脉内压力不同有关。高血压患者更易出现钙化现象。在没有肾功能异常、糖尿病或慢性肾衰竭的前提下，钙化现象主要发生在主干动脉（如主动脉、颈动脉、肱动脉、髂动脉等）与分支动脉（桡动脉、股动脉、腘动脉等），而阻力微动脉钙化者相对较少见。上述选择性损伤现象之所以出现，可能与这些微动脉所担负的阻力过大，在肾衰竭、高钙、高磷前提下对营养障碍性钙化过程更敏感有关。

（二）原发性小动脉损伤

原发性损伤主要是钙盐沉积于小动脉和（或）微动脉中层内，继而导致动脉内膜增厚、管腔狭窄，但一定具有血管炎的表现。原发性损伤的分布部位主要分布于皮下，而深入真皮组织出现原发性损伤者较少。常可见到皮下钙化的板层结构。原发性损伤的分布并不均匀，行打孔活检或小而表浅的切割式皮肤活检常常漏诊。也有少数报道称，这些原发性病变也可见于其他组织或器官如骨骼肌、肠系膜动脉等。对一部分慢性肾衰竭患者而言，其高水平的钙磷乘积明显增加了它们发生动脉钙化的危险。组织病理学研究发现，钙化损伤的动脉到底是小动脉还是微动脉，进行精确的界定是相当困难的。但从功能学上讲，这些受损动脉主要是前阻力微血管（这些血管调节血流与血压），钙化的小静脉与微静脉并不常见，有时血管的钙化现象过于严重而无法分辨是动脉还是静脉。

原发性病变发展的速度并不十分清楚，因为常规放射学检查方法不敏感，并不能及时发现早期的原发性病变。大多数文献报道的病程都是从患者出现继发性病变时算起的，而在此之前早已经出现了原发性病变。尽管如此，慢性肾衰竭患者在没有相应的钙化防御症状的前提下，对这些患者进行随访观察 2~4 年后，即可发现皮下小血管的钙化现象。而在出现钙化防御症状的慢性肾衰竭患者，原发性损伤的出现时间常提前 4 个月到 4 年不等，也不是所有的原发性损伤均伴有坏死，原发性损伤的发展缓慢且隐匿。

（三）皮肤与皮下组织的继发性损伤

皮肤与皮下组织的继发性损伤的主要病理变化是皮下组织与皮肤的梗死，这也是患者出现临床表现的原因与基础。由于坏死的脂肪组织内发生继发性营养障碍性钙化过程，因此原已升高的血清钙磷乘积水平很可能有所下降（皂化作用），这是一个相当常见的伴随现象，常称之为钙化性脂膜炎（calcifying panniculitis）。在皮肤发生溃疡之前，皮下组织梗死（特别是存在钙化的前提下）引起皮下组织硬结和（或）斑块样病变。出现脂肪细胞周围型营养障碍性钙化现象预示病变加重，但并不常见。

原发性病变是出现继发性病变所必需的前提条件，但是单独原发性病变通常并不一定能触发梗死过程。患者伴随的其他因素如血栓、低灌注等很可能参与了皮肤梗死过程的发生与发展。在继发性损伤附近的原发性病变内常可以发现血栓。假定血栓是先于坏死之前发生的话，那么先期存在的凝血功能障碍与继发性损伤的发病机制有关，如蛋白 C、蛋白 S、冷沉淀纤维蛋白原（cryofibrinogen）及继发于败血症的某些因素等。在慢性肾衰竭患者静脉内应用右旋糖酐铁可激发或加重继发性损伤，其机制尚不清楚。继发性损伤的发生也可能与暂时性全身或局部血流下降有关，如休克、长期的低血压危象、皮肤受压或冰敷。

肥胖与皮肤损伤也有关系，钙化防御常发生于妇女，而且已经认为肥胖是发生该病的一个重要危险因素。从大量的流行病学调查与研究不难发现，继发性损害的部位与身体脂肪聚集最多的部位具有相当的一致性。一般而言，女性皮下脂肪的聚集较内脏沉积更为显著，特别是脐下、臀部、大腿近端常聚集有大量的脂肪组织。从解剖学角度看，坚韧的弹力纤维层（fibroelastic septa）从深筋膜至真皮层，纵贯皮下脂肪层，将皮肤紧密地固定于身体表面，并对脂肪层起到支撑作用，是皮下血管走行的支架。在肥胖患者，皮下脂肪积聚导致皮下腔隙扩张，进而引起弹力纤维与皮下血管的张力增高，这就为后续发生的钙化防御提供了一个局部促发因素。这对于无慢性肾衰竭的肥胖患者可能无关紧要，但对于慢性肾衰竭患者而言，这一解剖学变化所产生的机械力对于钙化防御的发生与发展非常重要。华法林导致的特征性限局性组织坏死，以及原发性草酸盐沉积症患者草酸盐沉积所表现出的特征性限局性表现（富含脂肪部位）的发病机制也与这一机械因素有关。但并非所有钙化防御的患者均是肥胖者，也有很多患者合并有低白蛋白血症，而水肿液作用于皮下组织也可以产生与上述非常相似的生物物理学效应，也就是增加了弹力纤维与皮下血管的机械张力。

大量的脂肪组织聚集于皮下还可以降低局部的血流量，在身体的某些部位是非常明显的，如肥胖的女性从平卧位到起立时（可能其他体位时影响极小），腰部过多的脂肪会随重力的作用而下垂，导致腹壁动脉走行发生角度变化并导致血流下降。因为这些动脉必须穿过深筋膜，横跨皮下组织来营养皮肤与皮下脂肪组织，所以上述生物机械力量的变化参与了继发性钙化防御损伤的发病过程。

三、病理

钙化防御的基础病理变化为皮下组织中小动脉和（或）微动脉钙化、邻近的皮下组织与皮肤梗死，分别称为原发性病变与继发性病变。

（一）钙化防御的组织病理学变化

从溃疡或青网状皮肤改变部位进行的皮肤活检示，无论肾功能处于哪个阶段，其病理特征主要表现为小血管的钙化、血管内纤维化（endovascular fibrosis）、脂膜炎伴发血管钙化、脂肪坏死、急性炎症变化，同时常见到血管内血栓形成。钙化防御的大体病理学变化：这些变化包括皮肤青紫色网状改变、皮下血管呈现索条状增厚与硬化改变、皮肤坏死伴溃疡（主要以大腿、臀部、下腹、腓骨侧下肢皮肤为主）。也有合并出现内脏病变者，如末端回肠或右半大肠缺血性坏死，其原因主要与肠系膜动脉阻塞有关。肠缺血病变缺乏特异症状，如果患者有腹部疼痛时应提高警惕，腹平片并不能做出确定诊断。一旦发生肠系膜病变导致肠缺血坏死时，应手术切除，有可能挽救患者生命，否则将导致患者死亡。

（二）钙化防御的电镜病理学变化

对钙化血管进行电子探针能量散射 X 线超微形态学分析仅发现存在钙磷沉积性变化，并没有发现铝、铁、镁等离子的明显过度沉积现象。

四、临床表现

疼痛性皮肤青网状改变，其后发生溃疡性皮肤坏死。约 90%的患者病变位于下肢，68%的患者病变呈中心性分布（脐以下至膝关节以上），只有 32%的患者其病变仅发生于膝以下或肘部以下远端肢体。

1998 年，Alexander 等报道进行性皮肤病变的发生率为 100%（16/16 例），其中 7 例患者的皮肤病变以大腿近端及臀部而且以双侧性损害为主，5 例以膝关节以下部位损伤为主，其中 3/5 例为双侧性。所有患者在就诊时或过去化验钙磷乘积、甲状旁腺激素（PTH）水平升高。即使如此，部分患者在发生皮肤损伤时其血清钙磷乘积、PTH 水平也有正常者。其中 5 名患者进行了甲状旁腺切除术，3 名患者在发生钙化防御前因为甲旁亢而进行过甲状旁腺切除术。此外，在这些患者中，华法林的应用较为普遍（8/16 例）。应用华法林的指征为：心房颤动 3 例、心脏瓣膜修补术者 2 例、深部静脉血栓形成 1 例、心房颤动合并血栓形成者 1 例、外周血管病变者 1 例。7/16 例患者在发生钙化防御性组织缺血性坏死前 6 个月内体重快速下降（体重下降>10%），还有 7 例患者的体重资料没有记录。体重下降的原因可能与肾移植失败、进展性严重的慢性肾衰竭、严重限制食物摄入或限食与利尿剂联合作用的结果，也有无法确定其体重下降原因者。死亡率高达 14/16 例。导致死亡的原因为败血症 6 例、退出血液透析者 3 例、心脏停搏 3 例、胃肠道出血者 2 例。只有肢体远端发生皮肤损伤为主的 2 例患者，随着病变的缓慢愈合而生存下来，其中 1 例患者在应用华法林预防深部静脉血栓形成过程中发生下肢外伤而出现疼痛性胫前皮肤溃疡。

治疗溃疡的措施包括：卧床休息、盐水湿敷、抗菌药物、改用低分子量肝素抗凝，溃疡于 3 个月后愈合，随访 18 个月未再发溃疡。另 1 例患者因为继发性甲旁亢与高钙血症而出现双侧下肢坏死性溃疡，进行了甲状旁腺全切加片状组织异位移植术，尽管反复出现溃疡并进行了反复的皮肤移植手术，但最终溃疡愈合，随访 4 年未见溃疡复发。还有 1 例患者因为心房颤动而应用了华法林并发现了钙化防御，改用低分子量肝素后病变不再进一步发展，但在皮肤损伤恢复过程中，该患者出现心脏猝死。

五、一些少见钙化防御类型

（一）创伤性营养障碍性钙化

慢性肾衰竭患者发生营养障碍性钙化的发生率明显升高，特别是在注射部位，而已经发生典型钙化防御性继发损害的患者也可以出现创伤性营养障碍性钙化现象，但这并不是注射操作过程激发了钙化防御。慢性肾衰竭患者出现营养障碍性钙化将明显增加活检穿刺部位、清创部位、移植的皮肤、腹膜透析插管部位、血液透析血管通路、组织创伤或受压的局部组织等部位发生继发性损伤的危险性。

（二）远端型

典型的钙化防御多发生在躯体的向心部位，特别是下腹部、臀部、大腿近端。远端型继发性损伤的部位多发生在四肢的远端，如手、手指、脚、脚趾或阴茎的坏死，经常称这些部位的继发性损伤为变异型肢体末端坏疽（acral gangrene）。有时远端型继发性损伤与典型向心部位损伤合并存在。

（三）非慢性肾衰竭患者的钙化防御

在少数高血钙症、原发性甲旁亢、转移性骨病变、短期肾功能不全及高磷血症（继发于急性肾衰竭、轻度肾功能损伤、因败血症进行的胃肠外输注高磷物质）均可以出现钙化防御继发性损伤的临床表现。

六、治疗及预防

（一）甲状旁腺切除

在慢性肾衰竭患者切除甲状旁腺可以降低血清钙水平，起到一定的治疗作用，但对于预防钙化防御没有实际意义。如果继发性损伤急性发作而且进展迅速时，可以进行甲状旁腺切除术，手术的效果因人而异且存在争议，特别是那些血清 PTH 正常或轻度升高的患者更是如此。对于那些血清 PTH 水平高的患者一般具有确定的疗效。但手术后继发性病变可迅速停止或消失，说明继发性病变与甲旁亢有密切的相关性，但术后原发性损伤并没有发生快速的缓解，其原因还有待进一步探讨。

（二）降低血清钙磷乘积

人们一直认为血清钙磷乘积过高是钙化防御原发病变的一个重要危险因素。因此，任何可以降低血清钙磷乘积的方法或措施均具有预防或治疗价值，如不含钙的磷结合剂、适当应用维生素 D。

（三）抗凝治疗

在原发性病变内形成微血栓绝对是一个危险因素，故而抗凝治疗应当可以预防或降低继发性损伤。但应用华法林治疗的效果不佳。目前正在进行低分子量肝素的临床应用，因为部分应用华法林治疗无效的患者改用低分子量肝素后病情有所缓解。

（四）减肥

肥胖也是钙化防御的一个重要危险因素，过多的脂肪所致的生物机械因素参与了钙化防御的发病，减肥或对下垂的多余脂肪进行物理性支撑治疗，有可能减轻上述生物机械作用。

（五）其他防治方法

由于对钙化防御的发病机制目前尚缺乏充分的认识，所以还没有有效的治疗手段。而且钙化防御发病率较低，很难进行严格的实验观察，治疗手段缺乏合理标准。治疗或预防首先应该将血钙、血磷调整至正常水平。尽管现在还不能充分肯定高钙血症是钙化防御至关重要的致病因素，但有学者认为应用不含钙的磷结合剂可能对高钙血症引起的钙化防御有预防作用。应用含钙的磷结合剂或应用钙三醇很可能会增加钙化防御的发生率，但目前尚缺乏文献支持。新近上市的西那卡塞（拟钙剂）的早期应用可能对缓解钙化防御有明确的疗效。因此，还须进一步的前瞻性研究。对于继发病变应该进行正规的创伤治疗措施，对坏死组织应进行清创处理并正确应用抗生素以防败血症的发生。

甲状旁腺切除术可作为紧急治疗措施，对 47 例发生钙化防御患者材料进行综述后发现，31 例患者进行了甲状旁腺切除术，切除术平均 9 周后（1～32 周）有 57%的患者死亡，从系统性钙化防御到甲状旁腺切除术的时间间隔为 3 周到 6 个月（死亡者的中位数是 9 周，而生存者的中位数是 13 周）。有人试图进行颈部或腰部交感神经节切除术以缓解血管痉挛，现已经证实对于钙化防御无任何益处。实验动物使用双磷酸盐类药物对于钙化防御具有一定的预防作用，但没有治疗价值。高压氧疗法很可能有一定的帮助，但也同样缺乏大样本的支持。

钙化防御的总体预后很差，对 47 例患者进行文献复习发现，死亡率 60%，而生存者大多需要进行截肢手术而致终生残疾。Chan 等分析了近 10 年的相关个例报道后发现，影响钙化防御预后的主要因素是损伤的部位而不是治疗方式。近端损伤者（如膝或肘以上及躯干）预后较差，而病变局限在远端者（如膝或肘关节以下）预后相对较好。

第五节　指　甲　畸　形

在采用动脉内瘘进行维持性血液透析的患者，由于动静脉内瘘侧的静脉压力增高导致肢体的远端循环紊乱、组织肿胀，动静脉内瘘吻合口的远端皮肤出现丘疹、结节、脱色，指甲过度卷曲，指甲的侧边缘部分深陷并嵌入到甲沟内，形成所谓的钳状指甲，也有半甲综合征（half and half nail syndrome）的报道。

第六节　皮肤草酸钙沉积

该病发生率极低，目前只有少数个例报道。多发生于长期维持性血液透析的患者，临床表现为多发性肢体远端粟粒样钙化丘疹，光镜或电镜可以证实为草酸钙沉积，多发于手指远端的掌侧面，很少累及脚趾，其发生的机制不清。有报道认为，由于血液透析过程对维生素 C 的清除能力低下，肾功能的丧失而导致机体本身对维生素 C 的清除能力丢失，以及胃肠道对维生素吸收的增加均参与了高草酸盐血症的形成。从而导致皮肤及多种内脏的草酸盐沉积性损害，也有人认为与患者大量饮茶有关。

第七节　色　素　变　化

　　在维持性血液透析的患者，皮肤色素的变化是最为常见的病理改变，特别是皮肤色素过度沉着，而皮肤色素沉着不良相对较少。其发生的具体机制尚不清楚，有文献报道认为可能与苯丙氨酸代谢异常有关。

（杜　艺　李　宓）

参　考　文　献

Budisavljevic M N, Cheek D, Ploth D W. 1996. Calciphylaxis in chronic renal failure. J Am soc Nephrol, 7 (7): 978-982.

Coates T, Kirkland G S, Dymock R B, et al. 1998. Cutaneous necrosis from calcific uremic arteriolopathy. Am J Kidney Dis, 32 (3): 384-391.

Hafner J, Keusch G, Wahl C, et al. 1995. Uremic small-artery disease with medial calcification and intimal hyperplasia (so-celled calciphylaxis): A complication of chronic renal failure and benefit from parathyroidectomy. J Am Acad Dermatol, 33 (6): 954-962.

Hmida M B, Turki H, Hachicha J, et al. 1996. Hypopigmentation in hemodialysis. Acquired hair and skin fairness in a uremic patient undergoing maintenance hemodialysis: case report and review of the literature. Dermatology, 192 (2): 148-152.

Hwang S M, Lee S H, Ahn S K. 1999. Pincer nail deformity and pseudo-Kaposi's sarcoma: Complications of an artificial arteriovenous fistula for haemodialysis. Br J Dermatol, 141 (6): 1129-1132.

Janigan D T, Hirsch D J, Klassen G A, et al. 2000. Calcified subcutaneous arterioles with infarcts of the subcutis and skin ("calciphylaxis") in chronic renal failure. Am J Kidney Dis, 35 (4): 588-597.

Murphy M, Carmichael A J. 2000. Renal itch. Clin Exp Dermatol, 25 (2): 103-106.

Nakazawa R, Hamaguchi K, Hosaka E, et al. 1995. Cutaneous oxalate deposition in a hemodialysis patient. Am J Kidney Dis, 25 (3): 492-497.

Ohtake N, Uchiyama H, Furue M, et al. 1994. Secondary cutaneous oxalosis: Cutaneous deposition of calcium oxalate dihydrate after long-term hemodialysis. J Am Acad Dermatol, 31 (2 Pt 2): 368-372.

Park T H, Park C H, Ha S K, et al. 1995. Dry skin (xerosis) in patients undergoing maintenance haemodialysis: the role of decreased sweating of the eccine sweat gland. Nephrol Dial Transplant, 10 (12): 2269-2273.

Phillips W G. 1992. Pruritus. What to do when the itching won't stop. Postgrad Med, 92 (7): 34-36.

Pico M R, Lugo-Somolinos A, Sanchez J L, et al. 1992. Cutaneous alterations in patients with chronic renal failure. Int J Dermatol, 31 (12): 860-863.

Ramsay A G, Reed R G. 1984. Oxalate removal by hemodialysis in end-stage renal disease. Am J Kidney Dis, 4 (2): 123-127.

Robertson K E, Mueller B A. 1996. Uremic pruritus. Am J Health Syst Pharm, 53 (18): 2159-2170.

Robinson-Bostom L, DiGiovanna J J. 2000. Cutaneous manifestations of end-stage renal disease. J Am Acad Dermatol, 43 (6): 975-986.

第二十九章　透析患者血清酶学变化

生理状态下，肾脏是清除和降解体内血清酶的重要场所，从而保持体内酶的生理平衡及功能。慢性肾功能不全患者由于肾脏清除和降解体内血清酶功能下降，而出现多种血清酶潴留所致的高酶血症。而血清酶的相对分子质量较大，很难从透析膜清除。因此，一些酶又成为尿毒症毒素而进一步参与了尿毒症的发展与发展。

一、心肌酶学变化

心肌酶活性水平升高是维持性血液透析、腹膜透析患者另一个常见的血清酶学变化现象，其发生率各家报道不一，在15%～75%。因为心肌酶学变化指标是临床诊断心肌急性损伤的常用指标，但在慢性肾衰竭患者无心肌急性损害前提下升高的机制与病理生理学意义有待进一步研究，可能与未来心血管事件的发生有关。Iliou等对258名无心肌梗死发作的血液透析患者进行了超声心动图、生化指标、血液透析方案、临床资料及心肌酶谱测定后发现，这些患者血清肌钙蛋白T、肌钙蛋白I（TNT、TNI）水平升高，其中TNI>0.1ng/ml者与年龄、糖尿病、缺血性心脏病史、左室肥厚相关，经多元回归分析证实这些因素也是血清TNT水平升高的独立危险因素；而血清中TNI水平>0.6ng/ml者仅见于少数患者，多元回归分析发现只有年龄与血清TNI水平相关。Porter等还证实，维持性血液透析患者血清TNT水平>0.1ng/ml者在2年内致死性心脏事件的发生率明显增加，与TNI相比，TNT的特异性最高达94%，而敏感性为82%，CK-MB的特异性最高为100%，而敏感性只有9%，并且在为期2年的随访中发现只有血清TNI与CK-MB水平相对比较稳定，其他心肌酶谱指标变化较大，不够稳定。也有研究者认为，在血液透析患者将血清TNI阳性标准设定为0.3ng/ml时，其正确诊断的特异性为83%，如果提高TNI的阳性标准值至0.15ng/ml时，其诊断的特异性升高到100%，TNI血清水平处于0.03～0.15ng/ml时（临界水平）的血液透析患者阳性率约占17%，并且这些患者大多存在胸痛发作的病史；而将CK-MB的阳性标准设定为4ng/ml时，血液透析患者阳性率为28%而特异性只有72%，如果CK-MB的阳性标准提高至10ng/ml时，其诊断特异性将提高到98%，而且认为单次血液透析对血清中TNI与CK-MB的水平没有明显影响。

二、高胰酶血症

近半个世纪以来，肾病学者对各种急、慢性肾衰竭患者的血清胰酶浓度与活性水平进行了测定，结果发现，无论是急性肾衰竭，还是慢性肾功能不全患者，其血清中总淀粉酶、胰淀粉酶、唾液淀粉酶、脂肪酶及其同工酶平均活性水平均高于正常人，其发生率为45%～60%。

各种肾功能不全患者，无论是否采用肾脏替代治疗，血清中胰酶及其同工酶的活性水平均轻度升高。1992 年，意大利学者 Montalto 等报道，保守治疗的慢性肾功能不全患者、血液透析患者、接受肾移植的患者血清中总淀粉酶及其同工胰淀粉酶、唾液淀粉酶、脂肪酶活性水平高于正常人群。慢性肾功能不全患者的总体高胰酶血症发生率为 51%，血液透析患者的发生率为 65%，肾移植患者的发生率为 55%。这些患者血清胰酶活性水平超过了正常值上限的 2 倍，在慢性肾功能不全患者总体发生率为 15%，血液透析的患者发生率为 14%，肾移植患者为 10%。而且还证实慢性肾功能不全患者血清中肌酐水平与总淀粉酶、脂肪酶活性水平之间存在明显正相关，同时还发现如果患者血清肌酐水平 > 530μmol/L 时，上述血清胰酶与肌酐浓度间的正相关关系消失，其机制尚不清楚。此外，血清胰酶活性水平的上升还与患者血清甲状旁腺激素、血液透析或腹膜透析的累计时间有关。而且血清胰酶活性水平升高以血液透析患者最为突出。导致慢性肾功能不全患者血清胰酶活性水平升高的原因可能与肾清除能力低下、亚临床水平的胰腺损伤、临床用药的影响（如利尿剂、免疫抑制剂等）有关。

在无胰腺炎临床表现的前提下，慢性肾衰竭患者血清中脂肪酶活性水平升高，血液透析患者血清中脂肪酶活性水平则呈现进一步上升，血清中脂肪酶活性与血液透析过程中肝素累积应用剂量呈正相关，这可能与肝素影响脂肪分解有关。此外，血液透析患者高脂肪酶血症常伴有血清总淀粉酶活性的升高，但其同功能唾液型淀粉酶 P3 活性水平没有明显的变化。有报道称，在血液透析患者合并急性胰腺炎时，淀粉酶同工酶 P3 活性水平明显升高，同时常伴有血清总淀粉酶、脂肪酶活性在原升高的基础上进一步、短暂性上升。所以在各种不同的慢性肾衰竭患者，无论是否采用肾脏替代治疗，其血清胰酶上升的幅度较低，同时也不伴有淀粉同工酶 P3 的升高，除非合并有急性胰腺疾病。

近年有文献报道，采用多聚葡萄糖（polyglucose，PG-DS）进行腹膜透析时，可以干扰血清中淀粉酶活性水平。在腹膜透析患者采用 7.5%PG-DS 进行夜间存腹后发现，血清总淀粉酶活性水平明显下降，原有高水平的脂肪酶活性水平没有明显的变化，腹膜透析患者也没有急性胰腺炎的临床病症，提示在腹膜透析患者进行 PG-DS 腹膜透析时，一旦合并急性胰腺炎，在检测其血清淀粉酶活性时，要注意结合脂肪酶活性水平的变化规律及时做出正确的诊断。

腹膜透析患者血清淀粉酶升高但腹膜透析液中淀粉酶活性水平极低，常在检测水平以下。在腹膜透析合并腹膜炎性，患者血清淀粉酶升高，同时半数以上患者的腹膜透析液淀粉酶活性水平升高。因此，对伴有腹部症状的腹膜透析患者进行血清与腹膜透析液中淀粉酶活性水平的测定有助于及时诊断腹膜炎或其他腹部器质性病变。但如果血清淀粉酶活性水平上升达正常值上限 3 倍以上，同时腹膜透析液中淀粉酶活性水平也明显上升时，应该考虑急性胰腺炎的诊断，此时，腹膜透析液中淀粉酶活性水平常在 100U/L 以上。

综上所述，慢性肾功能不全患者无论是血液透析还是腹膜透析均不能有效地清除体内的胰酶。而导致患者高胰酶血症的可能原因是综合性的，涉及尿毒症毒素分子；甲旁亢；慢性酸中毒状态；贫血；转移性钙化；营养不良与全身消耗状态；神经与体液因素的干预。其中，肾小球滤过率的丧失与肾小管功能的损害是导致患者高胰酶血症的主要因素。

三、基质蛋白酶类

超滤失败是长期进行腹膜透析患者的严重并发症之一,其主要的病理学特征为间皮细胞基膜增厚与间皮下纤维组织沉积,特别是在反复发生腹膜炎的患者更是如此,但其具体的病理生理机制尚不清楚。2001 年,日本学者 Kyotake 等对腹膜透析患者腹膜透析液中基质代谢酶及其抑制物进行了测定后发现,腹膜透析患者合并腹膜炎急性发作阶段腹膜透析引流液中潜活态与活化态明胶酶 B(MMP-9)、基质金属蛋白酶组织抑制物-1(TIMP-1)水平明显高于恢复期及正常人水平,明胶酶 A(MMP-2)与基质金属蛋白酶组织抑制物-2(TIMP-2)水平却没有明显变化。而且还发现,腹膜透析液中的 MMP-9 活性水平与腹膜透析液中白细胞数量、IL-6 水平呈正相关。由于 MMP-9、MMP-2 是降低细胞外基质的主要酶类,而 TIMP-1、TIMP-2 则是调节上述两个酶活性水平的主要组织抑制物质,基质降解酶与相应的酶抑制物之间的失平衡可以导致细胞外基质的重构与沉积,从而导致腹膜透析患者间质的纤维化与超滤失败。

通过对血液透析患者、腹膜透析患者及未透析的慢性肾功能不全患者外周血中单核细胞基质金属蛋白酶(MMP)基因表达水平分析后发现,血液透析患者外周血中单核细胞 *MMP-9* 基因表达水平明显高于腹膜透析患者、非透析的慢性肾功能不全患者及正常人群。而不同的透析膜对外周单核细胞表达 *MMP-9* 基因水平没有明显的影响,单次透析时透前与透后也没有明显的区别,因此,导致这一现象的具体机制尚不清楚。*MMP* 基因表达水平的变化也可能是透析患者,特别是血液透析患者发生心血管并发症(包括动脉硬化在内)的分子生物学基础。

四、对氧磷酶

对氧磷酶(paraoxonase)是血清中 HDL(高密度脂蛋白)相关酯酶,在人类血清中与 HDL 结合在一起,可以水解脂质过氧化产物,从而保护 LDL(低密度脂蛋白)免受脂质过氧化的影响,降低 LDL 脂质过氧化水平。提示该酶很可能是 HDL 抗动脉硬化机制的一个重要环节。已经证实在心肌梗死患者、糖尿病患者、家族性高胆固醇血症患者,该酶活性水平低下,而这些患者常常合并不同程度的动脉硬化现象。近年的研究也发现,在进行血液透析的患者血清中该酶活性水平低下,而接受肾移植的患者该酶活性水平可以恢复到正常人水平。这些结果强烈提示对氧磷酶低下是血液透析患者抗动脉硬化能力下降的一个重要环节,从而促进血液透析患者动脉硬化的发生与发展。

五、血红素氧化酶 1

血红素氧化酶 1 是一种最广泛存在的抗氧化防御酶,在体内以血红素氧化酶 1、血红素氧化酶 2、血红素氧化酶 3 三种形式存在,其中血红素氧化酶 1 作为诱导型,其作用较为突出,对氧化损伤有良好的应激反应,在正常血管平滑肌细胞和内皮细胞呈低水平表达,受到氧化应激刺激后高水平产生,能够抑制炎症反应的发生和保护血管内皮细胞,使其免于受到氧化应激的损伤；血红素氧化酶催化血红素降解的三个产物——一氧化碳、胆红素和铁蛋白，是发挥细胞保护作用的关键分子，协同起到细胞保护作用，其中所产生的一氧化碳是内源性一氧化碳的主要来源，作为一种新型气体信息分子，在保护血管等方面发挥重要的生物学效应，可以抑制炎症细胞因子的表达，通过扩张血管减轻炎症损伤，抑制血管平滑肌细胞增殖，还通过激活鸟苷酸环化酶途径抑制血小板聚集，起到保护血管、延缓血管硬化发生的作用，一氧化碳已被证实可导致颈动脉和冠状动脉血管平滑肌舒张，血红素氧化酶 1 代谢血红素产生的胆红素可以降低脂多糖诱导的内皮细胞黏附因子 P-选择素和 E-选择素的表达，发挥抗炎作用。有研究发现，尿毒症患者单次透析后的血红素氧化酶 1mRNA 水平比透析前升高 1～5 倍，透析前后血红素氧化酶 1mRNA 表达水平有相同的趋势，表明在肾衰竭患者的体内，随着氧化应激水平的提高，抗氧化酶的分泌水平也随之上移，而血液透析也能够清除一部分氧化应激的产物如丙二醛等。

六、溶菌酶

血清溶菌酶主要来自周围血细胞及组织细胞，已证实尿毒症患者血清和尿中溶菌酶明显升高，血液透析后血清溶菌酶明显下降，这可能是由于血液透析后机体内环境的改善，如尿毒素被清除，毒和电解质紊乱的纠正等增强了血细胞及组织细胞膜的稳定性，使溶菌酶释放减少。溶菌酶能被高通量透析膜清除,这也是血清溶菌酶在透析后下降的另一原因。

（李　宓）

参 考 文 献

Araki T，Ueda M，Ogawa K，et al. 1992. Histological pancreatitis in end-stage renal disease. Int J Pancreatol，12（3）：263-269.

Bastani B，Mifflin T E，Lovell M A，et al. 1987. Serum amylases in chronic and end-stage renal failure：Effects of mode of therapy，race，diabetes and peritonitis. Am J Nephrol，7（4）：292-299.

Boudailliez B，Andre J L，Broyer M，et al. 1988. Acute pancreatitis in six non-transplanted uraemic children. A co-operative study from the French Society of Paediatric Nephrology. Pediatr Nephrol，2（4）：431-435.

Burkart J，Haigler S，Caruana R，et al. 1991. Usefulness of peritoneal fluid amylase levels in the differential diagnosis of peritonitis in peritoneal dialysis patients. J Am Soc Nephrol，1（10）：1186-1190.

Caruana R J，Altman R，Fowler B，et al. 1988. Correlates of amylase and lipase levels in chronic dialysis patients. Int J Artif Organs，11（6）：454-458.

Caruana R J，Burkart J，Segraves D，et al. 1987. Serum and peritoneal fluid amylase levels in CAPD. Normal values and clinical usefulness. Am J Nephrol，7（3）：169-172.

Dardamanis M A，Elisaf M S，Vasakos S A，et al. 1995. Alpha-Amylase and isoamylase levels in renal transplant recipients compared to uremic patients. Ren Fail，17（6）：715-719.

Durrington P N，Mackness B，Mackness M I. 2001. Paraoxonase and Atherosclerosis. Arterioscler Thromb Vasc Biol，21：473-480.

Foley R N，Parfrey P S，Sarnak M J. 1998. Epidemiology of cardiovasculardisease in chronic renal disease. J Am Soc Nephrol，9（12 Suppl）：S16-23.

Grzegorzewska A E，Antczak-Jedrzejczak D，Mariak I. 2000. Polyglucose dialysis solution influences serum activity of amylase and of lipase differently. Adv Perit Dial，16：113-118.

Gupta A，Yuan Z Y，Balaskas E V，et al. 1992. CAPD and pancreatitis：No connection. Perit Dial Int，12（3）：309-316.

Kimmel P L，Tenner S，Habwe V Q，et al. 1995. Trypsinogen and other pancreatic enzymes in patients with renal disease：A comparison of high-efficiency hemodialysis and continuous ambulatory peritoneal dialysis. Pancreas，10（4）：325-330.

Levitt M D，Ellis C. 1979. Serum isoamylase measurements in pancreatitis complicating chronic renal failure. J Lab Clin Med，93（1）：71-77.

Lin X Z，Chen T W，Wang S S，et al. 1988. Pancreatic enzymes in uremic patients with or without dialysis. Clin Biochem，21（3）：189-192.

Masoero G，Bruno M，Gallo L，et al. 1996. Increased serum pancreatic enzymes in uremia：Relation with treatment modality and pancreatic involvement. Pancreas，13（4）：350-355.

Montalto G，Carroccio A，Sparacino V，et al. 1992. Pancreatic enzymes in chronic renal failure and transplant patients. Int J Pancreatol，12（3）：211-217.

Montalto G，Lorello D，Carroccio A，et al. 1992. Serum trypsin in chronic renal failure and transplant patients. Am J Gastroenterol，87（9）：1175-1179.

Pannekeet M M，Krediet R T，Boeschoten E W，et al. 1993. Acute pancreatitis during CAPD in The Netherlands. Nephrol Dial Transplant，8（12）：1376-1381.

Rattazzi M，Puato M，Faggin E，et al. 2003. New markers of acceleratedatherosclerosis in end-stage renal disease. J Nephrol，16（1）：11-20.

Royse V L，Jensen D M，Corwin H L. 1987. Pancreatic enzymes in chronic renal failure. Arch Intern Me，147（3）：537-539.

Szabo A，Sallay P，Tausz I. 1990. The serum hormone levels，phosphate complex concentrations and enzyme activities in hemodialysed and kidney-transplanted children. Acta Paediatr Hung，30（1）：73-88.

Vaziri N D，Chang D，Malekpour A，et al. 1988. Pancreatic enzymes in patients with end-stage renal disease maintained on hemodialysis. Am J Gastroenterol，83（4）：410-412.

Ventrucci M，Campieri C，Di Stefano M，et al. 1995. Alterations of exocrine pancreas in end-stage renal disease. Do they reflect a clinically relevant uremic pancreopathy? Dig Dis Sci，40（12）：2576-2581.

第三十章　长期血液透析患者高同型半胱氨酸血症

同型半胱氨酸（homocysteine，Hcy）是由蛋氨酸去甲基后形成的一种含硫氨基酸，属于蛋氨酸循环的中间产物，具有多种生物学效应。20 世纪 60 年代，Mccully 首次观察到遗传性高半胱氨酸血症患者早期并发动脉粥样硬化及严重血栓，提出了高同型半胱氨酸血症是心脑血管疾病的一个新的危险因子。近年国内外一些研究发现，慢性肾衰竭患者存在 Hcy 的代谢紊乱，血浆 Hcy 水平高于正常人的数倍，血浆中 Hcy 水平升高与动脉粥样硬化、冠心病及脑血管疾病等密切相关，因此，高同型半胱氨酸血症与这些患者心脑血管病变之间的关系引起人们的关注。

一、发病机制

人体内 Hcy 作为蛋氨酸代谢中的中间产物，本身并不参与蛋白质的合成，其来源为蛋氨酸在三磷腺苷（ATP）的参与下形成 S-腺苷蛋氨酸，后者是一个活泼的甲基供体，在甲基转移酶作用下变成 S-腺苷同型半胱氨酸，后者脱去腺苷而生成 Hcy。体内 Hcy 分解代谢途径有：①重新甲基化再生成蛋氨酸，又称为再甲基化途径。这一反应过程中需要蛋氨酸合成酶的催化，这种酶广泛存在于哺乳动物细胞内，以维生素 B_{12} 作为辅助因子，反应中能使 5-甲基-甲氢叶酸转变为四氢叶酸，释放出的甲基由 Hcy 获得使之形成蛋氨酸。②甜菜碱也可作为甲基的供给来源，在甜菜碱同型半胱氨酸甲基转移酶催化下合成蛋氨酸和二甲基甘氨酸，一般认为这一过程仅限于在肝细胞内进行。③Hcy 与丝氨酸缩合为胱硫醚的反应，又称转硫化途径，反应由胱硫醚合成酶催化，维生素 B_6 为辅酶，缩合成胱硫醚及水。在生理条件下，此反应过程是不可逆的，有利于 Hcy 的转运。生成的胱硫醚在维生素 B_6 为辅酶的 γ-胱硫醚酶的催化下继续分解成胱氨酸和 α-酮丁酸。④直接释放到细胞外液，细胞外液的 Hcy 水平代表着细胞内 Hcy 的代谢状态，这部分与血浆浓度密切相关。释放到细胞外的 Hcy 的增加反应了其生成和代谢的紊乱。有研究表明，蛋氨酸的浓度可以影响 Hcy 从细胞释放。在低浓度时，细胞释放受到蛋氨酸合成酶的影响；而高浓度时，细胞释放则受到胱硫醚合成酶的影响。

从 Hcy 的代谢过程中可以看出，Hcy 是蛋氨酸代谢状态的重要反应，它的代谢受到叶酸、维生素 B_6 和维生素 B_{12} 及参加转硫或再甲基化中各种酶活性的影响。叶酸、维生素 B_6 和维生素 B_{12} 作为辅酶参与 Hcy 代谢。当体内叶酸、维生素 B_6 和维生素 B_{12} 缺乏时，可引起高同型半胱氨酸血症，Remacha 等的研究结果显示，B 族维生素不足的现象在高 Hcy 和血栓栓塞患者中普遍存在，这些患者体内维生素吸收障碍，可能是导致高 Hcy 的原因，其治疗应从肠外进行维生素补充为主。叶酸和维生素 B_{12} 的水平越低，血浆 Hcy 水平越高。我国北方人群叶酸、维生素 B_{12} 的水平明显低于南方，出生性缺陷、神经管畸形和先天性心脏病的发病率明显高于南方，但与心脑血管病变无明显的相关性。

Hcy 的合成和代谢还与某些酶的活性有关，如 N_5N_{10}-亚甲基四氢叶酸还原酶（MTHFR）、甲硫氨酸合成酶（MS）、CBS、S-腺苷蛋氨酸还原酶（MAT）、S-腺苷同型半胱氨酸水解酶、甜菜碱同型半胱氨酸转移酶、甘氨酸 N-甲基转移酶等十余种酶参与 Hcy 的合成和代谢，由于遗传因素导致基因缺陷，酶活性降低，均可引起血浆 Hcy 水平增高，导致高同型半胱氨酸血症。

某些遗传因素与高同型半胱氨酸血症有关，MTHFR 及 CBS 的基因缺失或突变，引起酶活动降低。经克隆人和大鼠 *MTHFR* 基因制备的抗体，进行大量基因多态性和突变位点的分析，证明了 *MTHFR* 的 C677T 是最常见的突变，由此可分为 TT、CT 和 CC 三型。在正常人都有这种无意突变，其中 CC 型（野生型）最高，CT 型（杂合子）其次，TT 型（纯合子）最少。并且初步发现了 TT 型突变对 MTHFR 酶的活性影响最大。报道发现，*MTHFRC677T* 和 *MTHFD1G1958A* 基因型的癫痫患者在应用抗癫痫药治疗期间更易导致血浆 Hcy 水平升高。MTHFR 的酶活性低，在体内叶酸缺乏的情况下，可以引起高同型半胱氨酸血症。在心脑血管和出生性缺隐患者 TT 型的比例较正常人为高。这或许与这些疾病时高同型半胱氨酸血症的发生有关。因此提出 MTHFR 的纯合子突变可能是产生高同型半胱氨酸血症诱发心、脑血管疾病的危险因子。

胱硫醚 β-合成酶的突变也是家族性高同型半胱氨酸血症产生的一个重要遗传因素，基因研究发现，CBS 常见的突变位点有 C233G、G306C、262CT、C1106G 等十余种。但是目前尚未发现 CBS 与高同型半胱氨酸血症及心脑血管疾病和出生性缺陷疾病之间的相应关系。

除营养、遗传因素外，某些药物如甲氨蝶呤、利尿剂、抗痉挛药和环境中的毒性物质如二硫化碳可导致血浆 Hcy 升高。某些疾病如肾衰竭、甲状腺功能减退、严重贫血、严重硬皮病、恶性肿瘤等疾病可使血浆 Hcy 水平升高。此外，在性别上，血浆 Hcy 水平男性高于女性，并随年龄增长而增长，45 岁以后升高尤为明显，生活习惯如吸烟、咖啡因摄入多、高蛋白饮食等均可影响血浆 Hcy 水平。

研究发现，Hcy 升高是心脑血管疾病的独立危险因素，尤其与脑卒中发生风险密切相关。《中国高血压防治指南 2010》已将血 Hcy≥10μmol/L 列入我国心脑血管事件危险因素。2011 年美国心脏协会和脑卒中协会共同发布的脑卒中一级预防指南指出，血浆 Hcy 升高，患动脉粥样硬化性血管疾病（包括中风）的风险增加 2～3 倍。

血中 Hcy 水平的升高可直接或间接导致血管内皮细胞的损伤。高浓度 Hcy 对内皮细胞的毒性作用表现为氧化应激反应，产生大量的氧自由基，使巯基氧化，引起细胞死亡。在蛋氨酸的代谢过程中形成的 S-腺苷蛋氨酸在甲基转移酶作用下变成 S-腺苷同型半胱氨酸，后者是体内所有甲基转移反应的竞争性抑制剂，可以抑制甲基转移酶的活性，干扰甲基化反应。这不仅会影响 DNA 的合成，引起基因缺失和突变；而且还会抑制蛋白质的甲基化，产生错误和无功能的蛋白质，引起血管内皮细胞结构和功能改变。高同型半胱氨酸血症在金属离子（Fe^{3+}、Cu^{2+}）的存在下，通过自身氧化产生氧自由基、过氧化氢、OH^-，后者作用于血管内皮细胞膜内的不饱和脂肪酸，启动膜脂质过氧化链式反应，影响内皮细胞功能的完整性。Hcy 还可通过促进低密度脂蛋白的氧化，刺激血管平滑肌细胞增殖，导致动脉粥样硬化的发生和发展。经体外细胞培养及动物实验结果表明，将血管内皮细胞置于高浓度的 Hcy 溶液中，发现 Hcy 能阻碍血管内皮诱导松弛因子一氧化氮（NO）的产生。

Tawakol 等将高同型半胱氨酸血症患者与正常对照组相比，发现高 Hcy 组患者的内皮依赖性血管舒张反应明显减弱，且血中 Hcy 水平与血管舒张程度呈反比。

高同型半胱氨酸血症引起动脉粥样硬化和冠心病的机制研究发现，高浓度的 Hcy 可刺激血管细胞的增生以促进形成斑块并加快凝血。高 Hcy 水平导致血管性疾病的发生和进展的可能机制还包括血小板、凝血因子的参与。如高 Hcy 可以促进内皮素的产生，抑制 NOS/NO 的产生，诱导内皮细胞产生和激活促凝血因子，促进纤溶酶激活抑制剂（PAI）的表达，抑制血栓调节素（TM）及干扰蛋白 C（PC）的表达，抑制 tPA 的结合和作用。Hcy 巯基内脂可引起血栓素（TXB_2）及 $PGE_{1\alpha}$ 形成，促进血小板的集聚，从而引起和促进血栓形成。

二、临床意义

（一）诱发心血管疾病

高同型半胱氨酸血症是指空腹或蛋氨酸负荷后血浆 Hcy 浓度超过正常参考范围，正常情况下 Hcy 的生成和代谢保持平衡，正常人体内 Hcy 含量很少，一般人群 Hcy 正常范围为 5～15μmol/L，高同型半胱氨酸血症是指 Hcy 高于正常人均数 2 倍。诊断高同型半胱氨酸血症的标准为：轻度 16～30μmol/L，中度 31～100μmol/L，重度＞100μmol/L。

1969 年，McCully 首次提出了高同型半胱氨酸血症导致动脉硬化性疾病，随后开展的临床及实验研究均表明，高水平的 Hcy 能引起血管损伤。有人发现，经血管造影证实的外周血管疾病患者及间歇性跛行患者血浆 Hcy 水平高于正常人，经 B 超证实颈动脉内膜及肌层增厚的患者血浆 Hcy 水平亦高于正常人，经血管造影证实具有冠状动脉病变的患者血浆 Hcy 亦高于正常人。因此，提出高水平的 Hcy 可引起冠状动脉及外周血管疾病、脑血管疾病及静脉血栓形成等多部位血管病变。Hcy 可能是致使血管病变产生的一种独立危险因素。

根据国内有关资料表明，经对近 1000 例经冠状动脉造影证实的心脑血管病患者和正常人血浆 Hcy 的水平，发现动脉粥样硬化、心肌梗死和脑卒中的患者 Hcy 的水平明显高于正常人。我国正常人血浆 Hcy 水平一般在 14μmol/L 以下，而冠心病、脑卒中患者平均为 17～20μmol/L。血浆 Hcy 水平与心血管病变程度和并发症呈正相关。Hcy 每增加 5μmol/L，发生冠状动脉疾病的比值比（OR）男性是 1.6，女性为 1.8。总人群中冠状动脉粥样硬化的 10% 与 Hcy 作用有关。当其浓度≥18.6μmol/L 时，这种危险更为突出。Verhoef 等对 130 例首次心肌梗死的住院患者，Hcy 和维生素水平与心肌梗死危险的关系进行研究，对照组是 118 名正常人，发现患病组平均血浆 Hcy 水平比对照组高 11%，且每增高 3μmol/L，其比值比是 1.35（$P=0.007$）。患病组饮食中和血浆中的维生素 B_6、叶酸低于对照组，这些维生素与心肌梗死危险因素呈负相关，且独立于其他潜在的危险因素。因此，血浆 Hcy 水平是最重要的决定因子，其后，在长达 7.5 年的随访中，叶酸治疗可有效降低血浆中的 Hcy 水平。

（二）高同型半胱氨酸血症与慢性肾衰竭

高同型半胱氨酸血症可见于慢性肾衰竭（CRF）的各个阶段和接受各种方法治疗的患

者。众多研究表明，血浆 Hcy 在慢性肾衰竭早期阶段就可升高，随着肾功能的进一步恶化，其升高亦越明显。目前，慢性肾衰竭及肾移植后患者的高同型半胱氨酸血症被认为是此类患者产生心脑血管病变的一个独立危险因素。这一看法得到众多临床研究的支持，其中 Bostom 等的研究表明，终末期肾衰竭患者高同型半胱氨酸血症出现的机会是正常人的 33 倍，而常见的心脑血管疾病危险因素如高血压、糖尿病、高胆固醇血症等在此类患者中出现的概率为正常人的 1.9～15 倍。Chauveau 等研究了尿毒症和肾移植后患者，发现其中有心脑血管病史者其血浆 Hcy 水平显著高于无心脑血管病史者。

慢性肾衰竭时血浆 Hcy 水平增高的原因尚不十分清楚，目前研究发现可能与以下因素有关。

1. 代谢与清除

慢性肾衰竭患者 Hcy 水平增高，与其代谢和清除有关。肾脏在 Hcy 的代谢清除中发挥了关键作用，是引起高同型半胱氨酸血症的重要原因之一。肾脏的皮质外层，特别是近曲小管细胞富含胱硫醚 β-合成酶，皮质内层及髓质外层富含胱硫水解酶。慢性肾脏损伤患者尤其是慢性肾衰竭患者由于肾小球硬化、肾间质纤维化及肾小管萎缩导致此两种酶缺乏，影响 Hcy 代谢而使其血浆浓度升高。Bostom 等进行正常大鼠肾脏代谢 Hcy 的研究时发现，血液每流经肾脏一次，其所含 Hcy 有 20% 被清除，而且同时在尿中检出的 Hcy 极少，据此结果，他们认为肾脏主要通过摄取参与 Hcy 的代谢。慢性肾衰竭时肾脏部分结构和功能丧失可能是产生高同型半胱氨酸血症的主要原因。余海峰等对 56 例慢性肾衰竭患者的研究表明，血中 Hcy 升高主要是肾脏代谢、排泄 Hcy 障碍，而非叶酸、维生素 B 绝对缺乏。有研究表明，肾外组织处理 Hcy 的能力及途径改变也可能造成慢性肾衰竭时的高同型半胱氨酸血症。尿毒症时肝脏蛋氨酸腺苷转化酶水平升高，可致使 S-腺苷蛋氨酸水平升高，进而形成 Hcy，与此同时，参与 Hcy 转化的 CBS 和胱硫醚活性未受影响，这些酶活性间的差异导致了慢性肾衰竭时血浆 Hcy 水平的升高。此外，丝氨酸是 Hcy 代谢途径的必需底物，其水平变化亦可影响 Hcy 水平。正常肾脏可以合成相当数量的丝氨酸，肾脏功能受损后，丝氨酸水平下降，从而可能使 Hcy 的代谢受到抑制，导致其水平升高。

2. 营养缺乏

慢性肾衰竭时高 Hcy 可能与营养成分缺乏，尤其是叶酸、维生素的缺乏有关。尿毒症毒素体内蓄积及代谢性酸中毒，可引起慢性肾衰竭患者食欲不振、恶心及呕吐，尿毒症毒素刺激胃肠道引起腹泻，胃肠道黏膜水肿致使维生素的吸收和利用障碍。研究发现，肾病患者对维生素 B 的摄取能力较正常人低 18%；反复慢性感染大量应用抗生素及其他药物均可阻滞体内维生素的吸收和利用；反复的感染引起各种营养要素及维生素消耗增加，长期接受血液透析和腹膜透析导致各种营养要素和维生素丢失。有资料证明，70% 的慢性肾衰竭者有维生素 B_6 缺乏，由于慢性肾衰竭时，尿毒症毒素对某些酶有抑制作用，如以磷酸吡多醛为辅酶的酶（如天门冬氨酸转移酶、谷草转移酶等）活性皆下降，即使补充维生素 B_6 也不能得到矫正。某些药物的影响如甲氨蝶呤可抑制二氢叶酸还原酶导致细胞内甲基四氢叶酸浓度下降。

慢性肾衰竭患者体内各种氨基酸比例与 Hcy 水平有关，慢性肾衰竭时营养不良，必需氨基酸（EAA）水平下降，而其他非必需氨基酸（NEAA）水平则升高。Hongsy 等的报道提示，慢性肾衰竭患者的 EAA 水平越低，NEAA 水平越高，Hcy 水平就越高。而慢性肾衰竭患者补充氨基酸治疗时，可出现血中蛋氨酸水平增高，由于高浓度的蛋氨酸可抑制参与 Hcy 再甲基化酶的活性，因而可造成 Hcy 在血液中的堆积。

3. Hcy 相关酶突变易感基因

慢性肾衰竭患者还可能存在某些 Hcy 相关酶突变易感基因，Fijnhee 等对 175 例慢性肾衰竭患者与正常对照进行 *MTHFR* 基因多态性及血浆总 Hcy 的检测，发现慢性肾衰竭患者的 *MTHFR* 基因纯合子和杂合子突变发生率均显著高于正常组。说明 *MTHFR* 基因可能是慢性肾衰竭的易感基因之一。*MTHFR* 基因突变可导致酶的活性大大下降，从而影响 Hcy再甲基化，导致血浆 Hcy 水平的增高。

4. 透析因素

慢性肾衰竭及透析患者约 10%存在叶酸的缺乏。Gunningham 等发现血液透析患者每透析一次丢失叶酸约 37.3μg，每日尿中丢失叶酸约 10μg。维生素 B_6、维生素 B_{12} 及叶酸是 Hcy 代谢中必需的辅助因子，由于 *MTHFR* 突变基因的 677 位核苷酸编码区可能处于MTHFR 与叶酸的结合区，叶酸与 MTHFR 结合可增加酶的稳定性和活性。因此，血浆中Hcy 浓度与血浆维生素 B_6、维生素 B_{12} 及叶酸浓度呈非线性负相关，证实三者的缺乏是慢性肾衰竭诱发血浆 Hcy 浓度升高的一个重要因素。

对慢性肾衰竭患者 Hcy 的研究发现，这些患者无论采取何种透析方式，选用何种透析膜的透析器，均存在高同型半胱氨酸血症。血液透析对 Hcy 及其代谢酶抑制物具有一定的清除作用，经单次血液透析后血浆 Hcy 可降低近 40%，其降低的程度与选用血仿膜和聚砜膜透析器的患者之间无明显差异。造成这种现象的原因可能是血循环中的 Hcy 可以通过二硫键与血浆蛋白结合形式存在，这种结合型的 Hcy 占全部 Hcy 的 70%左右，仅30%呈游离状态，故推测经血液透析清除的可能主要是游离的 Hcy。但血液透析 20 小时后血浆 Hcy 便回到接受透析前水平。因此，血液透析不能有效维持慢性肾衰竭患者的血浆Hcy 较低水平；与此相反，持续性非卧床腹膜透析患者血浆 Hcy 处于相对较低的水平。

5. 其他因素

慢性肾衰竭时高同型半胱氨酸血症还与其他危险因素有关，如与高血糖、高血脂、低白蛋白血症及老年有明显相关关系。尤其是糖尿病终末期肾病患者的高同型半胱氨酸血症发生概率更高。这是由于糖尿病患者存在胰岛素缺乏或胰岛素抵抗，影响 Hcy 的分解代谢，导致高同型半胱氨酸血症。有人观察了 1 型糖尿病空腹及蛋氨酸负荷后血 Hcy 的变化，高同型半胱氨酸血症的发生率达 35%；Fonseca 等应用葡萄糖钳夹技术研究了胰岛素对 2 型糖尿病及正常人血 Hcy 的影响，输入胰岛素后，正常人血浆 Hcy 水平明显下降，而伴有胰岛素作用不足的 2 型糖尿病患者血浆 Hcy 无变化，提示胰岛素对 Hcy 代谢有重要作用。高同型半胱氨酸血症与微血管病变密切相关。

心脑血管病是慢性肾衰竭患者的主要死亡原因，慢性肾衰竭患者血浆中 Hcy 水平明显高于正常人的数倍，高同型半胱氨酸血症产生机体的系列病理变化，如血管内皮损伤和功能失调，刺激血管平滑肌细胞增殖，促进血小板聚集及破坏体内凝血、纤溶平衡等。慢性肾衰竭患者血浆中 Hcy 水平升高与动脉粥样硬化、冠心病、脑血管疾病等密切相关。

三、防治

（1）血液透析：常规血液透析可以使血浆总同型半胱氨酸（tHcy）水平下降 25%～50%，但是大部分患者高同型半胱氨酸血症仍未解除，且其降低的血浆 tHcy 水平在下一个透析周期前回升到透析前水平。为了更大程度地降低患者血浆 tHcy 水平，有研究者提出，通过改变透析膜的孔径大小来提高透析效率的假设。他们认为，大透析膜孔径可清除中分子的尿毒症毒素，从而可能起到抑制 Hcy 代谢的作用。

（2）硫醇置换疗法：血液中的 Hcy 有 70%～80%是与蛋白质结合而存在的，其主要通过共价二硫键与白蛋白上的单个游离半胱氨酸结合，而透析主要是清除血中游离的 Hcy。硫醇置换疗法是应用含硫醇的药物置换与蛋白结合的 Hcy，从而增加可透析的游离 Hcy。目前，常用的含硫醇类药物主要有美司钠、乙酰半胱氨酸、二巯基丁二酸、卡托普利、青霉胺等。Urquha 等研究显示，予美司钠治疗的患者的血浆 tHcy 水平较安慰剂组下降，且高剂量组下降更明显。因此，在血液透析患者透析期间给予治疗量的含硫醇药物，可能对清除血 tHcy 起到更有效的作用。

（3）联合血液净化疗法：叶晓燕等研究了血液灌流（HP）联合血液透析对血清 Hcy、全段甲状旁腺激素（iPTH）及 AGEs 的清除效果，并与单纯血液透析比较，结果发现血液透析加 HP 组末次治疗后与首次治疗前比较，上述三项指标差异均有统计学意义；血液透析加 HP 组与血液透析组末次治疗后三项指标比较，差异均有统计学意义；而血液透析组末次治疗后与首次治疗前比较，三项指标差异均无统计学意义。也有研究显示，多次血液透析滤过和连续性肾脏替代治疗可减低终末期肾病患者血浆 Hcy。

（4）适当补充叶酸、维生素 B_6 和维生素 B_{12}：高同型半胱氨酸血症的防治可以从抑制 Hcy 的生成、促进 Hcy 的代谢及对抗 Hcy 的作用三方面来进行，其中增补叶酸、维生素 B_6 和维生素 B_{12} 是最常用、最经济和有效的方法，对于慢性肾衰竭患者无论是透析还是非透析都是十分必要的。国外一些研究证明，长期应用叶酸和维生素 B_{12} 可有效地降低高同型半胱氨酸血症，使动脉粥样硬化患者的存活率提高 6%～10%。而叶酸及维生素的剂量，是否越高血浆 Hcy 水平下降就越大？自 1996 年以来，有些人认为加大叶酸剂量临床可得到相加的效应，其实不然，如 Amadottir 等对 14 例血液透析患者分别给予叶酸每周 15mg、35mg、70mg 连续给药 24 周，发现血浆 Hcy 有明显下降，Hcy 从用药前的 37.5μmol/L 分别下降至 22.3μmol/L、23.4μmol/L 及 22.3μmol/L，约下降 32.0%。因此，叶酸用于治疗高同型半胱氨酸血症的推荐剂量为 5mg/d，维生素 B_6 250mg/d。但由于尿毒症患者可能存在叶酸的结合和转运异常，或存在 *MTHFR* 纯合子突变，MTHFR 的酶活性下降或失活，叶酸必须通过 MTHFR 才能发挥其药物效应，补充叶酸后尽管细胞内 Hcy 水平很高但仍不能将 Hcy 再甲基化而形成蛋氨酸。因此，应用叶酸增补剂防治高同型半胱氨酸血症诱发的心脑血管病时，应用四氢叶酸可能更为有效。应当指出，由于动脉硬化、心脑血管病的发病机制是十分复杂的，应用叶酸、维生素 B_{12} 和维生素 B_6 虽然可以降低 Hcy 水平，但对已发生的严重病理变化则难以逆转。从我国与美国疾病防治中心应用叶酸的大规模干预结果来看，应用叶酸、维生素 B_6 及维生素 B_{12} 早期预防是有效的。因此，有必要也有理由推行强化叶酸增补剂来预防心脑血管疾病。

（5）使用甜菜碱和雌激素：甜菜碱可以通过甜菜碱同型半胱氨酸甲基转移酶使 Hcy 还原成蛋氨酸，雌激素可以促进这一反应。因此，应用甜菜碱和雌激素也可以有效地降低血浆 Hcy 的水平。

（6）低蛋氨酸的饮食或应用 S-腺苷同型半胱氨酸水解酶的抑制剂，可以抑制 Hcy 的生成，降低血浆 Hcy 的水平。

（7）对抗高同型半胱氨酸血症的研究进展：应用 L-精氨酸，可促进 NO 合成，拮抗高 Hcy 的细胞毒性作用；应用金属硫蛋白或牛磺酸可以防止钙超载，抑制 Hcy 所引起的脂质过氧化。一些生物活性多肽如降钙素基因相关肽、C 型利钠激素（CNP）、肾上腺髓质激素等，可以抑制蛋白激酶 C 的活性，抑制高同型半胱氨酸血症所引起的细胞增殖。此外，一些抗氧化剂、兴奋性氨基酸受体（NMDA）竞争性拮抗剂、钙通道阻断剂等也可能有拮抗高同型半胱氨酸血症的致病作用。

慢性肾衰竭并发严重的心脑血管病的发病机制是十分复杂的，高同型半胱氨酸血症可能只是众多危险因素中的一个成员，要提高慢性肾衰竭患者的生存质量，在积极纠正高同型半胱氨酸血症的同时，还应积极治疗其他并发症。

（魏玉婷　李　宓）

参 考 文 献

叶晓燕，姜萍，董丽，等. 2009. 血液灌流联合血液透析对尿毒症心血管疾病相关大中分子物质清除的临床观察. 中华临床医师杂志，3（4）：654-657.

余海峰，李春胜. 2005. 慢性肾功能衰竭对血浆同型半胱氨酸水平的影响. 实用医学杂志，21（3）：275-276.

Ashjazadeh N，Fathi M，Shoat A. 2013. Evaluation of homocysteine level as a risk factor among patients with ischemic stroke and its subtypes. Iran J Med Sci，38（3）：233-239.

Biasioli S，Schiavon R，Petrosino L，et al. 1998. Dialysis kinetics of homocysteine and reactive oxygen species. ASAIO Jep-Oct，44（5）：423-432.

Chauveau P，Chadefaux B，Coude M，et al. 1993. Increased plasma homocysteine concentration in patients with chronic renal failure. And Hyperhomocysteinemia，a risk factor for atherosclerosis in chronic uremic patients. Kidney Int，43（Suppl 41）：s72-77.

Clarke R，Daly L，Robinson K，et al. 1991. Hyperhomocysteinemia：An independent risk factor for vascular disease. N Engl J Med，24：1149-1155.

Douglas S，Andrew G B，Jacob S. 2002. Treatment of hyperhomocysteinemia in end-stage renal disease. Am J Kid Dis，38（40）：S91-94.

Fodinger M，Manhalter C，Wolfl G，et al. 1997. Mutation（677ctoT）in the methylenetetrahydrofolate reductase gene aggravates hyperhomocysteinemia in hemodialysis patients. Kidney Int Aug，52（2）：517-523.

Guldener V C，Lamder J，Jaanssen M J，et al. 1997. Endothelium-dependent vasodilatation and distensibility of large arteries in chronic haemodialysis patients. Nephrol Dial Transplant，12：S14-18.

Lindne A，Bankson D D，Breen C S，et al. 1999. Vitamin B6 metabolism and homocysteine in end stage renal disease and chronic renal insufficiency. Am J Kid Dis，39：134-145.

Lonn E，Yusu F S，Arnold M J，et al. 2006. Homocysteine lowering with folic acid and B vitamins in vascular disease. N Engl J Med，354（15）：1567-1577.

Moustapha A，gupta A，Robinson K，et al. 1999. Prevalence and determinants of hyperhomocysteinemia in hemodialysis and peritoneal dialysis. Kid Int, 55: 1470-1475.

Nakamura T, Saionji K, Hiejima Y, et al. 2002. Methylenetetrahydrofolate reductase genotype, vitamin B12, and folate influence plasma homocysteine in hemodialysis patients. Am J Kid Dis, 39 (5): 1032-1039.

Obeid R, Kuhimann M, Kirsh C M, et al. 2005. Cellular uptake of vitamin B$_{12}$ in patients with chronic renal failure.Nephron Clin Pract, 99: 42-48.

Remacha A F, Souto J C, Pifiana J L, et al. 2011. Vitamin B12 deficiency, hyperhomocysteinemia and thrombosis: a case and control study.Int J Hematol, 93: 458-464.

Sniezawska A, Dorszewska J, Rozycka A, et al. 2011. MTHFR, MTR, and MTHFD1 gene polymorphisms compared to homocysteine and asymmetric dimethylarginine concentrations and their metabolites in epileptic patients treated with antiepileptic drugs. Seizure, 20: 533-540.

Stampfer M J, Malinow M R, Willett W C, et al. 1992. A prospective study of plasma homocysteine and risk of myocardial infarction in US physicians. JAMA, 268: 877-887.

Sunder-plassman G, Fodinger M, Buchmeyer H, et al. 2000. Effect of high dose folic acid therapy on hyperhomocysteienemia in hemodialysis patients: Results of the Vienna multicenter study. J A Soc Nephrol, 11: 1106-1116.

Takamitsu Y, Nakanishi T. 2001. Association of endothelial dysfunction with sulfur amino acid metabolism in chronic renal failure. Am J Kid Dis, 38 (4): S95-99.

Touam M, Zingraff J, Jungers P, et al. 1999. Effective correction of hyperhomocysteinemia in hemodialysis patients dy intravenous folinic acid and pyirdoxine therapy. Kidney Int, 56: 2292-2296.

Urquhart B L, House A A. 2007. Assessing plasma total homocysteine in patients with end-stage renal disease. Petit Dial Int, 27 (5): 476-488.

Wilcken D E, Gupta V J, Reddy D G. 1980. Accumulation of sulfur-containing amino acids including cysteine-homocysteine in patients on maintenance hemodialysis. Clin Sci, 58: 427-430.

第三十一章　血液透析患者的微炎症状态

血液透析（HD）治疗肾衰竭已有近百年历史，近年来，血液净化技术得到了很大的发展与完善，尿毒症不再是不治之症，尿毒症患者的长期存活已成为可能。但是，血液透析患者的生活质量仍远低于正常人，1996 年一份世界多中心、前瞻、随机的临床资料透析预后与实践模式研究（DOPPS）分析，结果显示，患有抑郁症、依从性差、贫血、透析量不足、低血清白蛋白及血肌酐是患者死亡的危险因素，每年的病死率几乎达到 20%。因此，寻找影响血液透析患者预后的影响因子并给予积极的治疗变得极为重要。曾经一度认为血液透析技术及材料是影响血液透析患者预后的主要因素，然而在著名的血液透析（HEMO）研究中，发现即使增加透析剂量并采用高通量的透析膜，患者的病死率及住院率并无明显的改善。Yeun 等的研究表明，30% 的维持性血液透析（MHD）患者血浆 C 反应蛋白（CRP）和血清淀粉样蛋白 A（SAA）水平高于正常，可以看出炎症状态与营养不良及血管粥样硬化性疾病密切相关。目前，血液透析患者的微炎症状态与预后的关系越来越引起人们的关注。

一、发病机制

（一）慢性肾衰竭与微炎症状态

早期的研究认为，造成长期血液透析患者循环血中炎性细胞因子水平升高的首要原因是血液透析。Ortega 等对 66 例透析前患者血清 CRP 及其相关指标进行了为期 1 年的跟踪研究发现，其中 23 例（35%）CRP 升高，糖尿病与非糖尿病患者之间无差别，通过相关因素分析发现在进行血液透析治疗前这些患者已普遍存在微炎症状态。Pereita 等的研究表明，肾衰竭时，循环血中炎性细胞因子 IL-1、IL-6、TNF-α 水平显著升高，且与患者是否接受长期血液透析治疗无相关性。目前比较统一的观点认为，原发及各种继发肾脏疾病均存在机体免疫功能异常，在疾病的进程中始终伴随着炎性因子的异常表达，这些患者在接受长期血液净化治疗时可能加重炎性反应。

（二）血液透析与微炎症状态

血液透析治疗可清除代谢毒物、废物，减轻其对机体的不良影响，目前普遍认为高通量血液透析患者的病死率低于低通量血液透析患者，营养不良状况也明显改善，这可能与透析剂量的增加、中大分子炎性介质的清除及高通透量透析膜生物相容性好有关；近年大量文献报道使用生物相容性好的高通透量透析膜进行透析，可减少心血管疾病的并发症。

然而血液透析也是加重炎性反应的重要因素，其可能的原因：①透析膜的生物不相容性：Schouten 等发现铜仿膜使血液透析患者 CRP 和 IL-6 升高，聚砜膜则不然；②透析液微生物污染：使用超纯净透析液能改善营养状况，透析患者的血红蛋白、铁蛋白及白蛋白浓度均显著升高，同时 CRP 减低，心血管病死率减少；③与血管通路类型有关；④潜在性感染：血管通路亚临床感染，反复穿刺瘘管引起的亚临床菌血症均可导致血液透析中急性时相反应蛋白（APP）的变化；⑤细胞因子的作用：TNF-α、IL-1、IL-6 能诱导 CRP 合成；⑥晚期糖基化终末产物（AGEs）和晚期脂质氧化产物的蓄积；⑦肾衰竭时维生素 E、维生素 C、锌、硒等抗氧化物质的水平降低使氧化应激激活，脂质过氧化，细胞受损；⑧慢性肾衰竭患者肠黏膜对内毒素的屏障降低使内毒素进入机体；⑨透析不充分，中小分子毒素持续蓄积体内；⑩遗传因素。

二、临床意义

血液透析过程中由于透析液内的内毒素及其产物通过透析膜进入血循环，以及透析膜生物不相容性等因素都会导致患者处于微炎症状态。血液透析患者 CRP 异常，说明患者可能存在微炎症状态，感染和炎症状态可引起维持性血液透析患者饮食下降及营养不良。近年来的研究认为，心血管疾病、营养不良、贫血是维持性血液透析患者高病死率和住院率的主要危险因素，而炎症与上述并发症的发生、发展密切相关。

（一）微炎症状态与低蛋白血症

传统观点认为，血液透析患者低蛋白血症是由于营养不良造成的，但是最近的研究开始认识到血液透析患者体内 CRP 和细胞因子水平可预测血浆白蛋白浓度高低，提示炎性反应参与透析患者低蛋白血症的发生、发展。国内外许多研究发现，维持性血液透析患者 CRP 水平与血清白蛋白、前白蛋白、转铁蛋白呈负相关，说明炎症参与了低蛋白血症的发生、发展，并与血液透析患者的病死率有关，患者接受长期血液净化治疗则加重了炎性反应的发展，CRP 升高与患者接受血液透析治疗后出现的低血清白蛋白等相关。白蛋白是评价维持性血液透析患者营养状态的主要指标之一，接受血液透析治疗的患者白蛋白与 CRP 呈负相关，提示维持性血液透析患者营养状态不佳可能与机体存在着的慢性炎症状态有关。炎症状态时通过释放炎性因子引起肌肉分解代谢增强，蛋白质的合成减少而引起低蛋白血症。

（二）微炎症状态与长期生存率

血液透析的并发症仍是威胁患者生存质量和预后的重要因素，其中动脉粥样硬化性心脏病的病死率明显上升，较普通人群高 10~12 倍。既往认为动脉粥样硬化主要与高脂血症有关，但在终末期肾病患者脂质异常并不是都十分明显。现已明确，动脉粥样硬化本质上是一种炎症性疾病，机体的炎症状态与心血管疾病有关。近年有学者提出了尿毒症患者存在着"微炎症状态"的观点，该观点认为反映"微炎症状态"的标志物即使轻度升高也将预示着未来心血管事件发生的风险，在维持性血液透析患者中这些标记物同样也具有预测血液透析未来心血管事件发生风险的价值。这里指的微炎症与患者进行性炎症性疾病如动脉粥样硬化、营养不良等有关，主要表现为全身循环中炎性蛋白、炎性细胞因子升高。这些微炎症反应可使内皮细胞表面的正常稳态遭到破坏，并和其他因素共同导致动脉粥样硬化形成，从而增加心血管病发生的风险。

（三）微炎症状态与心血管并发症

多年来的研究显示，维持性血液透析患者的心血管并发症发病率明显高于同龄的其他人群，其病死率大约是一般人群的 30 倍，约 45%的血液透析患者死于心血管并发症。Owen 等长期随访 123 例血液透析患者发现，CRP 高的患者整体及心血管病死率明显高于 CRP 低的患者，高 CRP 患者发生心肌梗死的危险是低 CRP 患者的 3 倍，可见，炎症在心血管并发症中起重要作用。

（四）微炎症状态与促红细胞生成素（EPO）抵抗

贫血是影响维持性血液透析患者长期生存的主要危险因素之一，EPO 纠正贫血时常发生 EPO 抵抗。通常认为，EPO 抵抗是由于铁或维生素缺乏、甲旁亢、铝中毒、炎症等多种原因造成的。近来已认识到炎症状态在 EPO 抵抗的发生中发挥重要作用。Barany 等及近年来国内的许多研究发现，高 CRP 患者达到目标血红蛋白所需的 EPO 剂量明显大于低 CRP 患者，研究发现，炎性细胞因子可以抑制红细胞生成，也可以增加体内铁的消耗。同时，炎症状态可导致血液透析患者铁的吸收减少，从而影响使用 EPO 的疗效。

三、诊断

（一）超敏 CRP 的临床应用

CRP 是公认的反映体内炎症状态的良好指标，然而传统的 CRP 检测方法对有明确感染的显性炎症具有良好的检出性，而对于微炎症状态缺乏敏感性。新的超敏 CRP 检测方法可以更好地检测出血液透析患者存在的微炎症状态，敏感性更高，对微炎症状态的早期发现有明显的意义，故可将超敏 CRP 作为血液净化中心对维持性血液透析患者常规评价指标之一。

（二）微炎症状态相关因子的变化

30%～50%终末期肾病患者存在炎性反应的血清学证据，主要表现为一些细胞因子的水平升高，目前发现的细胞因子包括白细胞介素类（如 IL-1、IL-6、IL-8、IL-10、IL-12）、TNF-α、血小板活化因子（PAF）、转化生长因子（TGF）、表皮生长因子（EGF）、胰岛素样生长因子（IGF）等。致炎因子通过持续激活免疫系统，诱导炎性细胞合成和释放促炎因子，如 IL-6、TNF-α、IL-1β 等，其生物学作用是激活补体导致细胞裂解，与淋巴细胞、单核细胞受体结合，使淋巴细胞活化，分泌淋巴因子，参与体内各种炎性反应。血清阳性 APP（CRP、纤维蛋白原、补体）水平升高，同时阴性 APP（白蛋白、前白蛋白及转铁蛋白）浓度降低。这种慢性微炎症状态可能通过多种机制，如降低食欲、加速分解代谢、增加机体瘦素水平、减少蛋白合成及破坏内皮细胞稳定等引起营养不良和动脉粥样硬化。

四、防治

美国卫生研究院（NIH）资助的多中心、随机的临床试验 HEMO 研究结果显示，达到标准的每周 3 次透析量后，增加透析剂量并不能改善患者生存率。在性别分析中发现，女性患者当尿素清除指数（K_t/V）从 1.32 增加到 1.71 时，病死率稍有下降。HEMO 还比较了不同透析膜的应用对生存率的影响；尽管在病死率上两组统计无差异，但高通透膜组的第一次因心血管疾病（CVD）住院率有改善。HEMO 研究发现血液透析患者中与脓毒症有关的病死率远远高于一般人群，导致终末期肾病患者死亡的主要原因是心血管疾病，反复、持续存在炎症状态，氧化应激及营养不良等是终末期肾病并发心血管疾病的危险因素。

（一）透析技术的改进

使用生物相容性差的透析膜会加重尿毒症患者的微炎症状态，所以应该尽量选用生物相容性较好的合成膜。此外，改善透析用水的质量也很关键。研究表明，使用超纯水配制的透析液可以通过减轻血液透析患者的微炎症状态而降低心血管疾病的发病率。

（二）药物治疗

1. 血管紧张素转换酶抑制剂（ACEI）/血管紧张素受体-1（AT1）拮抗剂（ARB）

有研究发现，抑制 Ang II 的信号传导的药物可在抗炎、抗过敏等治疗中发挥重要作用。美国印第安纳大学的一项研究表明，已服用 ACEI 及其他抗高血压药物的尿毒症患者加用 AT1 拮抗剂——络沙坦 50mg/d，1 个月后，可减轻氧化应激和微炎症状态。

2. 他汀类药物和 PPARa 激动剂

研究发现，他汀类药物的使用可降低 CRP 水平，并呈剂量依赖性关系，另一种降低血脂的药物过氧化物酶体增殖物激活受体（PPARct）激动剂和他汀类药物一样，也具有抗动脉粥样硬化和降低人类 CRP 的作用。

3. 阿司匹林及抗氧化剂

有研究表明，阿司匹林及一些抗氧化剂，如维生素 E、维生素 C 可以降低 CRP 及 IL-6 的水平，但也有研究结果不支持此结论，所以有关阿司匹林及抗氧化剂在对抗血液透析患者微炎症状态治疗中的作用还有待进一步研究。

4. 抗炎症因子药物的治疗

总之，尿毒症患者均存在机体免疫功能失常，自始至终都伴随着炎性因子的异常表达，患者接受长期血液净化治疗则加重了炎性反应的发展，如何降低透析并发症和提高患者的生活质量是人们面临的重要课题。维持性血液透析患者存在微炎症状态，机制有待进一步研究，但它与诸多影响血液透析患者预后的因素密切相关，微炎症状态的治疗还不成熟，进行怎样的干预治疗可改善维持性血液透析患者的预后将是人们的研究方向。

（魏玉婷　李　宓）

参 考 文 献

谢敏妍，刘海俊，梁智敏，等.2013. 超纯水透析液对维持血液透析患者营养状态、微炎症、生存质量的影响. 实用医学杂志：1283-1281.

杨海芸，曹国良.2007. 不同剂量辛伐他汀对高血压患者血管活性物质水平的影响. 实用诊断与治疗杂志，21（1）：20-22.

姚英，刘惠兰，张香玲.2004. 血液透析患者血清白蛋白水平与系统炎性反应的相关关系. 中国血液净化，3（1）：18-20.

Barany P，Divino Fiho J C，Bergstrom J. 1997. High C-reactive protein is a strong predictor of resistance to erythropoietin in hemodialysis patients. Am J Kidney Dis，29（4）：565.

Bistrian B R. 1998. Role of the systemic inflammatory response syndrome in the development of protein calorie malnutrition in ESRD. Am J Kidney Dis，32（1）：113-117.

Boenisch O，Ehmke K D，Heddergott A，et al. 2002. C-reactive protein and cytokine plasma levels in hemodialysis patients. J Soc Nephrol，15（2）：547-551.

Elhage R，Clamens S，Besnard S，et al. 2001. Involvement of interleukin-6 in atherosclerosis but not in the prevention of fatty streak formation by 17-beta-estradial in apolipoprotein E-deficient mice. Atherosclerosis，156（2）：315-320.

Foley R N，Parfery P S，Samak M J. 1998. Clinical epidemiology of cardiovascular disease in chronic renal failure. Am J Kidney Dis，32（Suppl 3）：S112-S119.

Galli F，Benedelti S，Floridi A，et al. 2005. Glycoxidatian and inflammatory markers in patients on treatment with PMMA-bated protein-leaking dialyzers. Kidney Int，67（2）：750-759.

George A. 2001. The microinflammatory state in uremia：cause and potential consequences. J Am Soc Nephrol，12（7）：1549-1557.

Horberger J C，Chernew M，Petesen J，et al. 1992. A multivariate analysis of mortality and hospital admissions with high-flux dialysis. J Am Soc Nephrol，3（6）：1227.

Kalantar-Zaden K，Block G，McAllister C J，et al. 2004. Appetite and inflammation，nutrition，anemia，and clinical outcome in hemodialysis patients.Am J Clin Nutr，80（2）：299-307.

Kaysen G A，Chertow G M，Adhikarla R，et al. 2001. Inflammation and dietary protein intake exert competing effects on serum albumin and creatinine in hemodialysis patients. Kidney Int，60（1）：333-340.

Marshall T G，Lee R E，Mashall F E. 2006. Common angiotension receptor blockers may directly modulate the immune system via VDA，PPAR and CCR2b. Theor Biol Med Model，3（1）：1-33.

Ortega O，Rodriguez I，Gallar P，et al. 2002. Significance of high C-reactive protein levels in pre-dialysis patients. Nephrol dial Transplant，17（6）：1105-1109.

Owen W F，Lowrie E G. 1998. C-reactive protein as an outcome predictor for maintenance hemodialysis patients. Kidney Int，54（2）：627-636.

Pereita B J，Shapito L，King A J，et al. 1994. Plasma levels of IL-1beta，TNF-α and their specific inhibitors in undialyzed chronic renal failure，CAPD and themodialysis patients. Kidney Int，45（3）：890-896.

Rahmati M A，Homel P，Hoenich N A，et al. 2004. Related articles，links the role of improved water quality on inflammatory markers in patients undergoing regular dialysis. Int J Artf Organs，27（8）：723-727.

Schomig M，Eisenhandt A，Ritz E. 2000. The microinflammatory state of uremia. Blood Purif，18（4）：327-332.

Schouten W E，Grooteman M P，van Houte A J，et al. 2000. Effects of dialyser and dialysate on the acute phase reaction in clinical bicartonate dialysis. Nephrol Dial Transplant，15（3）：379-384.

Stenvinkel P. 2002. Inflammation in end stage renal failure：could it be treated?. Nephro dial Transplant，17（Suppl 8）：33-38.

Tang D C，Liu T Y，Huang T P. 2004. Protective effect of vitamin C on 8-hydroxy-2 deoxyguanosine level in peripheral blood lymphocytes of chronic hemodialysis patients. Kidney Int，66（2）：820.

Whlhemina E M，Muriel P C，Grooteman A J，et al. 2000. Effects of dialyser and dialysate on the acute phase reaction in clinical bicarbonate dialysis. Nephrol Dial Transplant，15（20）：378-394.

Yeun J Y，Levine R A，Mantadilok N，et al. 2000. C-reactive protein predicts all-cause and cardiovascular mortality in hemodialysis patients. Am J Kidney Dis，35（3）：469-476.

第三十二章　血液透析患者的氧化应激状态

氧化和抗氧化的平衡是维持人体内环境稳定的必要因素。生理状态下，白细胞膜下的还原型辅酶Ⅱ（NADPH）氧化酶复合体处于静止状态，受到外来刺激时，NADPH被激活，进一步活化细胞质膜上的氧化酶复合体，发生呼吸爆炸，同时释放出大量的氧自由基（ROS），如超氧阴离子（O_2^-）、过氧化氢（H_2O_2）、羟自由基（OH）、次氯酸等，这些物质协同作用清除外来抗原物质。人体内不断产生一定量的氧自由基，保持适度过氧化物水平是机体防御系统的一个重要环节。然而，如果人体内产生过多的氧化物质，同样也会通过多种不同的途径损伤组织与器官，特别是对心血管系统的损伤。抗氧化机制是个复杂过程，包括无酶途径（维生素E、类胡萝卜素、维生素C、硒等）和有酶途径〔过氧化氢酶、过氧化物歧化酶（SOD）、谷胱甘肽过氧化物酶（GSH-PX）作为氧自由基的清除剂〕。

在正常状态下，人体内存在一定程度的氧化应激（oxidative stress，OS）状态，OS有其双重性，一方面是人体防御机制的重要组成部分；通过水解微生物抵御感染，改变抗原性质起到对外源性抗原的保护，清除新生细胞起到对肿瘤的自我免疫；另一方面，OS也可对细胞膜表面和血中脂质过氧化，直接损害蛋白质和核酸，与细胞因子和NO系统互相作用导致透析相关并发症。

氧化应激是慢性肾衰竭（CRF）和慢性血液透析（CHD）患者某些并发症的一个重要致病因素。近来Canaud等提出透析相关病因（DRP）的概念。DRP可以导致四种临床表现：心血管疾病（CVD）、β_2-微球蛋白相关淀粉样变（β_2-MG-A）、感染和营养不良，其中CVD是引起慢性肾衰竭患者死亡的第一位病因，占60%；β_2-MG-A能引起骨关节疼痛和功能障碍，并导致严重的神经系统并发症；慢性肾衰竭患者因免疫功能受损，40%发生感染；约30%的血液透析患者会发生中到重度的蛋白质营养不良。虽然DRP是多种致病因素协同作用的结果，但大量资料表明，OS是DRP的主要因素之一。

一、病因及发病机制

血液透析患者OS增强和氧自由基清除系统严重损伤使ROS升高，形成了氧化和抗氧化失衡，主要与尿毒症患者自身代谢紊乱及其并发症、透析过程本身的影响及药物的应用有关。

（一）尿毒症患者与氧化应激状态

由于慢性肾衰竭和血液透析患者年龄逐渐增大，常合并其他慢性并发症，患者ROS产生过量，损害了宿主对ROS防御和清除系统，导致初始OS状态。慢性肾衰竭患者体内抗氧化物质比正常人显著降低，加之因透析相关因素的影响使血液透析患者OS进一步升高，表现为慢性肾衰竭患者血浆和细胞膜中脂类、糖类和蛋白氧化产物增多。糖类和脂类氧化形成反应性羰基化合物，间接修饰蛋白质，产生有害的生物学效应。同时发现，脂质过氧化和红细胞中的抗氧化物（SOD、GSH-Px 和 GSH-R）减少。Ward 等对正常人群和慢性肾衰竭患者的多形核白细胞（PMN）吞噬作用和氧化爆炸进行研究，发现正常人和慢性肾衰竭患者于基础状态下，PMN 对金黄色葡萄球菌的吞噬作用和释放 H_2O_2、O_2 无不同，而慢性肾衰竭患者 PMN 对金黄色葡萄球菌诱导的氧化爆炸显著升高，表明慢性肾衰竭提高了受体介导的 OS 的表达。

（二）自由基清除系统损伤

尿毒症患者的多种代谢紊乱导致人体内环境的改变，进而损伤了氧自由基的清除机制。Canaud 等报道在慢性肾衰竭和血液透析患者，有酶和无酶途径的氧自由基清除系统都显著受损，且丙二醛（MDA，一种脂质过氧化产物）血浆浓度显著提高。透析患者红细胞总谷胱甘肽水平与对照组相似，但氧化/还原型谷胱甘肽比值却明显增加，说明体内细胞水平的氧化应激增强，该比值是反映体内氧化应激很敏感的指标之一。Koening 等也证实，血液透析患者的氧自由基清除系统严重损伤和脂质过氧化产物显著提高，然而发现硒依赖的酶途径（GSH-Px）比无酶途径受影响更大。硒的浓度在血浆中下降但在红细胞内正常，给血液透析患者使用硒治疗可以持续提高血浆和红细胞内硒浓度，并恢复部分 GSH-Px 的活性。

（三）尿毒症患者体内 ROS 增多

最近发现，尿毒症患者血浆和组织中有一些氧化剂聚积，如半胱氨酸，在动脉粥样硬化发病机制上有重要作用，其代谢过程当中可产生过氧化氢（H_2O_2）和羰基化合物［MDA、甲羧基赖氨酸（CML）、戊糖苷啶（pentosidine）］，这些复合物主要来源于糖类、脂质的糖基化和自然氧化，可直接或间接加速底物的氧化，特别是 CML 和戊糖苷啶的生成，并产生晚期糖基化终末产物（AGEs），可促进 OS、激活单核-巨噬细胞。

（四）透析过程本身对氧化应激的影响

尿毒症患者大多存在 GSH-Px 活性和 GSH 浓度低下，在应用常规透析膜进行血液透析后，血浆中 GSH-Px 活性与 GSH 浓度进一步降低。同时发现血浆中硒水平也呈平行性降低，并且认为这可能与 GSH-Px 活性低下有关，提示在尿毒症患者已经存在抗氧化能力减退，而血液透析将使其进一步损害。透析过程中患者 GSH 低下的原因一方面与消耗过多有关，另一方面也与透析丢失有关，所以长期血液透析的患者 GSH 必然不足。CuZn-SOD 活性水平与对照组相似，在应用常规膜进行透析后变化不明显。但也有文献报道，在血液透析患者存在 SOD、CAT、GSSG-R（谷胱甘肽还原酶）活性低下，并且因此而导致体内超氧阴离子的转化过程受到抑制，抗氧化系统对超氧阴离子的捕获能力低下，导致脂质的过氧化，血清 MDA 水平增加。透析过程本身有许多诱发 OS 的潜在因素，主要表现为：①透析膜生物不相容性是产生 ROS 的主要原因；②透析液中微生物和内毒素污染；③血液透析中丢失水溶性小分子物质（如维生素 C）、微量元素（如硒）和酶调节复合物，损伤抗氧化系统。

1. 透析膜生物不相容性

透析膜生物不相容性是慢性血液透析患者存在的一个重要问题，透析膜激活补体，或活化多形核白细胞，产生细胞因子（IL-1、TNF）、血小板源性生长因子（PDGF）和 ROS，从而引起脂质过氧化、蛋白质的变性、内皮细胞的损伤及持续的氧化应激状态。

2. 透析液的微生物污染

内毒素（LPS）进入透析液对透析过程中 ROS 的产生起重要作用。Deleo 等把正常志愿者的中性粒细胞暴露于 LPS，可增加 NADPH 氧化酶复合体的积聚，说明 LPS 对中性粒细胞的呼吸爆炸有启动作用。LPS 可提高 O_2 对 N-甲酰甲硫醇亮氨酰基苯丙氨酸（N-formyl methionyl leucy phenylalanine，fMLP）的反应近 10 倍，因此 LPS 污染的透析液可增强激活 PMN 和产生 ROS。LPS 可通过透析膜入血激活单核-巨噬细胞，有助于使 NADPH 氧化酶复合体上调的细胞因子产生。急性时相反应蛋白中 C 反应蛋白（CRP）和血浆中淀粉样蛋白 A，是某些因子刺激下由肝细胞产生的。CRP 可促进细胞产生 ROS，从而有选择地提高炎症区域单核细胞和中性粒细胞活性，而不致增加周围正常组织损伤。

3. 抗氧化物质的丢失

血液透析是非选择性的清除溶质，主要取决于溶质的相对分子质量、膜的孔径和与蛋白结合的能力。因此，透析可导致溶质丢失，既有代谢废物（尿毒症毒素），又有生命必需物质（维生素 C、硒、氨基酸等），透析效率越高，透析液中丢失的溶质越多。

维生素 C 是有效的自由基清除剂。Frei 等指出，当接触自由基时，消耗血浆抗氧化剂，其消耗顺序为维生素 C>胆红素>尿酸盐>维生素 E。只有在维生素 C 完全缺乏时才发生脂质过氧化，表明维生素 C 阻碍了脂质过氧化的启动和低浓度脂质氢过氧化物的形成。这些氢过氧化物（包括脂肪酸、过氧化氢、磷脂氢过氧化物、胆固醇氢过氧化物）是进一步扩展氧化或金属催化的自由基产生所必需的条件。血浆中其他抗氧化剂如维生素 E、尿酸盐只是降低了氢过氧化物的生成率。维生素 C 不仅保护脂质免受过氧化的损伤，而且节省了血浆中的抗氧化剂。维生素 C 是抗氧化剂也是氧化剂，它氧化的不良反应主要取决于其浓度、其他抗氧化剂的存在和浓度、自由转换金属的存在。Frei 等发现，维生素 C 浓度在 1～2.5mmol/L 时组织中有相对高的氧化剂溢出，浓度到 5mmol/L 时维生素 C 是血浆中有效的抗氧化剂而没有氧化的不良反应。人类不能合成维生素 C，主要靠食物摄取。维生素 C 的氧化作用是可逆的，正常人血浆中维生素 C/二氢维生素 C（氧化的维生素 C）的比值是非常高的。而血液透析患者氧化的维生素 C/非氧化的维生素 C 升高，但血浆中的总维生素 C 浓度降低。透析中的低浓度的维生素 C 主要由于摄入量的不足、通过透析膜的损失、尿毒症相关的代谢紊乱。Cristol 等通过分别测定血液透析滤过治疗中对流和弥散所损失的维生素 C 量，得知每次透析大约损失体内储量维生素 C 50%，约 50mg，2/3 是通过对流，1/3 是通过弥散。尿酸可与铁结合成稳定无催化作用的复合物，从而减少了铁依赖维生素 C 的氧化，因此可节省维生素 C 而作为有效的抗氧化剂。然而尿酸也在透析中被清除，因此不能达到上述目的。Koenig 等发现血液透析患者血浆硒的浓度是下降的，同时硒依赖的 GSH-Px 酶活性也是下降的，但在红细胞中硒是正常的。

（五）药物的影响

血液透析只能部分的缓解代谢紊乱和慢性肾衰竭的临床症状，而已经损伤的肾脏内分泌功能需要药物辅助治疗，其中纠正贫血的促红细胞生成素（EPO）和静脉注射铁剂均能影响患者的 OS 状态。

1. EPO

Chen 等在血液透析患者体内、体外应用 EPO 的实验中，证实 EPO 可提高 PMN 过氧化物质的产生。Cristol 等观察 12 例接受 EPO 治疗的慢性肾衰竭患者和 30 例未接受 EPO 治疗的慢性肾衰竭患者，发现两组血浆中 MDA 升高，但维生素 E 无变化，而前者比后者红细胞内维生素 E 下降更显著，这表明 EPO 有促进红细胞 OS 的作用。

2. 静脉注射铁剂

研究证实，静脉注射铁剂能催化 ROS 的产生，是 OS 形成的主要来源。高价铁参与了脂质过氧化的不同阶段。

3. 肝素

最近证实透析中应用抗凝剂肝素，与蛋白质结合后加速氧化，增加消耗。在水溶性抗氧化剂水平较低的情况下与肝素结合的 LDL 容易被过氧化物酶氧化。

（六）氧化应激产物

尿毒症患者的氧化应激产物包括：①AGEs，来自 Maillard 反应；②晚期氧化蛋白产物（AOPP），源于蛋白质过氧化；③晚期脂蛋白氧化终末产物（AlEs），来自脂类过氧化，其表现 AGEs 和糖类和脂类的反应性羰基化合物（RCOs）堆积。

1. 晚期氧化蛋白产物

Sarsat 等（1996）提出晚期氧化蛋白产物（AOPP）作为尿毒症患者氧化应激的标志物。血浆 AOPP 的水平随着肾衰竭的进展而升高，血液透析患者显著升高。作者还发现 AOPP 和 AGEs 能启动慢性肾衰竭和血液透析患者单核细胞呼吸爆炸。因此，AOPP 可作为氧化应激新的标志物。

诱导中性粒细胞氧化能改变蛋白质初级、二级或三级结构，导致蛋白质变性，增加疏水性，引起蛋白质破碎。AOPP 水平与二酪氨酸（dityrosine）呈正相关，进一步支持 AOPP 是体内氧化介导蛋白质损伤的标志物。脂类对 AOPP 影响的结果还不清楚，但有证据表明，脂类不一定生成 AOPP，但是可以加强 AOPP 生成。事实上，氧化修饰的 LDL 是形成动脉粥样硬化的重要因素，很有可能 AOPP 和氧化的脂蛋白在形成动脉粥样硬化过程中是密切相关的。AOPP 在尿毒症相关免疫-炎症状态中，有重要的病理生理意义，但 AOPP 与 CRP 没有相关性，相反血浆 AOPP 水平与新蝶呤呈正相关，反映尿毒症患者单核细胞处于活化状态。

有证据表明，AOPP 是可透析性的，它的分子质量大约为 $3 \times 10^3 Da$，或用大量维生素 C 和谷胱甘肽可能消除。自由基介导的蛋白质损伤是由于电子泄漏、金属离子依赖性反应、脂质和糖的自然氧化引起的，直接造成蛋白质化学分裂，形成大量蛋白质凝聚、AOPP 形成和部分蛋白质变性。蛋白质氢过氧化物在转换金属离子的作用下可进一步产生自由基溢出。Pacifici 等证实蛋白质在中等程度 OS 状态下出现部分伸展或变性，暴露出与肽相连的疏水残基，使蛋白质降解率提高；蛋白质暴露在高水平的 OS 状态下，形成交叉和凝聚，降解率下降。研究中把血红蛋白暴露在不同浓度的 OH 下，发现 OH/Hb 比值低，蛋白质降解率高。

白蛋白是一种保护性抗氧化剂，在 OS 状态下其巯基团有较高的血浆水平和转换率，使白蛋白成为有价值的抗氧化剂。白蛋白氧化和严重降解导致了氧化的蛋白质聚集，从而导致蛋白质结合尿毒症毒素和其他物质的能力降低。

2. 糖类和脂类氧化应激（羰基应激）

尿毒症有两个方面不可逆非酶蛋白修饰，一是 Maillard 反应，当蛋白质接触糖和其他糖类时，Maillard 反应启动，经过一系列反应最后形成 AGEs。AGEs 产物包括戊糖苷啶、羧甲基赖氨酸（CML）、乙二醛-赖氨酸二聚体（GOLD）、甲基乙二醛赖氨酸二聚体（MOLD）、咪唑酮（imidazolone）。二是尿毒症不可逆的蛋白修饰产物来自脂类代谢，特别是脂质过氧化物。丙二醛（MDA）修饰的蛋白，在透析患者血浆中堆积。这些 MDA 和其他脂类修饰蛋白总称为晚期脂类氧化终末期产物（advenced lipoxidation end products，ALEs）。尿毒症患者同时蓄积糖类和脂类修饰的不可逆、非酶蛋白产物，这就是 AGEs/ALEs。

AGEs/ALEs 源于糖类和脂类之间的羰基中氨化学作用，人体存在大量的糖类、氨基酸和脂类，均可作为 RCOs 的前体，因此，RCOs 包括乙二醛（glyoxal）、甲基乙二醛（methylglyoxal）、阿拉伯糖（arabinose）、乙醇醛（glycoaldehyde）、3-脱氧葡糖醛胱（3-deoxyglucozone）和脱氢抗坏血酸（dehydroascorbate）。它们的羰基团与蛋白氨基团经非酶反应形成 AGEs，包括 CML、pentosidine、二氢吡咯（pyrroline）、咪唑酮（imidazolone）、GOLD、MOLD。同样，多聚不饱和脂肪酸脂质过氧化时也能生成各种 RCOs，如乙二醛、丙二醛、丙烯醛（acrolein）。这些 RCOs 与蛋白质有很高的反应性，最后生成 AGEs 和 ALEs。因此，认为尿毒症 AGEs/ALEs 的堆积可能来自糖类和脂类的反应性羰基化。

二、临床意义

（一）淀粉样变

Miyata 等证实，在血液透析相关淀粉样变的纤维成分当中有以一种被 AGEs 修饰的 β_2-MG，称作 AGE-β_2-MG。透析相关淀粉样变关节炎发病机制中，单核巨噬细胞通过 AGE 受体与 AGE-β_2-MG 结合。成纤维细胞是 AGE-β_2-MG 发挥生物活性的靶细胞，单核细腻、成纤维细胞、内皮细胞通过 AGE 受体而引起了一系列炎性反应，最终导致了骨和关节的变形。

（二）心血管系统

OS 提高了血液透析患者动脉粥样硬化的危险因素。Maggi 等指出慢性肾衰竭患者保守治疗时抗氧化修饰-LDL（ox-LDL）抗体比对照组高，血液透析治疗后升高更显著，慢性肾衰竭和血液透析患者抗 ox-LDL 抗体的出现是氧化应激状态的有力标志物。氧化可以导致内皮细胞的损伤和 LDL 的氧化，ox-LDL 是内皮细胞早期损伤和粥样斑块形成的重要因素。平滑肌细胞增殖、单核巨噬细胞活化（移向细胞内皮下形成泡沫细胞）也受到 OS 的影响，促进斑块形成。巨噬细胞和内皮细胞氧化状态可以干扰 NO 的产生或对其敏感性下降,加强血管张力,是心血管疾病的危险因素。

三、防治

(一)减少透析中引起氧化应激的因素

预防氧化应激最重要的方法是降低透析中的氧化应激,通常使用生物相容性较好的透析器,使用超纯净的、无菌及无致敏源的透析液。此外,减少透析中炎性细胞活化,排除更多的炎症介质,可采用弥散和对流组合的透析方式,如血液滤过可通过膜的吸附作用吸附细胞因子,避免激活炎性细胞;用活性炭或树脂净化水,减少内毒素进入血液。

(二)维生素 E 的应用

1.口服维生素 E

维生素 E 是重要脂溶性抗氧化剂,对许多脂溶性自由基有高度的对抗性,通过与自由基间氢离子转换形成维生素 E。维生素 E 通过和脂质竞争减少脂质过氧化。

Yawata 等发现血液透析患者红细胞中维生素 E 显著降低。在细胞膜上氧自由基可以激发多聚不饱和脂肪酸的降解,产生短链的醛,如 MDA。红细胞内 MDA 提高了红细胞的僵硬度,降低了变形能力,使其对血液透析相关损伤因素更敏感。血液透析中应用抗氧化剂维生素 E,可以看到红细胞中的 MDA 水平下降,减少了血液透析中的溶血,并且提高了血细胞比容(Hct)水平。内源性抗氧化剂维生素 E 能改善应用铁剂患者可能出现的不良反应。如接受 EPO 治疗的患者红细胞中内源性维生素 E 耗竭,因此给予外源性维生素 E,可缓解铁剂和 EPO 治疗引起的 OS 状态,并逐步恢复红细胞中维生素 E 水平。维生素 E 可延迟脂质过氧化,减少 EPO 的用量。Cristol 等观察 12 例接受 EPO 治疗的患者,在容许的范围内停用 EPO 4 周,期间 Hct 降至 23%以下。重新应用 EPO 并给予维生素 E 口服 15mg/(kg·d),结果发现同组患者用同剂量 EPO 治疗,并用维生素 E 时血红蛋白(Hb)在 2 周时显著升高,单用 EPO 时 Hb 在 8 周时才显著升高,这一结果可能与维生素 E 可防止氧化应激溶血作用有关。

2. 应用维生素 E 修饰的透析膜(CL-E)

通过对维生素 E 包被的纤维素膜与常规纤维素膜进行对比研究,近 2 年的随访发现,患者的主动脉钙化指数明显下降。用维生素 E 包被的膜透析后血清中 AGEs 水平下降,同时 AGEs 对 β_2-MG 蛋白的修饰作用也有所下降,这有可能改善血液透析过程中淀粉样变的发生与发展,但尚要大量而长期的临床观察才能确定。用维生素 E 包被的透析膜进行透析后,血浆中维生素 E 水平上升的原因可能是在透析膜原位进行抗氧化,减少血浆中抗氧化物质的消耗,而不是膜上维生素 E 释放的结果。但也有人发现,长期采用维生素 E 包被膜后,血浆中维生素 E 水平与对照组相比并没有明显的区别,而且随着透析时间的延长,血浆维生素 E 上升的水平在逐渐下降。

Mune 等应用 CL-E 进行 2 年的透析临床观察。50 名稳定透析患者随机分为两组,一组用传统透析膜,一组用 CL-E。检测透析前后血清 LDL-MDA、ox-LDL、主动脉钙化指数(ACI)。结果发现,使用 CL-E 组透析后血中 LDL-MDA 和 ox-LDL 显著降低,对照组无变化,血脂和血浆维生素 E 浓度两组无显著差别。虽然两组基础的 ACI 水平基本相同,但经过 2 年透析治疗，用 CL-E 组可显著降低 ACI 上升百分率，说明 CL-E 可以通过降低 OS 预防血液透析患者动脉粥样硬化。CL-E 还可以通过改变其等电点来影响透析清除 β_2-MG，从而降低血浆中 β_2-MG 水平。

（三）血脂透析

Wratten 等于 1999 年提出血脂透析（haemolipodialysis，HLD），主要通过：①清除可促进释放 ROS 的疏水物质；②改变炎症细胞活性，排除炎症介质；③维持维生素 C 的生理水平；④使外源性抗氧化剂与膜表面释放的自由基反应，从而节省细胞和脂蛋白的内源性抗氧化剂。HLD 是利用具有亲水和亲脂双重特性的脂质体，清除与蛋白结合的脂溶性毒素，并通过抗氧化剂减少自由基的产生和维持抗氧化防御状态，从而减少 OS。脂质体主要是由一个不饱和的含有维生素 E 的大豆卵磷脂组成的双层脂质体（亲脂区），中央是亲水的磷脂区。维生素 C 加在透析液中，这样可保持血浆中的维生素 C 接近生理水平（50μmol/L）。继而作者对 8 名尿毒症患者进行 HLD 治疗，3 次/周，每次 4 小时，经过 3～6 个月的治疗。观察期间患者没应用任何影响氧化和抗氧化的治疗，同时检测血浆 BUN、Cr、UA、磷、Hb、Hct；血脂指标：包括 TC、LDL-C、HDL-C、TG、Lp（a）；OS 有关的指标，MDA、AOPP、红细胞内谷胱甘肽。结果第一次 HLD 之后 AOPP 立刻降低，以后保持透析前低水平。在透析 90 分钟时，血浆中 AOPP 下降，但在透析终了时升高约 20%。用纤维素膜透析患者，在透析前 AOPP 水平就较高，在透析 90 分钟时没有下降，透析终了时 AOPP 更高。Marion 等证实，血液透析可使患者血浆中有抗氧化作用的 HDL 下降，氧化底物 TG 升高。在 HLD 透析时 HDL-C 升高 31%，TG 下降 10%。而换用纤维素膜透析时，HDL 升高 20%，TG 下降 7%，说明 HLD 一定程度上改善了患者的 OS。国内报道 HLD 6 个月时，在未增加 EPO 剂量的同时 Hb、Hct 显著升高，表明 HLD 可以降低患者 OS。此外，透析患者经常补充左旋肉毒碱能改善脂类代谢、蛋白质营养状态、红细胞计数和抗氧化状态。Herrera 报道，口服褪黑素（melatonin）可以预防由 EPO 和静脉铁剂引起的氧化应激。

总之，我们需要进一步研究血液透析患者的 OS 负面作用，为此应在透析之前就制定抗氧化或抗炎的治疗方案，否则不管我们怎样改进透析技术和护理质量，血液透析患者心血管疾病和透析相关病因的患病率和死亡率都将很难减少。

（李　宓）

参 考 文 献

Biasioli S，Schiavon R，Petrosino L，et al. 1998. Oxidative stress during dialysis：Effect on free radical scavenging enzyme（FRSE）activities and glutathione（GSH）concentration in granulocytes. ASAIO Journal，44（5）：423-432.

Boaz M，Green M，Fainauru M，et al. 2001. Oxidative stress and cardiovascular disease in hemodialysis. Clin Nephrol，55（2）：93-100.

Canaud B，Cristol J P，Morena M，et al. 1999. Imbalance of oxidants and antioxidants in hemodialysis patients. Blood Purif，17：99-106.

Chen H C，Tsai J C，Tsai J H，et al. 1997. Recombinant human erythropoietin enhances superoxide production by FMLP-stimulated polymorphonuclear leukocytes in hemodialysis patients. Kidney Int，52（5）：1390-1394.

Cristol J P，Badiou J Y，Leblanc M，et al. 1997. Erythropoietin and oxidative stress in hemodialysis：Beneficial effects of vitamin E supplementation. Nephrol Dial Transplant，12：2312-2317.

Deleo F R，Renee J，McCormick S，et al. 1998. Neutrophils exposed to bacterial lipopolysaccharide upregulate NADPH oxidase assembly. J Clin Invest，101（2）：455-463.

Frei B，England L，Ames B. 1989. Ascorbate is an outstanding antioxidant in human blood plasma. Proc Natl Acad Sci USA，86（16）：6377-6381.

Galli F，Canestrari F，Buoncristiani U. 1999. Biological effects of oxidant stress in hemodialysis：The possible roles of vitamin E. Blood Purif，17：79-94.

Galli F，Ronco C. 2000. Oxidant stress in hemodialysis. Nephrol，84：1-5.

Herrera J，Nava M，Romero F，et al. 2001. Melatonin prevents oxidative stress resulting from iron and erythropoietin administration. Am J Kidney Dis，37（4）：750-757.

Koenig J S，Fischer M，Bulant E，et al. 1997. Antioxidant status in patients on chronic hemodialysis therapy：Impact of parenteral selenium supplementation. Wien Klin Wochenschr，109：13-19.

Maggi E，Bellazzi R，Falaschi F，et al. 1994. Autoantibodies against oxidatively-modified LDL in uremic patients undergoing dialysis. Kidney Int，46（3）：869-876.

Miyata T，Sugiyama A，Saito A，et al. 2001. Reactive carbonyl compounds related uremic toxity（"carbonyl stress"）. Kidney Int，59（Suppl 78）：S25-31.

Miyata T，Wada Y，Cai Z，et al. 1997. Implication of an increased oxidative stress in the formation advanced glycation end products in patients with end-stage renal failure. Kidney Int，51：1170-1181.

Morena M，Cristol J P，Canaud B. 2000. Why hemodialysis patients are in a prooxidadant state? What could be done to correct the pro/antioxidant imbalance. Blood Purif, 18：191-199.

Morena M，Cristol J P，Dantoine T，et al. 2000. Protective effects of high-density lipoprotein against oxidative stress and impaired in hemodialysis patients. Nephrol Dial Transplant，15：389-395.

Mune M，Yukawa S，Kishino M，et al. 1999. Effect of vitamin E on lipid metabolism and atherosclerosis in ESRD patient. Kidney Int，56（71）：S126-129.

Sarsat V W，Friedlander M，Capeillere-Blandin C，et al. 1996. Advanced oxidation protein products as a novel marker of oxidative stress in uremia. Kidney Int，45：1304-1313.

Schetter V，Wieland E，Methe H，et al. 1998. Oxidative stress during dialysis: effect on free radical scavenging enzyme（FRSE）activities and glutathione（GSH）concentration in granulocytes. Nephrol Dial Transplant，13：2588-2593.

Shimazu T，Ominato M，Toyana，et al. 2001. Effects of a vitamin E-modified dialysis membrane on neutrophil superoxide anion radical production. Kidney Int，59（78）：s137-143.

Taccone-Gallucci M，Lubrano R，Meloni C，et al. 1997. Malonyldialdehyde content of cell membranes is the most important marker of xidative stress in hemodialysis patients. Nephrol Dial Transplant，12（11）：2312-2317.

Tetta C，Biasioli S，Schiavon R，et al. 1999. An overview of hemodialysis and oxidant stress. Blood Purif，17：118-126.

Tú ri S，Nemeth I，Varga I，et al. 1999. Erythropoietin and oxidative stress in hemodialysis：Beneficial effects of vitamin E supplementation. Nephrol dial Transplant，14（1）：252-256.

Wratten M L，Navino C，Tetta C，et al. 1999. Haemolipodialysis. Blood Purif，17：127-133.

Wratten M L，Tetta C，Ursini F，et al. 2000. Oxidant stress in hemodialysis：prevention and treatment strategies. Kidney Int，58（76）：S126-132.

Yawata Y，Jacob H. 1975. Abnormal red cell metabolism in patients with chronic uremia：Nature of the defect and its persistence despite adequate hemodialysis. Blood Purif，45：231-239.

第三十三章　血液透析患者获得性肾囊肿及恶性肿瘤

第一节　血液透析患者获得性肾囊肿

Dunnill 等（1977）首先报道，长期透析患者死后尸体检查 46.6%有肾囊肿病变，他们平均透析时间 3.4 年。以后又有几篇报道，Mickisch 等（1984）观察 129 例未透析患者，获得性肾囊肿（acquired cystic kidney disease，ACKD）占 26%；108 例透析患者（平均透析时间 54 个月），ACKD 发生率为 65%，表明 ACKD 形成与透析时间有相关性。Grantham 等（1985）综述了 601 例透析患者（1977~1984），其中 162 例（43.6%）发生 ACKD，其中 7.1%并发肾肿瘤。透析 8 年以上，92%有 ACKD 形成，9 例透析平均 60 个月后接受肾移植，而原有 8 例 ACKD 移植后未见增大，这表明 ACKD 与透析有关，移植对 ACKD 有所缓解。

Haghson 等（1980）报道，长期透析患者 ACKD10%~40%为乳头状腺瘤及肾细胞癌，而且发病比通常人群年轻。Dunnill 等于 1977 年提出 ACKD 可以出现在血液透析、腹膜透析患者及慢性排异的肾移植受者。沈清瑞等（1990）报道，用 B 超和 CT 追踪观察慢性透析患者肾囊肿的发病情况。72 例血液透析患者，11 例发生 ACKD，发生率为 15.3%。囊肿大小为 0.6cm×0.6cm×5.5cm，3 例有反复肉眼血尿，未见有肿瘤发生。现在认为，引起 ACKD 的过程在透析前就已经开始了，如 Li 等报道 16 例 ACKD 患者发生肾肿瘤的患者，其中仅 8 例是在慢性透析前。肾移植后慢性排异患者，移植肾也可发生 ACKD，然而成功的肾移植可以降低受者自身肾脏囊肿的发生率。推测 ACKD 是由于慢性尿毒症状态，丝裂素蓄积刺激细胞分裂，或抑制细胞凋亡所致。

一、发病机制

Lshikaua 等（1983）认为，ACKD 可能是透析不能排出的毒性物质和致囊物质如聚胺等蓄积，导致小管基膜改变，上皮增生，间质纤维化，或肾小管内草酸盐结晶等引起肾小管阻塞和扩张所致。Evan 等（1985）将鼠肾切除 5/6，给高蛋白饮食，残留肾小管发生明显的囊性病变，因而提出所谓"向肾因子"（renotropic factors）假说。即在肾单位减少时，会产生一种物质，该物质可使尚健存的肾小球、肾小管及集合管增生，间质纤维化形成囊肿，而血液透析亦不能有效清除这些可以刺激细胞增殖的"向肾因子"。所以凡存在肾单位数减少的因素均可导致 ACKD 形成。临床发现，ACKD 男性患者多于女性，提示可能与雄性激素使肾小管上皮增生有关。如长期透析后做肾移植，可以使发展迅速的囊肿减轻。

二、病理特点

并发 ACKD 的肾脏可萎缩，也可增大，颇似先天性肾囊肿，ACKD 多发生在肾皮质，部分见于髓质，呈多发性，通常 0.5cm×0.5cm×0.3cm，大者直径可达 5cm。囊内含有清亮液体（pH 低于血浆），也有呈血性的，伴有细颗粒状物质。囊壁衬以单层立方或柱状上皮细胞，有大泡状及嗜复红颗粒胞质，内有草酸盐。细胞顶端偶见微绒毛，内衬可见乳头状局灶性增生。囊肿壁被 PAS 染色阳性的基膜及弹力纤维围绕。囊肿与肾小管相通，小管呈纺锤状扩张，由多层上皮细胞覆衬，并伴有乳头状突起。细胞柱常显示有丝分裂现象。肾脏血管平滑肌和肾小球囊常有增生，并有灶状及间质钙化，或有草酸钙沉积于囊壁内及管腔内。有研究认为，ACKD 发生在双肾多为癌前病变，可能是小管上皮细胞在增生的病灶上发生癌变。扫描电镜显示，囊肿内衬细胞有刷状缘，表明囊肿来自近端肾小管。囊肿内衬细胞有典型的卵石样外观，散布着像无蒂息肉，这些囊肿可能来自远端肾小管及集合系统。

三、临床表现

ACKD 早期通常无特殊临床表现，故往往延误诊断，当有囊内出血或已并发肿瘤后有肾肿瘤表现，如腰痛、血尿、食欲减退、乏力等。在透析头 3 年内有 10%～20%发生 ACKD，透析 5 年有 40%～60%，透析 10 年＞90%，发生 ACKD 后通常肾脏逐年增大。

（一）伴发肾肿瘤

Matoo 等报道，一个透析中心 46%的儿童透析患者发生 ACKD，2 人发生肾肿瘤。2%～7%的 ACKD 患者最后发生肾肿瘤，平均透析时间是 8.8 年，一般肿瘤大小 4cm 左右。Ishikawa 等（1983）报道 887 例终末期透析患者，512 例发生 ACKD，其中 19 例发生肾肿瘤，比通常人群高发危险性增加 41～100 倍。北京友谊医院一位孙氏男性慢性肾小球肾炎患者，从 1982 年开始透析 20 年，1990 年行 B 型超声波检查发现双肾 ACKD。1997 年突然右上腹痛，B 超发现右肾有一个 9.5cm×6.5cm 低回声区，怀疑右肾囊肿出血，急症手术探查，术中发现右肾明显增大，呈紫色，有 25cm×20cm×20cm 大小，行肾切除，病理诊断为透明细胞癌。事实上，25%的 ACKD 患者有肾肿瘤，其中 17.5%为腺癌。据推测，ACKD 患者腺癌发生率为正常人的 7 倍，比慢性肾衰竭高 14 倍。ACKD 囊内液体中的某种抑制细胞增殖的物质，能通过 DNA 损伤抑制细胞的增殖，在长期反复的损伤与修复过程中有可能导致 DNA 的错误修复而发生基因突变，最终导致癌的发生。癌变患者均以肉眼血尿为首发症状。因此，遇到不明原因血尿的长期透析患者，应考虑癌变的可能性。

（二）囊内出血及血尿

大约 50%的 ACKD 患者可以发生出血性肾囊肿，与原发肾脏疾病引起的凝血障碍和应用抗凝剂有关。如囊内出血进入集合系统可以有血尿，或血进入肾周腔隙可以导致肾脏肿大、肾周血肿，引起腰部疼痛。

（三）血红蛋白升高

Daniel 等（1990）观察 1 组 283 例透析患者，发现 ACKD 与 Hct 水平呈正相关，平均 Hb84g/L，最典型 1 例由 33g/L 升至 110g/L，但 ACKD 患者 Hb 升高的原因尚不清楚，可能与肾囊性变本身有关。严重出血应该手术干预。

四、诊断

ARCD 的诊断标准：成年人群囊肿发生率较高，故有 1～2 个囊肿不能称为 ACKD，通常 ACKD 定义为：血液透析患者每个肾脏有 3 个或更多个囊肿，并且没有肾囊肿的遗传因素。按此标准终末期肾病患者在透析前 8%～13% 有 ACKD。尿毒症病程长短对发生 ACKD 与否很重要，在透析前存在 ACKD 通常尿毒症时间较长。同样随着透析时间延长（>3 年）ACKD 发生率可达到 80%。为此，长期尿毒症或透析时间超过 3 年者均应该进行 ACKD 筛选检查。腰肋部疼痛或尿血应想到 ACKD。ACKD 患者也可突然发生血红蛋白增加或减少，特别是出现贫血时应想到囊内出血。

约 36% 的 ACKD 患者并发肾肿瘤，有些肿瘤很小或仅能组织学证实，有些实际上是腺癌，应该仔细鉴别腺瘤与腺癌。如肿瘤体直径>3cm，应该手术切除。实验室检查以 B 型超声波最简便，有重要诊断价值，对于小的囊肿，CT 比超声波敏感（可检出直径>5mm 的肿物）。必要时可做肾动脉造影，做出定位诊断，肾静脉造影也可确定肾囊肿。

用超声波、CT 和 MRI 可以诊断 ACKD。超声波敏感性较低，因为肾实质是有回声的和囊肿构成是复合的，但超声波的优点是非侵入性，不使用造影剂。超声波可以作为筛选方法，可以重复应用。用 CT 诊断 ACKD 是一种较好的方法，因为 CT 可以确定囊肿的程度和性质，还可以提供肾脏大小及是否有肾实性肿块。MRI 可以取代 CT，虽然 MRI 敏感性较高，但对于是否存在新生血管还需增加造影剂。

Margare 等提出对 ACKD 的筛选方法如下（表 33-1）。

表 33-1　ACKD 的筛选方法

开始筛选指征	有症状
开始透析者	肿瘤直径<3cm，3～4 月做 CT 1 次
长期尿毒症状态	肿瘤大小稳定：可每年做 CT 1 次
透析时出现血尿、腰肋部疼、进行性贫血	肾切除指征
透析时间>3 年	顽固性失血或疼痛
肾移植候选者	恶性肿瘤，直径>3cm，周边不规则，质地不均匀，继续生长
随访或重复扫描	合并某些实验室指标异常的肿瘤（如肝功能异常、高血钙）
筛选阴性：肾移植候选者	每年做 CT 1 次
ACD	每年做 CT 1 次

五、治疗

尽管很多慢性肾衰竭患者发生 ACKD，但仅少部分病例出现临床并发症，以囊内出血或进入集合系统出现血尿为常见。通常这种出血可呈自限性，明显贫血可以输血，疼痛者对症处理，如果持续性严重出血，通常办法不能控制，可考虑肾切除。ACKD 合并肿瘤的处理要慎重对待，如肿瘤生长较快，有恶性证据，瘤体直径>3cm，应该手术切除。否则应密切随访，每 3～4 个月做 B 型超声波检查或 CT 检查 1 次，以确定肿瘤发展状态和决定处理方法。

若使用肾移植治疗多不主张切除原肾,因为原肾可以分泌少量的 EPO,排出部分尿液。ACKD 患者肾移植术后囊肿可以缩小,可恢复到基础萎缩状态,如果伴有肿瘤的 ACKD 术后会进展,可能与宿主免疫功能降低有关。Kliem 等(1997)报道 2372 例肾移植患者,术后平均 6 年有 12 例(0.5%)自肾发生肿瘤,其中 8 例为 ACKD 患者,可见肾移植术后 ACKD 患者发生肿瘤的可能性高于非 ACKD 患者。如果长期慢性排异,移植肾发生 ACKD 的可能性大。

第二节 血液透析患者恶性肿瘤问题

慢性肾功能不全患者由于多种原因机体常处于免疫力水平低下状态,各种肿瘤的发生率明显增加,特别是肾细胞癌的发生率尤为突出,这主要与慢性肾衰竭患者及维持性血液透析患者合并获得性肾囊肿增多有关。此外,血液透析患者发生膀胱癌、淋巴癌、肺癌、甲状腺癌的报道也相对较多。这些恶性肿瘤的发生与预后与其他人群相比是否存在明显的差异尚无定论。但与血液透析紧密相关的肿瘤主要是棕色瘤,以及与肿瘤相关的血液标志物水平的变化。有关获得性肾囊肿与肾癌的关系详见本章第一节。

1975 年国外学者 Matas 报道,尿毒症患者发生恶性肿瘤的发生率是正常人群的 7 倍。该现象不仅在接受肾脏替代前如此,而且对于接受肾脏替代治疗或肾移植的患者也是如此。与正常人相比,透析患者发生恶性肿瘤的相对风险因数是 1.7~20。而 Wing 报道了欧洲透析与移植学会的注册资料后发现接受肾脏替代治疗的患者恶性肿瘤的发生率与常人并没有明显的区别。不但如此,Bush 还报道称接受肾脏替代治疗的患者发生恶性疾病的概率下降。之所以导致这些分析结果的区别主要与实验方法(单中心还是多中心研究)、尿毒症与恶性肿瘤定义与诊断标准、对照组选择等方面的区别有关,这些因素影响恶性肿瘤发病率统计数据的准确性。进一步研究发现,不同肾脏替代方式患癌率也不同。Stewart 等对 28 855 例等待接受肾移植的患者统计发现肿瘤风险增加 4 倍,而进行移植术后免疫缺陷相关性肿瘤患病率从透析时的 1.5 倍上升到移植术后的 5 倍,肾移植术后免疫缺陷相关的肿瘤发生率明显升高。国内赵慧萍等调查结果显示,166 例透析患者中,伴发恶性肿瘤者 11 例,占 6.62%,其中血液透析患者 9 例,发生率为 8%,腹膜透析(PD)患者 2 例,发生率为 3.7%。血液透析患癌率要高于腹膜透析。提示除了机体内在因素改变外,仍有外在治疗因素影响肿瘤的发生。

一、发病机制

(一)尿毒症患者原发性疾病与恶性肿瘤

感染性、梗阻性肾病、囊性肾脏疾病与镇痛剂肾病引起的尿毒症其恶性肿瘤的发生率增加,获得性肾囊肿与肾细胞癌之间有明显的相关性。

(二)尿毒症状态与透析患者恶性肿瘤

有报道认为,尿毒症对肿瘤发生与发展具有促进作用。致癌物质的积集、血路管释放塑料添加剂、氧自由基水平的增高、超氧化物歧化酶缺乏均会促进恶性肿瘤的发生。有实验发现，尿毒症患者血清可以促进滑膜或其他间质细胞的增殖。在尿毒症大鼠甲状旁腺细胞中发现原癌基因 *c-myc* 表达增高。这些研究结果显示，尿毒症本身即可产生致癌作用。此外，多数尿毒症患者，由于现行透析方法与技术的限制及治疗费用的短缺引起透析充分性不足，体内多种尿毒症毒素蓄积，很可能是高发恶性肿瘤的另外一个重要机制。

（三）免疫抑制状态与透析患者恶性肿瘤

尿毒症与透析患者常存在免疫抑制状态，并导致免疫监视功能丧失、自然杀伤细胞缺如、非杀伤性淋巴细胞数量增加，以及原癌病毒活化。透析设备生物不相容性，尿毒症毒素的蓄积，贫血，营养不良与维生素 B_6、叶酸的缺乏也是导致尿毒症患者免疫抑制状态非常重要的原因。新近的研究发现，尿毒症毒素对遗传基因也有一定的影响。*Klotho* 基因于 1997 年被分离和鉴定，定位于染色体 13q12，编码 I 型单跨膜蛋白，于第 3 个外显子处发生选择性剪接，产生分泌型蛋白，它是一种抑癌基因。研究发现尿毒症患者的 *Klotho* 基因表达是降低的。进一步发现，尿毒素物质通过影响 DNA 转甲基酶的活性降低 Klotho 的表达，从而使 Klotho 的抑癌作用降低，导致肿瘤的发生。上述因素与透析患者的恶性肿瘤的发病密切相关。

（四）PTH 增高、维生素 D 缺乏与透析患者恶性肿瘤

原发性甲旁亢可增加恶性肿瘤的发生率，其机制可能是通过增加组织与血清中 Ca^{2+} 水平和（或）促进 Ca^{2+} 向细胞内转移而诱发肿瘤。近年的研究还发现，$1，25(OH)_2D_3$ 是一种免疫调节激素，由于慢性肾衰竭患者肾脏对维生素 D 的羟化作用低下，导致活性维生素 D 的缺乏，从而造成尿毒症患者的免疫缺陷诱发恶性肿瘤。

（五）感染与透析患者恶性肿瘤

在透析患者的血清中 IL-6 水平普遍升高，实验发现，IL-6 可以刺激细胞生长与抑制细胞凋亡，它可能是通过分子生物学机制刺激骨髓细胞生长而成为骨髓细胞的一种生长因子。但这并不能肯定 IL-6 升高就是透析患者多发性骨髓瘤的致病因素，因为 IL-6 的血清水平增高是血液透析患者的一个普遍现象，而多发性骨髓瘤却是透析患者一个非常少见的并发症。两者间的相关性有待进一步研究。

透析患者发生微生物感染的概率明显高于正常健康人群，这可能是透析患者恶性肿瘤发生率高的另外一个重要原因。如人类乳头状瘤病毒-16（HPV-16）感染导致舌癌、HPV-16 与 PHV-18 感染导致的子宫颈癌、乙肝与丙肝病毒感染引起透析患者肝癌的高发生率等。同样，EB 病毒感染增加了霍奇金淋巴瘤的发病率。血液透析患者感染致癌性病毒很可能与尿毒症患者免疫力低下有关，因为这种免疫缺陷的特点是单核细胞功能低下，同时 T 细胞活化缺陷，最终导致免疫能力下降。

（六）氧化应激状态与透析患者恶性肿瘤

现有的研究结果提示，尿毒症本身存在氧化应激状态，特别是在透析状态下，体内多种小分子的抗氧化物质如谷胱甘肽水平低下，清除氧自由基的多种酶类如谷胱甘肽过氧化

物酶、过氧化物歧化酶等水平与活性降低，导致机体处于长期的氧化应激状态。血液与组织中的活性氧通过活性蛋白包括酶类、DNA、脂类过氧化物、氧化物质及自由基来活化信号转导体系，进而炎症物质的基因，或影响细胞分化、增殖或凋亡的基因表达增强。这些因素均有可能参与了透析患者恶性肿瘤的形成与发展。

（七）透析过程与透析患者的恶性肿瘤

研究发现，不同的透析膜对氧自由基的诱导强度存在差异，纤维素膜诱导产生自由基的作用大于合成膜。血液透析患者外周血中单个核细胞表达原癌基因 *c-myc* 水平明显高于持续性非卧床腹膜透析及非透析患者或正常人，而且 *c-myc* 基因的表达水平与透析时间呈正相关。国外有学者观察到透析时间在 5 年以上的血液透析患者 DNA 修复能力明显下降，其受损可能与 DNA 甲基化增加、细胞钙内流增加等有关，复制错误的基因无法修复导致复制无限制进行下去，促进肿瘤的发生。透析过程中由于血膜、血路及透析液的生物不相容性导致透析患者免疫功能低下。此外，在透析过程中产生的免疫抑制性物质及致癌性物质进入体内可能也参与了恶性肿瘤的发生。有研究认为，透析过程本身也可能直接增加了新生肿瘤的发生。

（八）获得性肾囊肿（ACKD）与肾细胞癌

见本章第一节。

二、恶性肿瘤的类型

（一）棕色瘤

棕色瘤也称破骨细胞瘤，是继发于原发性或继发性甲旁亢的一种局限性骨质破坏，好发于扁骨，如上颌骨、下颌骨、肋骨、眼眶、骨盆，也有发生于脊椎骨、蝶窦者。在慢性肾衰竭患者，其发生率为 1.5%～13%。其组织学特征是肿瘤局部骨小梁减少、小梁周围纤维化（即纤维性骨炎），在含有含铁血黄素的纤维基质中存在大量的破骨性多核巨细胞、巨噬细胞，有时还可以发现病变组织内存在显微性病理骨折、出血等病变特征。在慢性肾衰竭患者合并的肾性骨营养不良一般分为四个不同阶段：纤维性骨炎、骨质软化症、骨硬化症、骨质疏松症。在纤维性骨炎阶段即可发生棕色瘤，此时肿瘤的发生与继发性甲旁亢有关。病理显示腺体细胞增生，血清 PTH 水平升高，破骨细胞活性增强。如果发生在脊椎则有可能导致患者肢体运动能力下降等神经系统症状，手术切除肿瘤至少可以部分改善症状。在诊断棕色瘤时应与其他恶性肿瘤或转移瘤进行鉴别诊断，不过棕色瘤的 X 线学表现没有特征性。X 线表现为溶骨性破坏灶，CT 呈现均质性软组织肿块影，也有个别报道肿块呈不均一性者。经过 T_2 权重的 MRI 图像显示为高密与低密混合性病灶。肿瘤一般为单发者居多，也有报道多发者。组织活检是诊断棕色瘤的有效手段，因为 X 线表现没有特异性。但在发生棕色瘤前均有慢性肾衰竭所致的继发甲旁亢病史或原发生甲旁亢病史。棕色瘤的预后良好，没有恶性变的报道。在切除甲状旁腺后棕色瘤有可能部分甚至完全缓解。也有报道称，在应用静脉注射钙三醇后棕色瘤得以缓解。但如果棕色瘤发生在脊椎时，必须进行外科手术切除肿块，以缓解对脊髓的压迫。继发性甲旁亢的基础治疗是控制血磷水平，方法主要有限制磷摄入、应用磷结合剂、口服钙剂。如果已经发生了骨病，则应给予维生素 D 或其活性产物。如果骨损害继续发展、出现高血钙、顽固性瘙痒或骨外钙化现象时，应采取甲状旁腺次全切除术或全切除术。切除甲状旁腺后可以延缓棕色瘤的进一步发展、促进肿瘤周围骨组织的重构。患者一旦出现脊髓压迫症或其他神经系统表现时，无论是药物，还是甲状旁腺切除术，均不能缓解症状，必须立即进行肿瘤切除术以缓解肿瘤的压迫现象。但在肿瘤切除术后，一定要进行甲状旁腺切除手术，这样才可以纠正病理生理代谢过程，为骨质良好的愈合提供一个良好的生理环境。如果切除肿瘤后脊柱的稳定性受影响的话，可以进行骨骼重建术，不过术前要考虑到其困难性，因为此时的患者常常存在骨质疏松、骨质愈合不良。

（二）其他

与正常人相比，血液透析患者的恶性肿瘤发生类型并没有区别。最为常见的类型是消化系统恶性肿瘤，约占 56%。此外，肝脏、结肠、直肠、膀胱、肾脏的恶性肿瘤也明显增加，喉癌与皮肤癌也较为常见。但胰腺癌的发病率却低于正常人群。其中肺、结肠、子宫、膀胱、肾脏、前列腺部位的癌症死亡率较高。

三、流行病学

（一）血液透析患者透析时间与恶性肿瘤的发病率

调查发现，开始透析的前 6 个月恶性肿瘤的发生率明显增高（850 例/10^5 透析人口～250 例/10^5 透析人口），而透析 7～10 年的恶性肿瘤发生率却相当得低（50 例/10^5 透析人口）。导致这一现象的原因并不十分清楚。可能与尿毒症状态的改善、致癌物质的清除等因素有关，也可能是实验设计的偏差所致的假象。因为恶性肿瘤是一种慢性进展性疾病，在进入透析的相对早期阶段进入肿瘤的进展期并导致患者死亡，而透析时间越长，生存患者的数量也相应减少，结果出现统计学的误差。但国外也有学者观察到透析时间在 5 年以上的血液透析患者 DNA 修复能力明显下降，其受损可能与 DNA 甲基化增加、细胞钙内流增加等有关，复制错误的基因无法修复导致复制无限制进行下去，促进肿瘤的发生。

（二）血液透析患者恶性肿瘤的年龄分布

透析患者发生恶性肿瘤的年龄曲线与正常人群相比左移（平均年龄从 60.3 岁左移至 57.2 岁）。低于此年龄的尿毒症患者的恶性肿瘤发生率高于同年龄组正常人，而年龄>60 岁的尿毒症患者恶性肿瘤的发生率低于正常人群。

四、病程与预后

尿毒症患者发生恶性肿瘤时，其病程从发病到死亡进行计算，平均病程为 9 个月，然而，41%的患者于发病后 3 个月内死亡。

尿毒症患者发生恶性肿瘤时，其远位转移率约为 30%，肺是最常见的转移部位，其次是肝脏、腹膜、淋巴结与骨骼。转移率的高低与原发癌的部位有关，如胃癌转移率约

20%，肺癌约 26%，肝癌约 38%，结肠癌约 50%，直肠癌约 63%。

五、筛查与诊断

血清中肿瘤相关标志物是目前临床用于检测与筛查肿瘤的常用手段，在肿瘤的诊断与预后方面具有重要的临床价值与意义。Lye 于 1994 年报道，在血液透析、腹膜透析或肾移植时间长达 1 个月以上的患者测定并分析他们外周血中肿瘤相关标志物水平变化规律后发现，无论是血液透析、腹膜透析患者，还是肾移植患者，其血液中 AFP、PSA 水平与正常人无明显差异；而血液透析患者、腹膜透析患者血清中 CEA、CA-125、CA-199均高于肾移植患者及正常人，这些标志物升高的比率分别为：在腹膜透析患者分别为 37%、10%、53%；在血液透析患者分别为 17%、27%、57%。而这些患者经过临床检测手段如放射学、超声学、内镜检查等并未发现任何肿瘤的迹象。因此，临床上在怀疑透析患者是否合并恶性肿瘤时，分析其外周血肿瘤相关标志物水平的意义时一定要慎重。而且这些外周血中肿瘤相关标志物水平升高是否对机体产生不利影响尚不清楚。

（杜　艺　李　宓）

参 考 文 献

黄晓波，朱积川，王晓峰. 2000. 获得性肾囊肿的囊内液体对细胞增殖的抑制作用. 中华泌尿外科杂志，21（5）：274-276.

沈清瑞，朱兰英，李希杰，等. 1990. 慢性血液透析患者的肾囊性变. 中华器官移植杂志，11（3）：106-108.

赵惠萍，孟宪文，隋准，等. 2008. 维持性透析患者恶性肿瘤的发生情况与相关因素探讨. 中国血液净化，7（2）：71-74.

Akizawa T，Kinugasa E，Koshikawa S. 1994. Increased risk of malignancy and blood-membrane interactions in uraemic patients. Nephrol Dial Transplant，9（2）：162-164.

Bernstein J，Evans A P，Gardner K D. 1987. Epithelial hyperplasia in human polycystic kidney diseases：its role in pathogenesis and risk of neoplasia. Am J Pathol，129：92-101.

Buccianti G，Maisonneuve P，Ravasi B，et al. 1996. Cancer among patients on renal replacement therapy：A polulation-based survey in Lombardy，Italy. Int J Cancer，66：591-593.

Choyke P L. 2000. Acquired cystic kidney disease. Urogenitai Radiology，10：1716-1721.

Chung-park M，Parveen T，Lam M. 1989. Acquired cystic disease of the kidney and renal cell carcinoma in chronic renal insufficiency without dialysis treatment. Nephron，53：157-161.

Dunnill M S，Millard P R，Oliver D. 1977. Acquired cystic disease of the kidney：A hazard of long-term intermittent maintenance haemodialysis. J Clin Pathol，30：868-877.

Fineman I，Johnson J P，Di-Patre P L，et al. 1999. Chronic renal failure causing brown tumors and myelopathy：Case report and review of pathophysiology and treatment. J Neurosurg（Spine2），90：242-246.

Fudagawa M，Kurokawa K. 1991. New insight into the pathogenesis of secondary hyperprathyroidism in chronic renal failure. J Bone Miner Metab，9：49-53.

Giacchino F，Formica M，Quarello F，et al. 1983. High incidence of cancer in uremic patients. Clin Nephrol，265-266.

Heidland A，Bahner U，Vamvakas S. 2000. Incidence and spectrum of dialysis-associated cancer in three continents. Am J kidney Dis，35（2）：347-354.

Inamoto H，Ozaki R，Matsuzake T，et al. 1991. Incidence and mortality pattern of malignancy and factors affecting the risk of malignancy in dialysis patients. Nephron，59：611-617.

Ishikawa I. 1985. Uremic acquired cystic disease of kidney. Urology，26：101-108.

Kanaan I，Ahmed M，Rifai A，et al. 1998. Sphenoid sinus brown tumor of secondary hyperparathyroidism：Case report. Neurosurgery，42（6）：1374-1377.

Kantor A F，Hoover R N，Kinlen L J. 1987. Cancer in patients receiving long-term dialysis treatment. Am J Epidemiol，126：370-376.

Katz A，Sombolos K，Oreopoulus D G. 1987. Acquired cystic disease of the kidney in association with chronic ambulatory peritoneal dialysis. Am J Kidney Dis，9：462-469.

Klotz L，Kulcarni C，Mills G. 1989. Analysis of a human renal cell disease. J Urol，141：297A.

Linder A，Farewell V T，Sherrard D J. 1981. High incidence of neoplasia in uremia patients receiving long-term hemodialysis. Nephron，27：292.

Mackay K，Striker L J，Pinkert C A. 1987. Glomerulosclerosis and renal cysts in mice transgenic for the early region of SV 40. Kidney Int，32：827-837.

Maisonneuve P，Agodoa L，Gellert R，et al. 1999. Cancer in patients on dialysis for end-stage renal disease：An international collaborative study. Lancet，354：93-99.

Masutani K，Katafuchi R，Uenoyama K，et al. 2001. Brow tumor of the thoracic spine in a patient on long-term hemodialysis. Clin Nephrol，55（5）：419-423.

Matas A J，Simmons R L，Kjellstrand C M. 1975. Increased incidence of malignancy during chronic renal failure. Lancet，1：883-886.

Miach P J，Dawborn J K，Xipell J. 1976. Neoplasia in patients with chronic renal failure on long-term dialysis. Clin Nephrol，5：101-104.

Ota K，Yamashita N，Suzuki T. 1981. Malignant tumors in dialysis patients：A nationwide survey. Proc Eur Dial Transplant Assoc，18：724.

Port F K，Rabheb N E，Schwarta A G. 1989. Neoplasms in dialysis patients: a population based study. Am J Kidney Dis, 19：119-123.

Salem M，Abu-Jawdeh G，Ivanovich P. 1992. End stage renal disease and malignance. Int J Artif Organs，15：644-647.

Stewart J H，Vajdoc C M，van Leeuwen M，et al. 2009. The pattern of excess cancer in dialysis and transplantation. Nephrol Dial Transplant，24（10）：3225-3231.

第三十四章 全球血液透析治疗现状（大型国际性临床研究——DOPPS 研究新发现与新认识）

透析预后与实践模式研究（the dialysis outcomes and practice patterns study，DOPPS）是一个持续进行的针对血液透析患者的前瞻性观察研究，也是迄今最大的国际性临床研究，目前已经涵盖了超过 20 个国家的透析中心。DOPPS 的目的是通过调查全球多种实践方案，已确定影响能改善患者预后的最佳实践方案。该研究从 1996 年开始持续收集来自全球 1800 多家透析中心超过 70 000 名透析患者的数据。此外，每个加入的透析中心负责人需要完成一份关于当地透析临床实践模式的调查表。参与研究的患者也需要完成一份调查表，内容包括自身对健康及肾病的评估、肾病对生活带来的影响及对治疗的满意度。DOPPS 不断提供大量与透析患者及临床医生相关的重要信息，包括在此基础上产生的 100 余篇论文。DOPPS 受到来自 Amgen（1996）、Kyowa Hakko Kirin（1999，日本）、Genzyme（2009）、Abbott（2009）、Fresenius（2011）等的科研资金资助。2010 年中国开始了先驱研究，2012 年中国正式加入 DOPPS V 期的研究。

DOPPS 迄今涵盖的 21 个国家分别是：澳大利亚、巴林、比利时、加拿大、中国、法国、德国、意大利、日本、科威特、新西兰、阿曼、卡塔尔、俄罗斯、沙特阿拉伯、西班牙、瑞典、土耳其、阿拉伯联合酋长国、英国、美国。DOPPS 在每个国家中随机选取具有区域代表性的透析中心，每个中心再随机选取 20～40 个已接受治疗的血液透析患者及 15 个刚开始治疗的血液透析患者。DOPPS 涉及血液透析中诸多领域的问题，如贫血、MBD、血管通路、营养状况、患者的生活质量等。DOPPS 的另一个重要目的是考察透析中心是否在实践中遵循 K/DOQI 指南及指南靶目标的实现情况，并提供对透析实践的新认识。读者可以在 DOPPS 的官方网站了解详细的关于 DOPPS 的信息及发表的所有相关论文列表（http：//www.dopps.org/）。

本节主要总结 DOPPS 在多个方面的新发现与新趋势。

一、血管通路方面

血管通路预后是 DOPPS 研究的主要内容之一。每位患者在入组时即采集血管通路资料，在研究观察期内所有的通路相关事件均上报。收集的信息包括血管通路的类型、位置、建立的时间、去除、首次使用、感染、失功及相关操作的方法。此外，在 DOPPS II 期（2002～2004）研究过程中，大部分参与的透析中心需要由进行通路手术的医生完成一份血管通路手术调查表来评估该中心的血管通路实践模式、培训情况及个人观点。

（一）血管通路方法

良好的血管通路对保证有效的透析尤为重要。一个理想的通路需要提供高的血流量供体外循环同时尽量减少感染、血栓等并发症。自体动静脉内瘘（native arteriovenous fistulae，

AVF)、人工血管（arteriovenous grafts，AVG）、中心静脉导管（central venous catheter，CVC）是三种最常采用的血管通路方式。虽然患者使用 CVC 可避免穿刺，但其预后较 AVF 或者 AVG 均差。导管所致的通路感染风险高且相应的有效使用时间较短。因此，上述三种血管通路中，CVC 与患者的高发病率与死亡率相关。DOPPS 在患者与透析中心水平的研究（图 34-1），以及其他证据均表明自体动静脉内瘘与更低的患病率与死亡率显著相关。

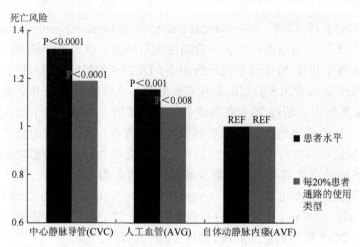

图 34-1　不同血管通路类型校正的死亡风险（DOPPS I 期和 II 期）

全球范围来看，AVF 被认为是最佳的血管通路方式。但是 AVF 并非对所有患者来说均为最佳的方式。研究表明，存在严重并发症、女性、肥胖的患者及既往曾使用过 CVC 的患者更容易出现 AVF 的失功。

（二）DOPPS 及目前血管通路方面的新趋势

各透析中心在血管通路实践模式方面的差异很大（图 34-2）。在日本，超过 90% 的透析中心有 <5% 的患者采用 CVC。而在北美，很多中心有超过 30% 的 CVC 使用率。

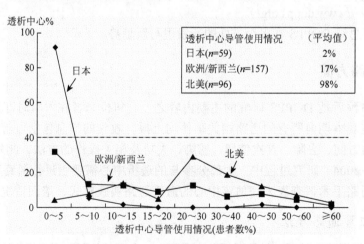

图 34-2　透析中心间导管使用情况的巨大差异

DOPPS II 期：2003 年 3 月，*n*=322 家透析中心

三个时期的 DOPPS 研究［DOPPS I 期（1996~2001）、DOPPS II期（2001~2004）及 DOPPS III期（2005~2007）］显示 AVF 的使用显著减少而导管的使用增加（图 34-3）。

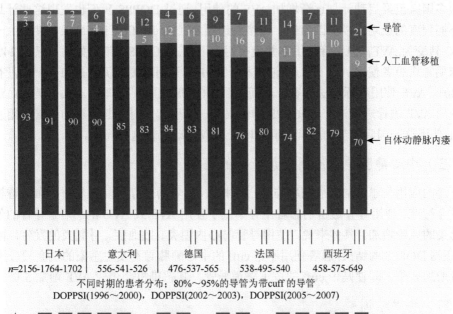

不同时期的患者分布；80%~95%的导管为带cuff的导管
DOPPSI(1996~2000)，DOPPSI(2002~2003)，DOPPSI(2005~2007)

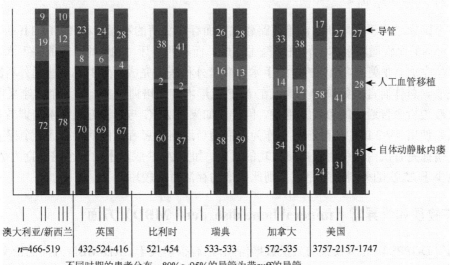

不同时期的患者分布；80%~95%的导管为带cuff的导管
DOPPSI(1996~2000)，DOPPSI(2002~2003)，DOPPSI(2005~2007)

图 34-3 DOPPS I ~III期（1996~2007）导管使用的趋势

　　虽然有些国家，如日本成功保持了 AVF 的普遍使用，但其他很多国家显示的结果并不理想。日本有 91%的患者使用 AVF 作为血液透析血管通路，而在法国、德国、英国、西班牙、比利时、加拿大及美国导管的使用率显著增加。西班牙的增加最显著，DOPPS I 期时有 7%的患者应用中心静脉导管，而到 DOPPS III期时已经增加到 21%。然而这种状况仍在继续：在中心静脉导管使用率最高的几个国家（比利时、加拿大、瑞典），近年来并没有显著下降。这些国家表现出的导管使用率增加而自体内瘘使用率减少的趋势同样发生在 18～70 岁的非糖尿病血液透析患者，这表明这些模式的改变同样存在于具有较低并发症风险的较年轻患者人群中。

很多国家已经启动计划逐渐增加 AVF 的使用，通过 DOPPS 我们也发现这些计划已取得了不同程度的成功。以美国为例，内瘘首选项目（fistula first initiative）使很大一部分的 AVG 转变为 AVF，但导管使用率并没有明显下降。DOPPS I 期开始时，只有24%的美国终末期肾病患者使用 AVF 进行血液透析。DOPPS II 期时美国仍然是唯一一个没有达到超过 40% AVF 使用率标准的国家。然而，到 DOPPS III 期启动时，47%的美国血液透析患者使用 AVF 进行透析治疗。DOPPS 的结果进一步引起了对不断增加的导管使用及减少的 AVF 使用这一国际趋势的担忧，同时呼吁采取行动扭转这种局面。

（三）中心静脉导管使用增加所致的结果

导管的应用与患者的高患病率与死亡率相关。患者的生存目前仍是评价血液透析治疗效果的金标准。使用导管透析的患者生存率低于使用 AVF 或 AVG 的患者。导管的使用令患者感染的风险增加。具体来说，使用导管与心内膜炎、败血症、骨髓炎的发生风险增加有关。根据 DOPPS 的结果，患者使用不带 cuff 的中心静脉导管发生感染的机会较应用 AVF 的患者增加 8 倍。即使是带 cuff 的皮下隧道导管，其感染机会仍较 AVF 增加 5 倍。

（四）手术培训

各个国家之间手术培训及血管通路建立方面存在显著的不同。在 DOPPS II 期，在意大利，85%的血管通路手术由肾脏病医生完成。而在西班牙，92%的血管通路手术由血管外科医生完成。在美国，61%的内瘘手术由血管外科医生完成，而31%由普通外科医生来操作完成。总体而言，如果一个国家在 AVF 成形术方面培训较多，则这个国家采用 AVF 作为血液透析血管通路的患者就越多。同样，如果在 AVG 与导管方面手术培训较多，则这个国家使用 AVG 或中心静脉导管作为血液透析通路的患者比例就越高。一个评估 AVF 存活的指标是首次内瘘使用到内瘘失功的时间。如果 AVF 成形术由一个培训期内 AVF 手术经验少于 25 次的外科医生完成，则此内瘘的存活时间较短。

二、矿物质和骨异常（mineral bone disorder，MBD）方面

利用 DOPPS 研究所收集的大量数据信息，已有很多关于 CKD-MBD 方面的论文发表。本章节将总结近年 DOPPS 在此方面的研究发现，具体包括 MBD 标记物的血清水平、MBD 标记物与死亡风险的关系、维生素 D 治疗与临床预后的关系。

（一）MBD 标记物的控制趋势

Tentori F 等分析了 DOPPS I～III 期所有参与的患者 MBD 标记物血清浓度的变化。在所有 DOPPS 的参与国家中，血清钙和磷浓度均逐渐下降（图 34-4）。总体而言，血清钙平均<0.09mg/dl、血清磷平均<0.18mg/dl（$P<0.001$）。血磷水平最显著的下降见于法国、德国、西班牙与英国的血液透析患者，平均降低 0.21～0.31mg/dl。而血清 PTH 水平的分布在各个国家之间及不同研究期间内的变化范围均很大。并没有观察到 PHT 水平在

各时期内的变化趋势。

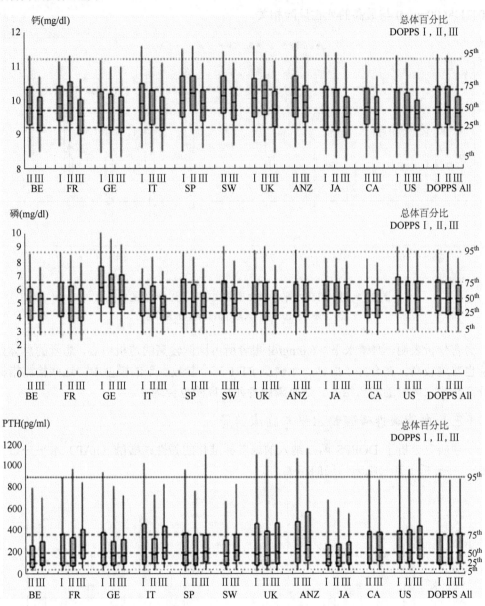

图 34-4　DOPPS 各期各个国家患者在入组时的血清钙、磷和 PHT 水平分布情况

箱型显示了中位数及 25%～75% 的百分位数。两端的实线代表 5%～95% 的范围。BE，比利时；FR，法国；GE，德国；IT，意大利；SP，西班牙；SW，瑞典；UK，英国；ANZ，澳大利亚-新西兰；JA，日本；CA，加拿大；US，美国

（二）MBD 标志物与死亡率的相关性

患者基线水平的数据被用于比较 MBD 标志物与死亡率的关系，其中有些分析也包括了入组后 4 个月间的血钙、血磷及 PTH 结果。依据临床指南上建议的一些节点，Tentori 等使用 Cox 比例风险模型分析了一系列 MBD 标记物水平与死亡率的相关性。最低的死亡风险出现在血钙水平 8.6～10.0mg/dl（白蛋白校正的血钙水平 7.6～9.5mg/dl），血磷水平

3.6～5.0mg/dl，PTH 水平 101～300pg/ml（图 34-5）。血钙＞10.0mg/dl、血磷＞7.0mg/dl 及 PTH＞600pg/ml 与最高的死亡风险相关。

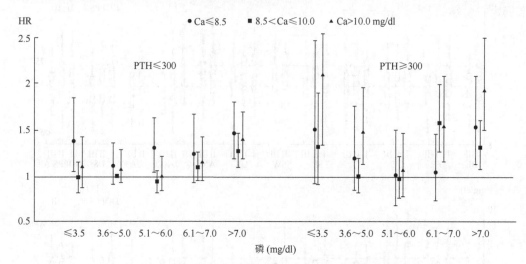

图 34-5　按 PTH 水平分类血磷与血钙和死亡风险的相关性

图中显示为全因死亡的风险比例及 95% 的置信区间

　　另有分析表明，血磷水平＞6.0mg/dl 患者所占比例较高的透析中心，患者的总体死亡风险也普遍较高。在合并了血钙、血磷及 PTH 三个参数水平的模型中，这些检测指标联合升高与死亡风险的增高相关。低血磷患者死亡风险也会增高。

（三）血清碱性磷酸酶水平与临床结局

　　一项研究分析了 DOPPS 两期纳入的患者标准化的碱性磷酸酶（nAP）水平分布（图 34-6），并分析了其与临床结局的相关性。

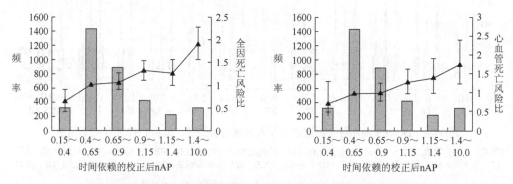

图 34-6　基线与时间依赖的校正后 nAP 水平与全因死亡的相关性

图中所示为全因死亡的风险比例与 95% 的置信区间（实线条）。条形代表 nAP 水平的分布情况

　　中位的 nAP 水平在瑞典与美国分别为 0.63 与 0.81。nAP 升高（＞1.0）的患者比例在各国家间差异也较大，日本最低为 17.4%，意大利最高为 32.9%。高 nAP 对应着较高的死亡风险。与正常 nAP 水平的患者相比，高 nAP 患者心血管事件死亡及感染相关的死亡风

险也相应增高。在进一步剔除了乙肝、丙肝、腹水、有髋部骨折病史的患者后，nAP 水平升高与死亡仍显著相关。nAP 轻度升高（1.0<nAP<1.4）与显著增高（nAP>1.4）均与随后的骨折（分别增加风险 42%与 67%）、肝病（分别增加风险 66%与 72%）、主要心血管事件（分别增加风险 22%与 25%）、相关住院风险增高有关。与以往的研究发现不同的是，nAP 与死亡风险的相关性独立于血钙、血磷及 PTH 水平。DOPPS 的上述发现表明，碱性磷酸酶的增高可能引起心血管疾病及死亡的风险增加，同时也提示碱性磷酸酶可能是对血液透析患者需要关注的一个标志物。

（四）维生素 D 治疗与生存率的关系

一些观察性研究已经表明维生素 D 或其类似物的治疗可能对血液透析患者的生存有一定的益处。然而其他的一些观察性研究并没有得出这些结果，最近的一个 Meta 分析总结了多个随机对照的研究，结论是尚不能证明维生素 D 对慢性肾脏病患者存在有益作用。一些研究所发现的生存时间延长可能是由于服用维生素 D 的患者总体上比不服用的患者身体状况更佳。因此，对患者生存的益处更多的来自于患者的健康状况而不是维生素 D 治疗本身。

为部分解决这种潜在的治疗指征性偏移，在对 DOPPS 研究的参与人进行评估时采用了特殊的分析方法，包括一种基于工具变量的方法将透析中心患者维生素 D 服用比例作为预测指标。该研究纳入了 DOPPS Ⅰ～Ⅲ期 659 个透析中心的 38 066 位透析患者。维生素 D 的状态定义为在入组水平应用任意一种维生素 D 药物（静脉或口服）并且此后每 4 个月进行一次重新评估。在美国，DOPPS 研究期内维生素 D 的应用有逐渐增加的趋势且使用率要高于其他国家，DOPPSⅢ期时有 66%的参与患者在接受维生素 D 的治疗。美国有 62%的参与患者接受的静脉维生素 D 类似物治疗，但在其他国家口服维生素 D 治疗占了主要部分。各个国家透析中心间接受为维生素 D 治疗的比例差异很大。如与以往研究的观察一致，接受维生素 D 治疗的患者将比没有接受此治疗的患者健康状态更佳。例如，接受维生素 D 治疗的患者往往更年轻、使用动静脉内瘘或人工血管的患者比例更高、患病率更低且血清白蛋白更高。

通过患者及透析中心水平的 Cox 比例风险模型计算出死亡风险。在时变模型中，死亡风险较低，这与既往研究结果相似，尽管这种相关性在校正患者特征后显著降低。但在基线的患者水平模型中，这种相关性在校正了人口学资料及合并症情况后消失。最终，在将透析中心接受维生素 D 治疗患者比例作为预测指标的透析中心水平模型中，研究发现维生素 D 应用比例较高的透析中心患者的生存优势并不存在（危险系数范围在 0.98～1.0，P=0.6）。DOPPS 的这些研究发现与近期的针对慢性肾脏病患者的 Meta 分析结果相一致，并且强烈提示针对血液透析患者维生素 D 应用的随机对照研究非常有必要。

（五）新趋势

Tentori 等最近还总结了 DOPPS Ⅰ～Ⅳ期（1996～2011）的数据，分析了血液透析患者继发性甲旁亢的治疗变化。结果表明从 Ⅰ～Ⅳ期，除了日本以外，其他国家患者的平均 TPH 水平均逐渐增高，日本则保持稳定。静脉用维生素 D 及西那卡塞（一种拟钙剂）的使用在各个地区均逐渐增多而甲状旁腺切除的比例均逐渐减少。与 PTH 在 150～300pg/ml 的水平相比，PHT 水平在 301～450pg/ml 与＞600pg/ml 患者全因死亡率分别要高 1.09、1.23 倍。PTH＞600pg/ml 还与心血管死亡的高风险及全因和心血管相关的住院风险相关。同时，非常低的 PHT 水平（＜50ng/ml）同样与死亡率相关（死亡风险是正常的 1.25 倍）。

（六）DOPPS 在 MBD 相关的研究发现对临床的指导意义

DOPPS 的设计及详细的数据所提供的临床实践及结果信息代表了 20 多个国家的透析情况。被近期的 KDIGO 关于 MBD 的指南中大量引用了 DOPPS 的结果。但正因为 DOPPS 是观察性研究，其并不能提供因果结论。在有更准确的随机对照研究结果之前，DOPPS 的研究发现为临床医师深入了解 CKD-MBD 的管理提供了非常重要的依据。

三、血红蛋白方面

贫血是维持性血液透析患者的重要临床表现，是合并心血管并发症的独立危险因素。DOPPS 研究结果证实，Hb 每增高 10g/L，维持性血液透析患者的死亡风险可降低 6%，而住院风险降低 4%。关于血液透析患者 Hb 的控制目标，KDIGO 指南为＞110g/L，但不建议 Hb 水平维持在 115g/L 以上，最高不能超过 130g/L；欧洲最佳实践指南建议 EPO 治疗肾性贫血的靶目标值为 110～120g/L，建议 Hb 不超过 130g/L；中国的专家共识也提出建议 Hb＞110g/L（Hct＞33%），且不推荐 Hb＞130g/L。近年来 Hb 的波动对血液透析患者死亡率的影响也成为研究讨论的热点。Pisoni 等研究发现 DOPPS 中 Hb 波动范围的增加与患者的死亡率增高有关。后来 Yang 等对 34 963 名血液透析患者的回顾性存活分析也发现 Hb 的剩余标准差每增高 10g/L 与死亡风险升高 33%，Hb 的高变异性与高死亡率独立相关。因此，目前强调维持性血液透析患者不仅要求 Hb 达标，而且需要平稳达标，为防止 Hb 大幅度波动，血液透析患者应个体化纠正贫血治疗，从而进一步加强透析患者的贫血管理，降低慢性肾脏病透析患者心血管并发症的发生和死亡，优化透析患者的治疗。

四、其他

（一）血液透析中心质量评价

多种指标的组合是衡量一个医疗中心医疗质量的重要方法。DOPPS 也形成了一个可反映透析中心治疗质量的组合型指标，称为实践相关的危险积分（practice-related risk score，PRS）。PRS 基于四种指标，被证明与患者的生存率显著相关。这四种指标包括：超过 Kt/V 界定值的透析中心患者比例、血红蛋白、白蛋白及应用导管的患者比例。研究表明，PRS 较高的血液透析中心具有较高的生存率，而且 PRS 的改变与死亡风险的变化高度相关。PRS 很容易得出，可以用于发现血液透析中心的不足从而进行改进。

（二）中国 DOPPS 项目成果

中国的 DOPPS 纳入了来自北京、广州和上海的 45 个透析中心共计 1379 名患者的信息数据。目前对中国 DOPPS 结果的分析不多，现可见的报道是 2014 年发表在《Nephrol Dial Transplant》上分析中国血液透析患者的情况并与同期其他国家 DOPPS 数据的比较分析。分析结果发现，中国的血液透析患者相比其他国家平均年龄更轻、体质指数（body mass index，BMI）更小、合并症发生率更低，原发病为糖尿病肾病的患者比例也较低。大部分中国患者使用自体动静脉内瘘作为透析血管通路，但透析处方中的血流量较其他国家（除日本外）的透析中心低。令人吃惊的是，超过 1/4（26%）的血液透析患者在接受每周 2 次的治疗，而其他国家为<5%。此外，29%的接受每周 3 次透析的患者 K_t/V 值<1.2，而在大部分其他参加 DOPPS 的国家，这一比例为≤10%。另值得注意的是，每周透析 2 次的患者标准化后的 K_t/V 虽比每周 3 次患者低，但生活质量评分两者确无显示差异。

（刘新宇　邹和群）

参 考 文 献

肾性贫血诊断和治疗共识中国专家组. 2013. 肾性贫血诊断与治疗中国专家共识. 中华肾脏病杂志, 29（5）：389-392.

Bieber B, Qian J, Anand S, et al. 2014. Two-times weekly hemodialysis in China: frequency, associated patient and treatment characteristics and Quality of Life in the China Dialysis Outcomes and Practice Patterns study. Nephrol Dial Transplant, 29（9）：1770-1777.

Blayney M J, Pisoni R L, Bragg-Gresham J L, et al. 2008. High alkaline phosphatase levels in hemodialysis patients are associated with higher risk of hospitalization and death. Kidney Int, 74（5）：655-663.

Brookhart M A, Wang P S, Solomon D H. 2006. Evaluating short-term drug effects using a physician-specific prescribing preference as an instrumental variable. Epidemiology, 17（3）：268-275.

Dhingra R K, Young E W, Hulbert-Shearon T E, et al. 2001. Type of vascular access and mortality in U.S. hemodialysis patients. Kidney Int, 60（4）：1443-1451.

Ethier J, Mendelsohn D C, Elder S J, et al. 2008. Vascular access use and outcomes: an international perspective from the Dialysis Outcomes and Practice Patterns Study. Nephrol Dial Transplant, 23（10）：3219-3226.

Gaweda A E, Aronoff G R, Jacobs A A, et al. 2014. Individualized anemia management reduces hemoglobin variability in hemodialysis patients. J Am Soc Nephrol, 25（1）：159-166.

Jadoul M, Albert J M, Akiba T, et al. 2006. Incidence and risk factors for hip or other bone fractures among hemodialysis patients in the Dialysis Outcomes and Practice Patterns Study. Kidney Int, 70（7）：1358-1366.

Jindal K, Chan C T, Deziel C, et al. 2006. Hemodialysis clinical practice guidelines for the Canadian Society of Nephrology. J Am Soc Nephrol, 17（3 Suppl 1）：S1-S27.

Kalantar-Zadeh K, Kuwae N, Regidor D L, et al. 2006. Survival predictability of time-varying indicators of bone disease in maintenance hemodialysis patients. Kidney Int, 70（4）：771-780.

Kimata N, Akiba T, Pisoni R L, et al. 2005. Mineral metabolism and haemoglobin concentration among haemodialysis patients in the Dialysis Outcomes and Practice Patterns Study（DOPPS）. Nephrol Dial Transplant, 20（5），927-935.

Locatelli F, Covic A, Eckardt K U, et al. 2009. Anaemia management in patients with chronic kidney disease: a position statement by the Anaemia Working Group of European Renal Best Practice（ERBP）. Nephrol Dial Transplant, 24（2）：348-354.

Locatelli F, Pisoni R L, Combe C, et al. 2004. Anaemia in haemodialysis patients of five European countries: association with morbidity and mortality in the Dialysis Outcomes and Practice Patterns Study（DOPPS）. Nephrol Dial Transplant, 19（1）：121-132.

Lok C E. 2007. Fistula first initiative: advantages and pitfalls. Clin J Am Soc Nephrol, 2（5）：1043-1053.

Mendelssohn D C, Pisoni R L, Arrington C J, et al. 2008. A practice-related risk score（PRS）: a DOPPS-derived aggregate quality index for haemodialysis facilities. Nephrol Dial Transplant, 23 (10): 3227-3233.

Newhouse J P, McClellan M. 1998. Econometrics in outcomes research: the use of instrumental variables. Annu Rev Public Health, 19: 17-34.

Palmer S C, McGregor D O, Macaskill P, et al. 2007. Meta-analysis: vitamin D compounds in chronic kidney disease. Ann Intern Med, 147 (12): 840-853.

Pastan S, Soucie J M, McClellan W M. 2002. Vascular access and increased risk of death among hemodialysis patients. Kidney Int, 62 (2): 620-626.

Pisoni R L, Arrington C J, Albert J M, et al. 2009. Facility hemodialysis vascular access use and mortality in countries participating in DOPPS: an instrumental variable analysis. Am J Kidney Dis, 53 (3): 475-491.

Pisoni R L, Bragg-Gresham J L, Young E W, et al. 2004. Anemia management and outcomes from 12 countries in the Dialysis Outcomes and Practice Patterns Study (DOPPS). Am J Kidney Dis, 44 (1): 94-111.

Pisoni R L, Young E W, Dykstra D M, et al. 2002. Vascular access use in Europe and the United States: results from the DOPPS. Kidney Int, 61 (1): 305-316.

Pisoni R L, Young E W, Mapes D L, et al. 2003. Vascular access use and outcomes in the U.S., Europe, and Japan: results from the Dialysis Outcomes and Practice Patterns Study. Nephrol News Issues, 17 (6): 38-43, 47.

Port F K, Pisoni R L, Bommer J, et al. 2006. Improving outcomes for dialysis patients in the international Dialysis Outcomes and Practice Patterns Study. Clin J Am Soc Nephrol, 1 (2): 246-255.

Rayner H C, Pisoni R L. 2010. The increasing use of hemodialysis catheters: evidence from the DOPPS on its significance and ways to reverse it. Semin Dial, 23 (1): 6-10.

Saran R, Elder S J, Goodkin D A, et al. 2008. Enhanced training in vascular access creation predicts arteriovenous fistula placement and patency in hemodialysis patients: results from the Dialysis Outcomes and Practice Patterns Study. Ann Surg, 247 (5): 885-891.

Shoji T, Shinohara K, Kimoto E, et al. 2004. Lower risk for cardiovascular mortality in oral 1alpha-hydroxy vitamin D3 users in a haemodialysis population. Nephrol Dial Transplant, 19 (1): 179-184.

Stukel T A, Fisher E S, Wennberg D E, et al. 2007. Analysis of observational studies in the presence of treatment selection bias: effects of invasive cardiac management on AMI survival using propensity score and instrumental variable methods. JAMA, 297 (3): 278-285.

Teng M, Wolf M, Ofsthun M N, et al. 2005. Activated injectable vitamin D and hemodialysis survival: a historical cohort study. J Am Soc Nephrol, 16 (4): 1115-1125.

Tentori F, Albert J M, Young E W, et al. 2009. The survival advantage for haemodialysis patients taking vitamin D is questioned: findings from the Dialysis Outcomes and Practice Patterns Study. Nephrol Dial Transplant, 24 (3): 963-972.

Tentori F, Blayney M J, Albert J M, et al. 2008. Mortality risk for dialysis patients with different levels of serum calcium, phosphorus, and PTH: the Dialysis Outcomes and Practice Patterns Study (DOPPS). Am J Kidney Dis, 52 (3): 519-530.

Tentori F, Hunt W C, Stidley C A, et al. 2006. Mortality risk among hemodialysis patients receiving different vitamin D analogs. Kidney Int, 70 (10): 1858-1865.

Tentori F, Wang M, Bieber B A, et al. 2015. Recent changes in therapeutic approaches and association with outcomes among patients with secondary hyperparathyroidism on chronic hemodialysis: the DOPPS study. Clin J Am Soc Nephrol, 10 (1): 98-109.

Tentori F. 2010. Mineral and bone disorder and outcomes in hemodialysis patients: results from the DOPPS. Semin Dial, 23 (1): 10-14.

The National Kidney Foundation. 2001. NKF-K/DOQI Clinical Practice Guidelines for Vascular Access: update 2000. Am J Kidney Dis, 37 (1 Suppl 1): S137-S181.

Uhlig K, Berns J S, Kestenbaum B, et al. 2010. KDOQI US commentary on the 2009 KDIGO Clinical Practice Guideline for the Diagnosis, Evaluation, and Treatment of CKD-Mineral and Bone Disorder (CKD-MBD). Am J Kidney Dis, 55 (5): 773-799.

Vascular Access 2006 Work Group. 2006. Clinical practice guidelines for vascular access. Am J Kidney Dis，48（Suppl 1）：S176-S247.

Wolf M，Betancourt J，Chang Y，et al. 2008. Impact of activated vitamin D and race on survival among hemodialysis patients. J Am Soc Nephrol，19（7）：1379-1388.

Woods J D，Turenne M N，Strawderman R L，et al. 1997. Vascular access survival among incident hemodialysis patients in the United States. Am J Kidney Dis，30（1）：50-57.

Xue J L，Dahl D，Ebben J P，et al. 2003. The association of initial hemodialysis access type with mortality outcomes in elderly Medicare ESRD patients. Am J Kidney Dis，42（5）：1013-1019.

Yang W，Israni R K，Brunelli S M，et al. 2007. Hemoglobin variability and mortality in ESRD. J Am Soc Nephrol，18（12）：3164-3170.

Young E W，Akiba T，Albert J M，et al. 2004. Magnitude and impact of abnormal mineral metabolism in hemodialysis patients in the Dialysis Outcomes and Practice Patterns Study（DOPPS）. Am J Kidney Dis，44（5 Suppl 2）：34-38.

Young E W，Albert J M，Satayathum S，et al. 2005. Predictors and consequences of altered mineral metabolism：the Dialysis Outcomes and Practice Patterns Study. Kidney Int，67（3）：1179-1187.

第三十五章　血液净化中心的标准化管理

随着我国透析技术发展迅速，透析患者的不断增加，透析的专业性增强，透析中心的规模日益增大，但是血液透析在我国各地区发展参差不齐，中心管理水平各有差异。本节针对血液净化中心标准化管理做一介绍。基本内容包括血液透析中心的布局要求、标准布局、设备要求、设备管理、人员配制、制度管理、信息化管理。

第一节　血液净化中心标准化建设

一、血液净化中心建立及资格认定

（1）开展血液透析治疗的单位必须是经过县级或县级以上卫生行政部门批准的医疗机构，并通过该级卫生行政部门定期校验。

（2）新建的血液净化中心应向县级或县级以上卫生行政部门提出申请，并经该级卫生行政部门认可的专家委员会审核合格后经县级或县级以上卫生行政部门审批后准入。

（3）设置肾病内科的二级以上医院或取得当地卫生行政部门批准认可的民营医院可以设置血液净化中心，医院应当加强血液净化中心的建设和管理，不断提高血液透析治疗水平，保障医疗质量和安全。

二、血液净化中心结构布局

血液净化中心布局应依据血液透析治疗的特殊环境设计，中心与肾内科病房相邻，相对独立的区域。血液净化中心设有三区域（清洁区、半清洁区、污染区），六通道（工作人员通道、阴性患者通道、阳性患者通道、物流通道、污物阴性通道、污物阳性通道），各通道之间无交合，相关区域及通道有明确的划分和标识。

（一）清洁区

连接工作人员通道：工作人员办公室、会议室、更衣室、值班室、餐室、卫生间、中心控制室（信息化管理系统）。连接物流通道：水处理间、干库房、湿库房、配液室。

（二）半清洁区

与透析治疗室相邻：治疗准备室。

（三）污染区

透析治疗室、手术室、工程维修室。

连接阴（阳）性患者通道：接诊室、候诊室、患者更衣室、患者卫生间、接待室、轮椅放置室。

连接阴（阳）性污物通道：污物处理室。

1. 候诊室

患者候诊室大小可根据血液净化中心的实际患者数量决定，以不拥挤、舒适为度。患者更换拖鞋后方能进入接诊区和透析治疗室。

2. 轮椅放置室

将轮椅收起放于制定位置，放置后及时卡住轮子。

3. 更衣室

工作人员更衣室与患者更衣室分开，工作人员更换工作服和工作鞋后方可进入透析治疗室和透析准备室。

患者更衣室设有椅子和更衣柜，更换专用鞋子或穿戴鞋套后方可进入透析治疗间，拖鞋使用后以消毒液浸泡或紫外线消毒。

4. 接诊室

由医务人员分配透析单元，配备地磅式轮椅秤。医生制定患者透析治疗处方：评估干体重、设定脱水量、凝血治疗方案、选择治疗模式及治疗参数。

5. 透析治疗室

（1）符合《医院消毒卫生标准》（GB15982-1995）中规定的Ⅲ类环境，并保持安静，光线充足。具备空气或紫外线消毒装置、空调等，保持空气清新，必要时应当使用中央通风设施或空气净化设备。地面应使用防酸、防碱、防滑及防腐蚀材料处理并设置地漏。

（2）配备应急设备带，中心供氧装置、中心负压接口和负压抽吸装置。

（3）每个透析单元由一台透析机与一张床（或椅）组成，透析单元间距按床间距不小于 0.8m，透析单元面积不小于 $3.2m^2$，透析单元之间通道需大于一张透析床（或椅）。每一个透析单元应当有电源插座组、呼叫系统、反渗水供给接口、废透析液排水接口。

（4）应当具备双路电力供应，以防止停电。

（5）患者及家属应从患者通道进去透析治疗室，行动不便和危重症患者应在护理员的辅助下，借助轮椅或转运车床进入透析治疗室。治疗中实行无陪护透析，家属在休息厅等候。

（6）配备透析专用治疗车，内置透析必备物品、抢救车，内置必备抢救物品、药品及基本抢救设备，污衣车，电子血压计，血糖仪等。

（7）护士站应设在观察整个透析治疗区域的地方，如不能达到上述要求，需适当增加护理观察站。

（8）根据条件，可配备有线电视，视听设备，无线网络，无线上网设备，透析运动设备及透析宣教车等。

6. 透析准备室（治疗室）

（1）应达到《医院消毒卫生标准》（GB15982-1995）中规定的Ⅲ类环境。

（2）用于配制透析中需要使用的药品，如铁剂、促红细胞生成素、肝素盐水、鱼精蛋白等。

（3）消毒物品柜，用于储存缝合包、静脉切开包、穿刺包、置管包、无菌纱块、注射器、穿刺针等。

（4）存放备用透析耗材，如透析器、透析管路等。

（5）药品柜，用于储存生理盐水及其他备用药物。

7. 专用手术室

是否设置专用手术室可根据医院实际情况决定。

（1）手术室管理同医院常规手术室。

（2）达到医院常规手术室要求，可进行自体动静脉内瘘成形术和移植血管搭桥造瘘术。

（3）达不到医院常规手术室要求，仅能进行中心静脉导管置管、拔管、换药和拆线等操作。

8. 水处理间

（1）水处理间面积应为水处理装置占地面积的 1.5 倍以上；地面承重应符合设备要求；地面应进行防水处理并设置地漏。

（2）水处理间应维持合适的室温，并有良好的隔音和通风条件。水处理设备应避免日光直射，放置处应有水槽。

（3）水处理机的自来水供给量应满足要求，入口处安装压力表，压力应符合设备要求。

（4）水处理间承载在 $500kg/m^2$ 的承载能力。

（5）根据条件，配备双路直供水源，自来水和水池水。

9. 库房

（1）库房应符合《医院消毒卫生标准》（GB15982-1995）中规定的Ⅲ类环境。

（2）血液透析室应在清洁区设置干、湿库房。

（3）干库房设施陈列柜、储物柜、货架，透析器、管路、穿刺针、干粉等耗材应在干库房存放，物品分类存放。

（4）透析液储存于湿库房，不同类型透析液需分类存放。湿库房避免与水处理间相邻，承载在 $500kg/m^2$ 的承载能力。

（5）库房物品要建立账本，做到出入库登记，保证物品账目准确，账物相符，每月必须清点一次。摆放应遵循先到先用，有效期近的先使用，如同种货物有不同批号的应在鲜明处注明。

（6）室内温度在 5～25℃，湿度控制不超过 65%；库房安装湿温度计，温湿度控制设备。

（7）库房应上锁，由专人进行管理。

10. 污物处理室

污物处理室用来暂时存放生活垃圾、阴（阳）性患者医疗废弃品、污衣车，均需分开存放，按相关部门要求分别处理。

11. 中心控制室

存放信息化整体数据设备，连接各透析机器，医生、护士办公电脑，血压计及体重秤，提供无线网络及有线数据端口。

第二节　血液净化中心人员资质配备标准

血液净化中心必须配备具有资质的医生、护士、工程技术人员。透析室工作人员应通过专业培训达到从事血液透析的相关条件方可上岗。有条件可增加营养师、心理质询师及卫生员。

（一）医生

（1）血液净化中心应由肾脏病专业的主治医生及以上的人员负责，由具有血液净化从业资质的医师从事血液净化室（中心）的日常医疗工作。医生应具有医师执业证及医师资格证，上岗前需经过轮科和接受 3 个月以上的血液透析专科培训，二级医院的透析专科医师须在三级医院或当地卫生行政部门指定的医院进修血液透析专科培训 3 个月以上。

（2）长期血管通路的建立手术必须由二级及以上医院、具有相应资质的医生进行。

（3）凡离开本专业 2 年以上者，再从事此项工作，必须重新认定资格。

（二）护士

（1）具有国家执业护士注册证，具备血液净化相关的基础理论知识，了解掌握血液净化中心的医院感染控制规范，熟练掌握血液净化机器设备的使用，能够进行管理安装、血管通路等穿刺操作及护理，接受三级医院 3 个月以上的血液净化专科护理培训或完成卫计委注册认证的血液透析培训机构并取得合格证书的人员。

（2）按照国家卫计委《血液净化标准操作规程（2010 版）》的要求，透析中心护理人员与机器数平均为 1∶5。

（3）护士应严格执行操作规程，透析前严格核对透析医嘱和评估患者情况再进行治疗；透析中定期巡视患者，观察机器运转情况，做好透析记录；透析结束认真做好居家宣教工作。

（三）工程技术人员

（1）20 台透析机以上的血液净化中心应至少配备专职工程技术人员 1 名。20 台透析机以下的中心，可由所在单位工程技术人员兼任。

（2）工程技术人员需要具有中专及以上学历。

（3）工程技术人员应具备机械和电子学知识及一定的医疗知识，熟悉血液净化中心透析机器、水处理设备等重要设备的性能、结构、工作原理和维修技术，负责执行透析用水和透析液的质量监测，确保其符合相关质量的要求；负责所有设备运行情况的登记。

（4）工程技术人员保持与透析机器及水处理设备厂家联系，定期对设备进行设备升级；并负责其日常维护，保证正常运转。

（四）营养师

（1）掌握营养专业理论与临床知识，熟悉透析专科相关性疾病知识，能熟练拟定营养治疗处方及透析专科疾病的营养治疗方案，评估患者营养状况。

（2）通过严格营养基础理论学习和专业临床养技能修炼，能够指导专科透析患者在饮食、辅助治疗领域，并能够设计好方案和跟踪。

（3）能提供个体化透析患者食谱，协助医生、护士对患者进行针对性饮食指导，定期对透析患者进行透析饮食宣教。

（五）心理咨询师

取得三级以上的心理咨询师资格证书，熟悉透析专科及相关基本的理论知识，运用心理学及相关学科的专业知识，帮助透析患者及家属解除心理问题；掌握观察、理解、判断、表达、人际沟通方面科学的知识与临床心理咨询技能，帮助透析患者回归社会和家庭。

第三节　血液净化中心人员职责

（一）血液净化中心医师职责

（1）透析科医师应由接受过透析专业培训并取得相应资格的肾内科或泌尿外科专业主治医师以上人员担任。

（2）遵守医院及血液净化中心的各项规章制度。

（3）主治医师必须每日查房，及时处理患者的病情，不得擅离岗位。主任或副主任医师定时查房。

（4）中心的专科医师应严格掌握治疗的适应证和禁忌证。

（5）首次治疗的患者，治疗前医师应详细全面询问病情，将治疗过程中可能出现的并发症及注意事项告知患者及家属，并签订治疗协议书。

（6）维持性治疗患者，治疗前医师根据病情制定治疗方案。治疗结束后根据病情制定下次治疗调整方案。

（7）治疗过程中密切观察，及时处各种并发症和治疗反应。根据患者情况决定是否终止透析。

（8）认真执行各种插管操作常规，并做详细记录。

（9）负责血液透析患者在血液透析中的相关治疗。

（10）定期评价维持性透析患者的治疗效果，制定持续改进措施。

（11）全面负责血液透析中心的日常规医疗、教学、科研工作，严格执行透析中心各种规章制度。

（12）熟悉透析中心各种型号机器性能、操作及常见故障的处理原则。

（13）熟悉掌握各种透析方式的适应证、禁忌证及其操作要领。掌握各种临时性、永久性血管通路的建立方法。掌握各种透析急慢性并发症的处理方法。

（14）定期举办学术讲座，不断提高医护人员素质。为患者举办透析知识咨询和讲座，不断改进医疗服务，贯彻持续性医疗质量改进。

（二）血液净化中心护士长工作职责

（1）血液透析中心护士长在科主任领导下，全面负责透析中心的护理管理工作，协助医师落实持续性质量改进计划。

（2）负责本院透析护士的专业技能培训和进修护士的带教，负责护理教学和科研工作。

（3）掌握患者的动态情况，并对护理质量进行跟踪调查、及时做好患者意见的征询和反馈。

（4）负责透析室护士的排班，负责对护士工作质量进行考核。

（5）定期组织护理教学查房和护理学术讲座，解决护理工作中的疑难问题。

（6）负责制定护士奖罚制度和护理员管理制度。

（7）负责透析中心易耗材料登记和申领，协助科主任进行透析中心的成本核算和控制。

（8）参加医生查房，协调医护和有关部门的关系，与工程师加强工作联系，定期进行透析机、水处理机的大消毒。

（9）参加对透析患者的健康宣教活动，举行丰富多彩的病友活动，保持良好的护患关系。

（三）血液净化中心专科护士职责

（1）血液透析专科护士应具备大专以上学历，同时要求从事血液透析工作3年以上，经过三级医院血液净化中心或当地卫生行政部门指定的医院进修血液透析专科培训至少3个月以上并通过考试取得相应资格证书。

（2）认真遵守医院各项规章制度、各项护理工作制度和操作规程，准确及时地完成各项护理工作及技术操作。

（3）熟悉各种透析方式的原理，熟练掌握各种机型透析机的操作常规、报警识别、透析并发症识别和紧急处理。

（4）正确执行医嘱，遵循医师的诊疗计划并制定相应的护理计划，协助医师做好各种诊疗工作。

（5）透析过程中，经常巡视患者，密切观察患者病情，并及时记录，有问题及时处理。

（6）了解患者的病情、饮食、生活等情况，为患者进行相关指导，积极开展各种形式的健康教育，做好患者的饮食管理和生活指导。

（7）保持透析中心整治，维持透析中心的秩序，为患者创造清洁、舒适、整齐、安静的治疗环境。

（8）做好透析中心的消毒隔离及物品的请领、管理工作。

（9）积极参加业务学习，认真学习新技术、不断丰富血液净化方面的理论及实践知识，为患者接受高质量的透析创造良好条件。

（四）责任护士职责

（1）患者在医生接诊后方可进入透析室，护士协调器做好上机前准备。核对患者透析器、管路、透析医嘱。

（2）按操作规范预冲管路、透析器。

（3）按操作规范为患者上机，再次核查遗嘱确认透析处方准确执行后立即为患者测量并记录血压、脉搏、透析机面板上的相关参数。

（4）执行《透析期间护士巡视制度》，至少1小时观察并记录患者血压、脉搏和透析机各参数的数值，同时观察患者病情变化。

（5）做好患者的输液、药物注射等治疗。

（6）患者透析结束后进行程序消毒并使用含氯消毒液浸泡过的抹布擦拭机器。

（7）清洁复位各种抢救仪器。

（8）熟练掌握心电图机、心电监护、除颤仪、血糖仪等仪器设备的使用方法。做好患者的健康宣教。

（9）负责责任区物品的分类设置、补充、查看有效期，吸氧装置的使用、浸泡，环境卫生的维护和清洁。

（五）后勤护士职责

（1）提前到科开门、做好上机前物品的准备工作。

（2）参与科室交班，管路预冲、上下机等护理工作。

（3）做好科室所有物品的管理工作（包括物品的请领、整理、检查等）。

（4）做好病区各区域的清洁管理工作。

（5）帮助无陪护患者挂号、交费。

（6）定期对急救器材及急救车进行检查并记录。

（7）下班前关好门窗，保证病区的安全。

（六）血液透析室工程师职责

（1）透析中心技师应具有大专以上学历，有机械和电子学的基础知识。学习过各种类型透析机、水处理机工作原理，维修知识的专业培训并取得相应的资格。

（2）具有血液透析和医学相关知识，定期参加血液透析机设备维修技术培训。

（3）熟悉本科室血液透析机的基本工作原理和构造，负责对透析机进行维修和定期保养。

（4）掌握水处理系统的原理，负责对水处理系统进行定期消毒、维修和故障的排除并及时做好记；反渗膜每3个月消毒一次，管路和储水罐每1～3个月消毒一次。

（5）了解透析用水的标准，并能定期监测。

（6）了解透析液的成分及其与电导度的关系，并定期检测透析液中主要离子的浓度。

（7）按时到岗，随叫随到，一般性问题即刻解决，疑难问题2～3日解决或与销售厂家联系解决。

（8）定期为透析室医护人员进行透析设备一般性能的维护知识讲座。

（七）卫生员职责

（1）在透析管理人员指导下负责清洁卫生工作。

（2）承担患者的生活简易基础护理。

（3）配合护士搞好透析治疗区域管理，按时打扫卫生，保持环境整洁，按要求定期消毒。

（4）协助患者进入透析治疗区至透析床（椅子），协助透析结束患者离开透析治疗区。

（5）管理患者（家属）休息等候区。

（6）熟悉无菌操作，避免交叉感染，掌握常用的消毒液的浓度。

（八）血液透析中心透析患者（家属）的需知

（1）共同努力保持透析室的安静、清洁、整齐、秩序、安全。

（2）应遵守透析中心的各项规章制度。

（3）患者轮椅放置制定位置，严禁随意乱放堵塞走火通道。

（4）血液净化中心区域均不准吸烟、高声谈笑。

（5）每次透析前后都应称量体重；按签到或叫号有序进入透析治疗区域。

（6）每次透析后应了解下次透析时间，准时到达透析室。

（7）透析过程中，如有不适应立即向医护人员报告。

（8）陪伴探视者，未经准许，不准进入透析治疗区域内，若病情需要留有陪护者，陪护人员应按照工作人员指导穿隔离衣和透析中心专用鞋，进入透析间，并服从工作人员管理。

第四节 血液净化中心感染控制管理要求

一、手卫生

（一）洗手五个时机

（1）与患者接触前洗手。

（2）无菌操作前洗手。

（3）与患者体液接触后洗手。

（4）与患者接触后洗手。

（5）与患者周围接触洗手。

（二）肥皂（洗手液）执行手卫生

（1）浸湿双手和使用肥皂或适量的洗手液洗手。

（2）搓手至少15秒，以便接触所有手部皮肤表面。

（3）特别注意手指缝、手指（特别是拇指）和指甲。

（4）彻底清洗双手。

（5）使用清水冲净。

（6）使用一次性纸巾擦干。

（7）关闭水龙头（如果是手触关闭，建议垫上一张纸巾）。

（三）选择含乙醇的手部消毒液 ABHRs

（1）所有常规的手部卫生实践在医疗环境中，使用含乙醇的手部消毒液：60%～80%（v/v）之间的乙醇或等价物（符合 EN1500 标准要求杀菌配方欧洲权威认证）。

（2）将免洗洗手液涂于手上，双手揉搓，必须揉搓接触到手部所有皮肤，持续揉搓双手（不少于30秒），持续溶液完全蒸发。

二、职业防护

（1）个人防护设备种类（PPE）：手套、面罩（护目镜）、口罩、围裙和隔离衣。

（2）直接接触血液、体液、黏液、不完整皮肤时需戴手套（图 35-1）。

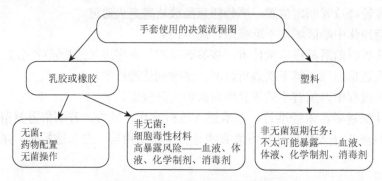

图 35-1　手套使用的决策流程图

（3）面罩（护目镜）和口罩：在透析治疗操作期间必须佩戴，保护面部不被血液等飞溅物污染或损伤。中心常备防护级别在 N95 或以上的口罩（图 35-2）。

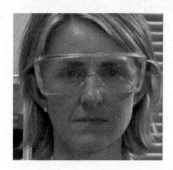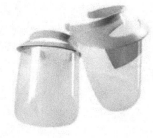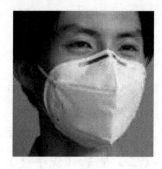

图 35-2　面罩（护目镜）和口罩

（4）防护衣：在直接给患者治疗护理时，制服可能会被污染，透析治疗期间须穿一次性防护衣，防护衣规格从肩膀至小腿中部，使用后通过将污染的外部向内翻转及缠绕的方式脱除（图 35-3）。

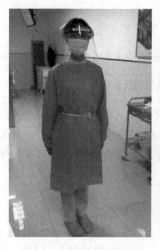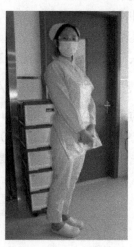

图 35-3　防护衣

三、环境要求

（1）透析治疗室和透析准备室应当保持空气清新，每日进行有效的空气消毒。

（2）为防止交叉感染，患者使用的床单、被套、枕套等物品应当一人一用一更换，每次透析结束，对透析单元内所有的物品表面（如透析机外部、小桌板等）及地面进行擦洗消毒。

（3）透析单元内物品表面明显被污染的表面应使用含有至少 500mg/L 的含氯消毒剂（如 5%的家庭漂白剂按 1∶100 稀释）消毒。

（4）乙型和丙型肝炎患者必须分区分机进行隔离透析，并配备专门的透析操作用品车，护理人员相对固定。

（5）阳性治疗区与阴性治疗区的物品区分

1）机器的消毒液桶。

2）擦拭机器的毛巾。

3）浸泡毛巾的消毒液桶。

4）擦拭地巾。

凡是能接触到患者体液与血液的物品必须进行分类，并用不同颜色标识。

（6）每月进行消毒效果监测

1）微生物生长测定。

2）贫营养琼脂。

3）细菌培养：TGEA 或 R2A。

4）真菌和酵母培养：葡萄糖琼脂培养基/麦芽琼脂。

5）培养温度：17～23℃。

6）培养期：7 日。

7）检测结果

a. 物体和机器的表面：≤10CFU/cm^2。

b. 空气采样细菌培养：＜500CFU/cm^3。

c. 工作人员手的细菌培养：≤10CFU/cm^2。

（7）在所有患者接触表面均需要清洁和消毒注意：MRSA（耐甲氧西林金黄色葡萄球菌）可在无菌包装上存活 36 周；VRE（耐万古霉素肠球菌）在轮椅存活 6 个月；HBV 在干的血液中可存活 7 日。

四、透析设备消毒

（一）透析机器外部消毒

（1）每次透析结束后，如没有肉眼可见的污染时应对透析机外部进行初步的消毒，采用 500mg/L 的含氯消毒剂或其他有效消毒剂擦拭消毒。

（2）如果血液污染到透析机，应立即用 1500mg/L 浓度的含氯消毒剂的一次性布擦拭去掉血迹后，再用 500mg/L 浓度的含氯消毒剂擦拭消毒机器外部。

（3）操作人员应在每次治疗完成后，拆除所有的管路系统和传感器保护罩，仔细检查每个压力传感器是否干净，确认无任何异物沾附在表面，并使用柔软、湿润的擦布，擦拭机箱的外部表面和带有底轮的机座。

（4）操作人员在对机器的外部表面进行消毒时，所使用消毒剂种类及浓度需按厂家机器说明书进行，了解有关消毒剂产品用途、操作浓度、应用领域及使用安全性等方面的内容。由于机器控制单元系统中的每个器件都不能够直接接触患者的血液，所以操作人员不需要对机器内部器件进行消毒操作。

（二）机器内部消毒

（1）严格执行每次透析治疗结束必须对机器进行化学热消毒，选用专用的机器消毒液，机器消毒超过 48 小时不使用，建议重新消毒后再进行治疗。消毒方法参照不同透析机或根据厂家建议进行。

（2）透析时如发生破膜，动、静脉传感器保护罩渗漏，在透析结束时应对机器立即消毒，消毒后的机器方可再次使用。

五、水处理设备及超纯水监控

（1）化学污染物至少每年测定一次；透析用水余氯、硬度建议每日治疗前进行检测，并记录。

（2）透析用水的水质监控

1）纯水的 pH 应维持在 5～7 的正常范围。

2）细菌培养应每月一次，要求细菌数＜200CFU/ml；采样部位为反渗水输水管路的末端。

3）内毒素检测至少每 3 个月一次，要求内毒素＜2EU/ml；采样部位同上。

（一）透析液的水质监控

（1）成分及浓度：应与细胞外液一致；尽量做到个体化治疗。

1）钠：常用透析液 Na^+ 浓度为 135～145mmol/L，少数特殊病情（如低钠血症、高钠血症等）患者用低钠（Na^+ 浓度＜130mmol/L）或高钠（Na^+ 浓度＞145mmol/L）透析液。

2）钾：透析液 K^+ 浓度为 0～4mmol/L，常用钾浓度为 2mmol/L，临床应依据患者血钾浓度适当调整。

3）钙：终末期肾衰竭患者有低钙血症倾向。常用透析液 Ca^{2+} 浓度一般为 1.5mmol/L；当患者患高钙血症时，透析液 Ca^{2+} 浓度调至 1.25mmol/L；当患者患低钙血症时，透析液 Ca^{2+} 浓度调至 1.75mmol/L。

4）镁：透析液镁浓度一般为 0.5～0.75mmol/L。

5）氯：透析液浓度与细胞外液 Cl^- 浓度相似，一般为 100～115mmol/L。

6）葡萄糖：分含糖透析液（5.5～11mmol/L）和无糖透析液两种。

7）透析液碳酸氢盐：透析液碳酸氢盐浓度为 30～40mmol/L。

8）乙酸根：浓缩液中常加入 2～4mmol/L 乙酸，调整透析液 pH 和防止 CO_2 跑掉。

（2）透析液细菌培养应每月一次，要求细菌数＜200CFU/ml，透析液的内毒素检测至少每 3 个月一次，内毒素＜2EU/ml。透析液的细菌、内毒素检测每台透析机至少每年检测一次。

（3）浓缩液应在配制后 24 小时内使用。

（二）超纯透析液的监控

（1）常规透析及高通量透析时强烈推荐使用超纯水，须在透析设备上安装细菌过滤器（EBPG200211 标准）。

（2）透析液细菌培养应每月一次，要求细菌数＜0.1CFU/ml，透析液的内毒素检测至少每 3 个月一次，内毒素＜0.03EU/ml。透析液的细菌、内毒素检测每台透析机至少每年检测一次。

（三）置换液的监控

（1）置换液细菌数＜1×10^{-6}CFU/ml，内毒素＜0.03EU/ml。

（2）血液滤过的置换液必须为无菌、无病毒和无致热源，制备方式有以下两种。

1）联机法（on-line）：为目前主要方式，反渗水与浓缩液按比例稀释制备成置换液，再经过滤后输入体内。

2）用静脉输液制剂制作：按前述置换液成分配制，并根据患者具体情况进行调整，价格昂贵，临床基本不使用。

六、医疗废物管理制度

（1）科室设立专门医疗废物存放处，凡医疗废物均需装入加盖的轮式污物桶内，并做到垃圾袋每日定时更换，污物桶每日定时清洁消毒。

（2）科室应对医疗废物进行分类放置，并装入统一的专用垃圾袋，其中，一般医疗废物使用黄色垃圾袋、生活垃圾使用黑色垃圾袋。

（3）科室将医疗废物分装处理完毕后，将医疗废物按收置时间、地点规定，送到指定收置地点。

（4）科室运送垃圾工人应与收置点工作人员做好交接、登记，双方签字，保存记录 3 年。

七、锐器处理

（1）锐器不应该直接用手进行传递，并且尽可能地减少传递操作次数。

（2）针不能复用、弯曲或折断后使用。

（3）可重复使用的锐器要求放置于专门再加工的地方，运输时必须放置在一个厚的防穿透的有盖子的容器里。

（4）透析用一次性的穿刺针在使用后必须丢弃专用锐器盒中，避免二次传递及再处理。

（5）专用的容器应明确标记，必须防穿透和防漏，符合医院感控标准（图 35-4、图 35-5）。

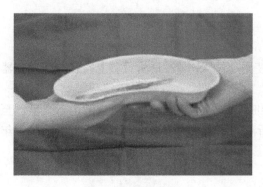
　　图 35-4　锐器传递

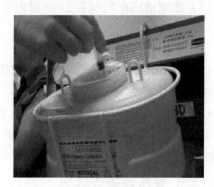
　　图 35-5　针头处理

八、其他要求

乙肝和丙肝患者必须分区分机进行隔离透析，并配备专门的透析操作用品车，护理人员相对固定。新入血液透析患者要进行乙肝病毒、丙肝病毒、梅毒及艾滋病感染的相关检查。对于 HBsAg、HBsAb 及 HBcAb 均阴性的患者建议给予乙肝疫苗的接种。对于 HBsAg 阳性患者应进一步行 HBV-DNA 及肝功能指标的检测；对于 HCsAg 阳性的患者，应进一步行 HCV-RNA 及肝功能指标的检测。至少每 6 个月复查乙肝和丙肝病毒标志，每年复查梅毒和艾滋病感染指标。

第五节　血液净化中心管理制度

一、血液净化中心工作制度

（1）坚持岗位责任制，医师、护士、技师不得擅离职守。

（2）医师要严格掌握血液透析治疗的适应证、禁忌证，积极收治透析患者，组织血液透析治疗的实施和对危重透析患者的抢救。

（3）医师在透析前后要认真评估透析患者并做好医疗文书工作。

（4）严格查对制度，护士执行医嘱须三查七对，做到双人核对，护士完成当日工作后须认真复查，并做好交班工作，发现问题要及时报告。

（5）每班检查急救设备、药品，保证抢救工作能及时进行。

（6）加强学术交流，开展科研工作，不断提高专业水平，对新技术的开展应做到有指征、有把握、有准备。

（7）加强进修生的管理和培养，制定进修课程，制定专人教学。

二、血液透析中心工作人员管理制度

（1）严格执行员工守则及"中心"的各项规章制度。医师、护士、技师不得擅离职守。

（2）凡进入透析室的工作人员必须按规章着工作衣、帽、鞋鞋子并保持清洁、整齐。

（3）治疗区内保持安静，严禁大声喧哗，工作人员说话应在两人间范围沟通，勿影响第三人。禁止吸烟和随地吐痰。

（4）工作人员进出普通治疗区与乙肝治疗区需更换隔离衣、拖鞋，严格落实消毒隔离措施。

（5）护士完成当日工作后须认真复查，并做好次日的工作准备，发现问题要及时报告。

（6）工作人员按照规定通道进出治疗区，勿随意穿行。

（7）工作人员未经科室领导批准，不得随意接待外来参观人员，不得赠送有关医疗及护理相关表格内容。

（8）室内各种仪器、器械、家具、被服等物品放在规定的位置上，严格遵守物品、设备的使用保管及检查核对制度，发现问题及时汇报，并记录破损、维修、遗失情况。定期检查急救器材、药品，保证抢救工作正常进行。

（9）爱护公物，室内器械、物品均有专人负责，不得擅自外借挪用，如有特殊情况及时请示。

（10）提高警惕重视安全保卫工作，注意防火、防盗、防破坏、防事故。随时注意消除隐患。

（11）工作人员联系方式应保持 24 小时畅通，以便科室联系。

三、血液净化中心护理工作制度

（1）血液净化中心医护人员上岗前应进行肝功能、肝炎病源学等检查，并每年复查一次。

（2）医护人员进入净化中心应穿工作服、戴工作帽、换工作鞋。进行操作前应洗手、戴口罩、带一次性手套，对不同患者进行操作，必须更换手套。

（3）凡需进行血液净化治疗的患者，由临床医师填写治疗申请单，经科主任审签，并经血液净化中心专科医师会诊同意后方可进行。

（4）护士对接受血液净化治疗的患者，应按照医嘱执行治疗方案。长期治疗的患者，每次治疗前，询问上次治疗后的反应、饮食及用药情况，并测体重、血压、心率、呼吸等指标。

（5）严格执行各项操作规程和规章制度，认真作好透析记录，各项资料均应妥善保管。

（6）对门诊治疗的患者须建立完整的门诊病历，护理人员应指导患者的饮食、用药，必要时进行随访观察。

（7）中心应备有常用的急救器材及药品，定期检查，及时补充。

（8）对乙肝、丙肝等有传染性疾病的患者要做好隔离、消毒，在专设的隔离室应用专用透析机进行治疗。

（9）中心严格区分清洁区、污染区和半污染区。各区清洁工具严格区分，设有明显标志，定时消毒。

（10）血液净化治疗间、治疗室每日清洁两次，定时通风，每日进行紫外线照射消毒一次，每月做空气细菌培养一次。地面每日含氯消毒剂擦拭两次，保持室内温湿度适宜。

（11）各种治疗设备指定专人管理，定期保养，每日用消毒液擦拭，及时记录运转、故障、维修情况。遇有机械故障，及时停止治疗，查明原因，并及时处理。

（12）使用后的一次性透析耗材在专用处置间处理，一日一清，经过消毒、毁形后放入黄色垃圾袋内统一焚烧，并在登记本上记录签名。

四、血液净化中心接诊制度

（1）初次透析签署血液透析同意书，对于与血液透析相关的有创操作，按照规定对患者履行告知手续，并签署知情同意书；知情同意书须每年签署。

（2）实行患者实名制管理，包括有效证件号码、联系电话、住址、工作单位等。

（3）初诊血液透析患者要认真询问病史，进行乙肝、丙肝及艾滋病感染的相关检查。

（4）对于发热的血液透析患者，一定要首先排除传染性疾病，进行密切观察，必要时隔离透析，并上报医院有关部门。

（5）常规进行血液透析的患者应该每半年进行一次有关乙肝、丙肝病毒及艾滋病等感染的检查。

（6）详细询问病史、查体，根据病情做出详细的透析计划。

（7）建立完整的病例记录，透析病例包括首次病历透析记录、化验记录、用药记录等。

（8）严格医疗文书管理，严禁任何人涂改、伪造、隐匿、销毁、抢夺、窃取病历。

五、血液透析室质量管理制度

（1）严格执行消毒隔离制度，医护人员进入透析间必须穿隔离制服、戴口罩帽子、更换室内鞋。外来人员进入透析中心应换鞋，经允许后方可进入透析间。

（2）认真执行血液透析操作规程。

（3）患者透析期间医护人员不得离开透析间。

（4）透析过程中严密观察病情变化，每小时测血压、脉搏、出水量，并详细记录，如病情变化随时测量，并通知医生。

（5）定期检查抢救车及药品柜，过期物品及时更换。

（6）透析结束后擦拭机器，整理病床。

（7）患者接受透析前要进行肝功能、肝炎系列、艾滋病及梅毒检查，长期血液透析的患者要定期复查肝炎系列。

（8）传染性疾病的患者要专区、专机透析，使用一次性透析器、管路及穿刺针。

（9）所有的透析患者都使用一次性透析器、管路及穿刺针。

（10）每日紫外线循环风机消毒，定期做空气培养，并做好记录。

（11）每周大扫除一次，检查消毒隔离。

六、血液透析中心质量控制制度

为保证患者获得充分透析，减少并发症，提高患者的生存率，应常规进行生化和特殊检查，评估患者的健康状况和透析情况。

（一）监测指标及频率

（1）每个月测定血常规、血尿素氮、肌酐、钠、钾、钙、磷、血糖、血清白蛋白、二氧化碳结合力。

（2）每个月对患者进行透析充分性的评估。

（3）每3个月测定患者的血清铁蛋白、转铁蛋白饱和度、iPTH。

（4）每6个月进行一次常规胸部X线检查和肝功能检查、CRP。

（5）每12个月测定肝炎等传染病标志物一次，进行心脏彩色多普勒检查一次，血管通路彩超一次。

（6）透析治疗过程中病情有特殊变化时应随时进行相关检查。

（二）血液透析质量考核标准

（1）纠正贫血

1）稳定的维持性血液透析患者血红蛋白目标值为110g/L。

2）血清铁蛋白100～500ng/dl，转铁蛋白饱和度>20%。

3）血液透析室维持性透析患者平均血红蛋白>80g/L。

（2）保持良好的营养状态：稳定的患者白蛋白>35g/L。

（3）保证透析充分性：血液透析充分性不仅强调单次透析效果，还包括患者整体健康和生活质量，须综合评估如下。

1）患者自我感觉良好。

2）患者透析后体重达到干体重，没有显著的液体超负荷的体征。

3）血压得到良好控制，透析前目标血压控制在140/80mmHg左右。

4）酸中毒、高血钾或高磷血症轻微。

5）周围神经传导速度和脑电图正常。

6）每周透析3次，K_t/V达标（1.2～1.4），糖尿病患者K_t/V达标（1.4～1.6），URR>0.65。

7）钙磷乘积<4.5mmol²/L²，磷 3.5～5.5mg/dl（1.13～1.78mmol/L），钙 8.4～10.2mg/dl

（2.10~2.54mmol/L），iPTH 150~300pg/ml。

七、血液透析室消毒隔离制度

（1）血液透析中心（室）的工作人员进入透析间要更换隔离服、帽子、室内鞋，每次操作前应洗手，戴口罩，给患者行血管穿刺时戴手套。

（2）透析室内无菌物品与非无菌物品应分别放置，无菌容器、器械、敷料应按规定定期灭菌及时更换。

（3）治疗室、透析室应整洁，每日用消毒液拖地三次，紫外线消毒每日两次并记录。

（4）血压计的袖带、听诊器、氧气管等每周清洁、消毒一次，止血带用后浸泡消毒。

（5）透析器、透析管路必须专人专用。按照我国有关管理部门规定，透析器、透析管路、穿刺针应一次性使用。如需复用，应严格遵守复用规程，乙肝、丙肝病毒感染者与未感染者分开冲洗。

（6）乙肝、丙肝病毒感染者与未感染者分开房间透析，所用透析机、复用机、冲洗管路的水池均应严格分开。

（7）透析患者床单、被套每用一人次后应及时更换。

（8）凡被血液污染的被服、仪器、地面等均应用化学消毒液处理再使用。被血液污染的手应用流动自来水清洗三遍。

（9）血液透析机每完成一人次透析后应进行消毒，弃去的透析器、管路要按照医疗规定做毁形后集中处理。

（10）严格限制非医疗人员进入血液透析间。

（11）血液透析中心（室）每月做空气和透析用水细菌培养一次并记录。

八、无菌技术操作制度

（1）在执行无菌操作时，必须严格遵守无菌观念，明确无菌区和非无菌区。操作前应戴帽子、口罩，穿工作服，洗手。特殊区域按不同要求办理。

（2）无菌物品必须保存在无菌包或灭菌容器内。无菌包按消毒日期放置在固定柜橱内，与非无菌包分开放置。无菌包用前应再次检查包装及灭菌有效期，已过期的无菌包严禁使用。

（3）治疗室、透析间、配药室应每日按规定进行消毒，每月做细菌培养一次，并做好消毒和细菌监测记录。

（4）各类灭菌的无菌容器、无菌包、器械包、无菌缸等，要有明显灭菌日期标志并应有无菌监测手段，有效期为1周，超过1周未使用者需再次灭菌后方可使用。

（5）配药室、处置室的换药缸和盛药桶，应每日消毒一次。

（6）遇有法定传染病和特殊感染时，药品、器械应进行特殊消毒。

（7）上呼吸道感染或有明显感染病灶的医护人员不得进行无菌操作。

九、危重患者抢救制度

（1）医护人员发现患者病情危重需抢救时，应立即进行抢救，并通知上级医师或科主任，同时填写危重症患者报告单，送交医务科。

（2）接受成批危重患者抢救时，应在抢救的同时报医务科或主管院长。

（3）需抢救的危重患者，均由科主任或正、副主任医师负责组织，设专人治疗、护理，根据需要设科或院抢救组。

（4）各科室均应设立抢救室，备齐抢救物品，定期检查抢救设备、药品的完整和功能情况，做好记录。抢救室内的各种物品非经科主任批准不准出室或做他用。

（5）需请院内其他科室协助抢救时，可用电话或去人邀请，应邀请者应及时前往，需邀请院外人员来抢救时，报医务科解决。

（6）对需要抢救的危重患者，有关医技科室、手术室等，应积极主动进行配合，不得以各种理由拒绝或拖延。

（7）严格执行危重患者抢救的交接班制度，实行床旁交接班，负责抢救的医护人员要密切观察病情，及时正确做好各种记录并随时向上级医师、护士长汇报病情和抢救执行情况。

（8）危重患者抢救后，应及时总结经验和教训。

十、护理差错、事故登记报告制度

（1）严格执行国务院颁布的《医疗事故处理办法》和相关实施细则。

（2）各医疗、医技科室要严格执行各项制度和技术操作常规，掌握差错事故防范措施，严防差错，杜绝事故。

（3）各医疗、医技科室均应建立医疗、护理差错事故登记本，由科主任、护士长登记发生差错、事故的经过、原因、后果、责任，及时组织讨论，总结教训。

（4）发生医疗、护理差错及事故后，应立即采取措施，组织抢救并及时上报医务科、护理部，不得隐瞒。

（5）发生重大医疗、护理事故，科主任、护士长应立即向主管院长及主管部门报告，并于24小时内补交书面报告，医院应及时向卫生行政机关报告，必要时申请医疗事故鉴定。

（6）发生医疗、护理差错、事故的病案、原始资料、标本应妥善保存，不得涂改、伪造、隐匿和销毁，病案应于24小时内交病案室专人封存保管。

（7）院、科对医疗、护理事故要及时组织鉴定，提出处理意见并向患者或其家属交代，任何人不得随意进行解释。

（8）发生医疗、护理差错、事故的科室和个人如不及时按规定报告或隐瞒不报，经领导或他人发现、揭发时，按情节追究当事人和科室领导的责任。

（9）医院应组织全院或有关科室人员对发生的差错、事故进行讨论、分析，提高认识，吸取教训，并提出防范措施。

十一、透析中心物品、器材管理制度

1. 一般管理制度

（1）护士长负责物品、药品、器材的领取、保管、报损，建立账目，定期检查，做到账物相符。

（2）在护士长的领导下，各类物资有专人管理，每月清点，每年与有关部门总核对一次。如有不符应查清原因。凡因不负责任或违反操作规程而破损的医疗器械，药品、物品的丢失，应按院赔偿制度处理，直至追究责任。

（3）对各类药品、物品、器械要注意保管维修，防止损失。抢救器械、药品必须定位放置，保持完好备用状态。

（4）所有药品、物品、器械一般不外借，遇有特殊情况，需经护士长同意，办理借用手续，及时返还。

（5）护士长工作调动时，必须办理移交手续，接交双方共同清点签字。

2. 被服管理制度

（1）根据床位确定被服基数与机动数，由专人保管。

（2）每位患者透析结束后应更换被服。

（3）脏被服放于指定地点。送机时，要与洗衣房工作人员当面点清，以脏换净。

（4）对传染病及特殊污染的被服应按传染病和特殊感染消毒隔离制度执行。

3. 器材管理制度

（1）医疗器材要定期检查，保持性能良好。

（2）使用医疗器材，应严格遵守操作规程，用后应及时清洁处理，消毒后，归还原处。

（3）使用中器材性能不良时应及时报告，及时修复或补充。发生破损，视情节予以处理。

（4）精密、贵重仪器必须由专人负责，妥善保管，便于使用。用后由使用人填写使用记录，由负责者检查其性能是否完好。

十二、药品管理制度

（1）药柜的药品，根据需要保持一定数量与种类，便于临床应急使用，使用后及时补充。

（2）药品应分类定位存放，由专人负责，以处方到药局换领。

（3）定期检查保存的药品有否变质，发现变质或过期时不得使用。

（4）抢救药品必须固定在抢救车上，定位存放，完好待用。

（5）毒、麻、限、剧药品应严格执行毒、麻、限、剧药品的管理使用制度，加锁待管，专人负责，账物相符。

（6）患者一般用药由护士在处方上签章，与药局核对无误后领取，按医嘱发给患者。

十三、交接班制度

（1）护理值班人员必须坚守岗位，履行职责，保证各项护理工作准确及时地进行。

（2）交班者应在交班前完成本班工作，并写好交班报告及各项护理记录，处理好用过的物品。交班内容以外的特殊情况必须向接班者详细交清。

（3）接班者必须提前 15 分钟到岗，在接班者未接清之前，交班者不得离开岗位。

（4）交班中如发现问题，应立即解决并明确责任。

（5）早晚交班时，应由护士长带领早、晚班护士对重危患者进行床头交接班，做到工作不完成不交接，重症患者病情不清不交接，为下班工作准备不安全不交接，物品器械数目不清不交接，交接班人员不按规定着装、工作环境不整洁不交接。

（6）值班者要做好各透析间的管理，不能有探视人员，维护好秩序，做好四防安全。

十四、重要护理操作告知制度

（1）对高难度、高风险性有创操作，实施前必须提前告知。

（2）操作前向患者告知该项操作的目的、必要性和操作方法，以及由此带来的不适或意外，取得患者配合。

（3）必要时由患者家属签字。

（4）操作中关键环节仍要随时解释，尽量减轻患者痛苦。

（5）无论何种原因导致操作失败，应礼貌性道歉，取得患者谅解。

十五、监护仪的保养制度

（1）做好仪器运行记录，出现故障的时间和现象，以便维修查询。

（2）注意保护仪器外表，特别是探头、按钮及其连接电缆，严禁机械损坏，一旦损坏后应立即停止使用。

（3）主机要注意防水、防尘、防震、防热。

（4）在工作过程中不要随意关机，养成良好使用习惯，各种操作完成后再关电源。

（5）保持仪器各部分外表面清洁，定期用布条蘸清洗液擦洗，注意不要将清洗液弄到机箱内，清洁后擦干。显示屏上只能用干布擦拭。

（6）电缆、传感器和仪器的所有附件每次使用后需要清洁，一般情况下用消毒液擦洗即可。

（7）血压袖带由于长时间捆在患者身上，需定期进行清洁，在清洗血压袖带时，要先将气带取出，袖带清洗完干燥后再放回去。

（8）ECG 导联线和电缆，血氧传感器和电缆，温度传感器和电缆，在清洁时不要让清洁液进入接插口和传感器及其他电气线路没有完全封闭好的部位里面。用一块在清洁液中浸过的软布轻轻地擦洗其外表，晾干后再使用。

（9）传染患者使用后，接触患者的附近要进行消毒处理。NBP 袖带消毒前先取出气袋，然后用高压容器或气体消毒，也可以浸入消毒液中消毒。电缆和传感器用消毒液擦洗。

（10）使用完毕，关掉主机电源，如果使用环境不好，须盖上防布。

（11）长期不用时，要拔下电源插头，并将探头和按钮等部件放入盒内保存。

十六、执行医嘱制度

（1）医生遵从先开医嘱后透析的治疗原则。

（2）护士应遵医嘱为患者实施各种治疗和护理，严禁擅自删改医嘱。

（3）值班护士必须认真阅读医嘱内容，并确认患者姓名、床号、药名、剂量、次数、用法和时间，填写各种执行卡。

（4）执行者应根据执行卡内容严格执行"三查七对"。

（5）除抢救患者外，一般不执行口头医嘱。

（6）抢救患者时对医生下达的口头医嘱，护士应复述一遍确认无误后再执行，并监督医生补开医嘱。

（7）对有疑问的医嘱问清后再执行。

（8）护士每班要查对医嘱，每周由护士长组织查对一次，做好查对记录。

十七、健康教育制度

（一）健康教育的内容

（1）针对透析患者及家属做好宣教。

1）介绍医院规章制度，如查房时间、探视陪护制度等。

2）介绍科室环境、作息时间、贵重物品的保管及安全注意事项、主管医生及责任护士。

3）宣教：禁止吸烟，禁用电器，家属不得擅自进入透析间等。

（2）透析期间进行相关疾病知识的宣教。

（3）做好相关检查、治疗、用药、内瘘的护理和中心静脉护理的指导。

（4）做好透析前准备及透析结束后注意事项的指导。

（5）做好患者家庭的健康指导。

1）在家的病情观察、透析的间隔时间。

2）有关饮食的注意事项。

3）按时休息，保持良好的心态、做好功能锻炼。

（二）健康教育的形式

（1）利用患者透析间歇时间进行肾友会、集体讲解、电视宣教。

（2）利用黑板报、宣传栏、图画等形式进行宣教，做到标题醒目，内容通俗易懂。

（3）个别指导：结合病情、家庭条件、生活条件做具体讲解。

十八、护患沟通制度

1. 护患沟通时间及内容

（1）透析前沟通：护士在诊室为患者咨询，并简述疾病预防知识，并做相关检查、化验的教育、指导、注意事项。

（2）透析时沟通：护士首次接诊患者，应为患者和家属做好入院宣教（如医院环境、制度、处置、透析间隔时间、饮食控制），并根据患者透析前的状况、检查、治疗、护理等内容给予相应的指导。透析期间应根据不同患者的心理、病因、检查结果等内容进行指导沟通。

（3）内瘘手术前沟通：术前应根据患者术式、手术要求，做好相应的心理指导和健康教育等，为术中、术后做好护理服务准备。

（4）内瘘手术后沟通：根据病情，给予相应的指导及健康教育，如体位、运动、饮食、康复练习等护理指导。

2. 沟通方法

可根据科室护理人力资源及排班情况，采取多种形成沟通方法。

（1）专人专项沟通：全科固定1~2名护士负责患者的全面沟通，其他护士可在为患者做具体护理治疗时进行相应的指导沟通。

（2）个别指导沟通：由各责任组护士对自己所辖患者，进行全面指导沟通。

十九、护理安全管理制度

（1）认真落实各级护理人员的岗位责任制，工作明确分工协作，结合各科情况，制定切实可行的防范措施。

（2）安全管理有专人负责，定期组织检查，发现事故隐患及时报告，采取措施及时处理。

（3）严格执行交接班制度、差错事故登记报告制度与分级护理制度，按时巡视病房，认真观察病情变化。

（4）严格执行查对制度和无菌技术操作规程，做好消毒隔离工预防院内交叉感染。

（5）对危重、昏迷、瘫痪患者及小儿应加强护理，必要时加床挡、约束带，以防坠床，定时翻身，防止褥疮。

（6）剧、毒、麻、贵重药品专人保管，加锁，账物相符。

（7）抢救器材做到四定（定物品种类、定位放置、定量保存、定义管理），三及时（及时检查、及时维修、及时补充），抢救器械做好应急准备，一般不准外借。

（8）抢救器材及用物保持性能良好，按时清点交接，严防损坏和遗失。

（9）做好安全防盗及消防工作，定期检查消防器材，保持备用状态。

（10）对科室水、电、暖加强管理，保证不漏水、漏电、漏气，如有损坏及时维修。

（11）内服药和外用药标签清楚，分别放置，以免误用。

二十、血液透析室风险环节管理

（一）血液透析责任风险评估

（1）脱水量不准确：由于错误估计长期透析患者干体重，导致脱水量不准确。

（2）透析器运转不良：操作者不熟悉机器的使用及故障排除方法，当机器异常运转时没有及时发现或使用性能不良的机器。

（3）透析过程中出现凝血现象：在透析过程中，使用抗凝剂方法不正确或抗凝剂用量不足。

（4）透析管路接口、透析器膜漏血：在透析过程中，透析管连接不牢，透析器膜破损所致。

（5）内瘘狭窄、闭塞：在透析中，穿刺者经验不足、技术不熟，多次进行动、静脉内瘘穿刺所致。

（6）可发生低血压、空气栓塞、心脑血管疾病、患者透析失衡、透析机故障等。

（二）血液透析风险控制措施

（1）建立健全各项规章制度和操作规程。制定完整的血液净化消毒管理制度，实施规范管理。

（2）透析管路水处理及透析过程中各项技术操作均按消毒隔离技术规范及无菌技术操作要求进行，透析用品一次性使用。

（3）输血时，严格执行查对制度和操作规程，不得将两名患者的血旋转放置在一起。

（4）严格按照标准进行内瘘穿刺部位的胶布固定法及静脉插管部位换药固定法实行，避免穿刺针脱落及插管部位感染。

（5）透析过程中随时巡视，观察穿刺部位及插管部位有无渗血，位置有无移动。观察透析器有无凝血，肝素追加量是否准确注入。

（6）透析过程中随时注意观察血压、脉搏、呼吸情况及患者的主述，如心悸、出汗、头晕、耳鸣、肢体抽搐等症状，及时发现，汇报透析医师，及早妥善处理，避免各种原因引起的并发症。

（7）注意患者透析前、后的体重监测，及时观察，准确计算患者的干体重，作为超滤脱水的有效参考指标，避免透析中失衡。

（8）对透析管路及膜透析器进行彻底的透析前生理盐水冲洗，保证有效足够的透析器闭路时间，防止发生热源反应，以便及早发现，及早处理。

（9）发生透析器破膜漏血现象时，应及时更换透析器，熟练掌握动、静脉内瘘的穿刺技术，尽量做到一针见血，以免多次穿刺导致内瘘和血肿闭塞，影响血液透析效果。

（10）严格区分乙肝阳性与阴性患者透析管路及透析器，乙肝阳性患者的透析用物单独隔离处置，并固定单独房间、机器。

（11）新患者被列入透析规划前常规做全套肝炎病毒和肝功能、梅毒、艾滋病检测，以后每3个月复查一次。对有感染征象者随时检查，乙肝易患者接受疫苗注射。

二十一、水处理系统操作管理制度

（1）每日检查水处理系统各环节工作是否正常，保证血液透析室正常安全用水，发现异常立即处理解决，保证水机正常工作。

（2）每日观察水机工作点压力值是否正常，一、二级反渗透机工作状况，电导值，流量值，并记录。

（3）每日在相应检测口检测总氯，余氯，硬度值，并记录。

（4）定期将盐加入盐桶，保证软化正常进行。

（5）每日做好水处理室清洁卫生工作，保证适宜的温度和湿度，进行室内空气消毒，保持良好的工作环境。

（6）做好每月反渗透机各出水口，回水口采样工作，检测细菌和内毒素，并记录结果。

（7）每年做好化学污染物的检测，并存档。

（8）按水处理系统的要求定期做好前、后级过滤芯的更换，（前、后级）反渗膜的消毒和消毒后残余消毒剂的检测，以及反渗膜的定期更换，定期更换前处理各级（砂罐、活性炭罐、树脂罐）填料，并做好相应的记录签名。

（9）出现异常情况时，及时查找原因并做相应整改，处理过程予以备案。

（10）做好水处理系统日常维护保养，做好水处理室的安全工作，保证水处理系统安全正常运行。

二十二、库房管理制度

（1）血液净化中心应在清洁区设置干、湿库房和物流通道。

（2）库房应符合《医院消毒卫生标准》（GB15982-1995）中规定的Ⅲ类环境，湿库房应通风良好，安置空调，保持较低的室温。

（3）透析器、管路、穿刺针、透析干粉等耗材，以及布类、文件存放于干库房，物品应分类存放；透析液储存于湿库房。

（4）库房的管理由血液透析室相关人员负责。

（5）库房的负责人应严格各类物品的入、出库，对透析器、管路、穿刺针等耗材的入库、出库应有详细的记录和两人核对的签署记录。

（6）定期检查各类物品的库存量，对库存量不足的物品要及时申领，保证透析室的临床使用。

（7）工作人员进入库房要衣帽整洁、戴口罩，非库房管理人员不得进入库房。

（8）保持库房整洁，室内空气紫外线消毒，每月做空气培养一次。

（9）摆放应遵循先到先用，有效期近的先使用，如同种货物有不同批号的应在鲜明处注明（已过期物品应该及时办理出库和作废处理）。

（10）库房应该带锁并经常是锁上，钥匙应该由护长或者主管护士负责看管（图35-6）。

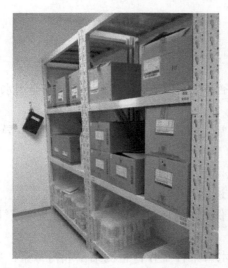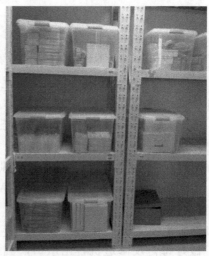

图 35-6　库房摆放标准

第六节　应急预案及流程

一、血液透析过程中的空气栓塞

（一）发生原因

（1）操作者违反操作程序。

（2）机械装置故障所致，如透析管路及衔接破裂而导致漏气及空气探测器装置故障。

（3）预冲管路中有混杂的空气。

（4）人为消除空气检测报警装置。

（二）临床表现

患者突然出现呼吸困难、咳嗽及发绀等表现，严重者可出现昏迷乃至死亡。

（三）应对措施

（1）立刻停止血泵的运转，检查静脉除泡器及其以下的管路，在保证没有气体的情况下，回输血液，然后停止透析。

（2）同时将患者置于头胸部低位、左侧卧位。

（3）心肺的支持治疗：吸 100%纯氧，必要时行经皮心室抽气治疗。

（4）密切观察生命体征及听诊心脏、肺部情况，必要时拍胸部 X 线片。

（四）预防措施

（1）严格按照操作规范进行操作，以保证患者的安全。

（2）安装管路时严格检查管路的完整性。

（3）预冲管路透析器时必须彻底，不能留有空气。

（4）加强对透析机的检查、维护，不得私自消除空气报警监测系统（图 35-7）。

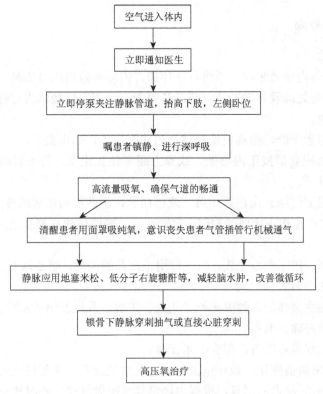

图 35-7　空气栓塞的应急预案

二、动静脉内瘘出血的应急预案

（一）概述

动静脉内瘘是尿毒症维持性血液透析患者最常用的血管通路,长期血液透析患者首选自体动静脉内瘘（AVF）,大量研究表明,自体内瘘优于移植血管搭桥和中心静脉插管。自体动静脉内瘘成形术就是通过外科手术将患者的外周动脉和浅表静脉吻合,将动脉血液引至体表静脉,方便于建立血液透析时的体外循环,并且能够达到血液透析所需的血流量。常选择前臂腕部头静脉与桡动脉吻合。动静脉内瘘是通过外科手术的方法进行血管的搭接和吻合,术后血管吻合口及手术伤口的出血是早期最常见的并发症,如不及时处理可导致局部血肿内瘘堵塞丧失功能,严重者吻合口破裂出血导致肢端循环障碍,甚至发生失血性休克。

（二）适用范围

人工搭建的透析用自体动静脉内瘘,围手术期及透析前后发生内瘘出血患者。

（三）目的

尽快止血、控制失血产生的并发症,尽可能保存内瘘功能。

（四）抢救步骤

（1）病情评估

1）症状：主诉内瘘处胀痛，或进行性疼痛，内瘘处敷料出血明显。

2）体征：内瘘处闻及异常杂音，或杂音消失，内瘘手臂瘘端进行性肿胀；或内瘘伤口持续渗血或出血。

（2）立即让患者平卧，抬高内瘘肢体，通知医生，评估出血量。

（3）轻度出血应立即按压内瘘处，或弹力绷带包扎止血，每小时听诊内瘘处杂音一次，并记录杂音性质。

（4）遵医嘱局部使用云南白药止血，或巴曲酶在患肢肌内注射或皮下注射。

（5）中度出血应在按压止血的同时，立即在另一侧肢体建立静脉通道，做好止血及补液准备。

（6）重度出血，按压止血无效，应在使用止血药的同时，进心端距内瘘10cm左右扎止血带止血，每2小时放松一次。

（7）持续监测生命体征，遵医嘱给予止血、扩容、升压及镇静治疗。

（8）备血，做好输血准备。

（9）必要时做好术前准备，配合手术止血。

（10）密切观察病情变化，做好抢救记录，观察记录伤口局部皮肤情况。

（11）减少透析时肝素的用量，根据内瘘修复情况做好建立临时透析血管通路的准备（图35-8）。

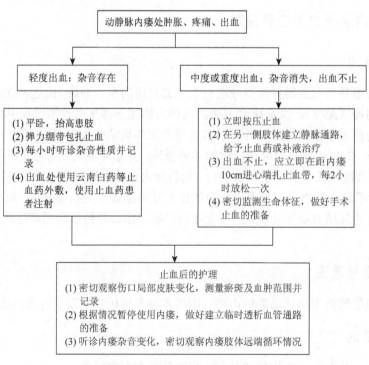

图35-8　动静脉内瘘出血的应急预案

三、血液透析发生低血压的应急预案

（一）发生的常见原因及其相关因素

（1）患者干体重制定过低。

（2）透析间期体重增长过快，导致超滤过大。

（3）体重数值记录不准确。

（4）使用低钙、低钠或乙酸盐透析液。

（5）心脏功能不全或心包积液。

（6）严重的自主神经病变。

（7）透析前服用降压药物。

（二）临床表现

（1）常见症状：头晕、心慌、出汗、恶心、呕吐。

（2）低血压：收缩压较透析前下降 30mmHg 和（或）收缩压＜90mmHg。

（3）重者可出现反应迟钝、意识模糊或昏迷等表现。

（三）处理原则

（1）停止超滤脱水，报告医生。

（2）将患者置于头低脚高位，并吸氧（2L/min）。

（3）立即回输生理盐水或糖盐水 200～300ml，观察血压及临床症状，直至症状消失，血压恢复正常。

（4）必要时遵医嘱使用升压药物。

（5）分析低血压的原因并调整治疗方案。

（四）预防措施

（1）确定合适的干体重。

（2）对患者进行宣教，避免透析间体重增长过快，必要时可增加透析时间或透析频率，以清除体内过多的水分。

（3）可根据患者的具体情况采用调钠、序贯透析、血液透析滤过等方式。

（4）透析前停服降压药物。

（5）改进透析技术，应用序贯透析、血液滤过、血液透析滤过、生理性透析，使用BTM、BVM 技术及透析中钠模式超滤模式的应用（图 35-9）。

四、透析中发生失衡综合征的应急预案

失衡综合征是透析过程中或透析结束后不久出现的以神经系统症状为主要表现的综合征。

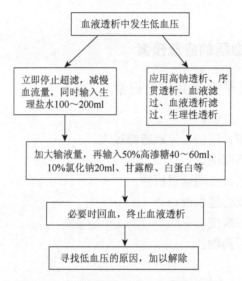

图 35-9 血液透析发生低血压的应急预案

（一）危险因素

（1）新诱导透析患者，特别是 BUN 水平明显升高者。

（2）严重代谢性酸中毒。

（3）有精神疾病患者。

（4）合并中枢神经系统疾病者。

（二）临床表现

（1）轻症：头痛、头晕、恶心、定向力异常、烦躁、视物模糊、共济失调、肌肉痉挛。

（2）重症：意识模糊、癫痫样大发作、昏迷，甚至突然死亡。

（三）应对措施

（1）轻症病例：可对症治疗，一般于几个小时后可缓解。

（2）重症病例

1）停止透析，并保持呼吸道通畅。

2）吸氧。

3）密切监测生命体征。

4）表现严重痉挛的患者可用 50%葡萄糖 20～40ml 或 10%氯化钠 10～20ml 或 20%甘露醇 50～60ml 静脉注射。

5）对症治疗。

（四）预防措施

（1）对于初次透析患者，应采用低血流量、短时间（一般 2 小时）进行诱导透析，诱导透析期间不要使用面积大的透析器，首次透析过程中尿素下降不超过 30%。

（2）对于存在发生失衡综合征的危险因素者，可采取短透、频透的方法（图35-10）。

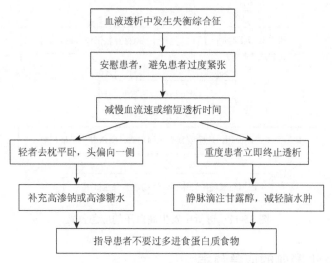

图35-10 透析中发生失衡综合征的应急预案

五、透析中发生高血压的应急预案

（一）发生原因

（1）由于患者对疾病认识不足而产生紧张的情绪，导致交感神经兴奋。
（2）失衡综合征、硬水综合征。
（3）水分超滤不足，每次透析结束没有达到目标体重。
（4）降压药在透析过程中被透出。
（5）肾素依赖型高血压。
（6）透析时肾上腺皮质激素分泌过多。

（二）临床表现

血压轻度升高者可没有自觉症状，如果血压＞160/100mmHg，患者往往主诉头痛，难以忍受时会出现焦躁不安。

（三）防治措施

（1）严格限制水、钠的摄入量，透析间期的体重增长控制在1kg/d以内，盐的摄入量应＜2g/d，同时进行充分透析。
（2）药物治疗：包括利尿剂、血管紧张素转换酶抑制剂、钙通道阻滞剂、血管扩张剂等。
（3）加强宣教，使患者能很好地配合治疗，在透析间期能做到定时测量血压，按时服用药物；同时注意休息，戒烟戒酒。
（4）改变透析方式，对特别严重者应中止透析（图35-11）。

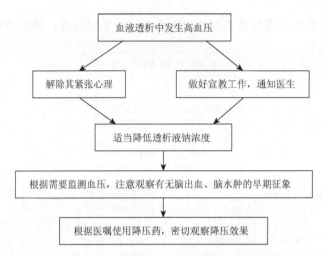

图 35-11　透析中发生高血压的应急预案

六、血液透析发生凝血的应急预案

（一）发生原因

（1）血流速慢。

（2）透析过程中反复出现血管通路血流量不足。

（3）抗凝剂（肝素或低分子肝素）剂量不足或进行无肝素透析。

（二）凝血前表现

（1）透析器内血液颜色变暗。

（2）透析机显示静脉和（或）跨膜压升高。

（三）应急预案

（1）若透析机显示静脉压高达 200～300mmHg，立即打开动脉管路上的补液通路回输生理盐水，观察透析器、管路的阻塞情况，阻塞严重时需要更换透析器及管路。

（2）认真分析凝血发生的原因及修订治疗方案。

（四）预防措施

（1）可能的情况下，适当增加血流速。

（2）分析透析通路出血不畅的原因，并予以纠正。

（3）调整抗凝剂的剂量。

（4）加强透析过程中的监测，尤其是在实施无肝素透析时，早发现凝血的征象并及时处理。

（5）进行无肝素透析时，除在透析前用肝素盐水冲洗管路和透析器外，应根据凝血指标15～30 分钟用生理盐水 100～300ml 冲洗循环通路，超滤量应扣除冲洗盐水（图 35-12）。

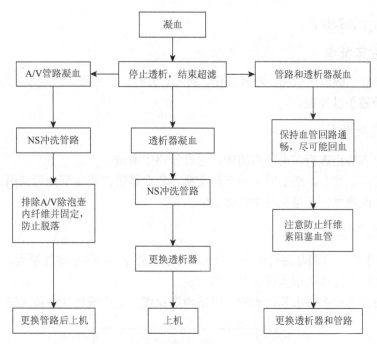

图 35-12　血液透析发生凝血的应急预案

七、透析器破膜的应急预案

（1）停止透析，及时通知医生，与患者沟通并取得理解，丢弃全部血液，记录已完成的治疗参数，必要时遵医嘱使用抗生素，观察 24 小时体温变化。

（2）重新消毒机器后使用新的一次性透析耗材治疗。

（3）预防措施

1）超滤率不要过高，监测跨膜压不要超过 400mmHg。

2）选用经国家食品药品监督管理局批准的透析器进行透析治疗。

3）复用的透析器应使用经国家食品药品监督管理局批准可以重复使用的血液透析器，并且严格按照卫生部《血液透析器复用操作规范》（卫医发【2005】330 号）进行操作，及时、合理地调整抗凝方案，减少透析器凝血的危险。

4）定期评价动静脉内瘘的功能，预防并及时治疗动静脉内瘘狭窄、血栓形成等并发症。

5）每年签署知情同意书时重点说明，避免医疗纠纷。

八、透析中发生溶血的应急预案

（一）发生原因

（1）血路管相关因素如狭窄或梗阻等引起对红细胞的机械性损伤。

（2）透析液相关因素如透析液钠过低，透析液温度过高，透析液受消毒剂、氯胺、漂白粉、铜、锌、甲醛、氟化物、过氧化氢、硝酸盐等污染。

（3）透析中错误输血。

（二）临床征象

表现为胸痛、胸部压迫感、呼吸急促、腹痛、发热、畏寒等。一旦发生应立即寻找原因，并采取措施予以处置。

（三）应对措施

（1）重者应终止透析，夹闭血路管，丢弃管路中血液。
（2）及时纠正贫血，必要时可输新鲜全血，将血红蛋白提高至许可范围。
（3）严密监测血钾，避免发生高钾血症。

（四）预防措施

（1）透析中严密监测血路管压力，一旦压力出现异常，应仔细寻找原因，并及时处理。
（2）避免采用过低钠浓度透析及高温透析。
（3）严格监测透析用水和透析液，严格消毒操作，避免透析液污染（图 35-13）。

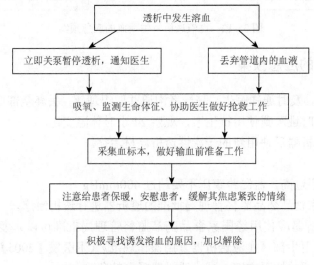

图 35-13　透析中发生溶血的应急预案

九、透析器首次使用综合征的应急预案

（一）发生原因

（1）患者使用新透析器时在短时间内发生的过敏反应。
（2）透析器的生物相容性不良，刺激了单核细胞释放 IL-2。

（二）临床表现及预防措施

1. A 型反应
主要发病机制为快速的变态反应，常于透析开始后 5 分钟内发生，少数迟至透析开始后 30 分钟。发病率不到 5 次/10 000 透析例次。依据反应轻重可表现为皮肤瘙痒、荨麻疹、咳嗽、喷嚏、流清涕、腹痛、腹泻，甚至呼吸困难、休克、死亡等。一旦考虑 A 型透析器反应，应立即采取处理措施，并寻找原因，采取预防措施，避免以后再次发生。

（1）紧急处理

1）立即停止透析，夹闭血路管，丢弃管路和透析器中的血液。

2）予抗组胺药、激素或肾上腺素药物治疗。

3）如出现呼吸循环障碍，立即予心脏呼吸支持治疗。

（2）明确病因：主要是患者对与血液接触的体外循环管路、透析膜等物质发生变态反应所致，可能的致病因素包括透析膜材料、管路和透析器的消毒剂（如环氧乙烷）、透析器复用的消毒液、透析液受污染、肝素过敏等。另外，有过敏病史及高嗜酸细胞血症、血管紧张素转换酶抑制药（ACEI）应用者，也易出现 A 型反应。

（3）预防措施：依据可能的诱因，采取相应措施。

1）透析前充分冲洗透析器和管路。

2）选用蒸汽或 γ 线消毒透析器和管路。

3）进行透析器复用。

4）对于高危人群可于透前应用抗组胺药物，并停用 ACEI。

2. B 型反应

常于透析开始后 20～60 分钟出现，发病率为 3～5 次/100 透析例次。其发作程度常较轻，多表现为胸痛和背痛。其诊疗过程如下（图 35-14）。

（1）明确病因：透析中出现胸痛和背痛，首先应排除心脏等器质性疾病，如心绞痛、心包炎等。如排除后考虑 B 型透析器反应，则应寻找可能的诱因。B 型反应多认为是补体激活所致，与应用新的透析器及生物相容性差的透析器有关。

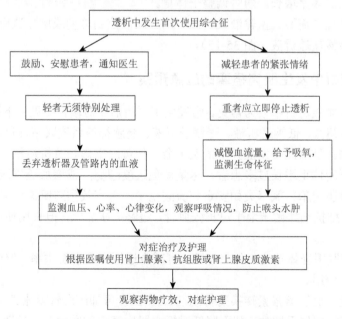

图 35-14　透析器首次使用综合征的应急预案

（2）处理：B 型透析器反应多较轻，予鼻导管吸氧及对症处理即可，常不需终止透析。

（3）预防：采用透析器复用及选择生物相容性好的透析器可预防部分 B 型透析器反应。

十、心力衰竭的应急预案

（一）发生原因

（1）动静脉流量过大。

（2）乙酸盐透析液对心血管产生不良影响。

（3）饮食中水、钠控制不严，透析间期体重增长过多，每次透析水分超滤不足未达到干体重或透析液中钠浓度过高。

（4）透析不充分；低蛋白血症；透析低氧血症。

（5）大量、快速输液、输血使循环血量增加过快。

（6）合并心脏器质性病变或有严重的贫血。

（二）临床表现

典型急性左心衰竭的表现为夜间阵发性呼吸困难、胸闷、气急、不能平卧、心率加快，患者面色青紫、口唇发绀、大汗淋漓、烦躁不安或咳出粉红色泡沫痰，心前区可闻及奔马率，双肺有湿啰音。

（三）防治措施

（1）低蛋白血症患者，在透析后可给予补充白蛋白，保证充分的超滤水分。

（2）积极纠正贫血。

（3）注意透析中适当调整透析液浓度。

（4）积极控制体重增长，随时调整干体重。

（5）透析过程中需要大量输液或输血，则应注意控制总量或增加透析次数。

（6）使用碳酸盐透析液（图 35-15）。

十一、血液透析中发生肌肉痉挛的应急预案

肌肉痉挛在血液透析中较为常见，常发生于透析后半时段，多见于下肢。其发病机制尚不明了。过度超滤、低钠透析液、无镁透析液、交感神经系统兴奋性过高等，可使肌肉痉挛发生率增加。虽然此并发症并不危及生命，但可严重影响透析质量和患者依从性。

（1）对透析间体重增长过多患者，尽量避免过度超滤，或增加透析液钠浓度。

（2）透析前服用苯二氮卓类如安定和硫酸奎宁，可有效预防肌肉痉挛的发生。

（3）钙离子拮抗剂如硝苯地平可扩张血管，缓解痉挛症状，但长期使用并不能防止痉挛发生。

（4）透析前服用受体拮抗剂如哌唑嗪，可减少透析中痉挛发生率。但伴发的透析中低血压限制其临床使用。

（5）有报道，血管紧张素转换酶抑制剂（ACEI）可抑制血管紧张素（AT Ⅱ）介导的渴感，减少透析间期体重增加，从而降低透析中肌肉痉挛的发生率。长期使用 ACEI 的作

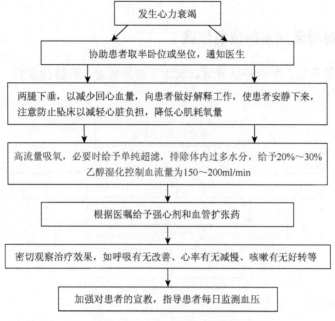

图 35-15　心力衰竭的应急预案

用尚需进一步研究证实。

　　（6）发生肌肉痉挛时，可使用高张盐水、甘露醇和 50%葡萄糖以提高血浆渗透压，缓解症状。

　　（7）透析过程中活动肢体。

　　（8）补充 L-卡尼丁。

　　（9）睡前服用维生素。

　　（10）持续检测血容量以调整超滤量（图 35-16）。

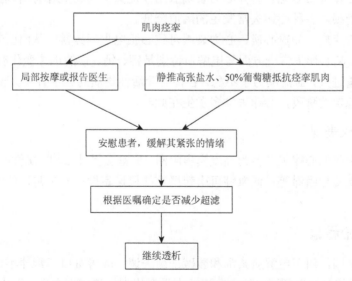

图 35-16　血液透析中发生肌肉痉挛的应急预案

十二、中心静脉导管脱落的应急预案

中心静脉置管包括：颈内静脉置管、锁骨下静脉置管、股静脉置管。中心静脉导管脱落的应急预案如下（图 35-17）。

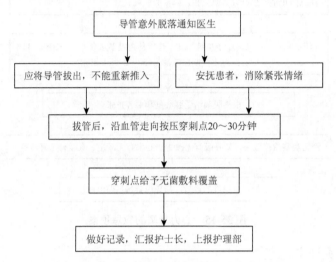

图 35-17　中心静脉导管脱落的应急预案

十三、心律失常的应急预案

（一）病因

（1）尿毒症本身所引起的电解质紊乱、酸碱失衡及自主神经功能损害，以血钾、钙、镁的异常所致心律失常多见。合并心力衰竭服用洋地黄类药物更容易引起室性心律失常。自主神经功能受损，各种心律失常发生的阈值降低。

（2）心血管疾病，如冠心病、心力衰竭可致心肌电生理异常，从而引起心律失常。

（3）透析引起心律失常一方面与电解质特别是钾、钙、镁的迅速变化有关；另一方面与透析时超滤量过大，血流动力学不稳，各种血管活性物质的产生有关。透析 3 小时左右是血循环最不稳定的阶段，心律失常多发生在此时。

（二）临床表现

高钾血症引起的心律失常多为高度窦房阻滞、房室交界性心律、窦性心律或严重房室传导阻滞伴束支传导阻滞等；低血钾可引起严重的快速室性心律失常，如室性心动过速，甚至心室颤动。

（三）防治措施

（1）去除病因，纠正电解质紊乱和酸碱平衡失调，改善贫血和营养不良。

（2）避免过快、过量超滤，防止血流动力学变化太大造成低血压，发生严重心律失常应终止血液透析，反复发生者改行腹膜透析。

（3）应用抗心律失常药物，快速性心律失常选用 β 受体阻滞剂、利多卡因、胺碘酮等，缓慢性心律失常常常选用阿托品、异丙肾上腺素。

1）高血钾引起的心律失常应紧急透析，给予 5%碳酸氢钠或乳酸钠、氯化钙、胰岛素加葡萄糖等。

2）严重心律失常如室上性心动过速、心室颤动可应用利多卡因或胺碘酮、普罗帕酮普罗帕酮等。

3）药物治疗无效者可采用电转复或安装心内起搏器。

十四、头痛的应急预案

（一）积极寻找原因

常见原因有透析失衡综合征、严重高血压和脑血管意外等。对于长期饮用咖啡者，由于透析中咖啡血浓度降低，也可出现头痛表现。

（二）治疗

（1）明确病因，针对病因进行干预。

（2）如无脑血管意外等颅内器质性病变，可应用对乙酰氨基酚等止痛对症治疗。

（三）预防

针对诱因采取适当措施是预防关键，包括应用低钠透析，降低血流量，避免透析中高血压发生，规律透析等。

十五、胸痛、背痛的应急预案

轻微胸、背痛见于 1%～4%的透析患者，原因不甚明确，可调换不通透析膜的透析器。

（一）积极寻找原因

常见原因是心绞痛（心肌缺血），其他原因还有透析中溶血、低血压、空气栓塞、透析失衡综合征、心包炎、胸膜炎等。

（二）治疗

在明确病因的基础上采取相应的治疗措施。

（三）预防

应针对胸、背疼痛的原因采取相应预防措施。

十六、血液透析中发热的应急预案

直接与血液透析相关的发热反应较为少见，透析相关发热可出现在透析中，表现为透析开始后 1～2 小时内出现。一旦发生，应仔细寻找潜在细菌感染源。透析相关发热往往与透析用水污染、含内毒素水平过高、透析器复用等有关。接受高流量和高效透析的患者，透析用水的要求更为严格，否则，热源反应的发生率增加。也可出现在透析结束后，一旦血液透析患者出现发热，应首先分析与血液透析有无关系。如由血液透析引起，则应分析原因，并采取相应的防治措施。

（一）发生原因

（1）多由致热源进入血液引起，如透析管路和透析器等复用不规范、透析液受污染等。

（2）透析时无菌操作不严，可引起病原体进入血液或原有感染因透析而扩散，而引起发热。

（3）其他少见原因如急性溶血、高温透析等也可出现发热。

（二）应对措施

（1）对于出现高热患者，首先予对症处理，包括物理降温、口服退热药等，并适当调低透析液温度。

（2）考虑细菌感染时做血培养，并予抗生素治疗。通常由致热源引起者 24 小时内好转，如无好转应考虑是感染引起，应继续寻找病原体证据和抗生素治疗。

（3）考虑非感染引起者，可以应用小剂量糖皮质激素治疗。

（三）预防措施

（1）在透析操作、透析管路和透析器复用中应严格规范操作，避免因操作引起致热源污染。

（2）有条件可使用一次性透析器和透析管路。

（3）透析前应充分冲洗透析管路和透析器。

（4）加强透析用水及透析液监测，避免使用受污染的透析液进行透析。

十七、透析中恶心与呕吐的应急预案

（一）发生原因

常见原因有透析低血压、透析失衡综合征、透析器反应、糖尿病导致的胃轻瘫、透析液受污染或电解质成分异常（如高钠、高钙）等。

（二）处理措施

（1）对低血压导致者采取紧急处理措施（见透析低血压节）。

（2）在针对病因处理的基础上采取对症处理，如应用止吐剂。

（3）加强对患者的观察及护理，避免发生误吸事件，尤其是神智欠清者。

（三）预防措施

预防针对诱因采取相应预防措施是避免出现恶心、呕吐的关键，如采取措施避免透析中低血压的发生。

十八、透析时皮肤瘙痒的应急预案

皮肤瘙痒是透析患者常见的不适症状，有时严重影响患者生活质量。透析治疗会促发或加重症状。

（一）寻找可能原因

尿毒症患者皮肤瘙痒的发病机制尚不完全清楚，与尿毒症本身、透析治疗及钙磷代谢紊乱等有关。其中透析过程中发生的皮肤瘙痒需要考虑与透析器反应等变态反应有关。一些药物或肝病也可诱发皮肤瘙痒。

（二）治疗

可采取适当的对症处理措施，包括应用抗组胺药物、外用含镇痛剂的皮肤润滑油等。

（三）预防

针对可能的原因采取相应的预防手段。包括控制患者血清钙、磷和 iPTH 于适当水平，避免应用一些可能会引起瘙痒的药物，使用生物相容性好的透析器和管路，避免应用对皮肤刺激大的清洁剂，应用一些保湿护肤品以保持皮肤湿度，衣服尽量选用全棉制品等。

十九、透析中发生低血糖的应急预案

（一）发生原因

（1）糖尿病透析患者血糖控制过于严格。
（2）因在透析过程中一些小的糖分子会从滤器滤出去一部分。
（3）透析患者来透析前进食较少。

（二）临床表现

患者出现大汗、心悸、头晕等不适症状。

（三）急救措施

（1）病情评估：根据血糖值及症状判断低血糖的严重程度。
（2）严密观察病情：当血糖<3.9mmol/L时患者会出现交感神经兴奋的表现如心慌、出汗、饥饿、无力、手抖、视物模糊、面色苍白等。中枢系统症状包括头痛、头晕、定向力下降、精神失常、意识障碍，甚至昏迷。老年人及部分患者在多次低血糖发作后出现无警觉性低血糖，患者无心慌、出汗、视物模糊、饥饿等先兆，直接进入昏迷状态，持续时间长（一般认为>6小时），且严重的低血糖可导致中枢神经系统的损害，甚至不可逆。
（3）发生低血糖时的护理：立即平卧、测血糖、通知医生，补充葡萄糖，意识清楚者给予含糖的饮料100ml，或糖块2～4块；意识障碍者立即建立静脉通路，遵医嘱给予50%的葡萄糖溶液20ml静脉推注。

（4）每 15 分钟监测血糖一次，直至血糖正常。

（5）查明低血糖发生的原因（图 35-18）。

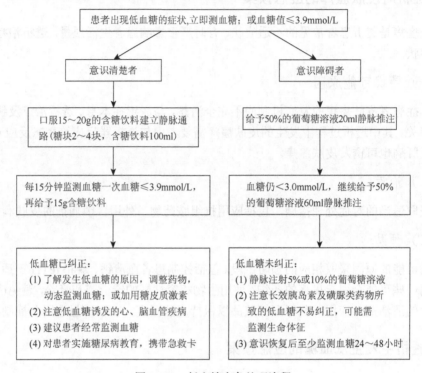

图 35-18　低血糖应急处理流程

（四）预防措施

（1）来透析前保证足够的热量摄入。

（2）糖尿病透析患者透析当日遵医嘱减少胰岛素的注射量。

（3）进食较差者，提前告知医生，必要时用含糖透析液或使用葡萄糖溶液静脉滴注。

二十、透析管路破裂的应急预案

（一）发生原因

（1）管路质量不合格。

（2）血泵的机械破坏。

（3）各接头衔接不紧。

（二）临床表现

透析治疗过程中出现管路渗血、漏血。其在预冲管路时较难发现。

（三）应对措施

（1）发现管路渗血应立即结束透析，但应注意防止发生空气栓塞。

（2）立即更换新管路。

（3）注意观察患者的生命体征。

（4）急查血常规以了解失血量；当失血量大时立刻输血。

（5）对于出现失血性休克的患者，在积极输血、补充血容量的同时，必要时还可以给予相应的药物治疗。

（6）认真分析其原因，从中汲取教训。

（四）预防措施

（1）安装管路时应仔细检查各衔接部位是否紧密。

（2）密切观察机器及管路的运转情况，观察患者的表现。发现渗血、漏血时及时处理。

（3）定期检查维护透析机，发现异常及时通知工程师进行维修。

二十一、肾功不全并发高钾血症的急救流程

（一）概述

高钾血症（hyperkalemia）是指血清钾浓度升高＞5.5mmol/L。常见于急、慢性肾功能不全患者，肾小球滤过率下降，排钾减少；以及摄钾过多的患者。如在少尿的基础上进食钾过多，服用含钾量较多的药品，不适当的静脉补钾过多，输入较大量的库存血等。高血钾的临床表现常掩盖在复杂的原发病之中，因而容易被忽视和延误诊断。主要临床表现是对心肌的抑制作用，各种心律失常，心电图主要表现为 T 波高尖，皮肤苍白、湿冷、麻木、酸痛，患者感觉疲乏无力，四肢松弛性瘫痪，腱反射消失，还可出现动作迟钝、嗜睡等中枢神经症状。心室颤动和心脏停搏是高血钾最常见的致死原因。

（二）目的

降低血钾浓度，保护心脏，避免各种严重并发症的发生，降低死亡率。

（三）适用范围

由于排钾减少或摄钾过多引起的高钾血症患者。

（四）抢救步骤

（1）病情评估：根据血清钾的数值，以及患者的临床表现，判断有无低血钾的发生。

（2）严密观察病情：准确判断高血钾的临床表现。①症状：无明显诱因出现的乏力或意识改变；②体征：骨骼肌软弱麻痹，心电图出现心肌抑制的表现：心律失常、无法解释的心电图 T 波高尖、心室颤动等；严密观察血钾值。

（3）血钾数值升高，但无明显症状体征患者，应停止含钾药物及食物的摄入，根据病情停止库存血的输入，以减少钾的摄入。遵医嘱口服阳离子交换树脂，停止使用保钾利尿药，或给予呋塞米口服或静脉滴注，促进钾的排泄。

（4）血钾＞5.5mmol/L，临床症状较轻者，应及时建立静脉通道，遵医嘱给予高渗盐

水或碳酸氢钠输入，促进血钾进入细胞内；以及输入钙剂保护心脏。

（5）血钾值＞6.5mmol/L，或出现严重临床症状的患者，应立即报告，并做好急诊透析前的各项准备工作。

（6）因高钾血症出现严重心律失常或猝死的患者，应积极配合医生进行抢救，纠正心律失常，实施心肺复苏。

（7）查明高血钾发生的原因，及时配合检验血钾情况，做好各种记录。

（8）发生高钾血症时的护理：要求患者应严格卧床休息，床档保护，防止意外。告知患者禁食富含钾的食物。床旁备心电监护及除颤仪。此外，在给肾功不全患者抽血时应避免反复握拳或局部拍打，以免红细胞被破坏导致细胞内 K^+ 释出，造成假性高血钾（图 35-19）。

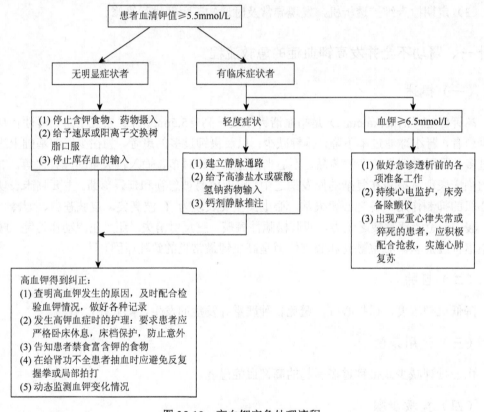

图 35-19 高血钾应急处理流程

二十二、透析过程中发生停水的应急预案

（一）发生原因

驱水泵发生故障、输水管道断裂、水源不足或水处理机发生障碍等。

（二）停水表现

透析机低水压报警（lower water）。

（三）停水预案

（1）立即将透析改为单超程序。

（2）寻找故障原因，如在1～2小时内不能排除故障，应终止透析（图35-20）。

（四）预防措施

（1）血液透析室应双路供水（自来水和水池水）。

（2）定期维修驱水泵、输水管。

（3）定期对水处理机进行维修。

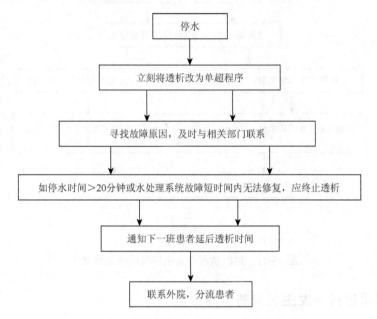

图 35-20　透析过程中发生停水的应急预案

二十三、透析过程中发生停电的应急预案

（一）发生原因

突然停电、透析机短路、电线老化等。

（二）停电变现

停电报警、血泵停止。

（三）停电预案

（1）在透析中电源突然停电，须用手摇血泵，防止凝血。

（2）将静脉壶下端的管路从保险夹中拉出来，再用手摇泵，精神集中防止空气进入管路。

（3）如果是透析机故障，应回血结束透析。如果是短时停电不要忙于回血，因透析机内有蓄电池可运行20～30分钟。

（四）预防措施

（1）血液透析室应双路供电。

（2）定时对透析机进行检修维护（图 35-21）。

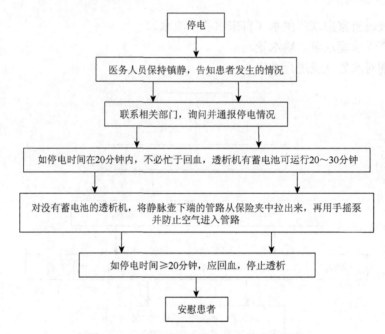

图 35-21　透析过程中发生停电的应急预案

二十四、透析过程中发生火灾的应急预案

（1）立即报告119，同时报告保卫处及上级领导，夜间应通知院总值班。报警人员应详细报告火灾的现场情况，包括火灾的单位名称和具体位置、燃烧物资、人员围困情况、联系电话和姓名等信息。

（2）关好邻近房间的门窗，以减少火势扩散速度。集中现有灭火器材和人员积极扑救。

（3）尽量按正常程序回血结束透析，火情严重时，立即夹闭内瘘针，与血液管路断开，协助患者离开火源及血液透析室，按照演习路线疏散到安全地带，妥善安置患者。

（4）关闭电源，撤出易燃易爆物品，并抢救贵重仪器设备及重要病例资料。

（5）撤离时使用安全通道，切勿乘电梯。叮嘱患者用湿毛巾捂住口鼻，尽可能以最低的姿势或匍匐快速前进。

（6）事后清点人数和财产，填报事件的经过和损失情况。查找火灾原因。

二十五、透析过程中发生地震的应急预案

（1）确认地震发生后全体医护人员进入紧急状态。

（2）停血泵，夹闭血路管及穿刺针的四个夹子。

（3）在血路管与穿刺针之间剪断。

（4）专人护送患者快速撤离至安全地方。

（谢艳玲　梁家成）

第七节　血液净化设备的日常维护

一、血液透析机的日常维护

（1）血液透析机要有国家食品药品监督管理局颁发的注册证、生产许可证等。

（2）血液透析机应该处于良好运行的工作状态，每一台血液透析机应当建立独立的运行档案记录。

（3）每周对血液透析机的快速接头和浓缩液接头进行擦洗。

（4）每个月清洗血液透析机的防尘风扇。

（5）每个月应该对设备消毒剂进行检测，包括消毒剂的浓度和设备消毒剂的参与浓度等。

（6）每半年应该对血液透析机进行技术参数的校对。

（7）每年对血液透析机做常规保养维护：包括更换各种密封圈，A、B 液入口滤网，此项工作由机器的生产厂家或本单位专业技师完成。安装有细菌过滤器的血液透析机应该定时更换。

（8）每次透析结束后按照生产厂家的要求进行消毒：化学消毒或热化学消毒。

（9）操作人员应在每次治疗完成后，拆除所有的管路系统和传感器保护罩，仔细检查每个压力传感器是否干净，确认无任何异物沾附在表面，并使用柔软、湿润的擦布，擦拭机箱的外部表面和带有底轮的机座。

（10）操作人员在对机器的外部表面进行消毒时，所使用消毒剂种类及浓度需按厂家机器说明书进行，了解有关消毒剂产品用途、操作浓度、应用领域及使用安全性方面等内容。

二、连续性肾脏替代治疗机的日常维护

（1）连续性肾脏替代治疗机要有国家食品药品监督管理局颁发的注册证、生产许可证等。

（2）为保障治疗正常进行，每隔 12 个月必须对机器进行技术安全性检查，其维护和维修须由厂家指定的专业工程师来完成，维护内容参见厂家说明书。

（3）本单位工程技术人员可参与完成日常维护操作，建立独立的运行档案记录。但在对机器进行维护操作之前，必须先切断机器的电源供应。

（4）操作人员应在每次治疗完成后，拆除所有的管路系统和传感器保护罩，仔细检查每个压力传感器是否干净，确认无任何异物沾附在表面，并使用柔软、湿润的擦布，擦拭机箱的外部表面和带有底轮的机座。

（5）操作人员在对机器的外部表面进行消毒时，所使用消毒剂种类及浓度需按厂家机器说明书进行，了解有关消毒剂产品用途、操作浓度、应用领域及使用安全性方面等内容。

三、水处理系统的日常保养

（1）水处理间应该保持干燥，水、电分开。每半年应对水处理系统进行技术参数校对，此项工作由生产厂家或本单位科室专职工程技术人员完成。

（2）水处理设备应该有国家食品药品监督管理局颁发的注册证、生产许可证等。

（3）水处理设备的滤砂、活性炭、树脂、反渗膜等需按照生产厂家要求或根据水质检测结果进行更换。

（4）对再生盐桶定期加盐，使盐始终处于饱和状态，保证软化能力处于最佳状态。

（5）每一台水处理设备应建立独立的工作档案，记录水处理设备的运行状态，包括设备使用的反渗水产水量、水质电导度和各工作点的压力范围等。

（6）每日对水处理设备的沙罐、活性炭罐、树脂罐的反冲或再生时间进行校对，观察是否处于正常的档位，以防止晚间停电等原因而造成患者透析期间，软水处理的某个罐进行反冲，使反渗机无法工作，从而使透析无法进行。

（7）做好维护保养记录。

（林茂仁）

第八节　血液净化专业护士标准化培训

血液透析技术是临床用于治疗急慢性肾衰竭、电解质酸碱平衡代谢紊乱、某些药物中毒的一种有效的治疗手段，是一门技术型、专业性、责任性很强的工作。进行血液透析的患者原发病种多，病情复杂多变，通常存在着一种或多种脏器的衰竭，透析中容易出现各种并发症。因此，血液透析室护理工作任务繁重，较之一般临床科室的护士，无论在专科知识、技能操作、临床经验方面都提出了更高的要求，卫生部《中国护理事业发展规划纲要（2011～2015）》的主要目标中提到：根据临床专科护理领域的工作需要，有计划地培养临床专业化护理骨干，建立和发展临床专业护士，建立和完善以岗位需求为导向的护理人才培养模式，提高护士队伍的专业水平。

为适应血液净化专科的不断发展，根据广东省《专业护士核心能力建设指南》，从血液净化专业知识和技能，临床思维判断能力，教育与培训能力，协调、组织与应急能力等方面制定血液净化专业护士核心能力培训方案，培养一支理论基本功扎实、操作娴熟、组织协调及训练有素的血液透析专科护理队伍，并进行岗位培训、分层次培训、科学管理势在必行，符合"十二五"规划中提到的使医院护理管理朝着科学化、专业化、精细化的方向健康发展。

一、培训组织管理

由医院护理领导部门负责评估、审核培训导师的资格，并审阅科室评估与培训管理委员会制定的训练计划，监督培训质量，对完成整个训练计划的护士颁发合格证书；科室评估与培训管理委员会负责训练计划的组织落实。

二、培训总目标

从知识、技能、能力和态度四个方面出发，经过规范、系统的专业培训，使每位从事血液透析工作的护士能够迅速建立系统的血液净化护理专业知识和技能框架，达到不同岗位级别的血液净化专业护士准入标准要求，保证护理人员有能力按照工作岗位要求完成所承担或将要承担的工作和任务，从而为患者或服务对象提供全面、系统、专业化、连续、安全、有效的专业技术服务，实现血液透析专科护士"知识全、专业精、技能高"的专科发展。

三、培训对象

（1）新毕业护士：接受＞1年的通科轮训，且已获取执科护士资格证后进入血液透析中心工作的护士。

（2）从其他科室调入血液净化中心的护士。

（3）现在正从事血液透析工作的护士：经评估核心能力在N4以下的血液透析护士。

四、培训前的评估

已在血液净化中心工作的护士进入血液净化中心接受核心能力的系统训练之前，需要接受核心能力的评估，以确定进入训练的级别、岗位及训练时间。

（1）评估人员：科室评估及培训管理委员会。

（2）评估方式：包括专科理论考核、技能操作考核、综合评估，其中专科理论和技能操作各占40%，综合评估占20%。

（3）评估内容：各层级的核心能力、血液净化中心岗位工作时间、完成相关指标的数量。

五、各职级及岗位职责

（一）N0级（助理护士）

学历要求：毕业第1年，中专以上学历，岗前培训考核成绩优良。
岗位职责：在上级护士指导下完成基础性护理工作。

（二）N1级初级责任护士

分两个阶段进行培训，培训时间2年。
第一阶段：入血液透析区工作0～6个月，新毕业要求本科及以上学历，助理护士2年培训考核合格后可转为此级。

岗位职责：完成本阶段核心能力相关项目的培训及临床实践要求并通过测评后，在上级护士指导下以临床基础护理工作为主，熟悉血液净化中心的工作环境，熟练掌握各项基础护理技术操作，熟悉专科基础理论和技术，能正确、有效地做好透析机的基础操作，做好病情观察，及时处理机器报警及各种并发症的出现，辅助完成本科危、重患者的抢救与观察，并接受 N1 级第二阶段的培训。

第二阶段：血液透析区工作 6 个月至 2 年。

岗位职责：具备运用护理程序的能力，提供患者整体护理，能独立、正确、安全地完成常规性血液透析治疗、血液透析技术操作与护理，掌握常见仪器使用、保养和处理，在上级护士指导下开展抢救配合工作，并在此岗位接受 N2 级的培训。

（三）N2 级初级责任护士

血液透析区工作 3～5 年。

岗位职责：完成本阶段核心能力相关项目的培训及临床实践要求并通过测评后，具有较强的专科业务能力，能够胜任各班工作并指导下级护士完成各项护理工作，并且具备一定教学、组织及管理能力，能够开展特殊血液净化治疗，指导下级护士开展抢救工作，并在此岗位基础上接受 N3 级的培训。

（四）N3 级高级责任护士

血液透析区工作 6～10 年，具备护理师级以上专业技术资格。

岗位职责：完成本阶段核心能力相关项目的培训及临床实践要求并通过测评后，具有熟练的抢救技能、较强的带教能力、护患沟通能力及撰写护理论文的能力，能够开展血液净化患者管理，承担初级责任护士的培训导师任务，参与组织协调各种抢救工作和特殊情况处理。

（五）N4 级护理组长

血液透析区工作 8～10 年，具备大专及以上学历，主管护师及以上专业技术资格。

岗位职责：完成本阶段核心能力相关项目的培训及临床实践要求并通过测评后，对本组的护理工作质量负责，参与血液净化护理质控，能对下级护士的工作质量进行评价、反馈及指导，并负责组织本组护士的教学培训工作，具有解决本专科护理工作疑难问题的能力，参与科室护理管理，行使部分护理行政权力，配合护士长开展工作。

六、培训方法

（1）各阶段核心能力内容的训练，采用自学和集中培训两种方法结合完成。其中，自学是每位学员必须自己完成的；理论相关知识的集中培训采用护理专题讲授方式进行，操作实践相关知识的集中培训采用演示教学和现场模拟的形式开展。每个层级护士应完成训练模块的学时要求。

（2）临床实践的培训以分区域临床导师带教的方式进行，按照各层级培训计划完成培训目标，包括量化的疾病种类、操作技能及设备操作；对无法进行现场操作的使用模具演示，并按照训练大纲进行培训和考核。

七、培训师资要求

护士长→N4→N3→N2→N1→N0

（1）训练导师：初级责任护士的训练导师必须已取得高级责任护士专科资格，具有大专及以上学历。

（2）理论授课人员：应具有中级职称以上或大学本科学历，且已经取得高级责任护士专科资格。

八、培训方案

（一）N1-1

1. 掌握和运用专科基础知识和技能的能力

（1）知识目标

1）熟悉血液透析区域的布局及功能划分了解其基本原理，明确抢救车、急救物品的放置及常用急救药物的名称、剂量、用法，掌握病区管理规定与要求。

2）掌握透析患者出入院基本流程及探视管理规定，能独立完成血液透析患者的收治登记、就诊、护理评估及初步处理，熟悉血液透析前物品准备、患者准备及透析后各种物品的处理。

3）掌握各类血液透析区仪器设备的操作、维护与保养，能正确识别机器报警原因及处理。

4）掌握各种护理文书表格的书写要求。

5）掌握慢性肾衰竭的发病机制、临床表现、各项实验室化验检查的临床意义、治疗护理原则及健康教育宣教方法。

6）掌握血液透析的常见并发症及其观察要点与处理。

7）能按要求进行正确自我防护。

（2）技能目标

1）熟练掌握各项基础护理操作，各种型号血液透析机常规操作。

2）实行床边责任制，动态观察患者病情，发现患者出现并发症及时干预、处理并报告管床医生。

3）能够独立协助医生行各类血管通路手术，并做好术前、术后指导。

4）能完成血液透析前期及间期的常规护理工作。

2. 临床思维判断能力

能运用护理程序的思维方法对慢性肾衰竭尿毒症患者进行正确的常规性护理评估。

3. 教育与培训能力

1）能对透析患者及其家属进行正确的健康教育宣教和各项注意事项的指导。

2）熟悉健康教育资料的获取途径和补充方式。

4. 协调、组织与应急能力

1）保持病区整齐、清洁、安静，做好探视人员的管理。

2）在上级护士的指导下，能配合透析患者的抢救工作。

3）了解应急预案的主要内容，掌握紧急或突发事件的基本应对原则。

5. 实施

按照培训大纲，实行导师指导制，定期组织业务学习，技术培训，个案分析，反复加强训练，定时进行理论与实践技能的阶段与年度考核，及时了解该阶段护士工作情况，比较培训前后，实时总结，实时反馈，根据护士培训存在情况及时给予指导与帮助。

6. 评价

1）工作实践时间≥1年。

2）专业培训学时≥80小时。

3）培训课程理论成绩≥80分。

4）实践操作能力≥80分。

5）完成技能及个案积累。

6）核心能力考核≥80分。

7）透析护理记录合格率≥85%。

8）继续教育学分：本专业≥5分。

9）年终考评：良以上。

10）接受N1级第二阶段的培训。

（二）N1-2

1. 掌握和运用专科基础知识和技能的能力

（1）知识目标

1）熟悉透析区域布局及功能划分，明确设备及物品的放置。

2）掌握透析室基本核心制度，了解各项紧急预案、指引及请示报告制度。

3）掌握血液透析机的基本原理、结构与功能、操作原则、按键的使用及功能，认识各型号血液透析机的区别。

4）能对透析机进行正确的消毒和保养，对透析室进行有效的空气消毒。

5）了解透析器的结构、类型和透析膜材料特点。

6）能正确识别透析液的成分、内瘘针头型号及留置管类型的使用特点。

7）能根据病情需要给予血液透析患者正确、舒适的体位，做好血液透析紧急与远期并发症的防治与护理。

8）能正确书写血液透析护理文书及记录透析机、水处理的使用状况。

9）掌握血液透析患者的护理常规和管理要求。

（2）技能目标

1）能建立有效的血管通路，并对血管通路实施正确的护理。

2）能独立、正确、安全完成血液透析治疗与护理。

3）能识别机器上的各种报警装置，排除故障，使治疗顺利进行。

4）配合上一级护士做好血液透析常见并发症的急救与应急处理。

2. 临床思维判断能力

能运用护理程序的思维方法对血液透析患者进行正确的常规性护理评估。

3. 教育与培训能力

能独立完成住院及门诊血液透析患者的健康教育和各项注意事项指导。

4. 协调、组织与应急能力

1）掌握血液透析中输血、输液反应的处理流程。

2）掌握急性心力衰竭、透析失衡综合征、各类型休克、高血压、低血压、出血等并发症的早期发现和紧急处理方法，在上级护士的指导下能配合开展抢救工作。

3）遇到突发事件、难处理的事情或有投诉时，能及时寻求有效的帮助，并及时汇报。

5. 实施

按照培训大纲，实行导师指导制，定期组织业务学习，技术培训，个案分析，反复加强训练，定时进行理论与实践技能的阶段与年度考核，及时了解该阶段护士工作情况，比较培训前后，实时总结，实时反馈，根据护士培训存在情况及时给予指导与帮助。

6. 评价

1）工作实践时间≥2年。

2）专业培训学时≥100小时。

3）培训课程理论成绩≥80分。

4）实践操作能力≥80分。

5）完成技能及个案积累。

6）核心能力考核≥80分。

7）透析护理记录合格率≥85%。

8）继续教育学分：本专业≥5分。

9）年终考评：良以上。

10）接受N2级培训。

（三）N2

1. 掌握和运用专科基础知识和技能的能力

（1）知识目标

1）能对血液透析室的硬件进行常规的维护和管理。

2）掌握水处理的消毒和保养标准与要求，能对水处理的消毒和保养效果进行监控。

3）能正确指导维持性血液透析患者的日常生活自我管理。

4）能评估患者的营养状况，并提供适当的饮食指导。

5）能对透析患者开展心理护理，帮助患者寻求社会支持，并建立联络家属的有效方式。

6）能有效执行透析室预防院内感染的各项措施。

（2）技能目标

1）掌握各特殊血液净化技术（包括血液滤过、血浆置换、吸附、血液灌流、单纯超滤、CRRT）的适应证及技术操作。

2）能运用护理程序的思维方法对特殊血液净化患者进行护理。

3）能根据适应证及拟达到的治疗目的，有选择性地开展各项血液净化技术。

4）能根据不同病情分类处理，配合医生完成对重症患者的各种血液净化治疗。

5）能根据干体重计算并完成必要的脱水量，并提出对干体重的修改建议，以保持血液净化技术治疗中的容量平衡。

6）能独立完成小儿、老年、糖尿病肾病患者的血液透析、病情观察与护理。

2. 临床思维判断能力

1）能独立完成特殊血液净化过程中重症患者的监护及护理，并以敏锐的观察力及娴熟的专业技能，迅速判断病情变化，及时做好急救工作。

2）能根据检验指标追踪门诊血液透析患者的护理评价，并制定门诊血液透析患者随访计划。

3）能对透析患者进行安全评估，正确评价患者安全管理措施的落实情况，并给予恰当保护措施。

3. 教育与培训能力

1）能对患者或家属不健康行为进行有效的护理干预。

2）能对下级护士进行技术示范。

3）能为护生进行专科护理实习带教和技术示范。

4）能以基本信息获取技术，追踪血液透析的新技术与新业务。

4. 协调、组织与应急能力

1）能对透析室特殊患者进行管理和报告。

2）能独立进行心脏骤停、高血钾、低血压、高血压、急性心力衰竭、透析失衡综合征、各类型休克、心跳呼吸骤停、急性脑出血、糖尿病酮症酸中毒、过敏反应等并发症的应急处理。

3）遇到投诉或纠纷时，能做出初步分析及处理，无法单独解决的问题能够寻求有效的帮助途径。

5. 实施

按照培训大纲，参加院级三基考试及科室季度操作考核，实行导师指导制，定期组织业务学习及查房并考核，实时总结，实时反馈，要求每年发表论文一篇。

6. 评价

1）工作实践时间≥3年。

2）专业培训学时≥80小时。

3）培训课程理论成绩≥80分。

4）实践操作能力≥80分。

5）完成技能及个案积累。

6）核心能力考核≥80分。

7）透析护理记录合格率≥85%。

8）继续教育学分：本专业≥10分。

9）年终考评：良以上。

10）接受 N3 级培训。

（四）N3

1. 掌握和运用专科基础知识和技能的能力

（1）知识目标

1）能正确使用简易心理测评量表对患者心理状态进行初步评估。

2）能对透析机、水处理、透析室的消毒和保养方式进行选择和调整。

3）能对各功能区域的物品配置及完备情况进行管理。

（2）技能目标

1）掌握 CRRT 治疗模块的选择及治疗目的，能根据患者病情及治疗目的的需要，进行 CRRT 治疗模块的选择。

2）能根据不同病情分类及急诊透析指征，配合医生完成急危重症患者的各种血液净化治疗。

3）能制定昏迷、多器官衰竭、多发伤、DIC 等危重患者的血液透析护理方案。

4）能根据门诊、急诊、住院透析患者就诊原则，合理安排透析秩序。

5）具备进行透析护理质量监控及本室医院内感染管理的能力。

6）能参与制定科内核心制度、工作指引及流程改进。

2. 临床思维判断能力

1）在急诊 CRRT 时，能迅速判断患者情况、透析条件，协助医生确定实施透析方案。

2）能迅速判断血液净化治疗的并发症或病情变化，预见性地做好急救准备，并能快速组织应急处理。

3）能不断发现临床工作中的潜在问题，并予以持续的品质改善。

4）参与疑难病例讨论。

3. 教育与培训能力

1）具较好的健康教育知识与技能，能与患者及其家属良好沟通。

2）具有对下级护士教育和指导的能力，能根据本组护士实际需要制定相应的培训计划。

3）能制定护生临床教学计划，并承担对护生的临床带教工作。

4）组织护生进行护理教学查房。

4. 协调、组织与应急能力

1）能对各类透析患者进行动态管理，安排本班组护士的工作并交代注意事项。

2）能正确评估本班各岗位护士的工作能力和效果，对下级护士的工作质量进行评价、反馈及指导，并采取积极有效的改进措施。

3）突发事件及收治透析患者时能合理调配护士人力并协调相关科室参与抢救。

4）遇到投诉或纠纷时，能根据指引做出正确处理。

5）能做好与科内医生、护士、护工的良性协调工作。

5. 实施

按照培训大纲，参加院级三基考试及科室季度操作考核，接受上级护士指导并负责指导下级护士，定期组织业务学习及查房并考核，协助护理组长指导日常工作，每年发表论文一篇。

6. 评价

1）工作实践时间≥6年。

2）专业培训学时≥80小时。

3）培训课程理论成绩≥80分。

4）实践操作能力≥80分。

5）完成技能及个案积累。

6）核心能力考核≥80分。

7）透析护理记录合格率≥85%。

8）继续教育学分：本专业≥10分。

9）年终考评：良以上。

10）接受N3级培训。

（五）N4

1. 掌握和运用专科基础知识和技能的能力

（1）知识目标

1）具有以循证护理的方式解决本专科疑难护理问题的能力。

2）具有获取国内外透析护理发展前沿动态资讯的能力。

3）具有开展与血液透析护理相关的科学研究的能力。

（2）技能目标

1）能根据透析室整体布局、人员配置、设备管理等要求，提出建设、管理及发展的合理化建议。

2）能制定、完善本专科护理新业务新技术的准入制度，提出护理指引，并对准入过程进行全程质控。

3）能完善、改进本专科护理工作岗位职责及工作质量标准。

4）能制定、改进本专科核心制度、工作流程及各种紧急预案，检查落实情况并评价实施效果。

5）能评价及改进血液净化护理常规和技术操作流程。

6）能制定预防血液透析区域院内感染的措施并评价落实情况。

2. 临床思维判断能力

1）能组织本专科疑难透析患者护理查房及病例讨论。

2）负责本专科的护理会诊工作。

3. 教育与培训能力

1）能正确评估下级护士的能力，及时给予指导。

2）能对全院医护人员进行血液透析技术演示教学。

3）具有较强的授课能力和演讲能力。

4）主持本专科护理查房工作。

4. 协调、组织与应急能力

1）熟悉相关法律法规及医院的规章制度。

2）具备良好的沟通技巧，能与院内各科室进行有效的沟通协调。

3）能预见科室潜在的不安全因素，指导下级护士落实安全管理。

4）具有能影响他人并能建立良好的团队的能力。

5. 实施

担任病区护理组长或者总带教，协助护士长管理科室日常工作，定期组织操作、查房示范及疑难病例讨论，做好科室质控工作，每年在核心期刊发表一篇以上论文。

6. 评价

1）工作实践时间≥8年。

2）专业培训学时≥80小时。

3）培训课程理论成绩≥80分。

4）实践操作能力≥80分。

5）完成技能及个案积累。

6）核心能力考核≥80分。

7）透析护理记录合格率≥85%。

8）继续教育学分：本专业≥10分。

（六）年终考评

良以上。

九、总结反馈

总结反馈贯穿整个培训过程，要做到实时总结，实时反馈，持续改进，建立完善的血液净化护士核心能力培训体系，使血液净化管理朝着科学化、专业化、精细化的方向健康发展，每位护士朝着"知识全、专业精、技能高"的专科护士发展。

（许文华）

参 考 文 献

陈香美. 2010. 血液净化标准操作规程. 北京：人民军医出版社.

崔岩，魏丽丽，王祥华，等. 2012. 实用血液净化护理手册. 北京：人民军医出版社.

丁淑贞，李平. 2012. 使用血液净化护理管理. 北京：中国协和医科大学出版社.

符霞. 2013. 血液透析护理实践指导手册. 北京：人民军医出版社，291-300.

广东省卫生厅. 2009. 专业护士核心能力建设指南. 广州：广东科技出版社，189-200.

杨晓梅，王革. 2010. 血液透析培训手册. 北京：人民卫生出版社.

第三十六章 透析与环境

血液透析和腹膜透析是急性或慢性肾衰竭患者应用最广泛的治病方式。透析广泛应用可弃性材料。这些材料大部分是人工聚合物。它的应用可使全身循环或腹膜腔处于无菌环境中，也广泛应用于其他不同的临床用途上。目前生产厂家已具备将材料制成多种多样装置的能力，而且它们的生产成本相对较低。为患者选择适当的材料通常取决于经济、实践及与患者相关的因素。这些材料在使用过后就被丢弃成为医疗废品。透析治疗所用的材料包括：透析器、透析管路、液体袋、废液袋、敷料、注射器和浓缩液容器。此外，透析废品还有玻璃制品、金属针、卡纸板和包装材料。血液透析和腹膜透析也从体液和用过的透析液中产生液体废品。

大多数的固体废品在市政或医疗废品焚烧装置中焚烧。众所周知，在废品烧成灰烬的过程中，大量的有毒化合物形成并释放到环境中。在这些化合物中二噁英最受关注。二噁英通过焚烧装置中堆积的散发物和灰烬进入环境中并分布至全球。

现今，对环境的关注已变成发达国家政治议程的一部分，全球变暖、酸雨、臭氧层耗尽、温室效应等已成为全球关注的热点。

随着环境问题日益严峻，在保证患者存活质量的情况下，部分肾脏病专家开始探索和倡导可持续的"绿色透析"以减少对环境的影响。

一、医疗废物的定义

在英国，废品控制规则（1992）将医疗废品定义如下。

（1）任何存在于人类或动物全部或部分组织、血液或其他体液、分泌物、药物或药用产品中的，以及存在于棉签、敷料、注射器、针或其他锋利器具中的废品。这类废品对任何接触者而言可能是危险的，除非使之变得安全。

（2）任何在临床护理、牙科、兽医、制药或相似的操作、调查、治疗、照料、教育、研究或输血用途的血液采集中产生的废品。它们可能会感染任何接触者，这类废品可以进一步分为五组。

A 组：手术敷料、棉签、治疗区中其他所有的污染废品，感染病例中非亚麻布材料，实验室中的所有人体组织、动物尸体和组织，以及所有相关的棉签和敷料。

B 组：丢弃的注射器、针头、碎玻璃和其他锋利的物品。

C 组：实验室和验尸废品。

D 组：制药的和化学废品。

E 组：用过的可弃物品。

比利时根据欧洲委员会的指引，把废品编制成四个目录：家庭废品、工业废品、特殊废品和危险废品。医疗废品定义为特殊废品，包含医学或兽医治疗的来源的废品、同时还包含实验室和验尸废品。医疗废品再分为非危险性医疗废品和危险性医疗废品。非危险性医疗废品时对接触者不存在特殊危险的废品，它的来源与家庭废品相似。玻璃制品、纸张和卡纸板可从非危险性医疗废品中收集而来。危险性医疗废品是有细菌或病毒感染危险的废品和引起中毒的废品，这些废品可对操作者造成伤害。

（3）医疗装置的材料：聚合物在日常生活中的重要性是毋庸置疑的。蛋白质、糖类、核酸、橡胶和树脂制品都是天然聚合物，而橡胶和合成纤维是从有机化学物中人工合成的。

橡胶材料由油或可燃气制成；单体在裂解过程后形成并随后聚合。聚合物是由数个连续的化学单体、催化剂、缓冲剂及添加剂混合之后用机械程序制成的特殊的产品。在制造过程中，添加物如抗氧化剂、可塑剂、填料和固定剂被添加以保持或改进聚合物的特性。添加物可被固定在基础聚合物上；可塑剂可与聚合物混合但不能发生化学性捆绑。化学性化合物可移动至聚合物表面以改变表面特性。每种聚合物有其自身特殊的优点，在每项应用中要求每一种理想的聚合物保证有最佳的表现。

聚合物被当作未经加工的原材料生产出来。这些来自供应商的材料或就当作材料应用，或经由装置和（或）包装工业混合或改变。这些工业部门使用到的原材料通常是聚丙烯（PP）、聚乙烯（PE）、聚氯乙烯（PVC）、聚苯乙烯（PS）、聚碳酸酯（PC）和聚亚胺脂（PU）。这些材料被广泛应用于多种临床用途（表 36-1）。此外，也应用到硅酮及天然或合成橡胶。

表 36-1　在临床应用中常用的聚合物材料

聚合体	应用
聚乙烯消毒品	血液和溶液袋，手术敷料，静脉输液装置，透析装置，导尿管，全身性导管，插管
聚乙烯	药瓶，延展装置，导尿管，韧性容器
聚丙烯	滴定管腔，连接物，注射器，包裹材料，容器
多碳酸盐	刚性铸型
聚酰胺（尼龙）	包装材料，手术缝合线、接骨材料、透析用膜
聚乙烯对苯二酸盐	网状组织
聚亚胺脂	导尿管，部件，混合壶
乙基乙烯基乙酸盐	注射袋，导管
多元酯醚	高压导管，手术产品
硅酮	导尿管，成分管装置
聚苯乙烯	培养基烧瓶，真空瓶，包装

医用塑胶可弃物的消耗正在增长。这种不断增长的需求是由于防止感染、卫生原因和使用方便而引发的。1994～2000 年的医用塑胶品的全球年增长率估计达 6.38%；在美国，到 2000 年这种需求达到 1.423×10^9kg。聚氯乙烯有着重要的用途，由于生产工序的多样化和聚合物生产的低成本，到 2000 年其产量达 4.24×10^8kg。PP 的产量每年增长 3%至 2000 年达到 2.32×10^8kg。

当前，医疗设备工业的发展趋向于强调质量。诸如消毒后材料的分解、生物相容性、细胞毒、致病作用等，按目前国际标准和指引来检测。医用材料的一个重要环节是包装工业。包装可提供关于产品的信息和说明，并保证其特性、性能和运输存储的安全，同时带有提示废品处置方法的循环再用标记。

医疗塑胶的高需求加重了环境负担，带来大量的医疗废品。用过的材料对废品生成及其造成环境污染后果的影响迄今仍未得到医疗部门的特别关注，但是如今工业正制造可减少污染的新型聚合物，并将在医学中得到使用。

二、透析器、血透管、液体袋、CAPD 袋、连接物和容器

（1）人工合成聚合物：为法国、德国、日本和美国四国生产出用于肾替代治疗的薄膜。这些薄膜是纤维制成的或人工合成的聚合物。前者包括再生的纤维素（含有亚酮）、双乙酸纤维素（CA）、三乙酸纤维素（CTA），经过化学修饰的一组包含：多磺基（Psu）、多胺（PA）、聚丙烯腈或甲醇丙烯酸合成膜（PMMA）和聚丙烯腈膜（AN69/PAN）。血透机包含了一个储藏在 PC 箱或置于 PU 内的薄膜。在分支管头部周围通常使用硅酮橡胶密封。

制造适合透析用的薄膜需要不同的技术或化学工序。这些薄膜必须是生物可相容的并有足够的透析清除率。为达到这样的要求，以纤维素薄膜为例，它是由乙酸盐修饰并用膨胀剂形成气孔。生产工序中的剩余物如缓冲剂、催化剂或粒子必须是对患者无危险性的或无毒的。但是，在透析器的漂洗液中剩余物质中的细胞毒物质已在线粒体中被发现，并发现经次氯酸盐和过氧化酸处理后再利用的多磺基薄膜中确实多了乙烯甘醇。

医用管道如血液透析的血流管道及装有生理性溶液或 CAPD 溶液的袋子大多数是由聚氯乙烯（PVC）制成的，其生产费用是低廉的，基本成分是氯化钠、乙烯、氯乙烯单体包含一个取代碳原子的氯原子。PVC 是刚性的，为了在柔韧的纸张或管状物中使用，聚合体需要用热稳定器（重金属）和可塑剂来屈曲。可塑剂的添加弱化了 PVC 链的作用，使之增加了链间的柔韧性。主要的添加剂是可塑剂，占最终材料体积的 40%。最常用的可塑剂是二-乙基己基-酞（DEHP）（图 36-1），其临床影响将在后文讨论。与那些普遍用途

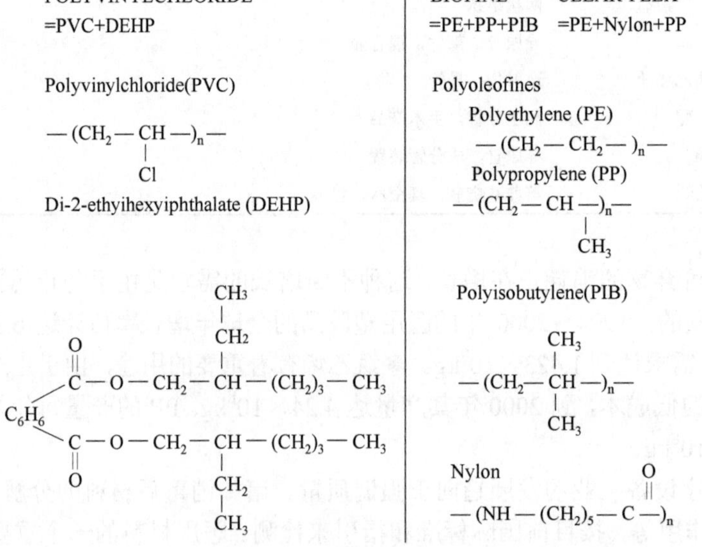

图 36-1 PVC、DEHP、Biofine、Clear-Flex 的化学结构

如建筑产品的制造相比较而言，在制造医用层次的 PVC 中，使用的添加剂的选择是有限的。表 36-2 阐明了以欧洲药品指引为基准的作医学用途的 PVC 组成。PVC 已被使用多年，众所周知，可塑剂可由透析器或 CAPD 进入血液。

表 36-2　在血袋和导管制造中使用的医用 PVC 的成分

聚氯乙烯	≈55%
可塑剂	≈40%
N，N 二酯乙二胺	≈1%
亚麻油或环氧基大豆油	10%
钙锌硬脂酸盐	≈1%
锌	≈1%

　　最近，又有新型聚合物如聚烯烃（POs），将逐渐替代 PVC 制成 CAPD 袋。聚烯烃是碳氢化合物且不含氯原子。在这种材料中，柔韧性是通过特异的碳原子的三元构造，而不是可塑剂的添加来获得的。PP 包括高密度聚乙烯（HDPE）、低密度聚乙烯（LDPE）及聚异丁烯（PIB）都属于这个聚烯烃的多聚体家族。Biofine 是一种 100～150μm 薄由 7 层构成的 PO 薄膜。半硬的 PE 是惰性的，用作溶剂容器。Clear～flex 是由聚乙烯、尼龙、聚丙烯构成的三层聚合体。PE 的里面一层直接接触透析液，尼龙则对气体构成屏障，而 PP 可减少对水的通透性。POs 具有较好的生物相容性，与传统的 PVC 袋相比，它不会影响白细胞的功能。此外，体外部件同样可能含有大量天然或合成的橡胶、硅酮、聚亚胺酯、多元酯，如网状结构中用到的聚乙烯对苯二酸盐（PET）、PAs 或尼龙、多碳酸盐（PC）。

　　（2）玻璃：尽管注射器已不再使用玻璃制品，玻璃仍是构成医疗废品的一个重要部分。因玻璃是惰性的，且其对药剂通常比 PVC 更具稳定性，所以小玻璃管和玻璃罐常常用来装溶剂药物。玻璃壁对药物的吸收几乎是可忽略的，因此在存放期间不会发生浓缩改变，但是用于装溶剂药物的 PE 制成的胶药水瓶正逐步替代玻璃药水瓶。

　　（3）金属：医疗装置中只含少量金属。预先消毒好的透析器，特别是用 γ 线消毒的那些会使用铝袋。根据欧洲药典，在导管和袋子的生产过程中一些稳定剂可能被加入 PVC 中，包括＜1%的锌和＜1%的钙或锌硬脂酸盐。进入患者循环系统和用作血样采集的针是由医用的不锈钢制成的，包括了 70%的铁、18%的铬、9%的镍、1.5%的锰、0.10%的钴、0.05%的铂和 0.01%的钨。微量重金属如铅也存在于纸张和卡纸板中。

　　（4）包装材料：为了运输，医疗产品和装置被包装起来。包装卡纸和纸袋和（或）聚乙烯或金属箔制的袋使单个装置在使用前保持无菌，并保护材料以免受损。包装也给用户提供了关于产品名称、用途、产品号、标签码、消毒技术和消毒日期、截止日期和 CE 标记等信息。随着关于包装的欧洲指引的出现，循环再用标记也包括在内。

三、医疗废品产生

　　在欧洲的社区，每年由家庭和工业产生的废品有 $2.5×10^9$ 吨，需要得到处理。大约

50%的废品来源于农业，约 1.14×10^8 吨，占全部废品的 4%。大约 7%的固体废品来源于塑胶废品。种类广泛的塑胶从低、高密度聚乙烯、聚丙烯到聚苯乙烯及 PVC 都被丢弃成废品。这些塑胶不仅来源于医疗用途也来源于工业、建筑业和家庭。

　　医疗废品的类型和本质。医疗废品所占重量在所有产生的废品中<1%。医院、实验室、医生办公室和在家的患者都产生医疗废品。在英国有 900 张病床的普通医院产生废品的情况见表 36-3。每张病床产生的医疗废品平均是每年 0.59 吨，但是，这个数字存在着相当大的差异，如拥有 1900 张病床的 Freiburg 大学医院每张病床每年仅产生 0.026 吨的医疗废品。英国的"绿色圆点"系统将产生的医疗废品作严格的分类。

表 36-3　泰恩河纽卡素皇家维多利亚医院中的废品生成

	家庭废品（%）	医疗废品（%）
门诊患者	2	2
药房	2	7
急诊室	4	7
X 线室	2	2
加强治疗单元	2	6
手术中心	4	12
实验室	5	6
病房	63	63
管理处	16	—

四、血液净化产生的废品

　　血液透析和 CAPD 技术使用的可弃物已大大减小了感染和污染的风险。对患者、医生和护士而言，可弃物使用较为安全，这些可弃物品容易处理且并不昂贵。透析设备消费了全球 8%的可弃性医疗物品。

　　在 1997 年，Gent 大学医院的肾病区 77 名终末期肾病患者接受血液透析治疗。统计资料显示这些患者进行了 12 000 次的血液透析治疗，每次透析须接触多磺基、血仿膜或三乙酸纤维素膜。另外，还要接触的透析材料包括多碳酸盐、聚亚胺酯、PVC、Picipol、丙烯腈（ARS）、聚酯、聚丙烯、橡胶、硅酮、树脂、乙烯基、聚四氟乙烯、玻璃、不锈钢、药棉、胶带等。这些物品的包装材料是卡纸板、铝袋、聚乙烯和对苯二亚甲基聚乙烯。

　　截至 2012 年年底，全球约有 301 万终末期肾病（ESRD）患者，并且，每年新增约 7%的患者。在这 301 万终末期肾脏病患者中，约 210.6 万患者（占所有透析的 89%）采用血液透析（HD）治疗，约 25.2 万患者（占所有透析的 11%）采用腹膜透析（PD）治疗，约 65.2 万患者进行了肾脏移植手术。每名血液透析患者每次常规血液透析（4～5 小时），平均大约消耗 500L 水和 6.4 度电，产生 2.75kg 医疗废物。按每个患者每周血液透析 3 次（每年约 156 次）计算，全球的血液透析患者每年要消耗约 1.64 亿吨水 [=500 升/次×156 次/

年×2 106 000 人/（1000 升·吨）] 和约 21 亿度电，产生 90.3 万吨医疗废物（2.75kg×156 treatments/year×2 106 000patients）——这些医疗废物通常具有高感染性，只能被填埋或焚毁（表 36-4）。而每名 CAPD 患者每日约需使用 4 个 2.5L 的透析袋。按此计算，全球的腹膜透析患者每年消耗约 92 万吨注射用水（injection-grade）[10 升/日×365 日/年–252 000 人/（1000 升·吨）] 用于配制透析液。

表 36-4　年度全球透析资源消耗和废物产生量

类别	全球患者估计数量	每次治疗资源使用量	每年治疗数	预计每年资源量或废弃物生成量
血液透析自来水用量	2 106 000	500L	156	164 268 000 000L
血液透析丢弃的反渗水	2 106 000	333L	156	109 402 488 000L
血液透析传染性废物量	2 106 000	2.75kg	156	903 474 000kg
血液透析耗电量	2 106 000	1.3kWh（×4h/run）	156	1 708 387 200kWh
腹膜透析液用量	252 000	10L（4×2.5L/袋）	365	919 800 000L
腹膜透析传染性废物量	252 000	未知	365	未知

1. 透析产生的固体废品

（1）危险性医疗废品：透析器、导管、针、伤口敷料和已污染的装有生物液体的玻璃容器。

（2）非危险性医疗废品：无污染的医疗可弃物如交换液袋、包装材料、容器。

（3）家庭废品：纸张、包装材料、卡纸板、塑胶。

（4）无污染的玻璃品：玻璃瓶、小玻璃管、药瓶。

一个血液透析患者每次治疗产生的固体废品约 2.8kg，血液透析中心产生的固体废品总量是每年约 34 000kg，约占医院废品总数的 2.5%。除了无污染的玻璃品外，所有的废品必须在规定的焚烧装置中焚烧。在英国医疗危险性废品的焚烧费用是约 2 美金/千克，比医疗非危险性和家庭废品焚烧贵 10 倍，这是由于在处理过程中要求额外的预防措施所致。

英国 1997 年的一项对 41 名患者家庭腹膜透析治疗的资料统计显示，平均家庭透析 8295 日和在医院透析 707 日，大多数患者每日实行 4 次交替，除了那些使用家庭循环系统的患者外，大多数患者使用的聚合体是 PVC（双袋）或 Clear-flex 制成的透析袋，少部分患者使用完全无 PVC 的 Stay-safe 设备。所有的材料放在卡纸板内运输及供应。产生的废品是用称量空袋来计算的。在医院，CAPD 袋、所有消费品和卡纸板均被当作非危险性医疗废品来丢弃，除非当患者患上腹膜炎时。在家里，患者通过家庭式焚烧废品来丢弃使用过的 CAPD 袋、导管和包装。卡纸板被分离开收集并循环再用。据英国 Gent 大学医学院的统计显示，一个接受 CAPD 治疗的患者每年产生的总固体废品量是 1.69kg（表 36-5），这些患者每年产生的废品约 15 000kg。大量的废品是接受家庭 CAPD 治疗患者额外的问题；CAPD 治疗的患者每人每年额外增加 600kg 的废品。患者需要足够的空间来分类和存储废品，同时也增加了城市废品处理的费用。

表 36-5　HD 患者、CAPD 患者及居民的固体废品量

	固体废品量（kg）		
	HD 患者	CAPD 患者	城市居民
	1 次透析	1 日	1 日
危险性医疗废品			
塑胶	1.43		
玻璃、针、敷料	0.08	0.04	
非危险性医疗废品			
塑胶	0.37	1.15	
家庭废品			
塑胶	0.25		0.52
卡纸板或纸张	0.57	0.50	0.23
玻璃（非污染性）	0.10		0.07
其他废品			
花园和蔬菜			0.20
金属			0.03
其他			0.25
平均数	2.80	1.69	1.30

2. 年产生的固体废品

血液透析患者为 437kg；CAPD 患者为 617kg；城市居民为 475kg。总而言之，这些例子阐明透析中心和在家接受 CAPD 的患者产生大量的废品并随之因焚烧废品造成环境污染。塑胶在透析废品中比在日常家庭废品中更普遍，这些材料燃烧后可能会形成二噁英。

3. 透析产生的液体废品

资料显示 1977 年在英国 Gent 大学医院血液透析中心产生的液体废品是 38 000 000L 的透析液，包含了 156 000L 的透析液、2160L 的消毒液、560L 10%的乙酸、1200L 聚氯化合物、250L 枸橼酸消毒剂、150L Dialox。另外，由 CAPD 患者产生的液体废品为 72 000L，其中超过 90%来自患者家中。

可塑剂并不是以化学结合形式结合在聚合体上，且在透析中过滤掉的 PVC 并不进入环境中。血液透析患者的透析用品和 CAPD 释放的物质包括可塑剂、大部分的 DEHP 和衍生物单-2-乙基酞、2-乙基己烷、邻苯二甲酸。目前发现 DEHP 已在空气、水、土壤和食物中被监测到并可进入体内。

4. 固体和液体可弃废品的处理

固体废品可经垃圾掩埋场或焚烧处理。在欧洲据估计 70%的废品经垃圾掩埋场来处理，但是，存在着国家间的差异，例如，在瑞士仅 10%的废品经上述方法来处理。而在垃圾掩埋场中处理废品是我国主要的方式，尽管这些废品中部分来源于医院。

焚烧是处理医疗废品最普遍的方法，焚烧可能在医院里就地实行，或它可能运到一个方便的地方。在所处的社区里它们都是不受欢迎的，特别是如果废品是从其他地区运入的。在英国，许多医院有自己的焚烧装置来处理医疗废品。在欧洲环境保护法案监管在焚烧装置中燃烧的废品和它向大气的排放物。法规规定要确保所有焚烧过程受环境保护法案 1990 的监管。

德国有现代化的两站式焚烧装置的工厂，例如，在基尔有一家处理来自 Scheswig 地区的所有医疗废品工厂。在欧洲的其他国家，市政的焚化装置已被改装成允许处理医疗废品的装置。许多来源于医院的医疗废品的处理都被承包了，私人承包商搬动和运输废品去焚化，节省了大量的开支。在 1997 年英国每次搬运的承包价格是每吨 288～512 美元。在焚烧以前，传染性的医疗废品要经过特殊的处理，如高压消毒。这项技术同样可以用来处理经垃圾掩埋场处理的医疗垃圾，但因没有减少溶剂，目前已很少使用。

通常来源于肾替代治疗的废水会被排放入下水道系统而不经进一步处理。但是，城市地区的污水系统不仅处理废水还有雨水。在降雨量大的情况下，可能超出工厂的接纳容量。未经处理的污水直接排入河流或大海，特别是和患者血液接触而产生的废液中可能含有高浓度的亚硝酸盐、磷酸盐、硫酸盐、氨和氮，会对水源造成严重影响。

有一个常见的误区是认为所有的血液透析用水都是医疗废物。事实上，血液透析用水中有 2/3 作为"废水"排出，这些反渗废水不仅经过高度净化，而且没有接触过透析器和患者，完全达到 WHO 的饮用水标准。但是这些水一般都被白白地丢弃了，造成巨大的浪费。国外的一些血液透析中心通过改造水网管路，将干净的血液透析废水用于医院的环卫清洁，园林灌溉，以及生产消毒用的蒸汽。他们的实践不仅证实了循环利用血液透析废水是切实可行的，还能产生良好的投资回报。

来自血液透析和 CAPD 的固体废品大部分由塑胶材料和卡纸板组成。这些聚合体材料由碳（C）、氢（H）、氧（O）、硫（S）和氮（N）构成；只有 PVC 含有氯（Cl）原子（图 36-1）。卡纸板是一种有机材料并含有少量重金属。

在焚烧时废品实质上被氧化，因为焚烧是在约 10% 的氧含量下进行的。焚烧杀灭在医疗废品中的病原体。完全焚烧的塑胶产生二氧化碳、水、盐酸、硫氧化合物和氮氧化合物。但在市政或医疗焚烧装置中的燃烧氧化常常是不完全的，除了氧化物和酸外，还形成有危险性化合物，包括一氧化碳（CO）、多环烃（PAHs）、聚氯二苯二噁英。

透析产生的医疗废品需要足够的空间来分类和存储，同时也增加了城市废品处理的费用。此外，焚烧废品亦造成环境污染。塑胶在透析废品中比在日常家庭废品中更普遍，这些材料焚烧后可能会形成二噁英（PCDDs）和聚氯二苯氧芴（PCDFs）。这些化学反应产物通过排放物和灰烬进入环境中并全球性播散。人类和动物已经由吸入和摄入受污染的食物到直接接触这些物质（图 36-2）。很明显这些化学物质会造成环境污染和对人类的健康构成威胁。

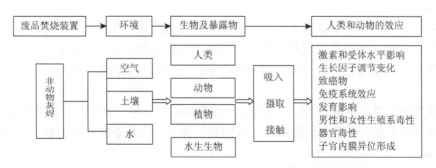

图 36-2 废品焚烧后污染物对人类和动物效应的全球分布图

在大气中，盐酸、硫氧化合物、氮氧化合物是分开的，硫酸、硝酸则形成酸雨。PAHs被认为是致癌物，聚氮二苯氧芴被认为是最具毒性的焚化废品污染物。

重金属也存在于固体废品（卡纸板和PVC）、针和金属箔中。在燃烧氧化后，含金属的无机复合物残渣作为低层灰烬和飞尘离开焚烧装置，同时少量以蒸汽或烟的形式也释放入大气中。

五、医疗废品对环境与健康的影响

医疗废品是二噁英的一个重要来源，原因是PVC在医疗部门中的广泛使用。PVC中氯的存在、这种聚合物渐增的消费使用及二噁英污染可能对健康造成威胁。但是，根据现今科学知识，这个解释明显过于简单。还应指出的是，来自燃油焚烧的毒性化合物的产生、有机化合物的产生和机动车辆废气的排放仍然是威胁人类健康的重要因素之一。英国的Harrad统计累积的排放物造成环境负荷的物质，其中10.9kg来自市政焚化废品，7.7kg为工业排放物，5.1kg为家庭排放物，1.7kg来自有机化学物产生过程的废物和0.7kg的机动车辆排放物，来自医疗废品焚化物的量据估计有1.7kg。

（一）聚氯二苯二噁英和聚氯二苯氧芴

1. 来源

氯化物如氯漂白过的纸张和PVC等完全燃烧氧化形成产物二噁英。二噁英是PCDDs和PCDFs整个种类的共同名字。二噁英是在1977年尼德兰的市政焚烧装置的排放物中被首次发现的。数年后，在燃气尾气和欧洲其他国家、北美和日本的固体废品焚化装置的浮尘中监测到二噁英。毒性化合物是在燃烧气体冷却下来时于低温下在焚化装置的氧化区域内形成的。当来自燃烧的燃气冷却下来时，这些燃气中的浮尘在二噁英的形成中起到活性表面催化剂的作用。飞尘中的铜、铁等金属催化了这些反应。过剩的氧气和火炉的低温产生大量PCDD/Fs。氯、铜、钠、钾和锌与二噁英浓度有确定的关系，而盐酸、硫氧化合物和氮氧化合物则没有。形成二噁英所需的三种基本原料是一种有机原料、一种氯元素源和在相对低温工序中的金属催化剂。其他二噁英的来源有油、煤、褐煤和木材的燃烧；其他焚化步骤；氯酚和氯苯的化学产物；纸张和金属工业中染料、纸浆的漂白；交通等。

2. 特性

二噁英是由1~8个氯原子取代了的三环芳香化合物。氯化二噁英是二苯-P-二噁英的衍生物。依据前导物和氯取代的位置，形成不同的同种异构体。聚氯二苯氧芴是二苯氧芴的氯代衍生物，它们有相似的物理和化学特性。这些化合物是稳定、高度疏水和亲脂的。

已证实燃气废品焚烧装置中的飞尘、生物和环境样本中有聚氯二噁英和氧芴浓缩物，可通过燃气集合层析法用光谱测定计（GC-MS）在一系列复杂的样本处置后进行检测。

3. 毒性

根据氯原子占据环状结构的位置和数量不同，产生了135种PCDF和75种PCDD

异构体。总数 210 种异构体中有 17 种被认为是具有毒性的。意大利 Seveso 的一次工业
意外后释放出 2，3，7，8-四氯化苯-p-二噁英（TCDD）。以毒性等价因子方法将二噁英
和 2，3，7，8-TCDD 的相关毒性进行比较。表 36-6 中毒性最强的二噁英是 2，3，7，
8-TCDD，它是一种单独极低剂量即对特定种类如大鼠致死的化合物。但它同时对狗无
任何效应。人类和动物直接或间接接触二噁英是通过吸入和食物链，特别是通过食用
含脂食品如牛奶、肉类和鱼类。此外，二噁英也在土壤和蔬菜中存在。二噁英在人体
组织内持续存在，估计其半衰期在 5～10 年。De Jong 等研究了环境和食物链中二噁英
的水平，显示在尼德兰人每日平均摄入 30～70pg 的 TEQ，即等于源自牛奶和脂肪中
的摄入量。该摄入在 WHO 规定的二噁英容许限度（2，3，7，8-TCDD 0.06～100pg）
以内。

为了控制二噁英污染，要评估三个排放指标：大气中二噁英浓度 fg/m^3、沉淀量 ng
TEQ/m^2 和牛奶中二噁英浓度 pg TEQ/g 脂肪。1997 年，比利时（佛兰德斯）北部的牛奶
脂肪二噁英浓度是 1.4pg TEQ 二噁英/g 脂肪。在尼德兰，1991 年市政焚化装置释放入大气
的二噁英是 382g TEQ/年，而交通排放二噁英量是 7g TEQ/年。二噁英对人类的影响是有
争议的，尽管有人提出过它们有激素活性。二噁英跨过细胞膜并结合在细胞质一个受体
上。它们通过一种配体活性的转录因子（称为二噁英或芳基烃受体 Ahr）及另一结构相关
蛋白——芳基烃易位核（Arnt）发生协调作用，形成的复合物转运至核仁并参与不同的生
物功能。二噁英被认为与发育、生殖系统毒性、皮肤毒性、内分泌效应、肝毒性、致癌作
用及多种 I 期、II 期药物代谢酶的诱导等相关。在野生动物中观察到许多毒性效应如子宫
内膜异位形成、生殖和发育问题。上述毒性与类 TCDD 的同种物相关（表 36-6）。

表 36-6　17 种二噁英的毒性等价因子

化合物		毒性等价因子
2，3，7，8-四氯二苯二噁英	TCDD	1
1，2，3，7，8-五氯二苯二噁英	PeCDD	0.5
1，2，3，4，7，8-六氯二苯二噁英	H_XCDD	0.1
1，2，3，7，8，9-六氯二苯二噁英	H_XCDD	0.1
1，2，3，6，7，8-六氯二苯二噁英	H_XCDD	0.1
1，2，3，4，6，7，8-七氯二苯二噁英	HpCDD	0.01
八氯二苯二噁英	OCDD	0.001
2，3，7，8-四氯二苯二氧芴	TCCF	0.1
2，3，4，7，8-五氯二苯二氧芴	PeCDF	0.5
1，2，3，7，8-五氯二苯二氧芴	PeCDF	0.05
1，2，3，4，7，8-六氯二苯二氧芴	H_XCDF	0.1
1，2，3，7，8，9-六氯二苯二氧芴	H_XCDF	0.1
2，3，4，6，7，8-六氯二苯二氧芴	H_XCDF	0.1
1，2，3，4，6，7，8-七氯二苯二氧芴	HpCDF	0.01
1，2，3，4，6，8，9-七氯二苯二氧芴	HpCDF	0.01
八氯二苯二氧芴	OCDF	0.001

（二）金属

焚烧装置里的灰烬和散发物中无机残渣的化学和物理特性与废品中金属物不同，归因于高温条件下在氧、氯、氟和硫存在下的化学反应。例如，在盐酸的存在下，形成了氯化铅（$PbCl_2$）。该反应产物在水中可溶性更大且可能有毒性和影响健康。环境中重金属散发物的生物效应通过应用苔藓被首次检测到。植物和蔬菜表面可吸收重金属。金属可通过分光镜（ICP-AES）和原子吸收光谱测定法（AAS）分析。透析材料中的重金属和它们的反应产物仅仅占重金属工业和车辆废气散发物造成污染的很少一部分。

（三）可塑剂

如上所述，聚氯乙烯是肾替代治疗所产生的医疗废品中的重要元素。PVC 的制造消费了世界氯产量的 30%，因而受到环境管理部门的重视。乙烯单体是一种潜在致癌物。其他可造成环境间的物质包括：生产中的散发物、作为稳定剂的重金属、可塑剂的脱落转移及焚化过程中盐酸和二噁英的散发物。目前最常用的可塑剂是 DEHP。可塑剂也应用于许多非医疗产品中，已在环境中检测到这种化合物。DEHP 是一种油性液体，它是高度脂溶性但低水溶性的。它不与 PVC 结合且当接触含蛋白质溶液如血液或肠胃外营养液时能容易地进出混合物。这种移动受多种因素影响，包括温度、导管内壁上的酞酸盐和表面积的大小、由材料扩散到内表面的酞酸盐数量、在输注液中酞酸盐的溶解度和材料受到的机械压力（如在体外循环的血泵产生的机械压力）等。

早期对可塑剂的临床关注主要是它可从血液存储袋中释放入血。目前，体外循环中的可塑剂也受到了关注。对于接受常规透析治疗的患者，文献结果显示有相当大的差异；Nass-berger 估计每次治疗的释放量在 7.7～8.4mg，而 Kevy 和 Jacobson 发现每次透析的量为 32～90mg。在 Ljunnggren 近期的研究中发现，血液导管装置经过 6 小时使用后的浓缩液中含有 DEHP 的数量在 52～73mg。正接受治疗的终末期肾病患者反复接触可塑剂的临床影响尚未完全阐明。Mettanfe 等无法证明可塑剂的量与瘙痒症程度间的关系；但是他们的研究显示，血清中和透析后浓缩液的 DEHP 及其主要的衍生物单-2-乙基己基酞酸盐（MEHP）和邻苯二甲酸含量升高了。同时也研究了在接受 CAPD 治疗患者的 DEHP 动力学和它的衍生物。结果提示，MEHP 可通过腹膜被吸收。因此，接受 CAPD 治疗的患者长期暴露于大量邻苯二甲酯衍生物中。

（四）乙烯氧化物

乙烯氧化物气体消毒法是医疗可弃品中使用最广泛的消毒模式，乙烯氧化物对环境的影响和相关的健康问题也受到了关注。因此，制造商已开始普遍使用污染较少的消毒方法，如蒸汽和 γ 线。

六、减少环境污染和安全、经济的管理废品措施

散发物对环境的污染已受到全球的重视。必须从全球规模来监控这些散发物。目前在

大气对流层中已发现一氧化碳和氧化氮的扩散。一些国家已用立法的方式来控制散发物的产生和排放。例如，美国环境保护代理处（EPA）已制定法规来控制废品焚烧产生的散发物。这些法规同时监管市政和医疗废品焚烧装置。EPA的法规在美国已影响到约2400个焚烧装置。由于该法规的实施，二噁英、铅、镉和水银每年减少排放量在25吨以上，一氧化碳和盐酸的排放量每年减少7000吨以上。

实现废品的最少化，必须通过在源头上避免、消除或减少废品的产生的方法才能达到预期的目标。这些方法包括以下几个方面。

1. 减少因包装所产生的废品的数量

任何包装的体积和重量应减至最少以保证包装的质量。减少包装所产生的废品的措施是必须按包装及包装废品指引所示来处理卡纸板。循环利用包装的设计是减少包装废品产生的新课题，如由聚丙烯制成的用于装透析干粉的桶可被循环再用。法国和德国通过征收包装税来限制包装废品的产生。这些税费可用于支付妥善处理包装废品所需的费用。

2. 在源头上分类废品

医疗单位应该正确地分类不同种类的废品，如临床和家庭废品、玻璃和纸张。这样可减少处理废品所需的成本，因为处理医疗废品比处理家庭废品更昂贵。应避免将医疗废品放进家庭废品袋中，这不仅危害健康而且还会遭到起诉。从源头上分类废品是一项重要工作。目前已在许多国家普遍实施。

3. 再循环塑胶

医用塑胶的再循环可从部分上减少废品焚化，非医疗危险材料可被循环使用。导管、管路或CAPD袋的再循环使用可能会使这些物品的造价更低，节省患者的医疗开支。卡纸板、纸张、玻璃的再循环比使用PVC更环保。

4. 透析器的重复使用

目前医用一次性物品已取代许多重复使用的物品。医用物品的复用过程产生了大量技术、经济、伦理和法律问题。在英国，医疗装置代理处（MDA）期刊DB9501列出用户和再生产商的详细责任，并建议一次性物品的再利用必须保证再生物品的安全和完整性，因此透析器较少复用。但复用透析器不仅减少了病区处理和丢弃医疗废品的数量，也减少了包装材料的数量，其产生的医疗废物仅为一次性透析器的1/30~1/5（视其复用次数）。

透析器的复用需要大量的消毒液，以往是用甲醛（HCHO）来消毒的，甲醛的使用产生了大量的环境问题，一方面，甲醛在大气层水平达1.3×10^{-7}时已形成刺激物，长期暴露的限度是3×10^{-6}。长期接触高浓度的甲醛可引发哮喘、接触性皮炎；另一方面，甲醛反复进入患者血液可形成红细胞表面抗原性的变化。目前透析器再生中最常用的消毒剂是Renalin，其消毒成分是过氧化氢和过氧乙酸。也有使用戊二醛再生透析器，戊二酸的环境暴露限度是2×10^{-7}。透析器复用中用于清洁和消毒透析器的液体经家庭下水道排走。甲醛分解成甲酸。过氧化氢和乙酸在环境中是无害的，但过氧乙酸与漂白剂（高氯）反应生成盐酸，两种化合物混合在一起是一种强氧化剂，它可能会损坏透析中心或医院的金属排水沟和管道。

目前，关于透析器是否应该复用，业界仍有争论。在美国，透析器复用已经进行了30多年，但近年来有下降的趋势。据报道，1997年，美国82%的透析中心复用透析器。但自从费森尤斯（北美）医疗公司（美国最大的透析服务供应商，在全美向超过1000间透析中心提供透析器）宣布从2000年开始逐步淘汰复用透析器，故采用复用透析器的透析中心越来越少。到了2005年，上述复用透析器透析中心占比下降到39%。而在日本和大多数欧盟国家，透析器仅一次性使用。

我国卫生部于2005年颁发了《血液透析器复用操作规范》，对何种情况下可以复用透析器做出了详细规定（该文件规定复用的透析器必须是经国家食品药品监督管理局批准的有明确标识的可重复使用的透析器，那些注明一次性使用的透析器不得重复使用。复用只能用于同一患者。乙肝或艾滋病等可能通过血液传播的传染病患者使用过的血液透析器不能复用）。

从临床结果来看，透析器复用和一次性使用并没有显著差别。但由于透析器复用需要执行一系列的消毒程序，需要对医护人员进行更多的培训及监督检查，人为疏忽引起医疗事故的风险更大。因此，Denny和Golper认为如果透析中心已经建立起经济有效的复用操作规范，那么大可以沿用。但对于新建立的透析中心，建议使用一次性透析器。

由此可见，复用透析器是否会被一次性透析器完全取代，除了受血液传播疾病的风险影响外，也取决于透析器的生产成本和复用的成本（包括人力资源成本）。但随着环境问题日益严峻，废弃的一次性透析器对环境的影响亦不容忽视。所以，若未来医疗新技术能保证高效消毒、安全复用，那么复用透析器能否作为"绿色透析"的重要一环而重新获得重视及推广，仍是未知之数。

5. 以较少二噁英污染的材料替代PVC

用聚烯烃制成的CAPD透析袋代替含有可塑剂PVC制成的CAPD袋，可减少二噁英及可塑剂污染的程度。同样，PVC血流管可用聚亚胺酯代替。但是，氯存在于许多原料中而不仅是PVC，所以清除含二噁英的散发物还需进一步研究。

6. 减少废品焚烧中二噁英的形成及散发

政府应更好地控制废品焚烧中散发物和灰烬的管理及对废品焚烧中燃烧氧化进行改进。可由以下方式来减少废品焚烧中二噁英的形成及散发：①带有乙二胺四乙酸（EDTA）的金属复合物可抑制二噁英的形成；②添加氢氧化钾（KOH）和碳酸钠来改变飞尘的酸度以抑制二噁英的形成；③清洁烟道以清除已形成的PCDD/PCDFs；④改变焚烧温度减少PCDD/PCDFs的形成。

7. 来源于焚化中产生的热量的电力

因为医疗废品被大量焚烧，这提供了潜在的能量来源，尽管废品焚烧特别是含有塑胶废品对环境产生影响。家庭废品在许多国家已被分类并有选择地焚烧。例如，英国的中等城市每年54%从家庭中产生的废品被焚烧，这提供了2×10^6BTU的能量和1.5×10^{10}W的电力，这为城市赚了钱。英国的环境部门估计从医疗废品焚烧中来的潜在的能量与10万吨煤燃烧产生的能量相等。

8. 可生物降解的聚合体

最常用的可降解材料是乳酸和葡萄糖酸的分子聚合物。医用的可生物降解的聚合体目前尚未研制出来,须进行新材料的开发和在特殊条件下的降解过程的研究。使用可降解的聚合体将减少可燃废品的数量并因此减少环境污染。

在透析实践中,须努力做到以下减少环境污染和安全、经济的管理废品措施:①减少水的使用和浪费;②选择低功耗和(或)使用可替代的能源;③制定合理的废物管理和可重复使用的材料回收计划;④设计智能建筑,有效循环利用废水、废液。

七、总结

在医疗技术发展过程中,新型人工材料的发明、可弃医疗材料的引入、生产过程的进步和对新材料性能的科学及临床研究,实现了医用材料质量的提高,人类的健康程度也有所提高。在肾衰竭治疗中,目前已生产出改造过的纤维素薄膜和人工合成薄膜,有效解决了以往的生物不相容性。CAPD 袋子和导管 PVC 中的可塑剂析出多聚体材料进入患者的血液对患者造成危害,因此,新的没有可塑剂的聚合体已生产出来。但是人造材料的使用消费产生大量废品从而对人类健康和环境造成危害。废品焚烧产物(如二噁英)污染了环境,持续存在于食物链中,具有毒性并持续危害生物体。因此,新材料的研制不仅应评估其生物相容性还应评估在其不同的生产时期和成为废品时对健康的影响。关于污染对健康影响的研究及教育医学生和健康专业人士认识环境污染的危害都是非常重要的。保护环境是政府、工业和医疗消费者的责任和任务。

(陈家湄 李宓)

参 考 文 献

Addink R,Paulus R H,Olie K. 1996. Prevention of pcdy chlorinated dibenzo-p-dioxins/dibenzofurans formation on municipal waste incinerator fly-ash Using nitrogen and sulfur compounds. Environ Sci Technol,30:2350-2354.

Agar J W. 2010. Conserving water in and applying solar power to haemodialysis:'Green Dialysis' through wiser resource utilization. Nephrology,15(4):448-453.

Agar J W. 2015. Green dialysis:the environmental challenges ahead. Seminars in Dialysis,28(2):186-192.

Alvarez R. 1991. Standard reference materials for dioxins and other Environmental pollutants.Sci Total Environ,104:1-7.

Baker R W. 1978. Diethylhexyl phthalate as a factor in blood transfusion and haemodialysis. Toxicology,9(4):319-329.

Bauer M J,Herrmann R. 1997. Estimation of the environmental contamination by phthalic acid esters leaching from household wastes. Sci Total Environ,208(12):49-57.

Blass C R. 1992. PVC as a biomedical polymer-plasticizer and stabilizer toxicity.Med Device Technology,4:32-40.

Buser H R,Rappe C,Bergqvist P A. 1985. Analysis of poly-chlorinated dibenzofurans,dioxins and related compounds in environmental samples.Environ Health Perspcct,60:293-302.

Carozzi S,Nasini M G,Schelotto C,et al. 1993. A biocompatibility study on Peritoneal dialysis solution bags for CAPD. Adv Perk Dial,9:138-142.

de Jong A P,Liem A K,Hoogerbrugge R. 1993. Study of poly-chlorinated dibenzodioxins and furans from municipal waste incinerator emissions in the Netherlands:analytical methods and levels in the environment and Human food chain. J Chromatogr,643:91-106.

Denny G B,Golper T A. 2014. Does hemodialyzer reuse have a place in current ESRD care:"To be or not to be?". Semin Dial,27(3):256-258.

Fischer F P,Passlick-Deetjen J,Kirchgessner J,et al. 1997. Polyolefin-containing CAPD bags and PMO function. Nephrology,3(suppl)

11：S407.

Harrad S I， Jones K C. 1992. A source inventory and budget for chlorinated dioxins and furans in the United Kingdom environment. Sci Total Environ，126（12）：89-107.

Hasselriis F，Licata A. 1996. Analysis of heavy metal emission data from municipal waste combustion. J hazardous Mater，47：77-102.

Huang L Q， Tong H Y， Donnelly J R. 1992. Characterization of dibromo- polychlorodibenzo-p-dioxins and dibromopol- ychlorobenzo-furans in municipal waste incinerator fly-ash using gas chromatography/ass spectrometry. Anal Chem，64：1034-1040.

Kang J J， Fang H W. 1997. Polycyclic aromatic hydrocarbons inhibit the activity of acetycholinesterase purified from electric eel. Biochem Biophys Res Commun，238：367-369.

Kicheva Y I， Kostov V D， Chichovska M. 1995. In vitro and in vivo studies of the effect of the concentration or plasticizer di （2-ethylhexyl） phtha late on the blood compatibility of plasticized poly （vinyl chloride） drain tubes. Biomaterials，16（7）：575-579.

Klinkman H，Vienken. 1995. Membranes for dialysis. J Nephrol Dial Transplant，10（suppl 3）：39-45.

Koninckx P R， Braet P， Kennedy S H， et al. 1994. Dioxin pollution and Endometriosis in Belgium. Hum Reprod，9：1001-1002.

Krautzig S， Manhiout A， Koch K M， et al. 1994. Reuse with oxidizing agents leads to a loss of polyvinylpyrolidone from fone membranes. Blood Purif，12：176.

Kreuzer M. 1998. Spreading the message：the significance of CE marking. Med Device Technology，（5）：38-39.

Lacson E Jr， Lazarus J M. 2006. Dialyzer best practice：single use or reuse? Semin Dial，19：120-128.

Markert B，Herpin U，Siewers U，et al. 1996. The German heavy metal survey by means of mosses. Sci Total Environ，182：159-168.

Masuda T，Fukui K. 1994. Cellulose triacetate as membrane material. In：Lagreca G，Ronco C，eds. Cellulose Triacetate Evaluation of a Dialysis Membrane. Milan：Wichtig：9-20.

Menang T，Fischer F P，Dunst R，et al. 1997. Plasticizers in renal failure：aspects of metabolism and toxicity. Perit Dial Int，17（suppl 2）：S31-36.

Mettang T，Thomas S，Kiefer T，et al. 1996. The fate of leached dj （2-ethylhexyl） Phthalate in patients undergoing CAPD treatment. Petit Dial Int，16：58-62.

Nassberger L，Arbin A，Ostelius J. 1987. Exposure of patients to phthalates from polyvinyl chloride tubes and bags during dialysis. Nephron，45（4）：286-290.

Olie K，Addink R，Schoonenboom M. 1998. Metals as catalysts during the formation and decomposition of oriented dioxins and furans in incineration Process. J Air Waste Manage Assoc，48：101-105.

Perera F P. 1997. Environment and cancer：Who are susceptible? Science，278：1068-1073.

Person L S. 1995. The 1995 medical device technology raw materials survey. Med Device Technology，（9）：38-41.

Rubin R J，Ness P M. 1989. What price progress? An update on vinyl plastic blood bags. Transfusion，29：358-361.

Safe S. 1990. Polychlorinated biphenyls（PCBs），dibenzo-p-dioxins（PCDDs），dibenzofurans（PCDFs），and related compounds：environmental and mechanistic considerations which support the development of toxic Equivalency factors（TEFs）. Crit Rev Toxicol，21：51-88.

Schlatter C. 1994. Environmental pollution and human health. Sci Total Environ，143：93-101.

Smistad G， Waaler T. 1989. Migration of plastic additives from soft polyvinyl chloride bags into normal saline and glucose infusions. Acta Pharm Nord，1（5）：287-290.

Tabouy L J， Chauvet-Monges A M， Brunet P J， et al. 1997. In vitro mitochondrial test to assess haemodialyser：biocompatibility. Nephrol Dial Transplant，12：1635-1639.

The Freedonia Group Inc. 1996. Cleveland Ohio.Medical plastics，the shape of things to come.Med Device Technology，（9）：34.

The Freedonia Group Inc. 1997. Cleveland Ohio.Medical plastics.Med Device Technology，（1/2）：38-39.

Thornton J， McCally M， Orris P， et al. 1996. Dioxin and medical waste incinerators. Pubic Health Rep，111：299-313.

Tong H Y， Monson S J， Gross M L， et al. 1991. Monobromopolychlorodibenzo-p-Dioxins and dibenzofurans in municipal waste incinerator flyash. Anal Chem，63：2697-2705.

Versieck，Cornelis R. 1989. Trace Elements in Human Plasma or Serum. Boca Raton，FL：CRC Press.

Vlaanse Milieumaatschappij. 1998. Milieuen natuurrapport Vlaanderen：thema's. Leuven-Apeldoorn：Mira-T：60-67.

Watts R J. 1997. Hazardous Wastes：Sources，Pathways，Receptors. New York：John Wiley：116-119.

Zbylut J. 2006. Twardowski，Dialyzer Reuse—Part I：Historical Perspective. Seminars in Dialysis，19（1）：41-53.

Zbylut J. 2006. Twardowski，Dialyzer Reuse—Part II：Advantages and Disadvantages. Seminars in Dialysis，19（3）：217-226.